Inhaltsverzeichnis

K. Stanjek (Hrsg.)

Altenpflege konkret
Sozialwissenschaften

Karl Stanjek (Hrsg.)

Altenpflege konkret Sozialwissenschaften

7. Auflage

Mit Beiträgen von: Rainer Beeken, Hamburg (Kap. 1); Silke Mahrt, Bad Oldesloe (Kap. 2); Karl Stanjek, Kiel (Kap. 1, 3, 4); Rüdiger Tietz, Schleswig (Kap. 5); Manfred Mürbe, Memmingen (Kap. 6)

ELSEVIER

Elsevier GmbH, Hackerbrücke 6, 80335 München, Deutschland
Wir freuen uns über Ihr Feedback und Ihre Anregungen an books.cs.muc@elsevier.com

ISBN 978-3-437-28633-9
eISBN 978-3-437-05856-1

7. Auflage 2020

Wichtiger Hinweis für den Benutzer
Ärzte/Praktiker und Forscher müssen sich bei der Bewertung und Anwendung aller hier beschriebenen Informationen, Methoden, Wirkstoffe oder Experimente stets auf ihre eigenen Erfahrungen und Kenntnisse verlassen. Bedingt durch den schnellen Wissenszuwachs insbesondere in den medizinischen Wissenschaften sollte eine unabhängige Überprüfung von Diagnosen und Arzneimitteldosierungen erfolgen. Im größtmöglichen Umfang des Gesetzes wird von Elsevier, den Autoren, Redakteuren oder Beitragenden keinerlei Haftung in Bezug auf jegliche Verletzung und/oder Schäden an Personen oder Eigentum, im Rahmen von Produkthaftung, Fahrlässigkeit oder anderweitig, übernommen. Dies gilt gleichermaßen für jegliche Anwendung oder Bedienung der in diesem Werk aufgeführten Methoden, Produkte, Anweisungen oder Konzepte.

Für die Vollständigkeit und Auswahl der aufgeführten Medikamente übernimmt der Verlag keine Gewähr.
Geschützte Warennamen (Warenzeichen) werden in der Regel besonders kenntlich gemacht (®). Aus dem Fehlen eines solchen Hinweises kann jedoch nicht automatisch geschlossen werden, dass es sich um einen freien Warennamen handelt.

Bibliografische Information der Deutschen Nationalbibliothek
Die Deutsche Nationalbibliothek verzeichnet diese Publikation in der Deutschen Nationalbibliografie; detaillierte bibliografische Daten sind im Internet über https://www.dnb.de abrufbar.

20 21 22 23 24 5 4 3 2 1

Um den Textfluss nicht zu stören, wurde bei Patienten und Berufsbezeichnungen die grammatikalisch maskuline Form gewählt. Selbstverständlich sind in diesen Fällen immer alle Geschlechter gemeint.

Planung: Regina Papdopolous, München
Projektmanagement: Karin Kühnel, München
Satz: SPi Global, Puducherry, India
Druck und Bindung: Drukarnia Dimograf, Bielsko-Biala/Polen
Umschlaggestaltung: SpieszDesign, Neu-Ulm
Titelfotografie: Werner Krüper, Bielefeld

Aktuelle Informationen finden Sie im Internet unter www.elsevier.de.

Vorwort

Generalistische Ausbildung
Das Jahr 2020 steht für einen Systemwechsel in der Pflegeausbildung. In Deutschland wird nicht mehr wie bisher dreigliedrig für die Bereiche Gesundheits- und Krankenpflege, Altenpflege oder Gesundheits- und Kinderkrankenpflege ausgebildet. Die generalistische Ausbildung befähigt die Auszubildenden, „Menschen aller Altersstufen in den allgemeinen und speziellen Versorgungsbereichen der Pflege pflegen zu können." Bis zur Zwischenprüfung nach dem zweiten Ausbildungsdrittel werden die Auszubildenden gemeinsam unterrichtet. Danach besteht die Möglichkeit, die Ausbildung im dritten Ausbildungsdrittel mit dem Ziel "Pflege von alten Menschen" und einer staatlichen Prüfung als AltenpflegerIn abzuschließen (weitere Informationen 1.2.1).

Das Pflegeberufegesetz definiert erstmals vorbehaltene Aufgaben (z.B. Organisation, Gestaltung und Steuerung des Pflegeprozess). Diese dürfen nur von Pflegefachfrauen und Pflegefachmännern übernommen und ausgeführt werden, die die generalistische Ausbildung nach der Zwischenprüfung fortgesetzt und die staatliche Prüfung erfolgreich absolviert haben. Auszubildende mit dem Abschluss AltenpflegerIn sind von vorbehaltenen Aufgaben ausgeschlossen. KritikerInnen sprechen von einer Zweiklassenregelung und Praxisferne des Gesetzes. Weiter verweisen sie auf eine Frist von sechs Jahren, in denen geprüft wird, ob für die speziellen Berufsabschlüsse AltenpflegerIn oder Gesundheits- und KinderkrankenpflegerIn weiterhin Bedarf besteht. Wird dieser nicht nachgewiesen, droht die Streichung. Dann besteht, wie in anderen EU-Ländern die Möglichkeit, sich nach der generalistischen Ausbildung durch Weiterbildung oder Studium zu spezialisieren (z. B. Geriatrie, Palliativpflege, Onkologie).

Robotik in der Altenpflege
Viele Pflegekräfte können sich vorstellen, dass sie Roboter in der Pflege unterstützen. Als mögliche Bereiche werden in wissenschaftlichen Untersuchungen z.B. Aktivierung, Bewegungs- und Singspiele oder Kommunikation genannt. Den Roboter stört es nicht, wenn er fünfmal von einer dementen Bewohnerin gefragt wird, was es heute zu essen gibt. Pflegerische Tätigkeiten sollen Roboter nicht übernehmen. Zu den Forderungen aus den Modellprojekten gehören: Digitalisierung und Robotik in der Pflegeausbildung berücksichtigen; ethische Aspekte im Setting Mensch – Maschine diskutieren; Anforderungen des Datenschutzes prüfen. Bis Roboter zu MitarbeiterInnen in der Altenpflege werden, vergeht sicher noch einige Zeit. Die ersten Prototypen lösten bei SeniorInnen in Pflegeeinrichtung nach einer Phase der Annäherung durchweg Begeisterung aus.

Alterslob und Altersklage
Durch den demografischen Wandel und eine kontinuierlich steigende Lebenserwartung sind die ganz jungen und die ganz alten Menschen von den Rändern des Lebens in die Mitte der Aufmerksamkeit geraten. Seit ca. fünf Jahren steigt die Geburtenrate in Deutschland wieder. Neben dem nun gesetzlich geregelten Anspruch in Deutschland auf einen Platz in einer Kindertagesstätte für Ein- und Zweijährige reagieren Politik, Kommunen und Wohlfahrtsverbände auch auf die steigende Anzahl von SeniorInnen. Mehr und mehr setzt sich die Erkenntnis durch, dass in einer zunehmend „grauen Gesellschaft" das Altern neu verhandelt werden muss. Aktivitäten der vielen jungen Alten zwischen 60 und 70 Jahren werden gelobt, mit Preisen bedacht und in den Medien gefeiert (z. B. Lebendige Nachbarschaft; Senioren unterstützen Geflüchtete; „Aktiv und mobil" – Fahrdienst für ältere Mitmenschen im ländlichen Raum). Beklagt wird dagegen die deutliche Zunahme von Demenzerkrankungen bei Hochaltrigen und Langlebigen. Ihre Betreuung, Unterstützung und Pflege erfordert vermehrt Personal in den Pflegeeinrichtungen und erhöht die Ausgaben der Pflegekassen. Kritisiert wird auch, dass alten Menschen inzwischen allein in ihren viel zu geräumigen Häusern und Wohnungen leben. Bei knappem Wohnraum vor allem in den Städten blockieren sie besonders für junge Familien den Wohnungsmarkt.

Teilhabe und Lebensqualität im Alter
Der 7. Altersbericht der Bundesregierung (2016) beschäftigt sich mit dem Thema „Sorge und Mitverantwortung in der Kommune". Er verweist auf die Notwendigkeit einer zukunftsorientierten Seniorenpolitik in der Kommune und geht ein auf die Bedeutung lokaler Infrastrukturen und Netzwerke am Wohnort von alten Menschen. Dazu gehören Angebote der offenen, teilstationären und stationären Altenhilfe. Der Bericht nennt als zentrale Handlungsfelder: Präventive und wohnortnahe gesundheitliche Versorgung; Sorge und Pflege in gemeinsamer Verantwortung von Professionellen und Angehörigen; Wohnpolitik, die soziale Teilhabe fördert und ein selbstbestimmtes Leben bis ins hohe Alter im vertrauten Wohnumfeld ermöglicht.

Die ExpertInnen wollen mit ihren Empfehlungen im Bericht auf die Notwendigkeit einer Gesundheits- und Pflegepolitik vor Ort hinweisen. Hier kennen die Akteure die Bedarfe und Bedürfnisse. Diese Erkenntnis entbinden Bund und Länder aber nicht von ihren generellen Verpflichtungen. Gerade in der Pflege zeigt sich, welche Auswirkungen z. B. Sozialgesetze für wohnortnahe und häusliche Sorgearrangements haben. Deshalb gehört es auch zur Verantwortung der Kommunen, sich über Gremien und Ausschüssen an Gesetzgebung und Projektentwicklung zu beteiligen.

Was uns wichtig ist

Die in diesem Vorwort skizzierten Themen finden sich, neben vielen anderen in der 7. Auflage von Altenpflege konkret Sozialwissenschaften wieder. Das Lehrbuch gehört zu einer dreiteiligen Reihe, die gemeinsam die Anforderungen der neuen generalistischen Pflegeausbildung in den verschiedenen Kompetenzbereichen berücksichtigen. Darüber hinaus zeigen uns Rückmeldungen, wie wichtig seit vielen Jahren die drei Bände für Pflegekräfte in der Fort- und Weiterbildung und im Pflegealltag sind. Darüber freuen wir uns sehr.

Herausgeber und AutorIn danken den KollegInnen in den Ausbildungsstätten und der Praxis sowie den MitarbeiterInnen beim Verlag für die konstruktive Zusammenarbeit.

Im Januar 2020
Herausgeber und AutorIn

Benutzerhinweise

Damit Sie das Buch optimal nutzen können, finden Sie hier seine Besonderheiten kurz erklärt.

Farbleitsystem

Im Buch wird bei den Textkästen ein durchgängiges Farbsystem verwendet. So lässt sich der jeweilige Informationsschwerpunkt des Kastentextes auf einen Blick erkennen. Dabei werden folgende Leitfarben verwendet:

DEFINITION

Leitfarbe Gelb: Kästen mit Definitionen

Leitfarbe Grün: Hervorgehobene Informationen aus der Pflege, die den Bezug komplexer Theorien zur Praxis herstellen

SURFTIPP

Hilfreiche Internetadressen und Kontaktadressen

FALLBEISPIEL

Leitfarbe Lila: Typische Beispiele und Fallbeispiele.

Leitfarbe Blau: Hervorgehobene Informationen aus Psychologie, Geragogik, Soziologie, Ethik und Rechtskunde

Gliederung nach Kompetenzbereichen

Hinten im Buch finden sich zwei Übersichten: Kompetenzen für die Zwischenprüfung nach § 7 PflAPrV sowie Kompetenzen für die staatliche Prüfung nach § 28 PflAPrV zur Altenpflegerin oder zum Altenpfleger. Diese Tabelle ordnet die Kompetenzbereiche der Anlage 4 der Pflegeberufe-Ausbildungs- und Prüfungsverordnung und auch den Kapiteln in unserem Buch zu.

Auch die in den Bänden **Altenpflege konkret Pflegetheorie und -praxis** und **Altenpflege konkret Gesundheits- und Krankheitslehre** abgedeckten Kompetenzbereiche finden Sie am Ende des Buchs.

Abkürzungen

Abb.	Abbildung
AG	Aktiengesellschaft
AltPflG	Altenpflegegesetz
Art.	Artikel
AWO	Arbeiterwohlfahrt
BGB	Bürgerliches Gesetzbuch
BRD	Bundesrepublik Deutschland
BSHG	Bundessozialhilfegesetz
bzw.	beziehungsweise
°C	Grad Celsius
ca.	circa
d. h.	das heißt
DHS	Deutsche Hauptstelle für Suchtfragen
DM	Deutsche Mark
DPWV	Deutscher Paritätischer Wohlfahrtsverband
DRK	Deutsches Rotes Kreuz
DBfK	Deutscher Berufsverband für Pflegeberufe
engl.	Englisch
e. V.	eingetragener Verein
evtl.	eventuell
GG	Grundgesetz
GmbH	Gesellschaft mit beschränkter Haftung
griech.	griechisch
h	Stunde
HeimmitwV	Heimmitwirkungsverordnung
HeimPerV	Heimpersonalverordnung
Jh.	Jahrhundert
Kap.	Kapitel
lat.	lateinisch
Mill.	Millionen
Min., min.	Minute
Mrd.	Milliarden
PflegeVG	Pflegeversicherungsgesetz
PQsG	Pflege-Qualitätssicherungsgesetz
SGB	Sozialgesetzbuch
StGB	Strafgesetzbuch
Std.	Stunde
Tab.	Tabelle
u. a.	unter anderem, und andere
u. U.	unter Umständen
v. a.	vor allem
v. Chr.	vor Christus
VHS	Volkshochschule
WHO	World Health Organization (Weltgesundheitsorganisation)
z. B.	zum Beispiel
ZNS	Zentrales Nervensystem
zzgl.	zuzüglich

Abbildungsnachweis

Der Verweis auf die jeweilige Abbildungsquelle befindet sich bei allen Abbildungen im Werk am Ende des Legendentextes in eckigen Klammern. Alle nicht besonders gekennzeichneten Grafiken und Abbildungen © Elsevier GmbH, München.

A400	Reihe Pflege konkret, Elsevier/Urban & Fischer
J787	Colourbox.com
K115	Andreas Walle, Hamburg
K157	Werner Krüper, Bielefeld
K183	Eckhard Weimer, Würselen
K313	S. Vavra, München
L119	Karin Wurlitzer, Greifswald
L157	Susanne Adler, Lübeck
L190	Gerda Raichle, Ulm
L215	Sabine Weinert-Spieß, Neu-Ulm
M149	M. Mürbe, Memmingen
O1027	Heinz Oetken, Sande
O408	Martina Gärtner, München
O411	A. Rödig, Freiburg
V467	Segufix®-Bandagen. Das Humane System GmbH & Co. KG, Jesteburg
V492	abavo GmbH, Buchloe
W193	Statistisches Bundesamt, Wiesbaden
W822	AWO Bundesverband e. V., Deutsches Rotes Kreuz, Caritas, Paritätischer Wohlfahrtsverband, Zentralwohlfahrtsstelle der Juden in Deutschland, Volkssolidarität

Inhaltsverzeichnis

KAPITEL

1

Karl Stanjek

Sozialwissenschaften – Den Horizont erweitern

1.1 Was sind Sozialwissenschaften?

DEFINITION

Sozialwissenschaften: Gesamtheit aller wissenschaftlichen Disziplinen, die das Verhalten und die Beziehungen der Menschen untereinander zum Gegenstand haben. Dazu gehören u. a. Psychologie, Pädagogik, Soziologie, Philosophie und die Rechtswissenschaften.

Um sich in Familie, Beruf oder Freundeskreis angemessen verhalten zu können, orientiert sich der Mensch an vorgegebenen Regeln. Er passt sich diesen Regeln an oder verstößt gegen sie.

Normalerweise erfüllt ein Mensch die Erwartungen an sein *Verhalten.* Tut er dies nicht, verhält er sich abweichend (➤ 4.9.3). Angepasstes oder abweichendes Verhalten haben Einfluss auf die *Beziehungen,* in denen ein Mensch lebt: Er wird für das Verhalten gelobt oder bestraft. So beeinflussen sich die Menschen durch ihre Beziehungen wechselseitig, sie erziehen sich.

Im Laufe der Entwicklungsgeschichte hat der Mensch immer in Beziehungen gelebt. Diese waren Partnerschaften, Elternschaften oder Gemeinschaften, z. B. Haus- und Jagdgemeinschaften. Das Leben in einer *Gruppe* half ihm, in seiner Umwelt zu überleben. In einer Gruppe, z. B. der Familie, wurde und wird der Mensch durch Erziehung zum **sozialen Wesen** (➤ Abb. 1.1).

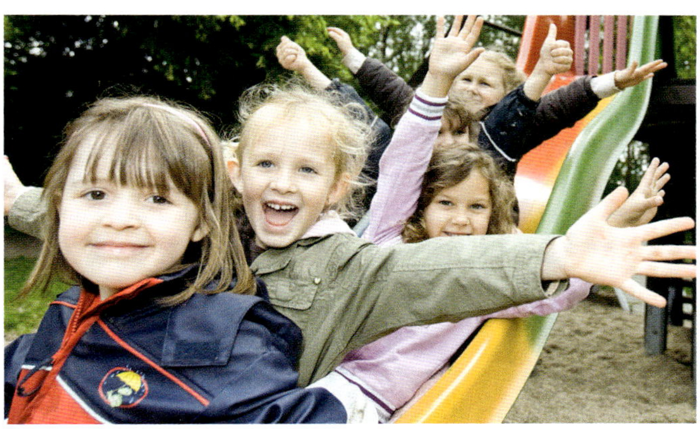

Abb. 1.1 Der Mensch ist kein Einzelgänger, sondern ein soziales Wesen, das zu seinem Wohlbefinden die Gemeinschaft mit anderen braucht. [J787]

Alltags-Wissen

Jedes Mitglied einer Gruppe kann durch subjektive Erfahrungen *Wissen* erwerben. So haben Menschen Ereignisse in der Natur, ihrer Umwelt und in ihrem Lebensalltag gedeutet. Sie haben versucht, dem, was sie beobachtet und erlebt haben, einen Sinn oder eine Deutung zu geben. Diese *Deutungen* wurden gesammelt und ergaben einen Erfahrungsschatz, der Volksweisheit oder Volksmund genannt wird. Hierin ist das **Alltags-Wissen** gespeichert. Es enthält z. B.

- Sprichworte: „Morgenstund' hat Gold im Mund"
- Redewendungen: „Noch grün hinter den Ohren sein"
- Körpererfahrungen: „Kummer kann das Rückgrat beugen"
- Alltagsbewältigung: „Erst mal 'ne Nacht drüber schlafen"
- Alltagstheorien: „Alte Menschen sind geizig"

Dieses Alltags-Wissen wurde und wird an andere weitergegeben durch

- Menschen, z. B. Eltern, LehrerInnen,
- Organisationen, z. B. Kindergarten, Schule,
- Medien, z. B. Fernsehen, Bücher.

Über die Inhalte des Alltags-Wissens wird nicht mehr groß nachgedacht. Sie werden allgemein als wahr empfunden und handlungsleitend zur Routine. Wenn sie dann auch noch zutreffen, bestätigen sie sich. Es kommt zu Erwartungen und *Vorurteilen* (➤ 4.2.3) in sozialen Beziehungen.

Weil Laien das Alltags-Wissen sammeln, speichern, nutzen und weitergeben, also für den Alltagsgebrauch verarbeiten und systematisieren, wird ihre verfügbare Menge als **Laien-System** (➤ Abb. 1.2) bezeichnet.

Wissen-Schaft

Dem Alltags-Wissen steht die **Wissen-Schaft** gegenüber. Die Wissenschaften schaffen Wissen. Mit Hilfe ihrer objektiven *Verfahren* und *Methoden* (z. B. Beobachtung, Test, Fragebogen, ➤ 2.1.2) können sie Daten sammeln und allgemein gültige Aussagen, z. B. zum Verhalten von Menschen, treffen. Wissenschaften wollen

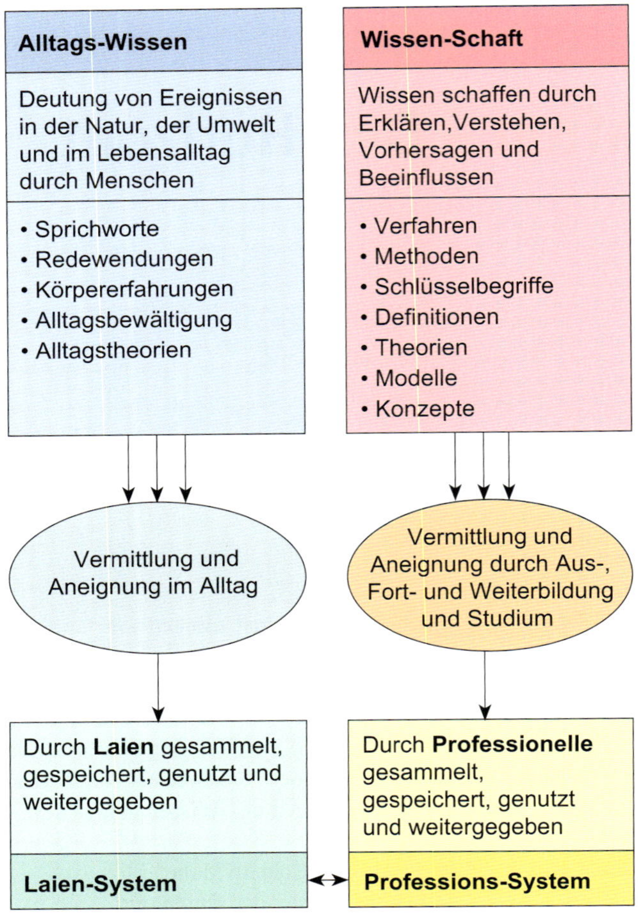

Abb. 1.2 Laien-System und Professions-System. [A400]

- **erklären** – z. B. warum es zur Gewalt gegen alte Menschen kommt
- **verstehen** – z. B. was ein Mensch fühlt, wenn er stirbt
- **vorhersagen** – z. B. wie eine ältere FabrikarbeiterIn reagiert, wenn sie aus dem Berufsleben ausscheidet
- **beeinflussen** – z. B. wie pflegende Angehörige in der häuslichen Pflege angeleitet und unterstützt werden können.

Aus den Ergebnissen der wissenschaftlichen Forschungen werden Theorien, Modelle und Konzepte erstellt.

DEFINITION

Theorie: Zusammengefasste Darstellung von wissenschaftlich begründeten Ergebnissen.
Modell: Vereinfachte und bildhafte Darstellung komplizierter Theorien, um diese leichter verständlich zu machen.
Konzept: Handlungsorientierter Entwurf oder Plan zur Umsetzung von Theorien oder Modellen in die Praxis.

Theorien und Modelle bilden die Wirklichkeit des Alltags auf einer abstrakten Ebene ab. In den praktischen Handlungsfeldern, z. B. in der Pflege oder der Sozialpädagogik, werden die wissenschaftlichen Erkenntnisse angewandt (Theorie-Praxis-Bezug, ➤ Abb. 4.1). Das theoretische und praktische Wissen wird in der *Aus-*, *Fort-* und *Weiterbildung* sowie im *Studium* vermittelt.

Jede **Profession** (*Beruf, Gewerbe*) systematisiert ihr Fachwissen. So greift die Pflege auf Theorien und Modelle aus der Medizin und Forschungsergebnisse der Sozialwissenschaften zurück und entwickelt **Konzepte.** Durch die Pflegeausbildung werden Laien zu SpezialistInnen (*Professionelle*) für die Tätigkeiten in bestimmten Arbeitsbereichen, z. B. in den Einrichtungen der Altenpflege. Zur Entwicklung einer anerkannten berufsbezogenen Tätigkeit (*Professionalisierung*) gehören Merkmale wie Fachwissen, fachliche Gestaltungs- und Entscheidungsmöglichkeiten, freie Berufsausübung, Berufsethik (➤ 5.2), Standesorganisation, gesellschaftliche Anerkennung (Prestige, ➤ 4.2.5).

Weil Professionelle die Ergebnisse der Wissenschaften sammeln, speichern, nutzen und weitergeben, wird ihre verfügbare Menge als **Professions-System** (➤ Abb. 1.2) bezeichnet.

Vernetzung von Alltagswissen und Wissenschaft

In den vergangenen Jahren hat sich vor allem in verschiedenen medizinischen Arbeitsbereichen gezeigt, dass die Schul- und Apparatemedizin mit ihren Methoden und Verfahren in der Behandlung an Grenzen stößt. Deshalb haben einige MedizinerInnen begonnen, auf das Wissen aus dem Alltags-System zurückzugreifen (z. B. Kräutertee, Wickel, Einreibungen).

FALLBEISPIEL

Eine Pflegefachperson fragt die Tochter von Frau Müller: „Ihre Mutter klagt in letzter Zeit über Einschlafstörungen. Wir möchten ihr nicht gern ein Schlafmittel anbieten. Gibt es ein Hausmittel, das Ihre Mutter bei Schlafstörungen benutzt hat?" Die Tochter erinnert sich, dass ihre Mutter manchmal von heißer Milch mit Honig berichtete. Die Tante dagegen würde Baldrian vor dem Einschlafen bevorzugen. Dies möge aber die Mutter nicht.

Auch in verschiedene Arbeitsfelder der Pflege werden schon lange Ergebnisse von Wissenschaften integriert, die menschliches Verhalten und Handeln erklären, verstehen, vorhersagen und beeinflussen. Wenn sich das Laien-System und das Professions-System aufeinander beziehen und austauschen, spricht man von *Vernetzung* (➤ 4.4.4). Die Sozialwissenschaften haben zunehmendes Interesse an der Vernetzung mit dem Laien-System.

1.1.1 Einzeldisziplinen der Sozialwissenschaften

Zu den Sozialwissenschaften gehören verschiedene Einzeldisziplinen (➤ Abb. 1.3). Alle stellen den Menschen, sein Verhalten und seine Beziehungen aus ihrer fachspezifischen Perspektive und mit ihren unterschiedlich gelagerten Forschungsinteressen in den Mittelpunkt ihrer Betrachtungen.

Psychologie

Die **Psychologie** (➤ Kap. 2) will das menschliche Verhalten und Erleben erklären, vorhersagen und durch wissenschaftliche Methoden und Verfahren beeinflussen.

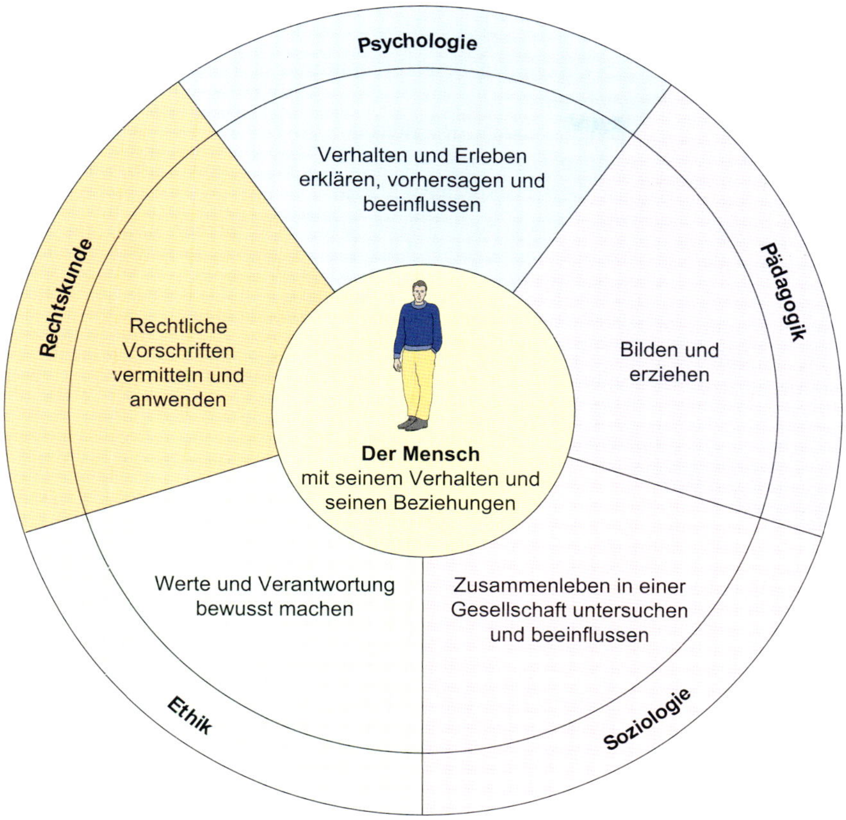

Abb. 1.3 Einzeldisziplinen der Sozialwissenschaften, die den Menschen, sein Verhalten und seine Beziehungen in den Mittelpunkt ihrer Betrachtungen stellen. [L119]

Die Psychologie sucht nach Zusammenhängen zwischen der lebenslangen Entwicklung eines Menschen und seiner Persönlichkeit. Sie sammelt Daten über die Vorgänge der Wahrnehmung und des Lernens und interessiert sich für die Formen der Kommunikation. Alle Erkenntnisse nutzt die Psychologie in ihren Therapien (➢ 2.10).

Pädagogik

Die **Pädagogik** beschäftigt sich mit der Bildung und Erziehung von Menschen. Sie interessiert sich dafür, welche Inhalte mit welchen Methoden vermittelt und angeeignet werden.

Ein Teilgebiet, in dem es um das Lernen im Alter geht, ist die **Geragogik** (➢ Kap. 3). Die geragogischen Angebote reichen von Vorträgen über Tanz bis zu Tagesausflügen und Reisen.

Soziologie

Die **Soziologie** (➢ Kap. 4) untersucht das Zusammenleben der Menschen in einer Gesellschaft. Die Soziologie fragt, wie der Mensch ein soziales Wesen wird. Dazu verfolgt sie seinen Lebenslauf mit allen Höhen und Tiefen. Sie fragt, welche Organisationen ihn beeinflussen und welche Bedeutung die Zeit oder die Kultur für seinen Alltag haben. Für Pflegende ist besonders interessant, wie eine Gesellschaft mit ihren alten Mitgliedern umgeht.

Ethik

Die **Ethik** (➢ Kap. 5) behandelt als Teilgebiet der Philosophie die Werte und die Verantwortung von Menschen. In einer **Berufsethik** der Pflege werden Maßstäbe für Entscheidungen gesucht. Egal, ob es um die Wahrung der Intimsphäre, Sterbehilfe oder die Bearbeitung von Trauer geht, immer wird nach einer ethisch vertretbaren Begründung für das menschliche Handeln gefragt.

Die Disziplinen der Sozialwissenschaften haben eine unterschiedliche Bedeutung für die Praxis der Pflege (➢ 1.2.2).
So gehört zu den Aufgaben von Pflegefachpersonen in der ambulanten Pflege eher die Beratung, z. B. über gesetzliche Vorschriften, die bei der behindertengerechten Umgestaltung einer Wohnung zu beachten sind.
In einer Altenpflegeeinrichtung gehört die Begleitung Sterbender und ihrer Angehörigen zu den vorrangigen Aufgaben. Dazu sind besonders psychologische und ethische Kenntnisse nötig.

Rechtskunde

Die **Rechtskunde** (➢ Kap. 6) gibt Auskunft über gesetzliche Vorschriften, damit diese im Alltag angewendet werden können.

Dazu gehören Rechte und Pflichten aus den Bereichen Arbeits- und Sozialrecht ebenso wie aus dem Zivilrecht. Sie haben eine besondere Bedeutung bei Ansprüchen und Leistungen für alte, kranke und behinderte Menschen. Das Strafrecht zeigt, was erlaubt oder verboten ist.

1.1.2 Gerontologie

DEFINITION

Gerontologie (griech. geron = *Greis*): Wissenschaft vom Alter und vom Altern. Erforschung der körperlichen, psychischen und sozialen Situation alter Menschen und der Vorgänge des Alterns.

Die **Gerontologie** entwickelte sich als eigenständiger Wissenschaftszweig in den 1930er-Jahren in den USA und Europa als Forschungs- und Arbeitsfeld. Die stetig steigende Lebenserwartung älterer Menschen weckte bei WissenschaftlerInnen aus Medizin und Psychologie das Interesse an biologischen, medizinischen und individual- bzw. sozialpsychologischen Veränderungen, die durch das Altern entstehen.

Gegenstand der Gerontologie

In der Gerontologie werden die Fragen und Erkenntnisse der Sozialwissenschaften mit denen aus natur-, geistes- und wirtschaftswissenschaftlichen Disziplinen vernetzt. Im Mittelpunkt der Betrachtung steht der alte Mensch. Die wissenschaftlichen Disziplinen leisten Beiträge, in denen es um den Alterungsprozess und seine Wirkungen auf die körperliche, psychische und soziale Situation alter Menschen geht (➤ Abb. 1.4).

Einzeldisziplinen

Zu den Disziplinen, deren Erkenntnisse in die Gerontologie einfließen, gehören

- Biologie: Biologie des Alterns
- Medizin: Geriatrie
- Psychiatrie: Gerontopsychiatrie
- Pflege: Alten-, Gesundheits- und Krankenpflege
- Psychologie: Alterspsychologie (*Gerontopsychologie*)
- Pädagogik: Geragogik
- Soziologie: Alterssoziologie (*Gerontosoziologie*)
- Demografie: Altersstrukturforschung
- Politologie: Sozial- und Gesundheitspolitik
- Volkswirtschaftslehre: Vermögens- und Rentenpolitik
- Theologie: Sinn- und Lebensfragen
- Philosophie: Ethik.

Lebenssituation alter Menschen verbessern

In der Gerontologie werden nicht nur theoretische Forschungsergebnisse gebündelt. Ihre Erkenntnisse sollen helfen, die Lebenssituation älterer Menschen in der Gesellschaft zu verbessern:

- **Medizin, Pflege und Sozialarbeit** machen gemeinsam Angebote zur Beratung, Betreuung und Versorgung älterer Menschen, damit diese z. B. ihre selbstständige Lebensführung erhalten können

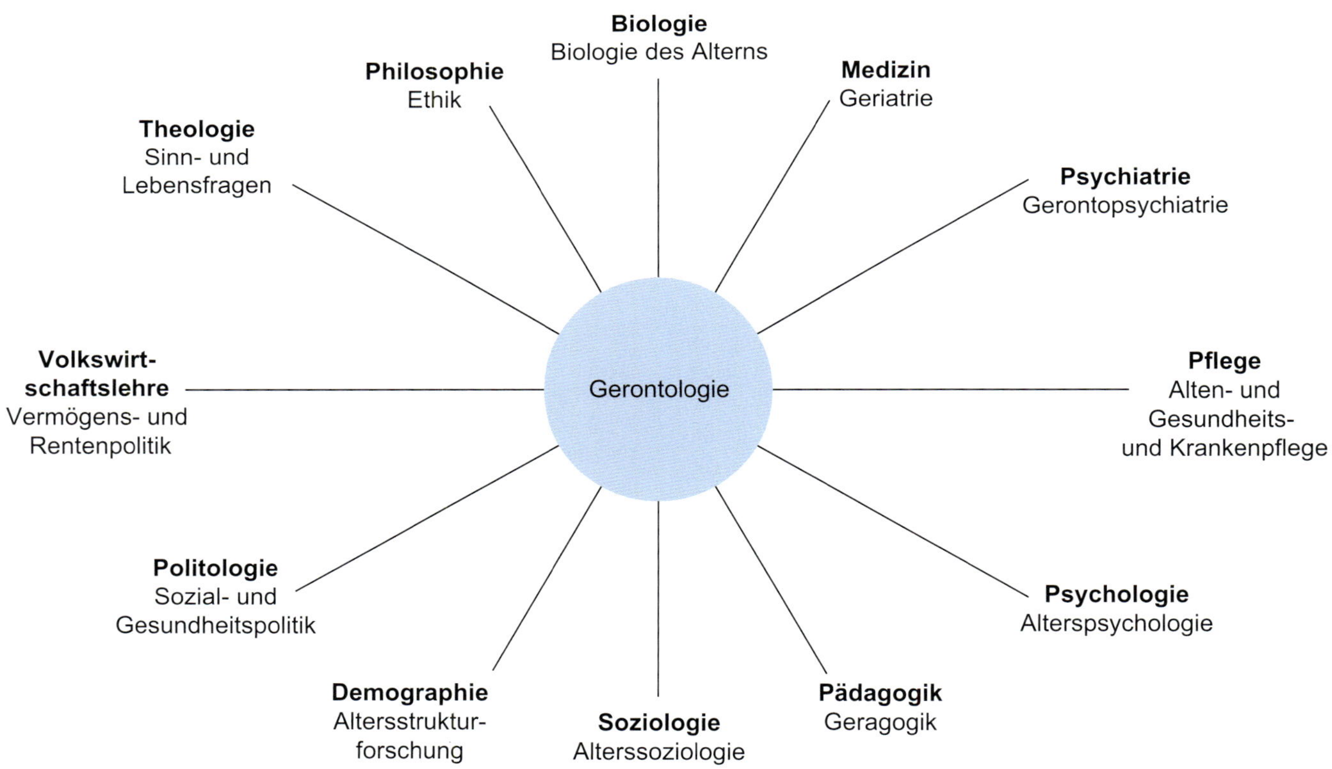

Abb. 1.4 In die Gerontologie fließen Erkenntnisse verschiedener Wissenschaften ein. [A400]

- **Wirtschaft** und **Technik** schaffen seniorengerechte Möglichkeiten zur Lebensgestaltung, z. B. Alterssicherung, Reisen, Hausnotruf
- **Stadtplanung** und **Architektur** entwickeln altersgerechte Siedlungs- und Wohnformen, z. B. Seniorenwohnanlagen, Nahversorgung mit Artikeln des täglichen Bedarfs
- **Medien** richten sich mit ihren Programmen gezielt an ältere Menschen, z. B. Bücher mit Großdruckschrift, Hörfunk für die ältere Generation [1] [2].

1.2 Sozialwissenschaften und Pflege

Die Sozialwissenschaften erweitern den Horizont, schärfen den Blick für die psychosoziale Situation von alten, kranken und behinderten Menschen und dienen der Professionalisierung von Pflegefachpersonen.

Das Interesse für die **Sozialwissenschaften** und die Gerontologie ist abhängig von der beruflichen Situation, in der sich Pflegende befinden.

1.2.1 Ausbildung in der Pflege

In der Ausbildung wird sozialwissenschaftliches Fachwissen vermittelt. Die Auszubildenden wachsen in ihre Berufsrolle (➤ 4.2.5) hinein. Aus Laien werden Professionelle. Sie entwickeln ein Berufsverständnis, das ihnen Motivation für die Ziele und Aufgaben der Pflege geben soll.

Schwerpunkte der Ausbildung

Die **Ausbildung** in der Pflege wird seit 2017 in Deutschland durch das „Gesetz zur Reform der Pflegeberufe" (Pflegeberufereformgesetz – PflBRefG) geregelt. Es führt bundeseinheitlich ab 01.01. 2020 verbindlich die bisher getrennten dreijährigen Ausbildungen in der Gesundheits- und (Kinder-)Krankenpflege sowie der Altenpflege in einem Gesetz zusammen. Alle Auszubildenden beginnen mit einer zweijährigen gemeinsamen, *generalistisch* ausgerichtete Ausbildung. Vor dem dritten Ausbildungsjahr müssen Auszubildende sich entscheiden, ob sie einen **generellen Schwerpunkt** wählen und den Berufsabschluss „Pflegefachfrau" bzw. „Pflegefachmann" erwerben wollen. Oder ob sie einen **speziellen Abschluss** in der Altenpflege bzw. Gesundheits- und Kinderkrankenpflege anstreben.

Die Wahl des Schwerpunktes hat Auswirkungen auf die Pflicht- und Vertiefungseinsätze in der praktischen Ausbildung sowie nach dem Examen in den **vorbehaltenen Tätigkeiten** (§ 4 PflBrefG). So bleiben z. B. die Organisation, Gestaltung und Steuerung des Pflegeprozesses den AbsolventInnen der generalistischen Ausbildung vorbehalten. Sechs Jahre nach Beginn der neuen Ausbildungen soll geprüft werden, ob für die speziellen Berufsabschlüsse Altenpflege oder Gesundheits- und Kinderkrankenpflege weiterhin Bedarf besteht.

Rahmenbedingungen

Nach zwei Drittel der gemeinsamen Ausbildung wird eine **Zwischenprüfung** zur Ermittlung des Ausbildungsstandes durchgeführt. Damit erhalten die Ausbildungsstätten die Möglichkeit, individuelle Förderpläne, zusätzlichen Unterricht oder gesonderte Praxisanleitung für Auszubildende mit nicht ausreichenden Leistungen anzubieten. Wie bisher übernehmen durch eine besondere Weiterbildung qualifizierte Pflegefachpersonen in den Einsatzorten die *Praxisanleitung.* Die Ausbildungsstätte sichert die *Praxisbegleitung* (z. B. durch realitätsnahe Pflegesituationen im Unterricht oder durch Praxisbesuche).

Eine praxiserfahrene Fachkommission hat **Rahmenlehrpläne** und **Rahmenausbildungspläne** für die neue Pflegeausbildung erarbeitet. Diese geben einen bundesweiten Orientierungsrahmen für die Umsetzung sowie Empfehlungen für die Lehrpläne der Länder und die schulinternen Curricula der Ausbildungsstätten.

Die Bundesländer haben weiterhin die Möglichkeit, durch Verordnungen eine länderspezifische Bildungsplanung umzusetzen (z. B. Assistenz- und HelferInnen-Ausbildung, Ausbildungsmodelle).

Weitere Regelungen

Weitere Regelungen des PflBRefG beziehen sich auf:
- Wegfall des Schulgeldes
- Anspruch auf eine angemessene Ausbildungsvergütung
- Finanzierung der Pflegeausbildung
- Hochschulische Pflegeausbildung (Pflegestudium).

Über eine **Richtlinie der Europäischen Union** (EU) (Anerkennung von Berufsqualifikationen) wird die neue generalistische Pflegeausbildung in anderen EU-Mitgliedsstaaten anerkannt. Dies gilt nicht für den Abschluss Altenpflege oder Gesundheits- und Kinderkrankenpflege. In anderen Ländern der EU werden diese Schwerpunkte als Spezialisierung (z. B. Gerontopsychiatrie, Onkologie) nach einer hochschulischen Pflegeausbildung gewählt.

Organisation der praktischen Ausbildung

Die Ausbildung umfasst 4.600 Stunden. Davon entfallen auf die **praktische Ausbildung** 2.500 Stunden. Sie wird in stationären und ambulanten Pflegeeinrichtungen absolviert (z. B. Krankenhaus, stationäre Altenhilfe, ambulanter Pflegedienst). Die ausbildenden Betriebe schließen einen Kooperationsvertrag mit den entsendenden Pflegeschulen und übernehmen teilweise selbst die Praxisanleitung. Diese soll mindestens 10 % der gesamten Ausbildungszeit ausmachen. Es muss ein Ausbildungsvertrag abschlossen werden, in dem Wahlrecht und Ausbildungsplan Bestandteile sind.

DEFINITION

Das Pflegehandeln orientiert sich an den Anforderungen der *Pflegesituation* und den *Kompetenzen* der beteiligten Personen. Dazu gehören:

Akteure: Personen, die mit ihren individuellen Denk- und Handlungsmustern in der Situation beteiligt sind (z. B. Rollenerwartungen, Hilflosigkeit, ausweichendes Verhalten)
Handlungsanlässe: Begründen die Zuständigkeit der beruflich Pflegenden (z. B. Begleitung alter und sterbender Menschen)
Kontextbedingungen: Institutionelle und gesellschaftliche Rahmenbedingungen haben Auswirkungen auf das Pflegehandeln (z. B. Patientenverfügung, palliative Versorgung)
Erleben/Deuten/Verarbeiten: Einstellungen und Erfahrungen beeinflussen das Handeln der Akteure (z. B. Trauer, Hoffnungslosigkeit, Beratung, Supervision)
Handlungsmuster: Kompetenzen werden situationsbezogen konkret (z. B. würdevolle Pflegeprozessgestaltung in der letzten Lebensphase, Unterstützung von An- und Zugehörigen).
Diese fünf Merkmale strukturieren den Lehr- und Lernprozess in der theoretischen und praktischen Ausbildung (siehe Rahmenlehrpläne für die theoretische und praktische Ausbildung).

Organisation der theoretischen Ausbildung

Auf die **theoretische Ausbildung** entfallen 2.100 Stunden. Sie orientiert sich an der bundeseinheitlichen Pflegeberufe Ausbildungs- und Prüfungsverordnung (PflAPrV) und gliedert sich in fünf **Kompetenzbereiche** (➤ Tab. 1.1). Diese lassen sich thematisch und systemisch drei Ebenen zuordnen (➤ 4.1.3)

- Mikro- oder Interaktionsebene: Kompetenzbereich I und II
- Meso- oder Organisationsebene: Kompetenzbereich III
- Makro- oder Gesellschaftsebene: Kompetenzbereich IV und V.

Damit will die neue generalistische Ausbildung den besonderen Anforderungen an die Pflege in unterschiedlichen *Versorgungskontexen* gerecht werden, die pflegefachliche Entwicklung der letzten Jahre in Deutschland als *Profession* abbilden (➤ 1.1) sowie europäische Standards für eine Pflegeausbildung berücksichtigen.

Im letzten Ausbildungsdrittel findet die Ausbildung mehrgleisig statt. Für Auszubildende, die sich für den Abschluss Pflegefachfrau oder Pflegefachmann entschieden haben, liegt der Schwerpunkt weiterhin auf der Vermittlung von Kompetenzen zur *Pflege von Menschen aller Altersstufen.* Während für Auszubildende, die den Abschluss **AltenpflegerIn** oder **Gesundheits- und KinderkrankenpflegerIn** gewählt haben, eine spezielle Kompetenzvermittlung bezogen auf die besondere Pflege von alten Menschen oder Kindern und Jugendlichen vorgesehen ist.

Die **staatliche Prüfung** am Ende der Ausbildung erfolgt für alle Auszubildenden mündlich, schriftlich und praktisch. Im praktischen Teil geht es um eine komplexe reale Pflegesituation sowie die Pflege von mindestens zwei Personen [3] [4].

SURFTIPP

Das Gesetz zur Reform der Pflegeberufe (PflBRefG) sowie die Pflegeberufe-Ausbildungs- und Prüfungsverordnung (PflAPrV) unter Bundesgesetzblatt: www.bgbl.de
Rahmenlehrpläne und Rahmenausbildungspläne unter: www.bibb.de/pflegeberufe
Allgemeine Informationen auch unter: www.bundesgesundheitsministerium.de oder bei den Berufsverbänden, z. B. www.dbfk.de oder www.dbva.de
Das Bundesministerium für Familie, Senioren, Frauen und Jugend (BMFSFJ) startete die „Ausbildungs- und Qualifizierungsoffensive Altenpflege“: www.bmfsfj.de
Informationen zu Modellprojekten sind zu erhalten vom Deutschen Institut für angewandte Pflegeforschung e. V. (dip): www.dip.de
Über den Europäischen bzw. Deutschen Qualifikationsrahmen für lebenslanges Lernen informiert das Bundesinstitut für Berufsbildung (BiBB): www.bibb.de

1.2.2 Arbeitsfelder der Altenpflege

DEFINITION

Altenpflege: Gesamtheit aller Aufgaben und Tätigkeiten für pflegebedürftige alte, kranke und behinderte Menschen und ihre Angehörigen. Umfasst die Betreuung, Versorgung und Pflege sowie die Beratung und Begleitung im häuslichen und stationären Bereich. Dabei werden die körperlichen, psychischen und sozialen Bedürfnisse berücksichtigt.

Altenpflege stellt sich als Teilbereich der *Altenhilfe* (➤ 4.10.4) mit ihren Aufgaben und Tätigkeiten auf die Lebensformen alter Menschen ein (➤ Abb. 1.5). Altenpflegende arbeiten mit Angehörigen, Nachbarn und Freunden ebenso zusammen wie mit Mitarbeitern

Tab. 1.1 Stundenverteilung für den theoretischen Unterricht im Rahmen der beruflichen Pflegeausbildung

Kompetenzbereich	1. und 2. Ausbildungsdrittel	Letztes Ausbildungsdrittel	Gesamt
I. Pflegeprozesse und Pflegediagnostik in akuten und dauerhaften Pflegesituationen verantwortlich planen, organisieren, gestalten, durchführen, steuern und evaluieren	680 Std.	320 Std.	1.000 Std.
II. Kommunikation und Beratung personen- und situationsbezogen gestalten	200 Std.	80 Std.	280 Std.
III. Intra- und interprofessionelles Handeln in unterschiedlichen systemischen Kontexten verantwortlich gestalten und mitgestalten	200 Std.	100 Std.	300 Std.
IV. Das eigene Handeln auf der Grundlage von Gesetzen, Verordnungen und ethischen Leitlinien reflektieren und begründen	80 Std.	80 Std.	160 Std.
V. Das eigene Handeln auf der Grundlage von wissenschaftlichen Erkenntnissen und berufsethischen Werthaltungen und Einstellungen reflektieren und begründen	100 Std.	60 Std.	160 Std.
Stunden zur freien Verteilung	140 Std.	60 Std.	200 Std.
Gesamt	**1.400 Std.**	**700 Std.**	**2.100 Std.**

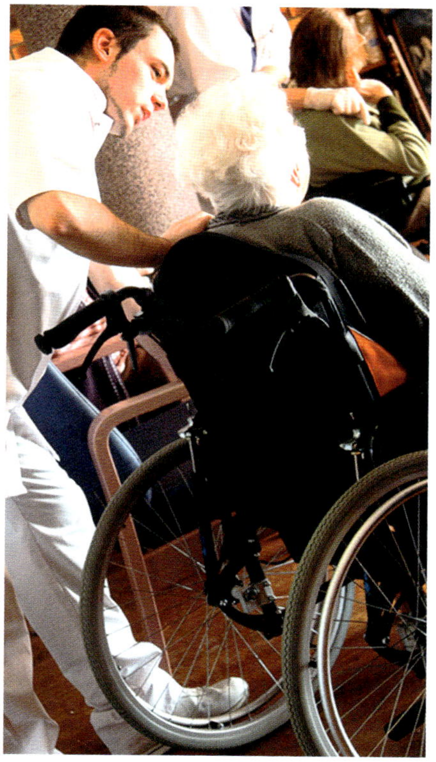

Abb. 1.5 Altenpflege orientiert sich an der individuellen Lebenssituation eines jeden Pflegebedürftigen. [J787]

anderer Berufsgruppen. Altenpflege ist abhängig von den rechtlichen und sozialpolitischen Rahmenbedingungen, z. B. von Gesetzen und Finanzen.

Zu den **Arbeitsfeldern der Altenpflege** (➢ 4.7.4) gehören z. B.:

- Stationäre Pflege
- Tages- und Nachtpflege
- Kurzzeitpflege
- Ambulante Pflege
- Altentagesstätten [5].

Ziele der Altenpflege

Ziele der Altenpflege sind z. B.:

- Erhaltung und Aktivierung einer eigenständigen, bedürfnisorientierten Lebensführung
- Erhaltung und Förderung individueller Fähigkeiten
- Pflege der Gesundheit und Verhütung von Krankheiten
- Versorgung, Pflege und Rehabilitation kranker, pflegebedürftiger, behinderter und psychisch kranker alter Menschen
- Beratung und Betreuung alter Menschen und ihrer Angehörigen in persönlichen und sozialen Angelegenheiten

Diese Ziele werden im ambulanten, teilstationären und stationären Bereich umgesetzt durch

- Grundpflege (direkte Pflege)
- Behandlungspflege (Mitwirkung bei ärztlicher Therapie und Diagnostik)
- Therapeutische Angebote, z. B. Entspannungsverfahren, Realitätsorientierungstraining
- Aktivierende Hilfen, z. B. psychomotorisches Training, Sozialtraining
- Persönliche Beratung, Betreuung und Versorgung bei Krankheit und Pflegebedürftigkeit.

Ganzheitliche Pflege

Altenpflege versteht sich als umfassende sozialpflegerische Dienstleistung. Aus ihrem Verständnis von Menschen in ihrem sozialen Umfeld hat sich ein **ganzheitliches Pflegeverständnis** entwickelt. Das bedeutet, dass der alte Mensch in seiner Gesamtheit als körperliches, psychisches und soziales Wesen erfasst wird (*bio-psychosoziale Perspektive*). Dazu nutzt die Altenpflege die Erkenntnisse der Sozialwissenschaften und der Gerontologie.

Moderne Altenpflege distanziert sich von der noch in den 1950er Jahren üblichen „Warm-satt-sauber"-Pflege, die auf die reine Versorgung des Körpers und seiner Bedürfnisse konzentriert war. Sie berücksichtigt die Lebenssituation des alten Menschen und fördert die körperliche, psychische und soziale Rehabilitation, z. B. nach einem Schlaganfall.

Ganzheitliche Pflege umfasst Körper, Psyche und soziales Umfeld eines Menschen und berücksichtigt dessen Beziehungen.

Qualitätssicherung und Qualitätsentwicklung

Aus der Diskussion, wie der Anspruch einer ganzheitlichen Pflege umgesetzt und die Ergebnisse von Pflege überprüft werden können, entwickelten Fachleute unterschiedlicher wissenschaftlicher Disziplinen Standards zur Qualitätssicherung und Konzepte zur Qualitätsentwicklung. Sie sollen eine professionelle, qualitativ hochwertige Pflege sicherstellen durch:

- **Strukturqualität:** die vorhandenen Rahmenbedingungen, z. B. finanzielle, räumliche, materielle und technische Ausstattung, Qualifikation der MitarbeiterInnen,
- **Prozessqualität:** die Gesamtheit aller Abläufe, Aktivitäten sowie Verfahren und Methoden, um eine Leistung zu erbringen, z. B. ganzheitliche Pflege, bedürfnisorientierte Versorgung,
- **Ergebnisqualität:** die Überprüfung der Güte von Leistungen; also, ob die mit dem Prozess verbundenen Ziele tatsächlich erreicht worden sind, z. B. Gesundheit wiederherstellen, Fachkompetenz vermitteln.

Nachdem anfänglich Pflegeeinrichtungen von außen, z. B. durch den Medizinischen Dienst der Krankenversicherung (*MDK*) oder durch unabhängige Institute beraten, geprüft und in der Qualitätsentwicklung unterstützt worden sind, wird zusätzlich auf die Eigenverantwortung der Einrichtung gesetzt. MitarbeiterInnen, Pflegebedürftige und Angehörige sollen selbst einrichtungsinterne Qualitätssysteme entwickeln und damit ihre eigenen Lebens- und Arbeitsräume (➢ 4.5.2) gestalten.

Um **Qualitätsmängel** in der ambulanten Pflege festzustellen, sollen in Zukunft systematisch Pflegebedürftige und ihre Angehörigen sowie z. B. MitarbeiterInnen aus Pflegeberatungsstellen, Verbraucherzentralen, Krisenberatungsstellen, Seniorenvertretungen, Selbsthilfegruppen und Gesprächskreisen befragt werden (➤ 4.10.4). Die Ergebnisse dokumentieren die Mängel in der pflegerischen und hauswirtschaftlichen Versorgung einzelner ambulanter Dienste (➤ 4.7.4) und dienen durch gezielte Maßnahmen (z. B. Fort- und Weiterbildung) der Entwicklung von Qualität.

Bundesweit wurden **Pflegestützpunkte** eingerichtet. Ihre Aufgaben liegen in der Beratung und Unterstützung von Angehörigen bei der Suche nach einem Pflegedienst, einer Haushaltshelferin oder dem Platz in einer Pflegeeinrichtung [6] [7].

Aufgaben und Tätigkeiten der Altenpflege

Der **Weltbund der beruflich Pflegenden** (*ICN = International Council of Nurses*) nennt grundlegend als **Aufgaben** und **Tätigkeiten** aller professionellen Pflegefachpersonen (➤ 5.2.2):

- Gesundheit fördern
- Krankheit verhüten
- Gesundheit wiederherstellen
- Leiden lindern
- Achtung vor dem Leben und vor der Würde des Menschen.

Dabei orientiert er sich an der Definition der **Weltgesundheitsorganisation** (*WHO*), die Gesundheit als körperliches, geistig-psychisches und soziales Wohlbefinden versteht (➤ 2.8.2).

Für die Altenpflege lassen sich folgende Aufgaben und Tätigkeiten zuordnen:

Gesundheit fördern

- Körperliche Möglichkeiten aktivieren und erhalten, z. B. durch Kontinenztraining
- Geistig-psychische Möglichkeiten fördern, z. B. durch Gedächtnistraining
- Soziale Ressourcen nutzen, z. B. durch Teilnahme an SeniorInnennachmittagen, Konzerten und Theaterveranstaltungen

Krankheit verhüten

- Maßnahmen zur Prävention durchführen, z. B. Vorbeugung von Infektionen
- Informationen über krankmachende und gesundheitserhaltende Faktoren weitergeben, z. B. zur gesunden Ernährung
- Beratung anbieten, z. B. über Möglichkeiten der Wohnraumanpassung

Gesundheit wiederherstellen

- Grund- und Behandlungspflege durchführen, z. B. Mobilisation
- Ärztliche Anweisungen ausführen, z. B. Verbandswechsel
- Pflegebedürftige und ihre Angehörigen unterstützen, z. B. durch aktivierende Maßnahmen

Leiden lindern

- Pflegehilfsmittel einsetzen, z. B. Lagerungsmaterial
- Wünsche der Pflegebedürftigen berücksichtigen, z. B. Gespräche führen
- Sterbende und ihre Angehörigen begleiten

Achtung vor dem Leben und vor der Würde des Menschen

- Vertraulichkeit, z. B. Schweigepflicht beachten
- Erlaubnis, z. B. Zustimmung zur pflegerischen Behandlung einholen
- Wahrhaftigkeit, z. B. Ehrlichkeit gegenüber Bewohnern und Patienten.

> Die Anforderungen an Pflegefachpersonen steigen. Um eine fach- und sachgerechte Pflege zu leisten, wird die Zusammenarbeit mit anderen Berufsgruppen, z. B. ÄrztInnen, SozialpädagogInnen, PhysiotherapeutInnen, ErgotherapeutInnen und hauswirtschaftlichen Fachkräften, immer wichtiger. Pflege ist Arbeit in einem multiprofessionellen Team (➤ 4.4.3).

1.2.3 Fort- und Weiterbildung

Die Angebote zur Qualifizierung durch **Fortbildung** richten sich an examinierte Pflegefachpersonen und andere Berufsgruppen, die in der Pflege arbeiten. Sie vermitteln z. B. neue Pflegetechniken (➤ Abb. 1.6), informieren über das Pflegeversicherungsgesetz oder stellen Methoden zur Selbstpflege vor.

Ein besonderes Interesse der TeilnehmerInnen besteht an sozialwissenschaftlichen Themen. Aufgrund ihrer Erfahrungen im Pflegealltag suchen sie nach Erklärungen und Bewältigungsformen für Konflikte (➤ 2.9.2, ➤ 4.9).

In der **Weiterbildung** werden examinierte Pflegefachpersonen weiter qualifiziert. Es gibt Lehrgänge zur PraxisanleiterIn oder WohnbereichleiterIn sowie zur PflegedienstleiterIn oder EinrichtungsleiterIn.

Auch hier leisten die Sozialwissenschaften wichtige Beiträge und tragen zur Professionalisierung bei. So erlernen die TeilnehmerInnen z. B. Techniken für das helfende Gespräch, analysieren Organisationsformen von Einrichtungen oder beschäftigen sich mit Führungsstilen (➤ 4.3.5).

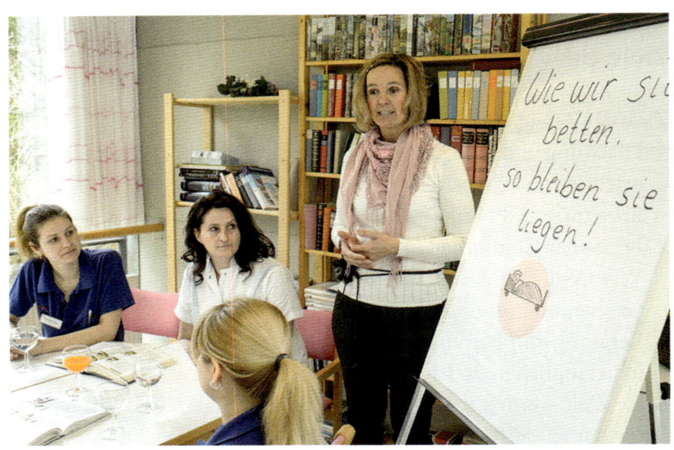

Abb. 1.6 Auch examinierte Pflegefachpersonen müssen sich ständig fortbilden, um auf dem neuesten wissenschaftlichen Stand zu bleiben. [K157]

1.2.4 Studiengänge

In den vergangenen Jahren sind 150 pflegebezogene Studiengänge an Fachhochschulen, Universitäten und Berufsakademien in Deutschland, über 40 in Österreich und 15 in der Schweiz eingerichtet worden. Sie ermöglichen Bachelor- oder Master-Abschlüsse in Management, Pflegepädagogik, Pflegewissenschaft oder Gesundheitsförderung. Dazu kommen Studiengänge für spezielle Arbeitsbereiche, z. B. Palliativpflege oder für den beruflichen Aufstieg, z. B. Geriatrische Therapie, Rehabilitation und Pflege. Zugangsvoraussetzung ist üblicherweise die allgemeine oder fachgebundene Hochschulreife oder eine abgeschlossene Berufsausbildung (meistens in einem Pflege- oder Gesundheitsfachberuf) und mehrjährige Berufserfahrung. In der Regel werden dann zwei Semester pauschal angerechnet, wodurch sich das Studium in Voll- oder Teilzeit verkürzt.

Das neue Pflegeberufereformgesetz (PflBRefG) eröffnet die Möglichkeit einer primär qualifizierenden, generalistisch orientierten Pflegeausbildung an einer Hochschule. Sie „befähigt zur unmittelbaren Tätigkeit an zu pflegenden Menschen aller Altersstufen und verfolgt gegenüber der beruflichen Ausbildung … ein erweitertes Ausbildungsziel" (§ 37,1 PflBRefG). Die AbsolventInnen schließen ihr Studium mit einem akademischen Grad und der Berufsbezeichnung Pflegefachfrau bzw. Pflegefachmann ab (➤ 1.2.1).

Die Arbeitsfelder für Pflegefachpersonen mit Hochschulexamen sind in Deutschland noch nicht ausreichend entwickelt. Dagegen arbeiten in anderen Staaten Europas, z. B. der Schweiz und Großbritannien sowie in den USA, bereits seit mehreren Jahren Pflegefachpersonen mit Hochschulabschluss in der Aus-, Fort- und Weiterbildung, in der Altenhilfeplanung oder in der Pflegeforschung. Für diese Tätigkeiten sind umfangreiche Kenntnisse auch in den Sozialwissenschaften nötig.

Duale Studiengänge

Mittlerweile gibt es in Deutschland 39 **duale Studiengänge.** Die Pflegeausbildung findet an Pflegeschulen und Berufsfachschulen statt. Sie schließt mit einem staatlich anerkannten Examen ab. Während ihrer Ausbildung studieren die AbsolventInnen, etwa im Studiengang „Pflege dual" an der Katholischen Stiftungshochschule in München, und beenden ihr Studium mit einem Bachelor-Abschluss. Ein ausbildungsintegrierender dualer Studiengang verbindet ein akademisches Studium mit einer beruflichen Ausbildung und fördert so die Akademisierung in der Pflege [8] [9].

SURFTIPP

Informationen zu Pflegestudiengängen in Deutschland: www.pflegestudium.de
Informationen zum Studiengang Geriatrische Therapie, Rehabilitation und Pflege an der Hochschule Kempten: www.hs-kempten.de
Informationen zum dualen Studiengang Pflege an der Katholischen Stiftungshochschule, München: www.ksh-muenchen.de

1.3 Sozialwissenschaften in der Praxis

Oft wird den Auszubildenden gerade in den Praxiseinsätzen deutlich, wie wichtig die sozialwissenschaftlichen Inhalte aus dem theoretischen Teil der Ausbildung sind.

Examinierte Pflegefachpersonen mit entsprechender Weiterbildung übernehmen die Anleitung der Auszubildenden während der Praxiseinsätzen, z. B. in der stationären und ambulanten Pflege. Als **PraxisanleiterInnen** sollen sie den praktischen Teil der Ausbildung planen und durchführen (➤ 1.2.2).

Fallbeispiel

Das folgende Praxisbeispiel stellt Situationen aus dem Arbeitsalltag vor.

Die Auszubildende Sabine Roter befindet sich im ersten Praktikum ihrer Ausbildung.

Nach den ersten Monaten ihrer theoretischen Ausbildung hat sie sich darauf gefreut, den Arbeitsalltag ihres künftigen Berufs kennen zu lernen. Weil sie noch keine Erfahrungen hat, fehlen ihr konkrete Vorstellungen, wie es in einer Altenpflegeeinrichtung aussieht und wie die Menschen dort miteinander umgehen.

Von ihrer Schule hat sie einige Aufgaben erhalten. So soll sie z. B. eine Pflegebedürftige über einen längeren Zeitraum beobachten und Informationen über ihr Verhalten und ihre Beziehungen in ihrem **Lerntagebuch** aufschreiben sowie die eigene Kompetenzentwicklung in ihrem **Portfolio** dokumentieren (z. B. Ergebnisse der Reflexion mit ihrer Anleiterin; Rückmeldungen von Pflegebedürftigen und Angehörigen). Die Beobachtungen werden dann ausgewertet und ihr individueller Lernprozess im ersten Praktikum besprochen.

Sabines Praxisanleiterin ist Frau Glöckler. Sie ist eine ausgebildete Altenpflegerin, die seit vier Jahren in der Altenpflegeeinrichtung arbeitet und eine entsprechende Weiterbildung absolviert hat. Am ersten Tag des Praktikums hat sie sich besonders viel Zeit genommen, Sabine überall herumgeführt, ihr die Einrichtung gezeigt und sie allen Mitarbeitern und vielen Bewohnern vorgestellt. Nach diesem ersten Arbeitstag war Sabine gleichzeitig „total fertig und völlig aufgedreht".

Die Altenpflegeeinrichtung ist Teil einer Seniorenwohnanlage mit Appartements, Kurzzeitpflege und einer Tagesstätte. Sie hat drei Wohngruppen mit 20 Plätzen für pflegebedürftige und leicht verwirrte Pflegebedürftige

Dieses Praxisbeispiel verdeutlicht die vielen Aufgaben und Tätigkeiten von AltenpflegerInnen, die mit Hilfe sozialwissenschaftlicher Kenntnisse besser bewältigt werden können.

Nicht jede der vorgestellten Lösungen ist ideal, sie entsprechen aber der Realität in vielen Einrichtungen der Altenpflege.

Psychologie: Den Blickwinkel ändern

Sabines Arbeitstag beginnt um 6 Uhr am Morgen mit dem *Übergabegespräch* (➤ Abb. 1.7). Die Nachtwache gibt Informationen über die Vorkommnisse der vergangenen Nacht an die Frühschicht weiter. Sie berichtet von einzelnen Pflegebedürftigen und deren *Verhalten.*

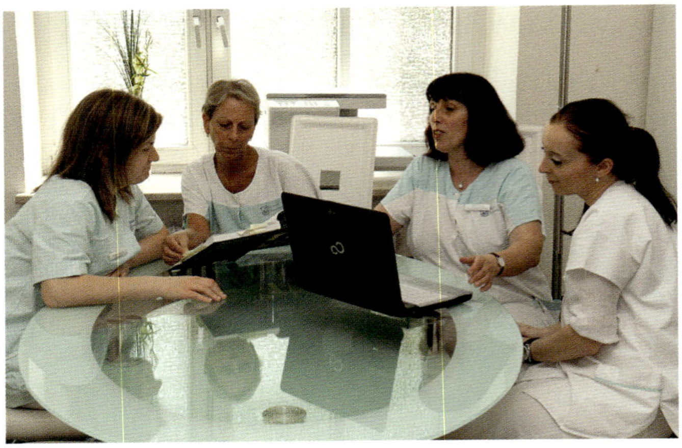

Abb. 1.7 Im Übergabegespräch der wechselnden Arbeitsschichten in der stationären Altenpflege werden wichtige Informationen über die Pflegebedürftigen ausgetauscht und über ungewöhnliche Vorfälle in der vergangenen Schicht berichtet. [K313]

Danach verteilen sich die Pflegenden der Frühschicht auf die **Wohngruppen.** Frau Glöckler und Sabine betreten ein Zweibettzimmer, um die Pflegebedürftigen bei der Körperpflege und dem Ankleiden zu unterstützen. Schon beim ersten Atemzug steigt Sabine ein beißender Kotgeruch in die Nase. Frau Glöckler bemüht sich, die beiden Frauen zum Aufstehen zu bewegen. Eine der beiden zieht sich ihre Bettdecke fast über den Kopf. Ihr Bettzeug ist mit Kot beschmutzt. Ruhig und verständnisvoll spricht Frau Glöckler diese Pflegebedürftige an: „Haben wir Ihre Klingel nicht gehört? Es ist doch unangenehm für Sie, in dem beschmutzten Bettzeug zu liegen."

Als die beiden das Zimmer verlassen, macht Sabine einen nachdenklichen Eindruck.

Sabine Roter: „Ich bin erstaunt darüber, wie ruhig Sie eben mit der Pflegebedürftigen umgegangen sind. Ich wäre total wütend geworden, wenn ich die Frau und das Bett hätte sauber machen müssen."

Frau Glöckler: „Wahrscheinlich hätte sich die Frau verletzt gefühlt, wenn ich geschimpft hätte. Haben Sie beobachtet, wie sie sich unter der Bettdecke verkrochen hat? Vielleicht hat sie sich geschämt und sich deshalb wie ein Kind vor uns versteckt."

Sabine Roter: „Denken Sie eigentlich jedes Mal darüber nach, wie Sie sich im nächsten Moment verhalten wollen?"

Frau Glöckler: „Ach, das ist Routine und dauert nur einen Augenblick. Es erspart mir viel Arbeit, wenn ich vor dem nächsten Schritt kurz überlege."

Die beiden gehen von einem Zimmer zum nächsten. Einige Pflegebedürftige sind bereits aufgestanden, andere erwarten Unterstützung. Die meisten sind Sabine gegenüber offen und freuen sich, wieder einmal ein neues Gesicht zu sehen. Sie lächeln oder begrüßen Sabine mit netten Worten. Einige Pflegebedürftige wirken noch müde, mürrisch oder abwesend. Das ist das Interessante an dem Beruf, denkt Sabine, zu *erleben,* wie unterschiedlich Menschen sich *verhalten.*

Geragogik: Ein Leben lang lernen

Nach dem Frühstück möchte Sabine in der **Tagesstätte** an einem geragogischen Angebot teilnehmen (➤ Abb. 1.8). Diese Angebote gehören zum Freizeitbereich der Seniorenwohnanlage und sind für alle Pflegebedürftigen und für Senioren aus dem Wohnort offen.

Sabine hat sich für die Veranstaltung „Sandbilder herstellen" entschieden. Sie ist gespannt, wie die Ergotherapeutin mit den TeilnehmerInnen arbeitet. Als sie in den Gruppenraum kommt, wird sie bereits erwartet. Acht TeilnehmerInnen sitzen an Tischen, auf denen farbiger Karton, Dosen mit Kleister und Pinsel, Flaschen mit farbigem Sand und einige Werkzeuge liegen. Unter der Anleitung der Ergotherapeutin werden die Kartons mit Kleister bestrichen und mit Sand bestreut. Durch die unterschiedlichen Farben des Sandes entstehen Blumen, Häuser und Landschaften. Eine Teilnehmerin hat herausgefunden, dass der Sand mal feiner und mal grobkörniger ist. Sie nutzt dies, um Struktur in ihr Bild zu bringen. Die Anleiterin geht an jeden Tisch, gibt Hilfen, lobt die Einfälle und freut sich mit den TeilnehmerInnen über die Ergebnisse.

Sabine beobachtet, dass die TeilnehmerInnen unterschiedlich geschickt hantieren. Bei einigen sieht es aus, als hätten sie bereits *Kenntnisse* im Umgang mit den Materialien. Andere mühen sich und benötigen mehrere Versuche, um ihre Idee auf dem Karton umzusetzen. Eine Frau hört nach kurzer Zeit auf und sieht bei ihrer Nachbarin zu. Auffällig für Sabine ist, dass die TeilnehmerInnen während der ganzen Veranstaltung miteinander reden, scherzen und lachen. Ihr gefällt die gelöste Atmosphäre, in der niemand kritisiert wird, wenn mal etwas nicht gelingt.

Am Ende der Veranstaltung sind viele Sandbilder entstanden. Sie bleiben zum Trocknen da und sollen beim nächsten Mal in Glasrahmen eingepasst werden. Sabine verspricht, wieder dabei zu sein und ihr Bild fertig zu machen. „Da hab' ich doch gleich ein schönes Geschenk", denkt sie.

In den Räumen der Wohngruppe trifft die Auszubildende auf Frau Glöckler.

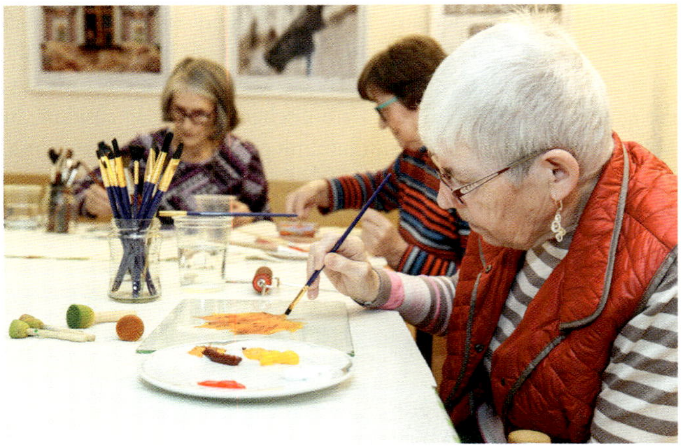

Abb. 1.8 Manchmal genügt schon ein wenig Anregung, um alte Menschen zu aktivieren und ihnen Freude zu bereiten. [K157]

Frau Glöckler: „Na, wie war's?"
Sabine Roter: „Ich fand es spannend, wie man mit so wenig Mitteln etwas Schönes herstellen kann. Die Stimmung war gut. Die Leute haben die ganze Zeit miteinander geredet."
Frau Glöckler: „Ja, das ist wichtig. Den TeilnehmerInnen wird in diesen Angeboten nicht nur etwas *vermittelt,* sondern sie haben Spaß miteinander und etwas vor. So eine Veranstaltung hat ihren festen Platz in der Tagesgestaltung."
Sabine Roter: „Ich glaube, einer Frau hat es nicht so gut gefallen. Sie hat ziemlich schnell aufgegeben."
Frau Glöckler: „Das ist immer abhängig vom Interesse oder von der körperlichen Verfassung. Die AnleiterInnen machen sich viele Gedanken und sprechen mit uns Pflegefachpersonen. Wir geben ihnen die nötigen Informationen über die *Fähigkeiten* und die Lebensgeschichte der TeilnehmerInnen. Manche interessieren sich für Volkstänze, weil sie schon früher gern getanzt haben. Andere gehen lieber auf den Markt zum Einkaufen oder zum Gedächtnistraining, um ihre kleinen grauen Zellen fit zu halten."

Soziologie: In sozialen Beziehungen leben

Als Sabine die Post für die **Wohngruppe** aus der Verwaltung holt, sieht sie eine Pflegebedürftige mit einer jüngeren Frau am Eingang der Seniorenanlage sitzen. „Das ist die Tochter", sagt Frau Glöckler, „die kommt jeden zweiten Tag zu Besuch. Die *Beziehung* zwischen beiden ist ganz gut. Manchmal bringt die Tochter ihre Kinder mit. Dann ist hier aber Leben in der Gruppe. Sie glauben gar nicht, wie manche der Pflegebedürftigen dann aufblühen."

Sabine bekommt die Aufgabe, in den Zimmern zu überprüfen, ob die Pflegebedürftigen genügend Getränke haben. Viele von ihnen vergessen das Trinken. Das hat Auswirkungen auf das Wohlbefinden und die Gesundheit. Gleichzeitig soll sie den Bewohnern mit Diabetes eine kleine Zwischenmahlzeit anbieten.

Also schiebt Sabine einen Essenswagen von Zimmer zu Zimmer. Manche Zimmertüren stehen offen, als würden die Pflegebedürftigen Besuch erwarten. Einige sind verschlossen. Sie klopft, wie sie es im Unterricht gelernt hat, um die *Intimsphäre* zu respektieren (➤ Abb. 1.9). Manchmal meldet sich niemand. Sabine ist unsicher, ob sie einfach hineingehen soll. Schließlich könnte ja etwas passiert sein. Sie beschließt, Frau Glöckler zu fragen.

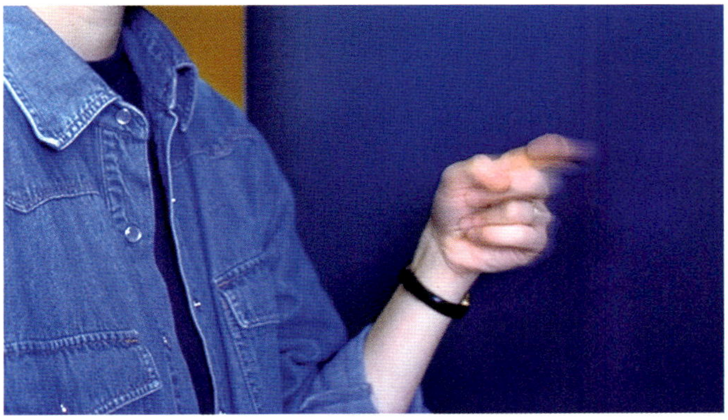

Abb. 1.9 Es ist selbstverständlich, vor dem Eintreten in das Zimmer eines Pflegebedürftigen anzuklopfen. [K157]

Sabine Roter: „Haben Sie kurz Zeit für mich? Ich habe eine Frage."
Frau Glöckler: „Lassen Sie mich schnell noch die Pflegedokumentation fertig machen. Sie können für uns beiden schon mal einen Kaffee holen."
Sabine Roter: „Also, eben stand ich vor einer verschlossenen Tür und war unsicher, ob ich einfach hineingehen darf. Schließlich kann die Bewohnerin ja gestürzt oder sonstwie hilflos sein."
Frau Glöckler: „Unser Grundsatz ist es, die Intimsphäre zu respektieren. Die Pflegebedürftigen sind hier zu Hause. Hier sind sie Privatpersonen. Für uns MitarbeiterInnen ist die Pflegeeinrichtung der Arbeitsplatz. Wir haben als Pflegefachpersonen die Verantwortung. Das führt manchmal zu Konflikten. Am besten ist es immer, solche Situationen im Gespräch zu klären, entweder bei der MitarbeiterInnenbesprechung oder mit den Pflegebedürftigen selbst. Einige haben uns erlaubt, in solchen Zweifelsfällen das Zimmer zu betreten. Das ist dann auf dem Infoblatt in der Pflegedokumentation vermerkt."
Sabine Roter: „Wir haben im Unterricht gelernt, uns beim Betreten eines Zimmers immer deutlich bemerkbar zu machen."
Frau Glöckler: „Genau, so machen wir es hier auch. Dann wissen die Pflegebedürftigen, dass jemand kommt, und sie können reagieren."

Ethik: Verantwortlich entscheiden und handeln

Inzwischen riecht es nach Mittagessen. Vielleicht Erbsensuppe oder Schnitzel, denkt Sabine, vielleicht auch eine Mischung aus beidem. Einige Pflegebedürftige nehmen die Mahlzeiten in ihrem Zimmer ein, andere im **Gemeinschaftsraum.** Dies sind vor allem die leicht Verwirrten. Sabine soll sie aus ihrem Zimmer begleiten und besonders eine Frau beim Essen unterstützen.

Trotz aller Mühe weigert sich die Frau, etwas zu sich zu nehmen. Sie presst die Lippen aufeinander und starrt vor sich hin. Sabine sieht sich hilfesuchend um. Eine Altenpflegerin kommt mit einem Tablett voller Medikamente. Sie verteilt die bunten Plastiktöpfchen an die Pflegebedürftigen. Auch vor die verwirrte Frau stellt sie eins mit drei bunten Kapseln. Sabine versucht es mit Worten, sie legt eine Kapsel auf einen Suppenlöffel und probiert es mit einem Glas Wasser. Vergebens – die Frau weigert sich, die Medikamente einzunehmen (➤ Abb. 1.10).

Frau Glöckler hat die Situation beobachtet und spricht Sabine später darauf an.
Frau Glöckler: „Da haben Sie nicht viel Erfolg gehabt."
Sabine Roter: „Die Frau hat weder gegessen noch ihre Medikamente genommen. Ist das nicht lebensgefährlich?"
Frau Glöckler: „Diese Frage haben wir in der Ethischen Fallbesprechung (➤ 5.3.2) auch schon diskutiert. Sie will nicht mehr leben. Deshalb verweigert die Frau jede Nahrungsaufnahme. Die Ärztin hat versucht, ihr die Konsequenzen deutlich zu machen, wenn sie ihre Medikamente nicht einnimmt. Bisher ohne Erfolg. Wenn sie geistig klar ist, sagt sie immer: Was soll ich noch allein auf dieser Welt? Ich will zu meinem verstorbenen Mann".
Sabine Roter: „Aber kann man sie denn einfach so gewähren lassen? Muss man sie nicht zwingen?"

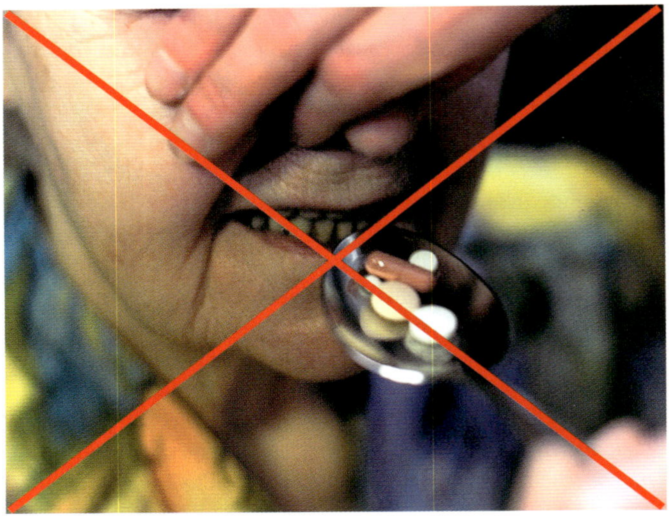

Abb. 1.10 Für Pflegende ist es manchmal schwierig, den richtigen Weg zu finden, der eigenen Verantwortung und dem freien Willen eines Menschen gerecht zu werden. Medikamente unter Zwang einzuflößen ist in jedem Fall eine Gewaltanwendung. [K157]

Frau Glöckler: „Eine schwierige Frage. Da muss man abwägen zwischen unserer Verantwortung und dem freien Willen eines Menschen. Beides sind hohe *Werte* in der Pflege. Wir MitarbeiterInnen haben in Absprache mit der behandelnden Ärztin beschlossen, ihr immer wieder Getränke, Nahrung und Medikamente anzubieten, sie aber nicht zur Einnahme zu zwingen. Was bleibt, ist ein ungutes Gefühl, ob es wirklich die richtige Entscheidung war."
Sabine Roter: „Das ist ein gutes Beispiel für den Unterricht. Ich werde die anderen fragen, wie sie sich in so einer Situation entscheiden würden."

Rechtskunde: Recht und Unrecht unterscheiden

Viele Pflegebedürftige halten jetzt Mittagsruhe. Für die MitarbeiterInnen geht die Frühschicht mit dem Übergabegespräch zu Ende. Sie treffen sich mit den KollegInnen der Spätschicht im **Besprechungsraum.** Wie schon bei der morgendlichen Übergabe wird über die Vorkommnisse berichtet. Einzelne Pflegemaßnahmen werden besprochen, das Team tauscht Informationen über einzelne Pflegebedürftige aus. Am Ende der Übergabe meldet sich ein Altenpfleger zu Wort.
Max Henke: „Also, ich hab da ein Problem. Mir hat Frau Rabe gestern 50 Euro zugesteckt, weil ich immer so nett zu ihr bin und mich um alles kümmere (➤ Abb. 1.11). Kann ich das Geld behalten oder soll ich es zurückgeben?"
Frau Glöckler: „Wenn es eine Schachtel Zigaretten oder eine Tafel Schokolade wäre, gäbe es keine Probleme. Aber so viel Geld?"
Max Henke: „Na ja, eigentlich habe ich mir das Geld ja verdient. Frau Rabe hat es mir gegeben, weil sie mit meiner Arbeit zufrieden ist. Wie ein Trinkgeld."
Sabine Roter: „Darf ich mal was sagen? Im Unterricht hat die Rechtskundedozentin etwas von geringfügigen Aufmerksamkeiten erzählt. Nur wenn mir ein Pflegebedürftiger eine Kleinigkeit wie eine Tafel Schokolade schenkt, darf ich sie annehmen."

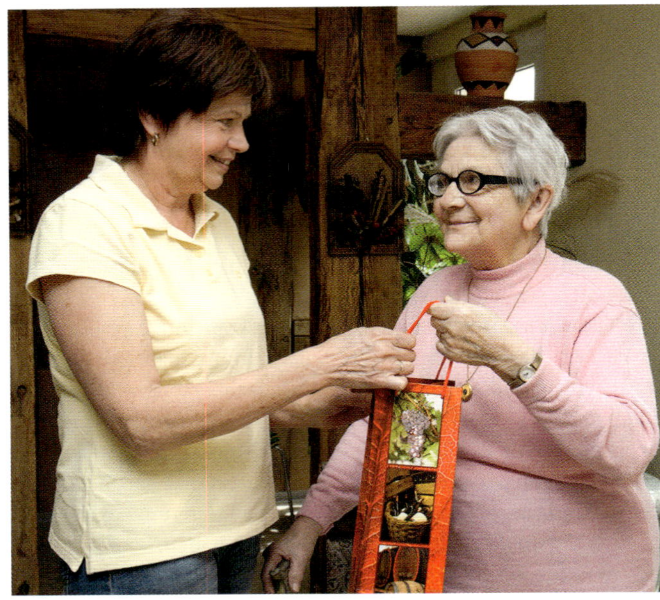

Abb. 1.11 Oft sind die Pflegenden die nächsten Bezugspersonen für alte Menschen, und sie möchten ihrer Zuneigung Ausdruck verleihen. [K313]

Frau Glöckler: „Sie hat Recht."
Max Henke: „Ich will mich nicht strafbar machen. Ich werde den Fünfziger zur Einrichtungsleiterin bringen, damit die das Geld Frau Rabe zurückgibt und ihr erklärt, warum wir es nicht annehmen können."

Nach der Besprechung setzen sich Frau Glöckler und Sabine Roter noch kurz zusammen. Sie gehen die Ereignisse des Vormittags durch und werfen einen Blick auf die Praktikumsplanung. Sabine macht sich noch schnell Notizen für ihr *Lerntagebuch.* Morgen soll Sabine dabei sein, wenn eine schwer pflegebedürftige Bewohnerin gebadet wird. Dabei kann sie den Umgang mit dem neuen Lifter lernen.

Sabine ist froh, dass sie mit dem Fahrrad nach Hause strampeln kann. Es tut richtig gut, kräftig in die Pedale zu treten [10].

Wiederholungsfragen

1. Was unterscheidet Alltags-Wissen von Wissen-Schaft? (➤ 1.1)
2. Definieren Sie Gerontologie. (➤ 1.1.2)
3. Erläutern Sie den Zusammenhang von Sozialwissenschaften und Pflege. (➤ 1.2)
4. Warum ist Altenpflege ein ganzheitlicher Prozess? (➤ 1.2.2)
5. Welche Möglichkeiten für Pflegefachpersonen gibt es, sich über Fort- und Weiterbildung oder einen Studiengang zu qualifizieren? (➤ 1.2.3, ➤ 1.2.4)
6. Wie sind „duale Studiengänge" in der Pflege organisiert? (1.2.4)
7. Wie könnte der Praxistag von Auszubildenden in einer Altenpflegeeinrichtung unter Berücksichtigung von sozialwissenschaftlichen Inhalten (Psychologie, Geragogik, Soziologie, Ethik, Rechtskunde) aussehen? (➤ 1.3)

LITERATURNACHWEIS

[1] Becker, Stefanie; Brandenburg, Hermann (Hrsg.): Lehrbuch Gerontologie. Hans Huber Verlag, Bern 2014.
[2] Wahl, Hans-Werner; Tesch-Römer, Clemens; Ziegelmann, Jochen-Phillip (Hrsg.): Angewandte Gerontologie. Interventionen für ein gutes Altern in 100 Schlüsselbegriffen. Kohlhammer Verlag, Stuttgart 2012.
[3] Bundesministerium für Familie, Senioren, Frauen und Jugend (Hrsg.): Wir pflegen! Ausbildung in der Altenpflege – Sicherer Job mit Sinn und Perspektive. Berlin 2017.
[4] Dielmann, Gerd: Pflegeberufegesetz und Ausbildungs- und Prüfungsverordnung. Text und Kommentar für die Praxis. Mabuse Verlag, Frankfurt/Main 2020.
[5] Mötzing, Gisela; Schwarz, Susanna, (Hrsg.): Leitfaden Altenpflege. Elsevier Urban & Fischer Verlag, München 2018.
[6] Müller, Herbert: Arbeitsorganisation in der Altenpflege. Ein Beitrag zur Qualitätsentwicklung und -sicherung. Schlütersche Verlagsgesellschaft, Hannover 2014.
[7] Wied ,Susanne; Warmbrunn, Angelika (Hrsg.): Pschyrembel Pflege. Verlag de Gruyter, Berlin/New York 2012.
[8] Altenpflege konkret Pflegetheorie und -praxis. Elsevier Urban & Fischer Verlag, München 2020.
[9] Büker, Christa; Lademann, Julia; Müller, Klaus: Moderne Pflege heute. Beruf und Profession zeitgemäß verstehen und leben. Kohlhammer Verlag, Stuttgart 2018.
[10] Quernheim, German: Spielend anleiten und beraten. Elsevier Urban & Fischer Verlag, München 2017.

KAPITEL

2

Silke Mahrt

Psychologie – Den Blickwinkel ändern

2.1 Was ist Psychologie?

2.1.1 Alltagspsychologie und wissenschaftliche Psychologie

DEFINITION

Psychologie: Wissenschaft, die menschliches Verhalten und Erleben erklärt und vorhersagt, mit wissenschaftlichen Methoden untersucht und mit verschiedenen Verfahren beeinflusst.

Alltagspsychologie

Von Geburt an lernt der Mensch, die Wechselwirkungen zwischen eigenem Verhalten und dem Verhalten seiner Mitmenschen einzuschätzen und darauf zu reagieren. Er erlebt, welches Verhalten bei seinen Mitmenschen zu welchen Reaktionen führt und wie diese Reaktionen das eigene Verhalten beeinflussen.

Die aus der Summe der subjektiven Erfahrungen abgeleitete **Alltagspsychologie** hilft dem Einzelnen, „nach gesundem Menschenverstand" zu agieren und zu reagieren. Dabei ist die eigene Person Maßstab zur Einschätzung menschlichen Verhaltens.

Alltagspsychologisches Verständnis durchdringt viele Bereiche des Zusammenlebens und spiegelt sich in *Redensarten* oder *Sprichwörtern.* „Wie man in den Wald hineinruft, so schallt es heraus!", beschreibt z. B. die *Interaktion* (➢ 2.6) von Menschen. Andere Redensarten wie „Was Hänschen nicht lernt, lernt Hans nimmermehr!", zeigen, dass alltagspsychologische Annahmen auch zu *Vorurteilen* (➢ 4.2.3) führen können.

Wissenschaftliche Psychologie

Die **wissenschaftliche Psychologie** löst sich von der subjektiven Betrachtung der Alltagspsychologie. Menschliches Verhalten und Erleben wird mit wissenschaftlichen Methoden (➢ 2.1.2) erforscht, es werden Theorien und Modelle entwickelt und Ergebnisse überprüft. Auf diese Weise entstehen allgemeingültige (*objektive*) Aussagen über das Verhalten und Erleben der Menschen.

Wissenschaftliche Psychologie kann alltagspsychologisches Wissen nicht ersetzen. Besonders Menschen, die professionell mit zwischenmenschlichen Beziehungen zu tun haben, z. B. Pflegende, setzen alltagspsychologisches Wissen täglich in ihrem Berufsalltag ein. Sie handeln danach, gehen auf das Erleben anderer ein, beobachten ihr Verhalten und versuchen, es zu beeinflussen.

Allein die Aneignung der Kenntnisse der wissenschaftlichen Psychologie macht noch keine gute Pflegefachperson aus. Psychologische Kenntnisse können aber besonders in Ausnahme- und Konfliktsituationen helfen, angemessen zu agieren und zu reagieren.

Psychologie in der Pflegeausbildung

Psychologie in der Pflegeausbildung vermittelt Kenntnisse aus den Teilgebieten der wissenschaftlichen Psychologie (➢ 2.1.3), die für den Berufsalltag von Pflegefachpersonen gebraucht werden. Ziel ist, dass angehende Pflegefachpersonen

- ihr alltagspsychologisches Verständnis durch wissenschaftliche Erkenntnisse erweitern und evtl. korrigieren
- eigenes Verhalten und Erleben kritisch reflektieren
- Auswirkungen verschiedener Verhaltensweisen einschätzen lernen
- durch bewusstes eigenes Verhalten gezielt auf andere Menschen einwirken.

2.1.2 Methoden wissenschaftlichen Arbeitens

DEFINITION

Methode: Wissenschaftliches, planmäßiges und folgerichtiges Vorgehen.

In der Psychologie kommen die Beobachtung, das Experiment, die Befragung und der Test als **wissenschaftliche Methoden** zur Anwendung (➢ Abb. 2.1). Mögliche Fehlerquellen werden berücksichtigt und vermieden, Ergebnisse kritisch reflektiert und ihre Entstehung hinterfragt. Nur so kann sich die wissenschaftliche Psychologie von der Alltagspsychologie und von der Pseudopsychologie des grauen Markts (z. B. Kartenlegen, Pendeln) abgrenzen.

Beobachtung

DEFINITION

Beobachtung: Methode, bei der eine UntersucherIn (*BeobachterIn*) zielgerichtet unter definierten Bedingungen und ohne den Einsatz von Messinstrumenten das Verhalten und Erleben von Menschen wahrnimmt.

Die Psychologie unterscheidet zwischen **Selbstbeobachtung** (*Introspektion*) und **Fremdbeobachtung** (*Verhaltensbeobachtung*). Bei der Selbstbeobachtung wird zwischen der gleichzeitigen und der rückblickenden Selbstbeobachtung, bei der Fremdbeobachtung zwischen der teilnehmenden und nicht teilnehmenden sowie zwischen der systematischen und unsystematischen Fremdbeobachtung unterschieden (➢ Abb. 2.2).

Selbstbeobachtung

DEFINITION

Selbstbeobachtung: Methode zur gezielten Wahrnehmung des eigenen Verhaltens und Erlebens.

FALLBEISPIEL

Eine Pflegefachperson hat einen anstrengenden und arbeitsreichen Tag hinter sich. Zwei Kolleginnen waren krank, für die Pflegebedürftigen blieb wenig Zeit. Darum hatte sie keine Zeit, mit einer 85-jährigen Frau den versprochenen Spaziergang zu unternehmen. Als diese ungeduldig den Spaziergang fordert, reagiert die Pflegefachperson barsch. Abends im Bett überdenkt sie den Tag und ihr Verhalten.

Ziel der Selbstbeobachtung ist,

- das eigene Verhalten und Erleben zu erkennen und zu bewerten,
- aus dem eigenen Verhalten und Erleben Rückschlüsse auf das Verhalten und Erleben anderer Menschen zu ziehen,
- das eigene Verhalten bewusst zu ändern.

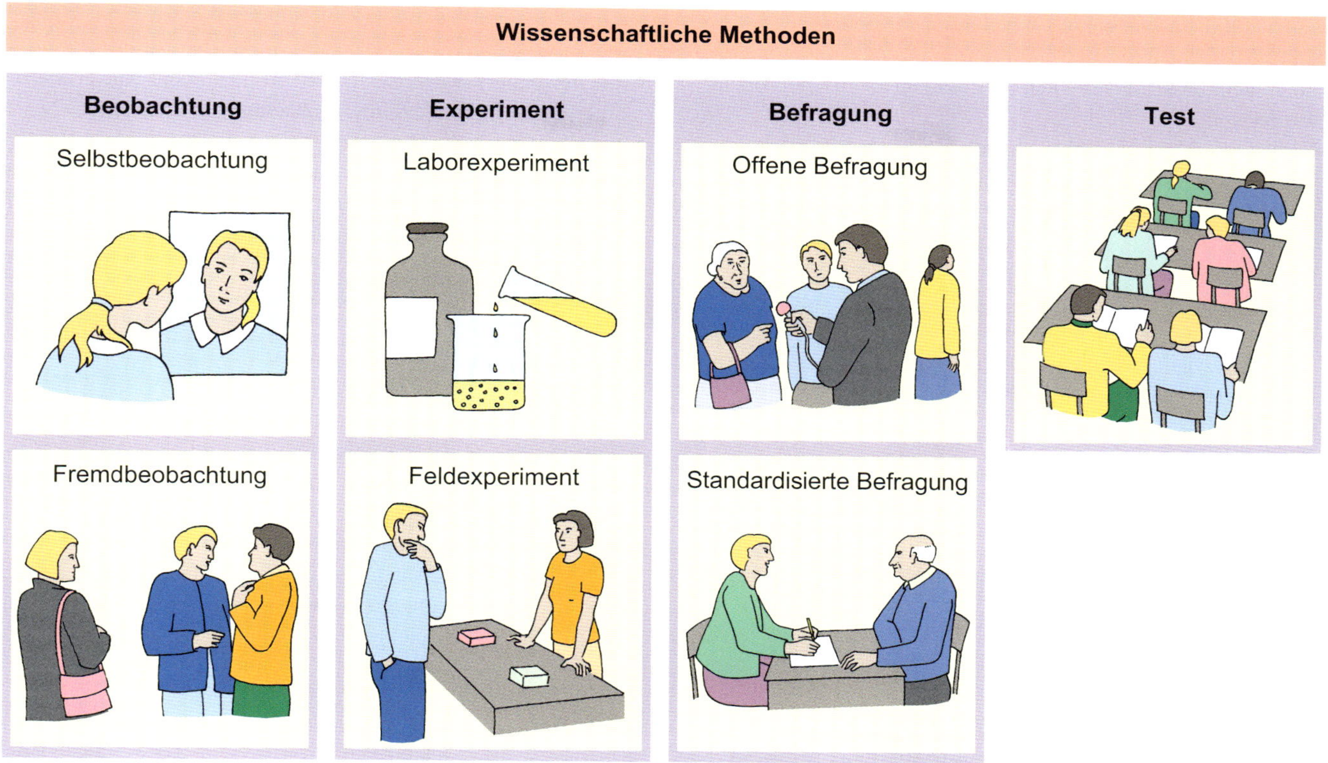

Abb. 2.1 Methoden der Psychologie. [L119]

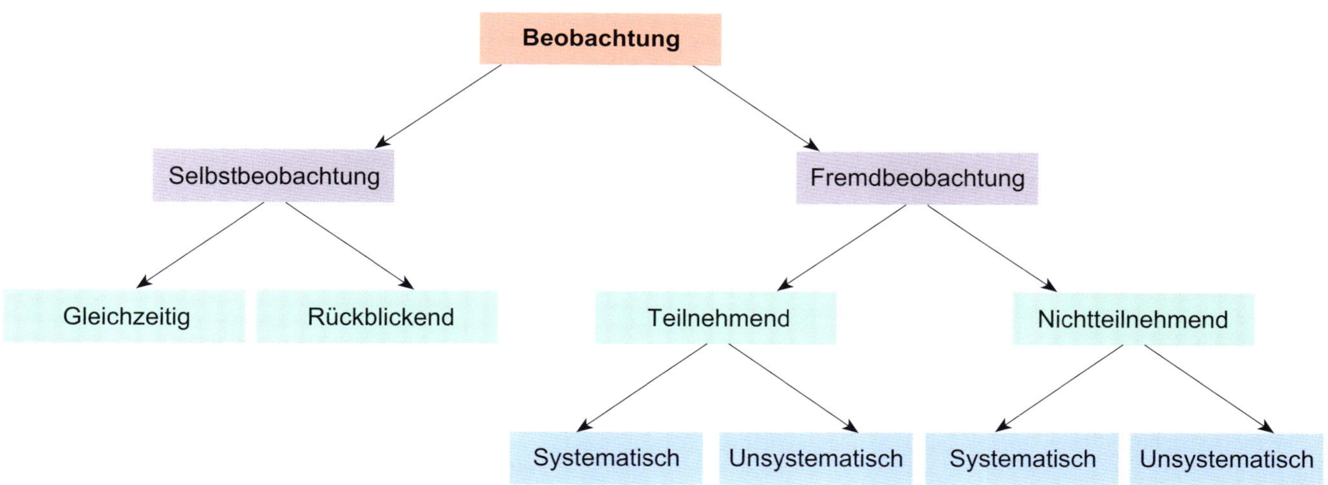

Abb. 2.2 Formen der Beobachtung. [A400]

Aus der **rückblickenden Selbstbeobachtung** im Fallbeispiel können sich folgende Fragen ergeben:

- Wäre nicht doch die Zeit für einen kurzen Spaziergang da gewesen?
- Warum war die Reaktion auf den Wunsch der Pflegebedürftigen nicht freundlicher?
- Wie hat sich die Frau gefühlt?

Bei einer **gleichzeitigen Selbstbeobachtung** hätte sich die Pflegefachperson diese Fragen bereits während ihrer Tätigkeit gestellt und versucht, aufgrund der dadurch gewonnenen Erkenntnisse das eigene Verhalten zu ändern.

Die Fähigkeit zur Selbstbeobachtung ist unabdingbare Voraussetzung für das Arbeiten mit anderen Menschen.

Fehler bei der Selbstbeobachtung

Die Ergebnisse der Selbstbeobachtung führen nur eingeschränkt zu wissenschaftlich verwertbaren Ergebnissen, da sie mit zahlreichen Fehlern behaftet sein können.

- Selbstzensur: Bei sich selbst beobachtetes Verhalten und Erleben wird durch eine „Brille“ zu wohlwollend oder zu kritisch wahrgenommen, wenn das bei sich beobachtete Verhalten nicht mit dem als „richtig“ vermuteten Verhalten übereinstimmt.

- Selbstbeeinflussung: Das Verhalten wird durch den Einfluss des beobachtenden Persönlichkeitsanteils so verändert, dass es nicht mehr dasselbe Verhalten ist, das ursprünglich beobachtet werden sollte.
- Unzugänglichkeit des Unbewussten: Die psychische Erlebniswelt eines Menschen besteht aus bewussten und unbewussten Anteilen (➢ 2.2.2), von denen die unbewussten Anteile die Selbstbeobachtung beeinflussen, ohne dass sie wahrgenommen werden können.
- Mangelnde Gefühlswiedergabe durch Worte: Der Wortschatz ist zu arm, um die feinen Abstimmungen der Gefühlswelt eines Menschen wiedergeben zu können (➢ 2.6.1), sodass die verbale Gefühlswiedergabe nur ein grobes Abbild der tatsächlichen Gefühlswelt ist.

Fremdbeobachtung

DEFINITION

Fremdbeobachtung: Methode zur gezielten Wahrnehmung fremden Verhaltens und Erlebens.

Es wird zwischen der teilnehmenden und der nicht teilnehmenden Fremdbeobachtung unterschieden:

- Bei der **teilnehmenden Fremdbeobachtung** ist die BeobachterIn aktiv am Geschehen beteiligt. Die beobachtete Person ist sich der Beobachtungssituation bewusst (➢ Abb. 2.3).
- Bei der **nicht teilnehmenden Fremdbeobachtung** findet die Beobachtung verdeckt statt, sodass sich die beobachtete Person unbeobachtet fühlt.

FALLBEISPIEL

Bei einer Erkrankten soll das Maß der durch einen Schlaganfall verursachten motorischen Störungen festgestellt werden.

- Teilnehmende Beobachtung: Eine Ärztin führt mit der Frau gemeinsam einige motorische Übungen durch und beobachtet dabei, welche Übungen sie nur eingeschränkt ausführen kann.
- Nicht teilnehmende Beobachtung: Eine Pflegefachperson beobachtet die motorischen Fähigkeiten der vom Schlaganfall betroffenen Frau bei den Verrichtungen des täglichen Lebens unauffällig, sodass diese nicht bemerkt, dass sie beobachtet wird.

Die Fremdbeobachtung kann unsystematisch oder systematisch erfolgen:

- Bei der **unsystematischen Fremdbeobachtung** werden eine oder mehrere Personen ohne ein bestimmtes Ziel beobachtet.
- Der **systematischen Fremdbeobachtung** liegt eine vorab festgelegte Frage zugrunde, auf die hin gezielt beobachtet wird.

FALLBEISPIEL

Einer Auszubildenden fällt auf, dass eine Bewohnerin einer Altenpflegeeinrichtung an manchen Tagen häufig und scheinbar grundlos, an anderen Tagen selten und nur bei dringendem Bedarf klingelt.

Diese Beobachtung der Auszubildenden wird zu einer systematischen Fremdbeobachtung, wenn sie

- eine systematische Frage entwickelt: An welchen Tagen klingelt die Bewohnerin besonders häufig, an welchen selten?
- die Bewohnerin systematisch entsprechend der Frage beobachtet und in einem Protokoll ihre Beobachtungen aufschreibt
- weitere Pflegefachpersonen nach deren Beobachtungen fragt.

Mit Hilfe der systematischen Fremdbeobachtung kann die Auszubildende evtl. die Ursachen für das häufigere Klingeln der Bewohnerin erfahren und entsprechend auf sie eingehen.

Fehler bei der Fremdbeobachtung

Die wissenschaftliche Aussage der Fremdbeobachtung kann durch Fehler eingeschränkt sein.

- Subjektivität: Das Verhalten der beobachteten Person wird durch einen „Filter“ aus eigenen Erfahrungen, Einstellungen und Vorurteilen (➢ 4.2.3) wahrgenommen und bewertet. Es ist entsprechend subjektiv. So lässt sich erklären, dass Beobachtungen zu sehr unterschiedlichen Ergebnissen führen obwohl ein und dasselbe Verhalten beobachtet wird.
- Verhaltensbeeinflussung: Sind die beobachteten Personen sich der Beobachtungssituation bewusst, ändern sie evtl. ihr Verhalten. Die im Fallbeispiel genannte Frau, die sich durch den Arzt beobachtet fühlt, kann z. B.
  - aufgeregt sein und deshalb Fehler begehen,
  - ihre Leistungsbereitschaft erhöhen, um dem Arzt zu zeigen, was sie alles gut kann,
  - Leistung verweigern, weil sie hofft, als „hilflose“ Person mehr Aufmerksamkeit zu erhalten.

Die Fremdbeobachtung führt zu allgemeingültigen, wissenschaftlichen Erkenntnissen, wenn

- mehrere BeobachterInnen eingesetzt werden, um die subjektive Wahrnehmung jeder einzelnen BeobachterIn auszugleichen,
- nicht teilnehmend vorgegangen wird, um eine Verhaltensbeeinflussung durch die Beobachtung zu vermeiden,
- gezielt nach einer systematischen Frage beobachtet wird und die Ergebnisse festgehalten werden (z. B. Protokoll, Video).

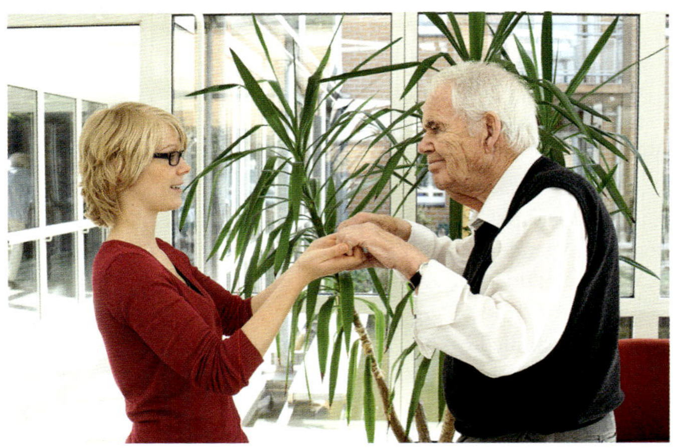

Abb. 2.3 Bei der teilnehmenden Fremdbeobachtung ist die BeobachterIn aktiv am Geschehen beteiligt. [K157]

Experiment

DEFINITION

Experiment: Zeitlich begrenzter, wissenschaftlicher Versuch, der systematisch durchgeführt und beobachtet wird.

Das **Experiment** ist im Vergleich zur Beobachtung eine genauere Methode, um wissenschaftliche Erkenntnisse zu erlangen. Je nachdem, ob Experimente in einer künstlich erzeugten oder in der natürlichen Umwelt durchgeführt werden, wird zwischen Labor- und Feldexperimenten unterschieden.

Laborexperiment

DEFINITION

Laborexperiment: Wissenschaftlicher Versuch, bei dem das Verhalten und Erleben der Versuchspersonen in einem Labor absichtlich und planmäßig herbeigeführt werden.

Zu den bekanntesten psychologischen Laborexperimenten zählen die Versuche der Psychologen *Milgram* und *Asch* (➤ 2.6) zur Kleingruppenforschung. Bei den **Milgram-Experimenten** von 1963 ging es um Gruppendruck, persönliche Verantwortung und Gehorsam.

Milgram-Experiment

VersuchsteilnehmerInnen wurden aufgefordert, im Rahmen von angeblichen Lernexperimenten Lernfehler bei anderen mit (in Wirklichkeit vorgetäuschten) Elektroschocks zunehmender Stärke zu bestrafen. 65 % der VersuchsteilnehmerInnen zeigten extreme Gehorsamsreaktionen und ließen sich nicht von den ebenfalls vorgetäuschten Schmerzreaktionen der „Opfer" beeindrucken. Dieses Experiment wurde von anderen ForscherInnen mehrfach wiederholt und führte stets zu gleichen Ergebnissen.

Laborexperimente haben viele **Vorteile:**

- Wiederholbarkeit: Sie können zu jeder Zeit und an jedem Ort von anderen ForscherInnen wiederholt und überprüft werden.
- Veränderbarkeit: Einzelne Teile des Experiments können verändert werden, sodass bei einem Ergebnisvergleich von ursprünglichem und verändertem Experiment neue Erkenntnisse gewonnen werden.
- Gute Beobachtungsmöglichkeit: Eine systematische und nicht teilnehmende Beobachtung ist leicht durchführbar.
- Geringe Beeinflussung von außen: Beeinflussende Umweltfaktoren können auf ein überschaubares Maß reduziert werden.

Die Voraussetzungen für die Vorteile bedingen auch die **Nachteile:**

- Vereinfachung: Eine komplexe Umwelt wird durch das Labor künstlich vereinfacht.
- Verhaltensbeeinflussung: Die VersuchsteilnehmerInnen sind sich des Experiments stets bewusst und verändern ihr Verhalten.
- Realitätsferne: Die künstliche Umgebung eines Labors erzeugt künstliches Verhalten, das vom natürlichen Verhalten in natürlicher Umwelt abweicht.

Feldexperiment

DEFINITION

Feldexperiment: Wissenschaftlicher Versuch, bei dem die Versuchspersonen in ihrer natürlichen Umwelt den experimentellen Bedingungen ausgesetzt und beobachtet werden.

Beispiel für ein **Feldexperiment** ist z. B. die Manipulation einer Telefonzelle durch eine VersuchsleiterIn und die Beobachtung der Reaktionen, die die Versuchspersonen auf diese vorgetäuschte Störung zeigen.

Das Feldexperiment schließt die Nachteile des Laborexperiments aus, da das Verhalten der VersuchsteilnehmerInnen in ihrer natürlichen Umwelt untersucht wird und sie sich entsprechend natürlich verhalten. Allerdings entfallen auch einige Vorteile des Laborexperiments: Feldexperimente sind kaum unter identischen Bedingungen wiederholbar, die Versuchsbedingungen lassen sich nur eingeschränkt verändern. Dadurch ist das Feldexperiment der Methode der Fremdbeobachtung sehr ähnlich.

Fehler bei Experimenten

Experimentell gewonnene Ergebnisse werden zwar weniger durch subjektive Einflüsse verfälscht als Ergebnisse der Beobachtungsmethode, dennoch sind sie nicht hundertprozentig objektiv. Der Psychologe *Robert Rosenthal* (*1933) wies nach, dass die Erwartungen der VersuchsleiterIn an das Experiment dessen Ergebnis stark beeinflussen. Die von der VersuchsleiterIn erwarteten Ergebnisse

- prägen Versuchsaufbau und -ablauf,
- filtern die Beobachtungen der VersuchsleiterIn entsprechend den erwarteten Ergebnissen,
- führen zu subjektiven Interpretationen.

Dieser Einfluss der Versuchserwartungen auf das Versuchsergebnis wird nach seinem Entdecker als **Rosenthal-Effekt** bezeichnet.

Befragung

DEFINITION

Befragung (*Exploration*): Wissenschaftliche Methode, bei der Menschen Fragen gestellt bekommen, um Informationen über ihr Verhalten und Erleben zu gewinnen.

Es gibt zwei Formen der **Befragung** (➤ Abb. 2.4):

- **Offene Befragung:** Die Befragten können völlig frei antworten. Dadurch ergibt sich die Möglichkeit einer offenen und ausführlichen Stellungnahme. Die Ergebnisse der Befragung sind jedoch nur schwer auszuwerten und zu vergleichen.
- **Standardisierte Befragung.** Die Befragten können nur zwischen vorgegebenen Antworten wählen. Die Ergebnisse sind leicht auszuwerten und gut vergleichbar. Die Beantwortung wird jedoch stark formalisiert und eingegrenzt.

Befragungen werden häufig in Zusammenhang mit Beobachtungen und Experimenten durchgeführt, um zusätzliche Informationen zu erhalten. *Fragebögen* werden in der Meinungsforschung eingesetzt oder um individuelle Daten zu gewinnen, z. B. bei der Aufnahme neuer BewohnerInnen in Pflegeeinrichtungen.

Name:
Alter:

Warum haben Sie diese Ausbildung begonnen?

____

Warum wollen Sie AltenpflegerIn werden?

____

Name:
Alter: unter 20 ☐ 20 – 30 ☐ 30 – 40 ☐ über 40 ☐

Warum haben Sie diese Ausbildung begonnen?

- Auf Wunsch des Arbeitgebers ☐
- Qualifikation ☐
- Bessere Berufschancen ☐
- Mehr Geld ☐

Warum wollen Sie AltenpflegerIn werden?

- Anderen helfen ☐
- Sicherer Arbeitsplatz ☐
- Andere Gründe ☐

Abb. 2.4 Offener und standardisierter Fragebogen zur berufsbegleitenden Altenpflegeausbildung. [A400]

Fehler bei der Befragung
Die Ergebnisse beider Befragungsarten werden durch Fehler eingeschränkt:

- Art und Weise der Befragung beeinflusst die Beantwortung.
- Die Formulierung und Auswahl der Fragen sind subjektiv.
- Bei der Auswertung der Antworten kann subjektiv interpretiert werden.

Zur Vermeidung von Fehlern werden in der Praxis häufig beide Befragungsformen kombiniert.

Test

DEFINITION

Test: Methode zur Erfassung von Merkmalen. Besteht aus einer Reihe von Aufgaben, Fragen oder Bildern.

Ein **Test** dient z. B. der *Leistungsmessung* (z. B. Intelligenz, Lern- und Reaktionsfähigkeit). Der bekannteste Test ist der Intelligenztest zur Messung des Intelligenzquotienten (*IQ*). Andere Tests erfassen bestimmte Fähigkeiten, z. B. Sprachbegabung oder räumliches Vorstellungsvermögen. Diese werden unter anderem bei den Agenturen für Arbeit zur Berufsfindung eingesetzt. In der Alterspsychologie sollen Tests helfen, Ressourcen oder Defizite alter Menschen besser zu erkennen.

Fehler bei Tests
Fehler bei der Beurteilung der Testergebnisse entstehen durch Auswertungsfehler und, wie bei Beobachtung, Experiment und Befragung, durch die subjektive Interpretation der Ergebnisse durch die Versuchsleitung.

2.1.3 Teilgebiete der Psychologie

Innerhalb der wissenschaftlichen Psychologie gibt es verschiedene **Teilgebiete.** Von ihnen sind einige, z. B. die Sport- oder Verkehrspsychologie, für die Altenpflege wenig bedeutsam. Zu den Teilgebieten, deren Erkenntnisse für die Praxis der Altenpflege wichtig sind, gehören:

- **Sozialpsychologie:** Beschäftigt sich mit dem Verhalten und Erleben von Menschen innerhalb von *Gruppen* (➤ 4.3) und in Abhängigkeit von ihrem *sozialen Umfeld.* Die *Zweiergruppe* (*Dyade*) stellt die kleinste sozialpsychologische Betrachtungseinheit dar. Die Sozialpsychologie ist eine Wissenschaft im Grenzbereich von Soziologie und Psychologie (➤ 4.1.1).
- **Persönlichkeitspsychologie** (➤ 2.2): Entwickelt Modelle der *menschlichen Persönlichkeit,* um das Verhalten und Erleben der Menschen zu erklären und zu beeinflussen. Anders als beim Körper, der anatomisch in seine Einzelteile zerlegt und benannt werden kann, ist die Seele (*Psyche*) des Menschen ein abstraktes Gebilde. Mit ihr beschäftigen sich neben der Psychologie auch die Philosophie und die Religion.
- **Entwicklungspsychologie** (➤ 2.3): Beschäftigt sich mit den *Veränderungen* im menschlichen Verhalten und Erleben während des gesamten Lebens. Sie beschreibt die Entwicklung des Menschen und versucht, darauf Einfluss zu nehmen. Die **Gerontopsychologie** (*Alterspsychologie*) ist ein Teilgebiet der Entwicklungspsychologie. Sie beschäftigt sich mit dem veränderten Verhalten und Erleben alter Menschen (➤ 2.8.1) und ist gleichzeitig ein Teilgebiet der Gerontologie (➤ 1.1.2).
- **Lernpsychologie** (➤ 2.4): Beschäftigt sich mit dem *Prozess des Lernens.* Nach den Erkenntnissen der Lernpsychologie wird das gesamte menschliche Verhalten und Erleben auf einen Lern-

prozess zurückgeführt; die Entwicklung eines Menschen wird als ein lebenslanger Lernprozess betrachtet. Außerdem beschäftigt sich die Lernpsychologie mit den Besonderheiten des Lernens im Alter (*Geragogik* ➤ 3.1.2).

- **Wahrnehmungspsychologie** (➤ 2.5): Beschäftigt sich mit der *Beobachtung* und *Bewertung* menschlichen Verhaltens sowie mit der Entstehung von Einstellungen und Vorurteilen (➤ 4.2.3). Der Teilbereich der *sozialen Wahrnehmung* (➤ 2.5.3) ist außerdem ein wichtiges Teilgebiet der Sozialpsychologie.
- **Kommunikationspsychologie** (➤ 2.6): Beschäftigt sich mit der wechselseitigen Beeinflussung menschlichen Verhaltens, z. B. durch Sprache und Zeichen.
- **Motivationspsychologie** (➤ 2.7): Beschäftigt sich mit den Beweggründen (*Motiven*) des Menschen, die menschliches Verhalten in Gang setzen und steuern.
- **Klinische Psychologie:** Angewandtes Teilgebiet der Psychologie, das auf die Ergebnisse und Methoden aller psychologischen Teilgebiete aufbaut. Sie entwickelt selbst Methoden zur Beschreibung (*Diagnose*) und Veränderung (*Intervention*) menschlichen Verhaltens und Erlebens. Sie wird in der Klinik, z. B. in der Gerontopsychiatrie, eingesetzt [1] [2] [3].

2.1.4 Psychosoziale Berufsfelder

PsychologInnen haben nach einem mindestens fünfjährigen Hochschulstudium und einem Abschluss mit Diplom, Bachelor oder Master vielfältige Beschäftigungsmöglichkeiten, die sich z. T. an den Disziplinen der Psychologie (➤ 2.1.3) orientieren. Umgangssprachlich werden die Bezeichnungen PsychologIn und PsychiaterIn häufig gleichgesetzt. Eine **PsychiaterIn** ist jedoch eine FachärztIn mit einer Spezialausbildung für die Diagnose und Therapie psychischer Erkrankungen, Störungen und Verhaltensauffälligkeiten. Im Bereich der klinischen Psychologie (➤ 2.1.3) arbeiten PsychiaterIn und PsychologIn eng zusammen.

Am bekanntesten ist der Beruf der frei praktizierenden PsychologIn als **PsychotherapeutIn** (➤ Abb. 2.5). Die Bezeichnungen „PsychotherapeutIn“ oder „PsychologIn“ sind keine geschützten Berufsbezeichnungen. So gibt es zahlreiche ÄrztInnen mit einer psychotherapeutischen Zusatzausbildung, aber auch PsychotherapeutInnen ohne fundierte psychologische Ausbildung.

Bevor psychotherapeutische Hilfe in Anspruch genommen wird, sollte die fachliche Ausbildung und Kompetenz der PsychotherapeutIn überprüft werden. Informationen über anerkannte Therapieformen und TherapeutInnen gibt es bei den Gesundheitsämtern, den psychologischen Beratungsstellen und beim Berufsverband der PsychologInnen (BDP).

Der größte Teil der akademisch ausgebildeten PsychologInnen arbeitet jedoch nicht selbstständig, sondern als Angestellte an Hochschulen, in Beratungsstellen, bei der Agentur für Arbeit, bei der Polizei, in der Werbebranche, in den Personalabteilungen großer Firmen und als DozentInnen in der Aus-, Fort- und Weiterbildung, z. B. für soziale Berufe.

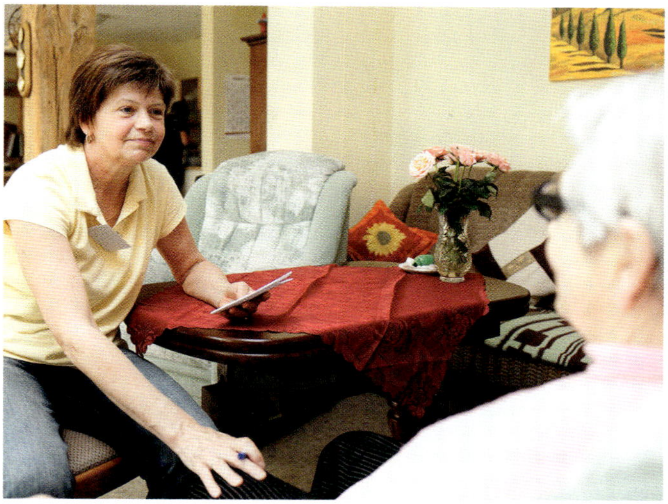

Abb. 2.5 Psychotherapeutin im Gespräch mit einer Klientin. Vertrauen zur Therapeutin ist eine wichtige Basis bei einer Psychotherapie. Das allein reicht aber nicht, um eine wirkungsvolle Behandlung sicherzustellen. Die Qualifikation der Therapeutin ist von entscheidender Bedeutung für den Behandlungserfolg. [K313]

In der Pflege werden PsychologInnen noch selten eingesetzt. Nur in wenigen Einrichtungen werden PsychologInnen für die beratende und therapeutische Arbeit mit alten, behinderten oder kranken Menschen herangezogen. Umso wichtiger ist eine fundierte psychologische Ausbildung des Pflegepersonals, das einige Aufgaben der PsychologInnen übernimmt.

2.2 Persönlichkeit

DEFINITION

Persönlichkeitspsychologie: Teilgebiet der Psychologie, das sich besonders mit dem Erleben des Menschen beschäftigt. Untersucht wird der Einfluss des Erlebens auf individuelles Verhalten. Dazu werden allgemeine Modelle entwickelt. Grundlage für viele psychologische Therapien (➤ 2.10).

2.2.1 Menschliche Persönlichkeit

Keine Frage hat die Menschen über Jahrhunderte so stark interessiert, wie die nach der eigenen und der fremden Persönlichkeit:

- Was heißt „Persönlichkeit“ oder „Charakter“?
- Wieso führen die gleichen äußeren Erlebnisse bei verschiedenen Menschen zu verschiedenen Reaktionen (➤ 2.8)?
- Was unterscheidet menschliches Verhalten und Erleben vom Verhalten und Erleben der Tiere?
- Was macht den Menschen zum Menschen?

Die Psychologie sucht Antworten auf diese Fragen. Zur Erklärung der menschlichen **Persönlichkeit** entwickelt sie Theorien und Modelle (➤ 1.1), da es nicht möglich ist, die menschliche Persönlichkeit konkret zu erfassen und zu beschreiben.

Es gibt in der Psychologie viele **Persönlichkeitstheorien.** Der Psychologe *Gordon Willard Allport* (1897–1967) führte bereits 1937 fünfzig verschiedene Persönlichkeitsdefinitionen auf. Alle beruhen

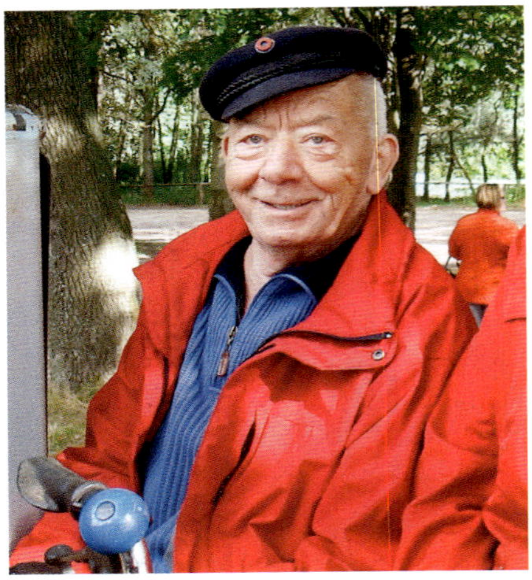

Abb. 2.6 Jeder Mensch hat seine eigene, unverwechselbare Persönlichkeit. [O1027]

auf gemeinsamen Grundannahmen, sodass der Persönlichkeitsbegriff inzwischen in folgender Definition zusammengefasst werden kann (➤ Abb. 2.6).

DEFINITION

Persönlichkeit: Relativ stabile Organisation einer Person, die durch die Wechselwirkung von biologischen Trieben und sozialer Umwelt (➤ 2.3.2) entsteht und menschliches Verhalten und Erleben bestimmt.
Enthält physische (*körperliche*), affektive (*gefühlsmäßige*), kognitive (*gedankliche*) und konative (*handlungsbezogene*) Elemente, die in Eigenschaften, Gefühlen, Einstellungen, Interessen und Idealen deutlich werden.

2.2.2 Psychoanalyse

DEFINITION

Psychoanalyse (aus griech. psyche = *Seele* und analysis = *Zergliederung*):
- Spezielle Art zur Untersuchung und Behandlung seelischer Störungen und Erkrankungen (psychoanalytische Psychotherapie)
- Theorie der menschlichen Entwicklung (➤ 2.3.3)
- Theorie der menschlichen Persönlichkeit (psychoanalytische Persönlichkeitstheorie)

Der Wiener Nervenarzt *Sigmund Freud* (1856–1939) entwickelte das zu seiner Zeit von allen Lehrmeinungen der Medizin und Psychologie abweichende Fachgebiet der Psychoanalyse, um psychisch Kranke zu behandeln. Später baute Freud die Erfahrungen, die er gewann, zu einer Lehre von den Eigengesetzlichkeiten und dem Wirken des Unbewussten im Menschen aus. Die psychoanalytische Persönlichkeitstheorie basiert auf dem topografischen Modell und dem Instanzenmodell der Persönlichkeit.

Topografisches Modell nach Freud

Freud sprach von einer „Seelenlandschaft" (*Topografie*), weil er die menschliche Persönlichkeit in drei *Bewusstseinsformen* aufteilte (➤ Abb. 2.7):

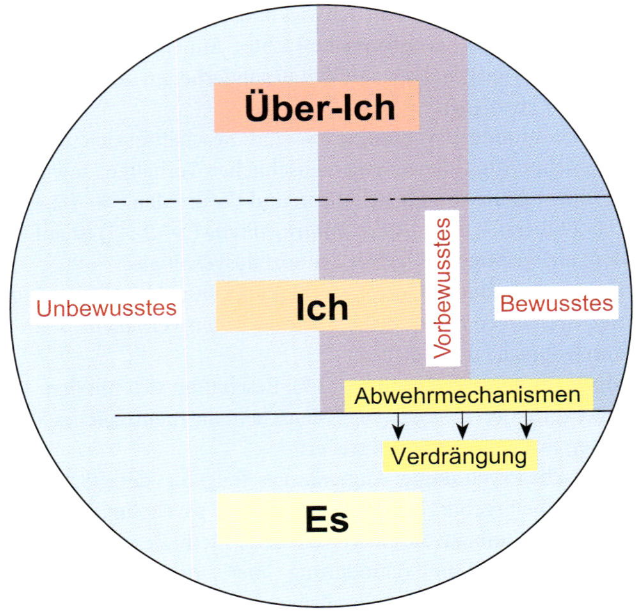

Abb. 2.7 Topografische Darstellung der Bewusstseinsformen. [L119]

- Das **Bewusste** ist der rationale, kognitiv gesteuerte Teil der menschlichen Persönlichkeit.
- Das **Vorbewusste** bezeichnet den Teil der menschlichen Persönlichkeit, der dem Menschen selbst zugänglich ist, jedoch nicht ständig rational kontrolliert wird, sondern vielmehr unkontrolliert menschliches Verhalten und Erleben steuert.
- Das **Unbewusste** ist dem Menschen unbekannt und nicht zugänglich. Bei der psychoanalytischen Therapie werden Inhalte des Unbewussten dem Bewussten zugänglich und dadurch rational steuerbar gemacht.

Instanzenmodell der Persönlichkeit nach Freud

Nach Freuds **Instanzenmodell der Persönlichkeit** setzt sich die Psyche eines Menschen aus drei **Instanzen** (*Bereichen*) zusammen, die in einer dynamischen Beziehung zueinander stehen (➤ Abb. 2.8). Freud gab ihnen die Namen **Es, Ich** und **Über-Ich.** Entwicklungspsychologisch baut eine Instanz auf die vorherige auf: Ein neugeborenes Baby „besteht" ausschließlich aus dem Es, erst im Laufe seiner Entwicklung bilden sich die anderen beiden Instanzen heraus (➤ 2.3.3).

Es

Das **Es** (sprich: Ees – zur Abhebung vom persönlichen Fürwort „es") ist der „Bereich" der Psyche, der alle unbewussten triebhaften Impulse eines Menschen (z. B. Sexualität, Aggression) enthält, die nach sofortiger Befriedigung drängen, um dadurch ein Lustgefühl zu erreichen. Dieses Streben nach direkter Triebbefriedigung wird **Lustprinzip** genannt. Da die Triebe des Es nicht uneingeschränkt befriedigt werden können, sucht der Mensch sich *Ersatzbefriedigungen.* So lutscht der Säugling am Daumen, obwohl er lieber an der Brust der Mutter saugen würde. Freud meinte, dass die Triebe des Es die Beweggründe für alle Facetten menschlichen Erlebens und Verhaltens sind.

Ich

Das **Ich** ist das Zentrum bewussten Verhaltens und Erlebens. Eine Aufgabe des Ich ist der Ausgleich zwischen den triebhaften Wünschen des Es und den Anforderungen der Gesellschaft (*Über-Ich*). Beide befinden sich in einem dauernden Konflikt. Das Ich orientiert sich dabei an der Realität der Umwelt, Freud spricht daher vom **Realitätsprinzip.**

Das Ich entwickelt sich im Kleinkindalter, wenn es zunehmend mit den Anforderungen der Umwelt konfrontiert wird und sich mit anderen Ichs der Eltern, Geschwister, Großeltern auseinandersetzen muss. Durch deren Reaktionen erwirbt das Kind Selbstbewusstsein und seinen Selbstwert. Das Ich umfasst

- bewusste Teile, z. B. Wahrnehmung, Erinnern, Denken, willkürliche Handlungen,
- unbewusste Teile, z. B. Abwehr der Triebe aus dem Es (Abwehrmechanismen).

Über-Ich

Das **Über-Ich** ist der Bereich der Psyche, der die verinnerlichten Werte und die Moral (➢ 5.1) der Gesellschaft enthält. Es legt fest, welches Verhalten und Erleben eines Menschen moralisch erlaubt ist. Deshalb wird das Über-Ich auch als **Moralitätsprinzip** bezeichnet. Die Werte und die Moral einer Gesellschaft sind dem Menschen nicht von Geburt an mitgegeben, sie werden im Laufe der Erziehung in der Kindheit (Sozialisation, ➢ 4.2.1) von Eltern oder Bezugspersonen vermittelt. Das Über-Ich übt als Gewissen innerhalb der Persönlichkeit eine **Kontrollfunktion** aus.

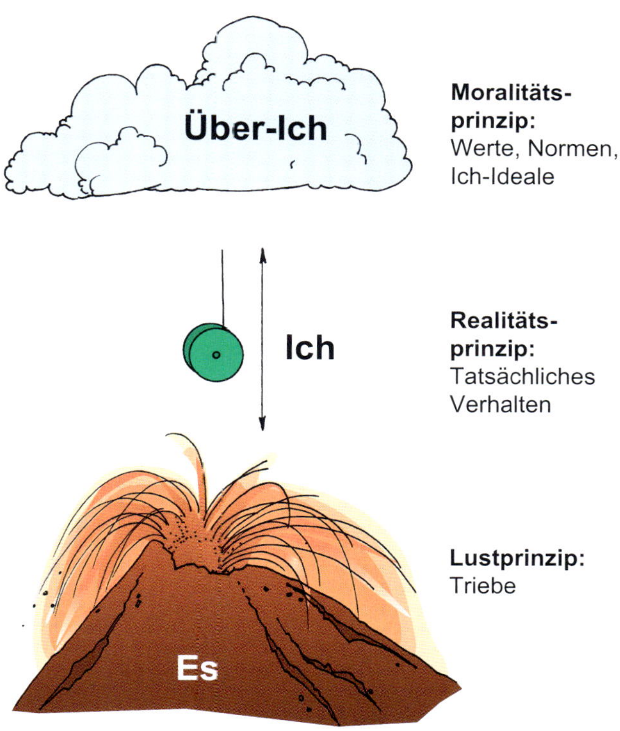

Abb. 2.8 Das Instanzenmodell der Persönlichkeit. Das Es, hier als brodelnder Vulkan dargestellt, enthält alle ungezügelten Triebe eines Menschen. Das Über-Ich, hier die Wolke, besteht aus den verinnerlichten Werten und der Moral einer Gesellschaft. Das Ich vermittelt, vergleichbar mit einem Jojo-Spiel, zwischen Es und Über-Ich. [L119]

Ein Teilbereich des Über-Ich ist das **Ich-Ideal,** die idealtypische Vorstellung darüber, wie die eigene Persönlichkeit sein sollte. Es ist der Maßstab für die Selbstbewertung.

Psychodynamik

Psychodynamik bezeichnet das Wirken seelischer Kräfte in einem Menschen. Solange es dem Ich gelingt, Es und Über-Ich zu einem Ausgleich zu bringen, ist der Mensch psychisch gesund. Gelingt dies dem Ich auf Dauer nicht, entstehen Konflikte, die zu Krankheiten und Persönlichkeitsstörungen führen, z. B. Neurosen.

DEFINITION

Konflikt: Spannung infolge gegensätzlicher oder unvereinbarer Bestrebungen und Wünsche.

Neurose: Nicht körperlich bedingte psychische Störungen durch unverarbeitete, unbewusste Konflikte.

Vielen **Konflikten** des täglichen Lebens kann der Mensch bewusst und rational begegnen. Er kann neue Lösungen (➢ 2.3.5) erarbeiten, seine Ziele ändern oder Situationen neu einschätzen. Gefühle können bewusst kontrolliert oder unterdrückt werden.

Abwehr und Abwehrmechanismen

DEFINITION

Abwehr: Kampf des Ich gegen das Bewusstwerden von

- unbewussten Trieben aus dem Es, die vom Über-Ich als verwerflich angesehen werden und dadurch einen starken Konflikt hervorrufen würden
- aus dem Unbewussten auftauchenden Gefühlen, die früher einmal erlebt wurden und sehr belastend waren.

Abwehrmechanismen: Verschiedene Reaktionen des Ich zur Abwehr.

Ziel der **Abwehr** ist es, dass unbewusste Triebe, Wünsche, Impulse unbewusst bleiben, da sie, wenn sie bewusst werden, Konflikte verursachen.

Abwehrmechanismen sind normal und lebensnotwendig. Es sind *Anpassungsprozesse,* die es dem Menschen ermöglichen, unabhängig von intrapsychischen Problemen äußere Konflikte zu bewältigen. Besonders die Psychologin *Anna Freud* (1895–1982), eine Tochter Sigmund Freuds, beschäftigte sich intensiv mit der Bedeutung der Abwehrmechanismen für den Menschen. Inzwischen benennt die Psychoanalyse etwa 60 Abwehrmechanismen; die wichtigsten sind Verdrängung, Projektion, Regression, Rationalisierung und Verschiebung.

Das Wissen um die Abwehrmechanismen ermöglicht es Pflegefachpersonen, eigenes und fremdes Verhalten, z.B. von KollegInnen oder Pflegebedürftigen, besser zu verstehen und sich realitätsorientiert zu verhalten.

Verdrängung

Die **Verdrängung** ist ein unbewusster Prozess, bei dem unlösbare Konflikte vollständig ins Unbewusste verdrängt werden, da sie, wenn sie bewusst sind, ein Unlustgefühl oder Angst hervorrufen.

Verdrängung ist also ein „*Vergessen aus Angst*". Eine besondere Bedeutung kommt der Verdrängung bei der Verarbeitung von Kindheitskonflikten zu, da das kindliche Ich zu rationalen Lösungen oft nicht in der Lage ist.

FALLBEISPIEL

Eine Pflegefachperson geht völlig in ihrem Beruf auf. Sie stellt an sich und andere höchste Anforderungen, besonders im Bereich der Grundpflege. Sie macht freiwillig Überstunden, kann Privat- und Berufsleben nur unzureichend trennen. In ihrer Kindheit musste sie hilflos ansehen, wie ihre Mutter an einem Krebsleiden starb. An diese schwere Zeit kann sie sich jedoch ebenso wenig erinnern wie an die damit verbundenen Ohnmachts- und Schuldgefühle.

Die unerträgliche Hilflosigkeit in der Kindheit und die Schuldgefühle, der Mutter nicht helfen zu können, waren ein so belastender, unlösbarer Konflikt (*Trauma*, ➤ 2.8.3), dass die Pflegefachperson im Beispiel diese Kindheitserlebnisse ins Unbewusste verdrängt hat. Ihre Berufswahl und ihr Pflegeverhalten sind jedoch auf den verdrängten Konflikt zurückzuführen. Im Berufsalltag, der tagtäglich der Situation in ihrer Kindheit ähnelt (*Trigger*, ➤ 2.8.3), ist sie überaktiv und zeigt grenzenlosen persönlichen Einsatz, um auf diese Weise ihre unbewussten Schuldgefühle von damals abzuwehren. Sie ist zutiefst unzufrieden und leidet unter ihrem eigenen Leistungsanspruch (*Helfer-Syndrom*, ➤ 2.9.6), kann aber die Ursache für ihr berufliches Verhalten nicht ergründen, da ihr der Konflikt aus der Kindheit nicht bewusst ist.

Auch **posttraumatische Belastungsstörungen** (*PTBS*) im Alter, die aus lange zurückliegenden Ereignissen resultieren, z. B. Erlebnissen im 2. Weltkrieg, sind ein Hinweis auf funktionierende Abwehrmechanismen, deren Wirksamkeit im Alter herabgesetzt ist (➤ 2.8.3).

Projektion

Die **Projektion** ist ein Abwehrmechanismus, bei dem eigene triebhafte, unmoralische Wünsche, Impulse oder Gefühle anderen Menschen zugeschrieben werden. Die „verbotenen" Wünsche werden dann bei diesem anderen Menschen bewusst wahrgenommen und können so für die eigene Person konfliktfrei abgelehnt werden. Die Projektion ist oft Ursache von unhaltbaren Verdächtigungen und Gerüchten gegen andere.

FALLBEISPIEL

Eine Pflegefachperson hat bei der Intimpflege eines an Multipler Sklerose erkrankten, bettlägerigen Pflegebedürftigen häufig erotische Gefühle, die in ihrer Phantasie auch von diesem erwidert werden. Sie kann diese Vorstellung jedoch nicht zulassen, sondern erzählt, eine Kollegin habe wohl ein Verhältnis mit diesem Mann.

Regression

Regression ist der Rückzug in einer Konflikt- oder Überforderungssituation auf bereits durchlaufene Entwicklungsphasen (➤ 2.3).

Regression führt zu scheinbar kindlichem Verhalten, zu Essstörungen oder auch zu psychosomatischen Erkrankungen. Dieser Abwehrmechanismus lässt sich häufig bei alten oder kranken Menschen beobachten (➤ 2.8.2).

FALLBEISPIEL

Lambert Lenz hat bis zu seinem Umzug in eine Altenpflegeeinrichtung nach einem Krankenhausaufenthalt ein selbstständiges Leben geführt. In der Altenpflegeeinrichtung verhält er sich trotzig, isst in Konfliktsituationen große Mengen Süßigkeiten und klagt über Schmerzen. Er hofft, dadurch mehr Zuwendung von den Pflegefachpersonen zu erhalten.

Da die neue Situation nach der Übersiedlung in eine Altenpflegeeinrichtung viele alte Menschen überfordert und sie mit ihrem Ich-Ideal („Ich bin noch nicht so alt. Ich bin selbstständig.") in Konflikt geraten, zeigt sich in der Eingewöhnungszeit in einer Altenpflegeeinrichtung häufig regressives Verhalten. Dieses Verhalten wird von den Pflegefachpersonen oft nicht als solches erkannt, sondern als eine Verschlechterung des Allgemeinzustands oder als Bequemlichkeit gedeutet.

Rationalisierung

Rationalisierung ist die Scheinbegründung für ein Verhalten. Die wahren Beweggründe für das Verhalten sind unbewusste Wünsche oder Triebe, die vom Ich-Ideal nicht akzeptiert werden. Deshalb wird ein anderer Grund für das Verhalten genannt, sodass der „verbotene" Grund unbewusst bleibt und keinen Konflikt heraufbeschwört (➤ Abb. 2.9).

Verschiebung

Bei der **Verschiebung** werden unangenehme oder feindselige Gefühle (*Aggressionen*) nicht gegen die als bedrohlich empfundene Person gerichtet, der sie eigentlich gelten, sondern gegen eine andere, schwächere bzw. weniger bedrohliche, oder gegen sich selbst (*Autoaggression*).

FALLBEISPIEL

Eine Pflegebedürftige bekommt am Wochenende nicht den erwarteten Besuch ihrer Tochter. Sie ist enttäuscht und fühlt sich vernachlässigt. Sie kann der Tochter ihre Enttäuschung und die aufkeimende Wut nicht mittei-

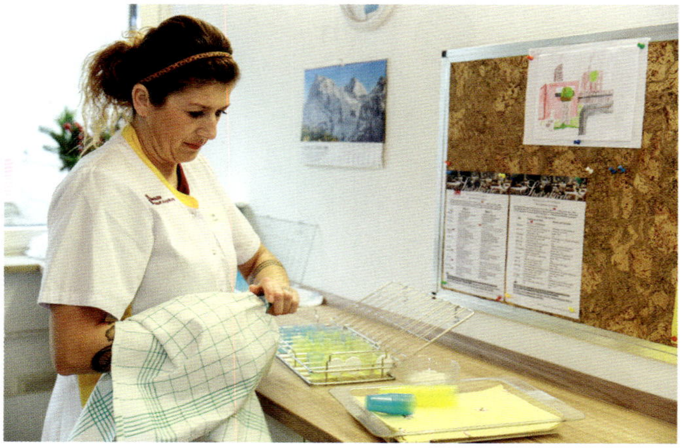

Abb. 2.9 Scheinbegründung eines Verhaltens: Oft ist es einfacher, sich hinter „wichtigen" Arbeiten zu verstecken, als zuzugeben, dass man mit einer psychisch belastenden Situation wie der Begleitung eines sterbenden Menschen überfordert ist. [K157]

len, weil sie Angst hat, dass diese sie dann nicht mehr besucht. Stattdessen macht sie der anwesenden Pflegefachperson Vorhaltungen und fordert von ihr mehr Aufmerksamkeit

Bei der Verschiebung werden nicht nur Gefühle von einer Person auf eine andere verschoben (➤ 2.8.2). Auch Gefühle, die z. B. durch eine Erkrankung oder den nahen Tod hervorgerufen werden, können aggressiv an anderen (z. B. den Pflegefachpersonen) ausgelebt werden (➤ 5.2.2).

Aggressives Verhalten von alten Menschen gegen Pflegefachpersonen kann Ausdruck einer Verschiebung belastender Gefühle sein und richtet sich deshalb nicht gegen die Pflegefachpersonen persönlich.

Grundannahmen der Psychoanalyse

Die **Grundannahmen der Psychoanalyse** können wie folgt zusammengefasst werden:

- Menschliches Verhalten kann nicht ausschließlich bewusst kontrolliert werden, da es unbewusste Anteile enthält.
- Konflikte, die den Menschen überfordern, können verdrängt werden (Abwehrmechanismus). Sie beeinflussen unbewusst das weitere Verhalten, ohne dass eine Verbindung vom ursprünglichen Konflikt zum späteren Verhalten erkannt wird.
  Gegen das Bewusstmachen des Verdrängten richten sich innere Widerstände, die durch eine psychoanalytische Psychotherapie (➤ 2.10.1) aufgedeckt werden können.
- Erfahrungen der frühen Kindheit spielen eine bedeutende Rolle bei der Persönlichkeitsentwicklung, da Kinder in Konflikten häufiger überfordert sind. Viele Auffälligkeiten im Verhalten und Erleben der Menschen haben ihre Ursache in belastenden Kindheitserlebnissen. [1] [5] [42]

2.2.3 Transaktionsanalyse

DEFINITION

Transaktion: Austausch zwischen Personen, z. B. Frage und Antwort zwischen Gesprächspartnern.

Der amerikanische Psychiater *Eric Berne* (1910–1970) analysierte die Transaktionen zwischen Menschen und fand bei dieser **Transaktionsanalyse** drei Ich-Zustände (*Persönlichkeitszustände*) eines Menschen (➤ Abb. 2.10):

- Kindheits-Ich
- Eltern-Ich
- Erwachsenen-Ich.

Diese drei Ich-Zustände fasste er in einem Persönlichkeitsmodell zusammen. Sie beeinflussen das Selbsterleben eines Menschen und sein Verhalten bzw. seinen Austausch mit anderen Personen (*Transaktion*). In verschiedenen therapeutischen Verfahren können Transaktionen analysiert und trainiert werden.

Kindheits-Ich

Das **Kindheits-Ich** ist der Ur-Ichzustand. Es besteht aus den Gefühlen und dem kindlichen Willen des Menschen. Besonders an Kindern bis zum zweiten Lebensjahr ist das Kindheits-Ich deutlich zu erkennen. Alles beruht auf Gefühlen, sie werden frei ausgelebt. Bedürfnisse und Wünsche drängen auf spontane Erfüllung. Dieser kindliche Teil ist in jedem erwachsenen Menschen mehr oder weniger stark vorhanden. Durch die Erziehung wird das Kindheits-Ich beeinflusst und kann beim Erwachsenen in drei Formen vorliegen.

- **Rebellisches Kindheits-Ich** reagiert und agiert trotzig, patzig oder wehleidig.
- **Angepasstes Kindheits-Ich** reagiert und agiert brav und unterwürfig.
- **Natürliches Kindheits-Ich** reagiert und agiert spontan, ausgelassen und verspielt.

Eltern-Ich

Das **Eltern-Ich** repräsentiert alles, was die Eltern und andere Erziehende einem Menschen in der Kindheit vermittelt haben (➤ 4.2.1). Dazu gehören die Werte und Normen der jeweiligen Gesellschaft ebenso wie private Einstellungen und Vorurteile (➤ 4.2.3), Ermahnungen sowie Ge- und Verbote. Das Eltern-Ich wird unterschieden:

- Kritisches Eltern-Ich
- Fürsorgliches Eltern-Ich.

Das **kritische Eltern-Ich** entsteht durch eine sehr kritische und ehrgeizige, an Leistungsanforderungen und Leistungsbereitschaft orientierte Erziehung. Es äußert sich beim Erwachsenen durch be- und verurteilende Kritik und hohe Wertmaßstäbe (➤ 5.1.1), die an die eigene Person und an andere Menschen angelegt werden. Da die eigenen Wertmaßstäbe oft nicht erreicht werden, führt ein kritisches Eltern-Ich zu Unzufriedenheit. Menschen mit stark ausgeprägtem kritischem Eltern-Ich sind oft schwierig im Umgang mit anderen und als Vorgesetzte, da sie dem anderen nur selten verstehend entgegenkommen.

Das **fürsorgliche Eltern-Ich** entsteht durch eine fürsorgliche Erziehung und ermöglicht den einfühlsamen Umgang mit anderen Menschen. War die Erziehung jedoch überbehütend, wurde dem Kind also alles oder zu viel abgenommen (Helikopter-Eltern), kann diese fürsorgliche Erziehung dazu führen, dass kaum Selbstvertrauen ausgebildet wird. Diese Menschen neigen als Erwachsene dazu, anderen möglichst viel abzunehmen. Sie lassen sich leicht ausnutzen.

Erwachsenen-Ich

Das **Erwachsenen-Ich** übernimmt eine *Vermittlerfunktion* zwischen den Gefühlen und Bedürfnissen des Kindheits-Ich und den Werten und Anforderungen des Eltern-Ich (➤ Abb. 2.11). Ein selbstbewusstes Erwachsenen-Ich, wie es im Laufe einer normalen

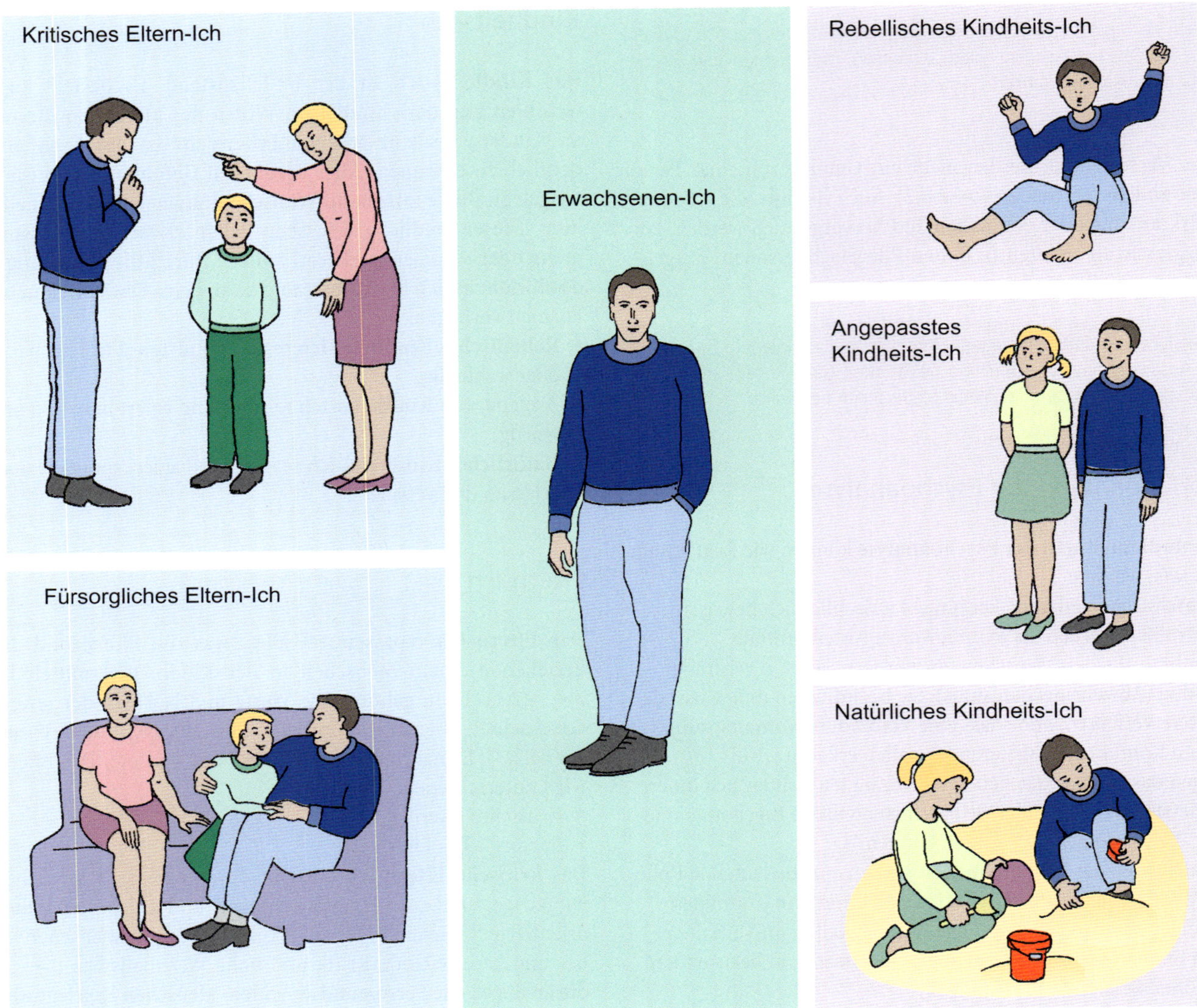

Abb. 2.10 Ich-Zustände der Transaktionsanalyse nach Eric Berne. [L119]

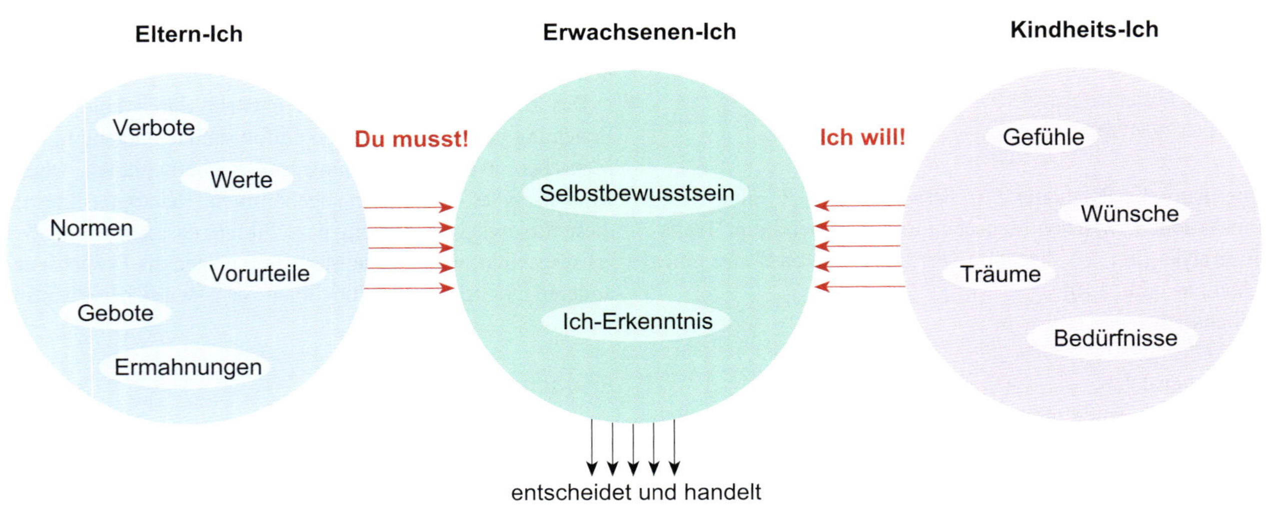

Abb. 2.11 Das Erwachsenen-Ich vermittelt zwischen den Werten und Normen des Eltern-Ich, die ihm befehlen: „Du musst!" und den eigenen Wünschen, die sagen: „Ich will!". [L119]

menschlichen Entwicklung entsteht, überprüft die Anforderungen und Werte des Eltern-Ich auf ihre Angemessenheit und Gültigkeit und handelt realitätsorientiert.

FALLBEISPIEL

Eine Pflegefachperson spricht mit einer Pflegebedürftigen aus dem fürsorglichen Eltern-Ich heraus: „Frau Möller, Sie müssen heute aber wirklich etwas essen. Kommen Sie, ich helfe Ihnen. Dann wird es schon gehen." Die Pflegebedürftige reagiert darauf aus dem angepassten Kindheits-Ich heraus: „Ja, Schwester. Bitte helfen Sie mir. Allein komme ich damit nicht zurecht." Durch diese Art des Umgangs wird die Pflegebedürftige unselbstständig, regressives Verhalten wird gefördert (➢ Abb. 2.12).

FALLBEISPIEL

Eine andere Pflegefachperson spricht die Pflegebedürftige auf der Erwachsenen-Ich-Ebene an: „Frau Möller, Sie haben ja noch gar nichts gegessen. Haben Sie heute keinen Appetit oder soll ich Ihnen helfen?" Die Pflegebedürftige reagiert darauf auf der Erwachsenenebene: „Ich kann das Brot nicht schneiden, wenn Sie mir dabei behilflich sind, kann ich allein essen." Die Pflegebedürftige fühlt sich angenommen und akzeptiert. Ihr selbstverantwortliches Handeln wird unterstützt (➢ Abb. 2.13).

Das Erwachsenen-Ich kann gleichgesetzt werden mit Selbstbewusstsein und Ich-Erkenntnis. Menschen mit einem gut ausgebildeten Erwachsenen-Ich können auf viele Situationen angemessen reagieren. Sie sind sachlich orientiert und in der Lage, auch anderen Menschen Freiräume und Verantwortung zu übergeben.

Transaktionen

Zu einer vollwertigen menschlichen Persönlichkeit gehören alle drei Ich-Zustände mit ihren Unterformen. Ihre Gewichtung ist individuell unterschiedlich. Bei Menschen, die im zwischenmenschlichen Umgang als „angenehm" empfunden werden, liegt das Gewicht auf

- einem gut ausgebildeten Erwachsenen-Ich,
- dem natürlichen Kindheits-Ich,
- dem fürsorglichen Eltern-Ich.

Solche Persönlichkeiten sind unkomplizierte, sachliche Vorgesetzte und KollegInnen, spontan und kreativ bei der Gestaltung ihres Arbeitsalltags und fürsorglich im Umgang mit anderen Menschen. Dies entspricht der Idealvorstellung von guten Pflegefachpersonen.

Transaktionsanalyse und Kommunikation

Die **Transaktionsanalyse** ist nicht nur eine Möglichkeit zur Beschreibung der menschlichen Persönlichkeit, sondern auch zur Beschreibung menschlicher Interaktion und Kommunikation (➢ 2.6).

Jeder Mensch kann aus jedem Ich-Zustand handeln und damit in Beziehung zu anderen Menschen treten [1].

Durch eine gelungene Kommunikation ist es möglich, Beziehungen positiv zu gestalten und Beziehungsbedürfnisse zu befriedigen (➢ 2.7.3).

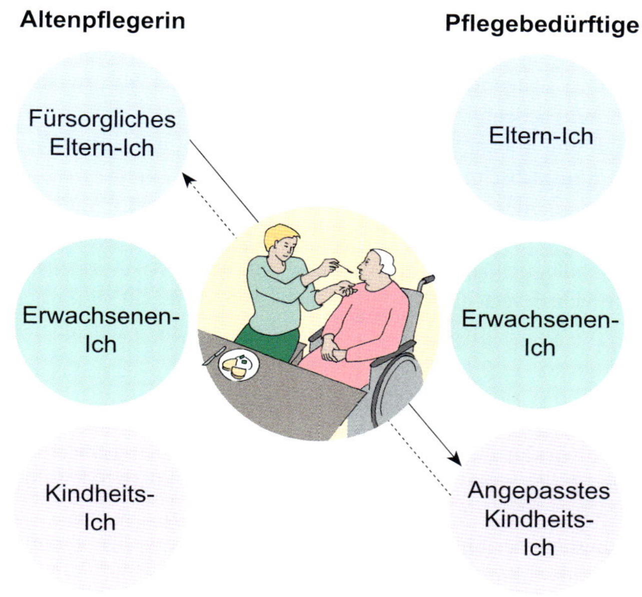

Abb. 2.12 Die Fürsorge der Pflegefachperson fördert ein angepasstes Verhalten der pflegebedürftigen Frau. Diese Art der Kommunikation verhindert eine gleichberechtigte partnerschaftliche Beziehung. [L119]

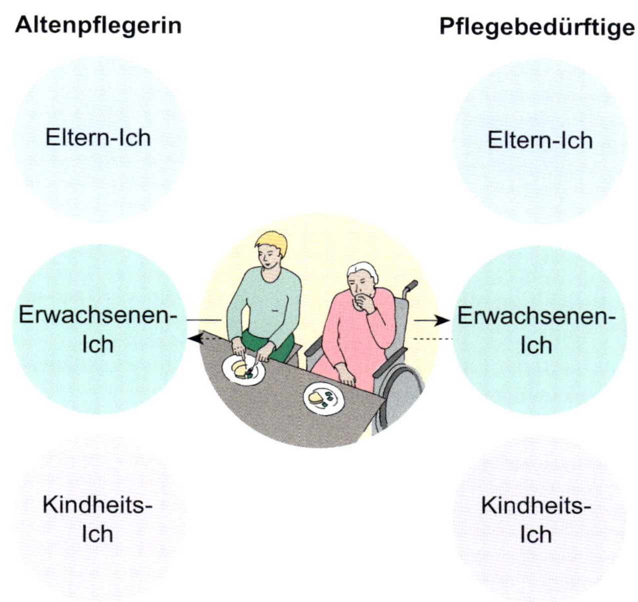

Abb. 2.13 Pflegefachperson und pflegebedürftige Frau kommunizieren auf gleicher, reifer Erwachsenen-Ebene. [L119]

2.3 Entwicklung

2.3.1 Entwicklung als Prozess

DEFINITION

Entwicklungspsychologie: Teilgebiet der Psychologie, das sich mit der Entstehung und Veränderung menschlichen Verhaltens und Erlebens beschäftigt.

Die menschliche **Entwicklung** wird als ein lebenslanger Prozess verstanden, der

- mit der Zeugung beginnt und mit dem Tod endet. Sich zu entwickeln bedeutet, älter zu werden
- Auf- und Abbauprozesse als natürliche Bestandteile aller Entwicklungsabschnitte umfasst
- kontinuierlich von Entwicklungsabschnitt zu Entwicklungsabschnitt verläuft und nicht umkehrbar ist (es ist entwicklungspsychologisch falsch, alte Menschen mit Kindern zu vergleichen)
- individuell verschieden verläuft (jeder Mensch macht seine eigene Entwicklung durch, die von verschiedenen Faktoren abhängig ist).

Abschnitte der menschlichen Entwicklung

Die Entwicklung des Menschen wird in **Entwicklungsabschnitte** unterteilt, die trotz aller Individualität bei allen Menschen ähnlich verlaufen.

Innerhalb der Entwicklungsabschnitte werden jeweils besondere Verhaltens- und Erlebensformen geprägt (Sozialisation, ➢ 4.2.1). Im Gegensatz zu früheren Auffassungen hört die Entwicklung nicht im Erwachsenenalter auf, sondern reicht bis zum Tod.

Entwicklungsabschnitte

- Pränatale Zeit: von der Zeugung bis zur Geburt
- Frühe Kindheit: von der Geburt bis zum 2. Lebensjahr
- Kindheit: vom 2. bis zum 12. Lebensjahr
- Jugendalter: vom 13. bis zum 18. Lebensjahr
- Erwachsenenalter: vom 18. bis zum 65. Lebensjahr
- Seniorenalter: vom 65. Lebensjahr bis zum Tod

Verschiedene Theorien beschreiben die menschliche Entwicklung. Diese beziehen sich entweder auf

- **Entwicklungsabschnitte,** z. B. die psychosexuelle Entwicklung im Kindes- und Jugendalter (➢ 2.3.3)
- **Faktoren der Entwicklung,** z. B. Entwicklung psychosozialer Fähigkeiten im Laufe des Lebens (➢ 2.3.4).

Differenzierung und Zentralisierung

DEFINITION

Grundlage aller Entwicklungsprozesse sind:
Differenzierung: Prozess der Gliederung des Ganzen in seine Einzelteile.
Zentralisierung (*Integration*): Prozess des Zusammenfügens mehrerer Teile zu einem Ganzen.

In allen Entwicklungstheorien gelten **Differenzierung** und **Zentralisierung** als grundlegende, gesetzmäßig verlaufende Prozesse der menschlichen Entwicklung.

Die **Differenzierung** beginnt mit der vorgeburtlichen (*pränatalen*) körperlichen Entwicklung des Menschen, indem sich z. B. aus Zellen komplexe Gewebe und Organe bilden. Auch Emotionen (*Gefühle*) erfahren im Laufe der menschlichen Entwicklung immer feinere Abstufungen: Ein Säugling kann lediglich zwischen Lust- und Unlustgefühlen unterscheiden. Beim erwachsenen Menschen hat sich ein breit gefächertes Gefühlsleben herausgebildet.

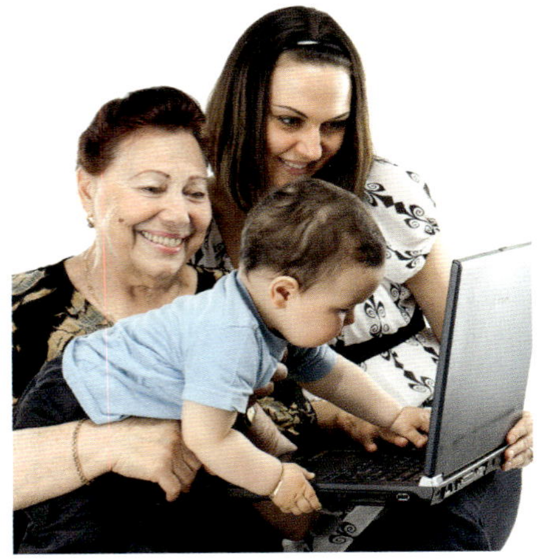

Abb. 2.14 Jeder Entwicklungsabschnitt des Menschen wird von seinen eigenen Verhaltens- und Erlebensweisen geprägt. [J787]

Beispiel für **Zentralisierung** ist die Entwicklung von einzelnen Reflexen zu komplexen, kontinuierlichen und gesteuerten Bewegungsabläufen. Zentralisierung gibt es auch bei der Wahrnehmung (➢ 2.5.2) und bei der Entwicklung der menschlichen Persönlichkeit durch die Integration neuer Erfahrungen in das bestehende Selbstbild (➢ 4.8.1).

2.3.2 Zusammenspiel von Anlage- und Umweltfaktoren

Entwicklung entsteht durch ein Zusammenspiel von Anlage- und Umweltfaktoren.

Anlagefaktoren sind alle genetisch und biologisch festgelegten Faktoren menschlicher Entwicklung, die sich ohne Einflüsse von außen entwickeln können. Dazu gehören insbesondere die Prozesse der körperlichen Reifung, aber auch genetisch bestimmte Persönlichkeitseigenschaften. Im Rahmen gentechnischer Forschung spielt die Frage, inwieweit Verhalten und Persönlichkeitseigenschaften, z. B. Intelligenz oder Aggressivität, genetisch festgelegt sind, neben der Erforschung von erbbedingten Krankheiten eine große Rolle (➢ Abb. 2.14).

Unter **Umweltfaktoren** werden sowohl die natürlichen Umweltbedingungen, z. B. Klima und Umweltverschmutzung, als auch die soziale Umwelt verstanden. Dabei spielen die Erziehung, das kulturelle Umfeld und die gesellschaftlichen Einflüsse eine besondere Rolle. Die Soziologie beschreibt die Wirkung der Umweltfaktoren im Rahmen der Sozialisation (➢ 4.2.1).

Konvergenzhypothese

DEFINITION

Konvergenzhypothese (*William Stern,* 1871–1938): Annahme, dass sich ein Mensch durch Konvergenz (*Annäherung*) von **Reifung** (*durch Vererbung programmierte Entwicklung*) und **Anpassung** an Umweltbedingungen entwickelt.

Der Mensch kann sich demzufolge nicht allein dadurch entwickeln, dass nach und nach ausschließlich ererbte Eigenschaften hervortreten *oder* dass ihn mit zunehmender Zeit äußere Einflüsse prägen.

Erst durch die Wechselwirkung beider Faktoren entsteht Entwicklung (➤ Abb. 2.15). Die **Konvergenzhypothese** legt nicht den jeweiligen Teil von Anlage- und Umweltfaktoren an der gesamten menschlichen Entwicklung fest. In den Entwicklungsabschnitten ist das Verhältnis von Anlage- und Umweltfaktoren unterschiedlich.

Anlage und Umwelt

Anlagebedingte Reifungsprozesse schaffen die Voraussetzung für das Wirken der Umweltfaktoren. So müssen bestimmte Reifungsprozesse abgeschlossen sein, damit Umweltfaktoren in Form von Lernvorgängen die menschliche Entwicklung beeinflussen können.

Beispiel Sprachentwicklung

Das Erlernen der menschlichen Sprache ist ein umweltabhängiger Lernprozess, der auf körperlicher Reifung aufbaut. Damit ein Kind die menschliche Sprache erlernen kann, sind Reifungsprozesse notwendig (Sprechmuskulatur, Reifung des Nervensystems). Alle Versuche, durch Umwelteinflüsse die Sprachentwicklung zu fördern, solange die Reifungsprozesse nicht abgeschlossen sind, sind zum Scheitern verurteilt. Andererseits reicht allein die körperliche Reife zum Spracherwerb nicht aus. Ohne fördernde Umwelteinflüsse ist die menschliche Sprache nicht erlernbar.

Besonders in der frühen Kindheit sind Reifungsprozesse Voraussetzung für die Wirksamkeit von Umwelteinflüssen. Im Lauf der Entwicklung kommt den Anpassungsprozessen an die Umwelt eine steigende Bedeutung zu. Erst im hohen Alter führt körperlich bedingter Abbau als Reifungsprozess wiederum dazu, dass die Bedeutung der Umwelteinflüsse nachlässt. So kann z. B. eine körperlich verursachte Inkontinenz durch Toilettentraining kaum beeinflusst werden.

In welchem Maß Anlage- und Umweltfaktoren menschliches Verhalten und Erleben jeweils bedingen, ist nicht abschließend geklärt. Die Frage, inwieweit menschliches Verhalten und Erleben durch biologisch-genetische Anlagefaktoren bestimmt oder durch die Umweltfaktoren beeinflussbar sind, führt zu zwei Blickwinkeln auf die menschliche Entwicklung.

Milieu-pessimistische Sichtweise

Nach der **milieu-pessimistischen Sichtweise** ist die menschliche Entwicklung in erster Linie ein anlagebedingter Reifungsprozess. Die Umwelt (*Milieu*) hat nur sehr begrenzten Einfluss auf menschliches Verhalten und Erleben. Damit wird menschliches Verhalten vorhersagbar und ist nur schwer zu ändern. Gleichzeitig ist der Mensch für sein Verhalten und seine Persönlichkeit nur begrenzt verantwortlich. Bei dieser Sichtweise liegen die Ursachen für z. B. Sucht, Kriminalität oder Übergewicht nicht im sozialen Umfeld, sondern sind ein genetisch bestimmter Teil der Persönlichkeit. Die milieu-pessimistische Sichtweise kann zur Grundlage rassistischer Ideologie werden und als Argument dafür dienen, dass Sozialpolitik vergeblich ist.

Milieu-optimistische Sichtweise

Nach der **milieu-optimistischen Sichtweise** wird die menschliche Entwicklung in erster Linie durch die soziale Umwelt beeinflusst. Entwicklung ist ein Anpassungs- oder Sozialisationsprozess (➤ 4.2.1). Dabei bilden die Anlagefaktoren nur die Grundlage für das Wirken von Umweltfaktoren. Bei einer milieu-optimistischen Sichtweise ist menschliches Verhalten in erster Linie erlernt und änderbar. Die milieu-optimistische Sichtweise ist aktuell Grundlage der meisten psychologischen und soziologischen Theorien und Modelle.

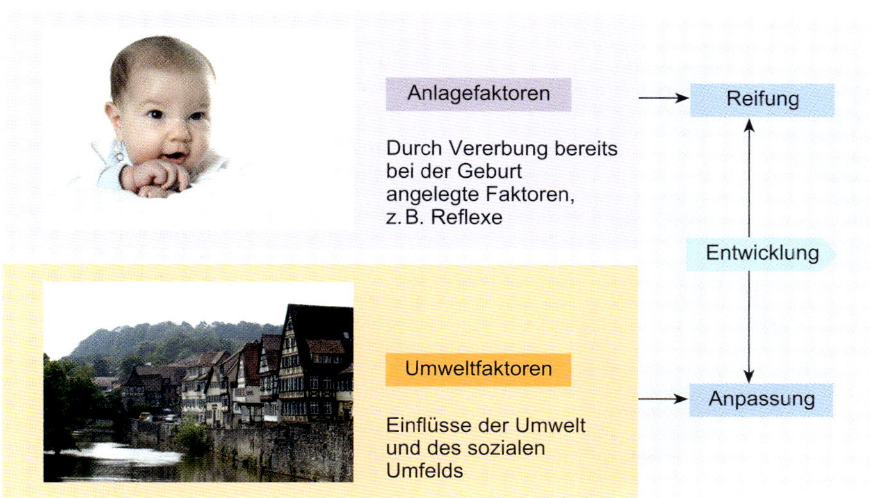

Abb. 2.15 Entwicklung nach der Konvergenzhypothese bedeutet, dass sich der Mensch in einem Wechselspiel von Reifung in ihm vorhandener Anlagen und Anpassung an seine Umwelt entwickelt. [Foto: J787]

2.3.3 Psychosexuelle Entwicklung

Aufbauend auf den Grundthesen der Psychoanalyse (➢ 2.2.2) entwickelte Sigmund Freud seine **Theorie der psychosexuellen Entwicklung** des Menschen. Die Entwicklung des Sexualtriebs, seine Befriedigung oder Unterdrückung, ist für Freud Grundlage der psychischen Entwicklung, da dieser Trieb aus seiner Sicht lebensbestimmend ist. Die sexuelle Entwicklung ist für Freud mit dem Erwachsenenalter weitgehend abgeschlossen. Die Sexualität des erwachsenen Menschen ist Ausdruck seiner Erfahrungen während der Zeit der psychosexuellen Entwicklung, die nach Freud in drei Stufen verläuft.

Infantile Stufe

Der **infantilen Stufe** (lat.: *kindlich*) als Entwicklungsabschnitt der frühen Kindheit kommt bei Freud eine besondere Bedeutung zu, da eine gestörte Entwicklung Neurosen (➢ 2.2.2) und psychische Krankheiten im Erwachsenenalter hervorrufen kann. Die infantile Entwicklungsstufe reicht etwa von der Geburt bis zum 6. Lebensjahr und wird noch einmal in drei Phasen unterteilt.

Orale Phase

Im ersten Lebensjahr, der **oralen Phase** (lat.: *den Mund betreffend*), ist der Mund die Region, an die alle Triebe und deren Befriedigung geknüpft werden. Daumenlutschen, Saugen zur Nahrungsaufnahme und die Erkundung der Umwelt mit Hilfe des Mundes führen zu einer lustvollen Stimulierung und zur Befriedigung nach dem Lustprinzip, fast ohne Einschränkungen durch Erziehungsinstanzen (➢ Abb. 2.16).

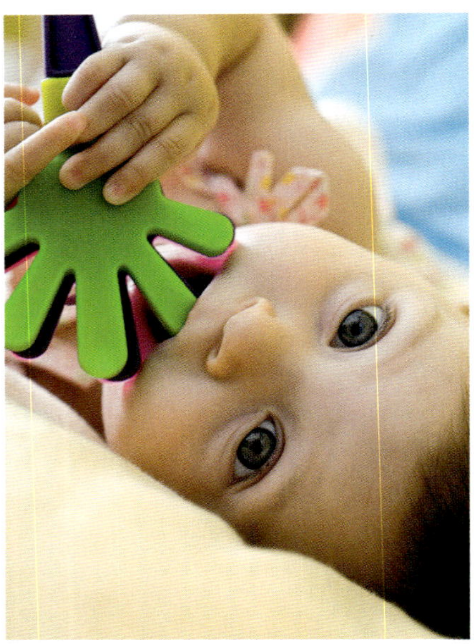

Abb. 2.16 Im ersten Lebensjahr wird die Welt überwiegend mit dem Mund erforscht. [J787]

Im Erwachsenenalter können sich Störungen der psychosexuellen Entwicklung in der oralen Phase dadurch bemerkbar machen, dass viele Bedürfnisse weiterhin über die Mundregion befriedigt werden. Beispiele dafür sind „Essattacken" mit nachfolgender Gewichtszunahme bei Kummer als Trostversuch oder Rauchen in belastenden Situationen.

Anale Phase

Etwa im zweiten und dritten Lebensjahr durchlaufen Kinder die **anale Phase** (lat.: *den After betreffend*) ihrer psychosexuellen Entwicklung. In dieser Phase lernen sie, Stuhl und Urin willentlich zurückzuhalten oder auszuscheiden. Gleichzeitig verlangen die Eltern zunehmend Leistungen vom Kind. Es soll „sein Geschäft" auf einem Töpfchen erledigen. Das Kind lernt, dass es seine Bedürfnisse nicht mehr uneingeschränkt befriedigen kann. Die Beschäftigung mit den Ausscheidungen (spielen, schmieren, formen) wird von den Eltern unterbunden.

Im Erwachsenenalter können diese Störungen der psychosexuellen Entwicklung z. B. zu übertriebenen Ekel- und Schamgefühlen, zu psychisch bedingten Erkrankungen des Magen-Darm-Trakts oder zu Neurosen (➢ 2.2.2) führen.

Phallische Phase

Etwa zwischen dem vierten und sechsten Lebensjahr, der **phallischen Phase** (griech.: *den Phallus bzw. Penis betreffend*), werden die Triebe erstmals unter Einbeziehung der Sexualorgane befriedigt. Der Begriff „phallisch" ist nicht rein männlich gemeint, sondern bezieht sich auf die Sexualorgane beider Geschlechter. In dieser Phase erkennen die Kinder die Bedeutung des Geschlechts als Unterscheidungsmerkmal zwischen Menschen. Die äußeren Geschlechtsorgane werden oft in Form von „Doktorspielen" erkundet und stimuliert. Gleichzeitig beginnt die Identifikation mit der eigenen Geschlechtsrolle (➢ 4.2.5). Häufig kommt es zu einer phantasierten libidinösen Beziehung zum gegengeschlechtlichen Elternteil (*Ödipus-Komplex*).

Bis zum sechsten Lebensjahr erweitert sich das Moralitätsprinzip (➢ 2.2.2) des Kindes. Es übernimmt die elterlichen Vorstellungen über die Werte und Normen der Gesellschaft. Das Kind kann dann z. B. „gutes" und „böses" Verhalten unterscheiden.

Im Erwachsenenalter können diese Störungen der psychosexuellen Entwicklung zu einem krankhaften Sexualverhalten oder zu Selbstwertgefühl-Verlusten führen.

Latente Stufe

Zwischen dem sechsten und zwölften Lebensjahr, der **latenten Stufe** (lat.: *verborgen*), tritt die sexuelle Entwicklung in den Hintergrund. In dieser Zeit der „Triebruhe" entwickeln sich vorwiegend intellektuelle und soziale Fähigkeiten. Die latente Stufe dient der Orientierung innerhalb der Gesellschaft. Das Moralitätsprinzip (➢ 2.2.2) entwickelt sich weiter, wird in dieser Stufe jedoch hinterfragt. Das Realitätsprinzip festigt sich.

Genitale Stufe

Ab dem 12. Lebensjahr, also mit dem Beginn der Pubertät (Eintritt der Geschlechtsreife), beginnt in der Entwicklung die **genitale Stufe.** Libidinöse Bedürfnisse werden jetzt wieder im sexuellen Bereich ausgelebt. Nach einer kurzen Phase der Beschäftigung mit den eigenen Geschlechtsorganen wird die Befriedigung nun bei Partnern gesucht. Mit der Aufnahme von befriedigenden sexuellen Kontakten mit anderen ist die psychosexuelle Entwicklung abgeschlossen.

Kritik an der psychosexuellen Entwicklungstheorie

Die Theorie der psychosexuellen Entwicklung hat nicht nur Zustimmung gefunden. Sie wird seit Beginn der 70er Jahres des letzten Jahrhunderts zunehmend aus feministischer Sicht kritisiert. Auch innerhalb der psychoanalytischen Vereinigung entwickelte sich eine lebhafte Diskussion. Die Grundannahmen der Theorie ermöglichen jedoch noch immer, bestimmte Verhaltensweisen zu erklären. Neue Erkenntnisse sind hinzugekommen, sodass Freuds Theorie modifiziert und weiterentwickelt wurde.

Häufige **Kritikpunkte** an der psychosexuellen Entwicklungstheorie sind:

- Umwelteinflüsse werden kaum berücksichtigt.
- Die sexuelle Entwicklung endet nicht mit der genitalen Stufe.
- Allein die Entwicklung der Sexualität kann die Persönlichkeitsentwicklung des Menschen nicht erklären.
- Es herrscht eine männliche Sichtweise und Interpretation von Sexualität und Entwicklung vor.

Trotz aller Kritik handelt es sich bei der psychosexuellen Entwicklungstheorie um eine historisch bedeutende Theorie. Viele wichtige Erkenntnisse dieser Theorie gehören inzwischen zum Verständnis des Menschen und seiner Entwicklung:

- Der Mensch ist von Geburt bis zum Tod ein sexuelles Wesen.
- Die frühkindliche Entwicklung, insbesondere das Eltern-Kind-Verhältnis, ist von ausschlaggebender Bedeutung für die Persönlichkeitsentwicklung.
- Es werden Erklärungs- und Behandlungsmuster für psychische Störungen angeboten.

Bedeutung für die Pflege

Kenntnisse über die psychosexuelle Entwicklung helfen, das auf den ersten Blick oft unverständliche Verhalten und Erleben erwachsener Menschen in Konflikt- oder Belastungssituationen zu verstehen. So reagieren alte Menschen unter starkem psychischem Druck, z. B. bei einem Einzug in eine Altenpflegeeinrichtung oder bei Erkrankung, häufig mit einem Verhalten, das für eine frühe Phase der psychosexuellen Entwicklung im Kindes- oder Jugendalter typisch ist. Freud nannte das Zurückfallen in eine der Phasen der infantilen Stufe **Regression** (➢ 2.8.2).

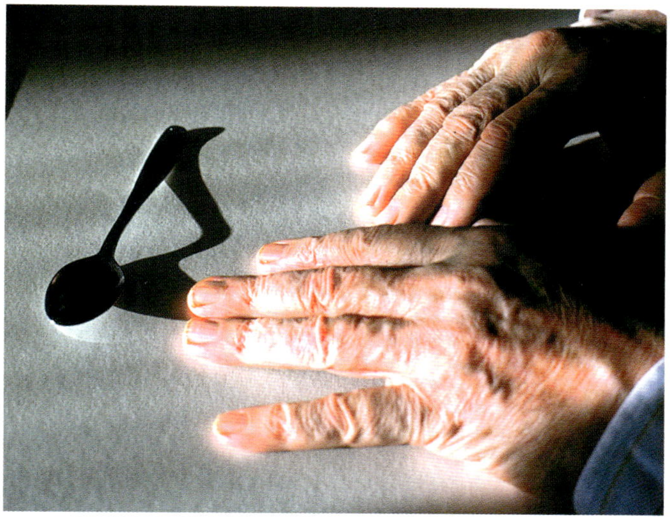

Abb. 2.17 Ein alter Mensch mit regressivem Verhalten möchte wie in seiner Kindheit „gefüttert" werden, auch wenn er objektiv in der Lage wäre, selbstständig zu essen. [K157]

Bei der Regression wird je nach Verlauf der frühkindlichen Entwicklung unbewusst eine bestimmte Phase gewählt:

- Regression in die orale Phase: z. B. Wunsch nach Unterstützung bei der Nahrungsaufnahme (➢ Abb. 2.17), Rauchen in Stresssituationen
- Regression in die anale Phase: z. B. Spiel mit den Ausscheidungen, psychisch bedingte Inkontinenz
- Regression in die phallische Phase: Übertragung von Liebesgefühlen auf eine andere Person, z. B. Pflegebedürftige auf Pflegefachperson

2.3.4 Psychosoziale Entwicklung

Die Kritik an Freuds Theorie der psychosexuellen Entwicklung führte zu einer Ergänzung dieser Theorie durch andere PsychoanalytikerInnen. Sie berücksichtigen zusätzlich den Einfluss von Umweltfaktoren und kommen so zu einer umfassenderen **Theorie der psychosozialen Entwicklung.** Da der Mensch ein Leben lang Umwelteinflüssen ausgesetzt ist, endet menschliche Entwicklung nicht wie nach Freuds Theorie mit dem Eintritt ins Erwachsenenalter, sondern erst mit dem Tod.

Entwicklungsstadien nach Erikson

Der amerikanische Psychoanalytiker *Erik Erikson* (1902–1994) unterteilte die menschliche Entwicklung in acht Stadien, die er wie Freud bestimmten Lebensabschnitten zuordnete. Für die letzten drei Entwicklungsstadien gab Erikson keine Lebensjahre an, da die individuelle Entwicklung mit Erreichen des Erwachsenenalters sehr unterschiedlich verlaufen kann. Hier prägen die Umweltfaktoren die Entwicklung stärker als anlagebedingte Reifungsvorgänge.

Jedes Stadium beschrieb Erikson durch **zwei gegensätzliche Pole,** z. B. Urvertrauen gegenüber Misstrauen.

Durch positive oder negative Erfahrungen gerät der Mensch in jeweils alterstypische **Krisen** (griech.: *Zuspitzung, Entscheidung, Wendepunkt*). Die Bewältigung einer Krise (z. B. Ablehnung durch ein Elternteil) beeinflusst den Menschen in seiner psychosozialen Entwicklung. Sie ist Voraussetzung für die Lösung der Krisen folgender Entwicklungsstadien.

Urvertrauen gegenüber Misstrauen

Im ersten Lebensjahr entscheidet die Zuwendung der vertrauten Bezugspersonen darüber, ob ein Mensch seiner Umwelt eher mit Urvertrauen oder Misstrauen begegnet (➢ Abb. 2.18).

- **Urvertrauen** entwickeln Menschen, die durch liebende und emotional anteilnehmende Bezugspersonen Verlässlichkeit erfahren haben.
- **Misstrauen** entwickeln Menschen, die sich unerwünscht, abgelehnt oder gehasst fühlen und in dieser Entwicklungsphase den Verlust oder häufigen Wechsel von Bezugspersonen erlebten, z. B. Heimkinder.

Abhängig davon, wie diese entwicklungstypische Krise gelöst wird, ist das weitere Leben eines Menschen durch *sozialen Optimismus* und emotionale Wärme oder durch *sozialen Pessimismus* und unbefriedigende soziale Bindungen geprägt. Diese Grundeinstellung zum Leben und zu anderen Menschen bleibt ein Leben lang erhalten und beeinflusst alle weiteren Entwicklungsstadien.

Autonomie gegenüber Zweifel

Im zweiten und dritten Lebensjahr des Kindes erweitert sich sein Handlungsspielraum durch die Entwicklung motorischer und intellektueller Fähigkeiten. Das Kind macht erste eigenständige Erfahrungen, es kann etwas wollen und auch selbst tun, z. B. von den Eltern weglaufen. Die Eltern können die Ablösungsbestrebungen entweder akzeptieren und unterstützend begleiten oder aus Angst vor der Ablösung des Kindes unterdrücken.

- Erfolgserlebnisse im Zusammenhang mit eigenen Erfahrungen führen zu **Autonomie** (griech.: *Selbstständigkeit, Unabhängigkeit*) und Selbstvertrauen.
- Wird der Handlungsspielraum stark eingeschränkt, entstehen **Zweifel** an den eigenen Fähigkeiten.

Die Art der Krisenbewältigung entscheidet also bereits in früher Kindheit, ob ein erwachsener Mensch Selbstvertrauen hat und dadurch leistungsbereit ist, oder ob er von Selbstzweifeln geplagt wird und Leistung verweigert.

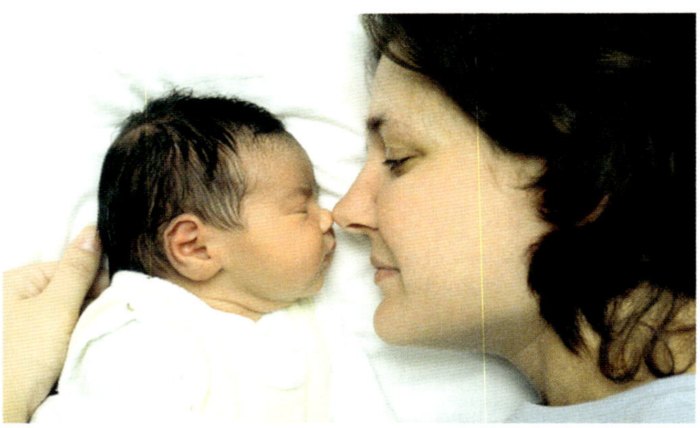

Abb. 2.18 Die Bezugsperson, meistens die Mutter, trägt eine große Verantwortung: Von ihrer Zuwendung zu ihrem Baby hängt es ab, ob das Kind der Welt später fröhlich, unbeschwert und voller Vertrauen entgegentreten wird. [K115]

Initiative gegenüber Schuldgefühl

Zwischen dem dritten und fünften Lebensjahr knüpft das Kind z. B. im Kindergarten oder auf dem Spielplatz soziale Kontakte und muss soziale Krisen oft erstmals selbstständig lösen. Je nachdem, wie die Eltern auf diese Selbstständigkeit reagieren, wird das Über-Ich in unterschiedlicher Weise ausgebildet.

- Werden Freiheit und Selbstständigkeit unterstützt und als Werte (➢ 5.1.1) vermittelt, entstehen **Initiative** (*Entschlusskraft*), Zielstrebigkeit und Selbstwertgefühl.
- Werden die Kinder in ihrem Freiheitsdrang zu stark eingeschränkt, entstehen **Schuldgefühle,** die einen Menschen das ganze Leben begleiten und zu Neurosen (➢ 2.2.2) führen können.

Leistungsfähigkeit gegenüber Minderwertigkeitsgefühl

Mit Schulbeginn, etwa ab dem sechsten Lebensjahr, bekommen Wissenserwerb und Leistungsdenken einen zentralen Stellenwert. Das Kind vergleicht sich selbst mit anderen.

- Werden die Aktivitäten des Kindes von seiner Umwelt überwiegend positiv aufgenommen, entwickeln sich eine gesunde Leistungsbereitschaft und **Leistungsfähigkeit.**
- Hingegen lassen ständige Misserfolgserlebnisse und Kritik im Kind **Minderwertigkeitsgefühle** entstehen, die sein weiteres Leben entscheidend beeinflussen können, z. B. bei der Berufswahl oder -ausübung.

Rollenidentität gegenüber Rollendiffusion

Während der Pubertät werden Rollen gewechselt und neue Rollen übernommen (➢ 4.2.5).

Jugendliche betrachten Dinge aus verschiedenen Perspektiven und handeln entsprechend unterschiedlich. In diesem Suchen finden sie schließlich ihre **Rollenidentität** (➢ Abb. 2.19).

Können die entwicklungstypischen Probleme nicht angemessen gelöst werden, entsteht eine **Rollendiffusion** (lat.: diffus = *zerstreut, unklar*), die sowohl in diesem Stadium als auch im Erwachsenenalter eine angemessene Krisenlösung unmöglich macht. Im schlimmsten Fall können bestimmte Rollen, z. B. die Elternrolle, nicht übernommen und ausgefüllt werden.

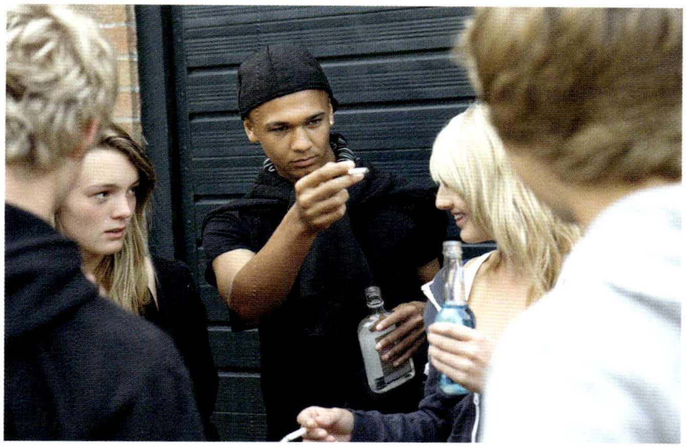

Abb. 2.19 Jugend bedeutet, verschiedene Rollen ausprobieren zu dürfen, um die eigene Identität zu finden. [J787]

Kontaktfähigkeit gegenüber Isolierung

Hat ein Mensch im Jugendalter eine eigene Identität entwickelt, ist er in der Lage, enge Beziehungen mit anderen Menschen einzugehen, ohne die eigene Identität zu verlieren. Zwei Menschen (z. B. Partner, Freunde) verbinden sich, ohne sich gegenseitig einzuengen.

- Gelingt es, in diesem Stadium Kontakte herzustellen und wird dies als Bereicherung der eigenen Identität erlebt, bleibt diese **Kontaktfähigkeit** bis ins hohe Alter erhalten.
- Menschen, deren Versuche Kontakte herzustellen häufig scheitern, sondern sich von anderen ab bis zur vollständigen **Isolierung.** Mit zunehmendem Alter werden die Versuche, neue Kontakte zu knüpfen, bei vielen Menschen seltener.

Soziale Entwicklung gegenüber Stagnation

Nachdem eine eigene Identität entwickelt und Bindungen z. B. in Form einer Partnerschaft eingegangen wurden, beschränkt sich das Interesse des Menschen häufig für einige Zeit auf Familie und Beruf. Feste Lebensentwürfe lassen die individuelle Entwicklung zu einem Stillstand kommen.

- Eine solche **Stagnation** verhindert, dass die typischen Lebenskrisen des mittleren Erwachsenenalters, z. B. Brüche in der beruflichen Karriere oder Ablösung der erwachsen gewordenen Kinder vom Elternhaus, angemessen gelöst werden.
- Begreift der Mensch diese Krisen als Chance zur individuellen und **sozialen Entwicklung,** erweitert sich möglicherweise sein Lebensraum. Er interessiert und engagiert sich dann nicht mehr nur für sich selbst und seine engste Umgebung, sondern auch z. B. für das gesellschaftliche Umfeld und die Zukunft folgender Generationen.

Lebenserfüllung gegenüber Verzweiflung

Im letzten Lebensstadium blickt der Mensch angesichts der Endlichkeit des Daseins auf sein Leben zurück.

- Fällt das Urteil über den bisherigen Lebensverlauf positiv aus, sieht er dem Tod mit einem befriedigenden Gefühl der **Lebenserfüllung** gelassener entgegen.
- Verlief das Leben dagegen unbefriedigend, wurden Entwicklungschancen nicht wahrgenommen oder sind starke Schuldgefühle entstanden, wird das Lebensende nur schwer akzeptiert. Mit **Verzweiflung** muss der alte Mensch feststellen, dass er sein Leben nicht ausreichend genutzt hat und es keine Chance zur Wiedergutmachung gibt.

Aufarbeitung der Vergangenheit gegenüber Vegetieren

Die amerikanische Psychogerontologin *Naomi Feil* (*1932) hat in ihrem **Konzept der Validation** (➢ 2.6.7) die Entwicklungsstadien von Erikson um ein weiteres, neuntes Stadium ergänzt. Damit trägt sie dem zunehmenden Alter in der Bevölkerung Rechnung und differenziert die Jahre der Altersentwicklung.

In diesem letzten Lebensstadium hat der Mensch noch einmal die Möglichkeit, bisherige Krisen und Konflikte aufzuarbeiten und neu zu bewerten.

- Gelingt ihm dies, kann er mit Altersdefiziten gelassen umgehen und findet Entlastung in der Realität.
- Hat er die Möglichkeit der Aufarbeitung nicht, wird ihm diese verwehrt, oder gelingt sie nicht, kommt es zu zunehmender *Desorientierung.* Der alte Mensch zieht sich aus der Realität zurück, sucht Sicherheit in der Vergangenheit oder schließt mit seinem Leben ab *(vegetieren)* [1].

2.3.5 Konfliktlösung im Erwachsenenalter

Eine wichtige Erkenntnis der Entwicklungspsychologie ist, dass sich auch erwachsene Menschen anhand von Konflikten innerhalb der eigenen Persönlichkeit entwickeln. Solche **intrapsychischen Konflikte** können Ursache für **soziale Konflikte** (*interpsychische Konflikte,* ➢ 4.9.1) sein oder durch soziale Konflikte ausgelöst werden.

Die Kenntnis intrapsychischer Konflikte und der damit verbundenen Konfliktlösungstechniken ermöglicht den Pflegefachpersonen

- Verhaltensauffälligkeiten neuer BewohnerInnen besser einzuordnen
- Verhaltensänderungen als Ausdruck verschiedener Konfliktlösungstechniken zu erkennen
- Angriffe durch Pflegebedürftige als Ausdruck intrapsychischer Konflikte zu begreifen
- Soziale Konflikte als Ursache oder Ausgangspunkt intrapsychischer Konflikte zu erkennen und so angemessener zu agieren und zu reagieren.

Verschiedene Theorien versuchen zu erklären, wie intrapsychische Konflikte gelöst werden, z. B. die psychoanalytische Persönlichkeitstheorie (➢ 2.2.2), die Lerntheorie (➢ 2.4), die Feldtheorie oder das Konzept der Daseinstechniken.

Feldtheorie

DEFINITION

Feldtheorie (nach *Kurt Lewin,* 1890–1947): Theorie, nach der auf den Menschen Kräfte (*Feldkräfte*) wirken, die sein Verhalten lenken.

Die **Feldtheorie** ist ein Modell, das auf mathematisch-physikalischen Gesetzen beruht. Dabei ist ein Feld die Lebenswelt des Menschen, die aus allen auf den Menschen einwirkenden Kräften besteht.

Kräfte sind z. B. Bedürfnisse, Wertvorstellungen oder Vorurteile. Sie wirken aus verschiedenen „Richtungen“ auf den Menschen und können sich dadurch gegenseitig verstärken oder in ihrer Wirkung mindern bzw. aufheben.

Die Feldtheorie

- beschreibt menschliche Persönlichkeit und menschliches Verhalten nicht durch Analyse der Vergangenheit, sondern durch **Analyse der Gegenwart,**
- ist keine reine Entwicklungstheorie, sondern auch eine Persönlichkeitstheorie und eher der Sozialpsychologie zuzuordnen, da das Feld neben der **Person** auch die **Umwelt** (*Lebenswelt*) umfasst. Die Umwelt wird jedoch durch den subjektiven Filter (➤ 2.5.3) der Person wahrgenommen.

Lewin unterscheidet drei grundlegende Konfliktarten, die die Entwicklung des Menschen prägen und beeinflussen.

Annäherungskonflikt

Beim **Annäherungskonflikt** hat der Mensch die Wahl zwischen zwei gleichermaßen positiven Handlungszielen. Je mehr er sich einem Handlungsziel nähert, desto positiver erscheint ihm das andere. Die Wahl zwischen zwei gleichermaßen positiven Handlungsmöglichkeiten führt zu einem Konflikt, da die Entscheidung für eine Möglichkeit, den Verzicht auf die andere bedeutet.

Vermeidungskonflikt

Beim **Vermeidungskonflikt** hat der Mensch die Wahl zwischen zwei gleichermaßen negativen Handlungszielen. Je mehr er sich einem Handlungsziel nähert, desto negativer erscheint es ihm. Die positiven Seiten der Alternative rücken in den Vordergrund. Die Wahl zwischen zwei gleichermaßen negativen Handlungsmöglichkeiten führt zu einem Konflikt, da nach der Wahl der einen negativen Möglichkeit die andere plötzlich positiver wirkt. Es geht also um die Wahl des „kleineren Übels“.

Ambivalenzkonflikt

Ambivalenz beschreibt die Doppelwertigkeit von Gefühlen, so kann jemand z. B. einer Person gegenüber sowohl Liebe als auch Hass empfinden (*Hassliebe*). Beim **Ambivalenzkonflikt** kommt es gleichzeitig zu einem Annäherungs- und Vermeidungskonflikt. Jedes Handlungsziel hat sowohl positive als auch negative Seiten. Eine klare Entscheidung scheint häufig unmöglich, sodass sie verschoben wird.

Einzug in eine Altenpflegeeinrichtung als intrapsychischer Konflikt

Der Einzug in eine Altenpflegeeinrichtung (➤ Abb. 2.20) stellt für viele alte Menschen eine sehr konfliktbehaftete Situation dar.

- **Annäherungskonflikt:** Wahl einer Altenpflegeeinrichtung in der Nähe des Wohnortes, um bei den Bekannten zu bleiben oder Umzug in eine Altenpflegeeinrichtung in der Nähe der Kinder?
- **Vermeidungskonflikt:** Pflegebedürftig und abhängig in der eigenen Wohnung bei ambulanter Pflege oder vollständige Übersiedlung in eine Altenpflegeeinrichtung?
- **Ambivalenzkonflikt:** Umzug in die Wohnung der Kinder und Pflege durch Angehörige oder Pflege durch professionelle Pflegende in einer Altenpflegeeinrichtung?

Der Umgang mit intrapsychischen und sozialen Konflikten, ihre Verarbeitung und Lösung prägen die Entwicklung des Menschen im gesamten Lebenslauf.

Konzept der Daseinstechniken

Zur Lösung der intrapsychischen Konflikte entwickelt der Mensch im Laufe seines Lebens verschiedene **Konfliktlösungstechniken** (*Daseinstechniken*). Diese Konfliktlösungstechniken werden erlernt.

Der deutsche Psychologe *Hans Thomae* (1915–2001) unterschied in seinem **Konzept der Daseinstechniken** fünf Möglichkeiten der Konfliktlösung.

- **Leistungsbezogene Techniken:** Konflikte werden durch höhere individuelle Leistungen gelöst. Die Anstrengungsbereitschaft steigt, Scheitern wird zu persönlicher Schuld.
- **Aggressive Techniken:** Konflikte werden dadurch gelöst, dass die eigenen Bedürfnisse auf Kosten der sozialen Umwelt und der Bedürfnisse anderer durchgesetzt werden. Die eigenen Bedürfnisse werden in den Mittelpunkt gestellt, Mitmenschen werden zu Randfiguren.
- **Defensive Techniken:** Konflikte werden intrapsychisch gelöst, indem sie relativiert oder verneint werden. Dabei spielen die psychoanalytischen Abwehrmechanismen (➤ 2.2.2) eine große Rolle.
- **Evasive Techniken:** Konflikte werden nicht gelöst, sondern umgangen. Im Sinne der Feldtheorie verlässt die Person das konflikthafte Feld. Sie weicht dem Konflikt aus.

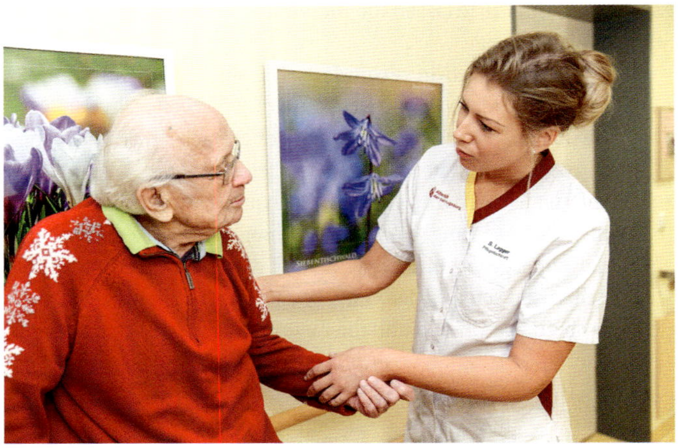

Abb. 2.20 In eine Altenpflegeeinrichtung einzuziehen ist keine leichte Entscheidung. Wie schnell sich ein alter Mensch an sein neues Zuhause gewöhnt, hängt auch davon ab, ob er freiwillig gekommen ist. [K157]

- **Anpassungstechniken:** Konflikte werden gelöst, indem sich der Mensch der neuen Situation anpasst und unterordnet. Anpassungstechniken können sowohl zu positiver als auch zu negativer Konfliktlösung führen. Positiv wirken die Anpassungstechniken, wenn Identität und Weltbild in Einklang gebracht werden; negativ, wenn die Identität dem Weltbild lediglich untergeordnet wird [1] [2].

Konflikt: Einzug in eine Altenpflegeeinrichtung – Lösungsstrategien nach den Daseinstechniken

- **Leistungsbezogene Technik:** Einige alte Menschen versuchen auch in einer Altenpflegeeinrichtung, so viel wie möglich selbstständig zu regeln. Dabei besteht die Gefahr einer Überlastung („Ich kann das noch!").
- **Aggressive Technik:** Einige alte Menschen werden in einer Altenpflegeeinrichtung anspruchsvoll und wollen ihre Bedürfnisse stets sofort befriedigt sehen. Sie zeigen kein Interesse an anderen Pflegebedürftigen („Ich bezahle hier schließlich viel Geld!").
- **Defensive Technik:** Einige alte Menschen wollen nicht wahrhaben, dass sie in einer Altenpflegeeinrichtung und nicht mehr in ihrer alten Umgebung leben. Sie wehren den Konflikt durch Regression im Sinne des psychoanalytischen Persönlichkeitsmodells (➢ 2.2.2) ab („Ich bin gar nicht hier, sondern zu Hause!").
- **Evasive Technik:** Einige alte Menschen ordnen sich scheinbar problemlos in die neue Umgebung ein. Gleichzeitig isolieren sie sich und resignieren („Ich kann ja sowieso nichts ändern!").
- **Anpassungstechnik:** Einigen alten Menschen gelingt es, die neue Situation in einer Altenpflegeeinrichtung und die Identität in Einklang zu bringen. Sie nutzen die Möglichkeiten der Altenpflegeeinrichtung und sind aktiv („Ich werde das Beste aus dieser Situation machen!").

2.4 Lernen

2.4.1 Psychologischer Lernbegriff

DEFINITION

Lernen: Andauernde Verhaltensänderung, die nicht durch Reifung ererbter Anlagen, nicht durch körperliche Ursachen, chemische Einflüsse oder Ermüdung zustande gekommen ist.

Dieser **psychologische Lernbegriff** unterscheidet sich wesentlich vom Lernbegriff der Alltagspsychologie (➢ 2.1.1). Im Alltag ist mit Lernen häufig lediglich der **Erwerb von Wissen** (*kognitives Lernen*) gemeint.

Die psychologische Definition des Lernens schließt sowohl innere als auch äußere Faktoren ein, betrifft also sowohl das Erleben als auch das Verhalten des Menschen. Sie umfasst das Lernen

- von elementaren menschlichen Fähigkeiten,
- des menschlichen Miteinanders,
- für Schule und Beruf.

Lernvorgänge begleiten den Menschen von der Geburt bis zum Tod. Es gibt keine Altersbegrenzung für das Lernen (➢ Abb. 2.21; lebenslanges Lernen ➢ 3.1.1).

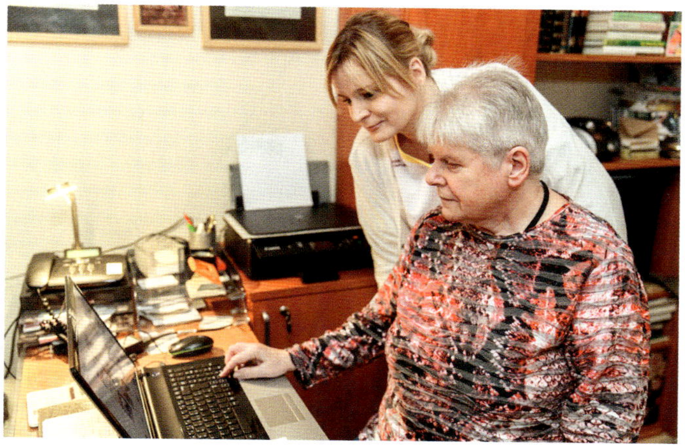

Abb. 2.21 An Seniorenakademien können auch ältere Menschen Wissen erwerben. [J787]

2.4.2 Kognitives Lernen

DEFINITION

Kognitives Lernen (*Lernen durch Denken*): Lerntheorie, nach der Lernen eine Verhaltensänderung durch Aneignung, Speicherung und Anwendung theoretischen Wissens ist.

Der Mensch ist in der Lage, sich die Welt in Gedanken (*kognitiv*) vorzustellen und zu erklären. Er kann sein Verhalten an diese Vorstellung anpassen. Um den Prozess des **kognitiven Lernens** zu verdeutlichen, sind Kenntnisse über den Aufbau und die Struktur des menschlichen Gedächtnisses notwendig. Ohne funktionierendes **Gedächtnis** ist kognitives Lernen unmöglich.

FALLBEISPIEL

Eine Auszubildende hat sich intensiv auf die bevorstehende Prüfung vorbereitet. In den Wochen unmittelbar davor hat sie täglich mindestens drei Stunden gelernt und auf ihre gesamte Freizeit verzichtet. Der Prüfungstag kommt. Die Auszubildende sitzt vor der Klausur. Sie kennt die Fragen, aber die Antworten fallen ihr nicht ein. Sie hat ein „black out".

Es gibt wohl keinen anderen Vorgang, der Menschen so viel Sorge bereitet, wie die Möglichkeit des **Vergessens** wichtiger Informationen. Wie läuft die Verarbeitung und Speicherung von Wissen ab? Wie kommt es zu Erinnern und Vergessen?

Gedächtnis

Das **Gedächtnis** ist die Instanz, die Informationen aus der Umwelt aufnimmt, speichert und verarbeitet. Diese komplizierten Vorgänge lassen sich mit Hilfe eines Gedächtnismodells veranschaulichen (➢ Abb. 2.22), das von mehreren Speichern mit unterschiedlicher Kapazität ausgeht:

- Sensorisches Register für das Erkennen der Information
- Kurzzeitgedächtnis für die Informationsverarbeitung
- Langzeitgedächtnis für die Informationsspeicherung

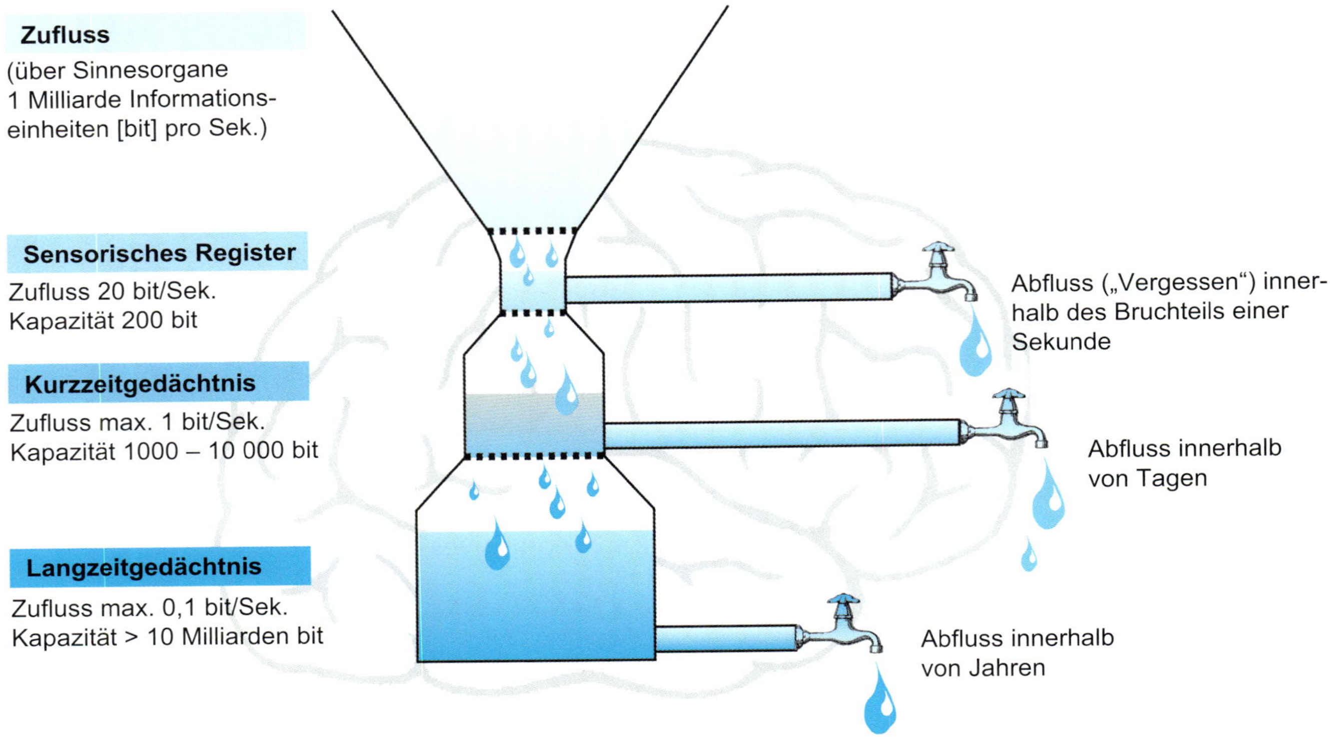

Abb. 2.22 Modell der Informationsverarbeitung. [A400]

Sensorisches Register

DEFINITION

Sensorisches Register (*sensorischer Speicher, Ultrakurzzeitgedächtnis*): Registriert und filtert die über die Sinnesorgane (➢ 2.5) eingegangenen Informationen und leitet sie ggf. an das Kurzzeitgedächtnis weiter.

Würden alle Außenreize ungefiltert das Bewusstsein erreichen, wäre das Gehirn überlastet. Die Auswahl (*Selektion*) im **sensorischen Register** dauert nur den Bruchteil einer Sekunde. Bereits dann werden als sinnlos erachtete Reize „vergessen", während als wichtig eingestufte Reize an das Kurzzeitgedächtnis weitergeleitet werden. Die Auswahl der als wichtig erachteten Informationen ist subjektiv und hängt ab von

- Interessen
- Erfahrungen
- Bedürfnissen.

FALLBEISPIEL

Ein Auszubildende hat sich vorgenommen, drei Stunden lang für die anstehende Klausur zu lernen. Nach einer Stunde bekommt er Hunger, er zwingt sich aber weiter zu lernen. Er kann sich jedoch nicht mehr auf den Lernstoff konzentrieren, da das aktuelle Bedürfnis „Hunger" stärker ist als seine Konzentrationsfähigkeit. Die Filterfunktion seines sensorischen Registers setzt ein und sorgt dafür, dass neben dem Reiz „Hunger" kaum andere Reize ins Bewusstsein gelangen.

Kurzzeitgedächtnis

DEFINITION

Kurzzeitgedächtnis (*Kurzzeitspeicher*): Zentrale Verarbeitungsinstanz des Gedächtnisses, wird häufig als **Arbeitsspeicher** bezeichnet.

Die aus dem sensorischen Register eingehenden Informationen werden im **Kurzzeitgedächtnis** geordnet, miteinander verknüpft und mit bereits im Langzeitgedächtnis gespeicherten Informationen verglichen.

Die Kapazität des Kurzzeitgedächtnisses ist beschränkt. Je nach individuellen Fähigkeiten schwankt der Umfang dieser Merkeinheiten von Mensch zu Mensch. Durch sinnvolles Strukturieren, Kombinieren und Zusammenfassen wird die Information so verdichtet, dass die Gedächtnisspanne optimal genutzt wird.

Das Kurzzeitgedächtnis ist störanfällig. Eine problemlose Verarbeitung der Informationen ist Voraussetzung für den Lernerfolg. **Vergessen** kommt auf dieser Speicherstufe zustande durch

- Überlastung, z. B. durch zu viele Merkeinheiten
- Mangelnde Konzentration, z. B. durch Übermüdung
- Äußere Ablenkung, z. B. durch Lärm
- Innere Ablenkung, z. B. durch Probleme
- Vorangegangene oder folgende Lernprozesse (individuelles Lernverhalten).

Auch die Merkdauer des Kurzzeitgedächtnisses ist begrenzt. Sie beträgt wenige Sekunden bis maximal einige Tage. Dinge, die für längere Zeit gespeichert werden sollen, müssen an das Langzeitgedächtnis weitergeleitet werden.

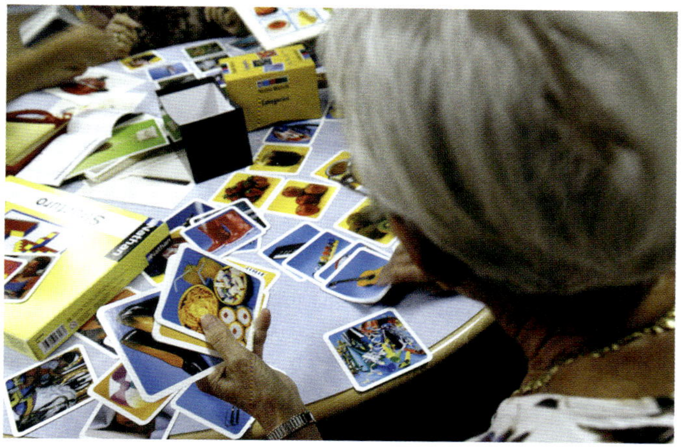

Abb. 2.23 Das Gedächtnis lässt sich mit verschiedenen Methoden trainieren. Hier versucht eine Bewohnerin, bei einem Memory Bildpaare aufzudecken. [J787]

Langzeitgedächtnis

DEFINITION

Langzeitgedächtnis: Teil des Gedächtnisses, in dem alle bisherigen Erfahrungen und Informationen gespeichert sind.

Jede Information hinterlässt im **Langzeitgedächtnis** Spuren in Form von chemischen und strukturellen Veränderungen an den Nervenzellen, die nicht mehr rückgängig zu machen sind. Die Kapazität des Langzeitgedächtnisses ist so groß, dass das Hauptproblem nicht im Speichern von Informationen, sondern im **Erinnern** liegt (➤ Abb. 2.23).

Je besser ein Inhalt verarbeitet und in andere Informationen eingebunden ist, je häufiger die mit ihm verbundene Information benötigt wird, desto leichter ist dieser Inhalt im Langzeitgedächtnis auffindbar. Ein gutes Gedächtnis hat, wer den Inhalt des Gedächtnisses gut strukturiert und in vielfältiger Weise nutzen kann. Selten benötigte Informationen sind zwar vorhanden, aber nur schwer abrufbar.

Der **Erfolg** kognitiven Lernens ist in jedem Alter abhängig von der Lernmotivation, der Konzentration, der Wiederholung und dem individuellen Lernverhalten. Der Lernerfolg lässt sich steigern, wenn das individuelle Lernverhalten die Arbeitsweise des Gedächtnisses berücksichtigt.

Um eine effektive Weiterleitung und Verarbeitung der Informationen im Kurzzeitgedächtnis zu gewährleisten, ist es notwendig,

- sich vollständig auf die neue Information zu konzentrieren
- körperliche Bedürfnisse, z. B. Hunger, vor Lernbeginn zu befriedigen
- sich einen möglichst störungsfreien Lernplatz zu sichern
- die anfallenden Lernarbeiten sinnvoll zu gestalten und zu planen.

2.4.3 Klassisches Konditionieren

DEFINITION

Konditionieren: Gezieltes Verbinden von Reiz und Reaktion.
Klassisches Konditionieren (*Signallernen*): Lerntheorie, nach der Lernen eine Verhaltensänderung aufgrund der Verbindung von neutralen Reizen mit natürlichen Reaktionen ist.

Der russische Physiologe *Iwan Petrowitsch Pawlow* (1849–1936) experimentierte mit Hunden, um den Vorgang des klassischen Konditionierens zu verdeutlichen (➤ Abb. 2.24): Der Anblick von Futter (*natürlicher, unkonditionierter Reiz*) löst bei hungrigen Hunden nach einem angeborenen Reiz-Reaktions-Mechanismus Speichelfluss aus (*natürliche, unkonditionierte Reaktion*). Pawlow koppelte den natürlichen Reiz des Futters mit einem neutralen Reiz, z. B. einem Glockenton, und wiederholte diesen Vorgang mehrmals. Nach einigen Wiederholungen führte allein der Glockenton zum Speichelfluss (*konditionierte Reaktion*).

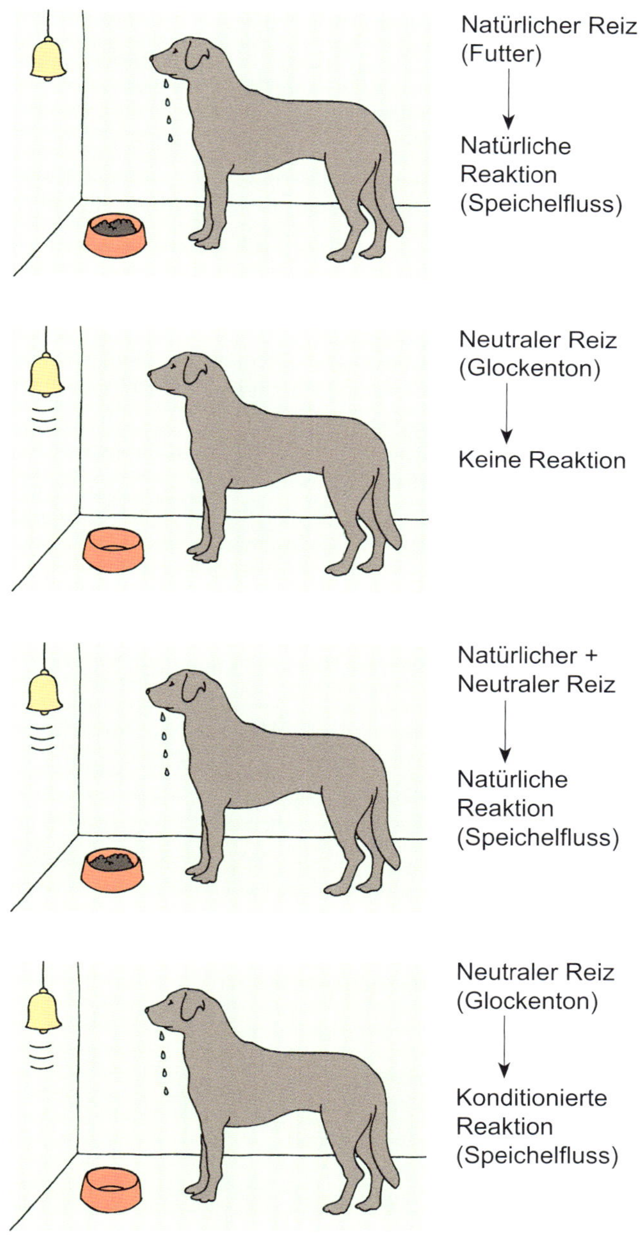

Abb. 2.24 Von der natürlichen zur konditionierten Reaktion (siehe Text). [L119]

Vor allem Säuglinge und Kleinkinder lernen nach der Methode des klassischen Konditionierens, da sie fast ausschließlich mit angeborenen Reaktionen reagieren.

Reizgeneralisierung

Um eine konditionierte Reaktion hervorzurufen, muss der auslösende Reiz nicht immer identisch sein. Auch ähnliche Reize übernehmen die *Signalfunktion* und verursachen dieselbe konditionierte Reaktion. Dieses Phänomen wird als **Reizgeneralisierung** (*Verallgemeinerung von Reizen*) bezeichnet.

Semantische Konditionierung

Pawlow stellte fest, dass auch Worte und Begriffe die Signalfunktion übernehmen können. Dieser Vorgang wird als **semantische Konditionierung** (*Konditionierung durch Worte*) bezeichnet.

Die semantische Konditionierung kann helfen, auf den ersten Blick unerklärliches Verhalten und Erleben zu erklären. So können z. B. freundlich gemeinte Worte beim Empfänger eine völlig andere Reaktion als erwartet erzeugen, wenn ähnlichen Worten in früherer Zeit z. B. unangenehme Konsequenzen folgten.

Löschung

Als **Löschung** bezeichnet man das Verlernen konditionierter Reaktionen. Dies geschieht, wenn ein Reiz längere Zeit nicht zur erwarteten konditionierten Reaktion führt.

In der Verhaltenstherapie wird diese Möglichkeit bewusst genutzt, um unerwünschtes Verhalten zu beheben (> 2.10.1). Allerdings sind viele emotionale Reaktionen und in der Kindheit durch Signale ausgelöste Ängste sehr stabil und schwer zu löschen.

Klassisches Konditionieren und Altenpflege

In der Altenpflege lässt sich die klassische Konditionierung in zweifacher Weise nutzen:

- Sie ermöglicht alten und verwirrten Menschen die Orientierung in neuer Umgebung und in einem neuen Tagesablauf. So kann z. B. ein Dreiklang das Signal für den Beginn des Mittagessens sein.
- Sie ermöglicht den Pflegefachpersonen den Zugang zu alten und verwirrten Menschen, z. B. mit Hilfe von Bildern, Liedern oder Gegenständen aus der Vergangenheit. Diese wirken z. B. beruhigend.

2.4.4 Operantes Konditionieren

DEFINITION

Operantes Konditionieren (*Lernen am Erfolg, Lernen durch Konsequenzen*): Lerntheorie, nach der Lernen eine Verhaltensänderung durch Konsequenzen ist.

Jedes Verhalten hat Konsequenzen, die das künftige Verhalten beeinflussen. Dieser Mechanismus ist in der Lernpsychologie eng mit dem Namen des amerikanischen Psychologen *Burrhus Frederic Skinner* (1904–1990) verbunden.

Verhalten, das zu positiven Konsequenzen führt (*positive Verstärkung*) oder dazu, dass negative Konsequenzen ausbleiben (*negative Verstärkung*), wird verstärkt, also wiederholt. Verhalten, das zu negativen Konsequenzen oder zum Ausbleiben erwarteter positiver Konsequenzen führt, unterbleibt.

Operantes Konditionieren wird bei der Erziehung im Elternhaus ebenso eingesetzt wie bei der beruflichen Sozialisation, in der Schule, in Vereinen, in der Verhaltenstherapie (> 2.10.1) oder auch in einer Altenpflegeeinrichtung.

FALLBEISPIEL

Eine Auszubildende nimmt sich sehr viel Zeit für die psychosoziale Betreuung der Pflegebedürftigen. Sie wird für ihr Verhalten gelobt. Deshalb bemüht sie sich auch in Zukunft weiter um das seelische Wohlbefinden der von ihr betreuten alten Menschen und misst diesem Bereich ihrer Tätigkeit große Bedeutung bei.

Ein Auszubildender einer anderen Einrichtung nimmt sich ebenfalls sehr viel Zeit für die psychosoziale Betreuung. In seinem Betrieb stehen jedoch die ärztlich angeordneten Pflegemaßnahmen im Vordergrund. Sein Verhalten wird als Zeitverschwendung kritisiert. Deshalb vernachlässigt der Auszubildende in Zukunft die psychosoziale Betreuung und stellt die ärztlich angeordneten Pflegemaßnahmen in den Vordergrund.

Lernprozesse des operanten Konditionierens

Belohnung (*angenehme Konsequenz*) und **Bestrafung** (*unangenehme Konsequenz*) haben im Rahmen des operanten Konditionierens eine weitaus umfassendere Bedeutung als im alltagssprachlichen Gebrauch. Wichtig für die praktische Umsetzung dieser Lerntheorie ist, dass die jeweiligen Konsequenzen unmittelbar auf das Verhalten folgen müssen, da jede zeitliche Verzögerung die Wirksamkeit beeinträchtigt.

Beim operanten Konditionieren werden fünf **Lernprozesse** unterschieden (> Abb. 2.25):

- Einsetzen angenehmer Konsequenzen (*positive Verstärkung*)
- Aufhören unangenehmer Konsequenzen (*negative Verstärkung*)
- Einsetzen unangenehmer Konsequenzen
- Aufhören angenehmer Konsequenzen
- Ausbleiben von Konsequenzen (*Löschung*).

Positive Verstärkung

Angenehme Konsequenzen (*Belohnungen*) verstärken ein erwünschtes Verhalten, sodass es wiederholt wird.

FALLBEISPIEL

Eine Pflegebedürftige ist nach einem Oberschenkelhalsbruch bettlägerig und nur schwer zu mobilisieren. Sie liebt es jedoch sehr, wenn ihr die Pflegefachperson etwas vorliest. Lobt die Pflegefachperson die Pflegebedürftige nach jedem Mobilisierungsfortschritt und liest ihr etwas vor, wird die Pflegebedürftige sich bei den nächsten Mobilisierungsübungen wieder anstrengen, um die Belohnung danach zu erhalten.

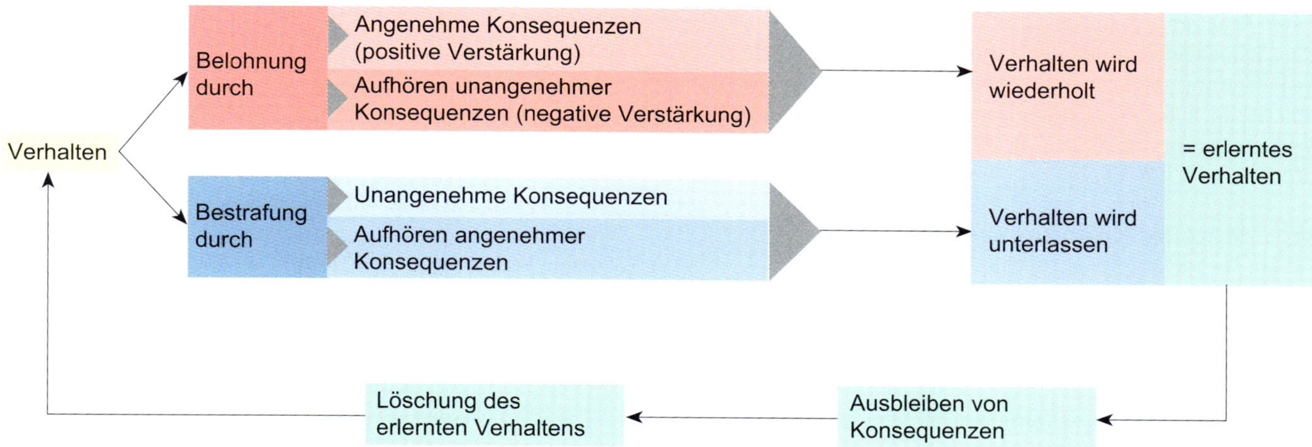

Abb. 2.25 Lernprozesse des operanten Konditionierens. [A400]

Allerdings muss die Belohnung auch als solche empfunden werden. Jemandem etwas vorzulesen ist nur dann eine Belohnung, wenn diese Person das Vorlesen mag. Manche Menschen reagieren eher auf **soziale Verstärker** wie Lob und Anerkennung, andere eher auf **materielle Anreize** wie Süßigkeiten oder Geld.

Soll operantes Konditionieren als Lernmethode in der Altenpflege eingesetzt werden, gilt es, für jeden einzelnen alten Menschen herauszufinden, welche Art von Belohnung bei ihm erwünschtes Verhalten verstärkt.

Negative Verstärkung

Auch das **Aufhören unangenehmer Konsequenzen** kann eine Belohnung sein und damit ein erwünschtes Verhalten verstärken.

Belohnung durch Aufhören unangenehmer Konsequenzen kann allerdings auch zur Suchtentstehung beitragen (➢ 4.9.3): Der Genuss von Alkohol oder anderen Rauschmitteln führt dazu, dass Probleme kleiner und unangenehme Konsequenzen erst einmal nicht mehr so wichtig erscheinen. Dieser angenehme Zustand wird mit dem zunehmend häufigeren Griff zur Flasche möglichst oft erzeugt. Allerdings hören die Probleme und unangenehmen Konsequenzen nicht wirklich auf, sie werden nur auf einen späteren Zeitpunkt verschoben.

Einsetzen unangenehmer Konsequenzen

Das **Einsetzen unangenehmer Konsequenzen** ist eine Bestrafung und führt dazu, dass ein Verhalten in Zukunft unterbleibt.

FALLBEISPIEL

Eine Auszubildende zieht Freizeitaktivitäten dem Lernen für eine Prüfung vor. Deshalb erscheint sie recht unvorbereitet zum Prüfungstermin und erhält eine schlechte Note. Da sie die schlechte Prüfungsnote als Ergebnis ihrer ungenügenden Prüfungsvorbereitung einzuschätzen weiß, schränkt sie ihre Freizeitaktivitäten in Zukunft ein, um mehr Zeit für das Lernen zu haben.

Ähnlich wie die Wirkung von Belohnung ist auch die Wirkung von Bestrafung individuell sehr unterschiedlich. Bei manchen Menschen wirkt eine soziale Bestrafung in Form von Tadel oder Kritik, bei anderen sind materielle Einbußen (Geldstrafe, Entzug von Süßigkeiten) eine weitaus wirkungsvollere Form der Bestrafung.

Bei der Pflege alter Menschen sollten Verhaltensänderungen nur im Ausnahmefall durch Bestrafen herbeigeführt werden, da die Pflegebedürftigen von den Pflegefachpersonen abhängig sind.

Aufhören angenehmer Konsequenzen

Auch das **Aufhören angenehmer Konsequenzen** ist eine Form der Bestrafung und führt ebenfalls dazu, dass ein Verhalten in Zukunft unterbleibt.

FALLBEISPIEL

Eine pflegebedürftige Frau bekommt von ihren Kindern häufig Besuch. Eigentlich freut sie sich darüber. Trotzdem kann sie es nicht lassen, zu jammern und die Kinder mit Vorwürfen zu überhäufen, dass sie sich nicht genug um sie kümmern. Mit der Zeit besuchen die Kinder sie immer seltener.

Diese Form von Bestrafung (*Liebesentzug*) wird häufig unbewusst eingesetzt. Sie kann, muss aber nicht zwangsläufig zu einer Verhaltensänderung führen. Die Betroffene wird nun erst recht jammern, dass die Kinder keine Zeit für sie haben.

Jemandem Zuwendung und Liebe zu entziehen, um ihn zu bestrafen, ist kein angemessenes Vorgehen, um eine Verhaltensänderung zu erreichen. Oft wird das unerwünschte Verhalten eher verstärkt. Die bessere Alternative ist ein vertrauensvolles Gespräch (➢ 2.6.4).

Löschung

Bei der **Löschung** wird ein bestimmtes Verhalten bewusst ignoriert. Dies führt im Regelfall zu einer Verunsicherung bei der Person, die eine Reaktion auf ihr Verhalten erwartet. Ignorieren eines Verhaltens kann aber auch dazu beitragen, dass ein mittels Belohnung oder Bestrafung angelerntes Verhalten unterlassen (gelöscht) wird. Damit sich nicht der Mensch abgelehnt fühlt, darf nur eine bestimmte Verhaltensweise, nicht die ganze Person ignoriert werden.

Instrumentelles Konditionieren

DEFINITION

Instrumentelles Konditionieren: Lerntheorie, nach der Lernen eine Verhaltensänderung aufgrund von Versuch und Irrtum ist.

Das **instrumentelle Konditionieren** ist eine Sonderform des operanten Konditionierens. Positive und negative Verstärkung kommen nicht von außen, sondern ergeben sich aus der Tätigkeit selbst. Schon kleine Kinder lernen durch *Versuch* und *Irrtum*. Der Turm aus Bauklötzen z. B. fällt so lange um, bis die richtige „Statik" gefunden wurde. Quereinsteiger in einen Beruf lernen das für ihre Tätigkeit notwendige „Handwerkszeug" auf ähnliche Weise, durch *learning by doing*.

2.4.5 Imitationslernen

DEFINITION

Imitationslernen (*Lernen am Modell, Lernen durch Nachahmung*): Lerntheorie, nach der eine Verhaltensänderung Folge eines Nachahmungsprozesses ist.

Besonders soziales Verhalten wird vorwiegend durch **Imitation** (*Nachahmung*) erlernt. Als Modell dienen Menschen, die Vorbilder sind, z. B. Eltern oder LehrerInnen. Schon bei kleinen Kindern lässt sich mitunter beobachten, dass sie komplexe Bewegungen mit der dazugehörigen Mimik vollständig von z. B. Vater oder Mutter nachahmen (➤ Abb. 2.26). Später übernehmen peer groups (Gruppe der Gleichaltrigen, ➤ 4.3.2) diese wichtige Funktion. Imitationslernen macht einen Hauptteil des menschlichen Lernens aus und führt zu schnellen und dauerhaften Lernerfolgen.

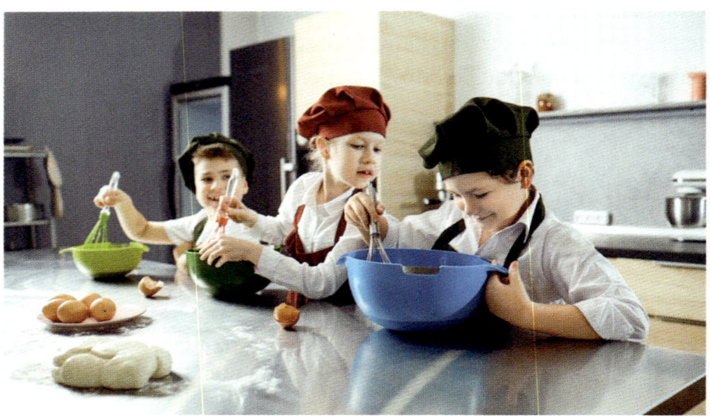

Abb. 2.26 Schon kleine Kinder können komplizierte Handlungsabläufe perfekt nachahmen. [J787]

Zwei Gruppen von Verhaltensmustern werden auf diese Weise gelernt:

- **Komplexe Verhaltensmuster,** etwa berufliche oder handwerkliche Fähigkeiten. Eine unerfahrene Pflegefachperson lernt z. B. den Verbandswechsel schneller, wenn sie bei einer erfahrenen Pflegefachperson zuschaut und deren Vorgehen nachahmt, als wenn sie sich den Handlungsablauf ausschließlich mit Hilfe eines Buchs aneignet.
- **Soziale Verhaltensmuster** (Rollen, ➤ 4.2.5) für den Umgang mit anderen Menschen. So lernen schon kleine Kinder, indem sie Eltern oder andere Bezugspersonen genau beobachten, wie diese z. B. mit alten Menschen oder Behinderten umgehen und übernehmen dieses Verhalten. Auch Einstellungen und Vorurteile (➤ 4.2.3) werden auf diese Weise weitergegeben.

Außer durch gezieltes Lernen durch Nachahmung lernen Menschen häufig auch dadurch, dass sie soziales Verhalten anderer Personen in neuen Situationen übernehmen (*stellvertretendes Lernen*).

FALLBEISPIEL

Frau Müller ist neu in der Altenpflegeeinrichtung. Es fällt ihr schwer, sich in der neuen Umgebung zu orientieren und die vielfältigen Erwartungen und Regeln zu durchschauen. Sie hat jedoch festgestellt, dass ihre Mitbewohnerin sowohl vom Pflegepersonal als auch von den anderen Pflegebedürftigen sehr nett behandelt wird. So orientiert Frau Müller ihr eigenes Verhalten an dem ihrer Mitbewohnerin, weil sie sich davon ebenfalls Anerkennung und Zuwendung verspricht.

Beim Imitationslernen wird nicht nur positiv, sondern auch negativ bewertetes Verhalten nachgeahmt, wenn es aus Sicht des Nachahmers belohnt wird.

Kümmern sich z. B. Pflegefachpersonen vorwiegend um stark pflegebedürftige und besonders nörgelige Pflegebedürftige, lernen neu Hinzukommende bald, dass sie, wenn sie sich ebenso verhalten, mehr Zuwendung erhalten.

Durch Imitation erlerntes Verhalten kann wieder verlernt werden (Löschung, ➤ 2.4.4), z. B. wenn anderes Verhalten an neuen Vorbildern beobachtet und nachgeahmt wird. Diese Möglichkeit des Verlernens wird in der Verhaltenstherapie (➤ 2.10.1) genutzt [1] [3].

Pflegefachpersonen haben **Vorbildfunktion** für Pflegebedürftige. Das Verhalten der Pflegefachpersonen gegenüber bestimmten Menschen wird häufig von anderen Pflegebedürftigen übernommen. Gleichzeitig ist jede MitarbeiterIn Vorbild für KollegInnen, besonders für neue MitarbeiterInnen und Auszubildende.

2.5 Wahrnehmung

2.5.1 Mensch und Umwelt

Verhalten und Erleben eines Menschen sind geprägt durch die Art, mit der er in Kontakt zu seiner Umwelt tritt und durch das Bild, das er sich von sich und seiner Umwelt macht. Dabei geht jeder Mensch davon aus, dass seine Sicht der Welt der Realität entspricht und von allen anderen Menschen geteilt wird. Um das Verhalten und Erleben des Menschen zu verstehen, ist es wichtig, die Prozesse zu kennen, die die Wahrnehmung des Menschen bestimmen.

DEFINITION

Wahrnehmungspsychologie: Teilgebiet der Psychologie, das erklären will, wie der Mensch seine Umwelt und sich selbst wahrnimmt.

Die **Wahrnehmungspsychologie** beschäftigt sich mit den Fragen:

- Welche Faktoren beeinflussen die menschliche Sicht der Welt?
- Wie werden Wahrnehmungsvorgänge im Gehirn verarbeitet?
- Wie lassen sich Wahrnehmungsstörungen psychologisch erklären?
- Wie kann man mit Wahrnehmungsstörungen umgehen?

DEFINITION

Wahrnehmung: Psychischer Vorgang, durch den der Mensch Informationen aus seiner Umwelt (*äußere Wahrnehmung*) und aus seinem Inneren (*innere Wahrnehmung*) erhält.

Äußere Wahrnehmung

Der Mensch nimmt seine Umwelt über die Sinnesorgane wahr. Die Verarbeitung der von außen einwirkenden visuellen, akustischen und taktilen Reize ist von Erfahrungen abhängig. Jeder Reiz sorgt für einen spezifischen Nervenimpuls, der über die Nervenbahnen zum Gehirn geleitet wird (➢ Abb. 2.27). Im Gehirn werden die Reize in entsprechende subjektive *Empfindungen* umgesetzt. Dabei entsteht ein *subjektives Bild der Welt.* Dieses Bild entsteht durch das Zusammenwirken der Reize aller verfügbaren Sinne (➢ 3.3.9) in einer bestimmten Situation.

Der Ausfall eines Wahrnehmungsorgans führt häufig zu Irritationen und Unruhe. Erhält das Gehirn nicht genügend Reize aus der Umgebung, stimuliert es sich selbst und konzentriert sich übertrieben stark auf die wenigen vorhandenen Reize. Auf diese Weise können **Halluzinationen** (*Sinnestäuschungen*) entstehen, z. B. bei bettlägerigen alten Menschen in reizarmer Umgebung. Völliger Wahrnehmungsentzug ist eine besonders schlimme Form der Folter, die bleibende Schäden hinterlassen kann.

Innere Wahrnehmung

Auch die **innere Wahrnehmung** über die körpereigenen sensiblen Systeme trägt zur Entstehung des subjektiven Weltbilds bei. Gefühle wie Hunger und Stimmungen wie Traurigkeit beeinflussen das Bild des Menschen von dieser Welt ebenso wie Einstellungen und Vorurteile (➢ 4.2.3). So sieht z. B. ein Pflegebedürftiger, der nach einem Krankenhausaufenthalt gegen seinen Willen in eine Altenpflegeeinrichtung eingewiesen wird und darüber sehr wütend ist, die Altenpflegeeinrichtung mit viel kritischeren Augen als jemand, der freiwillig und mit einer optimistischen Grundstimmung dorthin übersiedelt.

Augenblickliche Bedürfnisse schränken die Weltsicht ebenfalls ein (*selektive Wahrnehmung*). So kann ein Mensch die Schönheit der Natur kaum wahrnehmen, wenn er unter starken Schmerzen oder psychischen Belastungen leidet, z. B. Trauer oder Angst.

Wahrnehmung in der Pflege

Wahrnehmung ist von grundlegender Bedeutung für das alltägliche Handeln in der Pflege. So erhalten Pflegefachpersonen durch die Beobachtung von Pflegebedürftigen wichtige Informationen über deren Erleben und Verhalten. Sie können reagieren und sich selbst realitätsorientiert verhalten.

Auch bei der Durchführung von Pflegemaßnahmen gewinnen Pflegende Informationen durch die äußere Wahrnehmung. Sie sehen, hören, fühlen und riechen.

Im Umgang mit anderen MitarbeiterInnen oder bei der Anleitung von Auszubildenden spielt die Wahrnehmung eine wichtige Rolle. So schaut eine Auszubildende bei einem Verbandswechsel zu und lernt durch Beobachtung ein Verhaltensmuster (Imitationslernen, ➢ 2.4.5).

Zunehmend werden in der Pflege sinnesbezogene Methoden eingesetzt (➢ 3.3.9), die vor allem verwirrten und unruhigen Pflegebedürftigen durch Wahrnehmung und Anregung ihrer Sinne Entspannung ermöglichen.

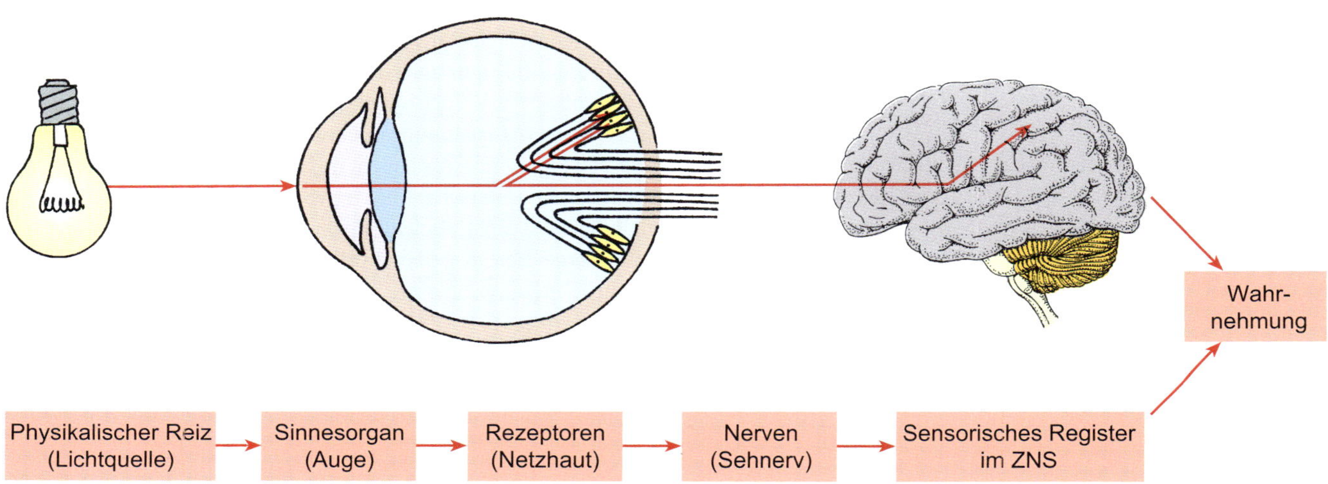

Abb. 2.27 Wahrnehmung am Beispiel des Sehens. [L119]

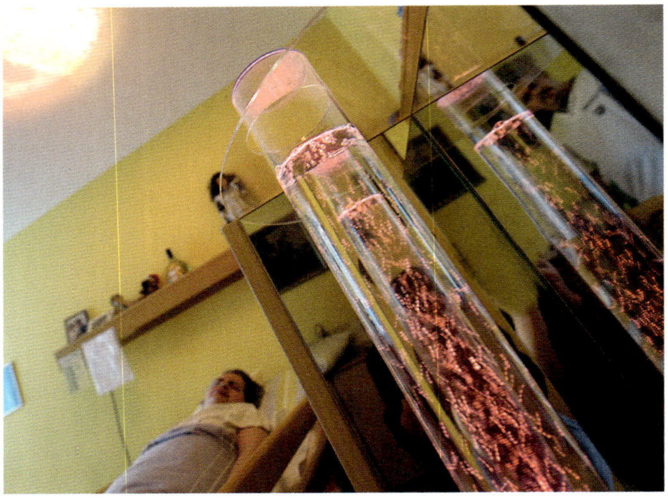

Abb. 2.28 Entspannung beim Snoezelen. [K157]

Dazu gehört das **Snoezelen** (niederländisch: *schnüffeln, dösen, träumen*). In eigens eingerichteten Räumen werden z. B. mit Hilfe von Düften, Farben, Lichteffekten oder Musik einzelne Sinne angesprochen oder die Wahrnehmung vertieft (➤ Abb. 2.28).

2.5.2 Organisationsprinzipien der Wahrnehmung

Menschen nehmen ihre Umwelt nicht als viele unterschiedlich helle und verschieden farbige Punkte wahr, sondern setzen diese Punkte zu Bildern, z. B. zu einem Baum, einem Haus oder einem Menschen, zusammen. Um das Gehirn durch die Fülle der auf die Wahrnehmungsorgane einströmenden Punkte (*Reize*) nicht zu überlasten, werden Informationen aus der Umwelt nach Organisationsprinzipien strukturiert. Typische **Organisationsprinzipien der Wahrnehmung** sind:

- Vereinfachung
- Figur und Grund
- Gruppierungstendenz
- Wahrnehmungskonstanz.

Vereinfachung

Die **Vereinfachung** und der Vergleich neuer Wahrnehmungen mit bekannten Bildern schützt das Gehirn vor Reizüberflutung und ermöglicht ein relativ konstantes Weltbild.

Das Gehirn erstellt Abbildungen der Umwelt nach drei *Tendenzen*.

Tendenz zum „guten" Bild

Bei der **Tendenz zum „guten" Bild** werden nicht alle im Gehirn eintreffenden Informationen verarbeitet. Stellt das Gehirn eine Übereinstimmung mit bereits gespeicherten Bildern fest, ergänzt und vervollständigt es das neue Bild automatisch mit bereits Bekanntem.

Tendenz zur Angleichung

Ähnlich wie bei der Tendenz zum „guten" Bild führt die **Angleichung** (*Assimilation*) zu einer Vereinfachung der Welt durch Abgleichen mit Bekanntem. So müssen in bekannter Umgebung nicht alle Informationen neu bearbeitet werden. Dies erleichtert die Orientierung und die schnelle Reaktion.

Alte Menschen können sich in ihrer ursprünglichen Umgebung auch bei Sehbehinderung oder leichter Demenz gut orientieren, wenn alle Dinge ihren angestammten Platz haben. Kommen diese Menschen in eine fremde Umgebung, gibt es keine gespeicherten Bilder mehr. Die Flut der neuen Wahrnehmungen führt dann oft zu Orientierungsstörungen, die nach einer Zeit der Eingewöhnung nachlassen.

Tendenz zum Kontrast

Bei der Wahrnehmung von zu vielen ähnlichen Reizen neigt das Gehirn dazu, Gegensätze überzubetonen. Diese **Tendenz zum Kontrast** erleichtert die Orientierung. Sie tritt auch bei zu geringen Wahrnehmungsreizen auf. Die Umgebung bettlägeriger Menschen ist oft so reizarm, dass sie bereits kleinste Veränderungen überbetont empfinden. So werden z. B. Geräusche oft subjektiv stärker wahrgenommen als sie tatsächlich sind.

Figur und Grund

Bei der Fülle der optischen Reize, die ständig auf den Menschen einströmen, hebt er die für ihn wichtige Information (die Figur) in den Vordergrund und lässt Unwichtiges im Hintergrund unscharf werden.

Da das Gehirn ein dreidimensionales Abbild der Wirklichkeit erstellt, entsteht immer ein Bild mit einer **Figur** und einem (Hinter-)**Grund.**

Bei der Kippfigur (➤ Abb. 2.29) ist es der menschlichen Wahrnehmung nicht möglich, zeitgleich die weiße Vase und die beiden schwarzen Gesichter zu erkennen, da immer nur eine Figur im Vordergrund wahrgenommen werden kann und der Rest zum Hintergrund wird. Dagegen gelingt es, *abwechselnd* die Vase und die Gesichter als Figur im Vordergrund zu akzeptieren.

Die Begriffe Figur und Grund beziehen sich nicht nur auf die optische, sondern z. B. auch auf die *akustische Wahrnehmung.* Bei eingeschränkter Wahrnehmungsfunktion im Alter, etwa Schwerhörigkeit, werden Figur und Grund nicht mehr so deutlich getrennt. Hörgeräte können die Unterscheidung in Vorder- und Hintergrundgeräusch nur eingeschränkt nachvollziehen. Deshalb haben alte Menschen mit Hörgeräten in geräuschvoller Umgebung oft besonders große Wahrnehmungsprobleme.

Gruppierungstendenz

Gruppierungstendenz bedeutet, dass das Gehirn des Menschen einzelne Reize zu Gruppen zusammenfasst, die eine Figur ergeben. Eine Figur wird als solche wahrgenommen, wenn sie

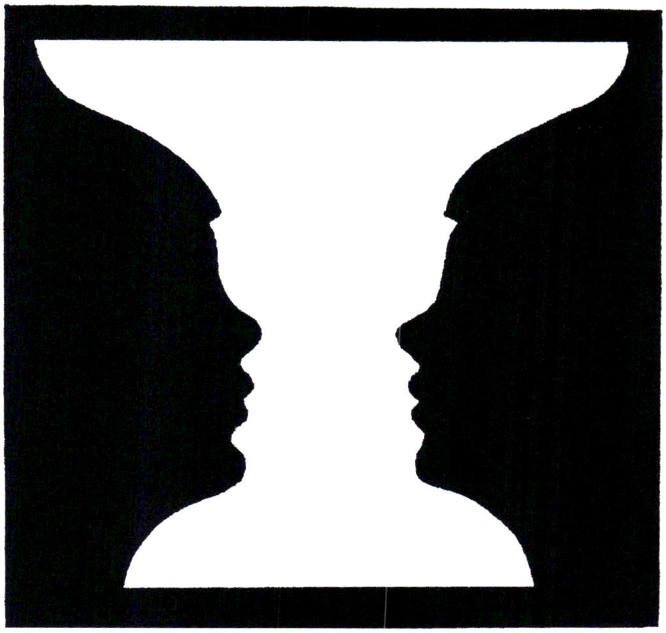

Abb. 2.29 Kippfigur: Pokal oder zwei Gesichter können nie gleichzeitig wahrgenommen werden. [L119]

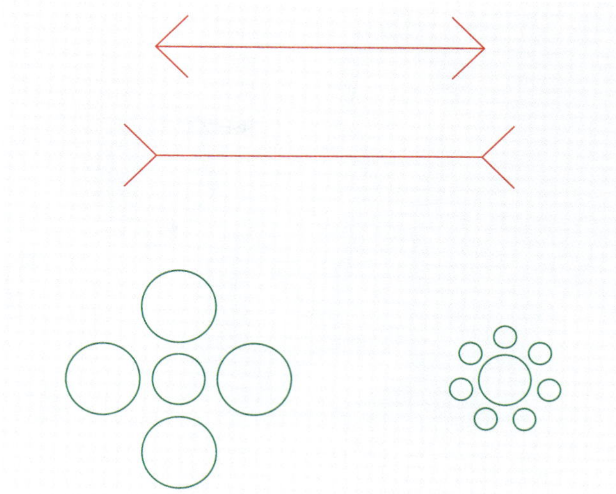

Abb. 2.30 Müller-Lyer-Täuschungen: Durch optische Täuschungen lassen sich die Grenzen der Verrechnung von wahrgenommenen Informationen im Gehirn aufzeigen. Beide Striche und beide Innenkreise täuschen durch Richtung der Pfeile bzw. die Größe der Außenkreise unterschiedliche Länge bzw. Durchmesser vor, obwohl Striche und Innenkreise jeweils gleich groß sind. [A400]

- als Figur bereits im Gehirn gespeichert ist,
- sich vor einem Hintergrund abhebt,
- in sich geschlossen ist, sodass sich ein „Ganzes" ergibt,
- Merkmale besitzt, die zu Gruppen zusammengefasst werden können.

Die Gruppierungstendenz lässt sich bei der Betrachtung des Sternenhimmels nachvollziehen: Der Mensch gruppiert einzelne Sterne zu Sternbildern, die er als Figur, z. B. als den großen Wagen, wahrnimmt.

Wahrnehmungskonstanz

Die **Wahrnehmungskonstanz** als Organisationsprinzip der Wahrnehmung lässt sich in Form- und Größenkonstanz unterteilen.

Formkonstanz

Das auf der Netzhaut abgebildete Bild ist zweidimensional und abhängig von Entfernung und Blickwinkel. Durch komplizierte Verrechnungsprozesse im Gehirn entsteht aus dieser zweidimensionalen Abbildung die Information über eine dreidimensionale Welt. Verzerrungen, z. B. durch verschiedene Blickwinkel, werden vom Gehirn ausgeglichen. Ein Gegenstand behält dadurch, egal von wo aus er betrachtet wird, eine konstante Form.

Größenkonstanz

Das Prinzip der **Größenkonstanz** macht es möglich, auch auf große Entfernung die Größe eines Objekts relativ genau einzuschätzen. Die Entfernung wird automatisch in die Umsetzung eines Wahrnehmungsreizes einbezogen. Dabei werden Erfahrungswerte ebenso berücksichtigt wie ein Vergleich mit anderen, zeitgleichen Wahrnehmungsreizen.

Auch wenn die Abbildung einer Person im Vordergrund objektiv größer ist als z. B. ein Haus im Hintergrund, bleibt doch der Größenunterschied klar. Einfache Größentäuschungen sind die Müller-Lyer-Täuschungen (➤ Abb. 2.30).

2.5.3 Soziale Wahrnehmung

DEFINITION

Soziale Wahrnehmung:
- Subjektive Wahrnehmung einer Person: Wird durch Einstellungen, Gefühle, Erwartungen oder Absichten beeinflusst
- Wahrnehmung von anderen Personen und Gruppen bei gleichzeitiger Interpretation ihres Verhaltens und Erlebens
- Wahrnehmung von Situationen und Sachverhalten

Erster Eindruck

Beim erstmaligen Zusammentreffen zweier Menschen entwirft jeder der beiden in kürzester Zeit aus wenigen Eindrücken ein komplexes Gesamtbild des Gegenübers (➤ Abb. 2.31). Nach wenigen Augenblicken werden nicht nur dessen Aussehen, sondern Eigenschaften, z. B. Freundlichkeit oder Hilfsbereitschaft, eingeschätzt.

Dieser **erste Eindruck** ist sehr stabil und beeinflusst auch alle später über diesen Menschen gewonnenen Informationen. Die Wahrnehmung anderer Menschen wird stärker als die Wahrnehmung von Gegenständen durch subjektive Wahrnehmungsfilter beeinflusst.

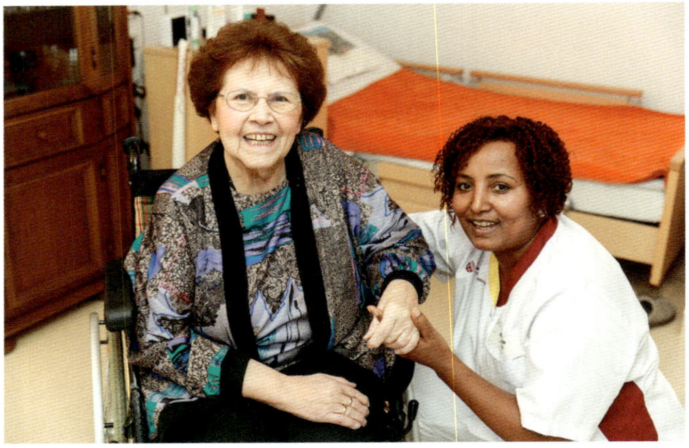

Abb. 2.31 Der erste Eindruck beeinflusst in hohem Maße die weitere Beziehung. [K157]

Bei der Beurteilung von Personen unterlaufen jedem Menschen Fehler, die ihm nur selten bewusst sind. Diese Fehler werden durch Einstellungen, Vorurteile und Stereotype (➤ 4.2.3) beeinflusst.

Beurteilungsfehler

Hof-Effekt (Halo-Effekt)

Bei der Begegnung mit einem Menschen können sichtbare Eigenschaften so dominant wirken, dass andere Merkmale nicht wahrgenommen werden. Dabei können sowohl positive als auch negative Effekte entstehen. Der Gesamteindruck dieses Menschen wird dann von einer einzigen hervorspringenden Eigenschaft bestimmt.

FALLBEISPIEL

Ein Altenpfleger begrüßt eine neue Bewohnerin. Sofort sieht er, dass sie gehbehindert ist und einen Rollstuhl benutzt. Er denkt: „Rollstuhlfahrer sind hilflos und anspruchsvoll, da kommt eine Menge Arbeit auf uns zu."

Der erste Eindruck, den er von der neuen Bewohnerin hat, wird von dem Merkmal „Rollstuhlfahrerin" geprägt. Darüber hinaus nimmt er von der alten Frau kaum etwas wahr. Er übersieht, dass sie sehr lebensfroh und aufgeschlossen ist und ein Hörgerät benutzt. Gleichzeitig macht er einen logischen Fehler.

Logischer Fehler

Beim **logischen Fehler** wird von einer sichtbaren Eigenschaft oder Tatsache auf das Vorhandensein anderer Eigenschaften geschlossen. Auch dies wird am Beispiel der Rollstuhlfahrerin deutlich. Aus der sichtbaren Gehbehinderung schließt der Altenpfleger auf Persönlichkeitseigenschaften. Er meint, sie sei hilflos und anspruchsvoll. Im Gegensatz zum Hof-Effekt findet der logische Fehler häufig bewusst statt.

Sympathie-Fehler

Sympathie und **Antipathie** spielen bei der ersten Begegnung von Menschen eine große Rolle. Manche Menschen sind auf den ersten Blick sympathisch, andere unsympathisch. Sympathie und Antipathie selbst sind noch keine Beurteilungsfehler. Problematisch werden Sympathie und Antipathie erst dann, wenn sie einen *Wahrnehmungsfilter* beim weiteren Umgang mit diesen Menschen erzeugen. Häufig werden Fehler sympathischer Menschen über ein vertretbares Maß hinaus entschuldigt, während positives Verhalten unsympathischer Menschen oft gar nicht wahrgenommen wird.

Ausdrucksdeutung

Der Mensch kann die Mimik und die Körpersprache, mit der sich ein anderer Mensch ausdrückt, deuten und zieht daraus Schlüsse über dessen Persönlichkeit. Diese **Ausdrucksdeutung** ist eine alltägliche Verständigungshilfe im zwischenmenschlichen Umgang. Was bei bekannten Personen eine wichtige Informationsquelle sein kann, führt bei der ersten Begegnung mit Unbekannten auch zu Fehlinformationen, da eine Verallgemeinerung einer Einzelsituation kaum möglich ist.

Durch einige häufig vorkommende Krankheiten, z. B. Schlaganfall oder Morbus Parkinson, werden Mimik und Körpersprache stark beeinträchtigt. Die Gefahr einer falschen Ausdrucksdeutung ist dann besonders groß.

Soziale Wahrnehmung in der Pflege

Die Kenntnis der allgemeinen Beurteilungsfehler sowie der eigenen Einstellungen, Vorurteile und Stereotypen (➤ 4.2.3), die diese Beurteilungsfehler beeinflussen, ist wichtig für Pflegefachpersonen. Um sie so weit wie möglich zu vermeiden, ist es notwendig, bewusst zwischen Wahrnehmung, Interpretation und Bewertung zu unterscheiden. Dies gilt insbesondere für die Krankenbeobachtung und für das Führen der Pflegedokumentation.

In die Pflegedokumentation werden nur Wahrnehmungen (keine Interpretationen und Bewertungen) detailliert niedergeschrieben, um mehrere Interpretationen zu ermöglichen. Dasselbe gilt auch für das Übergabegespräch. Eigene Interpretationen können hier zwar genannt, sollten aber bewusst vom tatsächlich Wahrgenommenen abgegrenzt werden.

Wenn z. B. eine Pflegefachperson beobachtet, wie eine neue Pflegebedürftige fünfmal innerhalb einer halben Stunde zur Toilette geht, kann sie diese Wahrnehmung verschieden interpretieren und bewerten.

Mögliche Interpretationen

- Pflegebedürftige ist unruhig und desorientiert.
- Pflegebedürftige leidet unter Blasenschwäche.
- Pflegebedürftige ist sehr aufgeregt und muss deshalb die Toilette häufiger aufsuchen.

Mögliche Bewertungen
- Mit der Pflegebedürftigen werden wir viel Arbeit haben.
- Pflegebedürftige muss gewickelt werden.
- Pflegebedürftige braucht Zuwendung.

Aus der Vermischung von Wahrnehmung, Interpretation und Bewertung können sich Probleme und Konflikte im Umgang miteinander ergeben. In Teamsitzungen (z. B. Stationsbesprechungen) oder in einer Supervision (➢ 4.10.2) können Lösungen besprochen werden [1] [6].

2.5.4 Basale Stimulation®

Die **basale Stimulation®** (*Basalkommunikation*) ist eine wahrnehmungsbezogene Pflegeintervention.

Die Methode wurde ursprünglich vom Sonderpädagogen *Andreas Fröhlich* (*1946) zur Förderung wahrnehmungsgestörter Kinder entwickelt. Sie geht davon aus, dass Menschen sich nur entwickeln, wenn sie sich selbst und ihr Umfeld wahrnehmen können. Die Wahrnehmungsfähigkeit des Menschen ist bereits in der Embryonalentwicklung angelegt und umfasst:
- Fähigkeit der körperlichen Wahrnehmung,
- Fähigkeit zur Wahrnehmung von Vibrationsreizen,
- Fähigkeit zur Wahrnehmung rhythmischer, olfaktorischer (Geruch), auditiver (Gehör), taktiler (Berührung) und visueller (Sehen) Reize,
- Fähigkeit zur Orientierung im Raum.

In den 1980er-Jahren wurde die Methode von der Pflegewissenschaftlerin *Christel Bienstein* (*1951) für die Pflege weiterentwickelt. Von der basalen Stimulation® profitieren alle wahrnehmungsbeeinträchtigten Menschen, z. B. Menschen mit Hemiplegie, Alzheimer-Demenz (➢ 4.7.4) oder Desorientierung. Auch Bewusstlose können mit basaler Stimulation® erreicht werden.

Ziele der basalen Stimulation® sind:
- Entspannung und Angstabbau
- Aufbau eines neuen Körperschemas
- Verbesserung des Gleichgewichts
- Förderung der Bewegungskoordination
- Aktivierung aller körperlichen und seelischen Prozesse

Die basale Stimulation® richtet sich an alle *Sinne* des Menschen. Welche Sinne besonders angesprochen werden, ist abhängig vom Krankheitsbild und der persönlichen Biografie (➢ 4.2.6). Zur basalen Stimulation® gehören auch eine wahrnehmungsfördernde Lagerung und ein abwechslungsreich gestaltetes Umfeld. Gleichzeitig ist eine Reizüberflutung z. B. durch hektisches Arbeiten oder zu viele Personen zu verhindern [7] [8].

2.6 Interaktion und Kommunikation

Interaktion

DEFINITION

Interaktion: Aufeinander bezogenes und sich gegenseitig beeinflussendes Verhalten von zwei oder mehr Menschen.

Zahlreiche Experimente der *Sozialpsychologie* haben die wechselseitige Beeinflussung menschlichen Verhaltens und Erlebens belegt. Dazu als Beispiel ein klassisches Experiment zum Gruppendruck (1956) des amerikanischen Psychologen *Solomon Asch* (1907–1996).

Beispielaufgabe zum Experiment von Asch zum Gruppendruck

Versuchspersonen, die zusammen mit mehreren eingeweihten VersuchshelferInnen an dem Experiment teilnehmen, werden gebeten, anzugeben, welche Linie auf der Vergleichskarte mit der Linie auf der Standardkarte übereinstimmt (➢ Abb. 2.32). Nach einigen Versuchen, bei denen die Angaben der jeweiligen Versuchsperson mit denen der VersuchshelferInnen übereinstimmen, entscheidet sich die Mehrheit der VersuchshelferInnen absichtlich für eine falsche Linie. Ca. 37 % der naiven (*uninformierten*) Versuchspersonen stimmen entgegen ihrer eigenen Wahrnehmung mit der Mehrheit für die falsche Linie, lassen sich also stark beeinflussen

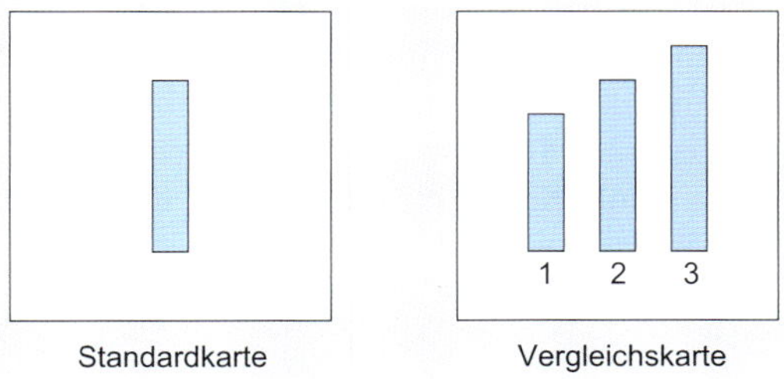

Abb. 2.32 Beispielaufgabe zum Experiment von Asch zum Gruppendruck (Erläuterung siehe Text). [A400]

Menschen orientieren ihr Verhalten und Erleben an dem Verhalten und Erleben anderer Menschen. Sie
- lernen Verhalten, indem sie das Verhalten anderer Menschen nachahmen (Imitationslernen ➢ 2.4.5),
- orientieren ihr Verhalten in neuen Situationen am Verhalten anderer,
- reagieren mit ihrem Verhalten auf das Verhalten anderer.

Interaktionsarbeit ist ein wichtiger Bestandteil der Pflegetätigkeit. Pflegefachpersonen stehen in ständiger Interaktion mit den Pflegebedürftigen, aber auch untereinander. In Ausbildungsgesetzen, Pflegetheorien, Kompetenzmodellen, in Standards und Leitfäden gelten Interaktionsfähigkeit und Kommunikationsfähigkeit als wichtige Schlüsselqualifikationen.

Kommunikation

DEFINITION

Kommunikation: Prozess, bei dem sich Menschen durch Worte oder Zeichen wechselseitig beeinflussen.

Menschen teilen ihr Erleben durch Worte mit, versuchen andere Menschen durch Worte zu beeinflussen und handeln durch Worte.

In einigen Bereichen ersetzen andere verabredete Zeichen, z. B. Gesten (Kopfnicken, Kopfschütteln), die Worte. Diese Form der

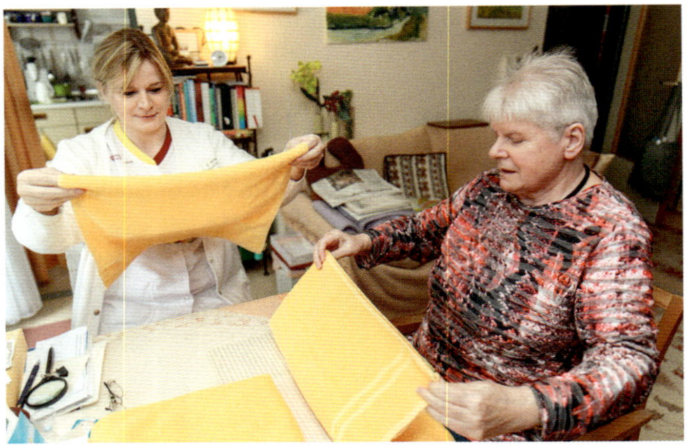

Abb. 2.33 Jedes „Miteinander umgehen" ist Kommunikation, egal ob mit oder ohne Worte. [K157]

Kommunikation wird als **nonverbal** im Gegensatz zur **verbalen** Kommunikation mit Worten bezeichnet (➤ Abb. 2.33). **Paraverbale** Kommunikation beinhaltet Wortwahl, Ausdrucksweise, Stimmlage aber auch Dialekte oder Fachsprache. Der Übergang zwischen Kommunikation und Interaktion ist fließend. Zum Teil werden beide Begriffe parallel benutzt [9] [15].

2.6.1 Kommunikationstheoretischer Ansatz

Kommunikation ist die Übermittlung einer Nachricht von einer **SenderIn** zu einer **EmpfängerIn.** Die SenderIn verschlüsselt (*encodiert*) eine Nachricht, die EmpfängerIn entschlüsselt (*decodiert*) sie. Bei der **Einweg-Kommunikation** (z. B. Massenmedien, Fernsehen) bleibt die SenderIn stets SenderIn, die EmpfängerIn stets EmpfängerIn. Die Kommunikationspsychologie beschäftigt sich jedoch ausschließlich mit der **Zweiweg-Kommunikation,** bei der SenderIn und EmpfängerIn ihre Funktionen wechseln (➤ Abb. 2.34).

Eine Erklärung zum Prozess der Kommunikation bietet der **kommunikationstheoretische Ansatz** von *Watzlawick, Beavin* und *Jackson,* auf dem die meisten neueren Modelle aufbauen. Sie stellen **fünf Axiome** (*Annahmen*) für Kommunikation auf.

1. Axiom: Man kann nicht nicht kommunizieren

Jedes Verhalten ist Kommunikation, weil es etwas bedeutet und eine Information enthält. Jede Kommunikation hat als Aktion eine Reaktion zur Folge. Auch Schweigen und Gesten haben kommunikative Bedeutungen. Schweigen wird z. B. häufig als Zustimmung aufgefasst, ohne dass damit Zustimmung gemeint ist. Schweigen kann auch Widerspruch oder Ablehnung ausdrücken.

FALLBEISPIEL

Eine Pflegefachperson fragt eine Pflegebedürftige beim Essen: „Schmeckt es?" Die Frau will höflich sein und schweigt, obwohl sie dieses Essen noch nie gern gegessen hat. Daraufhin klopft die Pflegefachperson der Pflegebedürftigen freundschaftlich auf die Schulter und meint: „Na fein, das freut mich!", weil sie das Schweigen als Zustimmung aufgefasst hat.

2. Axiom: Jede Kommunikation besteht aus einem Inhalts- und einem Beziehungsaspekt

Der **Inhaltsaspekt** beschreibt den Informationsgehalt einer Nachricht: *Was* wird mitgeteilt? Weil zwischen SenderIn und EmpfängerIn stets eine **Beziehung** besteht, bekommt die Information eine zusätzliche Bedeutung: *Wie* wird etwas mitgeteilt?

FALLBEISPIEL

Die Pflegefachperson betritt das Zimmer jeden Morgen mit der Frage: „Haben Sie gut geschlafen?", hört sich aber die Antwort nie an und unterhält sich stattdessen mit einer Kollegin.

Der Informationsgehalt der Nachricht „Ich möchte wissen, wie Sie geschlafen haben" wird überdeckt durch den Beziehungsaspekt „Ich höre aber nicht auf Ihre Antwort, weil sie mich nicht interessiert". Der Beziehungsaspekt beeinflusst den Inhaltsaspekt: Je stärker eine Beziehung gestört ist, umso unwichtiger ist es, welcher Inhalt mitgeteilt wird.

3. Axiom: Kommunikationsabläufe werden von KommunikationspartnerInnen in bestimmter Weise gegliedert und gewichtet

Auf jede Aktion einer SenderIn folgt eine Reaktion (*Rückmeldung, Feedback*) der EmpfängerIn auf die wiederum die SenderIn reagiert. Watzlawick u. a. verweisen auf die Lerntheorie des operanten Konditionierens (➤ 2.4.4): SenderIn und EmpfängerIn verstärken sich wechselseitig durch die Art ihrer Kommunikation. Aus ihrer subjektiven Sicht verleihen sie ihrer Kommunikation eine bestimmte Gewichtung, um eine beabsichtigte Wirkung bei der GesprächspartnerIn zu erzielen. Die Stärke der Gewichtung ist abhängig von Art und Qualität der Beziehung zwischen den KommunikationspartnerInnen (Beziehungsaspekt 2. Axiom). Watzlawick u. a. bezeichnen die Gliederung und Gewichtung eines Kommunikationsverlaufs als

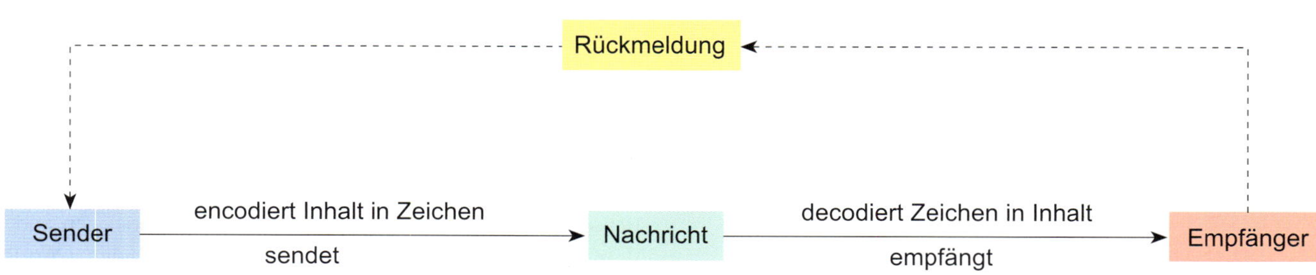

Abb. 2.34 Einfaches Kommunikationsmodell. [A400]

Interpunktion. Besonders in Diskussionen lassen sich unterschiedliche Interpunktionen der Beteiligten feststellen.

4. Axiom: Menschen können auf digitale und analoge Art und Weise miteinander kommunizieren

Die Unterscheidung zwischen digitaler und analoger Kommunikation orientiert sich an Begriffen aus der Technik. **Digitale Kommunikation** ist die Übermittlung von Inhalten mit Hilfe von Worten (verbal). Worte sind besonders geeignet, Informationen zu übermitteln, versagen jedoch häufig, wenn Gefühle mitgeteilt werden sollen. Mit der **analogen Kommunikation** werden Gefühle übermittelt. Sie findet nonverbal statt.

FALLBEISPIEL

Nach dem Tod eines Pflegebedürftigen räumt dessen Tochter weinend seine Sachen zusammen. Eine anwesende Pflegefachperson kann sowohl mit digitaler als auch mit analoger Kommunikation reagieren.

- **Digitale** Kommunikation: Die Pflegefachperson sagt: „Es tut mir sehr leid für Sie. Ihr Vater ist ganz ruhig eingeschlafen."
- **Analoge** Kommunikation: Die Pflegefachperson bleibt im Zimmer, lässt der Tochter Zeit und legt ihr tröstend die Hand auf die Schulter.

Für eine gelungene Kommunikation müssen oft sowohl digitale als auch analoge Kommunikationsformen zum Einsatz kommen. Sie dürfen sich jedoch nicht widersprechen, da sonst zwangsläufig Missverständnisse entstehen.

5. Axiom: Zwischenmenschliche Kommunikationsabläufe sind entweder symmetrisch oder komplementär

Mit symmetrischer und komplementärer Kommunikation wird die Beziehung zwischen SenderIn und EmpfängerIn beschrieben. Bei der **symmetrischen Kommunikation** beruht die Beziehung der KommunikationspartnerInnen auf *Gleichheit,* bei der **komplementären** (*asymmetrischen*) **Kommunikation** dagegen auf *Ungleichheit.* Ungleich ist eine Beziehung z. B., wenn eine KommunikationspartnerIn von der anderen abhängig ist, etwa die MitarbeiterIn von der Vorgesetzten oder die Pflegebedürftige vom Pflegepersonal (➤ Abb. 2.35) [10].

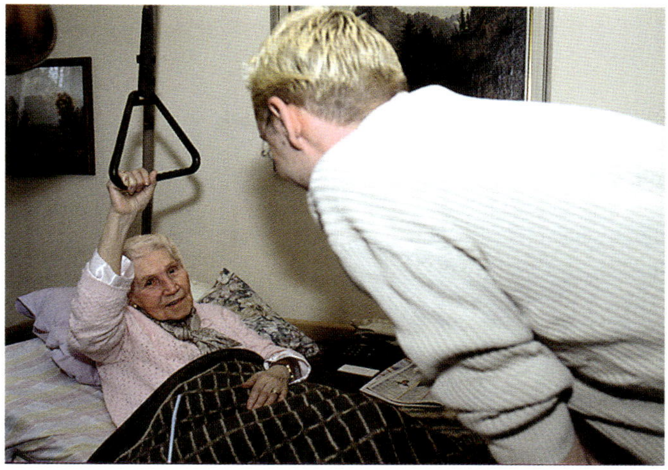

Abb. 2.35 Bei der komplementären (asymmetrischen) Kommunikation ist eine GesprächspartnerIn der anderen unterlegen. [K115]

2.6.2 Psychologisches Kommunikationsmodell

Das **psychologische Kommunikationsmodell** des deutschen Psychologen *Friedemann Schulz von Thun* (*1944) beschreibt und analysiert den Prozess der Kommunikation detaillierter. Schulz von Thun baut dabei auf dem kommunikationstheoretischen Ansatz von Watzlawick, Beavin und Jackson (➤ 2.6.1) auf. Er beschäftigt sich hauptsächlich mit dem Inhalts- und Beziehungsaspekt der Kommunikation (2. Axiom) sowie der digitalen und analogen Kommunikation (4. Axiom).

Bereits der einfache Kommunikationsprozess zwischen SenderIn und EmpfängerIn ist störanfällig. Dazu einige Beispiele:

- Die SenderIn findet für ihre Nachricht nicht die richtigen Worte.
- Die EmpfängerIn verbindet mit einem Wort einen anderen Inhalt als die SenderIn.
- Der EmpfängerIn ist ein Wort unbekannt, z. B. ein Fachausdruck oder Fremdwort.
- Nebengeräusche stören die Übermittlung der Nachricht.

Nach Schulz von Thun hat jede Nachricht *vier Seiten* (➤ Abb. 2.36):

- Seite des Inhalts (*Sachaspekt*)
- Seite des Appells (*Appellaspekt*)

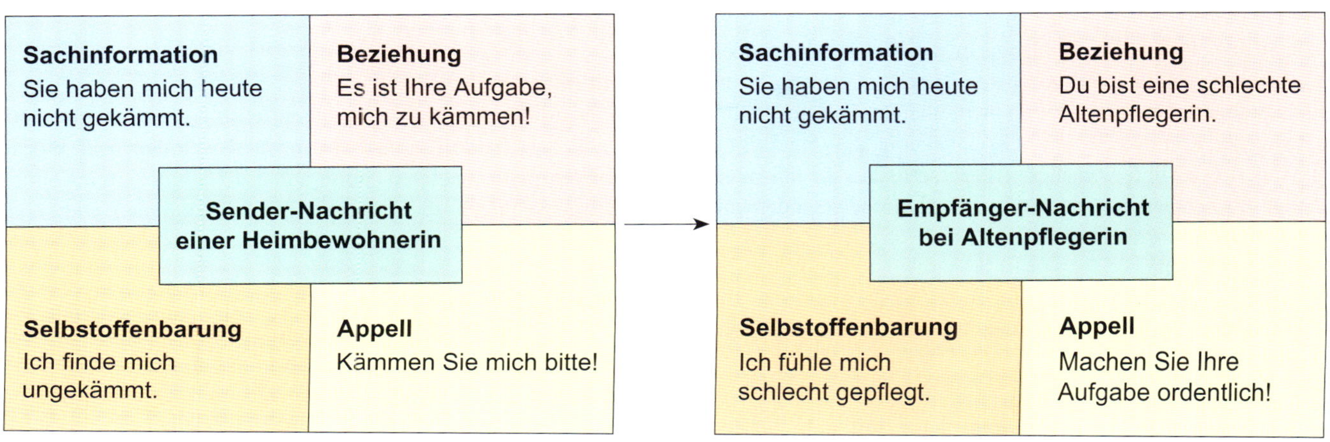

Abb. 2.36 Die vier Seiten einer Nachricht bei SenderIn und EmpfängerIn. Eine Pflegebedürftige sagt zur Pflegefachperson: „Sie haben mich heute nicht gekämmt." [A400]

- Seite der Beziehung (*Beziehungsaspekt*)
- Seite der Selbstoffenbarung (*Selbstoffenbarungsaspekt*)

Sachaspekt
Der **Sachaspekt** enthält die reine Sachinformation. So enthält das vorliegende Buch unter dem Sachaspekt viele Informationen. Es kann verstanden werden als eine von den AutorInnen als SenderInnen gesendete Nachricht in Form einer Einwegkommunikation.

Appellaspekt
Mit der Nachricht will die SenderIn die EmpfängerIn stets dazu veranlassen, etwas zu tun. Jede Nachricht enthält somit auch einen **Appell.** Der Appell dieses Buches ist, gelerntes Wissen praktisch umzusetzen und der psychosozialen Betreuung in der Pflege einen hohen Stellenwert zu geben.

Beziehungsaspekt
Jede Nachricht enthält auch Informationen über die **Beziehung** zwischen SenderIn und EmpfängerIn. So definiert die Nachricht dieses Buches etwa eine LehrerInnen-SchülerInnen-Beziehung.

Selbstoffenbarungsaspekt
In jeder Nachricht befinden sich nicht nur Sachinformationen, sondern auch Informationen über die Person der SenderIn. So enthält dieses Buch, gewollt oder ungewollt, auch Informationen über die AutorInnen.

Kommunikationsstörungen

Botschaften auf den vier Ebenen der Kommunikation werden von der SenderIn teils bewusst, teils unbewusst verschlüsselt und müssen von der EmpfängerIn jeweils einzeln entschlüsselt werden. **Kommunikationsstörungen** entstehen dadurch, dass SenderIn und EmpfängerIn die vier Seiten einer Nachricht unterschiedlich gewichten. Fehlinterpretationen auf einer Seite der Nachricht ziehen Fehler auf allen anderen Seiten nach sich.

Je nachdem, welche Seiten der Nachricht die Pflegefachperson „hört" und welche Bedeutung sie diesen Seiten gibt, reagiert sie unterschiedlich. Die EmpfängerIn reagiert nicht auf das, was die SenderIn gemeint hat. Die EmpfängerIn kann nur auf das reagieren, was sie verstanden hat. Wie im obigen Beispiel stimmen gesendete und empfangene Nachricht häufig nicht überein. Für eine beidseits befriedigende Kommunikation ist es notwendig, dass SenderIn und EmpfängerIn sich immer wieder vergewissern, dass die Information auf allen Ebenen genauso verstanden wird, wie sie gesendet wurde. Dies ist besonders wichtig bei:

- Streitgesprächen
- Klärungsgesprächen
- Gesprächen in außergewöhnlichen Situationen, z. B. der Sterbebegleitung
- Beratungsgesprächen

Techniken hierzu sind im Zusammenhang mit dem helfenden Gespräch (➢ 2.6.4) dargestellt.

Inneres Team

Schulz von Thun geht in seinem **Modell vom inneren Team** davon aus, dass sich besonders bei Entscheidungen im Inneren eines Menschen unterschiedliche Fragen, Meinungen oder Bedürfnisse melden („die innere Stimme"). Diese Mehrstimmigkeit wird oft gedanklich mit unterschiedlichen Personen verbunden. So können bei den Überlegungen für oder gegen eine Pflegeübernahme der demenzkranken Mutter die Argumente des Vaters, eines Bruders, der besten Freundin und der verstorbenen Großmutter „gehört" werden. Mit seinem Bild einer „inneren Teamsitzung" will Schulz von Thun Gedanken, Gefühlen, Lebenserfahrungen oder Werten (➢ 5.1.1) Raum geben, mit denen Beteiligte zu einer inneren Klärung gelangen (Hilfe zur Selbsthilfe) und nach außen authentisch auftreten können. Die entscheidungsunsichere Person wird zur *TeamleiterIn* am „inneren runden Tisch". Sie hat mit ihrer Entscheidung das letzte Wort, kann aktiv in den inneren Dialog der Teammitglieder eingreifen oder passiv der Diskussion folgen. Nicht immer gelingt es, Einstimmigkeit im inneren Team zu erreichen. Nicht selten widersprechen sich Aussagen, Bedürfnisse und Gefühle. Der innere Konflikt verschärft sich oder es kommt zu inneren Blockaden. Dann ist es hilfreich, sich Unterstützung bei Außenstehenden oder Professionellen zu holen (helfendes Gespräch, ➢ 2.6.4) [11] [12].

2.6.3 Kontingenzmodell der Kommunikation

Das **Kontingenzmodell** der PsychologInnen *Jones* und *Gerard* baut auf die Axiome 3 und 5 von Watzlawick u. a. (➢ 2.6.1) auf und vertieft sie. Im Mittelpunkt des Modells steht die wechselseitige Beeinflussung der Kommunikation, die als **Kontingenz** bezeichnet wird. An diesem Modell wird die Nähe der Begriffe Interaktion und Kommunikation besonders deutlich, ist doch mit jeder Kommunikation eine Interaktion verbunden. Jones und Gerard unterscheiden (➢ Abb. 2.37):

- Pseudokontingenz
- asymmetrische Kontingenz
- reaktive Kontingenz
- wechselseitige Kontingenz

Pseudokontingenz
Mit **Pseudokontingenz** beschreiben Jones und Gerard den Sachverhalt, dass beide KommunikationspartnerInnen nach eigenen Verhaltensplänen agieren, ohne auf das Gesagte ihrer KommunikationspartnerIn zu reagieren. Die beiden reden aneinander vorbei.

Asymmetrische Kontingenz
Bei der **asymmetrischen Kontingenz** setzt eine der KommunikationspartnerInnen ihren Verhaltensplan durch, ohne auf die andere zu reagieren. Sie dominiert das Gespräch, die andere reagiert nur.

Asymmetrische Kontingenz ist häufig Zeichen einer gestörten (*komplementären*) Beziehung (5. Axiom, ➢ 2.6.1).

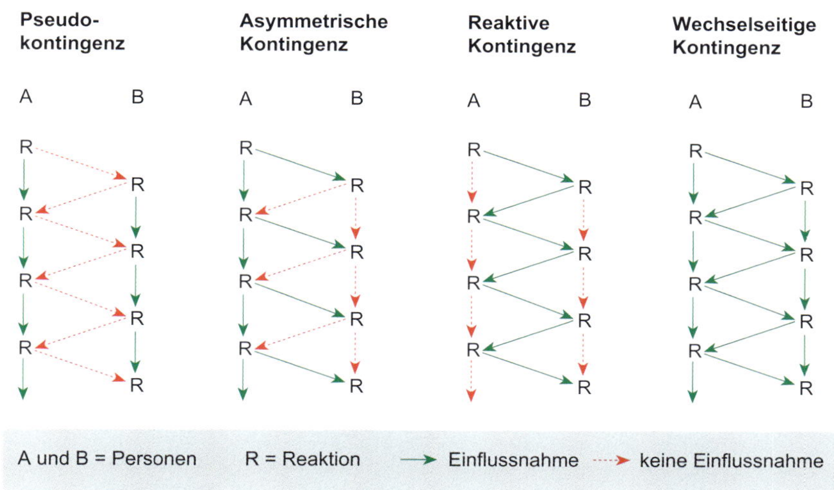

Abb. 2.37 Kontingenzformen der Kommunikation (nach Jones und Gerard). [A400]

Reaktive Kontingenz

Mit **reaktiver Kontingenz** beschreiben Jones und Gerard einen Kommunikationsverlauf, bei dem beide KommunikationspartnerInnen so stark aufeinander reagieren, dass sie ihren eigenen Verhaltensplan (den „roten Faden“) aus den Augen verlieren.

Wechselseitige Kontingenz

Bei der **wechselseitigen Kontingenz** reagieren die KommunikationspartnerInnen aufeinander, ohne die eigenen Verhaltenspläne aus den Augen zu verlieren. Ihre Kommunikation ist geprägt von dem Wunsch, die andere zu verstehen und wenn möglich zu einem gemeinsamen Gesprächsergebnis zu gelangen. Es handelt sich um eine sehr konstruktive Kommunikationsform, bei der Missverständnisse zwar nicht grundsätzlich ausgeschlossen sind, jedoch seltener als bei allen anderen Kontingenzformen auftreten. Die wechselseitige Kontingenz ist Grundlage helfender Gespräche.

2.6.4 Helfendes Gespräch

Aufbauend auf den drei dargestellten Kommunikationstheorien können Regeln für das **helfende Gespräch** (*partnerInnen-* oder *klientInnenenzentriertes Gespräch*) in der Pflege aufgestellt werden. Ähnliche Regeln gelten auch für die Gesprächspsychotherapie (➢ 2.10.1). Beim helfenden Gespräch steht der Gegenüber mit seiner gesamten Persönlichkeit im Mittelpunkt des Gesprächs.

Voraussetzungen für helfende Gespräche

- Die Persönlichkeit jedes Menschen wird als einzigartig angesehen und akzeptiert.
- Es wird anerkannt, dass jeder Mensch selbst zur Lösung seiner Probleme finden kann und muss.
- Die Entscheidung des anderen wird auf jeden Fall akzeptiert.

Gesprächstechniken

Aktives Zuhören

DEFINITION

Aktives Zuhören: Aufmerksame und einfühlende Zuwendung zur GesprächspartnerIn. Fähigkeit, die eigene Sicht zurückzunehmen und sich in die Sicht der anderen einzudenken.

Aktives Zuhören (➢ Abb. 2.38) ist die wichtigste Technik des helfenden Gesprächs und kann erlernt werden. Die GesprächspartnerIn (z. B. alte Frau) bekommt die Gelegenheit, ihre Sicht darzustellen. Nur ihre Sicht ist wichtig. Die KommunikationspartnerIn (z. B. AltenpflegerIn) vergewissert sich, dass sie die Sicht des alten Menschen auf allen Kommunikationsebenen richtig verstanden hat. Fragen zeigen Interesse und ermöglichen dem alten Menschen, sich selbst und seine Probleme klarer zu sehen.

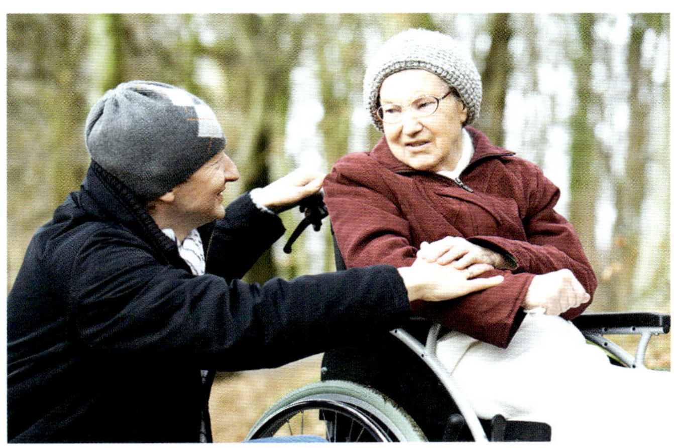

Abb. 2.38 Aktives Zuhören vermittelt der GesprächspartnerIn das Gefühl, akzeptiert zu sein und ernst genommen zu werden. [J787]

Im weiteren Gespräch werden die Gedanken und Gefühle des alten Menschen zusammengefasst und gespiegelt. So drückt die AltenpflegerIn ihre **Empathie** (*Anteilnahme*) aus. Wichtig ist, dass es sich um echte Anteilnahme handelt. Beim helfenden Gespräch werden zwei Formen der Anteilnahme unterschieden.

Akzeptierende Empathie

Bei der **akzeptierenden Empathie** geht es darum, die andere zu verstehen und sie zu spiegeln, um ihr damit eine **Rückmeldung** (*Feedback*) zu geben. Weil die Gefühle und Gedanken des alten Menschen von Pflegefachpersonen mit eigenen Worten wiedergegeben (*gespiegelt*) werden, entsteht häufig eine größere Klarheit und die Möglichkeit zum Weiterdenken.

FALLBEISPIEL

Eine Pflegebedürftige beklagt sich bei der Pflegefachperson: „Meine Kinder kümmern sich gar nicht mehr um mich. Nie kommen sie mich besuchen." Pflegefachperson (mit akzeptierender Empathie): „Sie fühlen sich oft einsam und von Ihren Kindern allein gelassen."

Besonders wichtig beim Spiegeln sind:

- Echtheit
- Keine Bewertung
- Keine eigene Meinung
- Keine Kritik
- Keine Vorschläge, die eine Problemlösung vorwegnehmen wollen.

Problemlösungsvorschläge, die zu einem falschen Zeitpunkt kommen, blockieren den Prozess der Selbsterkenntnis und werden oft als Bevormundung aufgefasst.

Aktivierende Empathie

Bei der **aktivierenden Empathie** geht es darum, der anderen bei der Lösung ihrer Probleme zu helfen (➤ Abb. 2.39). Dabei werden ihre Äußerungen nicht nur gespiegelt, sondern es wird versucht, ihr durch logische Schlussfolgerungen ein erweitertes Bild ihres Problems zu ermöglichen. Aktivierende Empathie dient dazu,

- versteckte Erfahrungen, Verhaltensweisen und Gefühle offenzulegen,
- Probleme zu verdeutlichen,
- Zukunftsbilder zu entwickeln,
- Ziele zu setzen,
- zielgerichtetes Handeln zu ermöglichen.

Auch bei der aktivierenden Empathie steht der alte Mensch mit seinen Problemen und Möglichkeiten im Mittelpunkt. Erfahrungen und Erkenntnisse der HelferIn sind nur insoweit von Bedeutung, wie sie dem alten Menschen helfen können, seine Probleme eigenständig zu erkennen und zu lösen. Wichtig für eine empathische Gesprächsführung ist es, Gefühle zu erkennen und anzusprechen.

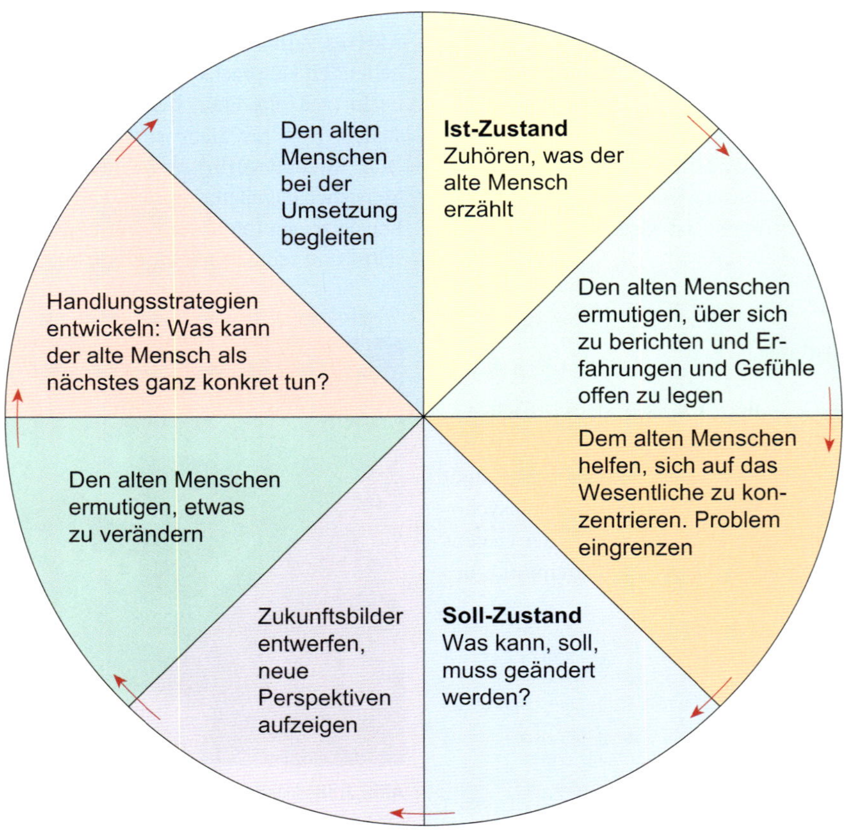

Abb. 2.39 Ablauf eines Beratungsgespräches, das auf aktivierender Empathie beruht. [A400]

FALLBEISPIEL

Eine Pflegebedürftige beklagt sich bei der Pflegefachperson: „Meine Kinder kümmern sich gar nicht mehr um mich. Nie kommen sie mich besuchen."
Pflegefachperson (mit aktivierender Empathie): „Sie fühlen sich oft einsam und von Ihren Kindern allein gelassen. Hier in der Pflegeeinrichtung haben Sie auch so wenig Kontakt. Vielleicht können Sie mehr mit Ihrer Zimmernachbarin unternehmen?"

Ich-Botschaft, Du-Botschaft

Ich-Botschaften helfen der EmpfängerIn, Verhalten und Gefühle der SenderIn besser zu verstehen. Sie sind eine wichtige Gesprächstechnik des helfenden Gesprächs, weil sie der EmpfängerIn etwas darüber sagen,
- wer die SenderIn ist
- wie die SenderIn fühlt
- was die SenderIn tun möchte.

Pflegefachpersonen, die in helfenden Gesprächen Ich-Botschaften senden, zeigen dem alten Menschen, dass sie ihn als Persönlichkeit und gleichberechtigten Gesprächspartner akzeptieren.

Im Gegensatz zu Ich-Botschaften vermitteln **Du-Botschaften** der EmpfängerIn nichts über die SenderIn und machen diese unangreifbar.

Du-Botschaften enthalten häufig Vorwürfe, indem sie Aussagen darüber treffen,
- wer die EmpfängerIn ist
- was die EmpfängerIn ist
- was die EmpfängerIn tun soll.

Schuld und Verantwortung werden allein auf die EmpfängerIn übertragen, die sich plötzlich in der Rolle findet, sich rechtfertigen zu müssen. Das macht sie zur unterlegenen GesprächspartnerIn. Deswegen sind Du-Botschaften in helfenden Gesprächen zu vermeiden.

Die Techniken des helfenden Gesprächs sind nicht nur in der Kommunikation zwischen Pflegefachperson und Pflegebedürftigen hilfreich. Sie bieten auch eine gute Grundlage für die Patientenedukation (➢ 2.6.6), die Kommunikation mit Angehörigen und die kollegiale Beratung (➢ 2.9.7). Dies gilt auch für die Techniken der gewaltfreien Kommunikation.

Gewaltfreie Kommunikation

Das Konzept der **gewaltfreien Kommunikation** (*GFK*) des Amerikaners *Marshall B. Rosenberg* (1934–2015) basiert auf der **klientenzentrierten Gesprächstherapie** von *Carl Rogers* (➢ 2.10.1), geht jedoch über den gesprächstherapeutischen Rahmen hinaus. Grundlage ist das Menschenbild der humanistischen Psychologie (Begründer: **Abraham Maslow** und *Carl Rogers,* ➢ 2.7). Es wird in vielen Bereichen angewandt, in denen es zu Konflikten kommen kann, z. B. in Organisationen, privaten Beziehungen oder in der Beratung. Beeinflusst wird das Konzept der gewaltfreien Kommunikation auch von *Mahatma Gandhi* (1869–1948) und seinen Überlegungen zur Gewaltfreiheit.

Grundannahmen der gewaltfreien Kommunikation

Empathie ist – wie bei Rogers – auch für Rosenberg eine Grundvoraussetzung gelingender Kommunikation. Die GFK soll helfen, sich klar und ehrlich auszudrücken und die Bedürfnisse des Gegenübers wahrzunehmen. Sie ist weniger eine erlernbare Technik als eine innere empathische Einstellung sowohl sich selbst als auch der anderen gegenüber. Die Beziehung (Beziehungsaspekt, ➢ 2.6) steht bei Rosenberg im Mittelpunkt einer gelungenen Kommunikation.

Für Rosenberg führt eine aggressive Kommunikation, die die Bedürfnisse (➢ 2.7) der anderen nicht berücksichtigt und mit Zuweisungen (Du-Botschaften) arbeitet, dazu, dass aus GesprächspartnerInnen GesprächsgegnerInnen werden und die Kommunikation von Konflikten geprägt wird. Um dies zu vermeiden, sollten in jedem Gespräch vier Komponenten klar ausgesprochen und verstanden werden:
- **Beobachtung:** Beschreibung einer konkreten Handlung (oder Unterlassung) ohne Bewertung oder Interpretation.
- **Gefühle:** Äußerung der eigenen durch die Handlung ausgelösten Gefühle in Form von Ich-Botschaften ohne Schuldzuweisung an den Gegenüber.
- **Bedürfnisse:** Wahrnehmen der eigenen, sich aus der Situation ergebenden Bedürfnisse ebenso wie eine empathische Wahrnehmung der Bedürfnisse des Gegenübers. Gefühle sind oft ein Indikator dafür, dass bestimmte Bedürfnisse gerade nicht erfüllt sind.
- **Bitten:** Ähnlich wie beim Appellaspekt von Friedemann Schulz von Thun (➢ 2.6.2) sollen auch bei Rosenberg Handlungswünsche klar geäußert werden. Dabei unterscheidet Rosenberg zwischen *Handlungsbitte* (Ich bitte dich, dieses oder jenes zu tun) und *Beziehungsbitte* (Ich fühle mich schlecht. Bitte hilf mir, das zu ändern).

Rosenberg fasst die Schritte der gewaltfreien Kommunikation in einem Satz zusammen: „Wenn ich a sehe, dann fühle ich b, weil ich c brauche. Deshalb möchte ich jetzt gerne d."

FALLBEISPIEL

Die Wohnbereichleiterin und eine Pflegefachperson befinden sich gemeinsam im Mitarbeiterzimmer. Gestern hatte die Leiterin die Bitte der Pflegefachperson nach einem Diensttausch abgelehnt, ohne sich die Gründe der Pflegefachperson anzuhören. Die Pflegefachperson möchte das Thema noch einmal ansprechen.
„Du, ich wollte noch mal wegen des Dienstplans mit dir sprechen."
Die Leiterin blickt weiter in ihre Unterlagen. „Da gibt es nichts mehr zu besprechen."
Die Pflegefachperson könnte im Rahmen der gewaltfreien Kommunikation folgenden Gesprächsbeginn nutzen:
- **Beobachtung:** „Ich sehe, dass du dich nicht auf ein Gespräch mit mir über eine Dienstplanänderung einlassen möchtest."
- **Gefühle:** „Ich fühle mich daher nicht ernstgenommen und bin auch ratlos ..."
- **Bedürfnis:** „Es ist für mich wirklich wichtig, das Thema noch einmal mit dir zu besprechen."
- **Bitte:** „Sag mir bitte, wann wir noch einmal darüber sprechen können."

Grenzen der gewaltfreien Kommunikation

- Nicht jeder Mensch ist in der Lage, sich in andere Menschen hineinzuversetzen, ihm fehlt Empathie, die auch nur schwer erlernbar ist.
- Eine **asymmetrische Kommunikationssituation** begrenzt die Möglichkeiten der gewaltfreien Kommunikation.
- Gewaltfreie Kommunikation benötigt Zeit, die gerade im Pflegealltag oft nicht vorhanden ist.
- Viele Menschen sind nicht (mehr) in der Lage, ihre eigenen Gefühle zu erkennen und auszusprechen.

Trotz dieser Grenzen ist die gewaltfreie Kommunikation ein gutes Konzept, um die Bedeutung von Gefühlen und Bedürfnissen im Rahmen von Interaktion und Kommunikation einzuschätzen. Gefühle und Bedürfnisse beeinflussen die Beziehungsebene jeder Kommunikation und ihre Nichtberücksichtigung führt zu Konflikten [14].

Gespräche fördern oder behindern

Gesprächstechniken können erlernt werden. Im Berufsalltag hilft es, einige praktische Tipps zu kennen, die Gespräche fördern, und ein Verhalten zu vermeiden, das Gespräche behindert (➢ Tab. 2.1).

DEFINITION

Mäeutik (griech. *Fragemethode des Sokrates*): Kunst, mit Hilfe von Fragen und Antworten zu einem Ergebnis zu kommen.

Im Pflegekonzept der **Mäeutik,** das von der niederländischen Demenz-Expertin *Cora van der Kooij* (1946–2018) entwickelt wurde, geht es um eine *lebendige Kommunikation.* In Gesprächen werden Pflegebedürftige motiviert, Geschichten zu erzählen, Bedürfnisse zu äußern oder über ihre Gefühle zu sprechen. Ein „richtiger" Streit klärt wie ein Gewitter nicht nur die Beziehung, sondern verbindet auch. MitarbeiterInnen sollen im Gespräch ihre Entscheidungen reflektieren und damit Verantwortung übernehmen (➢ 5.2.1).

Die Leitung fördert bei den MitarbeiterInnen das Sprechen über Gefühle und Erlebnisse. So entsteht ein Vertrauen in die eigene Wahrnehmung im Pflegealltag, aber auch über Grenzen der Belastbarkeit. Lebendige Kommunikation unterstützt das Zusammengehörigkeitsgefühl zwischen BewohnerInnen und MitarbeiterInnen, vermittelt Sicherheit und vertieft Beziehungen.

Motivierende Gesprächsführung

Eine weitere Gesprächstechnik mit großer Bedeutung im Pflegeprozess ist das Konzept der **motivierenden Gesprächsführung,** wie es erstmals 1983 von den amerikanischen Psychologen *William R. Miller* (*1947) und *Stephen Rollnick* (*1952) beschrieben wurde.

Das **Grundverständnis** der motivierenden Gesprächsführung liegt darin, dass es möglich ist, so mit einer KlientIn aber auch jeder anderen GesprächspartnerIn zu kommunizieren, dass eine Verhaltensänderung erreicht werden kann. Somit handelt es sich um eine klientenzentrierte, direkte Gesprächsmethode zur Verbesserung der intrinsischen Motivation. (Selbstmotivation, ➢ 2.7) Dabei wird davon ausgegangen, dass eine Motivation zur Verhaltensänderung bei der KlientIn selbst vorliegt. Es wird nicht gegen die Wünsche und Bedürfnisse der KlientIn gearbeitet. Die **Selbstbestimmung der KlientIn** wird in allen Phasen des Gesprächs beachtet.

Das Konzept unterscheidet **zwei Phasen** der Gesprächsführung:

- In der **ersten Phase** besteht das Ziel im Aufbau einer Veränderungsbereitschaft.
- In der **zweiten Phase** geht es um die Erarbeitung und Vereinbarung von verbindlichen Zielen und Wegen, die einen konkreten Veränderungsplan enthalten.

Wichtige Voraussetzungen für die motivierende Gesprächsführung sind wiederum Empathie, Respekt und Kommunikation auf Augenhöhe wie sie Grundlage aller helfenden Gespräche sind. Im Gegensatz zu *Rogers* (➢ 2.10.1) arbeiten Miller und Rollnick jedoch bewusst direktiv (Anweisung gebend). Dabei werden der KlientIn z. B. durch das Erwägen von Extremen mögliche Folgen von Verhalten illustriert oder durch ein Zurückblicken in die Vergangenheit und einen Blick in die Zukunft verschiedene Verhaltensoptionen angeboten. [15] [16]

Was helfende Gespräche erreichen können

Im Alltag einer Altenpflegeeinrichtung gehen Alltagsgespräch und helfendes Gespräch ineinander über. Helfende Gespräche als eine Form der psychosozialen Betreuung werden aus Zeitmangel häufig zeitgleich mit der Grund- und Behandlungspflege durchgeführt.

Tab. 2.1 Gesprächstipps für helfende Gespräche und vermeidbare „Gesprächskiller".

Gesprächsfördernd	Gesprächsbehindernd
• **Wiederholen und Umformulieren:** von GesprächspartnerInnen Gesagtes mit oder ohne eigene Worte wiederholen. Inhalte zusammenfassen • **Klären:** rückfragen, wenn etwas nicht verstanden wurde • **Nachfragen:** erfragen, was die andere meint, empfindet, fühlt, erlebt hat • **Denkanstöße geben:** dem Gegenüber ohne eigene Wertung weiterführende Impulse geben • **Gefühle** herausgreifen und ansprechen • **In-Beziehung-Setzen:** der GesprächspartnerIn Rückmeldung über sich selbst geben • **Feedback geben:** der GesprächspartnerIn mitteilen, wie man sie wahrnimmt • **Ich-Botschaften senden:** über eigene Person, eigene Empfindung reden	• **Befehlen:** z. B. „Das müssen Sie anders machen!" • **Deuten** und dadurch „in eine Schublade stecken" • **Herunterspielen:** z. B. „Ach, ist ja nicht so schlimm" • **Lösungen** nennen und immer parat haben: z. B. „Du musst das einfach lockerer sehen" • **Bewerten:** z. B. „Das ist aber nicht richtig" • **Von sich reden,** wenn GesprächspartnerInnen gerade etwas über sich gesagt haben • **Überreden** wollen • **Drohen, Warnen, Vorwürfe** machen • **Verallgemeinerungen:** z. B. „Anderen geht es ja genauso" • **Ironie:** z. B. „Ach, das hat Sie ja mal wieder aus der Bahn geworfen" • **Du-Botschaften senden:** Nichts von sich selbst, sondern über die anderen mitteilen

Helfende Gespräche haben eine wichtige Funktion in der psychosozialen Betreuung. Deshalb dürfen sie nicht der in der Pflege herrschenden Zeitknappheit zum Opfer fallen.

Helfende Gespräche können folgende Ziele erreichen:

- **Stützen** durch akzeptierende Empathie, z. B. in der Sterbebegleitung (➤ 5.4)
- **Entlasten** durch akzeptierende und aktivierende Empathie, z. B. bei Konflikten
- **Beraten** durch aktivierende Empathie, z. B. bei lebenspraktischen Problemen (➤ Abb. 2.39) [10] [11] [12] [15].

2.6.5 Bedeutung der Kommunikationsfähigkeit im Pflegeprozess

DEFINITION

Schlüsselqualifikation: Funktions- und berufsübergreifende Qualifikation, die nötig ist, um mit den ständigen Veränderungen der Arbeitswelt Schritt halten zu können. Sie bildet eine Ergänzung zu den rein fachlichen Qualifikationen, die schnell veralten.

Die Kommunikationsfähigkeit ist nicht nur die am häufigsten geforderte **Schlüsselqualifikation** (➤ 3.1.3) auf dem Stellenmarkt. In der Pflege kommt ihr eine besondere Bedeutung zu.

Unter **Kommunikationsfähigkeit** versteht man die Bereitschaft und das Vermögen des Menschen, bewusst und selbstkongruent zu kommunizieren, in dem er sich anderen klar und deutlich mitteilt, anderen aktiv zuhört (➤ 2.6.4), Wesentliches von Unwesentlichem unterscheidet, die Bedürfnisse der anderen erkennt und auf sie eingeht sowie auf nonverbale Signale achtet.

Kommunikationsfähigkeit umfasst die Artikulations- und Interpretationsfähigkeit.

Artikulationsfähigkeit

Zur *Artikulationsfähigkeit* gehören:

- Kontaktfähigkeit: in Beziehung treten können
- Ausdrucksfähigkeit: sich mitteilen können
- Spiegelungsfähigkeit: Gedanken und Gefühle der anderen zusammenfassen und wiedergeben können

Interpretationsfähigkeit

Interpretationsfähigkeit (➤ 3.3.1) umfasst die Fähigkeit zur:

- Sachinterpretation: Was wurde kommuniziert?
- Absichtsinterpretation: Warum wurde kommuniziert?
- Wirkungsinterpretation: Wozu wurde kommuniziert?

Reflektionsfähigkeit

Artikulations- und Interpretationsfähigkeit bilden gemeinsam die Grundlage der **Reflektionsfähigkeit,** einer weiteren unabdingbaren Schlüsselqualifikation für Pflegefachpersonen. Sie müssen in der Lage sein, über ihr soziales Handeln (➤ 4.2.2) nachzudenken, mit anderen darüber zu kommunizieren und es nach den jeweiligen Anforderungen zu verändern.

Der Pflegeprozess ist immer eine Gemeinschaftsarbeit. Damit er gelingt, müssen z. B. Pflegebedürftige, Angehörige, Pflegefachpersonen, ÄrztInnen und Mitglieder anderer Berufsgruppen miteinander reden. Betrachtet man den *Pflegeprozess* (➤ 1.2.2) beginnend mit der Informationssammlung, wird die Bedeutung der Kommunikationsfähigkeit schnell deutlich. Die Pflegefachperson, die den Pflegeprozess gestaltet, sollte die Grundlagen der Kommunikation beherrschen, um zu einem überprüfbaren Ergebnis zu gelangen [9] [17] [47].

2.6.6 Patientenedukation

DEFINITION

Patientenedukation (Patienten- und Familienedukation) bezeichnet vielfältige psychologische und pädagogische Maßnahmen, die Pflegebedürftige und ihre Angehörigen bei der Bewältigung der Pflegesituation helfen.

Die Werkzeuge für die Patientenedukation wurden an der Universität Witten/Herdecke (Department Pflegewissenschaften) entwickelt (Wittener Werkzeuge).

Voraussetzungen für eine gelungene Patientenedukation sind Interaktionsfähigkeit (➤ 2.6.1), Kommunikationsfähigkeit (➤ 2.6), Beratungsfähigkeit, Konfliktfähigkeit, Beobachtungsfähigkeit (➤ 2.1.2), ressourcenorientiertes Arbeiten und Reflektionsfähigkeit der einzelnen Pflegefachperson. Patientenedukation dient der

- *Information* z. B. über Krankheitsbilder oder notwendige Pflegemaßnahmen
- *Schulung* z. B. über selbstständige Ernährungsumstellung oder einfache Pflegemaßnahmen (Spritzen bei Diabetes, Anlegen von Anti-Thrombosestrümpfen)
- *Beratung* z. B. über verschiedene Therapieansätze oder auch zu lebenspraktischen Fragen.

Fünf Phasen der Beratung

Innerhalb der Beratung lassen sich fünf Phasen unterscheiden:

Im **Erstgespräch** werden die Vorstellungen und Erwartungen von Pflegebedürftigen (Angehörigen) und Pflegefachperson festgestellt und Thema und Ziele festgelegt.

In der **Orientierungsphase** müssen sich Berater und zu Beratende aufeinander einstellen.

In der **Klärungsphase** liegt die aktive Rolle beim Pflegebedürftigen, der seine Bedürfnisse, Ängste und Wünsche äußert, während die Pflegefachperson die Rolle des aktiven Zuhörers übernimmt.

Danach folgt eine **Phase der Entwicklung von Lösungsmöglichkeiten.** Hier übernimmt die Pflegefachperson die Rolle der ExpertIn.

Schließlich endet die Beratung in einer **Abschlussphase,** in der die Ergebnisse des Gesprächs verbindlich festgehalten werden.

Patientenedukation findet sowohl innerhalb von Einrichtungen im Rahmen der täglichen Arbeit und gesonderten Angeboten wie Schulungen als auch in speziellen Pflegeberatungsstellen wie den Pflegstützpunkten statt. Sie ist auch Teil der Krankheitsverarbeitung (➤ 2.8.2) [45] [46].

SURFTIPP

Infos zur Patientenedukation: http://www.wittener-werkzeuge.de/

2.6.7 Validation®

DEFINITION

Validation®: Wertschätzung, Annahme, Akzeptanz und Bestätigung der Gefühle und des Verhaltens eines anderen Menschen.

Validation® ist
- eine **Theorie,** die Gefühle und Verhalten von desorientierten Menschen (*Demenz,* ➤ 4.7.4) erklärt,
- eine **Methode,** Gefühle und Verhalten desorientierter Menschen einzuschätzen und besser zu verstehen,
- eine **Technik,** um die Würde (➤ 5.2.4) desorientierter Menschen zu wahren.

Ziele

Ziele der Validation® sind:
- Das Selbstwertgefühl steigern.
- Das gelebte Leben (Vergangenheit) akzeptieren.
- Den Rückzug in die „innere Welt" verhindern.
- Verbale und nonverbale Kommunikation verbessern.
- Eine Atmosphäre schaffen, in der sich der desorientierte Mensch geborgen fühlt.
- Auf Zwangsmittel aller Art verzichten.

Die US-Amerikanerin *Naomi Feil* (*1932) entwickelte aus ihrer Arbeit mit verwirrten alten Menschen das Konzept der Validation®. Dabei griff sie auf zahlreiche psychologische Grundannahmen zurück.

Grundannahmen

Den **Grundannahmen** der Validation® liegt eine humanistische, personenzentrierte Einstellung zugrunde (Holismus, ➤ 4.1.3): Jeder Mensch ist einzigartig und an sich wertvoll, auch in seiner Desorientiertheit. Erkenntnisse aus verschiedenen psychologischen Theorien ergänzen diese Haltung.

Psychoanalyse

Im Alter und bei Desorientierung werden die Abwehrmechanismen (➤ 2.2.2) herabgesetzt. Unbewusstes drängt auf Verarbeitung. Damit gibt es immer einen Grund für das scheinbar unsinnige Verhalten eines desorientierten alten Menschen. Symbolhandlungen, z. B. ständiges Auf- und Zuschließen oder das Verstecken von Gegenständen, stehen für unverarbeitete Gefühle.

Theorie der psychosozialen Entwicklung

Nach *Erik Erikson* (➤ 2.3.4) müssen nicht gelöste Konflikte eines Entwicklungsstadiums in einem späteren Stadium aufgearbeitet werden. *Naomi Feil* ergänzt die Theorie durch ein neuntes Stadium: *das hohe Alter.* Hier wird die Vergangenheit aufgearbeitet. Misslingt diese Aufgabe, vegetiert der alte Mensch nur und zieht sich völlig aus der Gegenwart zurück.

Gesprächspsychotherapie

Die TherapeutInnen-Eigenschaften Echtheit, Wärme und Anteilnahme (Gesprächspsychotherapie nach *Carl Rogers,* ➤ 2.10.1) sind Orientierungshilfen für die validierend arbeitende Pflegefachperson. Jeder kann validieren, der die TherapeutInnen-Eigenschaften in die Beziehung zum alten Menschen einbringt.

Altersbedingte Veränderungen von Gedächtnis und Wahrnehmung

Wenn das Kurzzeitgedächtnis (➤ 2.4.2) versagt und die Wahrnehmungsorgane (➤ 2.5.1) schwächer werden, stellt der alte Mensch über Erinnerungen ein inneres Gleichgewicht (*Homöostase*) her. Ein Ereignis der Gegenwart kann frühere Erinnerungen auslösen. Gegenwart und Vergangenheit vermischen sich. Aus diesem Grund bietet die Biografie (➤ 4.2.6) eines Menschen wichtige Anhaltspunkte für eine Validation®.

Vier Stadien der Desorientierung

Für die Arbeit mit desorientierten alten Menschen unterscheidet *Naomi Feil* **vier Stadien der Desorientierung.** Jedes Stadium entspricht einem weiteren Rückzug aus der Realität. Durch Validation® kann dieser Prozess aufgehalten oder verzögert werden.

Stadium I: Mangelhafte oder unglückliche Orientierung

In diesem Stadium hat der alte Mensch grundsätzlich noch einen Bezug zur Realität. Seine zeitweilige Desorientierung ist ihm bewusst und löst Ängste aus. Anderen gegenüber wird sie geleugnet, ebenso wie die damit verbundenen Gefühle. Diese alten Menschen sind häufig verkrampft und angespannt. Ihr Verhalten ist schroff, anklagend und weinerlich. Für Verluste und Ängste werden andere verantwortlich gemacht. Sie halten an festgeschriebenen gesellschaftlichen Rollen (➤ 4.2.5) fest. Gegenstände stehen als Symbole für die Vergangenheit und bieten Orientierung. Die Verrichtungen des täglichen Lebens können mit Erinnerung selbstständig ausgeführt werden.

FALLBEISPIEL

Eine Pflegebedürftige, die ihre Brille nicht finden kann, beschuldigt die Pflegefachperson des Diebstahls.
Eine Pflegebedürftige trennt sich nicht von ihrer Handtasche und sammelt darin alle möglichen Dinge. Die Pflegefachpersonen dürfen diese Tasche nicht anfassen oder öffnen. Für die alte Dame symbolisiert die Handtasche ihre weibliche Identität.

Stadium II: Zeitverwirrtheit

Im zweiten Stadium sind die Betroffenen zeitlich, örtlich und zur Person desorientiert. Sie ziehen sich zurück und klammern sich nicht mehr an die Realität, sondern leben in ihren Erinnerungen. Zeitverwirrte alte Menschen kehren zu den grundlegenden, universellen Gefühlen der Kindheit zurück: Liebe, Hass, Angst, Trauer und Streben nach Identität (➤ 4.2.7). Sie singen und lachen häufig und sprechen auf Berührungen an. Sie verwenden oft neue Wortschöpfungen und haben Wortfindungsstörungen. Sie brauchen Hilfe bei allen Verrichtungen des täglichen Lebens.

FALLBEISPIEL

Beispielhaft für das Stadium II sind
- die Pflegebedürftige, die zu ihrer Mutter zurück will
- die Pflegebedürftige, die scheinbar sinnlose Worte ständig wiederholt.

Stadium III: Sich wiederholende Bewegungen

Menschen, die im Stadium II ihre Gefühle und Konflikte nicht aufarbeiten konnten, ziehen sich immer weiter zurück. Lebenslang unterdrückte Gefühle werden nun geäußert, gesellschaftliche Werte und Normen nicht mehr beachtet. Die Sprache wird unverständlich, Singen ist jedoch teilweise noch möglich. Diese alten Menschen sind rastlos. Bei allen Verrichtungen des täglichen Lebens sind sie von den Pflegefachpersonen abhängig. Medikamente und Zwangsmittel verstärken den Rückzug.

FALLBEISPIEL

Beispielhaft für das dritte Stadium sind
- der Pflegebedürftige, der ständig sein Geschlechtsteil zeigt,
- die Pflegebedürftige, die endlos und scheinbar unaufhaltsam den Flur entlang läuft,
- die Pflegebedürftige, die mit ständig sich wiederholenden Klopfzeichen am Tisch sitzt.

Stadium IV: Vegetieren

In diesem Stadium schließt der alte Mensch völlig mit seinem Leben ab. Er versucht nicht mehr, seine Vergangenheit aufzuarbeiten. Er spricht nicht und bewegt sich kaum. Er zeigt wenige Reaktionen und liegt in embryonaler Position. Es gibt jedoch zahlreiche Hinweise darauf, dass auch diese Menschen noch durch Berührungen und sinnliche Anregungen wie Musik erreicht werden können.

Hier ergänzen sich Validation® und basale Stimulation® (➤ 2.5.4).

Techniken der Validation®

Für jedes der beschriebenen Stadien hat *Naomi Feil* spezielle **Techniken der Validation** erarbeitet. Grundsätzlich können jedoch alle Techniken in jedem Stadium zur Anwendung kommen.

Bei der Validation® werden alle Möglichkeiten der verbalen und nonverbalen Kommunikation genutzt. Dabei ist es wichtig, das bevorzugte Sinnesorgan des alten Menschen anzusprechen (Eingangskanäle der Wahrnehmung ➤ 3.3.2).

- **Blickkontakt:** Blickkontakt ist sehr wichtig. Es sollte immer auf der gleichen Ebene mit dem alten Menschen kommuniziert werden, nie von oben herab (➤ Abb. 2.40).
- **Sprechweise:** Die Stimme sollte tief und echt klingen, das Tempo langsam sein. Dialekte und sprachliche Eigenheiten berücksichtigen.
- **Schlüsselworte:** Schlüsselworte auch dann wiederholen, wenn der Sinn unverständlich ist.

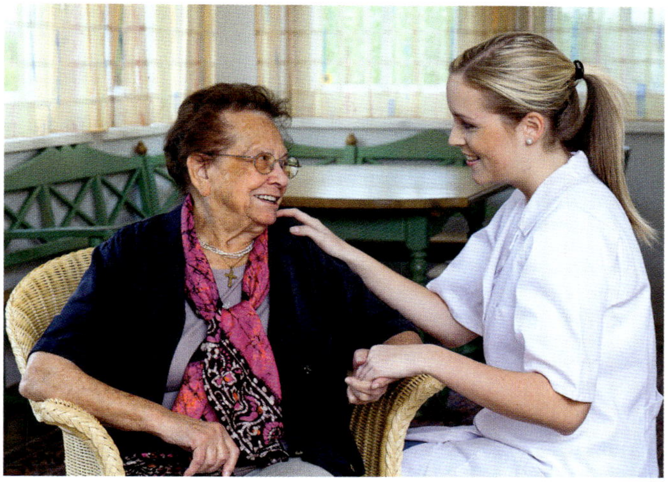

Abb. 2.40 Blickkontakt, Berührung und Mitgehen sind die wichtigsten Techniken der Validation®. [J787]

- **Fragen:** Fragen (was, wo, wer, wann?) ermöglichen den Zugang zu den Erinnerungen des alten Menschen. Jedoch nie nach dem Grund (warum?) von Verhalten oder Gefühlen fragen, da der alte Mensch durch den Rechtfertigungszwang zusätzlich verunsichert wird.
- **Singen:** Gemeinsames Singen schafft Zusammengehörigkeitsgefühl und knüpft an Erinnerungen an.
- **Berührungen:** Liebevolle und echte Berührungen, die die Individualität und Würde des alten Menschen beachten, ermöglichen auch im Stadium III und Stadium IV der Desorientierung einen Zugang.
- **Mitgehen:** Mitgehen im Sinne von „pacing und leading" bedeutet, sich auf die Gefühlswelt des alten desorientierten Menschen teilnehmend einzustellen, ihn in seinen Erinnerungen zu begleiten. Nur dann kann die Pflegefach Pflegefachperson kraft ohne Lügen und Vorspielen falscher Tatsachen irgendwann sanft die Führung übernehmen.

Die AnwenderInnen von Validation® analysieren den alten Menschen nicht und üben niemals Druck aus, sondern nehmen ihn ernst. Diese Grundhaltung kann von jeder Pflegefachperson eingenommen werden.

Validation® ist nicht nur eine Kommunikationstechnik oder eine Methode zum Umgang mit verwirrten alten Menschen, sondern eine **Grundeinstellung,** die die gesamte Arbeit in der Altenpflege prägt. Dazu gehören auch organisatorische Veränderungen in der Institution Altenpflegeeinrichtung und im Tagesablauf.

Gruppenvalidation

Validation® kann auch in Gruppen durchgeführt werden. Dabei stehen Biografiearbeit (➤ 3.3.2) und Übernahme sozialer Rollen (➤ 4.2.5) als Orientierungshilfe im Vordergrund. Gruppenvalidation eignet sich besonders für Desorientierte im zweiten Stadium und erweitert das geragogische Angebot (➤ 3.4) für diesen Personenkreis [18] [19].

Integrative Validation®

Die deutsche Psychogerontologin *Nicole Richard* (1957–2014) hat zusammen mit einer Gruppe von PraktikerInnen aus der Altenpflege Naomi Feils Methode auf bundesrepublikanische Verhältnisse übertragen und zum Konzept der **integrativen Validation®** weiterentwickelt. Richard stellt grundsätzlich keine Fragen, um den desorientierten Menschen nicht in die Enge zu treiben. In die Gespräche sollen Lebensgeschichte (Biografie) und Rituale, z. B. vor dem Essen oder dem Einschlafen, eingebunden werden. Für Richard sind nicht aufgearbeitete Konflikte zwar Grundlage des jetzigen Verhaltens, eine Aufarbeitung steht bei ihr jedoch nicht im Vordergrund. Sie spiegelt in erster Linie die Gefühle der Verwirrten und nimmt sie damit an. Integrative Validation® eignet sich auch zur Aufarbeitung posttraumatischer Belastungsstörungen bei desorientierten alten Menschen (➤ 2.2).

Die integrative Validation® ist entwicklungsorientiert und passt sich sowohl an die aktuellen Bedürfnisse des verwirrten Menschen als auch der Pflegeeinrichtung an.

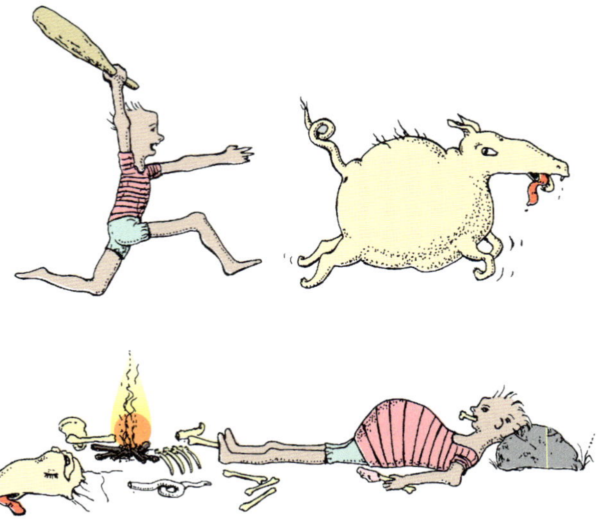

Abb. 2.41 In zivilisierten Regionen muss sich niemand mehr auf die Jagd nach etwas Essbarem begeben, meist reicht ein Gang zum Kühlschrank. [L190]

2.7 Motivation

DEFINITION

Motivationspsychologie: Teilgebiet der Psychologie, das sich mit den Ursachen und Bedingungen menschlichen Verhaltens beschäftigt.

2.7.1 Motive und Motivation

Motive

DEFINITION

Motive (lat. movere = *bewegen*): Beweggründe; Kräfte, die menschliches Verhalten anregen, in Gang halten und ihm eine Richtung geben. Motive können sein:
- Instinkte, Bedürfnisse und Triebe
- Innere Reize oder Ungleichgewichte
- Äußere Anreize und Erwartungen

In der Motivationspsychologie werden biologische (*primäre*) und psychosoziale (*sekundäre, soziogene*) **Motive** unterschieden. Kenntnisse über biologische und psychosoziale Motive sind Grundlage einer personenzentrierten Pflege (➤ 1.2.2).

Biologische Motive

Für **biologische Motive** wird häufig auch der *Triebbegriff* (➤ 2.2.2) benutzt. Biologische Motive sind angeboren und zur individuellen *Lebenserhaltung* unerlässlich. Zu den lebensnotwendigen biologischen Motiven gehören:
- Hunger
- Durst
- Wärme
- Schlaf
- Bewegung.

Auch die *Sexualität* ist ein biologischer Trieb, allerdings ist die Sexualität nicht lebensnotwendig.

Die Trieberregung und Triebbefriedigung hängen sehr stark von individuellen und kulturellen Faktoren ab (➤ 2.8.3).

Psychosoziale Motive

Psychosoziale Motive und ihre Befriedigung sind zwar zur Lebenserhaltung nicht notwendig, bestimmen jedoch im Wesentlichen die menschliche *Lebensgestaltung*. Lassen sich psychosoziale Bedürfnisse nicht erfüllen, können schwere emotionale und kognitive Störungen entstehen. Aus unbefriedigten psychosozialen Motiven entstehen häufig Krankheiten, die keine rein organische Ursache haben, sondern psychisch mitbedingt sind (*psychosomatische Krankheiten*).

Psychosoziale Motive sind *soziogen*. Das heißt, sie werden im Lauf des Lebens erlernt und sind damit kultur- und gesellschaftsabhängig (Sozialisation, ➤ 4.2.1).

Wichtige psychosoziale Motive sind:
- Leistung
- Durchsetzung
- Macht
- Kontakt
- Anerkennung.

Motivation

DEFINITION

Motivation: Prozess, in dem durch Motive menschliches Verhalten angeregt, in Gang gehalten und auf ein Ziel ausgerichtet wird.

Biologische und psychosoziale Motive sind Kräfte, die menschliches Verhalten auslösen und steuern. Dadurch entsteht ein **Motivationsprozess** mit verschiedenen Phasen.
- **Aktivitätsanregung:** Ausgangspunkt ist ein Motiv, z. B. ein Bedürfnis. Dieses Bedürfnis, z. B. Hunger, löst eine bestimmte Aktivität aus, z. B. Aufstehen und an den Kühlschrank gehen (➤ Abb. 2.41).

- **Zielgerichtetheit:** Der Handelnde hat die Absicht, ein *Ziel* zu erreichen. Er muss ein bestimmtes Handlungsergebnis wollen und die dazu notwendigen Schritte tun, z. B. Kühlschrank öffnen, Joghurtbecher herausnehmen und öffnen, Joghurt essen. Dazu stellt er einen Handlungsplan auf (*kognitive Steuerung*).
- **Befriedigung:** Ist das Ziel erreicht, z. B. Nahrungsaufnahme, wurde das Bedürfnis befriedigt und die Bedürfnisregulierung ist abgeschlossen. Der emotionale Zustand des Handelnden hat sich verändert. Das ursprüngliche Unlustgefühl Hunger verwandelt sich in das Lustgefühl Satt-sein. Konnte das Ziel nicht erreicht werden, bleibt das Gleichgewicht gestört. Eine Befriedigung bleibt versagt (*Frustration*). Das unbefriedigte Bedürfnis löst erneut Aktivität aus. Der Motivationsprozess beginnt von vorn.

2.7.2 Bedürfnispyramide nach Maslow

Mit zunehmenden Erkenntnissen über die menschlichen Bedürfnisse entstand ein immer differenzierteres Bild dieser Bedürfnisse. Gleichzeitig wurde versucht, Bedürfnisse nach ihrer Bedeutung für den Menschen zu sortieren und so eine Rangordnung (*Hierarchie*) zu bilden. Die bekannteste Rangordnung ist die **Bedürfnispyramide** (➢ Abb. 2.42) des amerikanischen Psychologen *Abraham Maslow* (1908–1970). Er ordnet menschliche Bedürfnisse aufsteigend von den physischen über die psychischen und sozialen zu den geistigen Bedürfnissen:

- Physiologische Bedürfnisse, z. B. Hunger und Schlaf
- Sicherheitsbedürfnisse, z. B. Schutz vor Gefahren, Unabhängigkeit
- Soziale Bedürfnisse, z. B. Zuwendung, Liebe, Freundschaft und Zärtlichkeit
- Bedürfnis nach Wertschätzung, z. B. Selbstvertrauen und Anerkennung
- Bedürfnis nach Selbstentfaltung, z. B. Realisierung eigener Kompetenzen und Wissenserwerb.

Jede Stufe setzt die Befriedigung der Bedürfnisse der vorherigen Stufe voraus. Erst wenn z. B. physiologische Bedürfnisse erfüllt sind, können die übergeordneten befriedigt werden. Ein Mensch, der z. B. stark übermüdet ist, braucht in erster Linie Schlaf. Bedürfnisse nach Zuwendung oder Selbstverwirklichung treten in den Hintergrund. Je besser die Bedürfnisse der vorangegangenen Stufe befriedigt wurden, desto differenzierter können sich die nachfolgenden Bedürfnisse entfalten.

Mangelmotive

Maslow bezeichnet die unteren Stufen 1 bis 4 in seiner Bedürfnispyramide als Mangelbedürfnisse oder **Mangelmotive.** Er geht von dem Gedanken aus, dass menschliches Verhalten der Bedürfnisregulierung (➢ 2.7.1) dient, also einen Mangelzustand ausgleichen will. So kann ein Gleichgewicht (*Homöostase*) hergestellt und Befriedigung erreicht werden.

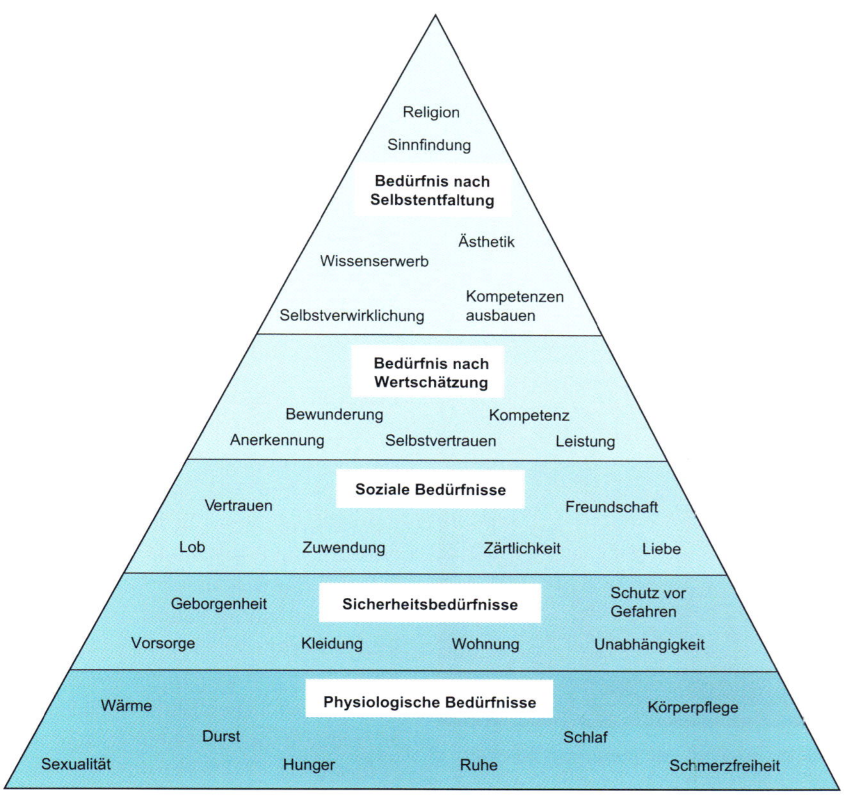

Abb. 2.42 Bedürfnispyramide nach Maslow. [A400]

2

Physiologische Bedürfnisse

Bezogen auf die Situation in einer Altenpflegeeinrichtung sind verschiedene Mangelzustände hinsichtlich der physiologischen Bedürfnisse denkbar, deren Ausgleich zur Steigerung des Wohlbefindens und der Lebensqualität beitragen. Bei Pflegebedürftigen und Pflegefachpersonen werden gleiche, aber auch unterschiedliche Motive wirksam.

- Pflegebedürftige:
  - Hunger und Durst
  - Schlaf
  - Körperpflege
  - Schmerzfreiheit
- Pflegefachpersonen:
  - Hunger und Durst
  - Ruhepausen.

Sicherheitsbedürfnisse

Der Wunsch nach Sicherheit spielt für alle Menschen eine große Rolle. Dazu gehört das Bedürfnis nach

- Körperlicher Unversehrtheit
- Wirtschaftlicher Sicherheit
- Geschütztem Wohnraum.

Alte Menschen leiden nach einem Umzug in eine Altenpflegeeinrichtung unter dem Verlust ihrer Wohnung oder ihres Hauses. Es dauert eine Weile, bis sie sich in ihrem neuen Zimmer sicher und zu Hause fühlen. Vertraute Gegenstände (z. B. Möbel, Bilder) und die Zuwendung der Pflegefachpersonen können ihnen über die Verluste hinweghelfen und Geborgenheit vermitteln (➤ Abb. 2.43).

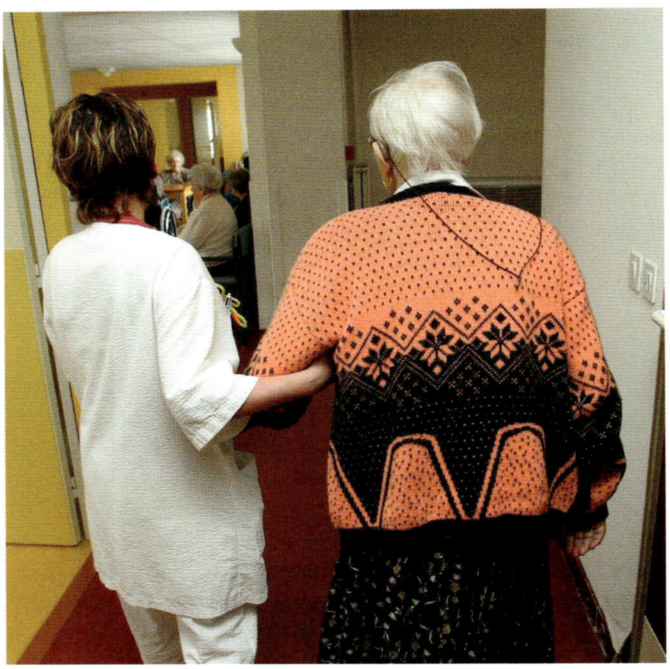

Abb. 2.43 Pflegefachpersonen können Sicherheit vermitteln, wenn bei alten Menschen die Unsicherheit durch den Abbau körperlicher Fähigkeiten wächst. [J787]

Für die Pflegefachpersonen sind z. B. die Sicherheit des Arbeitsplatzes und eine regelmäßige Gehaltszahlung von Bedeutung.

Soziale Bedürfnisse

Die meisten Menschen fühlen sich nur in einer Gemeinschaft (➤ 4.10.3) wohl. So befriedigt eine Familie nicht nur die physiologischen Bedürfnisse und vermittelt Sicherheit und Geborgenheit, sondern macht Zuwendung, Liebe und Zärtlichkeit erfahrbar.

Auch in einer Pflegeeinrichtung werden nach den ersten beiden Stufen der Bedürfnispyramide soziale Bedürfnisse befriedigt. Im täglichen Umgang miteinander, bei der Verrichtung von Pflegemaßnahmen, in Freizeitangeboten oder einer MitarbeiterInnenbesprechung wenden sich Menschen einander zu. Zuwendung kann sich in einem Blick, einer Geste, einer Berührung oder einem helfenden Gespräch (➤ 2.6.4) äußern.

Unter dem Verlust einer langjährigen PartnerIn leiden viele ältere Menschen. Sie vermissen Freundschaft, Zärtlichkeit oder die gewohnte Befriedigung sexueller Bedürfnisse (➤ 2.8.4).

Bedürfnis nach Wertschätzung

Jeder Mensch hat das Bedürfnis wertgeschätzt zu sein. Durch positive Zuwendung wird anderen Menschen diese Wertschätzung entgegengebracht. Voraussetzung für einen wertschätzenden Umgang mit anderen Menschen ist, dass auch die eigene Person akzeptiert und positiv bewertet wird.

Ein wertschätzender Umgang der Pflegefachpersonen mit den Pflegebedürftigen zeigt sich z. B. in der Art, wie Pflegemaßnahmen durchgeführt werden oder im helfenden Gespräch (➤ 2.6.4). Aber auch im Kontakt mit Angehörigen, KollegInnen oder anderen an der Pflege beteiligten Menschen ist Wertschätzung eine Voraussetzung für eine akzeptierende Kommunikation.

Ein Mangel an Wertschätzung drückt sich in Unzufriedenheit, Aggression (➤ 2.8.2) und Resignation aus. Beim Pflegepersonal können diese Faktoren Hinweise auf Überlastung und Stress sein (➤ 2.9.3).

Am Arbeitsplatz wirken Wertschätzung und Anerkennung durch Pflegebedürftige, KollegInnen und Leitungskräfte motivierend. Sie steigern das Engagement und erhöhen die Arbeitszufriedenheit.

Wachstumsmotiv

Das Bedürfnis nach Selbstentfaltung auf Stufe 5 der Bedürfnispyramide (➤ Abb. 2.42) bezeichnet Maslow als **Wachstumsmotiv.** Die Befriedigung dieses Bedürfnisses dient nicht so sehr der Lebenserhaltung und -gestaltung wie die Mangelmotive, sondern der individuellen Entwicklung.

Selbstentfaltung kann z. B. durch einen den Menschen ausfüllenden **Beruf** erreicht werden. Das gelingt allerdings nur, wenn der Beruf

- den persönlichen Lebensvorstellungen entspricht,
- Freiraum für selbstständiges und verantwortliches Arbeiten bietet,
- Fort- und Weiterbildungsmöglichkeiten bestehen.

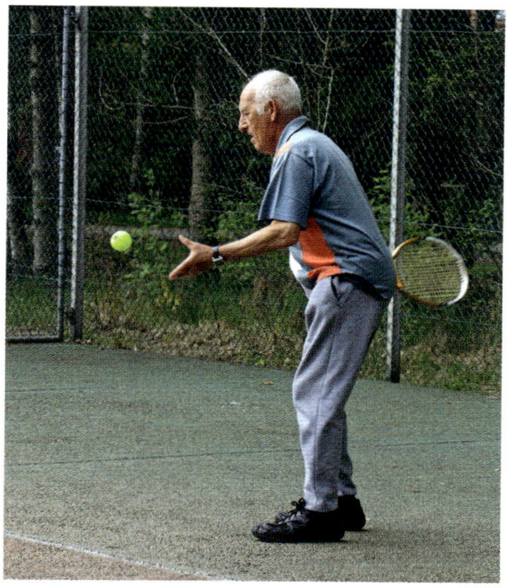

Abb. 2.44 Können langjährige Hobbys in den Alltag in einer Altenpflegeeinrichtung integriert werden, gelingt es alten Menschen auch in der Altenpflegeeinrichtung, sich zu verwirklichen. [J787]

Für Pflegebedürftige ist Selbstentfaltung dann möglich, wenn sie individuelle Interessen verfolgen und sinnvolle Aufgaben in der Gemeinschaft übernehmen können (➤ Abb. 2.44)

Obwohl die Bedürfnispyramide nach Maslow heute in der psychologischen Forschung als überholt angesehen wird, lässt sich mit ihr die Motivlage von Menschen in fast allen Lebenssituationen sehr gut darstellen [1] [2].

2.7.3 Beziehungsbedürfnisse nach Richard G. Erskine

Der Psychologe *Richard G. Erskine* bezeichnet als Beziehungsbedürfnisse diejenigen Bedürfnisse, die nur im zwischenmenschlichen Kontakt befriedigt werden können. Er konzentriert sich somit auf die Stufen drei bis fünf nach Maslow. Die Beziehungsbedürfnisse bestehen altersunabhängig im gesamten Verlauf der menschlichen Entwicklung.

Erskine unterscheidet acht Beziehungsbedürfnisse, die jedoch nicht immer alle gleichzeitig befriedigt werden müssen.

Bedürfnis nach Sicherheit

- Bedürfnis, sich in einer Beziehung ohne Angst vor Verletzungen so geben zu können, wie man ist
- Bedürfnis nach Kontinuität und Stabilität in Beziehungen

Bedürfnis nach Wertschätzung

- Bedürfnis, in einer Beziehung wertgeschätzt, bestätigt und bedeutsam zu sein
- Bedürfnis nach Bestätigung der eigenen Wahrnehmungen, Stimmungen und Gefühle

Bedürfnis nach Akzeptanz und Anerkennung

- Bedürfnis nach Halt und Führung durch einen vertrauenswürdigen und stabilen Menschen
- Bedürfnis nach Schutz, Ermutigung und Orientierung

Bedürfnis nach Bestätigung eigener Erfahrungen

- Bedürfnis, sich mit Gleichgesinnten zu verständigen

Bedürfnis nach Einzigartigkeit

- Bedürfnis nach Bestätigung der eigenen Individualität

Bedürfnis nach Selbstwirksamkeit und Einflussnahme

- Bedürfnis, eigene Fähigkeiten und Kompetenzen erleben und einsetzen zu können
- Bedürfnis, Selbstverantwortung zu übernehmen

Bedürfnis nach Stimulierung durch andere

- Bedürfnis, dass andere mich wahrnehmen und auf mich zukommen
- Bedürfnis nach Kontakt, Beachtung und Anregung durch andere Personen

Bedürfnis Liebe auszudrücken

- Bedürfnis, Fürsorge, Dankbarkeit und Wertschätzung an andere Menschen weiterzugeben und darin akzeptiert zu werden.

Die Befried\igung dieser Beziehungsbedürfnisse ist für Erskine Grundlage menschlichen Wohlbefindens und menschlicher Entwicklung. Als Vertreter der Transaktionsanalyse (➤ 2.2.3) werden diese Bedürfnisse durch Transaktion (Interkation) und Kommunikation befriedigt.

Für Pflegefachpersonen ist es wichtig, sich zu verdeutlichen, dass diese Beziehungsbedürfnisse bis ins hohe Alter vorhanden sind. Ihre Berücksichtigung erhöht die Zufriedenheit der Pflegebedürftigen und ist Grundlage einer gelungenen Kommunikation [43].

2.7.4 Motivation in der Pflege

Die **Motivation** älterer Menschen, besonders in Einrichtungen, stellt für das Pflegepersonal eine große Herausforderung dar. Die Bedürfnisse der Bedürfnispyramide nach Maslow (➤ 2.7.2) müssen soweit wie möglich befriedigt werden. Die physiologischen Bedürfnisse der 1. Stufe werden in der Regel in allen Einrichtungen durch die Pflegefachpersonen erfüllt. Zur Befriedigung der weiteren Bedürfnisse ist jedoch die Mitwirkung der Pflegebedürftigen eine wichtige Voraussetzung. Aufgrund von körperlichen Einschränkungen und des Verlusts psychosozialer Kontakte lässt die Selbstmotivation von Pflegebedürftigen häufig nach. Aufgabe der Pflegefachpersonen ist es, sowohl die Selbstmotivation zu fördern, als auch die Möglichkeiten der Fremdmotivation zu nutzen.

DEFINITION

Selbstmotivation: Motivation von innen durch Erkenntnis eines Bedürfnisses bei gleichzeitiger Erkenntnis der eigenen Fähigkeiten zur Bedürfnisbefriedigung.

Fremdmotivation: Motivation von außen durch Ansprechen eines Bedürfnisses bei gleichzeitigem Aufzeigen von Möglichkeiten zur Bedürfnisbefriedigung.

2

Es werden zwei Möglichkeiten der **Fremdmotivation** unterschieden.

- **Negative Motivation:** Die Pflegefachperson versucht durch Ankündigen bzw. Ausführen von negativen Konsequenzen (➤ 2.4.4) beim alten Menschen ein Verhalten auszulösen bzw. zu verändern.
- **Positive Motivation:** Die Pflegefachperson gibt dem alten Menschen einen positiven Anreiz, um ein Verhalten auszulösen bzw. zu verändern (➤ 2.4.4).

FALLBEISPIEL

Frau Schmitz weigert sich, ihre Medikamente zu nehmen. Sie isst gern Süßes.
Negative Motivation: Pflegefachperson Sonja schildert Frau Schmitz ausführlich die Folgen der Medikamentenverweigerung. Als dies nicht zum Erfolg führt, droht sie ihr mit dem Entzug der Nachspeise.
Positive Motivation: Pflegefachperson Sonja verspricht Frau Schmitz nach der Medikamenteneinnahme ein Stück Schokolade.
Selbstmotivation: Nachdem sie die Medikamente nicht eingenommen hat, bemerkt Frau Schmitz eine Verschlechterung ihres gesundheitlichen Zustands. Daraufhin nimmt sie die Medikamente selbstständig und regelmäßig.

Durch die Berücksichtigung der Beziehungsbedürfnisse nach Erskine (➤ 2.7.3) ergeben sich für die Pflegefachpersonen zahlreiche Möglichkeiten für eine positive Fremdmotivation.

Motivationsfördernde und motivationshemmende Faktoren

Der Erfolg eines Motivationsprozesses ist von verschiedenen **Faktoren** und Rahmenbedingungen abhängig.

Motivationsfördernden Faktoren

- **Personale Motivation:** Das Verhältnis zwischen Pflegefachperson und Pflegebedürftigem beeinflusst den Motivationsprozess (➤ Abb. 2.45). Wichtig sind z. B. Auftreten, Körperhaltung, Stimmlage und Kleidung sowie Erfahrungen.
- **Sprachliche Motivation:** Kommunikation (➤ 2.6) ist ein wichtiges Mittel der Motivation. Tonfall und Wortwahl beeinflussen das Verhalten anderer Menschen.
- **Biografische Motivation:** Der alte Mensch muss Sinn und Zweck eines erwünschten Verhaltens erkennen und sich als Person angenommen fühlen. Wichtige Anregungen gibt seine Biografie (➤ 4.2.6).
- **Situative Motivation:** Der Erfolg eines Motivationsprozesses ist abhängig von der jeweiligen Situation und den Rahmenbedingungen einer Einrichtung, z. B. freundliche und anregende Atmosphäre schaffen, Informationen geben, Mitwirkung und Eigenverantwortung fördern, Zeit haben.

Motivationshemmende Faktoren

Motivationshemmende Faktoren zeigen sich oft in den Rahmenbedingungen einer Altenpflegeeinrichtung. Dazu gehören z. B. trostlose und bedrückende Atmosphäre, fehlende Informationen, mangelnde Mitwirkung, ständig wechselnde Bezugspersonen.

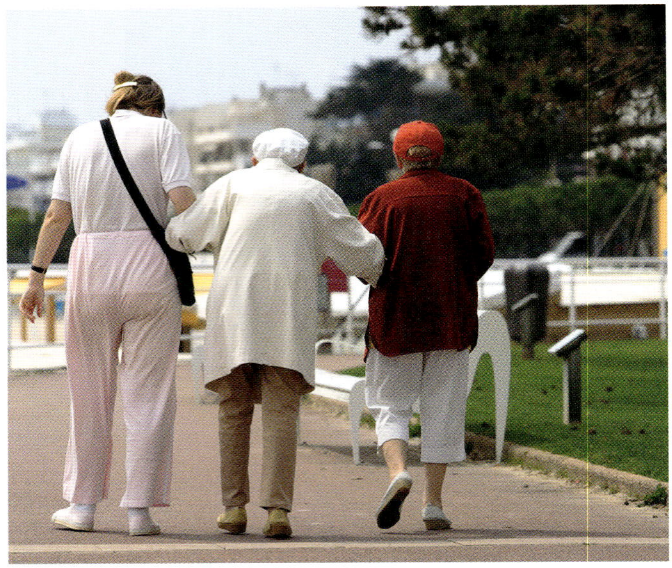

Abb. 2.45 Die Mobilisierung alter Menschen gelingt leichter, wenn sie auch für kleine Fortschritte gelobt und dadurch motiviert werden. [J787]

2.7.5 Erlernte Hilflosigkeit

DEFINITION

Erlernte Hilflosigkeit: In einem Lernprozess (➤ 2.4) erworbene, misserfolgsorientierte Grundhaltung, durch die ein Mensch die ihm zur Verfügung stehenden Handlungsspielräume nicht mehr nutzen kann.
Misserfolgsorientierte Grundhaltung: Haltung, bei der der Mensch den möglichen Misserfolg einplant. Die Ursache des Misserfolgs sucht er in erster Linie bei sich selbst; Erfolg sieht er in äußeren Faktoren begründet.

Die erlernte Hilflosigkeit zeigt sich in verschiedenen **Formen.** Es gibt Pflegebedürftige, die z. B.

- zu allem „Ja" sagen,
- psychosomatisch erkranken,
- aggressiv sind, scheinbar ziellos gegen alles ankämpfen.

In verschiedenen Tierexperimenten konnte nachgewiesen werden, dass motivationshemmende Faktoren und Rahmenbedingungen zu dauerhaften Verhaltenseinschränkungen führen können.

Tierexperiment

Bei einem Experiment wurden Ratten in einem Teil ihres Käfigs schmerzhaften Elektroschocks ausgesetzt, nachdem ein Signalton erklang.
Die Tiere lernten schnell, nach dem Signalton diesen Teil des Käfigs zu verlassen. Versuchstiere, die einige Zeit durch Festbinden am Fluchtverhalten gehindert wurden, blieben auch dann sitzen, wenn ihnen die Flucht wieder möglich war. Sie hatten gelernt, dass ihnen keine Option zur Situationsänderung zur Verfügung stand und reagierten mit Hilflosigkeit.

Durch motivationshemmende Bedingungen, z. B. in einer Altenpflegeeinrichtung, kann es auch bei älteren Menschen zu einer misserfolgsorientierten Grundhaltung kommen.

FALLBEISPIEL

Martin Müller zieht nach dem Tod seiner Frau freiwillig in eine Altenpflegeeinrichtung, um der Einsamkeit zu entgehen. Vorher lebte er selbstständig mit seiner Frau, unternahm allein Einkaufsfahrten und machte Spaziergänge (➢ Abb. 2.46).
In der Altenpflegeeinrichtung verlässt er sein Zimmer kaum, das Gelände gar nicht. Nach einiger Zeit kann er selbst kleine Tätigkeiten nicht mehr ohne Unterstützung des Personals verrichten. Pflegefachpersonen und Ärztin sind sich einig: „Herr Müller baut ab."

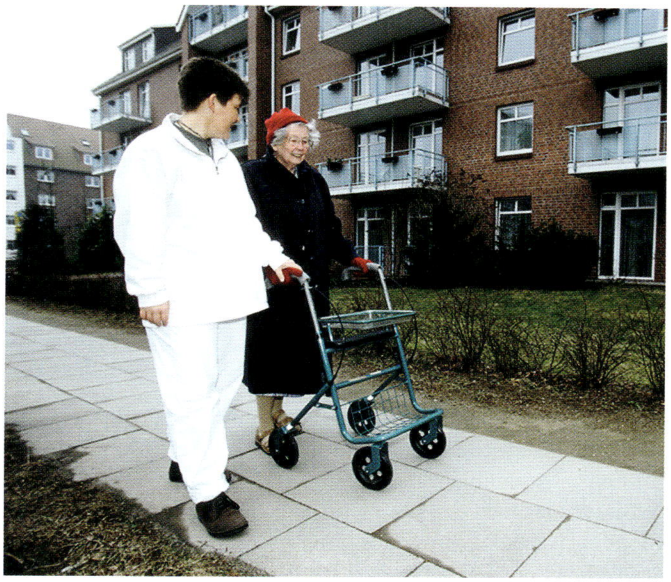

Abb. 2.46 Sich außerhalb des Hauses ohne Hilfe bewegen zu können, gehört für viele Bewohner stationärer Pflegeeinrichtungen nicht mehr in den Raum ihrer Handlungsmöglichkeiten. [K115]

Handlungsebenen

Erlernte Hilflosigkeit wird von der Diskrepanz zwischen drei Handlungsebenen beeinflusst.

Wunschraum

Der **Wunschraum** beschreibt den Bereich der Handlungswünsche eines Menschen.

So wünscht sich Martin Müller im Fallbeispiel, weiterhin allein und selbstständig spazieren zu gehen und dabei etwas Sinnvolles zu machen, z. B. Einkäufe.

Handlungsspielraum

Der **Handlungsspielraum** bezeichnet den realen Rahmen für die Handlungsmöglichkeiten eines Menschen.

So kann Martin Müller sicherlich nach dem Einzug in eine Altenpflegeeinrichtung allein und selbstständig spazieren gehen. Eingeschränkt wird er evtl. durch feste Zeiten innerhalb des Alltags in einer Altenpflegeeinrichtung. Außerdem musste er in der ersten Zeit in der Altenpflegeeinrichtung feststellen, dass sein Leben dort insgesamt stark fremdbestimmt ist.

Kontrollüberzeugung

Die **Kontrollüberzeugung** ist gleichzusetzen mit der Einschätzung der eigenen Leistungsfähigkeit. Diese ist abhängig vom Umfeld.

So fühlt sich Martin Müller in seinem neuen Umfeld noch unsicher und kennt sich hier nicht aus. Deshalb verzichtet er auf Spaziergänge. Dadurch sinkt sein Selbstwertgefühl, und er traut sich immer weniger zu.

Interventionsmöglichkeiten

Pflegefachpersonen haben verschiedene Möglichkeiten, der erlernten Hilflosigkeit bei Pflegebedürftigen entgegenzuwirken.

- **Vergrößerung des Wunschraums:** Ältere Menschen immer wieder motivieren, Wünsche zu äußern. Es ist hilfreich, mit Hilfe der biografischen Methode (➢ 4.2.6) zu erkunden, welche Wünsche in der Altenpflegeeinrichtung befriedigt werden können. Dazu gehören auch Bedürfnisse und Interessen (z. B. Hobbys), die in den vorangegangenen Jahren „vergessen" worden sind.
- **Erweiterung des Handlungsspielraums:** Pflegebedürftigen immer wieder Möglichkeiten aufzeigen, die sie auch in der Altenpflegeeinrichtung haben. Durch unterschiedliche Aktivitäten, z. B. Mitarbeit in der Bewohnervertretung, der Hauswirtschaft und im Garten (➢ 3.4), erfahren alte Menschen, dass sie Handlungsspielräume nutzen können.
- **Beeinflussung der Kontrollüberzeugung:** Sie muss sich an den realistischen Fähigkeiten und Fertigkeiten der Pflegebedürftigen orientieren. Ist die Kontrollüberzeugung zu niedrig, kann sie durch gezieltes Lob gehoben werden. Ist sie zu hoch, muss die Pflegefachperson den alten Menschen dabei unterstützen, Abschied von unrealistischen Vorstellungen zu nehmen. Dies gilt vor allem für Pflegebedürftige, die ihre Möglichkeiten überschätzen [1] [3].

2.8 Krisen im Alter

2.8.1 Verändertes Verhalten und Erleben im Alter

Dass sich Verhalten und Erleben alter Menschen von dem junger unterscheidet, liegt zum einen an *biologisch-genetischen Grenzen,* die die Leistungsfähigkeit verschiedener Organsysteme mit zunehmendem Alter einschränken. Zum anderen bestimmen auch *gesellschaftliche* und *kulturelle Normen* die Stellung des alten Menschen in der Gesellschaft und haben Einfluss darauf, wie alte Menschen sich verhalten und erleben (Alterstheorien, ➢ 4.8.2).

Wie Menschen mit den Veränderungen im Alter umgehen, ist stark abhängig vom Verlauf der individuellen Entwicklung und der Fähigkeit, Krisen zu bewältigen und sie durch Rückgriff auf persönliche und sozial vermittelte Ressourcen als Anlass für Entwicklungen zu nutzen. **Resilienz** als psychische Widerstandsfähigkeit ist Ergebnis des individuellen Entwicklungsprozesses (➢ 2.3).

Die Resilienzforschung hat sich zunächst überwiegend mit der Entwicklung der Resilienz im Kindesalter beschäftigt. Neuere Forschungen sind auf die Bedeutung der Resilienz im Alter gerichtet. Resilienz beeinflusst auch die Bewältigungsstrategien für die Prozesse des Älterwerdens und die möglichen Krankheitsverarbeitungsstrategien (Coping, ➢ 2.8.2). Resilienz ist damit auch ein Thema der Alterspsychologie.

DEFINITION

Alterspsychologie (*Gerontopsychologie*): Teilgebiet der Entwicklungspsychologie (➢ 2.3.1), das sich mit den Veränderungen menschlichen Verhaltens und Erlebens im Alter beschäftigt (z. B. Wahrnehmung, Lernen, Kommunikation).

In den verschiedenen Forschungsbereichen der Alterspsychologie versucht man herauszufinden,

- wodurch Veränderungen ausgelöst werden, z. B. körperlicher und geistiger Abbau, Krankheit, Umzug, Verlust von PartnerInnen und FreundInnen,
- wie sich Veränderungen auswirken, z. B. Depression, Einsamkeit, gesteigerte Aktivität, Neugier,
- wie Veränderungen bewältigt werden, z. B. neue Tagesstruktur, Rückgriff auf alte Beziehungen, Annahme von Angeboten der Altenhilfe, Aufnahme eines Seniorenstudiums.

Bereits in der ersten Berliner Altersstudie (1995) wurden alte Menschen ausführlich dazu befragt, wie sie Veränderungen bewältigen. Diejenigen, die in vielen Lebensbereichen aktiv waren, einen Gegenwartsbezug hatten (also nicht nur in der Vergangenheit lebten) und über ein positives Selbstbild (➢ 4.8.1) verfügten, waren weniger anfällig für Einschränkungen des Wohlbefindens und der Gesundheit (8. Stadium nach Erikson, ➢ 2.3.4).

Die Berliner ForscherInnen zogen daraus die Schlüsse, dass besonders durch die Angebote der Altenhilfe die Ressourcen der alten Menschen aktiviert und gefördert werden (Ressourcenansatz, ➢ 4.8.2) und dass konkrete Hilfen in Krisen (griech.: *Zuspitzung, Entscheidung, Wendepunkt*) angeboten werden müssen.

Krisen im Alter

Typische **Krisen im Alter** sind:

- Krankheit
- Trauma
- Sexuelle Probleme
- Einsamkeit
- Umzug in eine Altenpflegeeinrichtung
- Sterben und Tod [2] [3] [4] [20].

2.8.2 Krankheit

Eine allgemein gültige und verbindliche Definition von **Gesundheit** und **Krankheit** gibt es nicht. Vielmehr können beide Begriffe aus verschiedenen Richtungen betrachtet werden.

- Nach dem **Sozialversicherungsrecht** bedeutet Krankheit Arbeitsunfähigkeit; Gesundheit wird mit Arbeitsfähigkeit gleichgesetzt.
- Die **Medizin** beschäftigt sich mit **somatisch** (*körperlich*) und psychisch bedingten Einschränkungen. Traditionell definiert die Medizin, so z. B. der Mediziner *Fritz Hartmann*, Gesundheit als „körperliche Funktionsfähigkeit (normale Funktionsabläufe und normaler Stoffwechsel)". Krankheit ist jede Abweichung von der Normalität körperlicher Funktionsfähigkeit. Immer häufiger vertritt die Medizin einen **psycho-somatischen** Ansatz, bei dem die Ursachen körperlicher Erkrankungen bzw. deren Verlauf auch im psychosozialen Bereich gesehen werden.
- **Psychologisch** betrachtet ist Krankheit jede subjektiv als krank empfundene Veränderung im menschlichen Verhalten und Erleben.
- **Soziologisch** gesehen ist Gesundheit die Fähigkeit, erlernte Rollen und Aufgaben innerhalb der Gesellschaft übernehmen und ausfüllen zu können. Deshalb schlägt der israelisch-amerikanische Soziologe *Aaron Antonovsky* (1923–1994) in seinem **salutogenetischen** Modell einen Perspektivenwechsel vor. Nicht mehr „was Menschen krank macht" (*Pathogenese*), sondern „was Menschen gesund hält" (*Salutogenese*) soll von Interesse sein.

Gesundheitsbegriff der WHO

DEFINITION

WHO-Definition „Gesundheit": Gesundheit ist ein Zustand vollkommenen körperlichen, geistigen und sozialen Wohlbefindens und nicht allein das Fehlen von Krankheit und Gebrechen (Verfassung der WHO, 1946).

Die **WHO** (*Weltgesundheitsorganisation*) hat versucht, medizinische, psychologische und soziale Aspekte in ihrer Definition von Gesundheit zusammenzufassen.

Dieser stark an sozialwissenschaftlichem Denken orientierte Gesundheitsbegriff ist insofern problematisch, als dass vollständiges Wohlbefinden kaum je erreichbar sein wird (➢ Abb. 2.47). Er

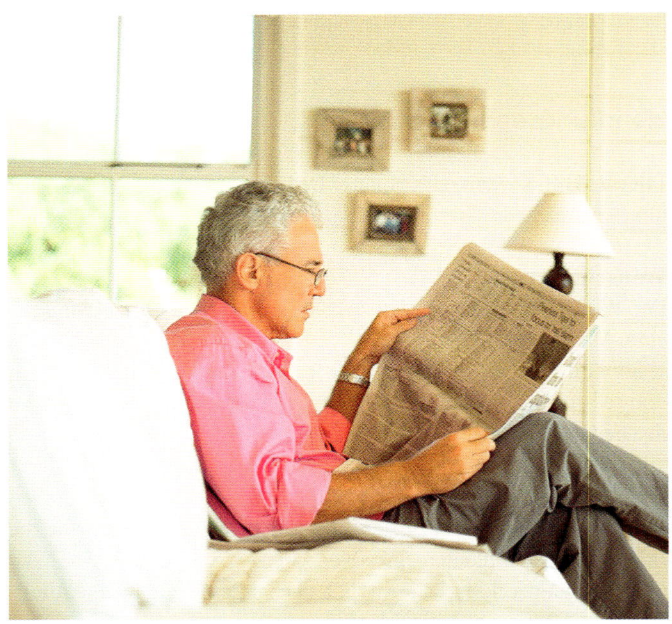

Abb. 2.47 Der Zustand völligen Wohlbefindens lässt sich kaum erreichen, aber er lässt sich anstreben. [J787]

führte jedoch von einem überalterten Krankheitsbegriff biologisch-medizinischer Prägung zu einem **biopsychosozialen Modell** von Gesundheit und Krankheit und damit zu einem personenzentrierten Ansatz (➢ 1.2.2).

Multimorbidität

DEFINITION

Multimorbidität (lat. multus = *viele*, morbus = *Krankheit*): Gleichzeitiges Vorhandensein mehrerer Krankheiten.

Die Wahrscheinlichkeit, gleichzeitig an mehreren Erkrankungen zu leiden, nimmt im Alter deutlich zu. Das betrifft im somatischen Bereich sowohl akute, z. B. Herzinfarkt oder Schlaganfall, als auch chronische Erkrankungen, z. B. Diabetes oder Rheuma. Hinzu kommen psychische Erkrankungen, z. B. Depressionen. Gleichzeitig ändert sich die soziale Rolle alter Menschen in der Gesellschaft (➢ 4.2.5), das soziale Wohlbefinden nimmt ab.

Krankheitsgewinn

Krank zu sein bedeutet nicht nur, Nachteile zu haben. Mit der Übernahme der Kranken- und Patientenrolle ist für den Menschen häufig ein **Krankheitsgewinn** verbunden.

Der **primäre Krankheitsgewinn** verschafft dem Betroffenen innere Vorteile durch psychische Entlastung (Abwehrmechanismus: Verschiebung auf den Körper, ➢ 2.2.2). Er geht durch die Flucht in eine Krankheit z. B. Konflikten aus dem Weg. So kann eine alte Frau, die in der Familie der Tochter gepflegt wird, genau dann erkranken, wenn die junge Familie in den Urlaub fahren und die Mutter einer Kurzzeitpflegeeinrichtung anvertrauen will, vor der die alte Frau große Angst hat.

Der **sekundäre Krankheitsgewinn** bringt dem kranken Menschen äußere Vorteile. Er erhält wegen seiner Erkrankung mehr Aufmerksamkeit und Zuwendung. Im genannten Beispiel verbietet es das schlechte Gewissen der Tochter, ihre kranke Mutter im Stich zu lassen. Der Urlaub wird abgesagt oder zumindest verschoben. Die alte Frau hat erreicht, was sie wollte, sie braucht vorläufig nirgendwo anders hin.

Je größer der Krankheitsgewinn, umso langwieriger kann der Heilungsverlauf sein, weil mit zunehmender Gesundung die durch das Kranksein entstandenen Vorteile wegfallen.

Krankheitsverarbeitung

Im Prozess der **Krankheitsverarbeitung** werden typische Bewältigungsstrategien (*Coping*) beschrieben, die Menschen im Falle einer Erkrankung oder Störung ihres Befindens nutzen. Diese Reaktionen unterscheiden sich nach Alter, Geschlecht, sozialen oder kulturellen Erfahrungen der betroffenen Person (z. B. Krankheit als Bestrafung schuldhaften Verhaltens). Sie haben zum Ziel, das psychische Gleichgewicht herzustellen oder andere Menschen zum Handeln zu bewegen. Häufig angewandte Strategien und psychische Mechanismen der Krankheitsverarbeitung sind Regression, Verdrängung, Einengung des Denkens und Aggression.

Regression

Regressives Verhalten (➢ 2.2.2) ist der von alten Menschen am häufigsten angewandte Mechanismus zur Krankheitsverarbeitung. Es werden drei Formen von **Regression** unterschieden.

- **Individuelle Regression:** Die Ursachen individueller Regression liegen in der Persönlichkeit des Kranken. Krankheit dient dazu, soziale Kontakte herzustellen und Aufmerksamkeit zu erhalten. Dieser sekundäre Krankheitsgewinn ist größer als die mit der Krankheit verbundenen Einbußen.
- **Situative Regression:** Die Situation eines Schwerkranken oder Pflegebedürftigen ist vergleichbar mit der eines kleinen Kindes. Er ist vollständig abhängig und benötigt für fast alle Aktivitäten des täglichen Lebens Hilfe, z. B. beim Essen, Waschen oder bei intimen Verrichtungen. Diese durch äußere Bedingungen entstandene Abhängigkeit „erzwingt" fast automatisch regressives Verhalten. Situative Regression ist abhängig vom Krankheitsverlauf; je mehr die Krankheit den Menschen abhängig werden lässt, desto stärker ist die situative Regression.
- **Institutionelle Regression:** Institutionelle Bedingungen im Krankenhaus oder einer Altenpflegeeinrichtung können regressives Verhalten hervorrufen oder unterstützen. Legt die Einrichtung z. B. kaum Wert darauf, Hilfe zur Selbsthilfe zu geben, sondern nimmt der Kranken alles ab, wird oder bleibt sie abhängig und regressiv. Institutionelle Regression ist nicht vom Krankheitsverlauf, sondern von den äußeren Umständen der Pflege abhängig.

Regressionsfördernd sind:
- Verlust der Intimsphäre
- Sterile und unpersönliche Atmosphäre
- Totale Überwachung der körperlichen Funktionen
- Übertriebene Hilfe durch Pflegefach personenzur Arbeitserleichterung
- Keine Möglichkeit zur aktiven Lebensgestaltung.

Verdrängung

Bei der **Verdrängung** werden Krankheitssymptome und die Krankheit möglichst nicht beachtet (Nicht-wahr-haben-Wollen) bis zur vollständigen Verdrängung ins Unbewusste (Abwehrmechanismen, ➢ 2.2.2). Diese Art der Krankheitsverarbeitung tritt bei alten Menschen häufig im Zusammenhang mit psychischen Störungen oder bei Krankheiten auf, die den Intimbereich betreffen, z. B. bei Inkontinenz.

So erregt sich eine Bewohnerin, die in ihrem Schrank gefundene eingenässte Wäsche hätte ihr jemand „untergeschoben".

Egozentrik und Einengung des Denkens

Auch **Egozentrik** und **Einengung des Denkens** sind Möglichkeiten, Krankheiten zu verarbeiten. Leben und Denken kreisen nur um die Krankheit, wobei eigenes Leiden zum Maß aller Dinge wird. Ursache hierfür ist häufig ein Gefühl der Ohnmacht, der Hilflosigkeit oder der Nutzlosigkeit. Menschen, die keinen Sinn in ihrem Leben erkennen, finden diesen Sinn häufig in der Beschäftigung mit der Krankheit.

Aggression

Manche Menschen reagieren auf die Ängste und Frustrationen, die die Erkrankung in ihnen hervorruft, mit **Aggressionen** gegenüber anderen, z. B. den Pflegenden. Diese Verschiebung (➤ 2.2.2) von Gefühlen auf andere entlastet die Kranke und führt zu einem primären Krankheitsgewinn: Der innere Konflikt wird dadurch vermieden, dass er auf eine äußere Ebene (Konflikt Kranker – Pflegende) verschoben wird.

Compliance

DEFINITION

Compliance (engl. *Mitwirkung, Mitarbeit*): Bereitschaft eines kranken Menschen, an der Herstellung seiner Gesundheit mitzuwirken.

Die Bereitschaft zur Mitarbeit bedeutet z. B., dass Medikamente regelmäßig nach Anordnung eingenommen, empfohlene Verhaltensregeln eingehalten und diagnostische und therapeutische Maßnahmen aktiv unterstützt werden. Förderung und Unterstützung der Compliance ist ein wichtiges Teilgebiet der Patientenedukation (➤ 2.6.6).
Die **Compliance** ist von verschiedenen Faktoren abhängig:

- Persönlichkeit des Kranken
- Individuellem Krankheitsverständnis
- Stärke des Leidensdrucks, den die Krankheit auslöst. An der Behandlung starker Schmerzen wirken Kranke eher mit als z. B. an prophylaktischen Maßnahmen
- Beziehung zwischen ÄrztIn bzw. Pflegefachperson und Kranker
- Schwierigkeitsgrad der Anforderungen, die an die Kranke gestellt werden, z. B. bei Multimorbidität durch zahlreiche Behandlungsmaßnahmen (➤ Abb. 2.48)

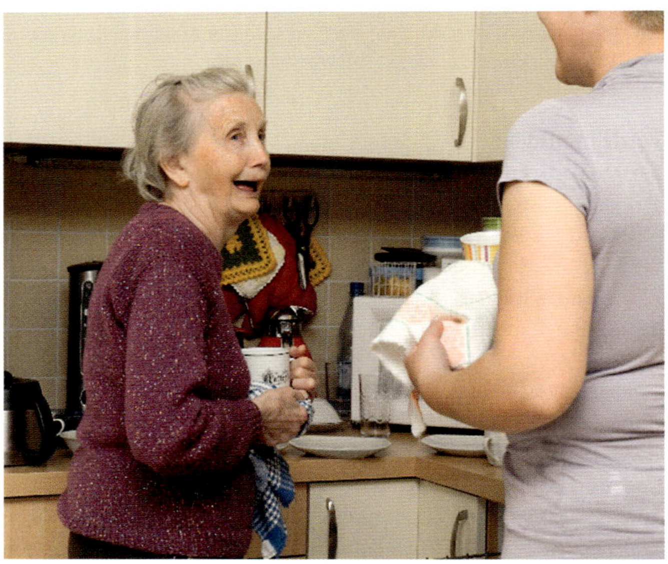

Abb. 2.48 Viele alte Menschen würden an ihrer Gesundung aktiv mitwirken, wenn sie eindeutige und gut verständliche Anweisungen erhielten. [K313]

- Ausmaß der notwendigen Verhaltensänderung. Es ist z. B. schwieriger, Ernährungsgewohnheiten zu ändern, als zum Mittagessen eine Tablette einzunehmen.

Complianceprobleme

Bei alten Menschen treten **Complianceprobleme** vor allem dann auf, wenn z. B.

- Sehstörungen und eine eingeschränkte Beweglichkeit es erschweren, Medikamente einzukaufen, zu zerteilen, den Aufbewahrungsort zu erreichen
- Gedächtnis- und Orientierungsstörungen dazu führen, dass Behandlungsmaßnahmen vergessen oder nicht eingesehen werden
- Maßnahmen oder Medikamente für den Kranken zu teuer sind
- ungenügend über die Notwendigkeit oder die Durchführungsmodalitäten der Behandlungsmaßnahme aufgeklärt wurde
- die Beziehung des Kranken zur ÄrztIn oder zur Pflegefachperson eher von Misstrauen als von Vertrauen geprägt ist.

Der Wunsch, gesund zu werden und aktiv daran mitzuarbeiten, ist unbedingte Voraussetzung für eine wirkungsvolle Krankenbehandlung [3] [4] [20].

Compliance verbessern

- Über Notwendigkeit und Ablauf aller Maßnahmen umfassend und in leicht verständlicher Sprache informieren, evtl. Angehörige einbeziehen
- Vertrauensvolle Beziehung schaffen. Dem Kranken nicht befehlen, sondern ihn als gleichberechtigten Partner bei der Behandlung akzeptieren
- Bei Einnahmeschwierigkeit von Medikamenten (z. B. Schluckstörungen) ÄrztIn nach Alternativen fragen, z. B. Saft statt Tabletten. Dosierungshilfen empfehlen
- Auch kleine Fortschritte loben und dadurch zur weiteren Mitarbeit motivieren

2.8.3 Psychotrauma

DEFINITION

Psychotrauma (griechisch Wunde, Verletzung): Starke psychische Erschütterung, die durch ein traumatisierendes Erlebnis hervorgerufen wurde.

Psychische Traumata stellen den wissenschaftlichen Gegenstand der Psychotraumatologie dar. Psychische Traumatisierungen spielen eine zentrale Rolle bei der Entwicklung psychischer Störungen. Oft führen sie auch zu für andere Menschen unverständlichen – teilweise als übertrieben empfundenen – Reaktionen. Traumatisierende Ereignisse sind unter anderem:

- Kriegserlebnisse
- Naturkatastrophen
- Unfälle mit ernsthaften Verletzungen
- Gewalttätige Angriffe
- Sexueller Missbrauch/Vergewaltigung

Diese Ereignisse führen zu extremen Stress (➤ 2.9.3) oft verbunden mit einem Gefühl der absoluten Hilflosigkeit und Angst. Auch weniger dramatisch erscheinende Ereignisse können im ungünstigen Fall ein Trauma auslösen, wenn sie gehäuft auftreten und die eigenen

Bewältigungsmöglichkeiten überschritten werden. Zu solchen traumaauslösenden Faktoren gehören unter anderem

- Schwere persönliche Angriffe
- Mobbing
- Emotionaler Missbrauch/Vernachlässigung
- Konfrontation mit traumatisierenden Ereignissen als Helfer z. B. bei Unfällen oder Naturkatastrophen

Ob ein Mensch aufgrund einer traumatischen Situation mit psychischen Störungen reagiert, hängt sehr von persönlichen Bewältigungsstrategien (Resilienz) ab. Da Kinder oft noch nicht über ausreichende Bewältigungsstrategien verfügen, führen frühkindliche Traumatisierungen besonders häufig zu schweren Verläufen. Auch im Alter sind die Bewältigungsstrategien oft herabgesetzt. So kann der Umzug in ein Pflegeheim und der Verlust der vertrauten Umgebung ebenso wie der Tod eines langjährigen Lebenspartners ein Psychotrauma auslösen. Auch traumatische Ereignisse früherer Lebensphasen können im Alter zu scheinbar unerklärlichen Verhaltensweisen führen.

Posttraumatische Belastungsstörung

Von einer **posttraumatischen Belastungsstörung** (PTBS) spricht man, wenn die Symptome mehr als vier Wochen fortbestehen und sich ein chronischer Verlauf abzeichnet.

Therapeuten gehen davon aus, dass bis zu fünf Prozent aller älteren Menschen aufgrund ihrer Erfahrungen im 2. Weltkrieg unter einer chronifizierten PTBS leiden. Oft wird durch ein PTBS eine *Regression* verstärkt (➢ 2.2.2). Auch eine Verringerung von außen kommender Anforderungen sowie ein verstärktes „Leben in der Erinnerung" kann das Auftreten einer PTBS unterstützen. Wichtig ist es, gerade im Alter somatische Ursachen für auftretende Symptome wie Schlaflosigkeit, Reizbarkeit, Antriebslosigkeit abzuklären (Biografiearbeit).

Symptome einer Traumatisierung

Die Symptome einer Traumatisierung lassen sich in drei Gruppen einteilen:

Intrusive Symptomatik

Wiederholtes unausweichliches Erinnern in Form von Tag oder Alpträumen, Flashbacks durch bestimmte Schlüsselreize (*Trigger*). Dadurch kommt es häufig zu teilweise unverhältnismäßig heftigen Reaktionen oder Panikattacken

Konstriktive Symptomatik

Unfähigkeit sich an die traumatischen Erlebnisse oder bestimmte Details zu erinnern (Abwehrmechanismus, Verdrängung). Dadurch kommt es zu oft unerklärlichem Vermeidungsverhalten und zu emotionaler Taubheit (Unfähigkeit zu lieben, sich zu freuen oder zu trauern) sowie zu einer Art Dauerpessimismus.

Übererregung

Form einer chronischen Dauerstressreaktion. Dies führt häufig zu Symptomen wie Herzrasen, Zittern, Übelkeit, erhöhter Schreckhaftigkeit oder chronischen Verspannungen ohne das körperliche Auslöser gefunden werden können.

Therapie einer Traumatisierung

Traumatherapie wendet sich an Patienten, die einem traumatischen Erlebnis ausgesetzt waren. Um eine PTBS zu verhindern, sollte bereits in den ersten Wochen nach einer Traumatisierung mit einer entsprechenden Therapie (➢ 2.10.1) begonnen werden. Zum Einsatz kommen:

- Traumafokussierte Verhaltenstherapie
- Gesprächspsychotherapie
- Gestalttherapie
- Körpertherapeutische Verfahren
- Psychoanalytische Verfahren

Studien zur Wirksamkeit der einzelnen Therapieverfahren zeigen, dass besonders die Verhaltenstherapie und die Gesprächspsychotherapie bei (post)traumatischen Belastungsstörungen hilfreich sind. Begleitet werden die psychotherapeutischen Verfahren oft auch durch den Einsatz von Psychopharmaka insbesondere von Antidepressiva, um eine Psychotherapiefähigkeit frühstmöglich zu erreichen [40] [41].

SURFTIPP

Altenpflege online (http://www.altenpflege-online.net) beschäftigt sich intensiv mit dem Thema unter https://www.alterundtrauma.de und stellt auch einen Reader für die Praxis zur Verfügung https://www.alterundtrauma.de/aktuelles/news-meldungen/news-detail/neu-erschienen-alter-und-trauma-das-lesebuch-zum-projekt.html

2.8.4 Sexuelle Probleme

Sexuelles Verhalten und Erleben gelten als private Angelegenheit. Vielen Menschen fällt das Reden über **Sexualität** schwer, für sie ist es ein Tabuthema. Sexualität hat aus psychologischer Sicht mehrere **Funktionen.**

- **Lustfunktion:** Bereits der Säugling strebt nach Lustgewinn. Der Mensch kann sich selbst Lust verschaffen (z. B. Selbstbefriedigung) oder mit Hilfe anderer erreichen (z. B. Zärtlichkeit).
- **Sozialfunktion:** Der Mensch strebt nach Gemeinsamkeit. Sexualität ermöglicht in Partnerschaften gemeinsames Erleben. Durch sexuelles Verhalten (z. B. miteinander sprechen, streicheln, an den Händen halten) kann Befriedigung erreicht werden.
- **Fortpflanzungsfunktion:** Viele Menschen streben danach, Nachkommen zu zeugen und durch die Kinder weiterzuleben. Im Alter rückt die Fortpflanzungsfunktion in den Hintergrund.

In vielen Berichten drücken ältere Menschen aus, dass sie körperliche Liebe, Zärtlichkeit, Lust und Leidenschaft ohne die Gefahr einer ungewollten Schwangerschaft neu bzw. anders genießen.

Untersuchungen haben gezeigt, dass

- Menschen über 65 Jahre, die in Partnerschaften leben, noch regelmäßig Geschlechtsverkehr haben
- Gefühle der Einsamkeit häufig auch durch fehlende Möglichkeiten von sexuellen Aktivitäten ausgelöst werden

- viele alte Menschen sich nach Nähe und Geborgenheit sehnen. Ihre Wünsche reichen von einem Gesprächspartner bis zu einem Sexualpartner.

Sexualität im Alter wird von vielen Angehörigen, aber auch von Pflegefachpersonen, häufig nur akzeptiert, wenn sie sich auf „Händchenhalten" oder geistigen Austausch beschränkt. Geschlechtsverkehr alter Menschen wird oft nicht als angemessenes Verhalten betrachtet.

Sexuelle Bedürfnisse

Die *Libido* (➤ 2.2.2) nimmt nicht automatisch mit zunehmendem Alter ab. Alle Menschen, auch alte, haben ein Bedürfnis nach körperlicher Stimulation und Befriedigung (➤ Abb. 2.49). Ebenso wie die Sexualität im Kindesalter (➤ 2.3.3) ist auch sexuelles Verhalten und Erleben im Alter mit *Vorurteilen* (➤ 4.2.3) behaftet.

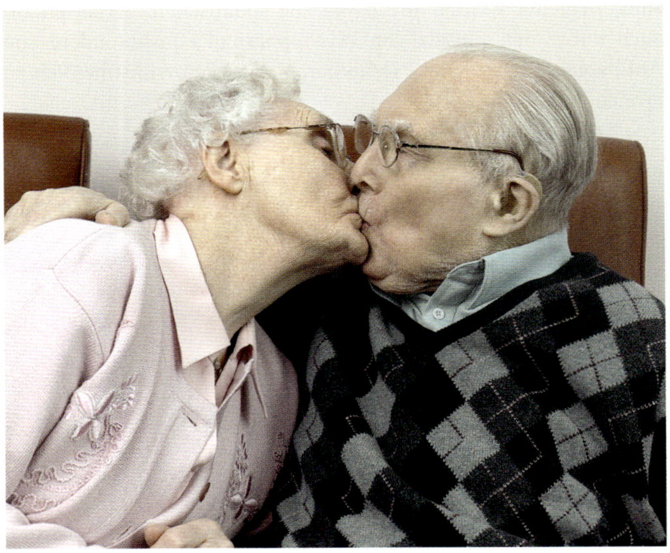

Abb. 2.49 Eine Partnerschaft ist besonders für alte Menschen eine wichtige Voraussetzung für das Ausleben ihrer Sexualität. [J787]

Im Alter haben besonders der Gesundheitszustand, die Wohnsituation, bestehende Partnerschaften und Erfahrungen mit bisherigen sexuellen Beziehungen entscheidenden Einfluss auf die sexuellen Bedürfnisse und deren Befriedigung.

Gesundheitszustand

Körperliche Beeinträchtigungen können dazu führen, dass sexuelle Bedürfnisse und Aktivitäten nachlassen. Bei vorübergehender Krankheit erwacht mit der Genesung das sexuelle Interesse meist wieder. Dagegen können chronische Erkrankungen, insbesondere, wenn sie die Intimsphäre betreffen (z. B. bei Inkontinenz), Schmerzen, unerwünschte Wirkungen von Medikamenten und gerontopsychiatrische Erkrankungen (z. B. M. Parkinson) die Sexualität dauerhaft behindern.

Mit Eintritt in die Wechseljahre endet bei Frauen durch hormonelle Umstellungen die Fähigkeit zur Fortpflanzung. Ihre sexuellen Bedürfnisse und ihre Erlebnisfähigkeit ändern sich jedoch nicht [21].

Wohnsituation

Sexualität benötigt Intimität. Wohnen alte Menschen z. B. bei den Kindern oder in einer Altenpflegeeinrichtung, wird der persönliche Intimbereich häufig eingeschränkt. Sexualität ist erschwert oder unmöglich gemacht, wenn die Strukturen in einer Altenpflegeeinrichtung

- Freiräume durch eine festgelegte Tagesstruktur einschränken
- keine Privatsphäre zulassen, z. B. in Mehrbettzimmern
- keine Rückzugsmöglichkeiten bieten, z. B. weil die Zimmer grundsätzlich offenstehen und von jedem ohne anzuklopfen betreten werden können.

Intimsphäre in einer Altenpflegeeinrichtung wahren

- Zimmer nur nach ausdrücklicher Aufforderung betreten.
- Freiräume für eigene, unbeobachtete Aktivitäten lassen.
- Körperliche Nähe unterstützen, wenn von beiden Seiten gewünscht.
- Rückzugsmöglichkeiten für Paare anbieten.
- Sexuelle Aktivitäten akzeptieren, nicht belächeln oder entrüstet verbieten.

Bestehende Partnerschaft

Alte Menschen bleiben meist so lange sexuell aktiv, wie ihre **Partnerschaft** besteht (➤ 4.7.2). Paare haben oft bis ins hohe Alter regelmäßig sexuellen Kontakt und empfinden diesen als natürlichen Bestandteil ihrer Partnerschaft. Stirbt jedoch der langjährige Partner, geht der überlebende Partner nur selten eine neue sexuelle Beziehung ein. Die Gründe liegen in einer Art Treue über den Tod hinaus, in mangelnder Gelegenheit, neue Kontakte zu knüpfen sowie in gesellschaftlichen Vorurteilen.

Bisheriger Verlauf sexueller Beziehungen

Schätzen alte Menschen ihre bisherigen sexuellen Beziehungen zum Partner positiv ein, empfinden sie es besonders belastend, wenn er stirbt und sie die vertraute Intimität mit ihm verlieren. Findet sich kein neuer Partner, ist Selbstbefriedigung oft der einzige Ausweg. Wurden hingegen die sexuellen Kontakte zum Partner eher als unbefriedigend empfunden, besteht oft kein Wunsch nach einem neuen Sexualpartner. Das spiegelt sich in Aussagen wie: „Ich bin alt, zum Glück ist es 'damit' jetzt vorbei".

Sexuelle Übergriffe auf Pflegefachpersonen

Mitunter kommt es in Altenpflegeeinrichtungen zu sexuellen Anspielungen und Übergriffen durch alte Menschen auf Pflegefachpersonen, insbesondere, wenn diese jung sind.

FALLBEISPIEL

Eine Auszubildende wäscht einen 80-jährigen Bewohner. Schon während sie den Oberkörper des Mannes entkleidet, sagt dieser: „Wenn ich dich so ansehe, bekommt er noch mal wieder Lust. Guck ihn dir doch mal richtig an. Ich bin noch ein ganzer Mann."

Bei der Intimwäsche sieht die Auszubildende, dass der Pflegebedürftige eine Erektion hat. Er fordert sie auf, ihn zu befriedigen, und versucht, sie anzufassen und festzuhalten.

Situationen, wie im Beispiel geschildert, stellt die Pflegefachpersonen immer wieder auf eine harte Probe. Zum einen sind sexuelle Anspielungen und Übergriffe Ausdruck eines natürlichen Bedürfnisses, das in einer Altenpflegeeinrichtung häufig nicht mehr befriedigt werden kann. Zum anderen hat jede Pflegefachperson das Recht auf den Schutz ihrer Intimsphäre. Eine Lösung dieses Konflikts ist z. B. möglich, indem

- ein klärendes Gespräch mit dem Pflegebedürftigen geführt wird
- eine zweite Kollegin zum Waschen mit ins Zimmer gebeten wird
- in Zukunft ein männlicher Kollege diesen Bewohner wäscht.

Häufig reicht es schon, wenn eine andere Pflegefachperson das Waschen übernimmt. Nicht jeder Mensch wirkt auf einen anderen gleichermaßen sexuell anziehend. Außerdem: Je routinierter und selbstverständlicher die Intimpflege durchgeführt wird, desto weniger kommt es dabei zu sexuellen Empfindungen [21] [22] [23] [24].

SURFTIPP

Bundeszentrale für gesundheitliche Aufklärung (BZgA): Informationen in 13 Sprachen zur sexuellen und reproduktiven Gesundheit von MigrantInnen sowie zum deutschen Gesundheitssystem: www.zanzu.de

2.8.5 Einsamkeit

Soziale Beziehungen gehören zu den Grundbedürfnissen des Menschen. Alte Menschen klagen häufig über **Einsamkeit** (➤ Abb. 2.50). Sie entsteht immer dann, wenn das Bedürfnis nach sozialen Kontakten und die gewünschte Intimität der sozialen Kontakte nicht in ausreichendem Maß erfüllt werden. Gründe für die Einsamkeit können sein:

- Verlust des Lebenspartners
- Als zu gering empfundener Kontakt zu den Kindern
- Verlust von Freunden und Angehörigen
- Mangelhafte Wohnsituation
- Eingeschränkte finanzielle Verhältnisse

Einsamkeit ist ein subjektives Empfinden und wird nicht durch die Nähe und die Zahl anderer Menschen bestimmt. Auch in Gruppen kann ein Mensch einsam sein. Obwohl in einer Altenpflegeeinrichtung objektiv die Möglichkeit für viele Kontakte gegeben ist, fühlen sich Pflegebedürftige oft allein gelassen. Gleichzeitig ist die Flucht aus der Einsamkeit der am häufigsten genannte Grund für eine freiwillige Übersiedelung in eine Altenpflegeeinrichtung. Inwieweit in einer Altenpflegeeinrichtung neue befriedigende soziale Bindungen entstehen können, ist neben der körperlichen Verfassung auch abhängig von der bisherigen psychosozialen Entwicklung (➤ 2.3.4) [4].

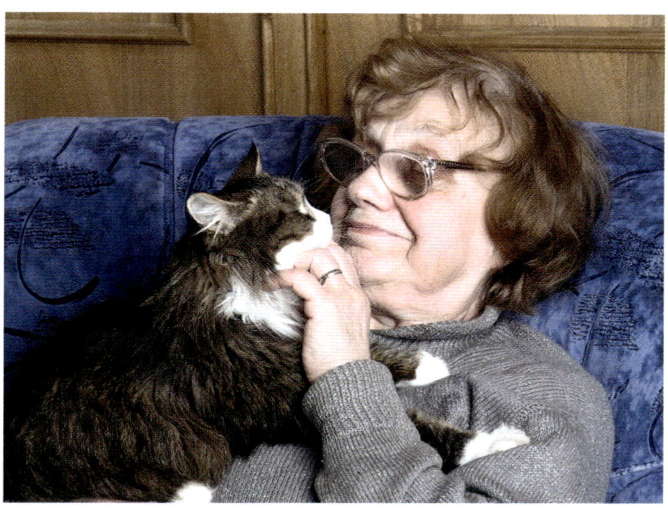

Abb. 2.50 Für einsame alte Menschen ist ein Haustier oft das einzige Lebewesen, dem sie Liebe und Zuwendung schenken können. [J787]

2.8.6 Umzug in eine Altenpflegeeinrichtung

Nur etwa 30 % der alten Menschen leben in stationären Altenpflegeeinrichtungen, davon ein großer Teil nicht auf eigenen Wunsch, sondern aufgrund körperlicher Einschränkungen oder auf Anraten der Angehörigen. Noch immer kommt es vor, dass alte Menschen von ÄrztInnen oder Angehörigen gegen ihren Willen in einer stationären Einrichtung untergebracht werden.

Für viele alte Menschen stellt die **Altenpflegeeinrichtung** keine attraktive Wohnmöglichkeit für das Alter dar. Es wird nicht als neues Zuhause, sondern als Endstation begriffen, als der Ort zum Sterben (➤ 5.4). Der Umzug in eine Altenpflegeeinrichtung löst bei Betroffenen eine mehr oder weniger stark ausgeprägte **Krise** aus (➤ Abb. 2.51). Ihr liegen sowohl *intrapsychische Konflikte* (➤ 2.3.5) als auch *soziale Konflikte* zugrunde.

Mit dem Einzug in eine Altenpflegeeinrichtung müssen sich alte Menschen

- an die neue Umgebung mit neuen Werten und Normen anpassen
- in eine bestehende Personengruppe integrieren

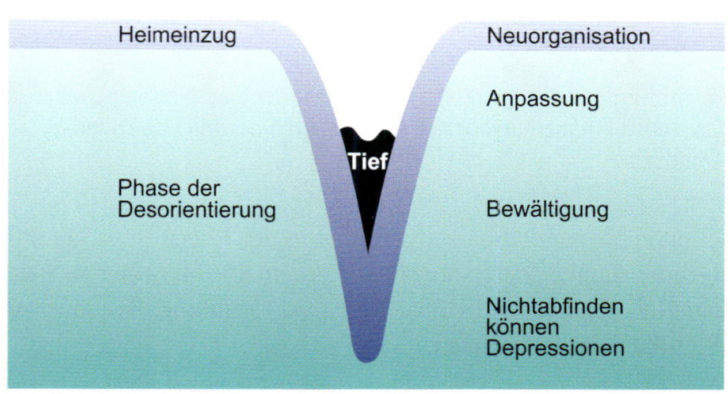

Abb. 2.51 Der Umzug in eine Altenpflegeeinrichtung kann bei alten Menschen eine Krise hervorrufen. [A400]

- an die ungewohnte Beziehung zu professionellen Pflegefachpersonen gewöhnen
- darauf einstellen, dass sich die Beziehung zu den Kindern und Freunden verändert.

Zeichen der Krise sind z. B. Verwirrtheit, Angst, Depression, sich verschlimmernde somatische sowie psychosomatische Erkrankungen. Oft führt die Krise zu regressivem Verhalten (➤ 2.8.2).

Für die Überwindung der Krise braucht der alte Mensch eine Zeit der **Eingewöhnung.** Die Krise wird schneller überwunden, wenn

- der alte Mensch freiwillig in eine Altenpflegeeinrichtung übergesiedelt ist
- der alte Mensch sich nicht abgeschoben fühlt
- persönliche Dinge mitgebracht werden konnten
- Raum bleibt für individuelle Bedürfnisse und Intimität
- es gelingt, neue befriedigende soziale Kontakte herzustellen [4].

2.8.7 Sterben und Tod

Sterben ist ein natürlicher Entwicklungsabschnitt des Lebens (➤ 2.3.1). Trotzdem wird der Gedanke an den eigenen **Tod** oder an den Tod von nahen Angehörigen häufig verdrängt. Während es gelang, viele Bereiche, z. B. die Sexualität, im Lauf der vergangenen Jahrzehnte zu enttabuisieren, ist der Tod nach wie vor ein gesellschaftliches Tabu. Mehr als 80 % der Bevölkerung sterben in Einrichtungen wie Krankenhäusern oder Altenpflegeeinrichtungen. Von vielen Menschen wird der Wunsch nach einem plötzlichen Tod ohne Schmerzen geäußert: Sie haben oft keine Angst vor dem Totsein, sondern vor dem Sterben (➤ 5.4).

Im Alter wird die Auseinandersetzung mit dem Tod von Freunden und Angehörigen sowie die Endlichkeit des eigenen Lebens zu einem zentralen Thema. Dabei ist die Einstellung zum eigenen Tod abhängig von der Lebenseinstellung, der psychosozialen Entwicklung (➤ 2.3.4) und kulturellen wie religiösen Werten und Normen. Der Tod und die Angst vor dem Sterben stellen einen letzten großen Lebenskonflikt dar. Die Konfliktverarbeitung (➤ 2.3.5) ist abhängig von der eigenen Persönlichkeit und dem sozialen Umfeld. **Sterbebegleitung** (➤ 5.4) ist eine wichtige Aufgabe für Angehörige und Pflegende [25] [26] [27].

2.9 Psychohygiene

DEFINITION

Psychohygiene: Gesamtheit aller Maßnahmen, die die geistig-psychische Gesundheit erhalten und belastungsbedingten psychischen Erkrankungen vorbeugen.

Ziel psychohygienischer Maßnahmen in der Pflege ist es, die Pflegefachpersonen widerstandsfähiger gegen ihre beruflichen Belastungen zu machen und Hilfen bei Stress, Mobbing, Burnout- und Helfer-Syndrom anzubieten.

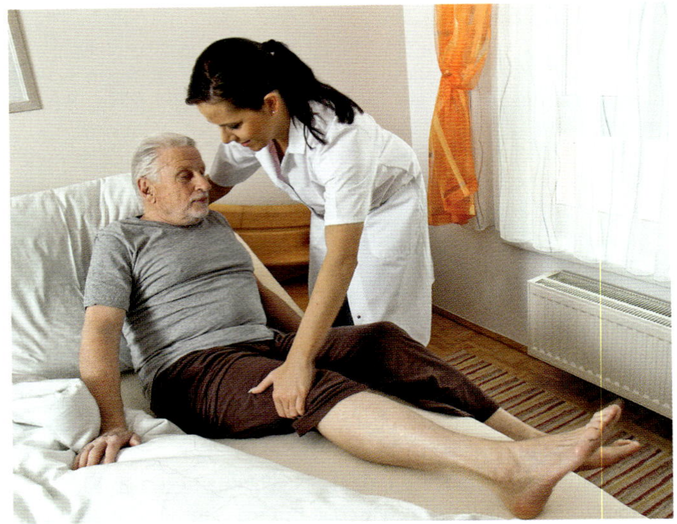

Abb. 2.52 Pflegefachpersonen sind beruflich hohen körperlichen und psychischen Belastungen ausgesetzt, die krankmachen können. [J787]

2.9.1 Berufliche Belastungen

Psychologische Kenntnisse sind für MitarbeiterInnen sozialer Berufe nicht nur notwendig, um andere Menschen begleiten zu können, sondern auch, um mit den vielfältigen **beruflichen Belastungen** umgehen zu können, die sich aus der Tätigkeit ergeben. Neben den *körperlichen Belastungen* durch Schichtdienst und schwere körperliche Arbeit, ist die Betreuung und Pflege von kranken, alten, geistig verwirrten Menschen auch psychisch belastend (➤ Abb. 2.52). *Psychische Belastungen* in der Pflege entstehen aus

- der oft empfundenen Hilflosigkeit angesichts von Krankheit und Tod
- der Unmöglichkeit, den Anforderungen von allen Seiten gerecht zu werden
- dem Widerspruch zwischen den realen Arbeitsbedingungen und den Berufsidealen [28] [29] [36].

Die Zahl der Pflegefachpersonen, die selbst älter sind oder viele Jahre in der Pflege gearbeitet haben, steigt deutlich. Auf die besonderen körperlichen, psychischen und sozialen Belastungen für diese Gruppe weisen besonders die Berufsverbände und die Berufsgenossenschaft für Gesundheitsdienst und Wohlfahrtspflege (BGW) hin.

Berufliche Belastungen haben Auswirkungen, die auch das Familienleben der Pflegefachpersonen beeinträchtigen können. Der Umgang mit diesen Belastungen kann trainiert werden.

2.9.2 Konflikte im Team

Viele Konflikte, die oft auf ein gesamtes Team übergreifen, entstehen z. B. aus

- ungünstigen und wechselnden Arbeitszeiten
- unklaren Abgrenzungen von Tätigkeiten

- Diskrepanzen zwischen Rollenselbstbild und Rollenerwartungen (➤ 4.2.5)
- psychischen Belastungen durch die Situation der Pflegebedürftigen
- Schwierigkeiten bei der Integration in ein bestehendes Team mit dessen Werten und Normen (➤ 4.2.4) (➤ 5.1.1).

Zur Lösung dieser Konflikte ist die **Kommunikationsfähigkeit** (➤ 2.6) wichtigste **Schlüsselqualifikation.** Nur so können soziale Konflikte angesprochen sowie konstruktiv und zielgerichtet bearbeitet werden.

FALLBEISPIEL

Eine Auszubildende hat im Unterricht gelernt, wie wichtig in der Eingewöhnungszeit die Zuwendung und Motivation der neuen BewohnerInnen ist. Sie kümmert sich intensiv um eine neue Bewohnerin und überprüft immer wieder deren Fähigkeiten. Die Leiterin der Altenpflegeeinrichtung hält dies für Zeitverschwendung und wirft der Auszubildenden „Bummelei" vor.

Die Auszubildende kann jetzt versuchen,

- durch gesteigerte Leistungsbereitschaft den eigenen und den Anforderungen der Leiterin der Altenpflegeeinrichtung zu genügen
- aggressiv ihre eigenen Vorstellungen von Pflege durchzusetzen und den Konflikt mit der Leiterin der Altenpflegeeinrichtung in Kauf nehmen
- den Konflikt zu verneinen und intrapsychisch zu lösen, evtl. mit der Folge psychosomatischer Erkrankungen
- dem Konflikt auszuweichen, indem sie ihre Bemühungen um die Bewohnerin von nun an schrittweise reduziert
- ihre eigenen Vorstellungen denen der Leiterin der Altenpflegeeinrichtung unterzuordnen und Dienst nach Vorschrift zu tun oder ihre eigenen Vorstellungen und die Arbeitsweise in einer Altenpflegeeinrichtung in Einklang zu bringen
- den Konflikt im Team anzusprechen und gemeinsam eine Lösung zu finden (➤ 2.6.4), (➤ 4.9.2).

2.9.3 Stress

DEFINITION

Stress (engl. *Druck, Belastung, Spannung*): Zustand eines Organismus, wenn dieser sein Wohlbefinden bedroht fühlt.

Stress ist eine natürliche Reaktion des Menschen auf Belastungen. Er kann durch positive Ereignisse (z. B. Geburt eines Kindes, Lottogewinn) wie durch negative (z. B. Scheidung, Tod eines nahen Angehörigen) ausgelöst werden. Der Begriff Stress wird häufig und in verschiedenen Bedeutungen gebraucht. Im Alltag wird er meistens mit viel Arbeit oder Hektik in Verbindung gebracht (➤ Abb. 2.52).

Stressfaktoren

Stress wird durch **Stressfaktoren** (*Stressoren*) ausgelöst. Es lassen sich physische oder psychosoziale Stressfaktoren unterscheiden.

- **Physische Belastungen:** Körperliche Belastungen, z. B. Infektionen, Operationen, Verletzungen, Verbrennungen. Auch Ärger, Freude, Leistungsdruck können im Körper Stressreaktionen auslösen.
- **Bedeutende Lebensveränderungen:** Plötzliche Veränderungen im sozialen Umfeld oder im täglichen Ablauf führen zu Stress. So kann Stress in der Pflege entstehen z. B. durch die Änderung der Lebensumstände, den Wechsel der Arbeitstätigkeiten, den Tod von PartnerInnen oder BewohnerInnen.
- **Kleinere Ärgernisse:** Oft sind es keine großen Veränderungen, die zu Stress führen, sondern lediglich eine Anhäufung von alltäglichen kleinen Ärgernissen (*daily hassles*). So kann ein Arbeitsutensil, das sich nicht am richtigen Platz befindet oder das Zuspätkommen einer KollegIn schon Stress auslösen.
- **Katastrophale Ereignisse:** Große Katastrophen, z. B. Natur- oder Umweltkatastrophen, kommen in Mitteleuropa eher selten vor. Aber auch ein Unfall oder ein Diebstahl kann eine Katastrophe für den Einzelnen bedeuten.
- **Gesellschaftlich bedingte Ängste:** Typische gesellschaftlich bedingte Ängste als Auslöser von Stress sind z. B. Angst vor Arbeitslosigkeit, Angst vor Umweltverschmutzung und Klimawandel, Kriegsangst.

Physiologische Stressreaktion

Die **physiologische Stressreaktion** mobilisiert Leistungsreserven und ermöglicht dem Körper, sich erhöhten Anforderungen anzupassen. Stressfaktoren setzen im zentralen Nervensystem (*ZNS*) zwei parallel laufende Reaktionsketten in Gang. In der ersten Reaktionskette wird der Hypothalamus aktiviert und in der Nebennierenrinde die Ausschüttung von Glukokortikoiden stimuliert. In der zweiten Reaktionskette wird über den Sympathikus das Nebennierenrindenmark aktiviert, was zur Ausschüttung von Adrenalin („Fluchthormon") und Noradrenalin („Aggressionshormon") führt.

Phasen einer anhaltenden Stressbelastung

Der österreich-kanadische Arzt *Hans Selye* (1902–1982) gilt als „Vater der Stressforschung". In seinem **Stress-Adaptations-Modell** stellt er dar, wie sich der Körper durch Anpassung (*Adaptation*) bis zur Erschöpfung auf zunehmende Anforderungen einstellt.

1. Phase: Stress als Alarmreaktion. Bei Stress mobilisiert der Körper seine Abwehrkräfte und ist dadurch verstärkt leistungsbereit.

2. Phase: Anpassungsreaktion. Lässt der Stress nicht nach, pendeln sich die körperlichen Prozesse auf diesem unnatürlich hohen Niveau ein. Stress wird als solcher nicht mehr wahrgenommen.

3. Phase: Erschöpfung. Die Dauerbelastung beeinträchtigt die psychische Gesundheit bis zum Burnout-Syndrom (➤ 2.9.5). Im schlimmsten Fall kommt es zu einem körperlichen und psychischen Zusammenbruch.

Stresssymptome

Kurzfristiger Stress steigert Herzfrequenz und Muskeldurchblutung, erweitert die Bronchien und erhöht so die körperliche

Leistungsfähigkeit. Irgendwann erschöpft sich aber die gesteigerte Leistungsbereitschaft. Lässt der Stress dann nicht nach, wird der Betroffene anfälliger für Infekte, leidet unter Schlaf- und Konzentrationsstörungen sowie Spannungskopfschmerz.

Stressbewältigung

Menschen empfinden Stress in ähnlichen Situationen auf unterschiedliche Weise. Sie entwickeln verschiedene Bewältigungsstrategien (*Coping*). Nicht jede Maßnahme der Stressbewältigung hilft jedem. Je nach Persönlichkeitstyp gibt es die Möglichkeit,

- durch eine direkte Aktion sofort etwas gegen die Ursache der Stresssymptome zu unternehmen, z. B. die Betreuung eines schwierigen Pflegebedürftigen an eine Kollegin abzugeben
- eine gewohnte Tätigkeit sofort zu unterlassen, z. B. der strengen Vorgesetzten aus dem Weg zu gehen, statt sich mit ihr zu streiten
- die Stressursachen zu leugnen oder sich selbst zu täuschen, z. B. Fehlverhalten durch KollegInnen zu übersehen.

Stress vermeiden

Häufig dauert der Stress jedoch über einen längeren Zeitraum an, weil nicht jeder die genannten Strategien intuitiv und konsequent beherrscht. Da Pflegefachpersonen im Berufsalltag kaum anstrengenden Situationen aus dem Weg gehen können, ist es sinnvoll, den Stress bewusst so weit wie möglich zu vermeiden, z. B.:

- „Nein"-sagen, wenn man ausreichend beschäftigt ist und den KollegInnen oder BewohnerInnen noch zusätzlich einen Gefallen tun soll.
- Zeitumfang für geplante Arbeitsschritte realistisch einschätzen, um sich nicht zu viel vorzunehmen.
- Gelassenheit gegenüber eigenen Fehlern und dem Fehlverhalten der anderen entwickeln.

Mit Stress richtig umgehen

Auch wenn sich Stress nicht immer vollständig vermeiden lässt, kann man sinnvoll mit ihm umgehen:

- Körperlich betätigen, z. B. Sport, Rückenmuskeltraining, Freizeit mit viel Bewegung, frischer Luft gestalten.
- Persönliche Einstellung zum stressauslösenden Problem ändern, z. B. die Probleme anderer nicht zu den eigenen machen oder den Ärger nicht unterdrücken, sondern verbal zum Ausdruck bringen.
- Stressauslösende Situation ändern, z. B. Konflikte in den Mitarbeitergesprächen oder der Supervision konkret ansprechen und um eine gemeinsame Lösung bitten (➤ Abb. 2.53) oder eine berufliche Weiterbildung anstreben.
- Ablenkung vom Stress suchen, z. B. durch längere Urlaubsreisen oder intensive Hobbys (➤ Abb. 2.54)
- Sich vom Stress erholen, z. B. durch Entspannungstechniken wie Meditation oder autogenes Training [30] [31] [32] [44].

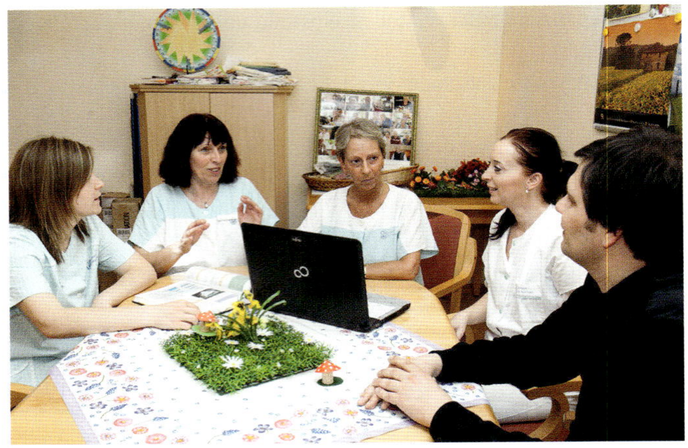

Abb. 2.53 Konflikte sollten frühzeitig im Team besprochen werden, bevor sie eskalieren. [K313]

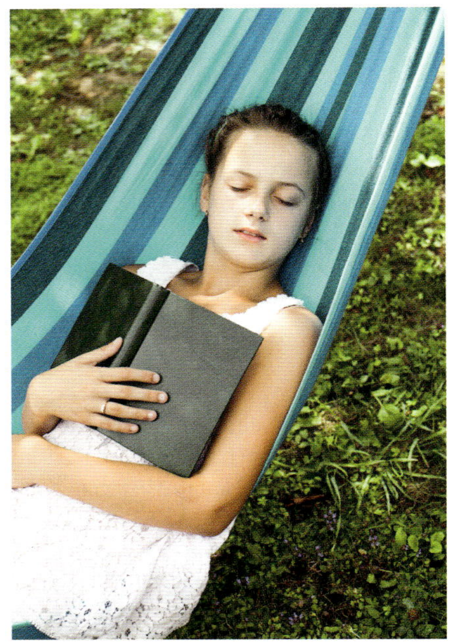

Abb. 2.54 Stress lässt sich reduzieren, wenn zwischen Arbeit und Muße ein ausgewogenes Verhältnis besteht. [J787]

SURFTIPP

Berufsgenossenschaft für Gesundheitsdienst und Wohlfahrtspflege (BGW): Informationen zum Thema „Berufliche Belastungen, Stress und Stressbewältigung" unter www.bgw-online.de

2.9.4 Mobbing

DEFINITION

Mobbing (engl. to mob = *pöbeln, belästigen*): Wiederholtes Handeln einer oder mehrerer Personen gegen eine Einzelperson oder eine Personengruppe mit dem Ziel, diese zu schädigen und aus ihrer Position zu vertreiben.

Typische Verhaltensmuster beim **Mobbing** sind:

- Üble Nachrede
- Drohungen
- Lächerlich machen
- Isolieren
- Persönliche Angriffe.

Ursachen

Mobbing kann durch **Strukturprobleme** der Arbeitsstätte gefördert werden. Dazu gehören z. B. mangelhafte Kommunikationsstrukturen, eine zu schwache oder stark autoritäre Führungsebene (➤ 4.3.5), permanente Überforderung der MitarbeiterInnen, fehlende Stellenbeschreibungen.

Außerdem können die Ursachen von Mobbing in der **Persönlichkeit des Mobbing-Täters** liegen, z. B. Konfliktlösungsstrategie, bei der eigene Interessen rücksichtslos durchgesetzt werden (➤ 4.9.2), Angst vor aufkommender Konkurrenz und Autoritätsverlust, Machtwünsche.

Mobbing wird auch durch bestimmte **Persönlichkeitsmerkmale der Mobbing-Opfer** begünstigt, z. B. durch unehrliches Verhalten, Unzuverlässigkeit, Desinteresse, schüchternes Auftreten, hervorstechende äußere Merkmale.

Phasen des Mobbings

- **Phase 1:** Einzelne Übergriffe, Unverschämtheiten und Gemeinheiten. Ständiger Konflikt am Arbeitsplatz.
- **Phase 2:** Die Übergriffe gehen nicht mehr nur von einzelnen MitarbeiterInnen aus. Fast alle KollegInnen beteiligen sich. Der Konflikt verschärft sich.
- **Phase 3:** Führungskräfte bzw. die Personalabteilung werden in das Mobbing einbezogen. Es kommt zu unbegründeten arbeitsrechtlichen Maßnahmen und Benachteiligungen (➤ Abb. 2.55).
- **Phase 4:** Die betroffene ArbeitnehmerIn wird z. B. an einen isolierten, minderqualifizierten Arbeitsplatz abgeschoben, mehrmals hintereinander versetzt oder ihr wird mit einer Abfindung gekündigt. Häufig gehen die Mobbing-Opfer selbst. Sie gehen frühzeitig in Rente, lassen sich dauerhaft krankschreiben oder kündigen im beiderseitigen Einvernehmen.

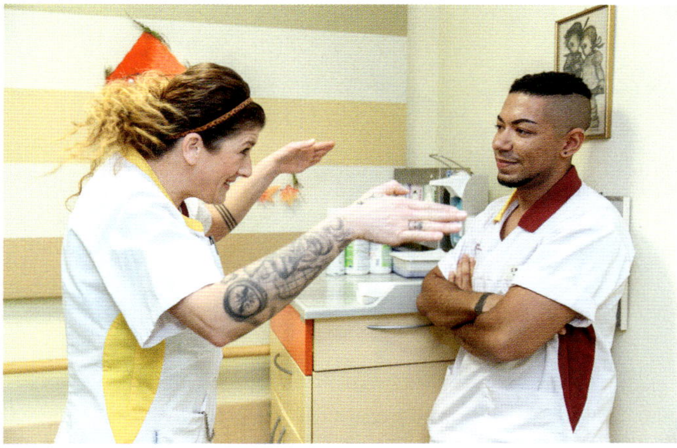

Abb. 2.55 Besonders verheerend ist es, wenn die ChefIn die Mobbing-TäterIn ist. Dies wird als *bossing* bezeichnet. [K157]

Folgen

Die **Folgen** von Mobbing reichen von typischen Stresssymptomen (➤ 2.9.3) über dauerhafte psychosomatische Erkrankungen bis zur notwendigen Behandlung in einem psychiatrischen Krankenhaus oder zum Suizid (➤ 4.9.3).

Hilfen für die Betroffenen

Um es zu diesen schwerwiegenden Folgen gar nicht erst kommen zu lassen, sollten Mobbing-Opfer die unerträgliche Situation nicht „bis zum bitteren Ende" erdulden, sondern so früh wie möglich reagieren.

- Am besten ist es, sich bereits zu wehren, wenn der Mobbing-Täter noch kein Teammitglied oder die Vorgesetzten auf seine Seite gezogen hat.
- Opferrolle gar nicht erst annehmen. Mobbing funktioniert nur, wenn jemand bereit ist, sich einschüchtern zu lassen und schuldbewusst reagiert.
- Situation offen ansprechen, dabei Vorgesetzte, z. B. Leitung einer Altenpflegeeinrichtung, einbeziehen, *bevor* diese ein negatives Bild vom Opfer entwickelt haben.
- Stressbewältigungsstrategien (➤ 2.9.3) anzuwenden hilft zwar nicht, dem Mobbing zu entkommen, stärkt aber das Mobbing-Opfer für die Auseinandersetzungen im Team.
- Sich nicht scheuen, Hilfe zu holen.
- Helfen alle Versuche nicht, die Mobbing-Situation zu beenden (z. B. wenn der Mobbing-Täter gleichzeitig der Vorgesetzte ist), kann Kündigung die einzige Möglichkeit sein, gesund zu bleiben.

Hilfe finden Mobbing-Opfer bei den Betriebs- und Personalräten und bei Mobbing-Beratungsstellen der Gewerkschaften oder Gesundheitsämter.

SURFTIPP

Informationen z. B. unter Netzwerk gegen Mobbing am Arbeitsplatz: www.mobbing-web.de

2.9.5 Burnout-Syndrom

DEFINITION

Burnout-Syndrom (engl.: burnout = *ausbrennen, ausgebrannt sein*): Zustand totaler psychischer und körperlicher Erschöpfung als Reaktion auf tätigkeitsspezifische Belastungen.
Syndrom: Typische Kombination von Symptomen.

Das **Burnout-Syndrom** ist das Ergebnis längerer völliger Verausgabung im Beruf und kann sich sowohl als akutes Geschehen als auch als langjährige, chronische Erkrankung zeigen. Es ist besonders häufig in sozialen Berufen anzutreffen und kann sowohl einzelne MitarbeiterInnen als auch ganze Teams betreffen.

Dabei kann das Zusammenspiel im Team die Widerstandsfähigkeit (*Resilienz*, ➢ 2.8) sowohl des Einzelnen als auch des gesamten Teams fördern. Beispielsweise bewältigen Teams kritische Situationen deutlich besser, wenn die Bereitschaft zur gegenseitigen Unterstützung herrscht. Führungskräfte können durch ihr Verhalten die Fähigkeit ihrer MitarbeiterInnen mit Krisen und Veränderungen, die die Arbeit oder das Privatleben betreffen, stärken und somit präventiv wirken.

In der internationalen Kassifikationsliste zur Verschlüsselung von Diagnosen (ICD-11), die 2022 in Kraft tritt, wird erstmals Burnout als Syndrom von „Stress am Arbeitsplatz, der nicht erfolgreich verarbeitet werden kann" definiert.

Ursachen und Entstehungsbedingungen

Persönliche Voraussetzungen

Menschen, die durch ihre Persönlichkeitsentwicklung dazu neigen, Probleme zu verdrängen oder Konflikten auszuweichen, sind häufiger vom Burnout-Syndrom betroffen als andere.

Gerade in sozialen Berufen besteht ein enger Zusammenhang zwischen Burnout-Syndrom und Helfer-Syndrom (➢ 2.9.6). Eine anhaltend starke Belastung verbunden mit einer großen Erwartung und hohen Berufsidealen steht im krassen Widerspruch zur beruflichen Realität.

Berufliche Belastungen

- Pflegefachpersonen werden ständig mit menschlichem Leiden und Sterben und der eigenen Hilflosigkeit konfrontiert (➢ Abb. 2.56).
- Die Beziehung zu den Pflegebedürftigen hat in der Altenpflege eine weitreichendere Bedeutung als z. B. in der Krankenpflege. Pflegefachpersonen werden für die Pflegebedürftigen häufig zum Partnerersatz. Dadurch fällt die Abgrenzung von Berufs- und Privatleben besonders schwer.
- Zeitdruck und ein schlechtes Gewissen den Pflegebedürftigen gegenüber führen häufig dazu, dass Gespräche und kleine Gefälligkeiten in der Freizeit der Pflegefachpersonen stattfinden.
- Erfolgserlebnisse sind besonders in der Altenpflege selten von Dauer, da vor allem Hochbetagte trotz vorübergehender Pflegeerfolge letztendlich doch abbauen und in absehbarer Zeit sterben.
- Da Pflegefachpersonen nicht nur Fachwissen, sondern auch persönliche Kompetenz in den Beruf einbringen, haben sie bei Erfolglosigkeit ihrer Bemühungen das Gefühl, persönlich versagt zu haben.
- Rollenkonflikt (➢ 4.9.1): Vorgesetzte, Angehörige, Pflegebedürftige und KollegInnen haben verschiedene Anforderungen an Pflegefachpersonen. So verlangen z. B. Vorgesetzte schnelles Arbeiten innerhalb des vorgegebenen Zeitrahmens, Pflegebedürftige erwarten, dass sich Pflegefachpersonen Zeit für sie nehmen.
- Die Möglichkeiten für Eigeninitiative und Kreativität sind begrenzt.

Institutionelle Bedingungen

Auch die **institutionellen Bedingungen** der Arbeit in einer Altenpflegeeinrichtung können das Burnout-Syndrom fördern, so z. B.:

- Ungünstige Arbeitszeiten
- Zeitdruck
- Schichtdienst
- Schlechte Bezahlung
- Mangelnde Fort- und Weiterbildungsmöglichkeiten
- Mangelnde oder fehlende Pflegekonzeption in der Einrichtung.

Symptome

Das Burnout-Syndrom kann sich sowohl auf körperlicher, emotionaler und sozialer Ebene äußern (➢ Tab. 2.2). Die Symptome können kombiniert und in verschiedenen Abstufungen auftreten.

Phasenhafter Verlauf

Das volle Bild eines Burnout-Syndroms bildet sich über einen längeren Zeitraum aus und verläuft in mehreren Phasen:

- **1. Phase:** Am Anfang des Burnouts steht häufig eine Zeit des **Überengagements.** Die Ziele sollen durch verstärkte Leistungsbereitschaft (➢ 2.7.3) erreicht werden.
- **2. Phase:** Können die Ziele trotz hohen Engagements nicht erreicht werden, kommt es zu **Schuldgefühlen** und **Resignation.**
- **3. Phase:** Verstärkte Schuldgefühle äußern sich in **Aggressionen** sowohl der Familie, als auch den KollegInnen oder Pflegebedürftigen, Auszubildenden oder Angehörigen gegenüber.
- **4. Phase:** Es folgen ein **Rückzug** aus den sozialen Beziehungen und ein deutlicher **Leistungsabfall.** Nicht selten kommt es zur Flucht in eine Sucht oder eine psycho-somatische Erkrankung. Auch eine Suizidhandlung ist möglich.

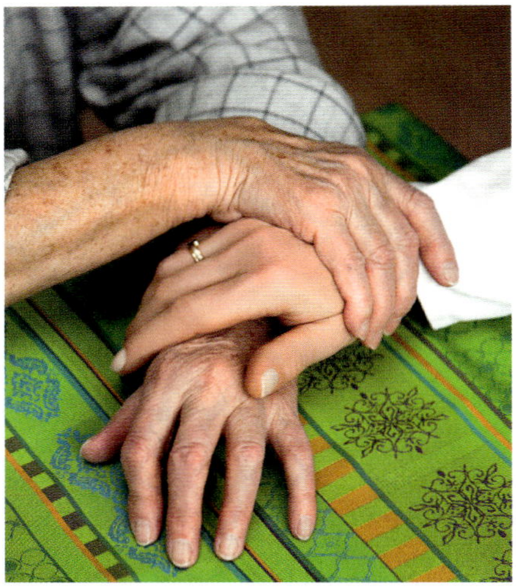

Abb. 2.56 Pflegefachpersonen setzen oft ihre ganze physische und psychische Kraft im Berufsalltag ein. Das können sie nur unbeschadet überstehen, wenn sie sich ihre „Streicheleinheiten " von Angehörigen oder guten Freunden holen. [J787]

Tab. 2.2 Symptome des Burnout-Syndroms auf der körperlichen, psychischen und sozialen Ebene.

Symptome des Burnout-Syndroms		
Körperliche Ebene	**Psychische Ebene**	**Soziale Ebene**
• Müdigkeit, Abgeschlagenheit, Erschöpfung • Schlafstörungen • Kopfschmerzen • Störung der Immunabwehr, dadurch gehäuft Erkältungskrankheiten • Psychosomatische Erkrankungen	• Selbstzweifel, Resignation • Verzweiflung • Depression • Aggression, z. B. Wutausbrüche • Emotionale Härte den Pflegebedürftigen gegenüber • Alkohol-, Nikotin- oder Schmerzmittelmissbrauch	• Rückzug (innere Kündigung) • Keine Zeit für BewohnerInnen • Misstrauen und Einsamkeit

Hilfe für Betroffene

Das Burnout-Syndrom wird als Teil eines komplexen Krankheitsbildes mit körperlichen, psychischen und sozialen Symptomen verstanden und ist behandlungsbedürftig.

Stellen Pflegende Zeichen eines Burnout-Syndroms bei sich fest, sollten sie frühzeitig professionelle Hilfe in Anspruch nehmen [30] [31] [32].

Einem Burnout-Syndrom vorbeugen

- Stressbewältigungsstrategien erlernen (➢ 2.9.3)
- Berufsideale überdenken und der Realität anpassen
- Gezielt nach Gründen für Frustrationen suchen
- Jobrotation, um belastende Arbeiten und Routinetätigkeiten zu verringern
- An der Veränderung institutioneller Bedingungen mitwirken
- Regelmäßige Supervision im Team (➢ 4.10.2)
- Freizeit sinnvoll gestalten, um einen Ausgleich zum Beruf zu schaffen
- Soziale Beziehungen pflegen (z. B. Freundschaften, Mitarbeit in einem Verein)

SURFTIPP

Informationen z. B. unter: www.hilfe-bei-burnout.de

2.9.6 Helfer-Syndrom

DEFINITION

Helfer-Persönlichkeit (nach Schmidbauer): Person, die eine gesteigerte Aufopferungsbereitschaft aufweist und die Bedürfnisse des Patienten scheinbar über eine eigenen Bedürfnisse stellt.

Mit dem Buch „Die hilflosen Helfer“ des Psychoanalytikers *Wolfgang Schmidbauer* (*1941) begann eine lebhafte Diskussion über die typische **Helfer-Persönlichkeit:**

- Gibt es eine typische Helfer-Persönlichkeit?
- Welche Motivation führt zum Ergreifen eines sozialen Berufs?
- Welchen Nutzen zieht der Helfer aus seiner helfenden Tätigkeit?

Ursachen

Die Ursachen für ein Helfer-Syndrom liegen nach Schmidbauer in einem **Mangel an Zuwendung und Anerkennung** in der frühen Kindheit. So erfährt das Kind, dass es nicht als ganze Person, sondern nur für seine positiven Leistungen geliebt wird. Versagen und Hilflosigkeit wird nicht akzeptiert. Dies führt zu einer tiefen Kränkung des Selbstwertgefühls (➢ 2.3.4). Aus dieser Kränkung erwächst ein starkes **Bedürfnis nach Zuneigung und Anerkennung,** das nur durch Leistung befriedigt werden kann. So kommt es beim Erwachsenen zu einer **überstarken Leistungsorientierung.** Er schwankt in seiner Selbsteinschätzung zwischen: „Ich kann alles“ und „Ich kann nichts“. Die Folgen sind ständige Unzufriedenheit mit sich selbst und das Bedürfnis, alles immer noch besser machen zu wollen.

Pflegefachpersonen mit einem Helfer-Syndrom zeichnen sich durch aufopfernde Pflege aus, die sich jedoch nicht an den Bedürfnissen des Pflegebedürftigen orientiert. Seine Person ist dem Pflegenden mit Helfer-Syndrom im Grunde gleichgültig.

Gefördert wird das Helfer-Syndrom durch eine Ausbildung, die zu hohe Erwartungen an den Beruf und an die Pflegefachpersonen stellt und dazu führt, dass Auszubildende meinen, es sei besonders wichtig, es allen immer recht zu machen.

Symptome

Das Helfer-Syndrom äußert sich durch:

- Übertriebene, regressionsfördernde Pflege
- Entmündigung des Pflegebedürftigen
- Alleinvertretungsanspruch für den Pflegebedürftigen.

Durch die ständige Überlastung fördert das Helfer-Syndrom das Burnout-Syndrom (➢ 2.9.5).

Hilfe für Betroffene

Da die Ursachen für das Helfer-Syndrom nach Schmidbauer ausschließlich auf der persönlichen Ebene liegen, können Lösungen auch nur hier ansetzen. Ziel ist es, dass Pflegefachpersonen mit einem Helfer-Syndrom lernen

- Belastungen und Konflikte als Teil des Lebens zu akzeptieren und zu bearbeiten,
- Gefühle wie Wut, Ärger, Freude, Zuneigung auszudrücken,
- sich mit Schmerz, Leid, Gebrechlichkeit und Tod auseinanderzusetzen,
- sich eigene Bedürfnisse bewusst zu machen und diese durchzusetzen,
- sich bereits während der Ausbildung mit dem eigenen Berufsideal und den Berufserwartungen auseinanderzusetzen.

Pflegefachpersonen mit Helfer-Syndrom sind eine Belastung für die Pflegebedürftigen, die Angehörigen und die KollegInnen. Zahlreiche Fortbildungen informieren über die Möglichkeiten im Umgang mit der eigenen oder fremden Helfer-Persönlichkeit. Professionelle Hilfen bieten Beratung, Supervision (➢ 4.10.2) und Therapie [33] [34].

2.9.7 Berufliche Belastungen bewältigen

Neben den bereits beschriebenen individuellen Maßnahmen zum Abbau **beruflicher Belastungen** wie Entspannungstraining, Organisation von Selbsthilfegruppen oder die Inanspruchnahme professioneller psychotherapeutischer Hilfe, bieten einige Einrichtungen für MitarbeiterInnen auch Hilfen innerhalb der Einrichtung an:

- Supervision (➢ 4.10.2)
- Kollegiale Beratung
- Balintgruppen
- Coaching

Kollegiale Beratung

Beratung und Abstimmung mit KollegInnen ist eine Selbstverständlichkeit im Arbeitsprozess. Die **kollegiale Beratung** entwickelte sich als lösungsorientierte Methode aus der Supervision. Ziel ist es, die eigene Beratungskompetenz so zu fördern, dass sich die MitarbeiterInnen eines Teams gegenseitig unterstützen können. Dazu treffen sich die Mitglieder eines Teams zur gegenseitigen Beratung und zur gemeinsamen Konfliktlösung. Hierbei können alle Techniken der Kommunikation (➢ 2.6), des helfenden Gesprächs (➢ 2.6.4) und der Konfliktlösung (➢ 2.3.5) angewendet werden. Innerhalb der kollegialen Beratung können in der Regel keine Teamkonflikte gelöst werden. Vielmehr geht es um Entlastung und Unterstützung bei der Lösung von berufsbedingten Problemen.

Balintgruppen

Die Entstehung von **Balintgruppen** geht auf den ungarischen Mediziner und Chemiker *Michael Balint* (1896–1970) zurück.

Theoretische Grundlage der Balintgruppen ist die Psychoanalyse (➢ 2.2.2) (➢ 2.10.1). Jede Beziehung zwischen einem professionellen Helfer (z. B. einer Pflegefachperson) und seinen KlientInnen (z. B. Pflegebedürftige) lässt sich auf frühkindliche Erfahrungen zurückführen. Dabei wiederholen sich z. B. Eltern-Kind-Beziehungen. Es kommt zu Widerständen sowie zur *Übertragung* und *Gegenübertragung* (➢ 2.10.1). Kann sich der professionelle Helfer diese Mechanismen bewusst machen und in einer Balintgruppe bearbeiten, wird es ihm möglich, auch das Verhältnis zum Klienten professioneller und mit der nötigen Distanz zu gestalten. Berufliche Belastungen können so abgebaut werden.

Coaching

Eine besondere Form der berufsbegleitenden Unterstützung ist das **Coaching.** Dieser Begriff stammt aus dem frühen Transportwesen (Pferdekutsche) und dem Sport. Es bedeutet so viel wie *Führen* und *Leiten.* Im Gegensatz zum herkömmlichen Trainer ist der Coach nicht nur für die Leistungssteigerung, sondern auch für das psychische Wohlbefinden seines Schützlings verantwortlich. Dieses Beziehungsmodell ist seit Mitte der 1980er-Jahre besonders Grundlage der *Führungskräfteentwicklung.*

Zwei **Formen** von Coaching sind zu unterscheiden:

- Der Vorgesetzte als Coach seiner MitarbeiterInnen
- Externe Fachkräfte coachen einzelne MitarbeiterInnen oder ein Team

Coaching erweist sich zunehmend als effektive Methode zum langfristigen Abbau beruflicher Belastungen, insbesondere von Leitungskräften (z. B. Pflegedienstleitung, Stationsleitungen) [35] [37].

2.10 Therapien in der Psychologie

DEFINITION

Therapie (griech. therapeia = *Dienst, Pflege, Heilung*): Gesamtheit aller Verfahren und Methoden zur Behandlung von Krankheiten oder Störungen.
KlientIn (lat. cliens): AuftraggeberIn, KundIn.
Klientenzentriert: In der Therapie auf die KlientIn und ihre Probleme bzw. Bedürfnisse bezogen.

2.10.1 Psychotherapien

DEFINITION

Psychotherapie: Behandlung mit Verfahren, die in der Psychologie entwickelt wurden und die Änderung menschlichen Verhaltens und Erlebens zum Ziel haben.

PsychotherapeutInnen (➢ 2.1.4) versuchen, Menschen zu beeinflussen, die ihr eigenes Verhalten und Erleben als belastend empfinden oder von ihrer Umwelt als belastend empfunden werden. **Psychotherapie** wird in Anspruch genommen, wenn

- körperliche Erkrankungen psychische Ursachen haben,
- psychische Störungen als große Belastung empfunden werden,
- Konflikte nicht mehr lösbar erscheinen,
- Gespräche mit Angehörigen und FreundInnen keine ausreichende Hilfe bieten,
- andere HelferInnen nicht vorhanden oder überfordert sind.

Etwa jede zweite BundesbürgerIn ist im Laufe ihres Lebens auf professionelle psychologische Hilfe angewiesen. Dabei kann es sich um ein einmaliges Gespräch, z. B. bei einer Beratungsstelle oder um eine jahrelange Therapie handeln.

Psychotherapie bedeutet nicht, dass die TherapeutInnen die Probleme ihrer KlientInnen lösen. Die Rolle der PsychotherapeutInnen kann mit der eines Spiegels verglichen werden, in dem die KlientInnen sich selbst neu finden und so ihr Gleichgewicht erlangen. Die meisten Psychotherapieformen sehen die KlientInnen nicht als *Behandelte,* sondern als *Handelnde.*

Die **psychotherapeutischen Methoden** werden in verschiedene Gruppen eingeteilt, z. B.

- nach dem *Therapieansatz,* also je nachdem, ob der zugrundeliegende Konflikt aufgedeckt werden soll (*aufdeckende Verfahren*) oder eine Verhaltensänderung im Vordergrund steht (*übende Verfahren*)
- nach den *eingesetzten Mitteln,* z. B. Gespräch, Musik
- nach den *beteiligten Personen,* z. B. Familientherapie, Paartherapie

Die konkrete Indikationsstellung, d. h. die Beurteilung, welches Verfahren am ehesten Erfolg verspricht, können nur erfahrene PsychotherapeutInnen leisten. Die wichtigsten Psychotherapien sind:

- Gesprächspsychotherapie
- Verhaltenstherapie
- Psychoanalyse
- Gestalttherapie
- Psychodrama

Gesprächspsychotherapie

DEFINITION

Gesprächspsychotherapie: Psychotherapeutisches Verfahren, bei der die KlientInnen im Gespräch ohne erkennbare Lenkung dazu gebracht werden, ihre Gefühle und Erlebnisse in Worte zu fassen und Lösungen für ihre Probleme zu finden. Vom amerikanischen Psychologen *Carl Rogers* (1902–1987) begründet.

Verfahren

Die **Gesprächspsychotherapie** wird in der nicht-direktiven, klientenzentrierten Therapie bzw. psychologischen Beratung angewandt.

Nicht-direktiv bedeutet, dass die TherapeutInnen im Rahmen der Therapie keine Diagnose stellen. Sie interpretieren die Aussagen und Gefühle der KlientInnen nicht und versuchen nicht, diese zu Verhaltens- oder Meinungsänderungen zu überreden. Die Gesprächspsychotherapie geht davon aus, dass die Klientinnen eigenverantwortlich in der Lage sind, Probleme zu bewältigen. Aufgabe der TherapeutInnen ist es lediglich, eine Gesprächssituation zu schaffen, die es den KlientInnen ermöglicht, frei zu reden und so selbst zu neuen Einsichten zu gelangen. Notwendig ist dazu eine Atmosphäre von Wärme, Einfühlungsvermögen und Verständnis. Die TherapeutInnen reflektieren die Aussagen der KlientInnen in einer Weise, die geeignet ist, deren Gedankengänge deutlicher zu machen und versuchen, den KlientInnen Verständnis zu vermitteln. Durch Rückmeldungen wird das Verhalten und Erleben der KlientInnen gespiegelt (helfendes Gespräch, ➤ 2.6.4).

Bedeutung

Die Gesprächspsychotherapie zählt zu den häufigsten und erfolgreichsten Therapieformen. Gleichzeitig ist sie Bestandteil vieler anderer therapeutischer Verfahren. Techniken der Gesprächspsychotherapie können, verbunden mit den Methoden der Kommunikationstheorien (➤ 2.6), in allen helfenden Gesprächen auch von Nicht-PsychologInnen eingesetzt werden.

Verhaltenstherapie

DEFINITION

Verhaltenstherapie: Psychotherapeutisches Verfahren, das beobachtbares störendes Verhalten mit Hilfe der Lerntheorien (➤ 2.4) verändern will.

Die KlientInnen sollen die im Laufe ihres Lebens erlernten „falschen" Verhaltensweisen „verlernen" und durch neue ersetzen.

Alle **Verhaltenstherapien** können sowohl in Einzel- als auch in Gruppensitzungen durchgeführt werden.

Verfahren

Verstärkung erwünschten Verhaltens

Dieses Verfahren basiert auf der Theorie des operanten Konditionierens (➤ 2.4.4). Positives Verhalten wird verstärkt, negatives Verhalten durch unangenehme Konsequenzen abgeschwächt oder gelöscht. Diese Methode wird häufig auch im sozialen Alltag eingesetzt (Leistungsmotivation, ➤ 2.7.3) und zeigt hier sichtbare Erfolge. Die klinische Wirksamkeit ist nicht abschließend erforscht.

Desensibilisierung

Die **Desensibilisierung** wird bei Angstzuständen (*Phobien*) eingesetzt, z. B. dunkle Räume, Schlangen. Erfolge sind klinisch nachgewiesen und in der Praxis häufig erprobt und umgesetzt. Die Therapie unterteilt sich in **drei Phasen.**

- **Entspannungstraining** z. B. Atemübungen.
- **Aufstellen einer Angsthierarchie** z. B. zu Beginn Situationen vorstellen, die wenig Angst auslösen, dann zunehmend beängstigendere Situationen.
- **Kombination von Angstreizen und Entspannungssituationen** z. B. reale angstauslösenden Situationen werden mit Hilfe von Atemübungen bewältigt.

Aversionstherapie

Die **Aversionstherapie** beruht auf der klassischen Konditionierung (➤ 2.4.3). Unerwünschtes Verhalten wird gekoppelt mit negativen (*aversiven*) Reizen, z. B. leichten Elektroschocks oder übelkeitserregenden Medikamenten. Diese Art des Vorgehens wird hauptsächlich zur Behandlung von Suchtkranken und bei sexuellen Störungen eingesetzt.

Da der negative Reiz sehr stark sein muss, um verhaltensregulierend zu wirken, sind der Therapie ethische Grenzen gesetzt.

Bedeutung

Die Verhaltenstherapie wird bevorzugt eingesetzt zur unmittelbaren Verhaltensänderung. Sie kommt in wenigen Behandlungseinheiten zu sichtbaren Erfolgen. Bislang fehlen Forschungsergebnisse über Langzeitwirkungen.

Einzelne Verfahren der Verhaltenstherapie (z. B. Verstärkung, Entspannung bei Angstzuständen) können auch von Pflegefachpersonen angewandt werden.

Psychoanalyse

DEFINITION

Psychoanalyse: Psychotherapeutisches Verfahren, das verdrängte Konflikte der psycho-sexuellen Entwicklung aufdecken und bearbeiten will (z. B. durch Traumdeutung, freies Assoziieren, Hypnose). Von Sigmund Freud begründet (➤ 2.2.2) (➤ 2.3.3).

Verfahren

- Traumdeutung
- Freies Assoziieren
- Hypnose

Bedeutung

Die Psychoanalyse ist eine sehr aufwändige, zeit- und kostenintensive Methode. Die wöchentliche Therapiezeit beträgt etwa zwei bis fünf Stunden. Die Therapie zieht sich oft über Jahre hin, da die TherapeutIn ihre **Deutungen** der KlientIn erst mitteilen kann, wenn diese bereit ist, sie anzunehmen und zu verarbeiten. Ansonsten bilden sich bei der KlientIn **Widerstände,** die wiederum psychoanalytisch aufgearbeitet werden müssen.

Gestalttherapie

DEFINITION

Gestalttherapie: Psychotherapeutisches Verfahren, das die Persönlichkeit in ihrer wahren, *guten* Gestalt wiederherstellen will, damit sie sich in ihrer Umwelt wieder vollständig wahrnehmen kann. Von Psychoanalytiker *Fritz Perls* (1893–1970) begründet.

Im Gegensatz zur Psychoanalyse beschäftigt sich die **Gestalttherapie** ausschließlich mit den gegenwärtigen Konflikten. Gleichzeitig werden auch die Ursachen dieser Konflikte aufgearbeitet, die in der Vergangenheit liegen können.

Bedeutung

Die Gestalttherapie enthält Elemente der Psychoanalyse, der Gestalttheorie (Tendenz zum guten Bild, ➤ 2.5.2) und des Psychodramas. Wegen ihres spielerischen Herangehens wird sie oft als unwissenschaftlich kritisiert, führt jedoch zu beachtlichen Heilerfolgen. Ihre Wirkung setzt bereits nach relativ kurzer Therapiedauer ein.

Psychodrama

DEFINITION

Psychodrama: Gruppenpsychotherapeutisches Verfahren, das mit Hilfe des freien dramatischen Rollenspiels einer Gruppe Konflikt- und Entscheidungssituationen darstellen will und durch deren Reflexion zu Lösungen kommt. Vom rumänischen Psychologen *Jakob Levy Moreno* (1882–1974) begründet.

Verfahren

Kennzeichnend für das **Psychodrama** ist die befristete Übernahme von *Rollen* (➤ 4.2.5), wobei die RollenspielerInnen innerhalb eines festgelegten Handlungsrahmens frei agieren. Die DarstellerInnen können sich innerhalb des Rollenspiels mit der Rolle identifizieren und die Rolle ausleben. Gleichzeitig können sie ihr Verhalten innerhalb der Rolle bewusst reflektieren, da es sich eben doch nicht um erlebte Realität, sondern um ein Spiel handelt.

Bedeutung

Das Psychodrama wird kaum noch als eigenständige Therapie eingesetzt, sondern ist Bestandteil verschiedener Verfahren. Dies hat zu einem sehr komplexen Anwendungsgebiet des Psychodramas geführt, sodass es kaum umfassende empirische Untersuchungen zum therapeutischen Nutzen des Psychodramas gibt. Wie neuere Untersuchungen zeigen, wird das Psychodrama im Rahmen anderer Therapieverfahren von den KlientInnen als Bereicherung empfunden. Zunehmend wird das Psychodrama auch in Selbsthilfegruppen eingesetzt [1] [2] [39].

2.10.2 Sozialtherapie

DEFINITION

Sozialtherapie: Sammelbezeichnung für Behandlungsverfahren, die den Menschen unterstützen, am Leben in der Gemeinschaft teilzunehmen.

SozialtherapeutInnen versuchen, Kenntnisse, Fähigkeiten und Fertigkeiten bei Menschen zu aktivieren und zu fördern. Dabei kann es sich um Ortskenntnisse zur Orientierung, um Gesprächstechniken zur aktiven Kommunikation oder um den Umgang mit Werkstoffen (z. B. Holz, Ton, Papier) handeln.

Ziele

Die **Ziele** einer Sozialtherapie sind:

- KlientInnen in ihrem sozialen Umfeld wahrnehmen
- Im sozialen Umfeld nach Ursachen für Defizite, Störungen oder Erkrankungen suchen

- Im sozialen Umfeld gemeinsam mit den KlientInnen Lösungen erarbeiten, die aktivierend und fördernd sind
- Andere MitarbeiterInnen (z. B. Pflegefachpersonen, ÄrztInnen) und Angehörige in den Lösungsprozess einbeziehen

Methoden

Die Sozialtherapie benutzt Methoden aus den psychotherapeutischen Verfahren (z. B. übende Verfahren, Gespräche, Rollenspiele) und den Sozialwissenschaften:
- Einzelfallhilfe, z. B. Beratung, Training (➤ 4.10.1)
- Gruppenarbeit (➤ 4.10.2)
- Gemeinwesenarbeit, z. B. Aktivität einer Gemeinschaft zur Durchsetzung ihrer Interessen in ihrem Umfeld (➤ 4.10.3)

Im klinischen Alltag sowie auf gerontopsychiatrischen Stationen von Altenpflegeeinrichtungen werden Sozialtherapien häufig eingesetzt. Unterschieden werden:
- Beschäftigungstherapie
- Arbeitstherapie
- Milieutherapie

In der klinischen und psychologischen Praxis werden die genannten Therapieformen oft vermischt.

Beschäftigungstherapie

Bei der **Beschäftigungstherapie** (*Gestaltungstherapie, Ergotherapie,* ➤ 3.4.6) wird versucht, durch musisches oder handwerkliches Arbeiten die kreativen Seiten der KlientInnen anzuspechen und zu fördern (➤ Abb. 2.57). Ziele der Beschäftigungstherapie können sein:
- Vorhandene Fähigkeiten zu fördern
- Zeit sinnvoll zu gestalten
- Sozialverhalten zu fördern
- Aggressionen abzubauen
- Auf eine Arbeitstherapie vorzubereiten.

Sie wird häufig nicht von PsychologInnen, sondern von BeschäftigungstherapeutInnen (*ErgotherapeutInnen*), PädagogInnen, Pflegefachpersonen oder MitarbeiterInnen anderer sozialer Berufe durchgeführt.

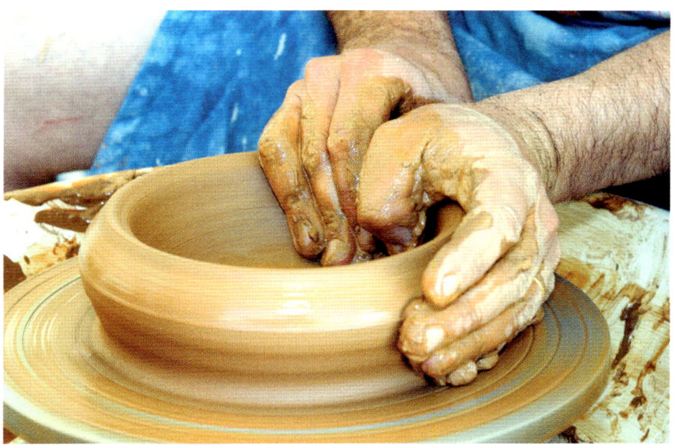

Abb. 2.57 Kreative Tätigkeiten stärken das Selbstbewusstsein. [J787]

Arbeitstherapie

Ziel der **Arbeitstherapie** ist es, die KlientInnen mit Hilfe eines Systems abgestufter Anforderungen leistungsfähig und belastbar zu machen. Dadurch sollen vor allem geistig behinderte oder psychisch kranke Menschen vollständig in den Arbeitsprozess integriert werden und ein unabhängiges Leben führen können.

Milieutherapie

DEFINITION

Milieu: Gesamtheit der die Entwicklung des Menschen beeinflussenden natürlichen und gesellschaftlichen Umwelt.

Bei der **Milieutherapie** bleiben die KlientInnen in ihrem täglichen Umfeld. Sie lernen, sich Veränderungen anzupassen.

Realitätsorientierungstraining

Das **Realitätsorientierungstraining** (*ROT*) fördert diesen Anpassungsprozess (*Adaptation*). Es will
- ein verlässliches Milieu herstellen,
- eine vertrauensvolle Atmosphäre schaffen,
- einfache, akzeptierende Kommunikationsformen anbieten.

Die Trainingseinheiten sind für Pflegefachpersonen leicht zu erlernen. Sie helfen älteren Menschen, und besonders Verwirrten, sich in ihrem Milieu oder ihre Lebenswelt besser zu orientieren (➤ Abb. 2.58).

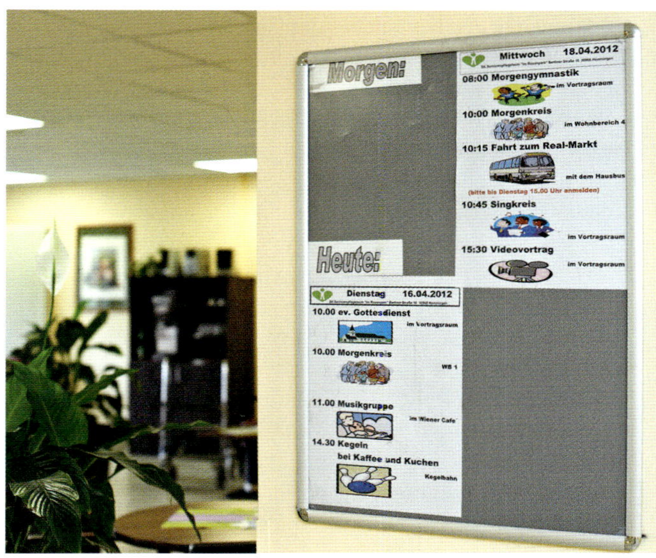

Abb. 2.58 Große Tafeln, auf denen die Tagesaktivitäten einer Altenpflegeeinrichtung für alle Pflegebedürftigen gut zu lesen sind, erleichtern die Orientierung. [K157]

Mobilitätstraining

Die Orientierung im Raum wird durch ein **Mobilitätstraining** ermöglicht. Neue BewohnerInnen lernen die Station, die Altenpflegeeinrichtung oder die Altentagesstätte kennen. Sie werden von erfahrenen MitbewohnerInnen und MitarbeiterInnen geführt. Immobilen Pflegebedürftige wird schrittweise ihre Lebenswelt gezeigt. Die Erweiterung ihres Blickwinkels wirkt anregend und schafft Freude durch das Wiedererkennen.

Menschen brauchen *verlässliche soziale Beziehungen.* Kleine überschaubare Gruppen und MitarbeiterInnen, deren Gesichter bekannt sind, vermitteln Geborgenheit. Eine ruhige Atmosphäre auf einer Station hilft den Pflegebedürftigen, sich freier zu bewegen und soziale Kontakte zu pflegen. Die MitarbeiterInnen tragen gut lesbare Namensschilder. Fotos mit ihren Namen hängen im Eingangsbereich [3] [38].

Die Milieutherapie setzt Zusammenarbeit und Kreativität aller Beteiligten voraus, um zu Erfolgen zu gelangen. Sie nutzt dabei die individuellen Möglichkeiten der **geragogischen Angebote** (➢ 3.4).

Wiederholungsfragen

1. Was ist Psychologie? (➢ 2.1)
2. Welche Methoden werden mit welchem Ziel in der Psychologie angewandt? (➢ 2.1.2)
3. Welche Teilgebiete der Psychologie sind für die Pflege wichtig? (➢ 2.1.3)
4. Welche Bewusstseinsformen unterscheidet Sigmund Freud in seiner psychoanalytischen Persönlichkeitstheorie? (➢ 2.2.2)
5. Aus welchen Instanzen setzt sich die Persönlichkeit nach dem psychoanalytischen Persönlichkeitsmodell zusammen? (➢ 2.2.2)
6. Welche Aufgaben haben die Abwehrmechanismen innerhalb des psychoanalytischen Persönlichkeitsmodells? (➢ 2.2.2)
7. Welche Persönlichkeitszustände unterscheidet die Transaktionsanalyse und wie agieren sie? (➢ 2.2.3)
8. Wie lauten die Grundannahmen zur menschlichen Entwicklung? (➢ 2.3.1)
9. Wie beschreibt die Konvergenz-Hypothese das Zusammenspiel von Anlage- und Umweltfaktoren? (➢ 2.3.2)
10. Worin unterscheiden sich milieu-pessimistische und milieuoptimistische Sichtweise in der Entwicklungspsychologie? (➢ 2.3.2)
11. Welche Stufen und Phasen der psychosexuellen Entwicklung unterscheidet Sigmund Freud? (➢ 2.3.3)
12. Welche Stadien werden bei der psychosozialen Entwicklung unterschieden? (➢ 2.3.4)
13. Welche grundlegenden Konfliktarten unterscheidet Lewin? (➢ 2.3.5)
14. Welche Möglichkeiten der Konfliktlösung unterscheidet das Konzept der Daseinstechniken von Thomae? (➢ 2.3.5)
15. Wie verläuft der Prozess der Informationsverarbeitung in den Gedächtnismodellen? (➢ 2.4.2)
16. Wie beschreibt die Theorie des klassischen Konditionierens den Lernprozess? (➢ 2.4.3)
17. Welche Lernprozesse unterscheidet die Theorie des operanten Konditionierens? (➢ 2.4.4)
18. Welche Verhaltensmuster werden besonders durch das Imitationslernen gelernt? (➢ 2.4.5)
19. Welche Bedeutung hat die „soziale Wahrnehmung" in der Pflege? (➢ 2.5.3)
20. Welche Bedeutung hat die Methode der basalen Stimulation® für die Pflege? (➢ 2.5.4)
21. Welche Axiome der Kommunikation stellen Watzlawick u. a. auf und was bedeuten sie im Pflegealltag? (➢ 2.6.1)
22. Welche Seiten einer Nachricht unterscheidet Schulz von Thun? (➢ 2.6.2)
23. Welche Formen der Kontingenz unterscheiden Jones und Gerard? (➢ 2.6.3)
24. Welches sind die vier Aspekte der gewaltfreien Kommunikation? (➢ 2.6.4)
25. Welches sind die Voraussetzungen und Techniken für ein helfendes Gespräch? (➢ 2.6.4)
26. Welche Stadien der Desorientierung unterscheidet Naomi Feil? (➢ 2.6.7)
27. Welche Techniken der Validation® werden unterschieden? (➢ 2.6.7)
28. Welche Bedeutung haben Motive und Motivation? (➢ 2.7.1)
29. Wie strukturiert Maslow die menschlichen Bedürfnisse in seiner Bedürfnispyramide? (➢ 2.7.2)
30. Wie können die Beziehungsbedürfnisse nach Erskine für eine positive Fremdmotivation genutzt werden (➢ 2.7.3)?
31. Welche Formen der Motivation werden in der Pflege unterschieden und welche Faktoren beeinflussen den Motivationsprozess? (➢ 2.7.4)
32. Was versteht man unter „erlernter Hilflosigkeit" und welche Interventionsmöglichkeiten hat eine Pflegefachperson, um erlernter Hilflosigkeit entgegenzuwirken? (➢ 2.7.5)
33. Wie können Gesundheit und Krankheit definiert werden? (➢ 2.8.2)
34. Welche Mechanismen der Krankheitsverarbeitung sind besonders häufig zu beobachten? (➢ 2.8.2)
35. Welche Bedeutung haben traumatische Erlebnisse in der Altenpflege? Wie können sich diese bei BewohnerInnen äußern? (➢ 2.8.3)
36. Welche Faktoren beeinflussen die sexuellen Bedürfnisse im Alter? (➢ 2.8.4)
37. Welche beruflichen Belastungen sind typisch für den Pflegeberuf, und welche Bedeutung hat in diesem Zusammenhang die Psychohygiene? (➢ 2.9.1)
38. Was sind Stressfaktoren und Stresssymptome? Was kann zur Stressbewältigung getan werden? (➢ 2.9.3)
39. Welche Phasen werden beim Mobbing unterschieden? (➢ 2.9.4)
40. Wie entwickelt sich ein Burnout-Syndrom? (➢ 2.9.5)
41. Was sind Ursachen und Folgen beim Helfer-Syndrom? (➢ 2.9.6)

LITERATURNACHWEIS

[1] Zimbardo, Philip G.; Gerrig, Richard J.: Psychologie. PEARSON Studium, München 2018.
[2] Arnold, Wilhelm; Eysenck, Hans-Jürgen.u.a.: Herders Lexikon der Psychologie in drei Bänden. Hohe Verlag, Freiburg 2007.
[3] Wirsing, Kurt: Psychologie für die Altenpflege. Beltz Verlag, Weinheim 2013.
[4] Mötzing, Gisela; Schwarz, Susanne (Hrsg): Leitfaden Altenpflege. Elsevier Urban & Fischer, München 2018.
[5] Markus, Georg: Sigmund Freud. Langen Müller Verlag, München 2006.
[6] Mann, Leon: Sozialpsychologie. Beltz Verlag, Weinheim 2001.
[7] Nydahl, Peter; Bartoszek, Gabriele (Hrsg.): Basale Stimulation. Neue Wege in der Pflege Schwerstkranker. Elsevier Urban & Fischer Verlag, München 2012.
[8] Buchholz, Thomas u.a.: Begegnungen. Basale Stimulation in der Pflege – Ausgesuchte Fallbeispiele. Hans Huber Verlag, Bern 2009.
[9] Hirsch, Anna Maria: Psychologie für Altenpfleger. Kommunikative Kompetenz. Urban & Vogel Verlag, Nettetal 2002.
[10] Watzlawick, Paul; Beavin Janet.H.; Jackson Don D.: Menschliche Kommunikation. Formen, Störungen, Paradoxien. Hogrefe Verlag, Göttingen 2016.
[11] Schulz von Thun, Friedemann: Miteinander reden; Bd. 1. Störungen und Klärungen. Rowohlt rororo Sachbuch, Reinbek 2010.
[12] Schulz von Thun, Friedemann: Miteinander reden von A bis Z. Lexikon der Kommunikationspsychologie. Rowohlt rororo Sachbuch, Reinbek 2012.
[13] Miller, William R; Rollnick, Stephen: Motivierende Gesprächsführung. Lambertus Verlag Freiburg im Breisgau 2015.
[14] Rosenberg, Marshall. B.: Gewaltfreie Kommunikation. Eine Sprache des Lebens. Junfermann Verlag, Paderborn 2016.
[15] Langfeldt-Nagel, Maria: Gesprächsführung in der Altenpflege. Reinhardt Verlag, München 2011.
[16] Kooij, Cora van der: Ein Lächeln im Vorübergehen. Erlebnisorientierte Altenpflege mit Hilfe der Mäeutik. Hans Huber Verlag, Bern 2012.
[17] Hausmann, Clemens: Psychologie und Kommunikation für Pflegeberufe. Falcutas Verlag, Wien 2013.
[18] Feil, Naomi; Klerk-Rubin, Vicki de: Validation. Ein Weg zum Verständnis verwirrter alter Menschen. Reinhardt Verlag, München 2017.
[19] Feil, Naomi: Validation in Anwendung und Beispielen. Reinhardt Verlag, München 2013.
[20] Langfeldt-Nagel, Maria: Psychologie in der Altenpflege. Reinhardt Verlag, München 2006.
[21] Paulsen, Gabriele: Was Pflegekräfte über Sexualität wissen sollten. Bedürfnisse – Grenzen – Strategien. Reinhardt Verlag, München 2018.
[22] Sydow, Kirsten von: Die Lust auf Liebe bei älteren Menschen. Reinhardt Verlag, München 1994.
[23] Vight-Klußmann, Ruth van der: (Kein) Sex im Altenheim? Körperlichkeit und Sexualität in der Altenhilfe. Schlütersche Verlagsgesellschaft, Hannover 2014.
[24] Grond, Erich: Sexualität im Alter. Was Pflegekräfte wissen sollten und was sie tun können. Schlütersche Verlagsgesellschaft, Hannover 2011.
[25] Richter, Horst Eberhard: Umgang mit Angst. Psychosozial Verlag, Gießen 2008.
[26] Riemann, Fritz: Grundformen der Angst. Reinhardt Verlag, München 2017.
[27] Hirsch, Anna Maria: Psychologie für Altenpfleger. Probleme des Alterns. Urban & Vogel Verlag, Nettetal 2001.
[28] Schulz, Peter-Michael: Gewalterfahrungen in der Pflege. Das subjektive Erleben von Gewalt in Pflegebeziehungen. Mabuse Verlag, Frankfurt/M. 2015.
[29] Gröning, Katharina: Entweihung und Scham. Grenzsituationen bei der Pflege alter Menschen. Mabuse Verlag, Frankfurt/M. 2018.
[30] Burisch, Matthias: Das Burnout-Syndrom. Theorie der inneren Erschöpfung. Springer Verlag, Berlin/Heidelberg 2013.
[31] Hofmann, Irmgard: Stress und Burnoutprävention in der Pflege. Cornelsen Verlag, Berlin 2010.
[32] Domnowski, Manfred: Burnout und Stress in Pflegeberufen. Mit Mental-Training erfolgreich aus der Krise. Schlütersche Verlagsgesellschaft, Hannover 2010.
[33] Schmidbauer, Wolfgang: Hilflose Helfer. Rowohlt Verlag, Reinbek 2004.
[34] Schmidbauer, Wolfgang: Das Helfersyndrom. Hilfe für Helfer. Rowohlt Verlag, Reinbek 2007.
[35] Windemuth, Dirk; Jung, Detlev; Petermann, Olaf (Hrsg.): Praxishandbuch psychische Belastungen im Beruf. Universum Verlag, Wiesbaden 2013.
[36] Osterbrink, Jürgen; Andratsch, Franziska: Gewalt in der Pflege. C. H. Beck Verlag, München 2015.
[37] Hoffmann, Nicolas; Hofmann, Birgit: Selbstfürsorge für Therapeuten und Berater. Beltz Verlag, Weinheim 2012.
[38] Specht-Tomann, Monika: Biografiearbeit in der Gesundheits-, Kranken- und Altenpflege. Springer Verlag, Berlin 2017.
[39] Kipp, Johannes (Hrsg.): Psychotherapie im Alter. Psychosozial-Verlag, Gießen 2008.
[40] Sefik Tagay; Schlottbohm, Ellen; Lindner, Marion: Posttraumatische Belastungsstörung: Diagnostik, Therapie und Prävention. Stuttgart: Kohlhammer; 2016.
[41] Härle, Dagmar: Trauma und Coaching Trauma-Signale erkennen und professionell handeln. Junfermann Verlag, Paderborn 2018.
[42] Whitebook, Joel: Freud. Sein Leben und Denken. Klett Verlag, Stuttgart 2018.
[43] Erskine, Richard G.: Beziehungsbedürfnisse. Zeitschrift dür Transaktionsanalyse (ZTA) 4/2008, S. 287–297.
[44] Hüther, Gerald: Biologie der Angst. Wie aus Stress Gefühle werden. Vandenhoeck, Göttingen 2012.
[45] Segmüller, Tanja, (Hrsg.): Beraten, Informieren und Schulen in der Pflege. Mabuse, Frankfurt am Main 2015.
[46] London, Fran: Informieren, Schulen, Beraten. Praxishandbuch zur Patientenedukation. Huber Verlag, Bern 2010.
[47] Tesch-Römer, Clemens: Soziale Beziehungen alter Menschen. Kohlhammer, Stuttgart 2010.

KAPITEL

3

Karl Stanjek

Geragogik – Ein Leben lang lernen

3.1 Bildung und Erziehung

Im allgemeinen Sprachgebrauch werden die Begriffe Bildung und Erziehung häufig parallel benutzt, bei genauerer Betrachtung können sie jedoch voneinander unterschieden werden.

Bildung

Bei der **Bildung** steht die *Aktivität* der Lernenden im Mittelpunkt. Sie ist stets bemüht, neue Informationen und Erfahrungen zu sammeln und zu verarbeiten und dadurch immer wieder eine neue Sicht auf sich und die Welt zu entwickeln. Sie eignet sich Fähigkeiten, Fertigkeiten und Wissen an und übernimmt kulturelle Werte (Sozialisation, ➤ 4.2.1). Der Mensch braucht Bildung, um sich der Gesellschaft anpassen zu können.

Erziehung

Dagegen unterstützt **Erziehung** die Lernende *von außen*. Sie umfasst alle Maßnahmen, die einen Menschen verändern und ein bestimmtes Verhalten hervorrufen. Eine Gesellschaft hat verschiedene Einrichtungen, die Bildung und Erziehung für verschiedene gesellschaftliche Gruppen wie Kinder, Jugendliche, Berufstätige oder alte Menschen anbieten, z. B.

- Kindergarten
- Schule
- Ausbildungsstätte
- Tagesstätte für Senioren.

In der Öffentlichkeit wird die Frage, ob Bildung und Erziehung *im Alter* noch eine Rolle spielen, häufig verneint. Die älteren Menschen selbst sind in der Mehrzahl davon überzeugt, dass die Lernfähigkeit mit zunehmendem Alter abnimmt (➤ 4.8.2).

Dagegen leuchtet die Forderung nach Bildung und Erziehung von *Kindern* und *Jugendlichen* sofort ein, weil sie noch beeinflussbar sind, sich Wissen schnell aneignen und in der Zukunft durch ihre Arbeitskraft eine große gesellschaftliche Verantwortung tragen.

3.1.1 Lebenslanges Lernen

Seit den 1960er Jahren hat sich ein Wandel im Verständnis von Bildung und Erziehung vollzogen. Untersuchungen haben ergeben, dass geistige und körperliche Alterungsprozesse eines Menschen von außen positiv oder negativ beeinflusst werden können. Das bedeutet, dass auch alte Menschen bildungsfähig sind.

Allerdings verlaufen die Lernprozesse in den verschiedenen Lebens- und Altersphasen unterschiedlich.

Das Bildungs- und Erziehungskonzept des **lebenslangen Lernens** geht davon aus, dass Bildung und Erziehung als Prozesse zu verstehen sind, die nicht mit dem Erreichen des Erwachsenenalters enden.

Pädagogik

DEFINITION

Pädagogik (*Erziehungswissenschaft*): Wissenschaft von der Bildung und Erziehung. Der Begriff der Pädagogik wird in zwei Zusammenhängen benutzt. Er ist

- Sammelbezeichnung für alle Wissenschaften, die sich mit Bildung und Erziehung befassen
- Teilgebiet, das sich nur mit der Bildung und Erziehung von Kindern und Jugendlichen beschäftigt.

Der Begriff Päd-Agogik kommt aus dem Griechischen und bedeutet **Kinder-** bzw. **Knaben-Führung.** In der Antike waren es männliche Sklaven (Päd-Agogen), die die Kinder zur Schule und zurück nach Hause führten. Die Pädagogen übernahmen später auch die Aufsicht und Betreuung im Haus. Sie wurden zu Lehrern und Erziehern. Das antike Denken ging davon aus, dass Kinder formbare Wesen sind. Die Pädagogen modellierten aus ihnen selbstständige Menschen. Sie führten die Kinder in die Welt der Erwachsenen ein und brachten ihnen bei,

- durch sportliche Übungen und Bewegung
  - die Leistungsfähigkeit des Körper zu erkennen und zu erweitern (➤ Abb. 3.1)
  - den Körper, den Geist und die Seele als Einheit zu pflegen
  - Regeln einzuhalten
- durch die Kulturtechniken Lesen, Schreiben, Rechnen
  - am kulturellen Leben teilzuhaben
  - sich mit anderen auszutauschen
  - über sich und die Welt nachzudenken und die Ergebnisse festzuhalten.

Diese Inhalte gelten noch immer als allgemeine **Ziele** in der pädagogischen Arbeit.

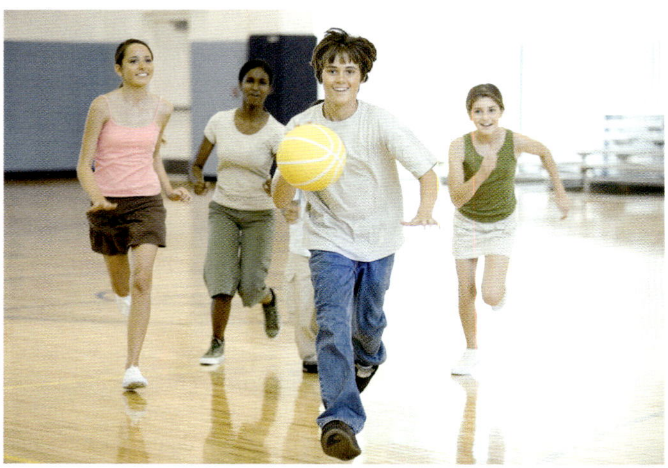

Abb. 3.1 Bis in die Moderne hat die Bedeutung sportlicher Betätigung für Jugendliche, wie sie in der griechischen Antike gefordert wurde, Aktualität behalten. [J787]

Andragogik

DEFINITION

Andragogik (*Erwachsenenpädagogik*): Wissenschaft von der Bildung und Erziehung der Erwachsenen zur bewussten Teilhabe und Mitwirkung an den Entwicklungs- und Umformungsprozessen aller Lebensbereiche. Dazu gehören die berufliche Fort- und Weiterbildung sowie die politische, kulturelle und allgemeine Bildung.

Erst in den 1960er Jahren wurde die Zielgruppe der Erwachsenen für Bildungsangebote entdeckt. Die **Andragogik** ist von ihrer Geschichte her stark auf die *Berufsausbildung* konzentriert. Ausbildungsdefizite bei ArbeitnehmerInnen sollen durch zusätzliche Bildungsangebote kompensiert und dadurch mehr Chancengleichheit auf dem Arbeitsmarkt ermöglicht werden. Die Finanzierung sowie Aufbau und Inhalt der Erwachsenenbildung sind durch die staatlichen Regelungen und Maßnahmen des Arbeitsförderungsgesetzes geprägt.

Politische, kulturelle und allgemeine Bildung und Erziehung für Erwachsene werden größtenteils über gewerkschaftliche Angebote, Volkshochschulen und Bildungsstätten gewährleistet.

Geragogik

DEFINITION

Geragogik (*Alterspädagogik*): Wissenschaft von der Bildung und Erziehung im Alter; Praxis der Bildungsarbeit mit alten Menschen sowie Vorbereitung junger Menschen auf den Ruhestand und die Begleiterscheinungen des Alters.

Die **Geragogik** ist eine Teildisziplin der Gerontologie (➤ 1.1.2) und steht in engem Verhältnis zur Alterssoziologie und Alterspsychologie, weshalb ihr oft die Bedeutung als eigenständige Wissenschaft abgesprochen wird. Mit dem steigenden Anteil älterer Menschen in der Gesellschaft wächst jedoch die Bedeutung der Geragogik. Inzwischen werden das Wissen und die Erfahrung betont, die als Potenziale der älteren Generationen für die Gesellschaft vorhanden und verfügbar sind. Durch Aktivitäten können Ressourcen bis ins hohe Alter genutzt und erworben werden (➤ 4.8.2).

Die Trennung von Andragogik und Geragogik wird vollzogen, weil ältere Menschen

- neben einer Reihe von gemeinsamen auch spezielle Lerninhalte brauchen, z. B. zum Training des Gedächtnisses
- andere psychosoziale Bedürfnisse entwickeln, z. B. weil sie sich aus Angst vor Vereinsamung verstärkt Kontakte wünschen
- anders lernen als jüngere Menschen.

Geragogik ist weder reine Informationsweitergabe noch zielt sie darauf, durch Unterhaltung von körperlichen und psychischen Einschränkungen abzulenken. Im Mittelpunkt steht vielmehr die Vermittlung und Aneignung von Fähigkeiten, Fertigkeiten und Kenntnissen zur

- Auseinandersetzung mit sich und seiner Umwelt,
- Selbstbestimmten Lebensführung,
- Bewältigung konkreter Umweltanforderungen.

Geragogische Angebote (➤ 3.4) gibt es im Rahmen der offenen, ambulanten, teilstationären und stationären Altenpflege. Sie umfassen

- Fortbildung, z. B. Vorträge, Kurse, SeniorInnenstudium (➤ Abb. 3.2)
- Sport und Bewegung, z. B. Gymnastik, Wandern, Tanzen
- Freizeitgestaltung, z. B. Spielen, Reisen, Feste feiern
- Therapeutische Maßnahmen, z. B. psychomotorisches Training, Realitätsorientierungstraining, Gehschule [1] [2].

3.1.2 Bildungs- und Erziehungsverständnis der Geragogik

Die Geragogik fordert die Teilhabe des Menschen am Leben in der Gemeinschaft (*Partizipation*) und die Notwendigkeit einer Vorbereitung auf altersbedingte Entwicklungsprozesse (*Antizipation*). Deshalb versteht sie Bildung als

- **Lebenslangen Prozess:** Der alte Mensch muss in allen Lebensphasen anpassungsfähig bleiben
- **Ganzheitlichen Prozess:** Der alte Mensch muss mit seinen körperlichen, psychischen, geistigen und sozialen Möglichkeiten als Einheit angesprochen werden
- **Selbstbestimmten Prozess:** Der alte Mensch muss Möglichkeiten zur Selbstgestaltung und Eigenverantwortung erhalten

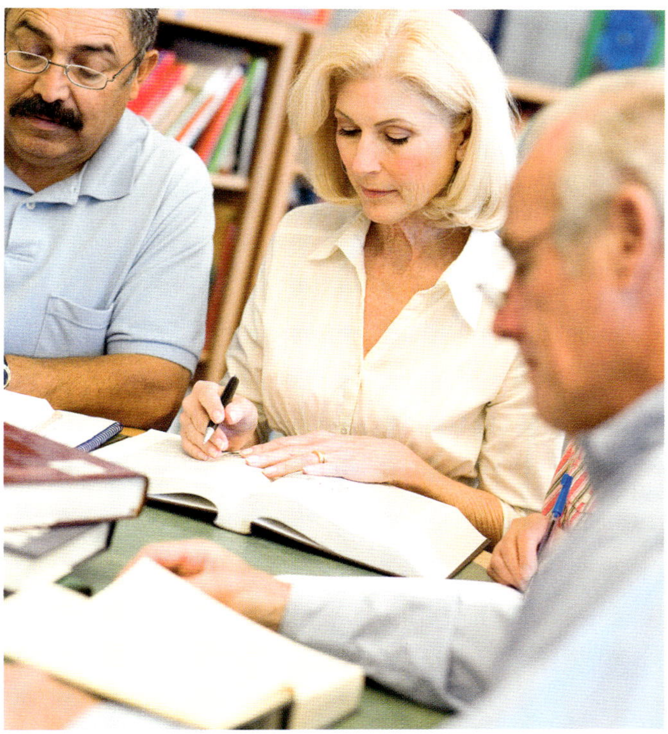

Abb. 3.2 Der Wunsch nach einer sinnvollen Beschäftigung im Alter hat dazu geführt, dass zahlreiche Bildungsveranstaltungen speziell für ältere Menschen angeboten werden. Das SeniorInnen-Studium ist längst keine Ausnahme mehr. [J787]

- **Sozialen Prozess:** Der alte Mensch muss sich in sozialen Beziehungen erfahren können
- **Lebenshilfe:** Der alte Mensch muss sich in einer sich wandelnden Umwelt und in veränderten Lebenslagen (➤ 4.6.3) behaupten können.

Bildung und Erziehung werden in der Geragogik sowohl als Aufbau neuer, als auch zum Ausbau und zur Entwicklung vorhandener Fähigkeiten, Fertigkeiten und Kenntnisse älterer Menschen verstanden.

Von der Erziehungswissenschaft übernimmt die Geragogik die Unterscheidung von intentionaler und funktionaler Erziehung.

Intentionale Erziehung

Die **intentionale Erziehung** ist gezielt, beabsichtigt und geplant. Ein Mensch leitet einen anderen oder mehrere an. Er vermittelt etwas und will das Denken, Erleben und Handeln der anderen beeinflussen. Dazu bedient er sich eines gezielten Plans. Ob dieser Plan erfolgreich umgesetzt worden ist, kann im Nachhinein überprüft werden. Intentionale Erziehung wird organisiert und gesteuert (➤ 3.3.10). Deshalb heißt sie auch **organisierte Erziehung.**

Funktionale Erziehung

Die **funktionale Erziehung** geschieht dagegen unbeabsichtigt und ungeplant, z. B. durch Vorbilder besonderer Persönlichkeiten oder durch die sich verändernden Umwelteinflüsse wie klimatische Veränderungen oder gesellschaftliche Entwicklungen. Der Mensch bildet stets neue **Funktionen** (*Fertigkeiten, Fähigkeiten*) aus, um auf diese Veränderungen zu reagieren und überleben zu können. Umwelteinflüsse sind *heimliche ErzieherInnen,* weil sie das Handeln des Menschen beeinflussen, ohne dass es diesem bewusst wird (➤ 4.2.1).

FALLBEISPIEL

Intentionale Erziehung: Eine Pflegeperson plant eine Gymnastikstunde mit einer SeniorInnengruppe. Sie bereitet den Raum vor und legt die Geräte bereit. Nach der Veranstaltung kann die Pflegeperson überprüfen, ob alle TeilnehmerInnen die Übungen durchführen konnten. Ist dies nicht der Fall, muss sie ihre Planung ändern.
Funktionale Erziehung: Ein Pflegebedürftiger, der erst kürzlich in eine Altenpflegeeinrichtung gezogen ist, kennt sich in der neuen Umgebung nicht aus. Er findet jedoch jeden Raum, weil er den anderen Pflegebedürftigen hinterher geht.

3.1.3 Ziele einer ganzheitlichen Geragogik

Eine **ganzheitliche Geragogik** spricht Körper, Geist und Seele des alten Menschen an.

Das Konzept der Ganzheitlichkeit entstammt der philosophischen Theorie des **Holismus** (griech. holon = *das Ganze*). Es geht davon aus, dass alle Bereiche der Realität eine gegliederte Ganzheit bilden (➤ 4.1.3). Somit sind auch die *Aktivitäten des täglichen Lebens,* z. B. schlafen, sich kleiden oder Sinn finden, Einzelbereiche, die sich wechselseitig beeinflussen und zusammengenommen die Ganzheit eines Menschen ausmachen.

Ziele einer ganzheitlichen Geragogik sind:
- Ressourcen aktivieren
- Kompetenzen steigern
- Defizite kompensieren.

Ressourcen aktivieren

Alte Menschen verfügen aufgrund ihrer langen Lebensspanne über zahlreiche körperliche und geistige Fähigkeiten, Fertigkeiten und Kenntnisse. Viele solcher **Ressourcen** (*Quellen, Reserven*) sind jedoch verschüttet und können durch gezielte geragogische Angebote aktiviert und genutzt werden.

Das **Hemisphären-Modell** (➢ Tab. 3.1) spielt in der Pädagogik eine große Rolle. Es geht davon aus, dass der Mensch in den westlichen Kulturen eine **Hemisphäre** (*Hälfte*) des Gehirns stärker nutzt als die andere. Die Bildungsangebote in Kindergarten und Schule, in Ausbildung und Beruf sind vorwiegend auf die Leistungen der *linken* Hemisphäre gerichtet. Sie ist bei Menschen besonders hoch entwickelt, die beruflich logisch denken und argumentieren müssen (z. B. MathematikerInnen, PhysikerInnen).

Die *rechte* Hemisphäre ist für Menschen von besonderer Bedeutung, die künstlerisch gestalten oder sich in andere einfühlen müssen (z. B. PsychologInnen, Pflegepersonen).

Ein Ziel der ganzheitlichen Geragogik ist es, die Ressourcen *beider Hemisphären* zu aktivieren. Besonders die Fähigkeiten der rechten Hemisphäre werden durch geragogische Angebote angesprochen und genutzt (z. B. Tanz, ➢ 3.4.5), weil sie in Schule, Ausbildung und Beruf eine wesentlich geringere Bedeutung hatten.

Berücksichtigt werden sollte auch die *Linkshändigkeit* bei TeilnehmerInnen. Darunter ist die dauernde Überlegenheit der linken Hand bei Kraftanstrengung und Geschicklichkeit zu verstehen. Die Ursachen dafür liegen z. B. in der Dominanz der rechten gegenüber der linken Hemisphäre. Betroffen sind ca. 5–10 % der Menschen.

Tab. 3.1 Hemisphären-Modell.

Leistungen der linken und rechten Hemisphäre des menschlichen Gehirns	
Linke Hemisphäre	**Rechte Hemisphäre**
• Kontrolliert und koordiniert die rechte Körperseite	• Kontrolliert und koordiniert die linke Körperseite
• Ist zeitorientiert	• Ist raumorientiert
• Nimmt einfließende Informationen der Reihe nach wahr (Einzelerfassung) und speichert sie folgerichtig (lineares Denken)	• Nimmt mehrere Informationen gleichzeitig auf (*diffus*) und integriert sie als Bilder oder Symbole (*analog*)
• Ist verantwortlich für die Sprache (verbaler Ausdruck)	• Ist verantwortlich für die Körperhaltung, Gestik, Mimik und den Klang der Stimme (nonverbaler Ausdruck)
• Ist verantwortlich für das Logische und Mathematische	• Ist verantwortlich für das Orientierungsvermögen und das Körpergefühl im Raum, für das Wiedererkennen von Gesichtern und für kreatives Gestalten
• Speichert Wörter und Zahlen	• Ist verantwortlich für musikalische Fähigkeiten und das Wiedererkennen von Tönen, Gerüchen, Bildern, Personen, Orten
• Analysiert logisch und vernünftig	• Ist intuitiv und nimmt ganzheitlich wahr. Ort der Träume und der Leidenschaften

Kompetenzen steigern

Bildung und Erziehung will **Kompetenzen** (➢ 4.8.2) vermitteln und erweitern. Kompetenzen sind allgemeine Fähigkeiten, Fertigkeiten und Kenntnisse, die ein Mensch braucht, um seine individuelle Lebenssituation bewältigen zu können. Die bei einer Person vorhandenen Kompetenzen und jene Kompetenzen, die die Umwelt von ihr erwartet, stehen in Wechselbeziehung. Es werden Allkompetenz und Teilkompetenz unterschieden (➢ Abb. 3.3).

Die **Allkompetenz** ist die generelle *Handlungskompetenz*. Durch sie ist ein Mensch handlungsfähig. Er kann sozial handeln (➢ 4.2.2) und dadurch am Leben in der Gemeinschaft teilnehmen.

Die Allkompetenz setzt sich aus mehreren **Teilkompetenzen** zusammen:
- Senso-motorische Kompetenz
- Kognitive Kompetenz
- Psychische Kompetenz
- Soziale Kompetenz
- Orientierungskompetenz

Für jede Teilkompetenz braucht ein Mensch **Schlüsselqualifikationen.** Eine Schlüsselqualifikation ist eine spezielle Fähigkeit, Fertigkeit oder Kenntnis, die ein konkretes Handeln ermöglicht.

Beispiele für Schlüsselqualifikationen sind
- Motorische Fertigkeiten, Bewegungsabläufe, Koordination, Körpergefühl und Empfindungen für die senso-motorische Kompetenz
- Denkfähigkeit, Urteilsfähigkeit und Entscheidungsfähigkeit für die kognitive Kompetenz
- Flexibilität, Belastbarkeit, Spontanität und Kreativität für die psychische Kompetenz
- Kontakt-, Kommunikations-, Kooperations-, Konflikt- und Verantwortungsfähigkeit für die soziale Kompetenz
- Zeitliche, örtliche, situative und persönliche Orientierung sowie Fähigkeit zur Tagesstrukturierung und Planungsfähigkeit für die Orientierungskompetenz.

> Eine bettlägerige Pflegebedürftige kann nicht alle Aktivitäten des täglichen Lebens (ATL) ohne Unterstützung ausführen. Sie ist nicht mehr *allkompetent.* Sie kann aber selbstständig Nahrung zu sich nehmen. Deshalb ist sie *teilkompetent.*

Geragogische Angebote (➢ 3.4) erhalten, verändern, erweitern und entwickeln Schlüsselqualifikationen, z. B.
- Motorischen Fertigkeiten, indem z. B. trainiert wird, eine Tasse zum Mund zu führen

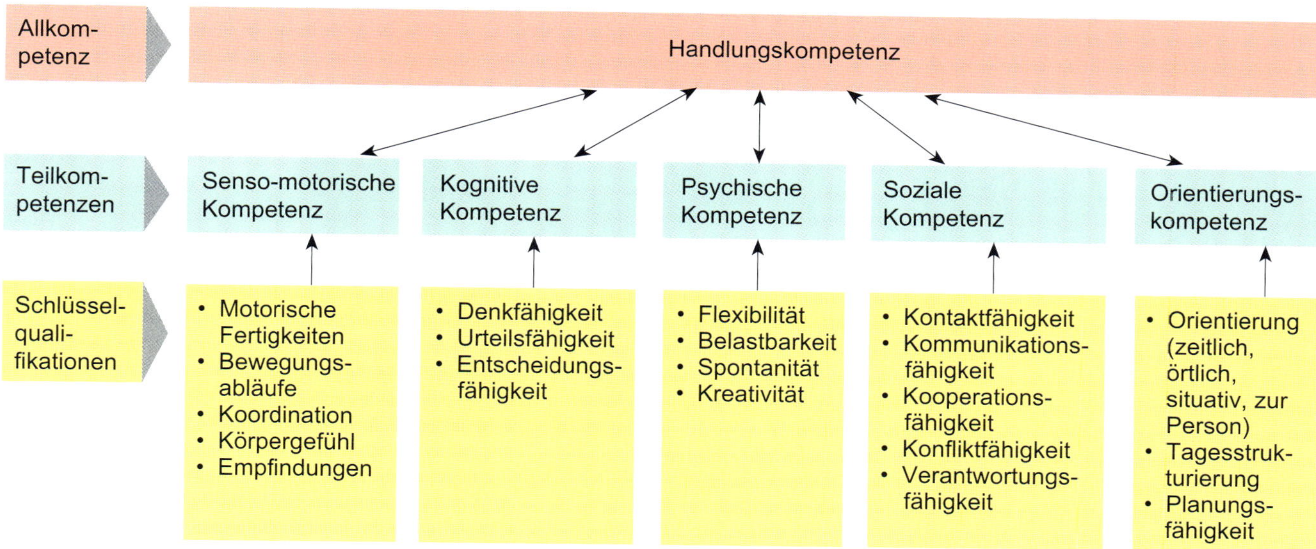

Abb. 3.3 Kompetenzmodell. [A400]

- Entscheidungsfähigkeit, indem z. B. dazu angeregt wird, ein Freizeitangebot auszuwählen
- Kreativität, indem z. B. eine Phantasiefigur aus Ton hergestellt wird
- Kontaktfähigkeit, indem z. B. eine Tanzgruppe organisiert wird
- Örtliche Orientierung, indem z. B. dazu angeleitet wird, sich nach einem Umzug in der Einrichtung zurechtzufinden.

Defizite kompensieren

Körperliche, psychische und soziale Defizite (*Einschränkungen*) bei einem alten Menschen lassen sich durch den Ausbau anderer Fähigkeiten mit Hilfe geragogischer Angebote kompensieren. So kann z. B. der Verlust sozialer Kontakte durch den Eintritt in den Ruhestand dadurch ausgeglichen werden, dass sich der ältere Mensch ehrenamtlich engagiert und neue Bekanntschaften aufbaut (➤ 4.2.9).

3.2 Zielgruppen der Geragogik

Die Bildungs- und Erziehungsarbeit mit älteren Menschen ist **zielgruppenorientiert.** Sie berücksichtigt bei den TeilnehmerInnen
- die körperliche und psychische Leistungsfähigkeit
- das altersbezogene Lernverhalten
- die individuelle Lebenslage
- die sozialen Beziehungen.

Die **Hauptzielgruppe** der Geragogik sind die älteren Menschen. Die Frage, wann Menschen alt sind, kann jedoch nicht eindeutig beantwortet werden. Deshalb orientiert sich die Geragogik weniger am *kalendarischen* Alter (➤ 4.8.2), sondern an speziellen Lebenslagen (➤ 4.6.3) und Bedürfnissen. Die Gruppe der älteren Menschen ist in dieser Hinsicht zunehmend differenziert zu betrachten. Es kann von verschiedenen Altersklassen gesprochen werden.

Ältere Berufstätige

Viele geragogische Angebote orientieren sich am Ausscheiden aus dem Berufsleben. Sie sprechen **ältere Berufstätige** zwischen 50 und 60 Jahren an.

Von den Betrieben, Krankenkassen oder Volkshochschulen werden vielfältige Gruppenveranstaltungen und Vorträge angeboten, z. B. zu den Themen:
- Wege in den Ruhestand
- Aktiver Ruhestand
- Was mache ich mit der vielen Zeit?

Geragogische Angebote können ältere Menschen anregen, sich frühzeitig mit dem Ruhestand auseinanderzusetzen. Sie zeigen Möglichkeiten, wie der Übergang vom Erwerbsleben in das Rentenalter sinnvoll und ohne tiefgreifende Verlusterfahrungen gestaltet werden kann. Die Angst vor dem Ende der Berufstätigkeit kann so schon vorher thematisiert und dadurch einem *Pensionsschock* (➤ 4.7.6) vorgebeugt werden.

Angebote für ältere Berufstätige richten sich vor allem an Männer. Sie binden viele Aktivitäten und Kontakte an ihre Berufsrolle (➤ 4.2.5). Nach dem Ausscheiden aus dem Erwerbsleben müssen sie erst neue Rollen erwerben oder alte aktivieren. Anders sieht es bei Frauen in der derzeitigen Altersgeneration aus. Sie haben neben ihrer Berufsrolle auch die Familie versorgt und den Haushalt geführt. Darüber konnten sie viele Sozialkontakte knüpfen, die auch im Ruhestand fortdauern.

Junge Alte

Die **jungen Alten** sind etwa 60 bis 75 Jahre alt. Ihre Gewohnheiten unterscheiden sich nicht so sehr von der Lebensweise junger Menschen. Sie haben ein starkes Bedürfnis nach Unabhängigkeit, sind aktiv und artikulieren selbstbewusst ihre Bedürfnisse und Rechte. Junge Alte weisen deshalb auch spezielle Probleme und Bedürfnisse auf, z. B. die Suche nach

- neuen Lebensinhalten im Anschluss an die Berufstätigkeit,
- zwischenmenschlichen Kontakten,
- Unterstützung bei persönlichen Krisen,
- interessanten Bildungsangeboten.

Junge Alte werden besonders durch die Angebote der **Altenhilfe** (➤ 4.10.4) angesprochen. Für sie lautet das Motto: „Wer rastet, der rostet". Es werden gezielt Veranstaltungen angeboten, z. B.

- Kurse für Frauen: Berühmte Frauengestalten der Gegenwart
- Kurse für Männer: Mein Körper will nicht mehr so wie ich
- Kurse für Paare: Gemeinsam älter werden
- Kurse für alle: Fit bleiben durch gesunde Ernährung

Die Betrachtung der TeilnehmerInnen in den Angeboten der Altenhilfe zeigen, dass es oft dieselben Personen sind, die Veranstaltungen besuchen.

3

Es sind die *BildungsbürgerInnen*, die sich zeitlebens aktiv am Leben in der Gemeinschaft beteiligt haben. Oft sind sie sehr an Bildung interessiert. Sie sind flexibel und engagiert. Untersuchungen der Volkshochschulen zeigen, dass 4–6 % ihrer TeilnehmerInnen aus diesen aktiven Alten besteht.

Immer gefragter bei dieser Altersgruppe ist auch die Möglichkeit, sich ohne übermäßige Verpflichtungen in einem karitativen *Ehrenamt* (➤ 4.2.9) zu engagieren. Sie erhalten dadurch das Gefühl, gebraucht zu werden und etwas Sinnvolles zu tun. Angebote in dieser Art gibt es meist in der Sozialarbeit der Wohlfahrtsverbände, in Kirchengemeinden und Glaubensgemeinschaften oder Betreuungsvereine. In vielen stationären Einrichtungen wird z. B. ein Besuchsdienst für die Pflegebedürftigen von den jungen Alten ehrenamtlich organisiert und durchgeführt.

Alte Menschen, Hochbetagte und Langlebige

Alte Menschen zwischen 76 und 89 Jahren, **Hochbetagte** (älter als 90 Jahre) oder **Langlebige** (100 Jahre und älter) leben größtenteils selbstständig in ihren eigenen Wohnungen, sind aber im Vergleich zu den jungen Alten besonderen Risiken und Problemsituationen ausgesetzt. Geragogische Angebote richten sich in dieser Altersgruppe speziell auf

- die Angst vor Vereinsamung
- die Angst vor Pflegebedürftigkeit
- den Wunsch, die Selbstständigkeit zu erhalten
- den Wunsch, gebraucht zu werden.

Im Rahmen der Altenhilfe wird in diese Richtung Gruppenarbeit und Beratung angeboten.

Pflegebedürftige

Oft wirken **Pflegebedürftige** hilfsbedürftig, abhängig und durch den hohen Anteil an Altersverwirrten auch unmotiviert und unerreichbar. Auch hier muss der Blick stärker auf die Ressourcen und Kompetenzen der alten Menschen als auf ihre Defizite gerichtet werden. Geragogische Angebote dienen in erster Linie der Motivierung und Aktivierung von Pflegebedürftigen durch Pflegefachpersonen oder MitarbeiterInnen der sozialen Dienste.

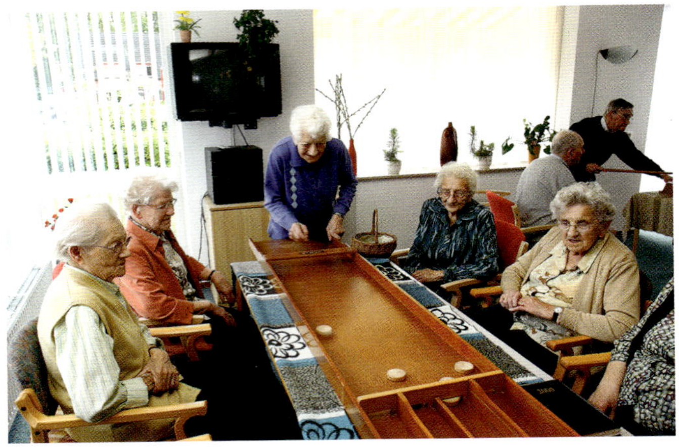

Abb. 3.4 Eine SeniorInnengruppe trifft sich zum gemeinsamen Spiel. [J787]

In Pflegeeinrichtungen wird von *niedrigschwelligen Angeboten* gesprochen. Für die Pflegebedürftigen ist die Schwelle, ein Angebot in Anspruch zu nehmen, durch die örtlichen Gegebenheiten und den Bekanntheitsgrad der MitarbeiterInnen niedriger. Deshalb ist es leichter, sie für verschiedene Veranstaltungen wie Feste, Singstunden oder Gedächtnistraining zu gewinnen (➤ Abb. 3.4). Manchmal werden geragogische Angebote ärztlich verordnet, z. B. therapeutische Maßnahmen.

Professionelle

Eine weitere Zielgruppe der Geragogik sind Personen, die als **Professionelle** (➤ 1.1) mit älteren Menschen arbeiten. Sie übernehmen in der geragogischen Praxis die Rolle der **AnleiterInnen** (➤ 3.3.1). In der geragogischen Aus-, Fort- und Weiterbildung lernen z. B. Pflegefachpersonen Methoden und Techniken für den Umgang mit älteren Menschen. Sie arbeiten zumeist im multiprofessionellen Team mit ErgotherapeutInnen, SozialpädagogInnen und ÄrztInnen zusammen. Häufig bestehen auf der Seite der AnleiterInnen Bedenken, ob ihre Rolle von den Pflegebedürftigen nicht als Bevormundung erlebt wird. Dies kann jedoch vermieden werden, wenn die AnleiterInnen ihre Arbeit nicht nur „aus dem Bauch heraus leisten", sondern fachlich planen und reflektieren (➤ 3.3).

Die geragogischen Angebote z. B. in Pflegeeinrichtungen orientieren sich an der Vorstellung vom lebenslangen Lernen und beziehen die Lebensgeschichte der TeilnehmerInnen ein (biografische Methode, ➤ 4.2.6).

Laien

Geragogische Angebote gibt es auch für **LaiInnen,** die ehrenamtlich (➤ 4.2.9) oder als pflegende Angehörige (➤ 4.7.2) tätig sind. Sie brauchen besondere Unterstützung und Anleitung, um neben der Betreuung und Pflege älterer Menschen auch Möglichkeiten der *Selbstpflege* kennen zu lernen.

FALLBEISPIEL

Eine Altenpflegerin gibt einer Teilnehmerin je eine blaue und eine rote Kugel aus Knetmasse in die Hand. „Wie fühlt sich die Knetmasse an?" „Die rote Kugel ist warm, die blaue ist kalt", antwortet die Teilnehmerin. Nun bittet die Altenpflegerin alle TeilnehmerInnen, sich an Wärme- und Kältegefühle zu erinnern und jeweils einen warmen Gegenstand aus der roten Knetmasse und einen kalten aus der blauen zu formen. Nach einigen Minuten liegen Kohlestücke, ein Heizkissen, eine Herdplatte, die Sonne und Eiszapfen, ein Kühlschrank und eine Eistorte auf dem Tisch. Mit großer Freude berichten die TeilnehmerInnen anhand ihres Produkts über Erlebnisse und Erfahrungen aus der Vergangenheit.

3.3 Vorbereitung, Durchführung und Nachbereitung geragogischer Angebote

Die Geragogik legt größeren Wert auf den Erhalt und Ausbau physischer und psychosozialer Kompetenzen alter Menschen als auf die reine Wissensvermittlung. Es trägt sehr viel mehr zur Lebensqualität alter Menschen bei, dem sozialen Rückzug vorzubeugen, als sie mit einer Fülle von Informationen zu konfrontieren, die größtenteils gar nicht in ihre Lebensbezüge einzuordnen sind.

Geragogische Angebote orientieren sich an den Interessen und Bedürfnissen der TeilnehmerInnen. Sie sind zielgruppen- und teilnehmerorientiert.

Planung geragogischer Angebote

Am Anfang jeder Planung einer Veranstaltung stehen die 9 W-Fragen (➤ Tab. 3.2): **Wer** soll **was wann** mit **wem wo wie womit warum** und **wozu** lehren und lernen? Sie bieten den AnleiterInnen ein Gerüst, anhand dessen sie Struktur, Inhalt und Rahmenbedingungen des Angebots planen können.

Um Themen und Inhalte effektiv vermitteln zu können, werden verschiedene *Erfahrungsmöglichkeiten* der TeilnehmerInnen angesprochen. Der deutsche Pädagoge *Johann Heinrich Pestalozzi* (1746–1827) brachte es auf die einfache Formel: Der Mensch lernt mit *Kopf, Herz* und *Hand*.

- Wissen (*Kopf*): kognitiv, rational
- Erleben (*Herz*): affektiv, emotional
- Können (*Hand*): instrumental, pragmatisch

Eine weitere Dimension sind die **Sinne.** Der deutsche Biochemiker *Frederic Vester* (1925–2003) spricht von den Sinnen als **Eingangskanälen der Wahrnehmung** (➤ 2.5.1) und des **Lernens:**

- Sehen: visuell
- Hören: akustisch
- Fühlen: haptisch
- Riechen: olfaktorisch
- Schmecken: gustatorisch

Der Mensch lernt mit Kopf, Herz, Hand und mit allen Sinnen.

Ganzheitliches Lernen aktiviert neben Wissen, Erleben und Können auch die Sinne. Je mehr Erfahrungsmöglichkeiten angesprochen werden, umso nachhaltiger ist der Lernerfolg. Dabei sind die Voraussetzungen der TeilnehmerInnen zu berücksichtigen, z. B. bei Sehschwäche, Schwerhörigkeit oder Demenz (Validation®, ➤ 2.6.7) [3] [4].

Tab. 3.2 Die 9 W-Fragen geben die Struktur für das geragogische Angebot vor.

W-Frage	Auskunft über	Beispiele
Wer?	AnleiterInnen	Pflegepersonen, SozialpädagogInnen, ErgotherapeutInnen, GeragogInnen
Was?	Thema, Inhalt	Ernährung im Alter, gemeinsam älter werden
Wann?	Zeit	nachmittags, abends
Mit wem?	TeilnehmerInnen	Pflegebedürftige, Angehörige, StadtteilbewohnerInnen
Wo?	Ort	Zimmer, Speiseraum, Gruppenraum
Wie?	Methode	vormachen, nachmachen, zuhören
Womit?	Medien	Gymnastikgeräte, Knete, Flip-Chart, Beamer
Warum?	Motivation	sich selbstständig ankleiden können, sich im Haus orientieren können
Wozu?	Ziele	Gesundheitszustand erhalten, Lebensqualität verbessern

FALLBEISPIEL

Eine Gruppe älterer Menschen trifft sich mit der Reiseleiterin, um eine Fahrt nach Sachsen vorzubereiten. Es werden Informationen gegeben (kognitiv), Fotos gezeigt (visuell), Prospekte verteilt (haptisch) und lustige Erlebnisse von früheren Fahrten erzählt (affektiv). Die Reiseleiterin hat für den Ausklang des Treffens einige landestypische Speisen und Getränke mitgebracht (visuell, haptisch, olfaktorisch, gustatorisch).

3.3.1 AnleiterInnen

Fachliche Qualifikation

Die **AnleiterInnen** leiten an, beraten, unterrichten und übernehmen die fachliche Verantwortung. Dafür müssen sie in der Regel eine geragogische oder pädagogische Aus-, Fort- oder Weiterbildung absolviert und je nach Profession eine **Qualifikation** erworben haben. Diese umfasst

- gerontologisches Grundwissen und Kenntnisse über altersbedingte Krankheitsbilder, z. B. Veränderungen des Stütz- und Bewegungsapparates, Einschränkungen der Seh- und Hörfähigkeit,
- theoretische Kenntnisse und praktische Erfahrungen in der Gruppenarbeit, z. B. Grundsätze der Gesprächsführung (➤ 2.6.4),
- Reflektionen über das eigene Alter und die Beziehung zu älteren Menschen.

Einfühlen können

AnleiterInnen tragen eine menschliche Verantwortung. Um eine Atmosphäre der Wärme und Geborgenheit zu schaffen, brauchen sie **Empathie** und **Verständnis** für die TeilnehmerInnen (➤ Abb. 3.5).

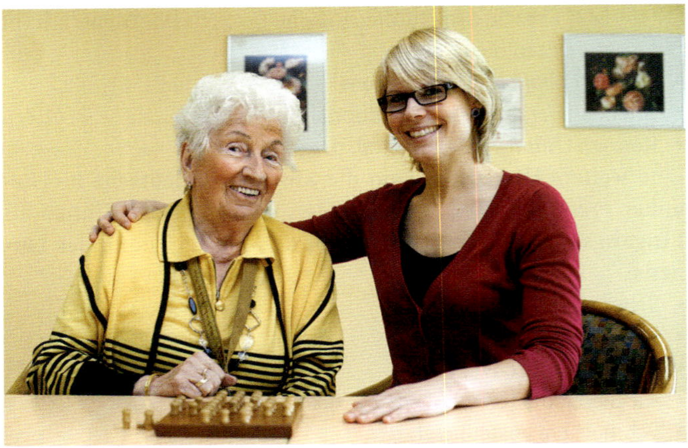

Abb. 3.5 Nur wer sich alten Menschen offen und warmherzig zuwendet, kann sie mit geragogischen Angeboten erreichen. [K157]

AnleiterInnen sind für die Kommunikationsstrukturen in einer Gruppe verantwortlich. Jede einzelne Person, aber auch die Gruppe als Ganzes will

- wahrgenommen,
- gefördert und gefordert,
- motiviert und nicht ermüdet,
- verstanden und nicht überfordert werden.

Um diesen Anforderungen gerecht zu werden, benötigen sie ein hohes Maß an **Kooperations- und Kommunikationsfähigkeit,** z. B.

- Offenheit
- Fähigkeit zum aktiven Zuhören (➢ 2.6.4)
- Einfühlungsvermögen
- Akzeptanz
- Fähigkeit zur Zusammenarbeit
- Konfliktbereitschaft.

AnleiterInnen sind ein Teil der Gruppe. Sie bringen sich nicht als Allwissende, sondern als Lernende ein. Damit sind sie gleich und doch anders. Diese Balance zwischen Nähe und Distanz halten zu können, gehört zur **Kunst der Anleitung.**

Ruhe ausstrahlen

Insbesondere für verwirrte Menschen (Demenz, ➢ 4.7.4) ist **Ruhe** wichtig. Voraussetzungen sind die Gelassenheit der AnleiterInnen, ein störungsfreier Raum und ein geruhsamer Ablauf, bei dem die schwächsten TeilnehmerInnen das Arbeitstempo der Gruppe bestimmen. Die AnleiterInen wirken Störungen durch Ruhe entgegen. Blickkontakt, Anrede mit dem Namen des Pflegebedürftigen, ruhiges Atmen, langsames und deutliches Sprechen entspannen eine Situation.

3.3.2 TeilnehmerInnen

Zur Teilnahme an einem geragogischen Angebot werden mögliche Interessenten gezielt angesprochen und motiviert, z. B. durch

- persönliche Kontakte,
- Informationen oder Einladungen,
- im Rahmen von Freizeit oder Therapie, z. B. Ergotherapie auf Anraten von ÄrztInnen.

Voraussetzungen der TeilnehmerInnen

Die TeilnehmerInnen werden nach Kriterien ausgewählt:

- **Themenorientiert,** z. B. nach Interesse am Thema, Erfahrungen, Fähigkeiten, Fertigkeiten, Kenntnissen,
- **Personenorientiert,** z. B. nach Sympathie untereinander, Kompetenz, Geschlecht, Alter,
- **Zufallsorientiert,** z. B. durch Lose, Auszählen.

Vor Beginn eines längerfristigen Angebots sollten sich die AnleiterInnen gezielt über die Voraussetzungen der TeilnehmerInnen informieren. Man unterscheidet:

- **Individuelle Voraussetzungen,** z. B. Geschlecht, Alter, Familienstand, Interessen, Hobbys, Erfahrungen, Erkrankungen, funktionelle Störungen, Belastbarkeit,
- **Soziokulturelle Voraussetzungen,** z. B. Angehörige, Wohnsituation, Wohnort, Mitgliedschaften (Konfession, Verein), berufliche Tätigkeiten, finanzielle Situation.

Die Informationen können durch ein persönliches Gespräch mit den Interessierten oder durch Nachfrage bei anderen Professionellen, z. B. bei Pflegefachpersonen kräften, EinrichtungsleiterInnen, ÄrztInnen, oder bei den Angehörigen eingeholt werden. So erfahren die AnleiterInnen etwas über die Ressourcen der TeilnehmerInnen und erhalten Einblick in ihre Lebenswelten (➢ 4.5.2). Sie können sich individuell auf jede TeilnehmerIn einstellen.

Biografische Daten

Ressourcen der TeilnehmerInnen können optimal genutzt werden, wenn AnleiterInnen auch Informationen über deren **Biografien** (➢ 4.2.6) eingeholt haben. Die Biografie sagt vieles über die Voraussetzungen der TeilnehmerInnen aus, die vielleicht aus einem Vorgespräch noch nicht deutlich geworden sind, z. B. über

- Bildungsniveau
- Lebensgeschichtliche Erfahrungen, z. B. Beruf, Heirat, Kindererziehung
- Zeitgeschichtliche Erfahrungen, z. B. Krieg, Wirtschaftswachstum.

Geragogische Angebote sprechen einen alten Menschen nur dann an und motivieren ihn langfristig, wenn er dort abgeholt wird, wo er steht. Dazu benötigen die AnleiterInnen biografische Daten aus seiner Lebensgeschichte.

3.3.3 Räumliche und sächliche Rahmenbedingungen

Das Umfeld, in dem sich die TeilnehmerInnen einmal oder mehrmals treffen, hat einen großen Einfluss auf den Verlauf des geragogischen Angebots und sollte sorgfältig vorbereitet werden.

Zu den günstigen **räumlichen Rahmenbedingungen** (➤ 4.5.2) gehören:

- Gut erreichbarer Raum, z. B. mit dem Fahrstuhl, ohne Treppen und dunkle Flure
- Deutlich markierter Zugang, z. B. durch Hinweisschilder, Pfeile oder farbige Linien auf dem Boden
- Ausreichende Raumgröße, die evtl. für Kleingruppen teilbar ist
- Gute Licht- und Luftverhältnisse
- Variable Möblierung, damit für spontane Aktivitäten schnell umgeräumt werden kann
- Pflegeleichter Boden
- Pausenraum für RaucherInnen
- Möglichkeiten, Erfrischungen und Getränke bereitzustellen.

Für eine gemütliche Atmosphäre können farbige Wände, Gardinen und Stoffe sowie Möblierung, Raumschmuck und Pflanzen sorgen. Allerdings darf der Raum nicht überladen wirken, damit seine Gestaltung die TeilnehmerInnen nicht zu sehr ablenkt. Einige Akzente reichen, z. B. eine schöne alte Standuhr. Sie erinnert die TeilnehmerInnen vielleicht an ihre Kindheit, ist ein Orientierungspunkt, ein Symbol, das die Vergangenheit und die Gegenwart verbindet. Dieser Aspekt spielt bei verwirrten TeilnehmerInnen eine besondere Rolle und kann den Einstieg in die Veranstaltung erleichtern.

Zu den **sächlichen Rahmenbedingungen** gehören *Medien* (➤ 3.3.8), z. B. ein Diaprojektor, CD-Player, eine Videoanlage oder ein Beamer. Falls es hier mangelt und keine Grundausstattung angeschafft werden kann, gibt es die Möglichkeit, Geräte z. B. bei einer Bildstelle oder in der Volkshochschule auszuleihen. Dies gilt ebenso für *Materialien* wie Spiele, Sportgeräte oder Broschüren.

> Die Geräte müssen nicht nur verfügbar sein, sie müssen auch funktionieren und von den AnleiterInnen bedient werden können. Es empfiehlt sich, die benötigten Medien vorher auszuprobieren, wenn der Umgang mit ihnen nicht vertraut ist.

3.3.4 Zeitrahmen

Der **Zeitrahmen** gibt dem geragogischen Angebot eine Struktur. Er wird vor Beginn möglichst ohne spätere Änderungen festgesetzt. Für die InteressentInnen sind diese Angaben in ihrer Entscheidung für oder gegen die Teilnahme häufig ausschlaggebend. Sie können und wollen nur teilnehmen, wenn sie ausreichend Zeit zur Verfügung haben und sich die Daten des Angebots mit ihrem persönlichen Zeitplan (➤ 4.5.1) verbinden lassen.

Äußerer Zeitrahmen

Der **äußere Zeitrahmen** legt den Zeitraum des Angebots, die Dauer der Zusammenkünfte und die genauen Daten fest. So werden z. B. für eine Tanzgruppe zwölf Nachmittage im wöchentlichen Rhythmus zu jeweils 90 Min. angeboten. Es signalisiert Verlässlichkeit und fördert das Zusammengehörigkeitsgefühl der Gruppe, wenn ein Angebot regelmäßig und immer am gleichen Ort stattfindet. Absagen oder Verschiebungen müssen eine Ausnahme bleiben und rechtzeitig bekannt gegeben werden.

Bei der Festlegung des äußeren Zeitrahmens sind drei Faktoren zu berücksichtigen.

- **Kraft:** Die TeilnehmerInnen dürfen sich körperlich und psychisch nicht überfordert fühlen.
- **Motivation:** Die TeilnehmerInnen müssen durch das Angebot angesprochen werden, sodass sie regelmäßig teilnehmen.
- **Zeit:** Die TeilnehmerInnen sollen zwischen den Veranstaltungsterminen ausreichend Zeit für andere Aktivitäten haben.

Im Interesse der TeilnehmerInnen werden Anfang und Ende eines Angebots zeitlich abgestimmt mit

- Fahrplänen der öffentlichen Verkehrsmittel
- Tagesablaufplan einer Organisation, z. B. Tagesstätte oder Pflegeeinrichtung mit festen Zeiten für Mahlzeiten, Visiten, therapeutischen Maßnahmen, Anwendungen
- Anderen Angeboten und Veranstaltungen, um Überschneidungen zu vermeiden.

Angebote können zwar über den ganzen Tag verteilt bis in den Abend hinein stattfinden, doch besonders **günstige Zeiten** für eine produktive Arbeitsatmosphäre sind der

- Vormittag zwischen 10 und 12 Uhr
- Nachmittag zwischen 15 und 17 Uhr
- Abend zwischen 19 und 21 Uhr.

Abendveranstaltungen sollten wegen nachlassender Aufnahmefähigkeit spätestens gegen 21 Uhr enden (Biorhythmus, ➤ 4.5.1). Außerdem fürchten sich viele ältere Menschen davor, im Dunkeln auf die Straße zu gehen. Sie verzichten dann eher auf eine Teilnahme. Überlegenswert sind auch die Möglichkeiten, eine Begleitung anzubieten oder einen Fahrdienst einzurichten.

Innerer Zeitrahmen

Mit der Hilfe des **inneren Zeitrahmens** wird jedes geragogische Angebot in verschiedene Aktionsphasen aufgeteilt. Eine feste Abfolge gibt allen TeilnehmerInnen, z. B. am Anfang einer Gruppenbildung (➤ 4.3.3), *Orientierung* und *Sicherheit.*

Die Strukturierung eines geragogischen Angebots durch einen inneren Zeitrahmen wird an der Tanzgruppe „Drehwurm“ beispielhaft dargestellt:

FALLBEISPIEL

Die Tanzgruppe erarbeitet bei jedem Treffen zwei neue Tänze (Verlaufsplanung, ➤ Tab. 3.3). Nachdem alle TeilnehmerInnen begrüßt worden sind, wärmen sie sich mit kleinen gymnastischen Übungen auf. Im Anschluss stellt die anleitende Pflegeperson den ersten neuen Tanz vor. Die Gruppe übt die Schritte. Es folgt eine Pause, in der Getränke zur Erfrischung bereitstehen. In der Pause tauschen sich die Gruppenmitglieder aus und erholen sich. Danach wird der zweite neue Tanz vorgestellt und geübt. Es folgt eine kleine Pause. Besonders beliebt ist der Tanz nach Wahl. „Geburtstagskinder“ können zuerst wählen. Nach der Verabschiedung mit dem Hinweis auf die neuen Tänze beim nächsten Treffen gehen einige TeilnehmerInnen nach Hause. Andere bleiben in geselliger Runde zusammen.

Tab. 3.3 Verlaufsplanung für den Übungsabend einer Tanzgruppe. (AA: AnleiterInnenaktivität, TA: TeilnehmerInnenaktivität)

Zeit	Themen, Inhalte	Aktivitäten	Vermittlungsformen, Sozialformen, Medien
19.30–19.35	• Begrüßung • Vorstellung der Aktivitäten des Abends	• AA: Motivation, Impuls	• Darstellend frontal
19.35–19.40	• Aufwärmübung	• AA: Impuls, Aufgabenstellung • TA: Aktivität • AA: Ende ansagen	• Darstellend frontal • CD-Player, CD • Einzelarbeit, entdeckend
19.40–20.00	• Tanz 1: Sirtaki	• AA: Demonstration, Schritte vorstellen • TA: üben • AA: korrigieren, verstärken	• Darstellend • CD-Player, CD • Einzelarbeit, erarbeitend
20.00–20.15	• Pause	• AA: Impuls	• Getränke zur Erfrischung
20.15–20.35	• Tanz 2: langsamer Walzer	• AA: Impuls, Demonstration, Schritte vorstellen • TA: üben • AA: korrigieren, verstärken	• Darstellend frontal • Demonstration mit einer TeilnehmerIn • Partnerarbeit, erarbeitend
20.35–20.40	• Pause	• AA: Impuls	• Darstellend
20.40–20.55	• Tanz nach Wahl	• AA: Impuls, Motivation • TA: Tänze nennen • AA: sammeln, verstärken • TA: Entscheidung treffen • AA: Impuls • TA: Aktivität	• Darstellend • Gruppenarbeit, erarbeitend, • Partnerarbeit, entdeckend • CD-Player, CD
20.55–21.00	• Verabschiedung • Hinweis auf das nächste Treffen und den folgenden geselligen Ausklang	• AA: zusammenfassen, Motivation	• Darstellend frontal

Zeitrahmen

Der **äußere Zeitrahmen** des Gruppentreffens *steht fest*, z. B. 90 Minuten. Er wird auf jeden Fall eingehalten, damit die TeilnehmerInnen sich auf Anfang und Ende des Angebots verlassen können und nicht eventuell schon vor Abschluss des Treffens die Gruppe verlassen.

Um Überziehungen zu vermeiden, ist es sinnvoll, im **inneren Zeitrahmen** kleine *Zeitpuffer* für Unvorhergesehenes einzuplanen. Manchmal dauern Beiträge von TeilnehmerInnen länger, Fragen tauchen auf, jemand muss zur Toilette, oder eine Gruppe braucht einfach eine kleine Pause.

Bauen AnleiterInnen bei der Gestaltung des inneren Zeitrahmens Zeitpuffer ein, können sie ohne Überziehung des äußeren Zeitrahmens improvisieren und flexibel auf die TeilnehmerInnen eingehen.

3.3.5 Themen und Inhalte

Die Vorgespräche mit einzelnen TeilnehmerInnen (➤ 3.3.2) machen in der Planung geragogischer Angebote eine konkrete Themenauswahl möglich. Die Themen richten sich nach den Kenntnissen, Interessen, Bedürfnissen, Fähigkeiten, Ressourcen sowie den Rahmenbedingungen.

Kenntnisse und Fähigkeiten der AnleiterInnen

Für Angebote, die sich z. B. eher im Bereich der Selbsterfahrung bewegen oder für Gesprächskreise, in denen persönliche Probleme der TeilnehmerInnen thematisiert werden, eignen sich eher PsychologInnen oder SozialpädagogInnen. Eine TanzlehrerIn als AnleiterIn entscheidet sich eher für Angebote, die mit körperlicher Bewegung zu tun haben.

Interessen und Bedürfnisse der TeilnehmerInnen

Junge Alte wollen sich z. B. aktiv am gesellschaftlichen Leben beteiligen oder sich sozial engagieren. Sie entscheiden sich oft weniger für Bastel- und Handarbeitsangebote, sondern eher für den „Computerführerschein für Senioren" (➤ Abb. 3.6) oder für Reisen.

Fähigkeiten und Ressourcen der TeilnehmerInnen

RollstuhlfahrerInnen oder Hochbetagte sind z. B. oft nicht in der Lage, sich an Sport- und Bewegungsangeboten zu beteiligen. Für Menschen mit Demenz ist ein Realitätsorientierungstraining (➤ 2.10.2) sinnvoller als eine Schreibwerkstatt.

Räumliche und sächliche Rahmenbedingungen

Es ist z. B. ein großer Unterschied, ob Veranstaltungen in der Volkshochschule mit wechselndem und häufig jüngerem Publikum oder in einer Altenpflegeeinrichtung angeboten werden, in der sich die Pflegebedürftigen und MitarbeiterInnen vertraut sind. Volkshochschulen nehmen vorwiegend Angebote in ihr Programm auf, die Fertigkeiten und Wissen vermitteln und die möglichst nach einem Volkshochschulsemester enden. Altenpflegeeinrichtungen können ihre Angebote aufgrund der schnellen Erreichbarkeit der Pflegebedürftigen und der räumlichen Nähe über einen langen Zeitraum vertiefen. Hier finden sich am Schwarzen Brett wiederkehrende Themen und Angebote wie: Heiteres Gedächtnistraining, Unser Stadtteil verändert sich – wir auch? Kegelclub, Tanzkreis, Gesprächsrunde.

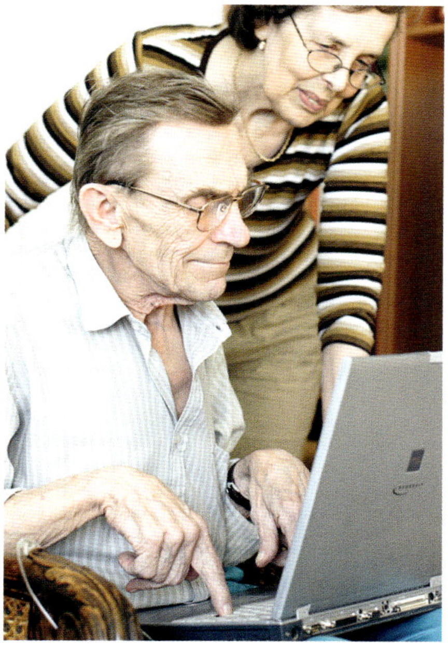

Abb. 3.6 Der „Computerführerschein für Senioren" ist ein attraktives Bildungsangebot. [J787]

3.3.6 Vermittlungsformen

Welche **Vermittlungsform** für Wissen sich als sinnvoll erweist, ist z. B. davon abhängig, wie groß die Gruppe ist oder welcher Inhalt vermittelt werden soll.

Darstellende Vermittlungsform

In der **darstellenden Form** werden Inhalte präsentiert. Sie werden referiert, erklärt, erzählt und demonstriert. Die TeilnehmerInnen sind eher passiv. Sie nehmen auf (*rezipieren*), hören zu, beobachten oder schreiben mit. Typische Beispiele sind Dia-Vorträge oder Vorlesungen im Seniorenstudium. Bekannt ist diese Methode auch unter dem Begriff **Frontalunterricht** (*lehrerzentrierter Unterricht,* ➤ Abb. 3.7).

- **Vorteil:** Frontalunterricht ist sinnvoll, wenn in kurzer Zeit viele Informationen vermittelt werden sollen. Er erfüllt das Bedürfnis, etwas aufzunehmen und sich etwas präsentieren zu lassen.
- **Nachteil:** Frontalunterricht ermüdet und demotiviert. Oft fühlen sich gerade ältere TeilnehmerInnen an ihre Schulzeit erinnert. Damals erklärte die LehrerIn ausführlich an der Tafel und die SchülerInnen hatten große Mühe, sich zu konzentrieren und zuzuhören. Die darstellende Vermittlungsform ermöglicht nur schwer einen effektiven Lernprozess, sondern dient eher einem akuten Informationsbedürfnis.

Erarbeitende Vermittlungsform

Die TeilnehmerInnen erarbeiten z. B. einen Tanz, üben eine Handbewegung oder basteln Osterschmuck. Sie können ihre Erfahrungen

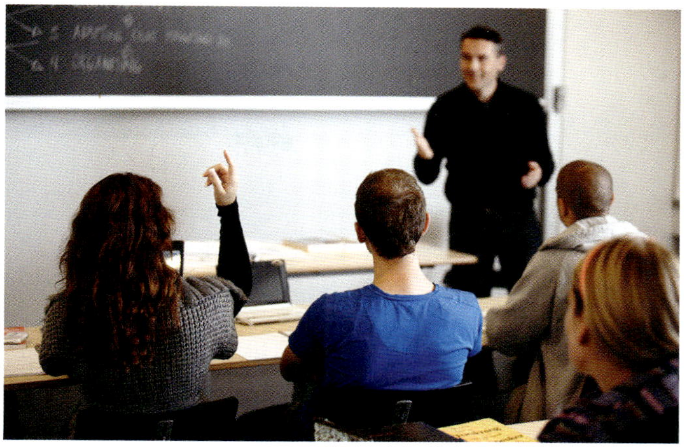

Abb. 3.7 Typischer Frontalunterricht. [J787]

und Ressourcen einbringen, diskutieren, nach Lösungen suchen, sich ausprobieren, Informationen sammeln und Materialien bearbeiten.

- **Vorteil:** Die Erfahrungen „Ich weiß etwas" und „Ich kann etwas" schaffen Selbstvertrauen und Zufriedenheit. Jedes Ergebnis (Produkt) zählt und fördert den ProduzentenInnenstolz.
- **Nachteil:** Die erarbeitende Form ist für einige TeilnehmerInnen ungewohnt. Sie müssen motiviert und in ihren Bemühungen gezielt gestärkt werden (Verstärkungslernen, ➤ 2.4.4). Häufig erfordert die erarbeitende Methode viel Zeit und besonderen Aufwand für die AnleiterInnen.

Entdeckende Vermittlungsform

Die **entdeckende Form** ist die anspruchvollste Art des Lernens (➤ Abb. 3.8). Die TeilnehmerInnen suchen und finden für gegebene Aufgaben und Anforderungen eigenständig eine Lösung. So können sie z. B. bei einer Fußgängerrallye in einem Stadtteil bisher unbekannte Orte ausfindig machen oder in einem Malkurs entdecken, welche kreativen Kräfte in ihnen schlummern.

- **Vorteil:** Wenn die Lösung eines Problems durch eigene Strategien gefunden wird, ist das Ergebnis für die aktiven TeilnehmerInnen sehr befriedigend. Häufig empfinden sie ein höheres Selbstbewusstsein und verinnerlichen diese Erfahrung sehr stark. Das Gelernte wird nicht so schnell vergessen.
- **Nachteil:** Die Vorbereitung und Anleitung eines Angebots erfordert sehr viel Zeit. Die entdeckende Vermittlungsform setzt aktive Lern-, Kooperations- und Kommunikationsbereitschaft voraus und kann daher nur unter optimalen Bedingungen erfolgreich umgesetzt werden.

Bei der Auswahl der **Vermittlungsform** sind die körperlichen und geistigen Möglichkeiten sowie die Grenzen der TeilnehmerInnen zu beachten. Die besten Lernergebnisse werden erzielt, wenn die Vermittlungsformen innerhalb eines Angebots wechseln.

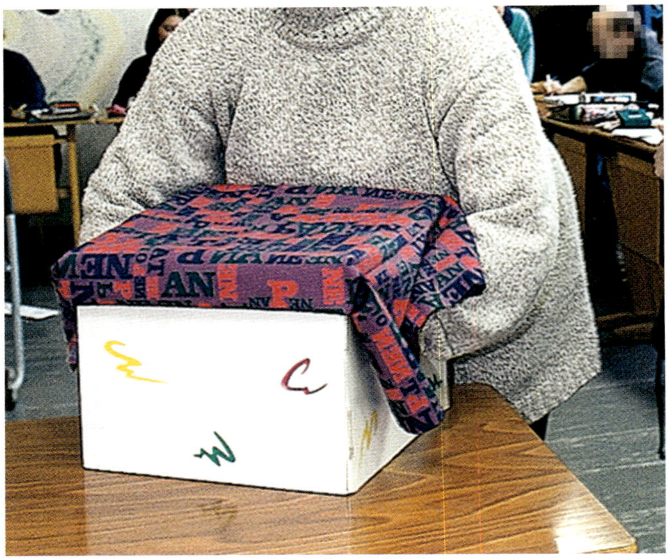

Abb. 3.8 Entdeckende Vermittlungsform. Hier versuchen Auszubildende zu ergründen, wie sich Gegenstände anfühlen, die sie nicht sehen können. Auf diese Weise lernen sie, sich in die Situation sehbehinderter alter Menschen einzufühlen. [K157]

3.3.7 Sozialformen

Geragogische Angebote können mit unterschiedlicher Zusammensetzung des TeilnehmerInnenfeldes gestaltet werden. Einzelarbeit, PartnerInnenarbeit oder Gruppenarbeit sind die jeweiligen **Sozialformen,** die entsprechend der gewünschten Lernziele bewusst wählbar sind.

Einzelarbeit

Die **Einzelarbeit** (➤ Abb. 3.9) ermöglicht den TeilnehmerInnen, ihre individuellen Erfahrungen und Ressourcen zu aktivieren, um sich ein Thema zu erschließen oder eine Aufgabe zu erfüllen. Einzelarbeit fördert selbstständiges und selbstgesteuertes Lernen.

FALLBEISPIEL

In einer Bastelgruppe werden Materialien verteilt, um Glückwunschkarten mit Blättern und Gräsern zu bekleben. Jede TeilnehmerIn stellt nach ihren ganz persönlichen Vorstellungen und motorischen Fertigkeiten unterschiedlich viele Karten her. Frau Müller freut sich: „Die reichen für alle Geburtstagsgrüße an meine Verwandten in diesem Jahr."

Für die Einzelarbeit ist ein klarer *Arbeitsauftrag* nötig. Jede TeilnehmerIn fertigt etwas an, das sie im Anschluss in der Gruppe zeigen kann. Der „ProduzentenInnenstolz" wird durch das Interesse der Gruppe gesteigert. Positive Rückmeldungen motivieren. Dabei ist die individuelle Leistungsfähigkeit zu berücksichtigen. Für eine TeilnehmerIn, die infolge eines Schlaganfalls halbseitig gelähmt ist, gestaltet sich das Basteln einer Weihnachtskarte sehr viel komplizierter als für motorisch gesunde TeilnehmerInnen.

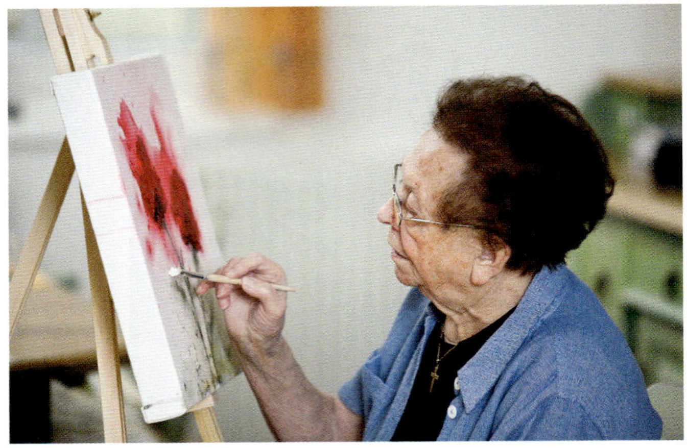

Abb. 3.9 Malen als Einzelarbeit. [J787]

Partnerarbeit

In der **Partnerarbeit** (➤ Abb. 3.10) bilden zwei TeilnehmerInnen ein Paar und bearbeiten eine Aufgabe. Auch hier ist ein klarer *Arbeitsauftrag* nötig, der so ausgerichtet ist, dass das Ergebnis nur durch die Zusammenarbeit beider Personen erreichbar ist. Die TeilnehmerInnen werden dadurch angeregt, zu kooperieren und zu kommunizieren, zu vergleichen und sich auszutauschen. Sie können sich z. B. bei einer gymnastischen Übung gegenseitig Hilfen geben.

Paarbildung

Viele aktivierende Maßnahmen in Pflege und Therapie sind von der Sozialform her eine Partnerarbeit zwischen Pflegeperson bzw. TherapeutIn und Pflegebedürftigen.

Bei manchen Aktivitäten, z. B. dem Paartanz, müssen sich die PartnerInnen erst finden. Neben der freien PartnerInnenwahl kann die Paarsuche auch von AnleiterInnen unterstützt werden. Dabei helfen das einfache Abzählen oder Lose mit Symbolen oder Zahlen. Die TeilnehmerInnen mit passenden Zahlen oder Symbolen finden dadurch zusammen. Ein PartnerInnenwechsel ermöglicht neue Erfahrungen und die TeilnehmerInnen lernen sich besser kennen.

Problematisch ist es, wenn auf Dauer die Zahl der TeilnehmerInnen in einer Gruppe ungerade bleibt. Es bildet sich dann eine Dreiergruppe. Sie bekommt einen Arbeitsauftrag für drei Personen und muss von der AnleiterIn besonders beobachtet werden. Die Gruppendynamik (➤ 4.3.4) ist in Dreiergruppen konfliktreicher. Manchmal fühlt sich eine Person überflüssig oder wird nicht gleichberechtigt beteiligt.

Gruppenarbeit

Die Basis der **Gruppenarbeit** ist Kooperation und Kommunikation. Diese Sozialform wird sehr häufig in der geragogischen Arbeit angewendet.

Vorteile der Gruppenarbeit

Der Vorteil der Gruppenarbeit liegt darin, dass sie die Möglichkeit bietet,

- Geborgenheit und Sicherheit zu erfahren, weil die TeilnehmerInnen einer Gruppe untereinander meistens auf Akzeptanz und Hilfsbereitschaft stoßen
- neue Kontakte zu schließen oder durch den Rückhalt in der Gruppe verloren gegangene Beziehungen zu ersetzen
- durch unmittelbare Reaktionen der anderen TeilnehmerInnen Anerkennung und Selbstvertrauen zu gewinnen
- zu erkennen, dass es andere Menschen mit ähnlichen Schicksalen, Erfahrungen und Erlebnissen gibt
- die Selbst- und Fremdwahrnehmung zu überprüfen, die häufig durch lange Phasen der Einsamkeit verzerrt sind.

Auch für die AnleiterInnen bietet die Gruppenarbeit in der Praxis enorme Vorteile. Sie können gleichzeitig mehrere TeilnehmerInnen ansprechen und in den Lernprozess einbeziehen. Trotzdem können AnleiterInnen eine Gruppenarbeit erschweren oder gar stören, wenn sie sich nicht über ihre Rolle im Klaren sind oder sich nicht ausreichend vorbereitet haben.

Zeitbedarf für Gruppenarbeit

Entscheidender Unterschied der Gruppenarbeit zur Einzel- oder Partnerarbeit ist der **Zeitumfang,** der zur Durchführung des Angebots benötigt wird. Durch die Gruppenbildung (➤ 4.3.3) und die ständige Abstimmung der GruppenteilnehmerInnen lässt das Ergebnis einer Gruppenarbeit häufig lange auf sich warten. Der Lernerfolg bei den einzelnen Mitgliedern ist jedoch umso höher.

Arbeitsgleiche oder arbeitsteilige Gruppenarbeit

- Arbeitsgleiche Gruppenarbeit: Die ganze Gruppe oder mehrere Kleingruppen arbeiten am selben Thema (➤ Abb. 3.11).
- Arbeitsteilige Gruppenarbeit: Die ganze Gruppe wird in mehrere Kleingruppen aufgeteilt. Jede Kleingruppe arbeitet an einem Teilaspekt des Themas.
- Gemischt arbeitsteilige Gruppenarbeit: Einige Kleingruppen arbeiten am selben Thema, andere an Teilaspekten des Themas.

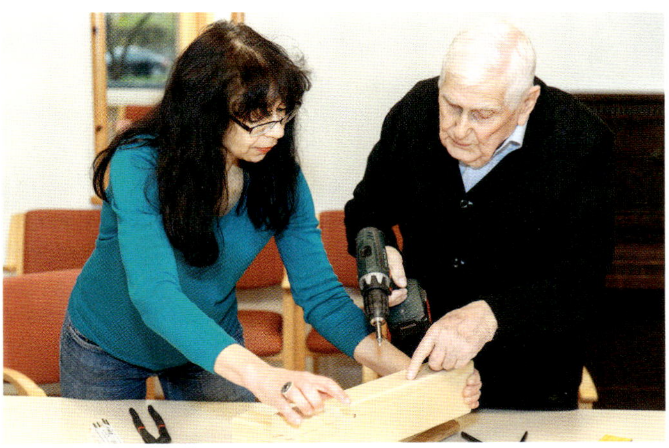

Abb. 3.10 Handwerkliche Arbeit als Partnerarbeit. [K157]

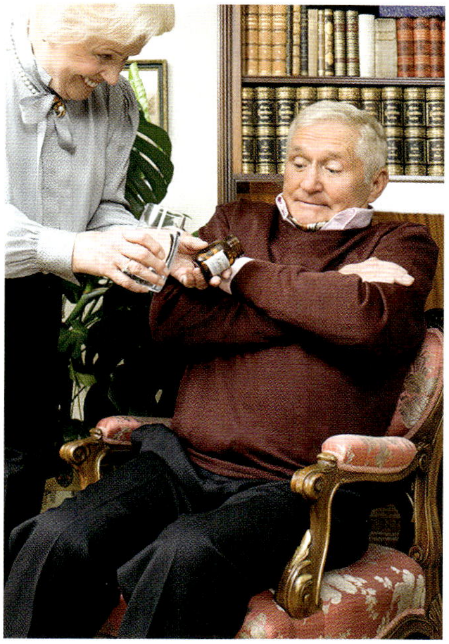

Abb. 3.11 Die Theatergruppe einer Pflegeeinrichtung probt das selbstgeschriebene Stück „Der kranke Großvater". [J787]

Gruppenbildung

Gruppen bilden sich

- themenorientiert, z. B. bei Interesse am Thema, nach Erfahrungen, Fähigkeiten, Fertigkeiten, Kenntnissen,
- personenorientiert, z. B. nach Sympathie, Kompetenz, Geschlecht, Alter,
- zufallsorientiert, z. B. durch Lose oder Auszählen.

Gruppenform

Die Gruppenform (➤ 4.3.2) und die Gruppengröße sind abhängig von der Zielgruppe (➤ 3.2), dem Thema und der geplanten Arbeitsweise der Gruppe. Gruppenformen sind z. B. die

- Offene Gruppe: Beispiel dafür ist ein Gesprächskreis in einer Tagesstätte. Meistens wird diese Gruppe durch einen kleinen festen Kern getragen. Darüber hinaus wechseln die TeilnehmerInnen je nach Zeit und Interesse. Es sollten höchstens 8 bis 15 Personen teilnehmen.
- Geschlossene Gruppe: Beispiel dafür ist eine Theatergruppe in einer Pflegeeinrichtung. Sie besteht z. B. aus sechs SchauspielerInnen und drei Personen für die Technik. Alle TeilnehmerInnen beginnen und beenden die Gruppenarbeit gleichzeitig und es entsteht ein starkes Zusammengehörigkeitsgefühl.
- Halb-offene Gruppe: Beispiel dafür ist eine Interessengruppe für junge Alte. Die Gruppenarbeit beginnt mit einer begrenzten Anzahl von TeilnehmerInnen, die jedoch, falls sie der Gruppe dauerhaft fernbleiben, durch neue InteressentInnen ersetzt werden können. Eine befriedigende Gruppenatmosphäre kann nur gewährleistet werden, wenn die Anzahl der TeilnehmerInnen nicht höher als bei einer geschlossenen Gruppe und die Fluktuation gering ist [5] [6].

3.3.8 Medien

DEFINITION

Medien: Instrumente, mit denen Informationen vermittelt werden, z. B. die Massenmedien Funk und Fernsehen oder kleinere Medien, die Vortragende unterstützen und ihre Darstellung abwechslungsreich gestalten.

Der sinnvolle Einsatz von **Medien** kann bei allen Vermittlungs- und Sozialformen im hohen Maße dazu beitragen, die gewünschten Lernziele zu erreichen. Es werden unterschieden:

- **Reale Medien,** z. B. Papier, Stifte, Scheren, Pinsel, Spiele, Gymnastikgeräte, Kassettenrecorder, Dia-Projektor, Overhead-Projektor, Tablet, Beamer, Flip-Chart (➤ Abb. 3.12), Pflegehilfsmittel
- **Personale Medien,** z. B. Stimme, Körper, Pflegebedürftige
- **Künstliche Medien,** z. B. Grafik, Tabelle, Bild, Ton.

Zu viele Medien können die TeilnehmerInnen überfordern und vom Lernziel ablenken. Deshalb sollten Medien sparsam und je nach Thema der Veranstaltung und den Wahrnehmungsmöglichkeiten der TeilnehmerInnen gezielt eingesetzt werden. Ein Vortrag über „Gesunde Ernährung im Alter", bei dem Beamer, Schautafeln, Overhead-Projektor und Folien eingesetzt werden, wirkt effektvoll und bunt, ermüdet aber die TeilnehmerInnen, weil ausschließlich visueller und akustischer Eingangskanal (➤ 3.3.6) angesprochen werden. Besser wäre es, möglichst viele Sinne anzusprechen. Vorbereitete Speisen und Lebensmittelproben könnten die TeilnehmerInnen anfassen, schmecken und riechen.

Ein angemessener **Medieneinsatz,** der verschiedene Sinne anspricht, unterstützt den Lernprozess.

Die benötigten Medien sollten vor ihrem Gebrauch auf ihre Handhabbarkeit und Funktionstüchtigkeit überprüft werden. So muss die Leiterin einer Tanzgruppe vorher wissen, wie und ob der Kassettenrekorder funktioniert. Eine Steckdose, die erst gesucht werden muss, ein Gerät: „Wie funktioniert das noch mal?" oder eine Kassette mit der falschen Musik vermindern die Aufmerksamkeit der TeilnehmerInnen und vermitteln ihnen eine geringe Wertschätzung.

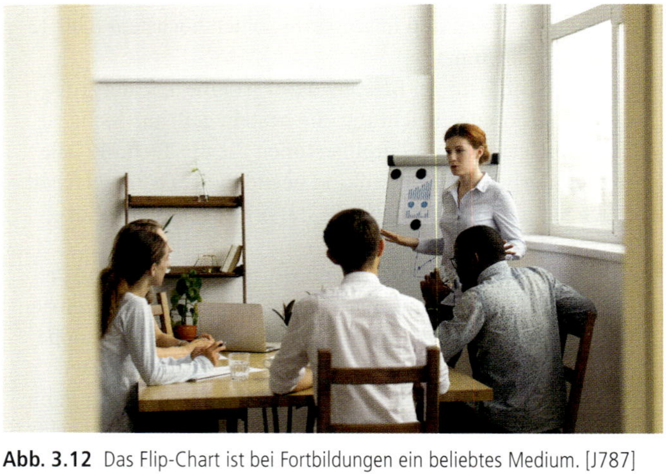

Abb. 3.12 Das Flip-Chart ist bei Fortbildungen ein beliebtes Medium. [J787]

Viele Menschen sind *Jäger* und *Sammler.* Wie die Vorfahren in der Menschheitsgeschichte möchten sie Beute machen. Erfahrene AnleiterInnen berücksichtigen dies und haben immer etwas zum Mitnehmen dabei (z. B. Broschüren, Faltblätter, Pröbchen).

3.3.9 Methoden

DEFINITION

Methode: Planmäßiges Verfahren, um Fähigkeiten, Fertigkeiten und Kenntnisse zu vermitteln oder ein praktisches Ziel zu erreichen.

Methoden des Anleitens, Beratens oder Unterrichtens sind

- Gespräch, z. B. freies und gebundenes Gespräch, Diskussion
- Situationsbezogene Methode, z. B. Rollenspiel, Übung
- Sinnesbezogene Methode, z. B. Wahrnehmung, Selbst- und Fremdbeobachtung (➤ 2.1.2)

Das Gespräch als Methode

In den meisten geragogischen Angeboten steht das Gespräch im Mittelpunkt (➤ Abb. 3.13). Hier haben alte Menschen die Möglichkeit, sich auszudrücken und ihr Verhalten von anderen spiegeln zu lassen. Das Gespräch als Methode orientiert sich an den Modellen der *Kommunikation* (➤ 2.6).

Gebundenes Gespräch

Beim **gebundenen Gespräch** tauschen die TeilnehmerInnen ihre Ansichten und Erfahrungen über ein selbstgewähltes oder vorgegebenes Thema aus. Dabei verlassen sie das Thema grundsätzlich nicht, denn das Gespräch ist **an das Thema gebunden.** So kann z. B. über eine geplante Gruppenreise, über Testament und Erbschaft oder über den Entwurf einer Hausordnung gesprochen werden.

Die AnleiterInnen *moderieren.* Sie leiten das Gespräch ein, bringen es immer wieder auf das Thema und achten auf die Einhaltung der vereinbarten Gesprächsregeln (➤ 2.6.4). Die TeilnehmerInnen

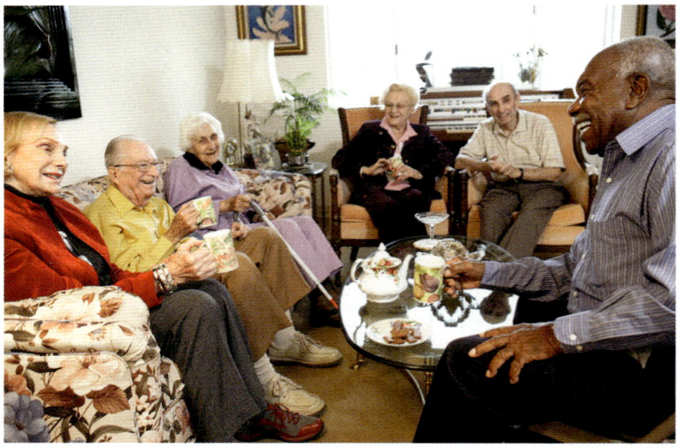

Abb. 3.13 Gespräche sind eine gute Möglichkeit, sich mit Gleichgesinnten auszutauschen und Einsamkeit und Isolation entgegenzuwirken. [J787]

entscheiden selbst, wie oft sie sich beteiligen und wie viel sie zum Gespräch beitragen. Dies gilt besonders für Themen, die sehr persönlich sind, z. B. Einsamkeit im Alter, Was kommt nach dem Tod?

Freies Gespräch

Beim **freien Gespräch** ist ein **Wechsel des Themas** möglich. Die Unterhaltung wirkt auf Unbeteiligte sprunghaft, weil sie z. B. mit dem Thema Wetter beginnt und, wenn inhaltlich nicht weiter eingegriffen wird, bei Ängsten vor Kürzung der Renten aufhört. Die TeilnehmerInnen bringen spontan Themen ein und stellen die Verknüpfungen her. Die AnleiterInnen halten sich zurück und achten auf die Einhaltung von Gesprächsregeln, z. B. dass jeder ausreden kann und nicht unterbrochen wird.

Diskussion

Die **Diskussion** ist die klassische Form des Gespräches. Im Mittelpunkt der Diskussion steht das Thema. Es werden Argumente vorgetragen, Fakten genannt und Meinungen ausgetauscht. Die Diskussionsleitung liegt in den Händen der AnleiterIn, einer TeilnehmerIn oder wechselt. Die DiskussionsleiterIn

- eröffnet die Diskussion,
- achtet auf Wortmeldungen,
- enthält sich eigener Beiträge,
- führt die RednerInnenliste,
- erteilt und nimmt das Wort,
- vermittelt zwischen unterschiedlichen Positionen,
- fasst zusammen,
- beendet die Diskussion.

Situationsbezogene Methoden

Durch die **situationsbezogenen Methoden** werden Ausschnitte der gegenwärtigen Lebenssituation von TeilnehmerInnen zum Gegenstand des Lernprozesses gemacht. Die TeilnehmerInnen entwickeln auf spielerische Weise und für die Zukunft Lösungen für ihre Lebensprobleme.

Rollenspiele oder Übungen aktivieren Kenntnisse, Erfahrungen und Erlebnisse der TeilnehmerInnen, die in der realen Situation bisher so nicht zur Verfügung standen. Die situationsbezogene Methode ermöglicht **erfahrungs- und handlungsorientiertes** Lernen.

Rollenspiel

Mit Hilfe des **Rollenspiels** werden Verhalten und Reaktionen in sozialen Konflikten und Beziehungen geübt, reflektiert und evtl. verändert. Aus der vergangenen, gegenwärtigen oder künftigen Lebensrealität einer TeilnehmerIn wird eine Situation zum Nachspielen ausgewählt und spontan in *Szene* gesetzt: „Wir tun jetzt mal so, als ob …“. TeilnehmerInnen übernehmen verschiedene Rollen, z. B. die der EinrichtungsleiterIn, der ÄrztIn, der pflegenden Angehörigen oder einer SachbearbeiterIn beim Sozialamt. Die RollenspielerInnen werden kurz in das Drehbuch, das **Rollenskript** eingeführt („eingerollt“), damit sie wissen, was von ihrer Rolle erwartet wird. Im Spiel selbst geraten immer mehr eigene Erfahrungen und eigenes Erleben der AkteurInnen in die Inszenierung. Das Spiel bekommt oft eine unerwartete **Dynamik** (*Lebendigkeit*) und zeigt neue Lösungen, die auf das reale Handeln übertragen werden können.

Die **ZuschauerInnen** (➢ Abb. 3.14) sind ebenfalls beteiligt. Sie verfolgen das Rollenspiel, das wie auf einer Bühne vor ihnen dargestellt wird. Die RollenspielerInnen handeln stellvertretend für die ZuschauerInnen (stellvertretendes Lernen, ➢ 2.4.5).

Alle TeilnehmerInnen können

- alternative Handlungsmuster kennen lernen und diskutieren,
- sich auf einen künftigen Ernstfall vorbereiten.

Das Rollenspiel als *gruppendynamische Methode* (➢ 4.3.4) hat eine eigene Tradition und viele Variationen. So können damit z. B. angstauslösende Gespräche mit der Einrichtungsleitung, das erste Rendezvous nach dem Tod der PartnerIn oder die Eröffnung eines Bankkontos spielerisch bewältigt werden. Wichtig ist, dass nach Ende des Rollenspiels die RollenspielerInnen ihre Rolle wieder abgeben („ausgerollt werden“). Dies kann z. B. durch den Gang um den gerade benutzten Stuhl gelingen.

Übung

Durch eine **Übung** werden körperliche und geistige Fähigkeiten der TeilnehmerInnen nicht spielerisch und verfremdet, sondern direkt und gezielt trainiert, damit sie in alltäglichen Situationen angewendet werden können. In einer Gruppe entscheiden die TeilnehmerInnen, ob und wie intensiv sie sich an der Übung beteiligen. Deshalb ist es wichtig, dass die Übung vorher kurz und anschaulich erklärt und demonstriert wird. Es gibt:

- Psycho-motorische Übungen, z. B. Gleichgewichtstraining,
- Körperübungen, z. B. Gymnastik,
- Entspannungs- und Atemübungen, z. B. Muskelentspannung nach *Jacobson*, autogenes Training, Meditation,
- Wahrnehmungsübungen, z. B. „Stille Post“ (hören), „Fühlsack“ (fühlen), „Ich sehe was, was du nicht siehst“ (sehen),
- Konzentrationsübungen, z. B. Gedächtnistraining,
- Interaktionsübungen, z. B. Spiele wie „Blinde Kuh“ oder „Reise nach Jerusalem“.

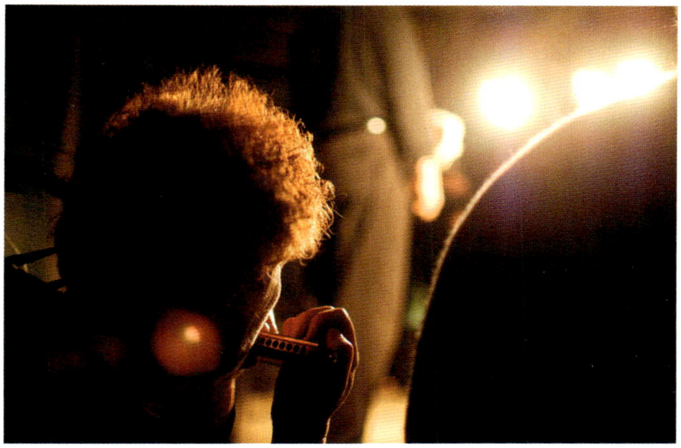

Abb. 3.14 Mit darstellender Kunst können die TeilnehmerInnen ihre Lebenserfahrung und ihr Können zum Ausdruck bringen. [K157]

Sinnesbezogene Methoden

Die **sinnesbezogenen Methoden** gebrauchen die *Eingangskanäle* Sehen, Hören, Fühlen, Riechen und Schmecken zum Lernen. Hierfür werden speziell Übungen ausgewählt, die die **Wahrnehmung** (➤ 2.5.1) und insbesondere die Selbst- und Fremdwahrnehmung anregen und verbessern.

So können z. B. TeilnehmerInnen einer Malgruppe sehen, wie bei sich und anderen ein Bild entsteht, das durch gleichzeitiges Hören von Musik angeregt wird. Im anschließenden Gespräch erfahren sie, wie die anderen Gruppenmitglieder Töne in Bilder umgesetzt haben und welche Erinnerungen die Musik ausgelöst hat.

Es können *Körpersignale,* z. B. Freude, bewusster wahrgenommen und der Umgang mit anderen und sich selbst verbessert werden [7].

3

> Ein geragogisches Angebot ist für die TeilnehmerInnen besonders interessant, wenn die eingesetzten Methoden wechseln.

3.3.10 Verlaufsplanung

Zur Vorbereitung eines geragogischen Angebots gehört es, den Verlauf schriftlich zu planen. Die **Verlaufsplanung** (➤ Tab. 3.3) berücksichtigt alle wichtigen Voraussetzungen. Sie

- motiviert zu planvollem Handeln,
- gibt Sicherheit und Orientierung,
- ermöglicht die Reflexion.

Die Verlaufsplanung ist der Fahrplan durch das geragogische Angebot und enthält Angaben über

- Zeit
- Themen und Inhalte,
- Aktivitäten
- Vermittlungsformen
- Sozialformen
- Medien.

Qualität kontrollieren
Durch den späteren Vergleich der Verlaufsplanung mit der Dokumentation des tatsächlich durchgeführten Angebots lassen sich mögliche Planungsfehler aufdecken, die bei der nächsten Planung eines ähnlichen Angebots vermieden werden können. Auf diese Weise wird auch in der Geragogik **Qualität** entwickelt und gesichert. Die Verlaufsplanung macht das Angebot *transportabel.* Es kann in eine Liste möglicher Angebote aufgenommen und zu einem späteren Zeitpunkt wiederholt werden.

Freiräume berücksichtigen
Keine Verlaufsplanung ist unumstößlich. Ähnlich wie beim inneren Zeitrahmen (➤ 3.3.4) einzelner Veranstaltungen werden auch langfristig immer wieder **Freiräume** und Zeitpuffer für die Dynamik der Gruppe gelassen. Handlungs- und erfahrungsorientierte Angebote berücksichtigen Zeit und Raum für Gespräche, Erfahrungen und spontane Unterstützungsaktionen. Größere Zwischenfälle können die gesamte Verlaufsplanung zu Fall bringen, wenn sie nicht vorher durch Erfahrungswerte einkalkuliert werden.

Die Verlaufsplanung in ➤ Tab. 3.3 hält die Struktur und Durchführung für den Übungsabend einer Tanzgruppe fest. In die **Zeitspalte** wird die Zeit entsprechend dem inneren Zeitrahmen eingetragen. In diesem Beispiel sind es insgesamt 90 Min. Die Spalte **Themen und Inhalte** (➤ 3.3.5) gibt die einzelnen Aktionsphasen wieder. Hier werden die Schritte des geplanten Ablaufs eingetragen. In der Spalte **Aktivitäten** wird das erwartete Geschehen vermerkt. Die Aktivitäten der AnleiterInnen (AA) sind, z. B. Impulse geben, motivieren, Aufgaben stellen, verstärken. Auch die TeilnehmerInnenaktivitäten (TA) werden vermerkt, z. B. üben, Tänze nennen, Entscheidung treffen. Die letzte Spalte nennt die Vermittlungsformen (➤ 3.3.6), Sozialformen (➤ 3.3.7) und Medien (➤ 3.3.8). Hier demonstriert z. B. die AnleiterIn mit einer TeilnehmerIn durch die darstellende Methode die Schrittfolge eines langsamen Walzers. Die Musik dazu kommt von einer CD. Es wird ein CD-Player benötigt. Danach üben die TeilnehmerInnen in *Partnerarbeit.* Sie erarbeiten sich den Tanz. Die AnleiterIn korrigiert und verstärkt (lobt) die TeilnehmerInnen.

> Bei der Verlaufsplanung eines Angebots für verwirrte Menschen (Demenz, ➤ 4.7.4) muss die Einhaltung der **5-D-Regel** (Die fünf Dauerhaften) beachtet werden; sie erleichtert verwirrten TeilnehmerInnen die Orientierung:
> - Dieselbe AnleiterIn
> - Dieselben TeilnehmerInnen
> - Dieselbe Zeit
> - Derselbe Ort
> - Derselbe Ablauf

3.3.11 Erfolgskontrolle und Nachbesinnung

Das Interesse älterer Menschen an geragogischen Angeboten kann nur aufrechterhalten werden, wenn die in Aussicht gestellten und von den TeilnehmerInnen erwarteten Lernziele erreicht werden. Dazu kontrollieren die AnleiterInnen den Erfolg oder Misserfolg ihrer Bemühungen regelmäßig. Entscheidend ist die Erkenntnis, ob am Ende das Lernziel erreicht wurde oder nicht. Dies geschieht durch Fremd- und Selbstkontrolle.

Fremdkontrolle

In der **Fremdkontrolle** bewerten, loben oder kritisieren sich TeilnehmerInnen und AnleiterInnen gegenseitig, die AnleiterInnen oder die TeilnehmerInnen jeweils untereinander. Aus der Lerngeschichte verbinden viele Menschen Fremdkontrolle mit Klassenarbeiten, Prüfungen und Zensuren. Diese Erinnerungen sind oft negativ und mit Angst besetzt. In der Erwachsenenbildung wird bei der Fremdkontrolle nicht bewertet, sondern sachlich **Rückmeldung** (*Feedback*) gegeben. Sie soll nicht verletzen, sondern

- motivieren,
- akzeptieren,
- Leistung fördern.

Blitzlicht

Eine besondere Methode aus der Gruppenarbeit ist das **Blitzlicht.** Es kann während oder am Ende eines Angebots stehen. Die TeilnehmerInnen setzen sich in einen Stuhlkreis. Der Reihe nach geben sie Rückmeldungen darüber, wie sie sich im Augenblick fühlen. So wird das augenblickliche Befinden festgehalten. Alle Rückmeldungen ergeben zusammengenommen ein Stimmungsbild der Gruppe. Das Blitzlicht kann auch um die Frage nach dem aktuellen **Lerngewinn** erweitert werden: „Was war für Sie heute bei unserem Treffen besonders wichtig? Was nehmen Sie mit nach Hause?" Die Rückmeldungen werden von anderen TeilnehmerInnen oder den AnleiterInnen nicht kommentiert. Sie werden als offene und ehliche Interaktionen akzeptiert.

Selbstkontrolle

Bei der **Selbstkontrolle** überprüfen AnleiterInnen ihre eigene Arbeit, indem sie z. B. die Planung mit dem Verlauf vergleichen und kontrollieren. Änderungen werden sofort vorgenommen. Eine Selbstkontrolle verringert die Ängste, versagt zu haben. Sie verhindert aber auch Selbsttäuschungen im Nachhinein: „Ach, so schlecht war es doch eigentlich nicht …".

Nachbesinnung

Nachbesinnung ist immer auch Selbstkontrolle und erfordert Selbstdisziplin und damit Ehrlichkeit vor sich selbst. Auch KollegInnen können als fachliche und konstruktive Fremdkontrolle bei der Nachbesinnung helfen (*kollegiale Beratung*). Die Zeitspanne zwischen dem Ende des Angebots und der Nachbesinnung (*Reflexion*) sollte nicht zu groß sein. Am besten wird sie noch am selben Tag durchgeführt, um die Gefahr zu vermeiden, dass sich die Erinnerungen verwischen. Hilfreich ist eine **Checkliste** (➢ Tab. 3.4). Sie erleichtert die Reflexion.

Anhand der Planung wird noch einmal über den Verlauf nachgedacht. Änderungen werden sofort schriftlich festgehalten [1] [3].

3.4 Geragogik in der Praxis

Geragogische Angebote tragen durch die Vermittlung von Kenntnissen und Fähigkeiten dazu bei, die Selbstständigkeit des alten Menschen zu erhalten, sie ermöglichen ein Miteinander, oder sie bereiten einfach nur Freude. In ➢ Kap. 3.1 bis ➢ 3.3 wurden viele Beispiele für Formen und Inhalte geragogischer Gruppen- und Einzelangebote genannt. Die Geragogik ist ein umfangreiches und vielseitiges Arbeitsfeld, in dem sich alte Menschen für Angebote aus verschiedenen Bereichen entscheiden können, z. B. für

- Spiele
- Gedächtnistraining
- Gesprächskreise
- Gymnastik
- Tanz
- Beschäftigungstherapie
- E-Learning und Videospiele.

Tab. 3.4 Checkliste zur Nachbesinnung.

Eingangs- und Rahmenbedingungen
• War ich als AnleiterIn gut vorbereitet? Was könnte ich verändern? • Wurden die Bedürfnisse und Interessen der TeilnehmerInnen angesprochen und berücksichtigt? • Wurden das Erleben und die Erfahrungen der TeilnehmerInnen einbezogen? • Wurde die Belastbarkeit der TeilnehmerInnen angemessen berücksichtigt? • Wurde Motivation aufgebaut und gehalten? • Wie war die Atmosphäre während des Angebots? • Waren die räumlichen Bedingungen in Ordnung? Was muss verändert werden? • Waren die materiellen Bedingungen in Ordnung? Was muss verändert werden?
Themen, Inhalte, Ziele
• Wurden die Themen und Inhalte richtig dargestellt und bearbeitet? • Wurden die Schwerpunkte richtig gewählt? • Wurden Zusammenhänge deutlich gemacht? • Welche Themen haben gefehlt oder waren überflüssig? • Wurden alle Erfahrungsmöglichkeiten angesprochen? • Waren die Ziele richtig gewählt und umsetzbar? • Welche Ziele fehlten oder waren überflüssig?
Zeit, Aktivitäten, Vermittlungs- und Sozialformen, Medien
• War die Zeit richtig geplant? • Waren die Aktivitäten richtig geplant und durchgeführt? • Wurden die Vermittlungsformen gewechselt? • Wurden die Sozialformen gewechselt? • Waren die Medien richtig gewählt? Wurden mehrere benutzt? • Waren die Methoden richtig gewählt? Wurden sie gewechselt? • Wurden die Ergebnisse angemessen kontrolliert? • Muss die Verlaufsplanung verändert werden?

3.4.1 Spiele

Das **Spielen** ist eine Tätigkeit, die um ihrer selbst willen und mit Lust ausgeübt wird. Sie erfüllt keinen unmittelbaren Zweck und wird von Erwachsenen oft als Gegensatz zu Arbeit und Zwang empfunden.

Spiele gab und gibt es in allen Kulturen. Sie fördern die *Geselligkeit* und die *Kommunikation.* Bis in die 1960er Jahre hinein gehörten Gesellschaftsspiele zu den beliebtesten Freizeitbeschäftigungen und sind deshalb gerade älteren Menschen noch sehr vertraut. Im Spiel waren oft mehrere Generationen miteinander verbunden. Viele jüngere Menschen haben durch die computerisierte Welt das Interesse an Gesellschaftsspielen verloren. Die ältere Generation aber hat sich den *Spaß* am Spielen oft bis ins hohe Alter erhalten.

Ziele

Spiele können verschiedene Ziele haben, z. B.

- Freude machen
- Selbstvertrauen und Selbstwertgefühl stärken
- Spontanität, Kreativität und Flexibilität fördern
- Kommunikation erhalten und verbessern
- Kontakt zu Mitmenschen erhalten und aufbauen

- Andere TeilnehmerInnen akzeptieren und tolerieren
- Von Belastungen ablenken
- Gedächtnis trainieren
- Geschicklichkeit üben.

Spiele auswählen

Spiele lassen sich in drei Gruppen unterteilen:
- Kennenlernspiele
- Gesellschaftsspiele
- Gruppenspiele einschließlich Bewegungsspiele

Kennenlernspiele
Die **Kennenlernspiele** eignen sich besonders für Gruppen, die sich neu gegründet haben, aber auch für bestehende Gruppen, die sich von einer anderen Seite kennenlernen wollen. Sie haben einfache Spielregeln, damit sich die TeilnehmerInnen besser auf die MitspielerInnen konzentrieren können. Kennenlernspiele ermöglichen, dass
- Kontakte geknüpft werden
- Hemmungen und Ängste abgebaut werden
- das soziale Miteinander (Wir-Gefühl, ➤ 4.3.3) gefördert wird
- Toleranz und Akzeptanz gefördert werden.

FALLBEISPIEL
Die Gruppe sitzt im offenen Stuhlkreis. Alle TeilnehmerInnen stellen sich mit Namen vor. Sie verbinden mit dem Anfangsbuchstaben ihres Namens einen Begriff. Das kann z. B. etwas sein, was eine TeilnehmerIn gern isst, z. B. „Ich heiße Ina und esse gern Ingwer."

Gesellschaftsspiele
Bekannte **Gesellschaftsspiele** sind z. B. Schach, Halma, Mensch-ärgere-dich-nicht, Domino (➤ Abb. 3.15). Sie eignen sich besonders, weil sie
- von zwei Personen und mehr gespielt werden können,
- feststehende und vertraute Regeln haben,

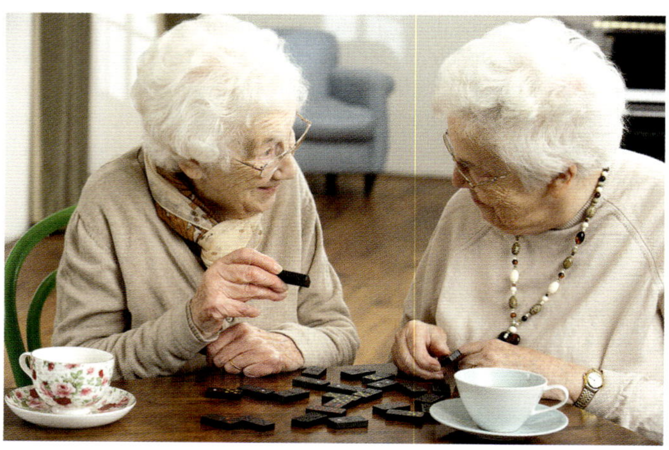

Abb. 3.15 Viele ältere Menschen haben sich den Spaß am Spielen, hier Domino, bewahrt. [J787]

- unabhängig von einer bestimmten TeilnehmerInnengruppe gespielt werden können,
- keine SpielanleiterInnen benötigen.

Gruppenspiele
Bei **Gruppenspielen** sind meist mindestens drei SpielerInnen beteiligt. Im Vordergrund steht die Förderung der Kommunikation und Kooperation. Oft gibt es viele GewinnerInnen, nur in Ausnahmefällen einzelne VerliererInnen. Diese Besonderheit der Gruppenspiele fördert das Selbstbewusstsein der TeilnehmerInnen und für viele werden positive Erfahrungen möglich, die sie im Laufe ihres bisherigen Lebens nicht oder nur selten machen konnten [8].

FALLBEISPIEL
Beim Gruppenspiel *Worttreppen* sitzen die TeilnehmerInnen im Stuhlkreis. Die erste Person nennt einen männlichen Vornamen, z. B. Emil. Die zweite Person bildet mit dem letzten Buchstaben einen neuen Vornamen, z. B. Lothar. Die dritte Person fährt z. B. mit Ralf fort. Das Spiel ist beendet, wenn wieder die erste Person erreicht worden ist.

3.4.2 Gedächtnistraining

Das **Gedächtnistraining** bietet die Möglichkeit, die geistigen Fähigkeiten eines Menschen zu erhalten und zu fördern. Auch für den Kopf gilt das Sprichwort „Wer rastet, der rostet." Je mehr und länger Gehirnfunktionen beansprucht und aktiviert werden, desto besser sind die Leistungen des Gedächtnisses (➤ 2.4.2).

Ziele

Ein Gedächtnistraining lässt sich gut als Gruppenaktivität anbieten. Es macht Spaß und fördert das soziale Lernen. Je nach Übung sind die Ziele des Gedächtnistrainings:
- Freude und Spaß am Denken erhalten und fördern
- Gedächtnisleistung trainieren
- Gedächtnisschwächen entgegenwirken
- Blut- und Sauerstoffzufuhr des Gehirns anregen
- Sprachliche Gewandtheit fördern
- Orientierungshilfen für den Alltag geben. Übungen auswählen

Mündliches Gedächtnistraining
Ein Vorteil des **mündlichen Gedächtnistrainings** ist, dass die Gruppe keine Materialien benötigt und auf eine umfangreiche Vorbereitung verzichtet werden kann. Übungen sind z. B.:
- **Ergänzen von Sprichwörtern:** Bei dieser Übung sitzen die TeilnehmerInnen im Stuhlkreis. Die AnleiterIn fängt jeweils mit einem Sprichwort an: „Neue Besen …". Jemand aus der Gruppe ergänzt „… kehren gut." Eine anspruchsvollere Form: Eine TeilnehmerIn beginnt: „Was lange währt …". Die nächste Person ergänzt: „… wird endlich gut." Nun darf diese mit dem nächsten Sprichwort weitermachen: „Wer rastet …" Wieder ergänzt jemand aus der Gruppe: „… der rostet" und fährt mit dem nächsten Sprichwort fort.

- Beliebt sind Ergänzungen von **mundartlichen Redewendungen:** Auch hier beginnt eine TeilnehmerIn: „Watt mutt …“ Aus der Gruppe kommt als Antwort: „…, dat mutt.“ (plattdeutsch: Was muss, das muss).
- Anspruchvoller ist es, **Zitate** richtig zuzuordnen: Woher stammt die Redensart „Alter schützt vor Torheit nicht“? Eine TeilnehmerIn weiß die Antwort: Sie geht zurück auf Shakespeares Drama „Antonius und Cleopatra“.
- „**Konsequent logisch gedacht**“: Die TeilnehmerInnen sitzen im Stuhlkreis. Die AnleiterIn fragt: „Was ist nichts Halbes und nichts Ganzes?“ Eine TeilnehmerIn antwortet: „Ein Dreiviertel“
- **Kim-Spiele:** Zehn Gegenstände, z. B. Dinge aus dem Haushalt wie Löffel, Kerze, Zuckerstück oder Gegenstände aus dem Garten wie Blatt, Stein, oder Erdbeere auf ein Tablett legen und mit einem Tuch verdecken. Für kurze Zeit das Tuch lüften. Die TeilnehmerInnen schließen die Augen. Ein Gegenstand wird entfernt. Welcher ist es? Wer es weiß, behält es noch für sich, um auch den anderen die Möglichkeit zu geben, ihn zu erraten.

Schriftliches Gedächtnistraining

Beim **schriftlichen Gedächtnistraining** (➤ Abb. 3.16) erhalten alle TeilnehmerInnen Papier und Bleistift. Sie schreiben die Ergebnisse auf und tragen sie der Gruppe vor.

FALLBEISPIEL

Bei der Übung *„Fünf Begriffe suchen“* nennt die SpielleiterIn das Gebiet, aus dem die Begriffe stammen sollen, z. B. Haushalt. Sie nennt dann einen beliebigen Buchstaben des Alphabets, z. B. das M. Die TeilnehmerInnen schreiben jetzt ihre fünf Begriffe auf, z. B. Messer, Mixer, Marmeladenglas, Mehl, Mokkatasse. Die Ergebnisse werden von den TeilnehmerInnen vorgetragen und verglichen.

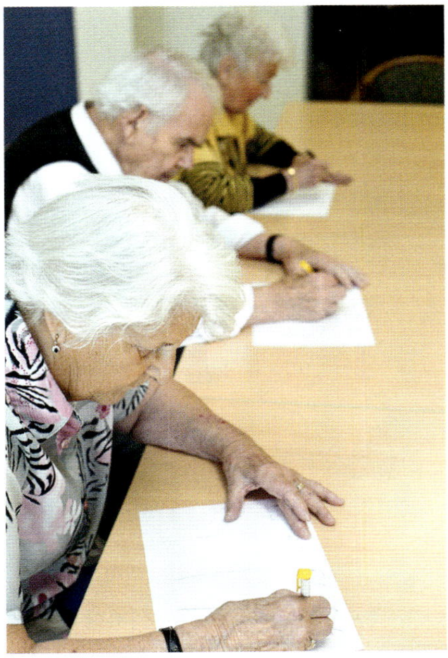

Abb. 3.16 Schriftliches Gedächtnistraining, z. B. „Stadt, Land, Beruf“, trainiert nicht nur das Gedächtnis, es macht auch Spaß. [K157]

Für die ganz Eifrigen unter den TeilnehmerInnen können auch schriftliche Aufgaben verteilt werden. Sie notieren die Lösungen z. B. zu
- gemahlenes Korn,
- rankt an Mauern,
- Gegenteil von Bug,
- wird dicht gemacht.

Die Lösungen (Mehl, Efeu, Heck, Luke) werden sofort oder beim nächsten Treffen vorgestellt [9].

3.4.3 Gesprächskreise

Gesprächskreise sind mehr als ein gemütliches Zusammensitzen bei Kaffee und Kuchen. Sie finden regelmäßig am selben Ort unter einem bestimmten Thema statt. Das Thema kann aus der Gruppe kommen oder durch einer ReferentIn vorgetragen werden. Die TeilnehmerInnen sind in der Regel nicht nur ältere Menschen, sondern auch z. B. pflegende Angehörige oder Jugendliche. Eine GesprächsleiterIn sorgt dafür, dass die Regeln der Gesprächsführung (➤ 2.6.4) eingehalten werden, ohne den Gesprächsfluss zu stören.

Ziele

Mit Gesprächskreisen kann erreicht werden, dass alte Menschen
- Kontakte knüpfen und pflegen
- Meinungen austauschen
- Selbstvertrauen durch die Möglichkeit zur Mitsprache gewinnen
- Eigene Erfahrungen einbringen
- Offen gegenüber Neuem bleiben
- Am aktuellen gesellschaftlichen und politischen Geschehen teilnehmen
- Hilfen zur Lebensbewältigung und zur Verbesserung ihrer Lebensqualität erhalten.

Themen auswählen

Die Themenwahl reicht vom Alltagsgeschehen über künstlerische Themen bis zu Fragen von Gesundheit und Krankheit. Es kann jedes Thema behandelt werden, wenn es die Gruppe interessiert. Damit sich die TeilnehmerInnen auf ein Thema vorbereiten, sich darauf einstellen und bereits vorher darauf freuen können, empfiehlt es sich, die Themen für einen längeren Zeitraum festzulegen.

FALLBEISPIEL

Ein Gesprächskreis hat sich auf das Thema „Unser Dorf vor 50 Jahren“ geeinigt. Die TeilnehmerInnen bringen Fotos, alte Dorfpläne und Erinnerungsstücke mit. Einige erzählen sehr viel. Sie tauschen lebhaft Erinnerungen aus. Andere hören einfach zu. Am Ende entsteht der Wunsch, eine Ausstellung im Rathaus zu organisieren oder eine Broschüre anzufertigen.

Ein Gespräch über eine gemeinsam erlebte Zeit lässt die TeilnehmerInnen die eigene Vergangenheit mit anderen Augen sehen (biografische

Methode, ➢ 4.2.6). Aus vielen kleinen Erinnerungsstücken fügt sich ein Bild zusammen, das alle TeilnehmerInnen miteinander verbindet. Es wird aber auch deutlich, dass jeder eine eigene Wahrnehmung im Rückblick auf die Lebensgeschichte hat, die nicht unbedingt mit den Erinnerungen der anderen übereinstimmt (Identität, ➢ 4.2.7).

3.4.4 Gymnastik

Gymnastik kann bis ins hohe Alter betrieben werden, wenn die Angebote den körperlichen Möglichkeiten älterer Menschen angepasst werden. Die GruppenleiterIn benötigt Kenntnisse und Erfahrungen, die sie im Rahmen von Fortbildungen erworben hat. Viele Sportvereine bieten Seniorengymnastik an. ÜbungsleiterInnen lassen sich auch als Honorarkräfte für eine Pflegeeinrichtung oder Tagesstätte gewinnen.

Für Übungen, die einen Gymnastikraum, Geräte und Gymnastikkleidung erfordern, müssen entsprechende **räumliche Rahmenbedingungen** (➢ 3.3.3) vorhanden sein.

Gymnastische Übungen können durch den Einsatz von **Musik** unterstützt werden. Rhythmische Musik stimuliert die TeilnehmerInnen, weckt Freude, Leichtigkeit, Körpergefühl, steuert die Bewegungsabläufe und motiviert dadurch die meisten Menschen. Jüngere Menschen, z. B. die AnleiterInnen, haben oft einen anderen Musikgeschmack als ältere. Entscheidend ist der Geschmack der TeilnehmerInnen. Informationen aus ihren Lebensgeschichten helfen, die richtige Musik auszuwählen. Besonders beliebt sind klassische Musikstücke sowie Oldies oder Evergreens.

Bei langsamen Übungen (z. B. Wirbelsäulengymnastik, Atemübungen) wird auf rhythmische Musik verzichtet. Die TeilnehmerInnen können sich z. B. bei meditativer Musik besser auf den eigenen Körper konzentrieren. Sie wirkt auf fast alle Menschen beruhigend.

Ziele

Mit Gymnastik kann erreicht werden, dass alte Menschen
- Freude und Spaß an Bewegung haben
- Muskulatur stärken
- Beweglichkeit und Motorik erhalten und verbessern
- Koordination und Gleichgewicht schulen
- Körperwahrnehmung verbessern
- Grenzen erkennen und akzeptieren
- Selbstvertrauen gewinnen
- Kenntnisse über Körperfunktionen erwerben
- Hilfen zur Lebensbewältigung und zur Verbesserung ihrer Lebensqualität erhalten.

Übungen auswählen

Musikalisch begleitet beginnt eine Gymnastikstunde immer mit Lockerungs- und Aufwärmübungen. Der Ablauf wird vorgegeben und kleine Pausen eingehalten. Es sind Einzel-, PartnerInnen- und Gruppenübungen möglich.

Einzelübungen

Eine **Einzelübung** ist z. B. die *Hockergymnastik* im Sitzen. Sie kann älteren Menschen besonders gut angeboten werden. Ein Vorteil der Hockergymnastik besteht darin, dass die TeilnehmerInnen nicht so schnell ermüden. Einzelübungen im Sitzen können auch mit Übungen im Stehen abwechseln. Die TeilnehmerInnen haben dann die Möglichkeit, sich hinzusetzen, wenn es zu anstrengend wird. Weitere Einzelübungen sind:
- *Beweglichkeit des Schulterbereichs:* Dabei sitzen die TeilnehmerInnen aufrecht im Stuhlkreis. Sie lassen die Arme locker neben dem Körper hängen. Beim Einatmen ziehen sie beide Schultern hoch. Beim Ausatmen lassen sie beide Schultern langsam sinken. Es wird vier- bis fünfmal wiederholt.
- *Wirbelsäulengymnastik:* Kann gut mit der Hockergymnastik verbunden werden. Sie schließt Übungen am Boden ein, wofür jedoch weiche Unterlagen vorhanden sein müssen. Die AnleiterIn soll eine ausgebildete Fachkraft sein. Er macht die Übungen vor und gibt den TeilnehmerInnen Hilfen.
- *Stärkung der schrägen Bauchmuskulatur:* Die TeilnehmerInnen liegen in Rückenlage auf dem Boden. Sie stellen beide Füße an; die linke Hand nehmen sie hinter den Kopf. Die rechte Hand drückt mit der Handfläche in Richtung linkes Knie. Dabei lösen sich der Kopf und die rechte Schulter vom Boden. Zurück in die Rückenlage.
- *Übungen mit Handgeräten:* Können z. B. mit Bällen, Sandsäckchen, Tüchern, Stöcken, Seilen durchgeführt werden.
- *Haltungsschulung:* Die TeilnehmerInnen legen sich ein Sandsäckchen auf den Kopf. Sie gehen im Raum umher. Das Säckchen soll nicht herunterfallen. Dazu balancieren die TeilnehmerInnen mit dem ganzen Körper das Gewicht auf dem Kopf.

Partnerübungen

Gymnastische **Partnerübungen** können mit und ohne Handgeräte durchgeführt werden. Manche TeilnehmerInnen scheuen sich, mit anderen Personen in Kontakt zu treten. Die AnleiterIn sollte deshalb mit Einzelübungen beginnen und erst im Lauf der Gymnastik zu Partnerübungen übergehen. Die Teilnahme ist freiwillig und wird auf keinen Fall erzwungen. Partnerübungen machen Spaß, lockern das Geschehen auf und bringen Schwung in die Gymnastikrunde.

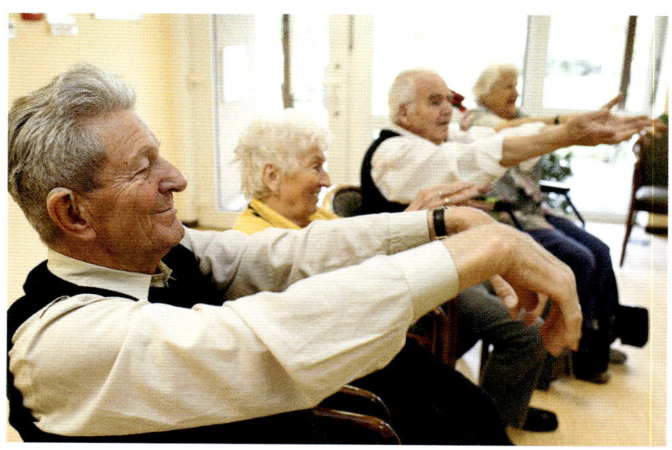

Abb. 3.17 Gymnastik fördert die körperliche Ausdauer und so die sensomotorische Kompetenz. Gymnastische Gruppenangebote erhöhen darüber hinaus die soziale Kompetenz. [K157]

FALLBEISPIEL

Für die Übung *Gleichgewichtsschulung* stehen zwei ungefähr gleich große Personen Schulter an Schulter eng nebeneinander. Beide winkeln den Unterarm an und drücken die Unterarme gegeneinander. Dann heben beide ihr innen liegendes Knie. Es kommt nicht darauf an, die andere Person wegzudrücken. Wichtig ist vielmehr, dass beide Personen ausgeglichen drücken.

Gruppenübungen

Gymnastische **Gruppenübungen** fördern das Zusammengehörigkeitsgefühl (Wir-Gefühl, ➤ 4.3.3). Sie eignen sich besonders für Aufführungen bei Festen (➤ 3.4.7).

Gruppenübungen können mit und ohne Handgeräte durchgeführt werden (➤ Abb. 3.17). Innerhalb eines Übungsprogramms wechseln sie mit Einzel- und Partnerübungen ab. Es lassen sich Untergruppen für verschiedene Schwierigkeitsgrade bei den Übungsteilen bilden. Die AnleiterIn erläutert den Spielverlauf und achtet auf die Einhaltung der Regeln.

FALLBEISPIEL

Für die Übung *Wahrnehmungsspiel* werden je nach Gruppengröße zwei oder mehrere Untergruppen gebildet. Die Gruppen verteilen sich im Raum. Mit geschlossenen Augen bilden die TeilnehmerInnen einer Gruppe eine Reihe. Dazu legen sie die Hände auf die Schultern der VorgängerIn. Die Reihe wird nach der Schuhgröße der TeilnehmerInnen gebildet. Die erste Person hat die größte, die letzte die kleinste Größe. Die Sortierung ergibt sich durch ständige Nennung der Schuhgröße.

Eine Variation ist die Reihenbildung nach Körpergröße. Es darf diesmal nicht gesprochen werden. Durch Tasten wird die Größe festgestellt. Die erste Person ist die kleinste, die letzte die größte. Die Gruppe, die zuerst komplett ist, geht mit geöffneten Augen im Gleichschritt eine Ehrenrunde durch den Raum [10].

3.4.5 Tanz

Der **Tanz** ist, genau wie das Spiel, so alt wie die Menschheit. Beim Tanzen kann sich der Mensch vergessen und finden. Er wird in seiner Ganzheit angesprochen, weil körperliche, psychische und soziale Bedürfnisse befriedigt werden.

In der SeniorInnenarbeit hat der Tanz einen besonderen Stellenwert. Es gibt kaum eine andere Bewegungsform, die für alle Menschen bis ins hohe Alter bewältigt werden kann. Auch immobile Personen, die z. B. an den Rollstuhl gebunden sind, können durch Sitztänze aktiviert werden.

Ziele

Durch Tanzübungen kann erreicht werden, dass alte Menschen
- Spaß und Freude an der Bewegung haben
- Herz- und Kreislauf trainieren
- Atmung und Muskulatur trainieren
- Beweglichkeit und Koordination üben
- Reaktion und Ausdauer verbessern
- Gedächtnis trainieren
- Kommunizieren
- Harmonie durch Musik und Rhythmus empfinden
- Lebensfreude erleben.

Tänze auswählen

Beim Tanz kann zwischen mehreren Tanzformen gewählt werden. Dazu gehören der Paartanz (z. B. Walzer), Kleingruppentanz (z. B. Square dance), Großgruppentanz (z. B. Sirtaki), Sitztanz.

Sitztanz

Der **Sitztanz** (➤ Abb. 3.18) ist eine Tanzform, die auch bei eingeschränkter Mobilität durchgeführt werden kann. Jeweils zwei TeilnehmerInnen sitzen sich gegenüber. Auch RollstuhlfahrerInnen können integriert werden. Die Musik im 4/4-Takt setzt ein. Durch die rhythmischen Betonungen machen die TeilnehmerInnen folgende Bewegungen auf je einem Takt:

1. Durchgang
- einmal Hände auf die Oberschenkel schlagen
- einmal Hände gekreuzt auf die Oberschenkel schlagen
- einmal Hände auf die Oberschenkel schlagen
- einmal Hände gegen die Hände der PartnerIn schlagen
- ersten Durchgang wiederholen

2. Durchgang
- einmal Hände zu Fäusten ballen
- einmal die geöffneten Hände nach oben drehen
- einmal Hände zu Fäusten ballen
- einmal Hände gegen die Hände der PartnerIn schlagen
- zweiten Durchgang wiederholen

3. Durchgang
- einmal in die Hände klatschen
- einmal die rechte Hand mit der rechten Hand der PartnerIn zusammenklatschen
- einmal in die Hände klatschen

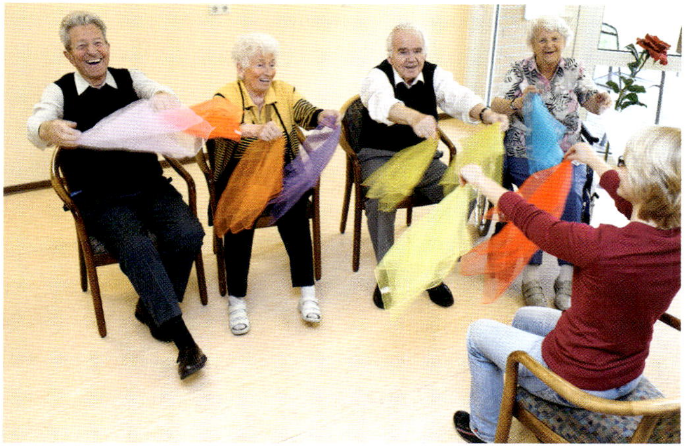

Abb. 3.18 Sitztänze eignen sich besonders gut für ältere Menschen, deren Kondition oder Beweglichkeit eingeschränkt sind. [K157]

- einmal die linke Hand mit der linken Hand der PartnerIn zusammenklatschen
- dritten Durchgang wiederholen

Die Durchgänge werden so lange wiederholt, bis die Musik zu Ende ist. Dieser Sitztanz kann auch ohne PartnerIn als Kreistanz durchgeführt werden. Statt in die Hände der PartnerIn wird in die eigenen Hände geklatscht (1. und 2. Durchgang). Beim letzten Durchgang wird einmal mit der rechten bzw. linken Hand geschnipst [10] [11].

3.4.6 Beschäftigungstherapie

Die **Beschäftigungstherapie** (➢ 2.10.2) wird auch als Arbeits- oder Ergotherapie bezeichnet (griech.: ergon = *Werk, Arbeit*). Sie gehört entweder zum dauerhaften Angebot einer Einrichtung oder wird ärztlich verordnet. Ihre Schwerpunkte liegen in der medizinischen und sozialen Rehabilitation von alten, kranken und behinderten Menschen. Es werden zwei Behandlungsarten der Ergotherapie unterschieden:

- Funktionelle Ergotherapie, z. B.
  - Training der Beweglichkeit
  - Selbsthilfetraining
- Psychosoziale Ergotherapie, z. B.
  - Förderung von Kontakten zu anderen Menschen
  - Freizeitgestaltung

Neben den eigens dafür ausgebildeten ErgotherapeutInnen können auch Pflegefachpersonen ergotherapeutisch arbeiten. Für besondere Personengruppen und Maßnahmen werden sie in Fort- und Weiterbildungen geschult. Dabei werden handwerkliche und gestalterische Techniken erlernt, um Kompetenzen und Schlüsselqualifikationen (➢ 3.1.3) zu vermitteln. So sind z. B. für die Arbeit mit verwirrten Menschen spezielle Kenntnisse erforderlich.

Ziele

Übergeordnetes **Ziel** der Beschäftigungs- bzw. Ergotherapie ist es, den Betroffenen ein selbstbestimmtes und aktives Leben zu ermöglichen. Im Einzelnen werden

- Senso-motorische Funktionen trainiert
- Kognitive, emotionale und soziale Fähigkeiten erhalten und verbessert
- Gedächtnis trainiert
- Kreativität und Spontanität gefördert
- Eigenverantwortlichkeit geübt
- Hilfen zur Lebensbewältigung und zur Verbesserung der Lebensqualität gegeben
- Sinnfindung unterstützt.

Angebote auswählen

Zu den **Angeboten,** die auch Pflegefachpersonen anleiten können, gehören z. B.:

- Sinnesschulung
- Gedächtnistraining (➢ 3.4.2)
- Spiele selbst herstellen
- Feste und Feiern (➢ 3.4.7)
- Haushalt- und Gartenarbeit.

Sinnesschulung

Sinnesschulungen fördern die **senso-motorischen Kompetenzen** (➢ 3.1.3). Dabei werden die einzelnen Sinne angesprochen und deren Wahrnehmungen unterschieden.

Tastsinn

Der **Tastsinn** z. B. ermöglicht die Orientierung im Raum und die Wahrnehmung von Personen und Gegenständen. Er kann durch einfache Übungen trainiert werden (➢ Abb. 3.19).

Für die Übung *Fühlkästen* werden leere Schuhkartons mit Deckel gebraucht. In die verschlossenen Kartons seitlich eine faustgroße Öffnung schneiden. Das Loch mit etwas Stoff abdecken, damit nicht in den Karton gesehen werden kann. In jede Schachtel andere Gegenstände legen: Schrauben, Erbsen, Wattekügelchen. Die TeilnehmerInnen greifen in die Schachtel und erraten durch Tasten die Gegenstände (➢ Abb. 3.8). In den letzten Fühlkasten etwas Essbares legen, z. B. ein Bonbon als Belohnung.

Gehör

Eine Übung, die das **Gehör** schult (➢ Abb. 3.20), ist z. B. das *Heitere Geräuscheraten.* Dabei werden Geräusche aus dem Alltag aufgenommen und in einer TeilnehmerInnenrunde abgespielt, z. B. eine Toilettenspülung, ein klingelnder Wecker, ein bellender Hund

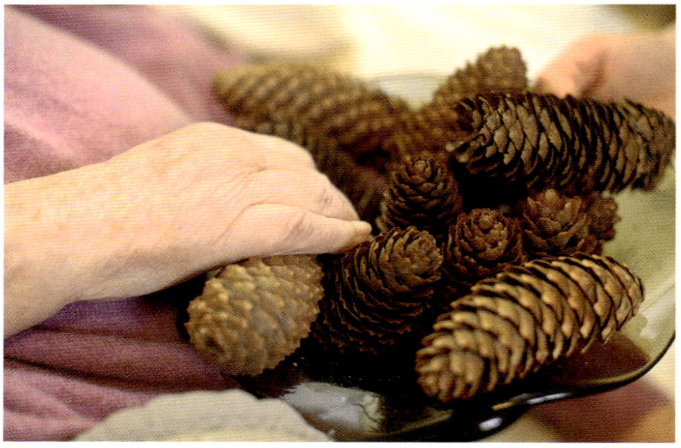

Abb. 3.19 Gegenstände tasten und erraten. [K157]

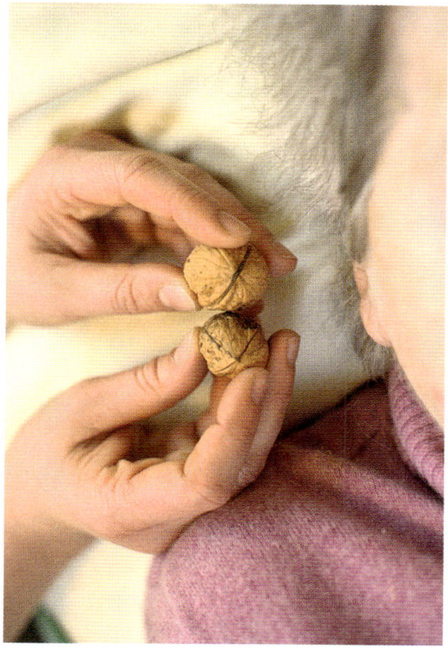

Abb. 3.20 Geräusche hören und raten. [K157]

oder das Erkennungszeichen der Tagesschau. Die TeilnehmerInnen erraten das jeweilige Geräusch. Interessant wird es, wenn sich der Schwierigkeitsgrad steigert und die Geräusche immer mehrdeutiger werden. Einige geragogische Fachverlage bieten dazu Geräuschkassetten an.

Geruch

Auch der **Geruchssinn** kann aktiviert werden. Für die Übung *Riechgläser* werden viele unterschiedlich riechende Nahrungsmittel verwendet: Kaffee, Essig, Zitronenschale. Diese in verschließbare kleine Gläser füllen. Den TeilnehmerInnen locker die Augen verbinden (Schal, Tuch), kurz ein Glas zum Riechen geben und den Inhalt erraten lassen. Einige Spielehersteller bieten Spiele mit Geruchsproben an. Auch in Apotheken sind Riechstäbchen erhältlich. Beide bieten allerdings nur eine begrenzte Auswahl und sind relativ teuer.

Geschmack

Auch der **Geschmackssinn** kann trainiert werden. Für die Partnerübung *Gaumenfreude* sitzen sich zwei TeilnehmerInnen gegenüber. Eine Person hat die Augen geschlossen oder verbunden. Die andere reicht ihr kleine Portionen auf einem Teelöffel, z. B. Joghurt, Schokolade oder Marmelade zum Probieren: Es gilt, die Lebensmittel zu erraten. Dazu werden im Interesse aller Beteiligten nur schmackhafte Lebensmittel verwendet.

Spiele selbst herstellen

Eine reizvolle ergotherapeutische Aufgabe ist es, selbst *Spiele herzustellen.* Eine Gruppe denkt sich den Spielverlauf und Spielregeln aus. Dazu müssen die benötigten Utensilien, z. B. Spielkarten oder ein Spielbrett, hergestellt und ansprechend gestaltet werden.

FALLBEISPIEL

Für das Spiel *Domino* schneiden die TeilnehmerInnen Karten aus Pappe zurecht. Sie sollen groß genug sein, damit auch Personen damit umgehen können, deren Feinmotorik eingeschränkt ist. Die einzelnen Dominokarten werden angemalt oder beklebt. Sie erhalten farbige Punkte und werden zum Schutz mit Klarsichtfolie überzogen.

Haushalt und Garten

Die Pflegebedürftigen einer Pflegeeinrichtung können, wenn sie wollen, Aufgaben in **Haus und Garten** übernehmen. Nach ihren Möglichkeiten unterstützen sie das Hauswirtschaftspersonal bei dessen Arbeiten. Sie können mithelfen beim

- Vorbereiten der Mahlzeiten, z. B. Kartoffeln schälen, Salat wasche
- Aufdecken und Abräumen im Speiseraum
- Saubermachen und Aufräumen
- Blumengießen und Tischschmuck herstellen
- Wäsche legen und sortieren,
- Nähen und Bügeln
- Arbeiten im Garten, z. B. Harken, Graben, Säen, Ernten
- Schneeräumen
- Aussuchen von Möbeln, Bildern oder Gardinen.

Auch **verwirrte BewohnerInnen** (Demenz, ➢ 4.7.4) können beteiligt werden. Dazu kann das räumliche Umfeld so gestaltet sein, dass sie durch Farben, Formen, Geräusche und Gerüche aktiviert werden (➢ 3.3.3).

FALLBEISPIEL

Eine farbige Linie verläuft vom Wohnraum einer verwirrten Pflegebedürftigen zum Gemeinschaftsraum und zum Badezimmer. Sie erkennt „ihre“ Farbe und wird durch sie geleitet. Unterstützt wird ihre örtliche Orientierung durch den Duft eines Lavendelstraußes. Eine Altenpflegerin hat ihn an der Zimmertür der Pflegebedürftigen befestigt. Der Duft erinnert die verwirrte Frau an ihre Kindheit, in der sie mit ihren Eltern Lavendelkissen hergestellt hat. Sie findet ihren Weg nach Hause durch die Linienführung und durch den Duft.

Unter Anleitung können auch **immobile Pflegebedürftige** an Arbeiten in Haus und Garten beteiligt werden. Mit Fantasie und Kreativität lassen sich viele Aufgaben bewältigen.

Für die Pflegebedürftigen in einer Pflegeeinrichtung, die im Rollstuhl sitzen, werden im Garten Hochbeete angelegt. Aus Holzstämmen zimmern mobile Pflegebedürftige unter Anleitung einer Pflegeperson Kästen in Sitzhöhe (Breite: 100 cm, Länge: 250 cm, Höhe: 80–90 cm). In diese Kästen kommt Erde. Um die Kästen werden ausreichend und fest Platten verlegt. So können die Pflegebedürftigen aus dem Rollstuhl in ihrer Höhe ein individuelles Beet anlegen, säen, Unkraut jäten und ernten. Ob Gemüse oder Blumen in dem Beet wachsen, hängt von ihrer Entscheidung ab.

Diese Aufgabe stellt einen direkten Bezug zur Natur und ihren Rhythmen her. Sie fördert das Verantwortungsgefühl, trainiert die Feinmotorik, ermöglicht Erfolgserlebnisse und steigert das Selbstwertgefühl [12].

3.4.7 Feste und Feiern

In allen Kulturkreisen der Welt werden **Feste** gefeiert. Schon für die Germanen waren sie von großer Bedeutung. Die Natur und die GöttInnen standen in enger Beziehung zueinander. So gab es viele Feste, die den Jahreszeiten und den GöttInnen zugeordnet wurden. Sie waren fast immer mit Opfergaben an die GöttInnen verbunden.

In der modernen Gesellschaft haben Feste einen hohen Stellenwert, auch wenn sie immer stärker kommerzialisiert werden. Sie dienen der Besinnung, dem Gemeinschaftsgefühl und der Anerkennung anderer.

Größere *allgemeine* Bedeutung haben die kirchlichen Feste, z. B. Weihnachten und Ostern. Daneben gibt es Feste, die aus der jüngeren Geschichte entstanden sind, z. B. der 1. Mai, der 3. Oktober oder Stadtfeste.

Für jeden Menschen gibt es im Lauf seines Lebens Anlässe zum **Feiern,** sei es der eigene Geburtstag oder der Hochzeitstag (➤ Abb. 3.21). Im Gegensatz zu den vorher beschriebenen Festen sind diese Anlässe *individuell* und für die betroffene Person oder das Paar mit persönlichen Erinnerungen verknüpft.

Feste und Feiern ermöglichen es, vom Alltag auszuspannen und das Wohlbefinden zu steigern. Viele Menschen kleiden sich besonders festlich zu diesen Anlässen und schmücken ihre Wohnung.

Ziele

Feste und Feiern befriedigen körperliche, psychische und soziale Bedürfnisse alter Menschen.

Ziele, die körperliche Bedürfnisse befriedigen
- Herz und Kreislauf anregen
- Atmung entspannen
- Bewegungsabläufe entkrampfen
- Den Körper entspannen

Ziele, die psychische Bedürfnisse befriedigen
- Einsamkeit und Isolation entgegenwirken
- Gefühle wie Freude, aber auch Trauer, dürfen in der Öffentlichkeit gezeigt werden
- Neuen Lebensmut schaffen
- Von Krankheiten und Sorgen ablenken
- Eine schöne Erinnerung schaffen, von der man eine Weile zehren kann
- Entspannen und den Alltag vergessen

Ziele, die soziale Bedürfnisse befriedigen
- Möglichkeiten bieten, aus der Einsamkeit und der Isolation herauszukommen
- Kontakte zu anderen Menschen aufnehmen
- Mehr Zeit für Gespräche und für das Aufeinanderzugehen haben
- Aufgeschlossener und nachsichtiger anderen gegenüber sein
- Dazugehörigkeitsgefühl entwickeln
- Traditionen fortsetzen

Das Wissen um Sitten und Bräuche anderer Kulturen hilft z. B. dabei, Menschen mit Migrationshintergrund (➤ 4.7.1) besser zu verstehen. So ist das Ende des **Ramadan** (➤ 4.5) das wichtigste Fest für *Muslime.* In den Moscheen werden Koranverse vorgetragen. Man besucht NachbarInnen und FreundInnen, tauscht Geschenke aus und begräbt den Streit aus dem vergangenen Jahr.

Organisation

In Altenpflegeeinrichtungen lassen sich Feste sowohl im Wohnbereich als auch im ganzen Haus feiern (➤ Abb. 3.21). Wenn die Pflegebedürftigen körperlich und geistig in der Lage sind, können sie mitplanen und mitgestalten. Das steigert ihr Selbstwertgefühl. Auch Angehörige können bei Planung und Gestaltung einbezogen werden.

Die *Aufgaben* und *Zuständigkeiten* sollten dem Einzelnen oder einer Kleingruppe entsprechend den Fähigkeiten zugeordnet werden, z. B.:
- Kalkulation aufstellen, Finanzen klären
- Einkauf organisieren, z. B. Bastelbedarf, Raumschmuck
- Bekanntmachung, z. B. ein Plakat gestalten
- Getränke und Speisen besorgen
- Raum- und Tischschmuck vorbereiten
- Gedichte und Geschichten aussuchen
- Zeit- und Raumplanung, die Sitzordnung festlegen
- Transport immobiler TeilnehmerInnen organisieren [13].

3.4.8 Tagesausflüge und Reisen

Tagesausflüge und **Reisen** gehören für viele Menschen zu den Höhepunkten, die aus dem Alltagsleben herausragen. Manche ältere Menschen haben sich Zeit ihres Lebens nur in Wohnortnähe

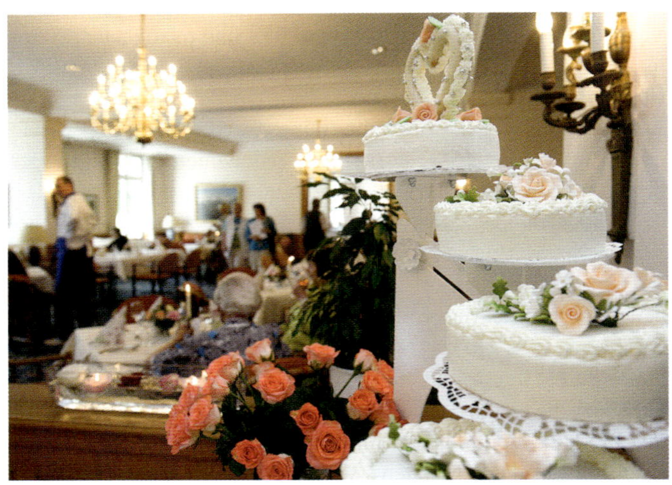

Abb. 3.21 Feier einer diamantenen Hochzeit im Speisesaal einer Altenpflegeeinrichtung. [K157]

bewegt. Für sie ist eine Reise ein unbeschreibliches Erlebnis, das mit Freuden und auch mit Ängsten verbunden ist. Andere wiederum sind Ausflüge und Reisen gewöhnt.

Ziele

Durch Reisen und Ausflüge wird
- das Selbstwertgefühl gesteigert,
- Kontakt und Kommunikation gefördert,
- das Zusammengehörigkeitsgefühl entwickelt (Wir-Gefühl, ➢ 4.3.3),
- ein positives Lebensgefühl gefördert,
- Offenheit für etwas Neues gefördert.

Organisation

Ein Tagesausflug (➢ Abb. 3.22) oder eine Reise muss gut vorbereitet werden. Verschiedene Fragen sind zu klären, z. B.:
- Welche Reiseziele stehen zur Auswahl?
- Welche Transportmittel können gewählt werden?
- Wie sind die Unterbringungsmöglichkeiten?
- Können behinderte TeilnehmerInnen integriert werden?
- Welche Aufgaben können von einzelnen Personen oder Kleingruppen übernommen werden?
- Berücksichtigen die Angebote die Bedürfnisse der TeilnehmerInnen?
- Wann sind Ruhepausen notwendig?
- Wurde an eine Versorgung im Krankheitsfall oder einen möglichen Rücktransport gedacht?

Prospekte, Merkblätter, Reiseführer, Filme und Dias informieren über das angestrebte Reiseziel. Das steigert die Vorfreude, erhöht die Motivation und vermittelt Sicherheit.

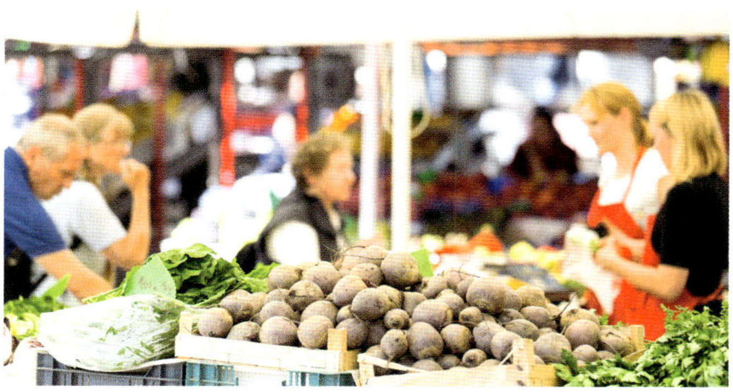

Abb. 3.22 Ein Ausflug mit Stadtbummel gehört zu den Höhepunkten im Alltag einer Pflegeeinrichtung, weil er das Gefühl vermittelt, mitten im Leben zu stehen. [J787]

FALLBEISPIEL

„Eine Seefahrt, die ist lustig"

Unter diesem Motto steht die nächste Fahrt der Freizeitgruppe. Sie will am 15. Mai die Insel Helgoland besuchen. Gedacht ist an einen Tagesausflug mit Bus und Schiff. Auf der Insel besteht die Möglichkeit zum zollfreien Einkauf. Es werden noch Interessierte gesucht, die gern reisen und gute Laune mitbringen.

Die Freizeitgruppe trifft sich zum Vorbereitungsgespräch am Donnerstag, 3. April, um 16:00 Uhr im Clubraum.

Es sollen die Reiseroute besprochen, Informationen über Helgoland gegeben und die Aktivitäten auf der Insel abgeklärt werden. Die TeilnehmerInnen werden gebeten, Informationen über das Reiseziel zu sammeln und zum Treffen mitzubringen. Bei Fragen können sich die TeilnehmerInnen an die Reiseleiterin Frau Lemke wenden.

Zu den Aufgaben der ReiseleiterIn gehört auch, sich über **rechtliche Angelegenheiten** (➢ 6.5), z. B. Haftpflicht und Reiserücktrittsversicherungen, zu informieren. Telefon und Anschrift von Familienangehörigen werden vorher gesammelt und notiert, sodass diese bei einem Notfall benachrichtigt werden können. Die Reisevorbereitung für kranke und pflegebedürftige TeilnehmerInnen erfordert besonders viel Aufmerksamkeit, da die pflegerische und medizinische Versorgung für die Dauer der Reise gewährleistet sein muss.

Ein Ausflug oder eine Reise endet nicht mit der Rückkehr. Es bleiben so viele Eindrücke, die am nächsten Tag oder später ausgetauscht oder weitergegeben werden möchten. Dabei helfen Fotos und Videoaufnahmen. Die TeilnehmerInnen erinnern sich an das, was ihnen Freude gemacht hat, und sie geben der ReiseleiterIn Rückmeldungen, was bei der nächsten Reise verbessert werden könnte.

3.4.9 Projekte

Es sind vor allem die jungen Alten (➢ 3.2), also Menschen zwischen 60 und 75 Jahren, die sich in **Projekten** engagieren. Dazu gehört z. B. das *Ehrenamt* in einer Altenpflegeeinrichtung (➢ 4.2.9). Eine ehemalige Bibliothekarin leiht Bücher aus, liest vor und tauscht Lese- und Lebenserfahrungen aus. Andere Freiwillige arbeiten in den Wohnküchen und der Backstube, sorgen für die Tiere der Einrichtung oder organisieren das Kultur-Cafe. Ehrenamtliche übernehmen einen Teil der Öffentlichkeitsarbeit oder vermitteln Fertigkeiten und Wissen im Rahmen des Fortbildungsangebots der Einrichtung.

Eine andere Idee steckt hinter dem *Patientenkalender.* Dazu werden Fotografien thematisch zusammengestellt: „Alte Lieben" zeigt Bilder von Freundschaft im hohen Alter, in „Alt-modisch?" posieren Pflegebedürftige einer Pflegestation als ungewöhnliche Models und in „Was alte Menschen träumen" geht es um individuelle Lebensentwürfe (➢ 4.2.6). Immer mit einem künstlerischen Anspruch, einfühlsam fotografiert, wird ein Produkt entwickelt, das sowohl bei den Mitwirkenden als auch bei FreundInnen und Bekannten über ein ganzes Kalenderjahr für Freude und Beachtung sorgt.

Ziele

Projekte fördern z. B.:
- Selbstbewusstsein
- Selbstständigkeit
- Eigeninitiative
- Mitwirkung
- Fantasie
- Sozialraumorientierung (➢ 4.5.2).

Organisation

Bei der **Planung** und **Durchführung** eines Projekts sind folgende Schritte hilfreich:
- Ideenkonferenz: Wünsche und Interessen der Beteiligten aufschreiben.
- Zeitschiene: Projektphasen schriftlich festhalten
- Aufgabenverteilung: Aufgaben übernehmen
- Ressourcen: Verfügbare Mittel nutzen
- Motivation: Kreativität fördern (besonders in „schwierigen" Projektphasen)
- Vernetzung: Regionale und überregionale Netzwerke nutzen (➢ 4.4.4)
- Präsentation: Projektergebnisse präsentieren.

Projekte leben von der Freude der Beteiligten. Durch Neugier und Kreativität kann es gelingen, sich neue Inhalte (➢ 3.3.5) zu erschließen und dadurch unerwartete Erfahrungen zu machen. Eine Präsentation während einer Veranstaltung, eine Ausstellung im öffentlichen Raum (➢ 4.5.2) oder ein Theater-Workshop für Senioren bilden wertschätzende Abschlüsse eines Projektes. Die Berichterstattung in der örtlichen Presse oder im Regionalfernsehen wird von vielen Beteiligten, deren Angehörigen und FreundInnenen mit Anerkennung registriert.

Aber auch das *Scheitern eines Projektes* ist möglich. Fehlende Mittel, Erkrankungen bei Beteiligten, Überforderung oder Demotivation können zum vorzeitigen Abbruch führen. Derartige Erfahrungen sollten in die nächste Projektplanung einfließen [14].

3.4.10 E-Learning und Videospiele

Fast jede zweite Person ab 65 Jahre nutzt das Internet und digitale Medien für private Zwecke. Ältere Menschen kennen Suchmaschinen, versenden und empfangen E-Mails, kaufen online ein, fragen in Internetforen um Rat, treffen sich zu Onlinespielen oder chatten mit Verwandten und FreundInnenen. So erhalten sie die Möglichkeit, am öffentlichen Leben teilzuhaben. Besonders aktiv im weltweiten Netz sind die jungen Alten (➢ 3.2).

Ziele

Die Nutzung von Internet und digitalen Medien ermöglicht bzw. fördert
- zeitliche Unabhängigkeit, z. B. recherchieren; Kontakte aufnehmen und pflegen; lernen, wann und so oft man will,
- räumliche Unabhängigkeit, z. B. Anwendung und Zugriffe sind überall möglich,
- individuelles Tempo, z. B. den eigenen Lernrhythmus bestimmen; Wiederholungen sind unbegrenzt möglich,
- individuelle Datenmenge, z. B. themenbezogene Dateien oder Adressverteiler anlegen,
- kognitive Kompetenzen, z. B. logisches Denken; Gedächtnistraining,
- soziale Kompetenzen, z. B. Kontakt-, Kommunikations- und Kooperationsfähigkeit (➢ 3.1.3); Teilhabe am Leben in der Gemeinschaft.

Organisation

In den vergangenen Jahren bieten im Rahmen von **E-Learning** (*elektronisches Lernen*) vermehrt öffentliche Einrichtungen, z. B. Volkshochschulen, aber auch Privatfirmen Computerkurse für die Zielgruppe 60 + an. Diese sind speziell auf die Interessen und Bedürfnisse älterer Menschen zugeschnitten. Sie lernen über die Möglichkeiten und Gefahren beim Surfen im Internet hinaus auch, wie sie ihre Daten gesichert verwalten können (z. B. Kalender, digitale Fotos, Online-Banking).

In stationären Einrichtungen und Mehrgenerationenhäusern finden sich Interessierte in Kleingruppen (➢ 3.3.7) zusammen, die unter fachlicher Anleitung den Umgang mit Handy, Smartphone, Notebook und Tablet lernen. Wichtig ist nicht nur eine unabhängige Produktberatung, sondern auch die Berücksichtigung der individuellen Kompetenzen bei der Handhabung der Geräte (➢ 3.1.3). So sind motorische Fertigkeiten der Nutzer ebenso zu beachten wie die technische Ausstattung der Produkte (z. B. Größe des Bedienfeldes, Grafiken, Verknüpfungen).

Unter dem Motto „LernHaus – Nie zu alt zum Lernen" entwickelte das Bundesministerium für Familie, Senioren, Frauen und Jugend in Zusammenarbeit mit der Universität Erlangen-Nürnberg ein zweimonatiges Kursangebot zum E-Learning in der häuslichen Umgebung. In überschaubaren Online-Gruppen von 10–15 Personen lernen die SeniorInnen, durch Online-TutorInnen in Grund- und Aufbaukursen betreut, den Umgang mit den für sie neuen Medien: Arbeiten mit Maus und Tastatur, Betriebssysteme, Apps, Smart Home-Anwendungen (➢ 4.5). Das *LernHaus* als virtuelles Klassenzimmer ist besonders gedacht für ältere Menschen, die keine Kurse vor Ort besuchen können, die barrierefrei ein Online-Bildungsangebot nutzen wollen und ihre Lernzeiten selbst bestimmen möchten. Der Lernstoff kann nach Belieben jederzeit wiederholt werden. Bilder, Animationen und kleine Lehrfilme unterstützen das Lernen.

Das Training von Gedächtnis und Beweglichkeit durch **Videospiele** fördert z. B. die geistige Leistungsfähigkeit, die Gang- und Standsicherheit sowie die Motorik. Bundesweit testen in einem Pilotprojekt derzeit BewohnerInnen in über 100 Pflegeeinrichtungen die Spielekonsole „*MemoreBox*". Dazu werden Kamerasensoren an handelsübliche Fernsehgeräte angeschlossen. Die TeilnehmerInnen platzieren sich vor dem Bildschirm, wählen zwischen Tanzen,

Kegeln oder Motorradfahren, steuern mittels Gesten das Geschehen und nehmen aktiv teil. Ein Beispiel: Die Figur auf dem Bildschirm tanzt vor und die Anwesenden machen die Beinbewegungen zur ausgewählten Hintergrundmusik mit. Spaß und Freude kommen nicht zu kurz.

Die Wirksamkeit von Prävention und Gesundheitsförderung durch digitale Medien wird projektbezogen durch die Humboldt Universität Berlin wissenschaftlich untersucht (Evaluation). Eine Mittelvergabe für Projekte erfolgt nach dem *Präventionsgesetz* (PräG) z. B. durch Kranken- und Pflegekassen.

SURFTIPP

Homepage von „LernHaus – Nie zu alt zum Lernen": www.ili.fau.de
Infos und Filmbeispiele zu „MemoreBox": www.barmer.de
Homepage der „Stiftung Digitale Chancen": www.digitale-chancen.de

Wiederholungsfragen

1. Welche Bedeutung hat lebenslanges Lernen? (➤ 3.1.1)
2. Definieren Sie Geragogik. (➤ 3.1.1)
3. Erläutern Sie das Bildungs- und Erziehungsverständnis der Geragogik. (➤ 3.1.2)
4. Erläutern Sie Ziele einer ganzheitlichen Geragogik. (➤ 3.1.3)
5. Nennen Sie die Zielgruppen der Geragogik. (➤ 3.2)
6. Was muss eine Pflegeperson bei der Vorbereitung, Durchführung und Nachbereitung eines geragogischen Angebots bedenken? (➤ 3.3)
7. Nennen Sie einige Vermittlungs- und Sozialformen mit jeweils einem Beispiel. (➤ 3.3.6; ➤ 3.3.7)
8. Welche Methoden sind in der Geragogik hilfreich? (➤ 3.3.9)
9. Welche Bedeutung haben Verlaufsplanung, Erfolgskontrolle und Nachbesinnung im Rahmen der Geragogik? (➤ 3.3.10; ➤ 3.3.11)
10. Welche Spiele sind für welche Zielgruppe der Geragogik angemessen? (➤ 3.4.1)
11. Stellen Sie vier Übungen zum Gedächtnistraining vor. (➤ 3.4.2)
12. Nicht alle SeniorInnen lieben Gymnastik. Mit welchen Argumenten und welchen Übungen könnten Sie alte Menschen motivieren bzw. aktivieren? (➤ 3.4.4)
13. Der Tanz ist so alt wie die Menschheit. Beschreiben Sie die Vorbereitung, Durchführung und Nachbereitung einer Tanzveranstaltung in einer Altenpflegeeinrichtung. (➤ 3.4.5)
14. Ergotherapie gehört zum dauerhaften Angebot in vielen Pflegeeinrichtungen. Stellen Sie verschiedene Angebote der Ergotherapie vor. (➤ 3.4.6)
15. Feste und Feiern haben in Pflegeeinrichtungen einen hohen Stellenwert. Stellen Sie Ziele und Organisation dieser Angebote vor. (➤ 3.4.7)
16. „Wenn jemand eine Reise macht, dann …". Erläutern Sie, was dieses Sprichwort im Rahmen der Geragogik bedeuten kann. (➤ 3.4.8)
17. Projekte machen Spaß und lassen sich anschließend gut präsentieren. Überlegen Sie sich die Vorbereitung, Durchführung und Nachbereitung eines Projektes für eine Gruppe junger Alter. (➤ 3.4.9)
18. Welche Möglichkeiten bieten das Internet und digitale Medien für ältere Menschen? (➤ 3.4.10)
19. Welche geragogischen Angebote sind für demenziell erkrankte Menschen geeignet bzw. nicht geeignet? Denken Sie an die 5-D-Regel. (➤ 3.4; ➤ 3.3.10)

3

LITERATURNACHWEIS

[1] Karl, Fred: Einführung in die Generationen- und Altenarbeit. Verlag Barbara Budrich UTB, Opladen 2009.
[2] Schramek, Renate; Kricheldorff, Cornelia; Schmidt-Hertha, Bernhard; Steinford-Diedenhofen, Julia (Hrsg.): Alter(n) – Lernen – Bildung. Ein Handbuch. Kohlhammer, Stuttgart 2018.
[3] Schilling, Johannes. Didaktik/Methodik Sozialer Arbeit. Reinhardt UTB, Stuttgart 2016.
[4] Vester, Frederic: Denken, Lernen, Vergessen. dtv, München 1998.
[5] Eisenburger, Marianne: Aktivieren und Bewegen von älteren Menschen. Schulung der Sinne. Beweglichkeit durch Gymnastik. Rhythmus und Tanz. Meyer & Meyer Sport Verlag, Aachen 2015.
[6] Backes, Birgit; Maschke, Matthias; Wihr, Uschi: Sport und Bewegung für Menschen mit Demenz. Ernst Reinhardt Verlag, München 2018.
[7] Drude, Carsten; Zielke-Nadkarni, Andrea (Hrsg.): Unterrichtsmethoden in der Pflegeausbildung. Elsevier Urban & Fischer Verlag, München 2008.
[8] Stöhr, Ursula: Ressourcen erspielen. Seniorenspielbuch 2. Springer Verlag, Berlin Heidelberg 2016.
[9] Kelkel, Sabine: Gedächtnistraining mit Senioren. Aktivierung leicht gemacht. Verlag an der Ruhr, Mühlheim an der Ruhr 2015.
[10] Beyschlag, Renate: Altengymnastik und kleine Spiele. Elsevier Urban & Fischer Verlag, München 2011.
[11] Eiring, Ulrike: Aktivieren mit Dingen des Alltags, Sprichwörtern und Musik. Praxismodelle für die Begleitung hochbetagter und demenzkranker Menschen. Schott Music, Mainz 2017.
[12] Schaade, Gudrun: Ergotherapie bei Demenzerkrankungen. Springer Verlag, Berlin Heidelberg 2012.
[13] Dellermann, Karin; Engemann, Gabriele: Aktivierungskarten für die Seniorenarbeit. 365 Ideen für den täglichen Einsatz. Elsevier Urban & Fischer Verlag, München 2011.
[14] Mamerow, Ruth: Projekte mit alten Menschen. kreativ – praxisorientiert – finanzierbar. Elsevier Urban & Fischer Verlag, München 2003.

KAPITEL

4

Karl Stanjek

Soziologie – In sozialen Beziehungen leben

4.1 Was ist Soziologie?

DEFINITION

Soziologie (lat. socius = *Gefährte,* griech. logos = *Lehre*): Wissenschaft vom Zusammenleben der Menschen in einer Gesellschaft. Mit Hilfe sozialwissenschaftlicher Methoden (➢ 2.1.2; ➢ 4.10) will sie Aufbau, Entwicklung und Bedeutung von Gesellschaften erklären, verstehen, vorhersagen und beeinflussen. Die Soziologie gehört zu den Sozial- oder Gesellschaftswissenschaften (➢ 1.1).

Jeder Mensch lebt mit anderen Menschen zusammen. Menschen bilden Gruppen (z. B. eine Familie), Gemeinschaften (z. B. eine Dorfgemeinschaft) und Gesellschaften (z. B. die Dienstleistungsgesellschaft), die jeweils Einfluss, auf jeden Einzelnen von der Geburt bis zum Tod ausüben. Gleichzeitig gestaltet der Mensch seine Umwelt. Er verändert sich und andere durch seine Aktivitäten.

4.1.1 Alltagssoziologie und wissenschaftliche Soziologie

Alltagssoziologie

Im Laufe der menschlichen Entwicklung hat sich ein Erfahrungsschatz an alltagssoziologischem Wissen herausgebildet. Diese **Alltagssoziologie** spiegelt die persönlichen (*subjektiven*) Erfahrungen aus dem Zusammenleben in

- Sprichwörtern und Redensarten, z. B. „Kleider machen Leute",
- Alltagstheorien, z. B. „Alte Menschen sind geizig".

Das Alltagswissen hilft, im täglichen Umgang mit anderen Menschen durch Vereinfachung zu Erklärungen zu kommen und dadurch handlungsfähig zu bleiben (Laien-System, ➢ 1.1).

Wissenschaftliche Soziologie

Die **wissenschaftliche Soziologie** gelangt, wie andere Wissenschaften auch, mit Hilfe wissenschaftlicher Methoden und Verfahren zu allgemeingültigen (*objektiven*) Aussagen. Sie beschäftigt sich mit

- Sozialen Beziehungen der Menschen, z. B. in Partnerschaft und Familie, im Berufsalltag
- Allgemeinen Regeln des Gemeinschaftslebens, z. B. „Benimm"-Regeln, Sozialgesetze
- Gesellschaftlichen Entwicklungen und Zusammenhängen, z. B. Bevölkerungsentwicklung, Sozial- und Gesundheitssystem.

Die Soziologie ist nicht nur eine *theoretische,* sondern auch eine *praktische* Wissenschaft. Sie wird zum einen an den Hochschulen in Forschung und Lehre betrieben. Zum anderen werden ihre Erkenntnisse von SoziologInnen in verschiedenen psychosozialen Berufsfeldern, z. B. in Bildung, Beratung oder Sozialplanung, praktisch angewandt. Die Erfahrungen aus der Praxis fließen in die Theorie ein und verändern diese. Theorie und Praxis beeinflussen sich gegenseitig (➢ Abb. 4.1).

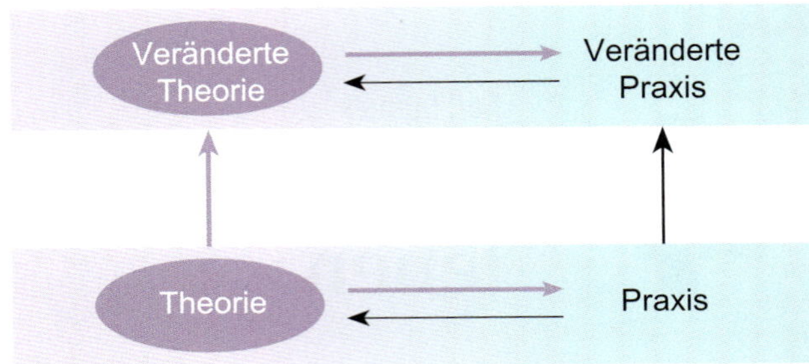

Abb. 4.1 Theorie und Praxis beeinflussen und verändern sich gegenseitig. [A400]

Soziologie und Psychologie

Während sich die Psychologie vorwiegend mit dem Verhalten und Erleben des einzelnen Menschen beschäftigt (➢ 2.1.3), betrachtet die Soziologie immer mehrere Menschen in ihren wechselseitigen Beziehungen zur Umwelt.

Feldexperiment zur Beobachtung von Verhalten

Eine Gruppe von PassantInnen steht vor einer Fußgängerampel, die Rot zeigt. Ein gut gekleideter Mann mit Aktenkoffer löst sich aus der wartenden Gruppe und geht zielstrebig über die Straße. Drei Personen aus der Gruppe folgen ihm und verletzen nun ebenfalls eine Verkehrsregel.
Geht statt des gut gekleideten Mannes ein alter Mann in stark abgetragener Kleidung und mit Plastiktüten in den Händen bei Rot über die Straße, bleibt die gesamte Gruppe stehen und wartet, bis die Ampel Grün zeigt.

An solch einem Feldexperiment (➢ 2.1.3) werden die unterschiedlichen Fragen von SoziologInnen und PsychologInnen deutlich.

- PsychologInnen interessiert z. B., auf welches Vorbild der einzelne Mensch wie reagiert.
- SoziologInnen möchten z. B. wissen, warum drei Personen sich nicht an eine Regel halten und warum die anderen Personen es tun.

In der *Sozialpsychologie* (➢ 2.1.3) verbinden sich die psychologische und die soziologische Betrachtung.

Soziologie in der Pflegeausbildung

Die **Soziologie in der Pflegeausbildung** vermittelt theoretische und praktische Kenntnisse aus soziologischen Teilgebieten (➢ 4.1.3), die z. B. das Zusammenleben von jungen und alten Menschen und die Gestaltung des Berufsalltages zum Gegenstand haben.

Ziele

Ziele im Unterricht einer Pflegeschule sind z. B.

- Schlüsselbegriffe kennen lernen, z. B. Rolle, Gruppe, Konflikt
- Zusammenhänge verdeutlichen, z. B. warum es zur Gewalt gegen alte Menschen in einer Altenpflegeeinrichtung kommen kann
- Handlungsvorschläge machen, z. B. Gespräche zur Verbesserung der Arbeitssituation in einem Rollenspiel üben.

Im Sinne eines kompetenzorientierten Unterrichts (➢ 1.2.3) ermöglicht die Vernetzung mit anderen Disziplinen, z. B. Medizin, Pflege, Psychologie oder Geragogik (➢ Kap. 3), eine differenzierte Darstellung und Erarbeitung sozialer Themen und Inhalte.

FALLBEISPIEL

Im Unterricht wird das Thema „Wohnformen für demenziell erkrankte alte Menschen" behandelt. Die Klasse teilt sich in vier Gruppen.
Eine Gruppe trägt medizinische Informationen über die Formen der Demenz und deren Bedeutung für das Wohnen zusammen.
Die zweite Gruppe beschäftigt sich mit den pflegerischen Anforderungen im stationären und häuslichen Bereich.
Die dritte Gruppe untersucht aus soziologischer Perspektive mit Hilfe des Internets, welche Wohnformen für demenziell erkrankte alte Menschen es gibt.
Die vierte Gruppe beschäftigt sich aus psychologischer Sicht mit der Belastung von Pflegefachpersonen und Angehörigen durch die Pflege und Betreuung von Demenzkranken und sucht nach Angeboten zur Entlastung.

4.1.2 Alters-Soziologie als Teilgebiet der Soziologie

Zu den Teilgebieten der Soziologie, die in der Praxis angewandt werden, gehören z. B.:

- **Familien-Soziologie:** Befasst sich mit der Familie als *soziale Gruppe* (➤ 4.3) und ihren Aufgaben z. B. bei der Erziehung von Kindern (Sozialisation, ➤ 4.2.1) oder der Versorgung ihrer pflegebedürftigen Mitglieder.
- **Jugend-Soziologie:** Beschäftigt sich mit der *Entwicklung von Kindern und Jugendlichen* und ihrem entwicklungstypischen Handeln, z. B. abweichendes Verhalten (➤ 4.9.3) gegenüber älteren MitbürgerInnen.
- **Bildungs-Soziologie:** Untersucht die *Bildungsangebote* für bestimmte Zielgruppen, z. B. ältere Menschen (➤ 4.7.3) und Möglichkeiten der *Qualifizierung* für Berufsgruppen, z. B. Pflegefachpersonen (➤ 1.2).
- **Arbeits-Soziologie:** Interessiert sich für die *Organisation und Verteilung von Arbeit,* für Arbeitsabläufe und Konflikte am Arbeitsplatz (➤ 4.9) sowie für die *Mitbestimmung* und *Selbstverwirklichung* von ArbeitnehmerInnen in sozialen Organisationen (➤ 4.4), z. B. einer Altenpflegeeinrichtung.
- **Berufs-Soziologie:** Beschäftigt sich mit der *Berufswahl,* mit Berufsausbildungen bzw. -tätigkeiten (➤ 4.7.3) und ihrem Einfluss auf die Persönlichkeit der Berufsangehörigen, z. B. auf Pflegefachpersonen.
- **Freizeit-Soziologie:** Forscht über Motive und Ziele der Menschen bei der *Verwendung von freier Zeit* (➤ 4.7.3) sowie über die *Angebote der Freizeitindustrie* zur Befriedigung von Bedürfnissen und Erwartungen von Zielgruppen, z. B. älterer Menschen.
- **Alters-Soziologie:** Interessiert sich für *die Lebenssituation alter Menschen in der Gesellschaft.*

Im Gegensatz zu den abstrakten soziologischen Theorien („reine Soziologie"), die gesellschaftliche Prozesse nur auf einer wissenschaftlichen Ebene behandeln, beschäftigen sich diese praktischen Teilgebiete („Bindestrich-Soziologie") mit der Umsetzung von soziologischen Erkenntnisse im täglichen Handeln, z. B. in der Pflege [1] [5].

Alters-Soziologie

DEFINITION

Alters-Soziologie: Teilgebiet der Soziologie. Beschäftigt sich mit der Lebenssituation und den Problemen alter Menschen in einer Gesellschaft, die vor allem durch die stark zunehmende Anzahl alter Menschen und die veränderte Familienstruktur in den vergangenen Jahrzehnten geprägt sind. Darüber hinaus erforscht und entwickelt sie Möglichkeiten der Betreuung und Versorgung alter Menschen (Bedarfe und Bedürfnisse).

In der alterssoziologischen Forschung, die in den vergangenen Jahren stark zugenommen hat, haben sich Schwerpunkte herausgebildet. Sie geben Aufschluss über das Selbstverständnis und die Lebenssituation von alten Menschen und die gesellschaftlichen Einflüsse und Veränderungen, denen sie täglich ausgesetzt sind. Dazu gehören:

- **Familiensituation,** z. B. Einbindung des alten Menschen in seine Familie, Rolle als Großeltern, Auswirkungen des Partnerverlustes, Leben ohne Partner
- **Arbeitssituation,** z. B. Vorbereitung älterer Menschen auf den Berufsausstieg, Lebensgewohnheiten im Ruhestand
- **Wohnsituation,** z. B. Möglichkeiten selbstständigen Wohnens, Wohnraumanpassung, Wohnalternativen bei Pflegebedürftigkeit
- **Freizeitgestaltung,** verschiedene Aktivitäten, Fähigkeiten und Kompetenzen alter Menschen, Einsamkeit und Isolation

Alters-Soziologie ist nicht nur die Auseinandersetzung mit den Problemen von Menschen, die im allgemeinen Verständnis als alt gelten. Die WissenschaftlerInnen befassen sich auch mit dem **Prozess des Alterns** und wie sich die gesellschaftlichen Bedingungen für den Menschen während des Alterns verändern. Eine wichtige Frage in diesem Zusammenhang ist z. B., welchen Einfluss das Verhalten junger Menschen auf ihre eigenen Lebensgewohnheiten im Alter hat.

Zu diesen Fragen werden Wissen, Erfahrungen und Erkenntnisse zusammengetragen, die Bedarfe und Bedürfnisse alter Menschen erfragt und praxisorientierte Konzepte entworfen.

Das **Ergebnis alterssoziologischer Forschungen** ist z. B. die in vielen Pflegeeinrichtungen durchgeführte ganzheitliche Pflege alter Menschen (➤ 1.2.2). Sie richtet sich an den individuellen Bedürfnissen der Pflegebedürftigen aus. Dabei werden neben den körperlichen und psychischen auch die sozialen Bedürfnisse, z. B. nach befriedigenden Kontakten zu anderen Menschen, berücksichtigt und in die Pflege einbezogen [2] [4].

Altenpflege ist sozialpflegerische Arbeit mit alten Menschen. Soziologisches Wissen hilft, das Zusammenleben von alten Menschen zu gestalten und Probleme in Beziehungen zwischen allen in der Altenpflege Tätigen und den Pflegebedürftigen sowie ihren Angehörigen besser zu verstehen und zu lösen.

4.1.3 Soziologische Schulen

Eigentlich ist es nicht richtig, von *der* Soziologie zu sprechen. Es gibt viele Soziologien, die die sozialen Beziehungen in einer Gesellschaft aus ihrer speziellen Sicht und mit ihren speziellen Fragen beschreiben und erklären. Die unterschiedlichen Richtungen werden als **soziologische Schulen** bezeichnet.
Diese interessieren sich besonders für die

- **Mikroebene:** In kleinen sozialen Einheiten werden die *Interaktionen* betrachtet, z. B. in einer Eltern-Kind-Beziehung, zwischen den Mitgliedern eines Teams in einer Pflegeeinrichtung (Gruppe, ➤ 4.3), in Konflikten (➤ 4.9).
- **Mesoebene:** In der mittleren Ebene richtet sich das Interesse auf soziale *Organisationen* (➤ 4.4), z. B. Altenpflegeeinrichtung, Krankenhaus, Wohlfahrtsverband, Gewerkschaft.
- **Makroebene:** In einer *Gesellschaft* (➤ 4.6) lassen sich groß angelegte soziale Strukturen in ihren Wechselwirkungen untersuchen, z. B. innerhalb und zwischen Schichten wie der Unter-, Mittel- und Oberschicht bzw. Systemen wie dem Gesundheits- und Bildungssystem.

Natürlich beeinflussen sich die drei Ebenen im Alltag wechselseitig und werden nur aus wissenschaftlichem Interesse unterschieden, um **soziale Tatbestände** auf den jeweiligen Ebenen eingegrenzt untersuchen zu können (➤ 2.1.1) (➤ 4.10).

Oft liegen soziologische Schulen mit ihren theoretischen Erklärungen und praktischen Ergebnissen weit auseinander, oder sie vertreten sogar gegensätzliche Auffassungen. So gibt es z. B. für den künftigen Umgang der Gesellschaft mit alten Menschen unterschiedliche Einschätzungen (Alterstheorien, ➤ 4.8.3):

- VertreterInnen der einen soziologischen Schule fassen den Ruhestand als wohlverdienten Lohn nach einem arbeitsreichen Leben auf.
- VertreterInnen einer anderen soziologischen Schule sehen einen Krieg zwischen den Jungen und den Alten heraufziehen. Nach ihrer Meinung verfügen ältere Menschen über wichtige Ressourcen, z. B. Macht, Einfluss, Vermögen, während die jüngeren ohne Arbeit, Einkommen und Zukunftsperspektive sind.

Zwei der soziologischen Schulen bieten Erkenntnisse an, die sich in vielen sozialwissenschaftlichen Disziplinen (➤ 1.1) finden und für die Pflege in der Praxis von Bedeutung sind.

Symbolischer Interaktionismus

DEFINITION

Symbolischer Interaktionismus: Soziologische Schule, die das Bewusstsein und Verhalten eines Menschen aus einem sozialen Prozess heraus erklärt.
Durch den Tausch von Sinnbildern (*Symbolen*) im wechselseitigen Handeln (*Interaktion*) wird Wirklichkeit konstruiert. Alles, was gesagt oder getan wird, ist subjektive Wirklichkeit und damit erst einmal wahr.

Die SoziologInnen des **Symbolischen Interaktionismus,** z. B. *Erving Goffman* (1922–1982), gehen davon aus, dass die Menschen nicht nur in einer natürlichen, sondern in einer symbolisch vermittelten Umwelt leben.

Die mit Bedeutungen verbundenen Symbole, z. B. Worte oder Gesten, werden bei der Interaktion (➤ 2.6) über die Sprache und Handlungen getauscht. Die Bedeutungen dienen dazu, sich gegenseitig zu bestätigen oder zu beeinflussen, z. B. „Ich bin deine Mutter, und ich erwarte, dass du artig bist".

So lernen z. B. Kinder die sozialen Rollen (➤ 4.2.5) „Vater, Mutter, Kind" in einer Familie kennen. Sie lernen, welche Erwartungen und Vorstellungen mit diesen Rollen verbunden sind. Dadurch können sie sich so verhalten, wie sie annehmen, dass sich ein Kind verhält. Sie versetzen sich in die Rolle ihres Gegenübers (z. B. der Mutter), nehmen innerlich mögliche Reaktionen des anderen vorweg und berücksichtigen diese bei ihrem eigenen Verhalten („Mutter freut sich, wenn ich ein artiges Kind bin, deshalb verhalte ich mich wie ein artiges Kind"). Durch Aktion und Reaktion konstruieren beide ihre Wirklichkeit einer intakten Mutter-Kind-Beziehung („Wie schön, dass ich so ein artiges Kind habe").

Jeder Mensch lernt im Laufe seiner Entwicklung durch den Austausch von Symbolen in Interaktionen, sich selbst aus der Perspektive anderer Menschen zu sehen. Nur so kann er den Erwartungen und Vorstellungen seiner sozialen Umwelt gerecht werden und ein Bewusstsein von sich selbst (Identität, ➤ 4.2.3) erwerben.

Symbole in der Altenpflege können z. B. sein: alt, gebrechlich, pflegebedürftig oder Wohngruppe, Altenpflegeeinrichtung, Pflegefachperson. Mit jedem Symbol sind Deutungen verbunden. Das Bild vom alten Menschen (➤ 4.8) oder von Einrichtungen der Altenpflege (➤ 1.2.2) wird durch den Tausch von Deutungen konstruiert. Es kann bestätigt, z. B. „Pflegeeinrichtungen sind Altenghettos", oder durch neue Deutungen, z. B. die „aktiven Alten", verändert werden.

Systemischer Ansatz

DEFINITION

System: Einheit aus vernetzten Elementen, die zusammen ein organisatorisches Ganzes bilden.
Soziales System: Mehrere handelnde Personen, Gruppen oder Organisationen, die zusammen ein Ganzes bilden.

Die VertreterInnen des **systemischen Ansatzes** beschäftigen sich mit sozialen Systemen. Sie betrachten eine Einheit, z. B. eine Gruppe alter Menschen in einer Altenpflegeeinrichtung. Diese besteht aus mehreren Einzelpersonen (*Elementen*), die sich wechselseitig beeinflussen. Jede Handlung einer Person wird durch Faktoren wie Geschlecht, Alter, Bildung und Herkunft geprägt.

Offene und geschlossene Systeme

Wie beim Herz-Kreislauf-System im menschlichen Körper sind die vernetzten Elemente (*Teilsysteme*) voneinander abhängig. Da es keinen direkten Austausch mit der Umwelt gibt, wird von einem **geschlossenen System** gesprochen.

Steht ein System über die eigene Grenze hinweg mit seiner Umwelt in Beziehung, z. B. das Atmungssystem des menschlichen Körpers, wird es als **offenes System** bezeichnet.

Soziale Systeme stehen immer in Wechselwirkung mit ihrer Umwelt, deshalb ist jedes soziale System ein offenes System (➤ Abb. 4.2).

Ein System muss ausbalanciert werden

Die Elemente eines Systems sind nichts Starres, sie verändern sich ständig. Deshalb benötigt jedes System **Regelkreise,** die
- das System im Gleichgewicht (*Homöostase*) halten,
- die Funktionen durch *Rückkopplungen* regeln,
- das System zu einer Einheit verbinden (*Integration*).

Das System balanciert sich aus, damit es ein Ganzes bleibt. Es wird durch Einflüsse (➤ 4.1.4), z. B. Zeit oder Gesellschaft, gesteuert (*Systemsteuerung*).

FALLBEISPIEL

Die Freizeitgruppe älterer Menschen aus einer Altenpflegeeinrichtung (*Organisation*) ist ein offenes, soziales System.
Die Gruppe fährt mit öffentlichen Verkehrsmitteln zum Kegeln in eine Gaststätte. Ein Gruppenmitglied kommt wegen eines Arzttermins etwas später (*Einflussfaktor Zeit*). Erst als die Gruppe komplett ist (*Integration*) und sich die Paare (*Teilsysteme*) gebildet haben, wird mit dem Kegeln begonnen.

Der Gedanke, eine Einheit als Ganzes mit den dazugehörigen Regelkreisen zu betrachten und zu verstehen, ist nicht neu. Bereits der griechische Philosoph *Aristoteles* (384–322 v. Chr.) vertrat die Auffassung: „Das Ganze ist mehr als die Summe seiner Teile" (*Holismus*). Zum holistischen Verständnis gehört, dass
- das Ganze erhalten bleibt, auch wenn Teile ausgetauscht werden oder fehlen (Gestaltpsychologie, ➤ 2.5.3),
- die Veränderung eines Elements Einfluss auf alle anderen Elemente hat.

So wird eine neue Leiterin in einer Altenpflegeeinrichtung durch ihre Vorstellungen und Aktivitäten Einfluss auf jede BewohnerIn und MitarbeiterIn, auf alle Wohngruppen und letztlich auf die ganze Einrichtung als Organisation haben. Auch wenn sich das soziale System durch die Veränderungen neu ausbalancieren muss, bleibt es doch eine Pflegeeinrichtung und wird in seiner Umwelt als Ganzes, als eine Einheit wahrgenommen.

Der systemische Ansatz hebt sich durch drei charakteristische Merkmale von anderen soziologischen Schulen ab:
- **Ganzheitlichkeit,** soziale Systeme werden als eine Einheit, als Ganzes verstanden.
- **Integration,** das Ganze besteht aus einzelnen Elementen, die zu einer Einheit verbunden sind.
- **Interaktion,** es wird versucht, Wechselwirkungen zu erklären, vorherzusagen und zu beeinflussen.

4.1.4 Soziologisches Grundmodell

DEFINITION

Soziologisches Grundmodell: Individuum, Gruppe und Organisation sind drei Elemente in einem sozialen System, die in Beziehung stehen. Sie beeinflussen sich gegenseitig (➤ Abb. 4.3).

In einem **soziologischen Grundmodell** werden besonders Erkenntnisse aus dem symbolischen Interaktionismus und dem systemischen Ansatz verbunden. Es integriert aber ebenso die Beiträge anderer soziologischer Schulen.

Die drei Elemente

Jeder einzelne Mensch ist ein **Individuum** (➤ 4.2), ein soziales Wesen mit eigenen Erfahrungen, eigenem Wissen, Können und Erleben und individuellen Handlungen.

Im Laufe seines Lebens hat jeder in unterschiedlichen **Gruppen** (➤ 4.3) gelebt und gearbeitet, z. B. Familie, Schulklasse, Arbeitsgruppe.

In einer Gruppe mit mehreren Mitgliedern werden in den sozialen Beziehungen Deutungen getauscht: „Das ist unsere Wohngruppe, und wir erwarten, dass sich die Mitglieder in einer bestimmten Weise verhalten." Die Pflegenden steuern das Verhalten der BewohnerInnen und umgekehrt. Durch die Interaktionen wird die Realität der Wohngruppe festgelegt, z. B. „Wir sind eine intakte Wohngruppe und helfen uns gegenseitig, wenn jemand in Not ist."

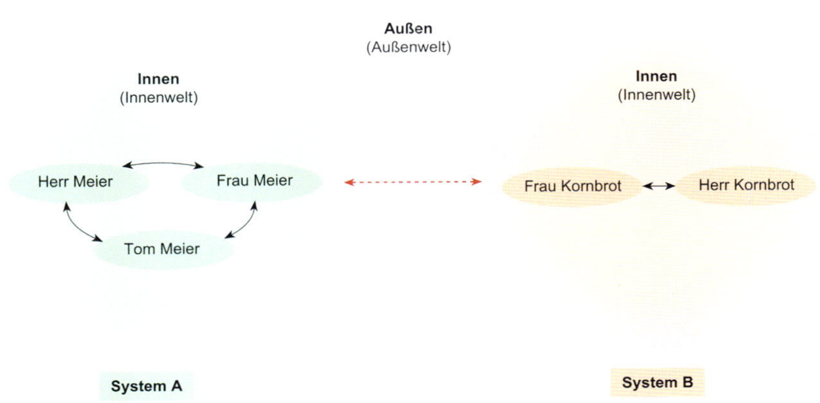

Abb. 4.2 Soziale Systeme sind offene Systeme. Das System A ist die Familie Meier, die aus Vater, Mutter und Kind Tom besteht. Ihre Nachbarn (System B) sind ein älteres Ehepaar, Herr und Frau Kornbrot. Frau Meier unterhält sich gerne mit Frau Kornbrot. Sie reden von Balkon zu Balkon und tauschen ihre Erlebnisse aus. [A400]

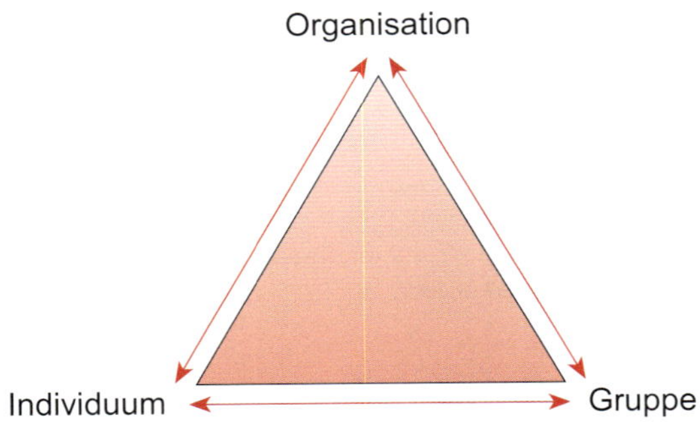

Abb. 4.3 Das einfache soziologische Grundmodell zeigt die Wechselwirkung zwischen Individuum, Gruppe und Organisation. [A400]

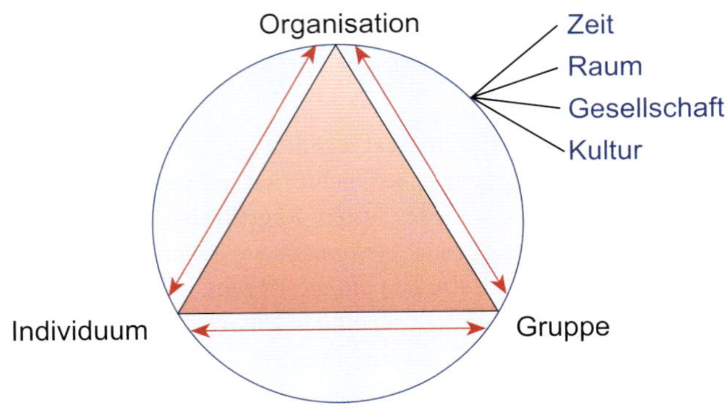

Abb. 4.4 Im erweiterten soziologischen Grundmodell werden Individuum, Gruppe und Organisation von Zeit, Raum, Gesellschaft und Kultur beeinflusst. [A400]

Individuen und Gruppen stehen nicht nur untereinander, sondern auch mit ihrer Umwelt in Beziehung. Leben die Mitglieder in einer Altenpflegeeinrichtung, so ist ihr Bezugsrahmen eine *Institution*. Darunter versteht man ein soziales Gebilde, das darauf ausgerichtet ist, soziale Bedürfnisse zu befriedigen. Die Institution Altenpflegeeinrichtung hat einen Träger, z. B. das Deutsche Rote Kreuz (DRK). Beide bieten in geordneten Verhältnissen (organisiert) Pflege an. Sie werden darum umfassend als **Organisation** (➤ 4.4) bezeichnet.

Einflussfaktoren

Die Elemente Individuum, Gruppe und Organisation stehen nicht nur untereinander in Wechselwirkung, sie werden von mehreren Faktoren beeinflusst:

- **Zeit,** z. B. prägt das Lebensalter eines Menschen seine Rolle in der Gesellschaft.
- **Raum,** z. B. wollen viele alte Menschen, die Zeit ihres Lebens in einer Großstadt gewohnt haben, nur ungern in eine Altenpflegeeinrichtung auf dem Land ziehen.
- **Gesellschaft,** z. B. hat eine hohe Arbeitslosigkeit Einfluss auf das System der Alterssicherung.
- **Kultur,** z. B. richtet sich das Leitbild einer Organisation nach der weltanschaulichen Ausrichtung des Trägers.

FALLBEISPIEL

Die einzelnen Mitglieder (*Individuen*) einer Freizeitgruppe (*Gruppe*) in einer Altenpflegeeinrichtung (*Organisation*) gehören zu verschiedenen Geburtsjahrgängen (*Zeit*), sind an verschiedenen Orten in Stadt und Land aufgewachsen (*Raum*), haben verschiedene Berufe (*Gesellschaft*) und eine unterschiedliche Bildung (*Kultur*). Dies beeinflusst ihre Erfahrungen, ihr Wissen, Können und Erleben.

Die Einflussfaktoren verbinden und schließen alle Elemente zu einem Ganzen zusammen. Verändert sich ein Faktor, z. B. die Gesellschaft, hat dies Auswirkungen auf das Ganze. So wurden durch die Einführung der Pflegeversicherung im Jahre 1995 (➤ 6.9) die gesellschaftlichen Bedingungen für Menschen, Familien und soziale Organisationen deutlich verändert.

Das erweiterte soziologische Grundmodell (➤ Abb. 4.4) verdeutlicht die Wechselwirkungen zwischen den drei Elementen und ihre Verbindung durch die Einflussfaktoren.

Mit Hilfe des soziologischen Grundmodells lässt sich das Zusammenleben der Menschen in einer Gesellschaft deutlicher abbilden. Deshalb werden in den folgenden Kapiteln die drei Elemente und die Einflussfaktoren vorgestellt und ihre Wechselwirkungen beschrieben [3] [6].

4.2 Das Individuum

DEFINITION

Individuum (lat.: *das Unteilbare*): Ein Mensch als einmaliges, unverwechselbares Wesen.

Für die Entwicklung eines Menschen sind die ersten drei Lebensjahre von entscheidender Bedeutung (Entwicklungspsychologie, ➤ 2.3). In dieser Zeit bilden sich Grundmuster heraus, aus denen die subjektive Identität (➤ 4.2.7), das *Bewusstsein von sich selbst,* entsteht, das den Menschen von den anderen abgrenzt. Der Volksmund (Laien-System, ➤ 1.1) fasst die vielen wissenschaftlichen Konzepte zur Identität in einem Satz zusammen: Ich bin Ich und Du bist Du.

Der Mensch ist aber auch ein *soziales Wesen.* Er wird in eine soziale Umgebung, z. B. Familie, hineingeboren. Sie beeinflusst und prägt ihn. Das Kind wächst mit zunehmendem Alter in seine Umwelt und damit in die Gesellschaft hinein. Es lernt, sozial zu handeln und soziale Rollen (➤ 4.2.5) zu übernehmen. So wird aus dem Einzelwesen ein **Gemeinschaftswesen.**

4.2.1 Sozialisation

DEFINITION

Sozialisation: Soziale Entwicklung eines Menschen von der Geburt bis zum Tod in Wechselwirkung mit der Umwelt. Sozialisation ist abhängig von den gesellschaftlichen Einflüssen und Bedingungen.

In der Vergangenheit wurde **Sozialisation** oft als *Eingliederungs-* oder *Anpassungsprozess* bezeichnet. Der einzelne Mensch wird an die Gesellschaft angepasst oder in die Gesellschaft eingegliedert.

Wie bei einem Werkstück soll so lange geschliffen und probiert werden, bis es passt. Dann wird es als *Objekt* eingefügt. Wenn man die Gesellschaft als Maschine beschreibt, ist jeder Mensch ein Rädchen.

Inzwischen werden im sozialen Entwicklungsprozess eines Menschen auch die vielen Möglichkeiten der *Gestaltung* gesehen. Jeder Mensch ist ein einzigartiges Individuum und damit ein *Subjekt*. Der Mensch gilt als neugierig, kreativ und autonom. Er sucht sich Handlungsfelder zur Selbstverwirklichung. Durch seine individuellen Fähigkeiten, Fertigkeiten und Kenntnisse kann er seine Umwelt beeinflussen und sie gestalten.

Mensch und Gesellschaft

Die Sozialisation ist ein Prozess der Entwicklung einer Persönlichkeit in Wechselwirkung von biologischem Organismus und sozialen bzw. materiellen Bedingungen. Darauf verweist z. B. der deutsche Sozial- und Gesundheitswissenschaftler *Klaus Hurrelmann* (*1944). Er beschreibt die Wechselwirkung als **doppelten Aneignungsprozess:**

- Das Individuum wird der Gesellschaft angeeignet
  - Es ist Objekt im sozialen Entwicklungsprozess und damit passiv
  - Es wird von der sozialen Umwelt beeinflusst
  - Es verinnerlicht die Erwartungen und Handlungsmuster der Gesellschaft
  - Es wird von der Gesellschaft ausgebildet, z. B. als Pflegefachperson, und auf ein Arbeitsfeld gesetzt, z. B. in eine Altenpflegeeinrichtung.
- Das Individuum eignet sich Gesellschaft an
  - Es ist Subjekt und damit aktiv
  - Es erwirbt eine Identität, z. B. die Geschlechtsidentität oder die Berufsidentität
  - Es entwickelt persönliche Fähigkeiten und Fertigkeiten, z. B. Sprache, Geschicklichkeit
  - Es nimmt gestaltend Einfluss auf seine soziale Umwelt, z. B. wenn eine Pflegefachperson die Atmosphäre in ihrem Wohnbereich durch einen freundlichen Umgangston verändert oder dafür sorgt, dass die Räume mit hellen, freundlichen Farben gestrichen werden.

Sozialisation ist mehr als Erziehung

Während unter **Erziehung** eine geplante Einflussnahme auf Menschen verstanden wird (➤ 3.1), ist Sozialisation ein umfassenderer Begriff: Er schließt auch die ungeplanten Wechselwirkungen mit der sozialen Umwelt ein. Dabei können z. B. das Geschlecht, das Alter, die gesellschaftliche Schicht oder die Kultur gesondert betrachtet werden.

Geschlechtsspezifische Sozialisation

Geschlechtspezifische Sozialisation meint die Zuschreibung und den Erwerb von geschlechtstypischen Rollenmustern (➤ 4.2.5). Die Alltags-Theorie „Mädchen spielen mit Puppen, Jungen mit der Eisenbahn“ wird durch verschiedene Untersuchungen bestätigt.

- **Mädchen** werden immer noch *sozial-emotional* orientiert erzogen: Hilfs- und Kontaktbereitschaft, Anpassung, Suche nach Geborgenheit und Harmoniestreben sind vermittelte Tugenden und frauenspezifische Qualifikationen (➤ Abb. 4.5).
- **Jungen** werden eher *sachlich-rational* orientiert erzogen: Auf logisches Denken, Erfolgs- und Leistungsorientierung sowie auf Durchsetzungsvermögen wird besonderer Wert gelegt.

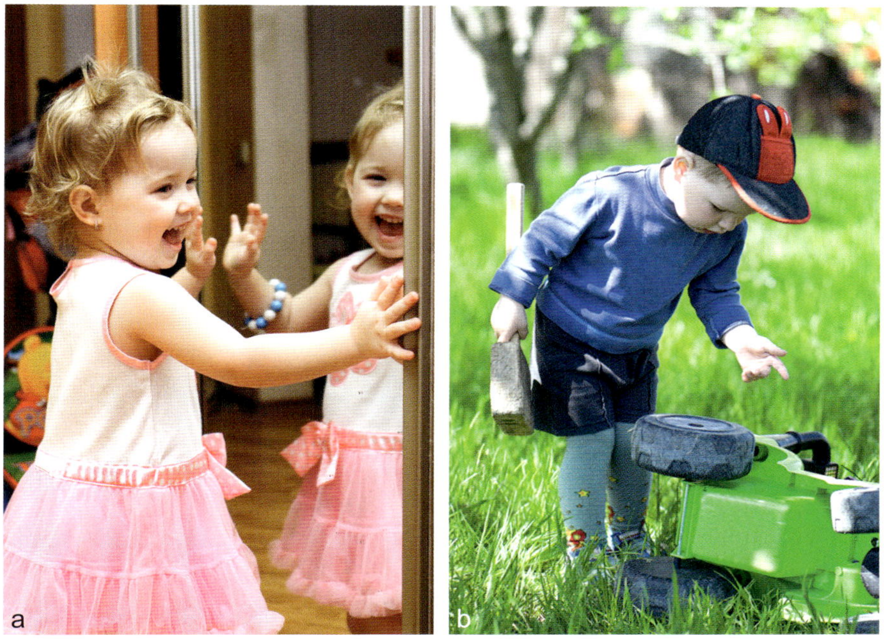

Abb. 4.5 Kinder erlernen geschlechtsspezifische Rollenmuster spielerisch. [J787]

Altersspezifische Sozialisation

Altersspezifische Sozialisation beschreibt die Aneignungsprozesse in verschiedenen Lebensabschnitten. So sind für ein Kind z. B. das Laufen lernen oder die Integration in eine Kindergartengruppe von Bedeutung. Für einen älteren Menschen sind z. B. das Ausscheiden aus dem Berufsleben oder ein Wohnortwechsel für seine weitere soziale Entwicklung prägend.

Schichtspezifische Sozialisation

Schichtspezifische Sozialisation weist z. B. auf die Vermittlung und Aneignung von kommunikativen Fertigkeiten wie Lesen, Schreiben oder Sprechen hin. Je nach gesellschaftlicher Schicht (z. B. Unter-, Mittel-, Oberschicht, ➢ 4.6.3) lassen sich unterschiedliche Lebensstile (➢ 4.2.8) und Handlungsmuster nachweisen. So erfordert das Arbeiten in einer Fabrik an Gegenständen, z. B. Autoteilen, andere kommunikative Fähigkeiten als das Arbeiten mit Menschen, z. B. in einer Pflegeeinrichtung.

Kulturspezifische Sozialisation

Kulturspezifische Sozialisation meint die Aneignung kultureller Werte. Die Herkunft der Menschen entscheidet über ihre kulturelle Identität. Sie drückt sich z. B. in Sprache, Religion, Denkmustern und Lebensstilen aus. So erzählt z. B. eine Bewohnerin, die in Ostpreußen geboren wurde, immer wieder von ihrer Heimat und den Oster- und Weihnachtsbräuchen ihrer Kindheit.

Sozialisation als lebenslanger Prozess

DEFINITION

Sozialisationsinstanzen: Institutionen, z. B. Familie, Schule oder Betrieb, die die Übernahme von Werten, Normen (➢ 4.2.4), Handlungszielen und Kenntnissen über gesellschaftliche Zusammenhänge in den einzelnen Sozialisationsabschnitten organisieren und steuern. Sie haben

- Vermittlungsfunktion zwischen der Gesellschaft und dem Menschen
- Kontrollfunktion, indem sie die Einhaltung der Regeln gegenüber der Gesellschaft überwachen.

Die Sozialisation eines Menschen ist ein lebenslanger Prozess, der in **Sozialisationsabschnitte** eingeteilt und von den jeweiligen **Sozialisationsinstanzen** gesteuert wird.

Primäre Sozialisation

Die **primäre Sozialisation** findet in den ersten *drei Lebensjahren* statt (➢ Abb. 4.6).

Sie ist besonders wichtig, eben primär, weil sich in dieser Zeit die **Grundlagen des Menschseins** in einer Gesellschaft, z. B. das Erleben, Fähigkeiten, Fertigkeiten und Kenntnisse sowie Beziehungsmuster herausbilden (Entwicklungspsychologie, ➢ 2.3.4).

Sozialisationsinstanz in dieser Zeit ist die **Familie** (*familiale Sozialisation*). Sie übernimmt zentrale Funktionen, z. B. die Vermittlung von Regeln für das Zusammenleben, von Moral (richtig oder falsch, gut oder schlecht) und von Umwelterfahrungen. Das Verständnis von der „Familie als Keimzelle des Staates" drückt ihre Bedeutung aus. Zur Erfüllung ihrer Aufgaben braucht die Familie die gesellschaftliche Unterstützung, indem sie sozial und finanziell anerkannt wird (z. B. Betreuungszeiten, Kindergeld, Anrechnung von Erziehungszeiten auf die Rente).

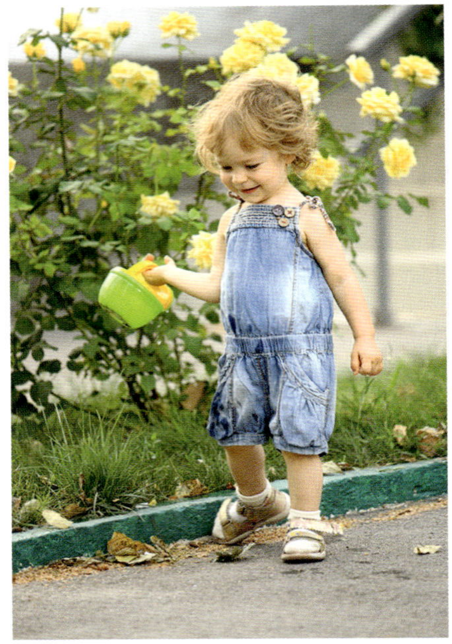

Abb. 4.6 Die Entwicklung in den ersten drei Lebensjahren ist für das ganze Leben entscheidend, weil in dieser Zeit grundlegende menschliche Erfahrungen gemacht werden. [J787]

Sekundäre Sozialisation

Die **sekundäre Sozialisation** meint die Entwicklungsprozesse ab dem 3. Lebensjahr bis zum *Schuleintritt*. Das Kind erweitert seinen Aktionsradius. Es nimmt an neuen Lebenswelten, z. B. auf dem Spielplatz, in Kindergruppe und Kindertagesstätte, teil. In diesem Alter beginnen die Kinder, sich durch ihre größer werdende Selbstständigkeit von den Eltern abzunabeln.

Die Sozialisationsinstanz **Kindertagesstätte** ermöglicht Betreuung und Förderung der Kinder und Entlastung der Eltern. Die Kinder lernen in alters- und geschlechtsgemischten *Gruppen*. Sie üben neue soziale Rollen (➢ 4.2.5) und erwerben soziale Handlungsmuster. Die Gruppe der Gleichaltrigen (*peer group*) gibt ihnen Orientierung und Sicherheit. Sie bietet den Kindern die Möglichkeit, sich gegenüber den Erwachsenen zu behaupten. Gerade weil der Anteil der Einzelkinder in Deutschland steigt (➢ 4.7.3) und in der Familie die Auseinandersetzung mit den Geschwistern fehlt, ist diese Sozialisationsinstanz von großer Bedeutung. Voraussetzung ist, dass es eine ausreichende Zahl von Einrichtungen mit den erforderlichen Kapazitäten gibt.

Tertiäre Sozialisation

Die **tertiäre Sozialisation** umfasst die Bildung in der *Schule* und die *Berufsausbildung*. Weil dieser Lebensabschnitt unterschiedlich lang sein kann, werden keine Altersangaben gemacht. In den Ausbildungsstätten, z. B. Schule, Universität oder Betrieb, wird auf gesellschaftlich benötigte Berufe und Positionen hin ausgebildet. Nach der Abnabelung von der Familie entwickeln Jugendliche und junge Erwachsene ihre eigene Lebensplanung, sie bauen sich neue Lebenswelten auf.

Die Sozialisationsinstanz **Schule** mit ihren gegliederten Schulformen (Grund-, Mittel- und Förderschule, Realschule, Gymnasium, Gemeinschaftsschule, Berufsschule) fördert neben der Aneignung von Kenntnissen auch soziale Fähigkeiten, z. B. Kommunikation, Kooperation und Einfühlungsvermögen. Außerdem vermittelt sie Werte (➢ 5.1.1, ➢ 5.1.2), z. B. Pünktlichkeit, Fleiß und Ordnung (➢ Abb. 4.7). Die durch die Schule vermittelten Fähigkeiten, Fertigkeiten und Kenntnisse ermöglichen es den Menschen, sich in Beruf, Familie und Freizeit mit technischen, ökonomischen, ökologischen und gesellschaftlichen Entwicklungen auseinanderzusetzen.

Quartäre Sozialisation

Die **quartäre Sozialisation** ist die Entwicklung im *Erwerbsleben.* Es bilden sich soziale Lebenslagen (➢ 4.2.8) durch Einkommen, Besitz, Berufsposition und Wohnsituation. Zu den gesellschaftlichen Erwartungen an den Menschen gehört die Erhaltung der Arbeitskraft, z. B. durch Freizeit und Familie.

Die **Arbeitsstätte** als Sozialisationsinstanz, z. B. in der Wirtschaft, in der Verwaltung oder im Dienstleistungssektor, organisiert die Anpassung an Arbeitsabläufe. Sie bietet aber auch Freiräume für Gestaltung durch ihre MitarbeiterInnen. Sozialisationsinstanzen im **Freizeitbereich** sind z. B. Vereine. So können sich MitarbeiterInnen einer Altenpflegeeinrichtung in einem Sportverein nicht nur sportlich betätigen, sondern auch etwas für ihre Gesundheit tun und Geselligkeit pflegen. Die Mitglieder konkurrieren durch ihr unterschiedliches Leistungsvermögen. Sie kooperieren, um sich in der Gruppe zu unterstützen und Freude an gemeinschaftlichen Aktivitäten zu haben.

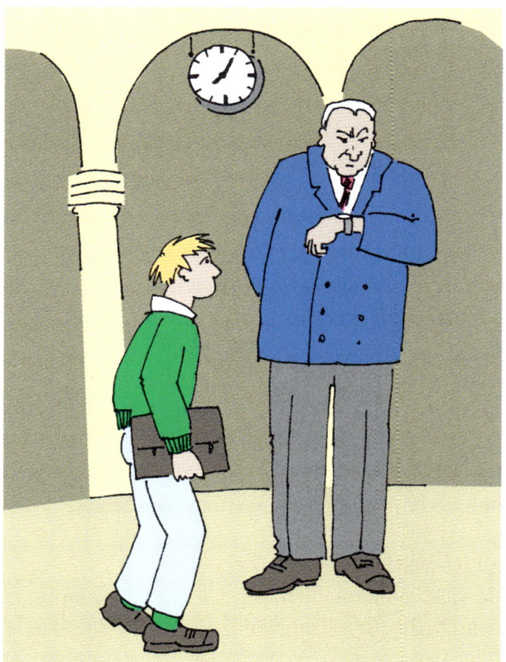

Abb. 4.7 In der Schule wird von den Kindern Pünktlichkeit gefordert. [L119]

Quintäre Sozialisation

Die **quintäre Sozialisation** umfasst die Entwicklung im *Alter* nach dem Ausscheiden aus dem Erwerbsleben. Neben der Freude über das Nicht-mehr-zur-Arbeit-Müssen steht der Pensionsschock (➢ 4.7.6). Das Bilanzieren: „Wie habe ich mein Leben gelebt?" gehört ebenso zu diesem Lebensabschnitt wie das Nachdenken über Sinn-Fragen: „Was mache ich mit dem Rest meiner Tage?" Aktivität und Passivität werden bestimmt durch die Ressourcen. Die Auseinandersetzung mit Tod und Sterben weist auf das Ende einer lebenslangen Entwicklung hin.

Auch eine Altenpflegeeinrichtung ist eine Sozialisationsinstanz. An der neuen **Wohnstätte** müssen neue Regeln für das Zusammenleben gelernt werden. Dabei helfen die Hausordnung, die MitarbeiterInnen und die anderen BewohnerInnen. Sie vermitteln, was für die Neuen zu beachten ist. Gleichzeitig benötigen die BewohnerInnen auch individuelle Gestaltungsmöglichkeiten, um in der Einrichtung ihre Selbstständigkeit erhalten zu können [5] [29].

4.2.2 Soziales Handeln

Jeder Mensch lernt während der Sozialisation, sozial zu handeln, indem er sich auf andere Menschen bezieht und versucht, sie zu beeinflussen. Im Gegensatz zum Tier, das sich instinktiv und reflexhaft verhält, ist der Mensch in der Lage, über sein Handeln nachzudenken. Er gibt seinem Handeln einen **Sinn.** Der Sinn macht Handlungen verständlich und lässt andere verstehen, warum jemand so und nicht anders handelt (Deutung).

In den Beziehungen der Menschen, aber auch zwischen Gruppen und Organisationen, wird der Sinn von Handlungen *getauscht.* Es wird

- wahrgenommen: „Ich höre, was du sagst. Ich sehe, was du tust",
- gedeutet: „Du sagst oder tust das, weil …",
- bewertet: „Was du sagst oder tust, ist richtig bzw. falsch".

FALLBEISPIEL

Eine Pflegefachperson reicht Herrn Müller das Essen, da dieser nach einem Schlaganfall halbseitengelähmt ist und Unterstützung beim Essen braucht. Weil noch viele Aufgaben erledigt werden müssen, hat es die Pflegefachperson eilig. Durch Worte und Gesten vermittelt sie Herrn Müller, schneller zu kauen und zu schlucken.

Vor dem Nachtisch sagt die Pflegefachperson: „Apfelmus mit Vanillesoße mögen Sie doch sonst auch nicht. Dann kann ich ja abräumen." Worauf Herr Müller antwortet: „Nehmen Sie nur alles mit. Ich bin sowieso satt."

In diesem Beispiel hat Herr Müller

- *wahrgenommen,* dass es die Pflegefachperson eilig hat,
- Worte und Gesten so *gedeutet,* dass er schnell handeln soll,
- als Bewohner einer Altenpflegeeinrichtung gelernt, dass es sinnvoll ist, den Erwartungen des Personals zu entsprechen, auch wenn er deren Handeln nicht immer als richtig *bewertet.*

In der Interaktion (➢ 2.6) versuchen die Beteiligten, die Handlung des anderen zu steuern. Sie beeinflussen sich gegenseitig. Oder sie versuchen so zu handeln, wie sie meinen, dass es ihr Gegenüber erwartet: „Als guter Bewohner muss ich …“, „Als Pflegende wird von mir erwartet …“. Dadurch wird das angenommene, erwartete oder vorhergesagte Verhalten zur Wirklichkeit und bestätigt so seine Richtigkeit (symbolischer Interaktionismus ➢ 4.1.3, selbsterfüllende Prophezeiung ➢ 4.2.3).

4.2.3 Einstellungen und Vorurteile

Einstellungen

DEFINITION

Einstellung: Bereitschaft, auf Menschen, Sachen oder Ideen mit positiven oder negativen Gefühlen, Wahrnehmungen, Vorstellungen und Verhalten zu reagieren.

Einstellungen werden durch Erfahrungen erworben und durch Sozialisation (➢ 4.2.1) vermittelt. Sie sind relativ dauerhaft, können positiv oder negativ sein und nur durch einen neuerlichen Lernprozess (➢ 2.4) verändert werden.
Einstellungen wirke\n auf folgenden drei Ebenen:

- Gedankenebene (*kognitiv*)
- Gefühlsebene (*affektiv*)
- Handlungsebene (*konativ*)

FALLBEISPIEL

Ein 80-jähriger Mann hat die erlernte Einstellung: „Pflegeeinrichtungen sind die Endstation auf dem Weg zum Grab“ (*kognitive Ebene*).
Nach einem Krankenhausaufenthalt muss er selbst in eine Altenpflegeeinrichtung. Er fühlt sich hilflos, nutzlos, ausgeliefert und hat Angst vor dem Sterben (*affektive Ebene*).
In der Pflegeeinrichtung lässt er sich gehen, wird inaktiv und baut sichtbar ab. Er nimmt Abschied von seinen Angehörigen und regelt seinen Nachlass. Er bereitet sich auf den Tod vor (*konative Ebene*).

Vorurteile

DEFINITION

Vorurteil: Besondere Form der Einstellung mit einer meist negativen, verfestigten oder vorgefassten Bewertung von Menschen, Sachen oder Ideen, die auch durch neue Erfahrungen oder Informationen nicht oder nur schwer veränderbar ist.

Auch **Vorurteile,** als eine besondere Form der Einstellung, werden durch Erfahrungen und im Sozialisationsprozess erworben. Sie stützen sich auf Informationen, die oft lückenhaft, verzerrt oder sogar falsch sind, und drücken eine *Bewertung* aus. Einzelne Erfahrungen mit Personen, Gruppen oder Organisationen werden auf das Ganze übertragen (Hof-Effekt, ➢ 2.5.3). So kann die schlechte Erfahrung mit einer Altenpflegeeinrichtung dazu führen, dass generell alle Pflegeeinrichtungen negativ bewertet werden (*Generalisierung*).

Stereotype

DEFINITION

Stereotyp: Vereinfachte und generalisierende Einstellung über Menschen, Sachen oder Ideen.

Bei einem **Stereotyp** reichen bereits wenige Merkmale oder Informationen aus, um wie bei einer *Schablone* oder einem *Klischee* immer dasselbe Bild eines Menschen, einer Gruppe oder Organisation herzustellen („abstempeln“). So schreiben Stereotype den Angehörigen bestimmter sozialer Kategorien (z. B. alten Menschen) dieselben Eigenschaften zu, z. B. „alle alten Menschen sind geizig“.
Stereotype beziehen sich auf das

- Geschlecht (*Geschlechtsrollenstereotyp*): „Typisch weiblich! Typisch männlich!“
- Alter (*Altersstereotyp*): „Alte Menschen nörgeln an allem herum.“
- Schicht (*Klassenstereotyp*): „Die Unterschicht säuft und die Oberschicht frisst.“
- Kultur (*Kulturstereotyp*): „Deutsche sind fleißig, ordentlich und sauber.“
- Selbstbild (*Autostereotyp*): „Wir Pflegefachpersonen opfern uns auf.“
- Fremdbild (*Heterostereotyp*): „Die PsychologInnen spinnen selbst.“

Funktionen

Einstellungen, Vorurteile und Stereotype haben wichtige **Funktionen** für das soziale Handeln.

Orientierungsfunktion
Einstellungen ermöglichen in unbekannten oder unklaren Situationen das Handeln. Sie helfen beim Einordnen von Menschen oder Organisationen und neuen Erfahrungen. Wenige Merkmale reichen aus, um ein *vorläufiges* positives oder negatives Urteil zu bilden, das durch weitere Erfahrungen und Informationen ergänzt werden müsste. Oft bleibt es bei dem vorläufigen Urteil. Es wird ein Vor-Urteil daraus. So wird eine neue Mitarbeiterin von ihren KollegInnen nach kurzer Zeit als sympathisch oder unsympathisch eingeordnet (erster Eindruck bzw. Sympathie-Fehler, ➢ 2.5.3). Entsprechend ihrer sozialen Wahrnehmung wird die Neue sich ihnen gegenüber verhalten.

Vorurteile binden Angst und Unsicherheit. Sie entlasten die VorurteilsträgerInnen und ersparen ihnen eine Auseinandersetzung mit dem Unbekannten und Fremden. Ihr Selbstbild (➢ 4.8.1) bleibt stabil. Vorurteile belasten die Betroffenen. Sie werden „in Schubladen“ eingeordnet und mit negativen Eigenschaften belegt.

Bewertungsfunktion
Vorurteile sind emotional gefärbt. Sie enthalten moralische Wertungen. Durch die Bewertungsfunktion wird die eigene Person, Gruppe oder Organisation positiv aufgewertet (*positives Selbstbild*)

und eine fremde Person, Gruppe oder Organisation abgewertet (*negatives Fremdbild, Sündenbockprinzip*). So wird das eigene Team gelobt: „Wir halten zusammen. Bei uns arbeitet jeder für den anderen mit. Wir lassen keinen hängen, wenn's ihm dreckig geht." Das andere Team wird abgewertet: „Die vom Wohnbereich 3 sind ein übler Haufen. Nur Neid und Missgunst. Kein Wunder, dass es da keiner lange aushält."

Handlungsfunktion

Einstellungen bestimmen das soziale Handeln. Dieser Zusammenhang wurde von dem amerikanischen Soziologen *Robert K. Merton* (1910–2003) im **Konzept der selbsterfüllenden Prophezeiung** (*self-fullfilling prophecy*) vorgestellt. Es besagt, dass eine Vorhersage dazu führt, dass die prophezeiten Ereignisse tatsächlich eintreffen.

So wird im *negativen* Fall z. B. ein neuer Pflegebedürftiger einer Altenpflegeeinrichtung bei Schichtwechsel als aggressiv und uneinsichtig vorgestellt. Eine Pflegefachperson geht jetzt mit einem Vorurteil auf den neuen Pflegebedürftigen zu und provoziert mit dem Verhalten aggressive Reaktionen bei diesem. Für die Pflegefachperson ist nun klar: „Es stimmt, der Neue ist aggressiv."

Im *positiven* Fall wird z. B. eine neue Pflegebedürftige als aktiv und lebenslustig angekündigt. Die MitarbeiterInnen erwarten eine vitale Frau und unterstützen sie nach Kräften bei ihren Aktivitäten. „Sie ist eine Bereicherung für die Station. Seit sie hier ist, sind alle wie verwandelt", ist die Einschätzung vieler MitarbeiterInnen.

Positive Einstellung lernen

Der erste Schritt, einen Prozess oder eine Beziehung, z. B. zu einem alten Menschen, positiv zu beeinflussen, ist eine positive Einstellung ihm gegenüber.

Aus dem ersten Eindruck von alten Menschen oder einer neuen MitarbeiterIn kann sich nur ein vorläufiges Urteil ergeben, das durch einen gemeinsamen Lernprozess immer wieder überprüft und ggf. verändert werden muss.

Negative Vorurteile oder Stereotypen können auch Ausdruck von Überlastung und Hilflosigkeit sein (➢ 2.9) und zu Gewalt im Pflegealltag (➢ 4.9.4) führen. In einem helfenden Gespräch (➢ 2.6.4), einer Beratung oder Supervision (➢ 4.10.2) werden Möglichkeiten der Bewältigung erarbeitet.

4.2.4 Werte und Normen

DEFINITION

Werte: Maßstäbe für das soziale Handeln von Menschen (➢ 5.1.1).

Normen: Verhaltens- und Handlungsregeln, die allgemein anerkannte Werte konkretisieren, für das Funktionieren einer Gruppe oder Organisation sorgen und damit den Bestand einer Gesellschaft gewährleisten.

Werte sind eine *generelle,* Normen eine *spezielle Übereinkunft* einer Gesellschaft.

Werte und **Normen** geben dem sozialen Handeln einen Sinn (Warum? – Darum!). Damit haben sie eine *Orientierungs-* und *Integrationsfunktion.* Sie werden durch die Sozialisationsinstanzen im Sozialisationsprozess vermittelt (➢ 4.2.1). Normen erleichtern z. B. Entscheidungsprozesse oder ordnen Handlungsmuster bestimmten Situationen zu: „Das tut man", „Das tut man nicht".

Es werden verschiedene Normen unterschieden:

- **Statische Normen:** Feststehende und dauerhafte Regeln wie Gesetze, Verordnungen, z. B. Medizinproduktegesetz, Landespflegeverordnung.
- **Relative Normen:** „Weiche" Regeln wie Sitten, Gebräuche, Verhaltenserwartungen, die man einhalten sollte, aber nicht muss. Dazu gehört es, z. B. im Trauerfall schwarze Kleidung zu tragen, oder den Hut zum Gruß zu ziehen. Sie gelten z. T. nur in bestimmten Zeiten, Gegenden oder Kulturen, z. B. zu Weihnachten oder nur auf dem Land.
- **Idealnormen:** Regeln mit einem hohen Geltungsanspruch (*Ideal*), z. B. Nächstenliebe, Gesundheit, Fortschritt.
- **Funktionale Normen:** Regeln das Zusammenleben von Menschen und ermöglichen so das Funktionieren einer Gemeinschaft, z. B. Gesprächsregeln für eine Diskussion, Hausordnung, Kleiderordnung.
- **Persönliche Normen:** Persönliche Ziele, die jemand erreichen will, z. B. das Körpergewicht halten, eine Prüfung bestehen.

Knigge-Normen sind aktuell

„Sei streng, pünktlich, ordentlich, arbeitsam, fleißig in Deinem Berufe! Bewahre Deine Papiere, Deine Schlüssel und alles so, dass Du jedes Stück auch im Dunkeln finden könntest! Verfahre noch ordentlicher mit fremden Sachen!"
aus: Adolf Freiherr von Knigge, Über den Umgang mit Menschen (1788)

Verbindlichkeit von Normen

Die **Erwartung,** Normen einzuhalten, wird durch den Grad ihrer Verbindlichkeit ausgedrückt.

- **Muss-Erwartung:** Es ist gesetzlich geregelt, dass im Pflegeprozess die Schweigepflicht einzuhalten ist (➢ 6.4.1).
- **Soll-Erwartung:** In einer Altenpflegeeinrichtung soll generell die Hausordnung eingehalten werden. Ausnahmen sind nach Absprache mit der Leitung möglich.
- **Kann-Erwartung:** Wenn möglich, kann das übertarifliche Weihnachtsgeld gezahlt werden. Dies hängt von der wirtschaftlichen Situation des Trägers ab.

Diejenigen, die Normen an Personen, Gruppen oder Organisationen richten, werden als **Normsender** bezeichnet. So sind der Gesetzgeber oder die Leitung in einer Pflegeeinrichtung diejenigen, die Normen setzen. Auf der anderen Seite stehen die **Normadressaten.** An sie sind die Normen gerichtet. So gelten z. B. die Bürger eines Staates oder die Pflegebedürftigen einer Pflegeeinrichtung als Normadressaten.

Kontrolle von Normen

Normen können nur durchgesetzt werden, wenn man ihre Einhaltung kontrolliert (*soziale Kontrolle*) und bewertet (*Sanktionen*). Dafür sorgen

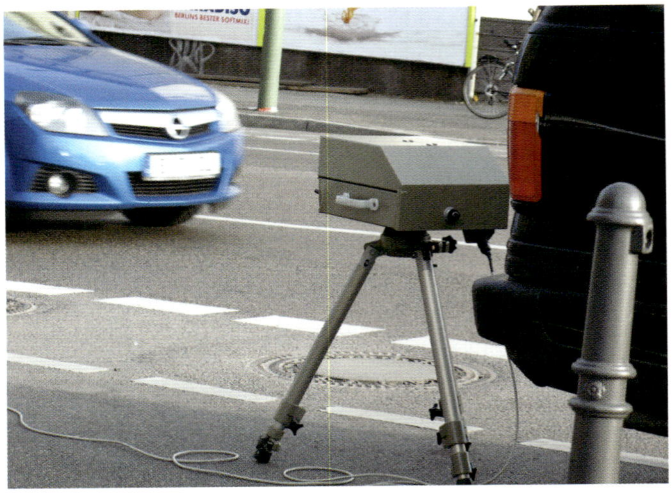

Abb. 4.8 Der „erwischte" Autofahrer ist nicht erfreut, wenn er z. B. mit erhöhter Geschwindigkeit oder unter Alkoholeinfluss von der Polizei gestoppt wird. Im Grunde wissen aber alle, dass es ein Chaos gäbe, wenn niemand die Regeln menschlichen Zusammenlebens einhalten würde. [J787]

- positive Sanktionen: Belohnungen für normgerechtes Handeln durch Vorteile, Privilegien, Zuwendungen
- negative Sanktionen: Bestrafungen von Abweichung (Devianz, ➢ 4.9.3) durch Belohnungsentzug, Abwendung, Ausgrenzung.

Dem Staat stehen mit Polizei und Staatsanwaltschaft **Instanzen sozialer Kontrolle** zur Verfügung (➢ Abb. 4.8). Sie überwachen die Einhaltung der Normen. So schreitet die Polizei bei nächtlicher Ruhestörung ein, oder die Staatsanwaltschaft ermittelt beim Verdacht auf Gewalttaten von MitarbeiterInnen gegenüber Pflegebedürftigen in einer Pflegeeinrichtung.

Normen und Sanktionen müssen durch Kontrollverfahren überprüfbar sein. Damit bleiben sie veränderbar, wenn der Geltungsgrad nicht mehr begründbar oder die Wirkung nicht mehr angemessen ist [5].

4.2.5 Soziale Rolle

DEFINITION

Soziale Rolle: Summe von Erwartungen an das soziale Handeln eines Menschen, der einen bestimmten Platz in einem sozialen System einnimmt, z. B. an einen Vater in einer Familie oder an eine Pflegefachperson in einer Altentagesstätte.

Unter dem Sammelbegriff **soziale Rolle** werden verschiedene sozialwissenschaftliche Theorien (*Rollentheorien*) zusammengefasst. Sie versuchen mit Hilfe des Rollenbegriffs, soziales Handeln von Menschen zu erklären, zu verstehen, vorherzusagen und zu beeinflussen. Eine soziale Rolle verbindet folgende drei Aspekte:

- Dynamischer Aspekt: Wie ein Mensch durch die Erwartungen anderer Menschen, Gruppen und Organisationen seine **Rollen** gestaltet und spielt.
- Statischer Aspekt: Wie die Gesellschaft wichtige Rollen festlegt und sie an einen Platz in sozialen Systemen bindet, wird mit dem Begriff **Position** beschrieben.
- Wertaspekt: Wie durch Wertschätzungen Menschen in eine Rangfolge gebracht werden, wird mit dem Begriff **Status** beschrieben.

Rolle

DEFINITION

Rolle: Gesamtheit des von einer Person erwarteten Handelns, auf das das Handeln anderer Personen abgestimmt ist.

Den Begriff der **Rolle** kennt man vom Theater (➢ Abb. 4.9). In den Aufführungen gibt es Haupt- und Nebenrollen. Die SchauspielerInnen haben mehrere Rollen „drauf". Auf der Bühne gibt es auch die StatistInnen, die zur Kulisse, zur vorgetäuschten Wirklichkeit, gehören, in der sich die SchauspielerInnen in Szene setzen. Manchmal dürfen sie sogar das Stichwort geben, damit die HauptdarstellerInnen wieder in die Handlung kommen. Vor der Bühne ist der Zuschauerraum. Die ZuschauerInnen erwarten, dass die AkteurInnen die Handlung überzeugend darbieten und gute Leistungen bringen. Dann applaudieren sie und motivieren die SchauspielerInnen. Sind die ZuschauerInnen unzufrieden, zeigen sie dies durch Missfallensäußerungen.

Der amerikanische Soziologe und Sozialpsychologe *Erving Goffman* (1922–1982) benutzte gern das Bild der Bühne, wenn er soziale Prozesse beschrieb. Er sagte: Wir alle spielen Theater. Das Leben findet auf einer Bühne statt. Mal sind wir die Hauptdarsteller, z. B. der jugendliche Liebhaber, die tragische Heldin oder der eingebildete Kranke, mal die Statisten und oft auch nur die Zuschauer (*Rollenspiel*, ➢ 3.3.9).

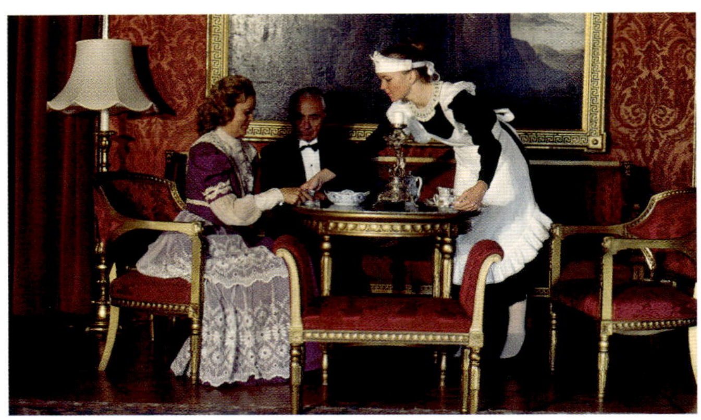

Abb. 4.9 SchauspielerInnen haben viele Rollen „drauf". Sie können sowohl eine zärtliche Liebhaberin als auch eine Tyrannin spielen. Auch im richtigen Leben muss ein Mensch oft verschiedene Rollen „spielen", z. B. die fürsorgliche Mutter und die energische Geschäftsfrau. [J787]

Rollenübernahme

Der Mensch kann nur durch die Übernahme verschiedener Rollen am gesellschaftlichen Leben teilhaben. Das **Rollenmuster** einer übernommenen Rolle muss erlernt werden: Was soll ich machen? Was soll ich sagen? Was wird von mir erwartet?

Dieser Lernprozess wird als **Rollenübernahme** (*role taking*) bezeichnet. In der Familie, in der Schule, unter Gleichaltrigen oder in der Berufsausbildung erwirbt das Individuum entsprechende Muster für die Rollen: Tochter oder Sohn, Schülerin oder Schüler (Sozialisation, ➢ 4.2.1). Ist ein Verhalten typisch für ein Lebensalter, ein Geschlecht, einen Beruf oder eine gesellschaftliche Lebenslage, wird es als *rollenspezifisch* bezeichnet.

Bestimmte Rollen werden *nacheinander* übernommen. Eine alte Rolle wird durch eine neue abgelöst:

- Rolle des Kindes
- Rolle des Jugendlichen
- Rolle des Erwachsenen
- Rolle des alten Menschen

Die Rollenübernahme in der Lebensgeschichte eines Menschen mit den aufeinander folgenden Abschnitten (*Sequenzen*) wird **Altersrollensequenz** genannt. Eine chronologische Folge ist *zwingend*. Sie kann nicht umgekehrt oder vermischt werden.

Die **Rangrollensequenz** verbindet eine Folge einzelner Abschnitte z. B. mit der Berufsbiografie (➢ 4.2.6):

- PflegeschülerIn oder Auszubildende
- Examinierte Pflegefachperson
- StationsleiterIn
- PflegedienstleiterIn
- EinrichtungsleiterIn

Die beiden ersten Abschnitte folgen – das bestandene Examen vorausgesetzt – zwingend aufeinander. Die anderen benennen Stufen der Rollenübernahme auf einer Karriereleiter. Es können auch Stufen übersprungen werden.

Einige Rollen werden *gleichzeitig* übernommen. Die Anzahl der Rollen, die ein Mensch übernimmt, wächst im Laufe seines Lebens:

- Geschlechtsrolle: Mädchen, Junge, Frau, Mann
- Sozialisierungsrolle: Kind, Jugendlicher, Erwachsener
- Beziehungsrolle: Ehefrau, NachbarIn
- Berufsrolle: Pflegefachperson, SoziologIn
- Bewältigungsrolle: ExamenskandidatIn, PatientIn
- Spielrolle: HandballspielerIn, SkatspielerIn
- Kulturrolle: Deutscher, KatholikIn

Einige dieser Rollen werden wiederum *zwingend* übernommen (z. B. Deutscher durch Geburt), andere *freiwillig* (z. B. Pflegefachperson durch eine Ausbildung). Durch die vielen Rollen, die ein Mensch auf sich vereinigt, wird er zum **Rollenträger.**

Rollenverlust

Ein **Rollenverlust** kann unterschiedliche Ursachen haben. Er kann zwingend sein, z. B. in der Altersrollensequenz durch den Wechsel vom Jugendlichen zum Erwachsenen. Er kann aber auch erzwungen werden. Ein berufstätiger Mensch wird entlassen (*passiver Rollenverlust*), oder er geht freiwillig (*aktiver Rollenverlust*).

Eine RollenträgerIn kann so viele Rollen auf sich gezogen haben, dass sie den Rollenverpflichtungen nicht mehr angemessen nachkommen kann (*Rollenüberlastung*). Die Folgen sind Stress und Handlungsunfähigkeit. Eine berufstätige Mutter entscheidet sich dann vielleicht, ihre Berufsrolle aufzugeben oder für einige Zeit ruhen zu lassen.

Bei der *Rollentrennung* ruhen ebenfalls für eine festgelegte Zeit bestimmte Verpflichtungen. Die RollenträgerInnen in einer Familie vereinbaren z. B., dass in der Zeit, in der sich die Frau auf das Examen vorbereitet, der Mann den Haushalt und die Betreuung der Kinder übernimmt.

Auch im Fall einer Krankheit oder Behinderung kann ein Mensch seinen Rollenverpflichtungen nicht in vollem Umfang nachkommen. Dies kann für eine bestimmte Zeit, auf Dauer oder durch eine räumliche Distanz gelten, z. B. bei einem Aufenthalt in einem Krankenhaus bzw. Altenpflegeeinrichtung.

Mit dem Ausscheiden aus dem Erwerbsleben, dem Wegzug aus einem vertrauten Wohnumfeld oder durch den Tod von LebenspartnerInnen und FreundInnen müssen sich besonders ältere Menschen mit Rollenverlusten auseinandersetzen.

Rollenerwartungen

Durch die Rollenübernahme werden Rollenmuster erlernt. Sie legen wie in einem Drehbuch bei SchauspielerInnen fest, wie ein Mensch eine Rolle zu spielen hat (*Rollenskript*). Damit werden **Erwartungen** an die Rolle gerichtet.

Diese Erwartungen lassen sich unterscheiden in

- **Muss-Erwartung,** z. B. muss eine Pflegefachperson sicher und kompetent pflegen können
- **Soll-Erwartung,** z. B. soll eine Pflegefachperson an Fortbildungsveranstaltungen teilnehmen
- **Kann-Erwartung,** z. B. kann eine Pflegefachperson an der betrieblichen Weihnachtsfeier teilnehmen.

Der Grad der Erwartungen bestimmt die *Verbindlichkeit.* So sind Muss-Erwartungen oft rechtlich festgelegt (z. B. in Gesetzen und Verordnungen). Kann-Erwartungen lassen eine freie Entscheidung zu.

Die Summe aller Erwartungen, die an einen Menschen mit seinen verschiedenen Rollen herangetragen wird, bestimmt sein soziales Handeln. Als Rollenträger kann er mit anderen Menschen *Rollenbeziehungen* aufnehmen.

Rollensatz

DEFINITION

Rollensatz: Gesamtheit der Rollen, der dazugehörenden Erwartungen und der Rollenbeziehungen einer Person.

Der **Rollensatz** in ➢ Abb. 4.10 stellt die Person Frau Nolte in den Mittelpunkt. Sie vereint als Rollenträgerin viele Rollen auf sich. Sie ist u. a.

- Tochter ihrer Eltern
- Schwester ihrer Geschwister

- Ehefrau ihres Ehemannes
- Mutter ihrer Kinder
- Altenpflegerin in einer Altenpflegeeinrichtung
- Mitglied in einem Sportverein
- Kundin in einem Supermarkt.

An jede dieser Rollen sind viele Erwartungen geknüpft (E_1 bis E_n). Sie legen fest, wie Frau Nolte handeln soll. Die Rollen stehen untereinander und mit anderen RollenträgerInnen in Beziehung und beeinflussen sich gegenseitig (Interaktion, ➢ 2.6).

Bei einem **Rollentransfer** werden Handlungserwartungen innerhalb eines Rollensatzes von einer Rolle auf eine andere übertragen. So wird z. B. von einer Pflegefachperson erwartet, dass sie sich privat um eine kranke Nachbarin kümmert.

4

Rollenbild

Jeder Mensch hat Vorstellungen von einer Rolle, also ein **Rollenbild.** Die Rollenbilder werden im Sozialisationsprozess durch die Familie, die Schule oder die Medien vermittelt. Rollenbilder

- dienen der Orientierung,
- legen fest, welche *Rollenattribute* zu einer Rolle gehören,
- beschreiben rollentypisches Verhalten, die Rollenstereotype.

> Zum Rollenbild einer Pflegefachperson gehören als
> - Rollenattribute, z. B. Berufskleidung, Pulsuhr
> - Rollenstereotype, z. B. hilfsbereit, belastbar, geduldig sein, zuhören können.

Die Erwartungen, die von anderen Menschen auf eine Rolle gerichtet sind, werden als **Rollenfremdbild** (➢ 4.8.1) bezeichnet. Es

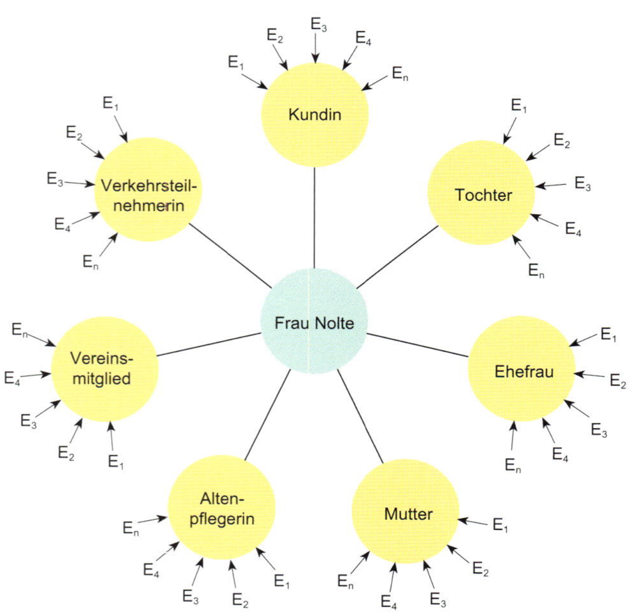

Abb. 4.10 Rollensatz von Frau Nolte. [L119]

beschreibt, wie andere Menschen sich das Rollenbild vorstellen. So soll eine Pflegefachperson in einer Altenpflegeeinrichtung hilfsbereit und belastbar sein. Sie soll zuhören können und geduldig sein. Für neue Pflegebedürftige oder BesucherInnen ist sie an ihren Rollenattributen als Pflegefachperson zu erkennen.

Dagegen beschreibt das **Rollenselbstbild** die Vorstellungen eines Menschen über die Ausgestaltung seiner eigenen Rollen. Freiräume ermöglichen einen kreativen Umgang mit Rollen. Jeder Mensch, auch eine Pflegefachperson, kann sich von Rollenverpflichtungen lösen. Sie entspricht dann vielleicht nicht den Erwartungen der Pflegebedürftigen und ihrer KollegInnen, ist nicht immer und gegenüber allen gleich hilfsbereit und geduldig. Damit weist sie Erwartungen an ihre Berufsrolle zurück oder distanziert sich sogar von ihnen (*Rollendistanz*).

Die meisten Menschen sind bestrebt, Rollenfremdbild und Rollenselbstbild in Übereinstimmung zu bringen. Wenn dies nicht gelingt oder Rollen nicht miteinander vereinbar sind, kommt es zu **Rollenkonflikten** (➢ 4.9.3).

FALLBEISPIEL

> Herr Baumgarten ist 85 Jahre alt und lebt seit drei Jahren in einer Altenpflegeeinrichtung. Seine Frau ist vor vier Jahren gestorben. Seit einigen Wochen ist er immer öfter mit einer Mitbewohnerin gesehen worden. Sie gehen gemeinsam spazieren, sitzen zusammen, reden und wirken wie ein verliebtes Paar. Die Kinder von Herrn Baumgarten sind nicht glücklich über diese enge Beziehung. Sie erwarten, dass ihr Vater der verstorbenen Mutter treu bleibt.

Herr Baumgarten übernimmt eine neue Beziehungsrolle. Die Kinder sehen ihren Vater aber immer noch in der alten Rolle als Ehemann ihrer Mutter und als trauernden Witwer. Sie missbilligen das Verhalten ihres Vaters und die neue Beziehung. Das Verhältnis zwischen Vater und Kindern ist durch diesen Rollenkonflikt belastet. Herr Baumgarten lehnt einige Erwartungen seiner Kinder ab. Er möchte Abstand von seiner alten Rolle gewinnen und offen sein für eine neue, aktive Beziehung.

Rollenwandel

Rollenbilder unterliegen gesellschaftlichen Veränderungen. So hat sich z. B. das Bild des alten Menschen im Laufe der Jahrzehnte verändert (➢ Abb. 4.11). Der Prozess, in dem sich ein Rollenbild verändert, wird **Rollenwandel** (➢ 4.8.1) genannt.

Manche Rollenträger setzen sich immer neu mit ihren Rollen auseinander. Die aktive Gestaltung ihres Rollensatzes ist Teil ihres Selbstverständnisses und ihrer Identität (➢ 4.2.7). Oft wird diese *Dynamik* auch durch gesellschaftliche Veränderungen beeinflusst.

> In den vergangenen Jahren hat sich besonders bei den Pflegefachpersonen ein Rollenwandel vollzogen. Früher bekamen sie nur die passive Rolle eines medizinischen Assistenzberufs zugewiesen. Inzwischen hat sich ihr Berufsbild zu einer aktiven, eigenverantwortlichen Profession gewandelt.

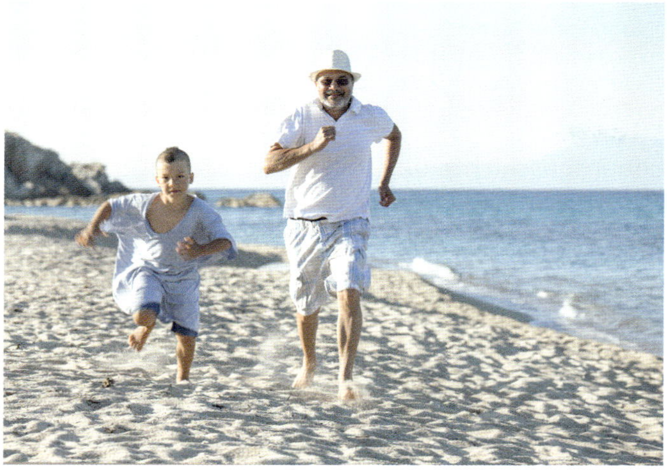

Abb. 4.11 Großvater und Enkel in der Gegenwart. [J787]

Position

DEFINITION

Position: Platz in einem sozialen System (z. B. Familie, Altenpflegeeinrichtung), der im Schnittpunkt verschiedener Beziehungen liegt.

Die Menschen vergleichen **Positionen** im Sinne von höher und tiefer oder Unter- und Überordnung. Die räumliche Vorstellung erleichtert den Menschen die Orientierung.

Sie können sich besser vorstellen, ob jemand wie auf einer Leiter oben, unten oder in der Mitte einer Hierarchie seinen Platz hat (Stellenplan in einer Organisation, ➢ 4.4.3) oder wie nah bzw. fern die einzelnen Positionen zueinander in einem Beziehungsnetzwerk angeordnet sind (Soziogramm, ➢ 4.4.3).

Um eine Position einnehmen zu können, muss die Person bestimmte *Voraussetzungen* erfüllen, z. B. eine Weiterbildung zur Stationsleitung erfolgreich absolviert haben. Sie bekommt dann *Aufgaben* übertragen und wird mit *Befugnissen* (Macht) ausgestattet.

FALLBEISPIEL

In einer Tageszeitung ist folgende Stellenanzeige abgedruckt:
In der Altenpflegeeinrichtung Meeresblick ist die Position einer **Wohnbereichsleitung** zum 1.10. neu zu besetzen.
Wir erwarten eine engagierte, qualifizierte Pflegefachperson mit
- Weiterbildung zur Stationsleitung
- Erfahrung in der Führung von MitarbeiterInnen
- Bereitschaft zur Zusammenarbeit
- Organisationsgeschick und Kreativität.

Wir bieten:
- Einen gut ausgestatteten Wohnbereich
- Ein motiviertes, leistungsfähiges Team
- Fortbildungen
- Leistungsbezogene Vergütung
- Dienstwohnung auf Wunsch.

Diese Positionsbeschreibung drückt die Erwartungen an die Position der Wohnbereichsleitung aus. Sie nennt die Voraussetzung, um die Position einnehmen zu können, und sie führt die Ausstattung auf, die der PositionsinhaberIn zur Verfügung steht.

Im Laufe eines Berufslebens kann ein Mensch verschiedene Positionen einnehmen, z. B. Wohnbereichsleitung, Abteilungsleitung, Pflegedienstleitung. Der Positionswechsel wird als **Karriere** bezeichnet.

Status

DEFINITION

Status: Maß der Wertschätzung, das einem Menschen in einer bestimmten Position im Verhältnis zu anderen entgegengebracht wird.
Prestige: Soziales Ansehen.

Die Menschen bringen verschiedenen Positionen mehr oder weniger Wertschätzung entgegen:
- Der **zugeschriebene Status** ergibt sich durch Zuweisung, unabhängig von den Fähigkeiten, Fertigkeiten und Kenntnissen eines Menschen, z. B. Mitglied einer vermögenden oder adligen Familie.
- Der **erworbene Status** wird durch Anstrengung oder im Wettbewerb mit anderen Menschen erreicht, z. B. mit einem Berufsabschluss.

Mit dem Status sind Ansehen, Rechte und Pflichten verbunden, die der StatusinhaberIn formell (z. B. durch Gesetz) oder informell (z. B. durch Brauch) zugestanden werden. So wird z. B. in der Dienstbesprechung einer Altenpflegeeinrichtung immer ein Stuhl für die Leiterin freigehalten.

Statussymbole

Ein Status wird durch äußerlich erkennbare Zeichen, die **Statussymbole,** angezeigt. Je mehr Statussymbole eine Person auf sich vereinigen kann, desto höher ist die Wertschätzung. Beispiele für Statussymbole sind Haus, Auto, Schmuck oder Berufskleidung, Titel, Stethoskop, Pieper, reservierter Parkplatz vor der Einrichtung.

Status einer Pflegefachperson

Der **Status einer** Pflegefachperson ergibt sich aus einer abgeschlossenen Berufsausbildung und anschließender Fort- und Weiterbildung oder einem Pflegestudium. Mit zunehmender Qualifikation erhöhen sich die Chancen sozialer *Mobilität* (➢ 4.6.4). Die Wertschätzung steigt.

Durch unterschiedlich hoch bewertete Qualifikationen entstehen *Statushierarchien.* Immer noch wird der Status von AltenpflegerInnen im Vergleich zu anderen Pflegefachpersonen niedriger bewertet. Viele Leitungspositionen werden mit KrankenpflegerInnen besetzt. Sie werden durch ihre stärker medizinisch-pflegerisch orientierte Ausbildung von vielen Einrichtungsträgern als qualifizierter und kompetenter für Leitungsaufgaben angesehen, während die sozial-pflegerisch orientierte Ausbildung der AltenpflegerInnen den Einrichtungsträgern eher „für den Dienst am alten Menschen" geeignet scheint.

Die geringe Wertschätzung des Altenpflegeberufs ist oft Zeichen mangelnder Information. Ein Blick auf den Stundenumfang und die

Inhalte der Pflegeausbildungen (➤ 1.2.3) zeigt, dass das Niveau der Gesundheits- und Krankenpflege und der Altenpflege angeglichen worden ist.

FALLBEISPIEL

In einer Altenpflegeeinrichtung arbeiten:

- eine Einrichtungsleiterin mit einer dafür geforderten Qualifikation (➤ 6.7)
- eine Pflegedienstleiterin, die nach der Pflegeausbildung eine Weiterbildung für diese Position absolviert hat
- drei WohnbereichsleiterInnen mit Pflegeexamen, eine davon mit einer Weiterbildung zur Leiterin eines Wohnbereichs
- fünf examinierte AltenpflegerInnen
- neun AltenpflegehelferInnen
- drei Hilfskräfte
- ein Hausmeister
- eine Köchin
- drei Küchenhilfen
- eine Sekretärin

4

Mit den Statusunterschieden (*Statusdifferenzen*) sind **soziale Ungleichheiten** verbunden (➤ 4.6.3).

Ein niedriger Status drückt sich, nicht nur in der Pflege, durch niedriges Einkommen, geringe Aufstiegschancen und mangelnde soziale Absicherung aus.

Statusverlust

Der **Statusverlust,** z. B. durch Austritt aus dem Berufsleben nach Erreichen der Altersgrenze, wird von den Betroffenen als Benachteiligung empfunden und hat psychosoziale Auswirkungen (Pensionsschock, ➤ 4.7.6). Die Wertschätzung nimmt ab, das Prestige geht verloren. Die Anforderungen durch neue Erwartungen lösen *Statusangst* aus.

Die Übergänge beim Auf- oder Absteigen in gesellschaftlichen Hierarchien werden **Statuspassagen** genannt. In diesen Passagen sind Menschen besonders empfindlich und krisenanfällig (Identitätsstörungen, ➤ 4.2.7) und suchen nach Orientierung in einer Bezugsgruppe (➤ 4.3.2) [5] [6] [7].

Neue Pflegebedürftige oder MitarbeiterInnen brauchen einige Zeit, bis sie ihren Platz in der Gruppe oder der Einrichtung gefunden haben. Solche Übergangsphasen werden häufig von Statusängsten begleitet, in denen die Betroffenen besonders empfindlich sind. Mitgebrachte Gegenstände, z. B. Möbel der Pflegebedürftigen, und vertraute Verhaltensmuster helfen, diese Phase zu überwinden. Auch ein einfühlendes und wertschätzendes Verhalten von anderen tut „den Neuen" gut.

4.2.6 Biografie und Lebenslauf

DEFINITION

Biografie: Mündliche oder schriftliche Beschreibung der Lebensgeschichte eines Menschen.

Biografischer Fragebogen: Instrument zur Aufnahme und Erfassung biografischer Daten wie subjektive und objektive Informationen, Einschätzungen zu Kenntnissen, Fähigkeiten und Fertigkeiten, Ausbildung, Beziehungen.

Biografische Methode: Nutzung der biografischen Daten in der pflegerischen und therapeutischen Arbeit, um Ressourcen, Kompetenzen und Defizite zu erkennen und zu berücksichtigen.

Lebensgeschichte darstellen

Jeder Mensch hat seine individuelle **Lebensgeschichte.** Sie beschreibt, wie er sich entwickelt hat (Sozialisation, ➤ 4.2.1), welche sozialen Rollen (➤ 4.2.5) er übernommen hat und in welchen Beziehungen er aktuell lebt.

Oft werden die Daten in einem Einzelgespräch mit Hilfe eines biografischen Fragebogens aufgenommen. Oder eine Person erzählt im Rahmen eines Gruppengesprächs aus ihrem bisherigen Leben (*narrative Methode*). So berichtet z. B. eine 83-jährige Frau im Erzählcafé der Volkshochschule über ihre Kindheit in einer hessischen Kleinstadt. Auch in einem *Lebenslauf* als Teil der Bewerbung einer MitarbeiterIn oder in einer Anamnese (griech.: *Krankheitsgeschichte*) einer Pflegebedürftigen werden biografische Informationen gegeben.

Eine Biografie lässt sich in Jahren (*chronologisch*) als **biografische Linie** darstellen (➤ Abb. 4.12). Auf dieser Linie können positive und negative Lebensereignisse eingetragen werden: der erste Zahn, die Einschulung, der Tod eines Familienmitglieds, ein Umzug, schwerwiegende Verletzungen und Krankheiten.

Oft reicht eine biografische Linie nicht aus, alle Lebensereignisse aufzunehmen. Es gibt die Möglichkeit, unterschiedliche biografische Linien anzulegen, z. B. für die

- Beziehungsbiografie
- Bildungsbiografie
- Berufsbiografie
- Wohnbiografie
- Krankheitsbiografie
- Schmerzbiografie.

In einer **Schmerzbiografie** lässt sich zeigen, welche Schmerzen wann und wie aufgetreten sind (z. B. akuter oder chronischer Schmerz). Im Gespräch erfährt die Pflegefachperson, wie und von wem die Person gelernt hat (Sozialisation, ➤ 4.2.1), mit Schmerzen umzugehen (z. B. Wenn ich als Kind mit blutenden Knien heim kam, sagte mein Vater: „Ein Indianer kennt keinen Schmerz!").

Werden die verschiedenen Linien übereinander gelegt oder verglichen, zeigen sich oft Zusammenhänge.

FALLBEISPIEL

Ein Pflegebedürftiger erzählt in einem Einzelgespräch einer Pflegefachperson: „Als Kind auf dem Lande bin ich vom Heuwagen gefallen und habe mir mehrere Knochenbrüche zugezogen. Die kaputten Knochen sind nicht wieder richtig zusammengewachsen. Das hat mein ganzes Leben verändert. Welche Frau will schon einen Mann oder welcher Chef einen Arbeiter, der ein Krüppel ist. Ich hab' mich als Tagelöhner über Wasser gehalten. Die Frauen haben mich nur ausgelacht."

Dieses Beispiel zeigt die Wirkungen, die solch ein Ereignis auf die Beziehungs- und Berufsbiografie hat. Der Sturz vom Heuwagen verursachte einen **Bruch** in der biografischen Linie, der dem Leben dieses Mannes eine andere Richtung gegeben hat.

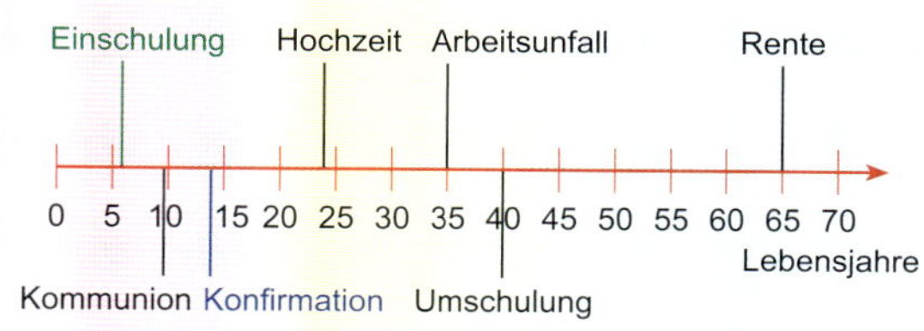

Abb. 4.12 Auf einer biografischen Linie lassen sich verschiedene Lebensereignisse eintragen. [A400]

Lebensplan

Alle biografischen Linien zusammen zeigen Muster des Lebenslaufs. Sie präsentieren die Identität eines Menschen: „Wer bin ich? Wo komme ich her? Wo stehe ich?"

Die Frage „Wo gehe ich hin?" thematisiert den **Lebensplan** (*Lebensentwurf*). Jeder Mensch hat Vorstellungen oder Visionen davon, wie sein Leben oder das Leben seiner Kinder verlaufen soll. Sie werden im Blick nach vorn formuliert (*prospektiv*): „Wenn ich einmal groß bin …", „Wenn ich einmal reich bin …", „Meine Kinder sollen es einmal besser haben." Oft stimmen Lebensplan und tatsächlicher Lebensverlauf nicht überein.

FALLBEISPIEL

Frau Schmidt erzählt im Altentreff der Kirchengemeinde, dass sie als junges Mädchen gut Klavier spielen konnte. Seit dem 6. Lebensjahr bekam sie Klavierunterricht. Sie hatte kleine Auftritte im Rahmen der Familie und bei Gesellschaften. Mit 16 Jahren träumte sie von einer Karriere als Pianistin. Mit 17 bekam sie ihr erstes Kind. Seitdem habe sie nur noch manchmal kleine Liedchen gespielt.

Besonders in weiblichen Lebenszusammenhängen zeigen sich Diskrepanzen zwischen Lebensplan und Lebensverlauf. Der Anspruch auf ein eigenes Leben wird dem Dasein für andere geopfert. Familie und Beruf, Arbeit und Freizeit sowie Einkommen und Lebensstil miteinander in Einklang zu bringen, schafft Probleme.

Auch die Erwartungen auf ein langes gemeinsames Leben bei Paaren, auf Versorgung im Alter durch die Kinder, auf einen unbeschwerten Lebensabend werden häufig enttäuscht.

Biografie und Zeitgeschichte

Über der individuellen Lebensgeschichte in Jahren steht die **Zeitgeschichte** als **kalendarische Linie.** Auf ihr sind wichtige historische Ereignisse markiert. Sie beeinflussen die Entwicklung der Menschen positiv oder negativ. So prägt das geistige und politische Klima eines Zeitabschnitts, einer Epoche, den Menschen. Die Identitätsbildung (➤ 4.2.7) und der Sozialisationsprozess (➤ 4.2.1) sind abhängig vom **Zeitgeist,** dem Denken und Fühlen der Menschen einer Epoche. Die Moden, Frisuren, Musikrichtungen, Benimmregeln und Redewendungen spiegeln den Zeitgeist.

Die kalendarische Linie liegt parallel zur individuellen biografischen Linie. So zeigt sich für das Individuum seine **Geschichte in der Geschichte.**

Dies können bei *Kriegskindern* die erlebten Bombardierungen, die ständige Suche nach Nahrung oder der Verlust von Angehörigen sein. Ältere Menschen, die in der DDR aufgewachsen sind, können sich daran erinnern, wo sie waren und was sie taten, als es zum Volksaufstand am 17. Juni 1953 kam und sowjetische Soldaten gegen Streikende und Demonstranten eingesetzt wurden.

Unverarbeitete Erfahrungen wirken bei vielen lange nach und können zu Störungen (z. B. Schlafstörungen, Identitätsstörungen, ➤ 4.2.7) und psychosomatischen Erkrankungen führen. Positive Erfahrungen wie das Miterleben der Olympischen Spiele 1936 in Berlin oder den Besuch des Bundeskanzlers Willy Brandt am 19. März 1970 in Erfurt bleiben nachhaltig im Gedächtnis und markieren den eigenen Platz in der Geschichte [8] [9].

SURFTIPP

Über unverarbeitete Erfahrungen aus der Zeit des Dritten Reiches und des II. Weltkriegs sowie Angebote zum Erfahrungsaustausch und Adressen für professionelle Hilfe: www.kriegskind.de

Lebensgeschichte rekonstruieren und konstruieren

Lebensgeschichten können aus der Erinnerung rekonstruiert werden. Dabei fällt auf, dass viele Menschen Ereignisse und Zeitdaten falsch oder anders zuordnen. Sie haben rückwirkend (*retrospektiv*) gewichtet. Einiges wird als bedeutend erinnert und erhält sehr viel Platz in der Biografie. Anderes bleibt nur bruchstückhaft erinnerlich und verschwindet aus dem Gedächtnis (➤ 2.4.2).

Die **Rekonstruktion** von Lebensgeschichte durch Erinnerung wird mit zunehmendem Alter komplizierter. Bereits ein sechsjähriges Kind hat so viele Lebenserfahrungen gemacht, dass es Mühe hat, die wichtigsten Ereignisse anzugeben. Wie viel schwieriger ist es z. B. für eine achtzigjährige Frau. Sie nimmt aus ihrer aktuellen biografischen Situation eine subjektive Interpretation ihres Lebenslaufs vor.

Jeder Mensch ist der Mittelpunkt seiner eigenen Welt.

Die **Konstruktion** von Lebensgeschichte ist ein allgemein menschlicher, psychosozialer Verarbeitungsvorgang. Er kann bewusst oder unbewusst erfolgen. Wird die subjektive Lebenslaufkonstruktion mit objektiven Daten der Zeitgeschichte oder aus Dokumenten und Urkunden verglichen, ergeben sich häufig Widersprüche.

Für die berichtende Person hat die Konstruktion ihre lebensgeschichtliche Bedeutung. In der Interaktion muss darauf akzeptierend eingegangen werden. Die Gesprächspartner, z. B. die Pflegefachperson, können für sich überlegen, welche Bedeutung die gewählte Konstruktion haben könnte.

So kann z. B. ein alter Mann von seinem rauschenden Hochzeitsfest nach dem 2. Weltkrieg berichten. Ein Blick in die Pflegedokumentation zeigt dagegen, dass er seine zweite Frau durch Ferntrauung als

Verwundeter in einem Lazarett geheiratet hat. In der Erzählung über das große Fest wird der Wunsch des Bewohners nach sozialer Anerkennung (*Prestige*) und Wertschätzung als Mann (*Geschlechtsrolle*) deutlich.

Gerade in der Altenpflege wird zunehmend mit der **biografischen Methode** gearbeitet. Durch das Erzählen, durch das Betrachten von Fotografien oder durch das Aufsuchen von lebensgeschichtlich bedeutsamen Orten öffnen sich für die Pflegefachpersonen und anderen Pflegebedürftigen neue Zugänge zu einem alten Menschen und seiner Lebensgeschichte. Pflegefachpersonen können die biografischen Daten eines alten Menschen nutzen, um dessen Ressourcen, Kompetenzen und Defizite in ihrer Arbeit zu berücksichtigen. Dadurch ergeben sich individuelle Möglichkeiten der Betreuung und Pflege.

Gemeinsame Lebenserfahrung alter Menschen

In den 1980er Jahren wurde in der Soziologie der **Generationen-** oder **Kohortenansatz** weiterentwickelt, der von dem österreichischen Soziologen *Karl Mannheim* (1893–1947) bereits in den 20er Jahren erarbeitet worden ist.

DEFINITION

Generation (lat. generato = *Zeugung, Gezeugte, Nachkommenschaft*): Anzahl der Alters- oder Zeitgenossen, z. B. Kriegsgeneration, 68er, Generation Golf.

Kohorte: Anzahl von Menschen, die eine gemeinsame Zeitspanne durchlebt und zur gleichen Zeit von gleichen Ereignissen betroffen worden ist, z. B.

- Geburtsjahr, Schullaufbahnen, Berufsausbildung
- Technische Neuerungen, Wirtschaftskrise
- Arbeitslosigkeit, Krieg, Vertreibung.

Die Mitglieder jedes Jahrgangs treten an einem einmaligen, nicht wiederkehrenden Zeitpunkt in die Geschichte ein. So werden sie durch dieselben Einflüsse geprägt (kulturelle Identität, ➢ 4.2.7). Beispielsweise unterscheidet sich die Generation, die 1950 geboren wurde, von allen anderen Generationen. Typische Gemeinsamkeiten dieses Jahrgangs oder dieser *Epoche* sind

- Zeitgeistbegriffe, z. B. Wiederaufbau, Wirtschaftswunder, Kalter Krieg
- Schlagertexte, z. B. „Oh mein Papa", „Nimm mich mit Kapitän auf die Reise"
- Modetrends, z. B. Dirdl-Rock, Strickpullover
- Tänze, z. B. Rock'n Roll, Twist.

Das Wissen, das eine Generation durch ihren geschichtlichen Hintergrund hat (*Kohortenwissen*), ist ein Informationspool einer Zeitepoche, der erhalten bleiben und weitergegeben werden sollte, weil es mit dem Tod der *Zeitzeugen* verloren geht (kultureller Wandel, ➢ 4.6.5). Viele geragogische Angebote basieren auf der gemeinsamen Lebenserfahrung alter Menschen (➢ 3.3.2). In der **Generationenarbeit** tauschen Mitglieder verschiedener Generationen ihre Perspektiven aus. So kochen in einem Projekt Auszubildende mit Senioren ihre jeweiligen Lieblingsgerichte oder erarbeiten in einer intergenerativen Theatergruppe eine Aufführung. Auf diese Weise lernen sich die Beteiligten besser kennen und können die Blickwinkel der anderen Altersgruppe neu wahrnehmen.

In der Altenpflege wird das Kohortenwissen genutzt, um den Zugang zu alten Menschen zu erleichtern, auch wenn ihre Biografie nicht oder nur lückenhaft bekannt ist, z. B. bei Dementen.

Lebensphasen und Rituale

Die Lebensgeschichte wird in **Lebensphasen** (*Lebenszyklen*) eingeteilt. In jeder Lebensphase werden die Erfahrungen und Erlebnisse eines Menschen im gesellschaftlichen Zusammenhang prozesshaft verarbeitet (Sozialisation, ➢ 4.2.1). Der Wechsel von einer Phase in die nächste wird als **Passage** oder **Transition** bezeichnet (➢ Abb. 4.13). In dieser Zeit ist ein Mensch z. B. nicht mehr Kind und noch nicht jugendlich, nicht mehr berufstätig und noch nicht alt (*Nicht-mehr-noch-nicht-Paradox)*.

Diese Übergänge bringen körperliche, psychische und soziale Umstellungen mit sich (z. B. Wechseljahre). Es sind sensible Zeiten,

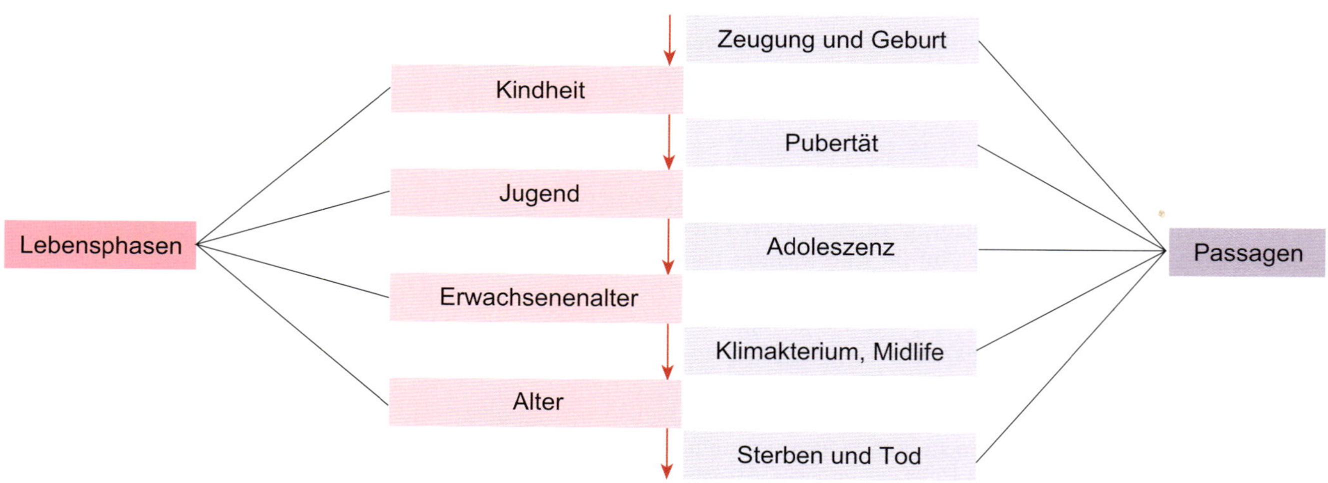

Abb. 4.13 Passagen im Leben eines Menschen sind die Zeiten, in denen er von einer Lebensphase in die nächste wechselt. [A400]

da die Entwicklung des Körpers, das Herausbilden einer neuen Identität (➤ 4.2.3), der Abschied von Vertrautem und die Orientierung in fremden Lebenswelten psychosozialen Stress auslösen. Wie bei der Häutung in der Tierwelt sind Menschen in Passage-Zeiten ungeschützt und empfindlich, sie haben Ängste und Anpassungsschwierigkeiten.

Hilfen in Passagezeiten

Zu den Hilfen, die in **Passagezeiten** Sicherheit und Halt geben und so dazu beitragen, dass Passagezeiten leichter überwunden werden, gehören

- **Rituale:** Geordnet ablaufende Handlungen helfen, eine Situation symbolisch zu verarbeiten
- **Übergangsobjekte:** Vertraute Gegenstände, z. B. eine Puppe, ein Foto, ein Stuhl oder ein Kleidungsstück, die der vorherigen Lebensphase angehören
- **Vertraute Personen:** Menschen, die jemandem während der Passagezeit zur Seite stehen.

FALLBEISPIEL

Die allein lebende Frau Müller entscheidet sich, aus ihrer Wohnung in eine Altenpflegeeinrichtung zu ziehen. Schweren Herzens sagt sie: „Wenn ich erst einmal im Pflegeheim wohne, bin ich alt." Die Einrichtung hat sie sich selbst ausgesucht und schon einmal für ein Wochenende zur Probe gewohnt. Sie kann einige Möbelstücke mitnehmen (*Übergangsobjekte*). Vor dem Umzug feiert sie in ihrer alten Wohnung mit Verwandten, Freunden und Nachbarn ein kleines Abschiedsfest (*Ritual*). Am Tag ihres Einzuges wird sie von einer Verwandten begleitet (*vertraute Person*). Die Aufnahme in die Altenpflegeeinrichtung wurde als Begrüßung durch die Leitung mit einem Blumenstrauß vorbereitet. Frau Müller empfindet dieses kleine Ritual der Einrichtung als herzlich.

4.2.7 Identität

DEFINITION

Identität: Ich-Sein eines Menschen, das durch seine Eigenschaften und Handlungsmuster geprägt ist (Ich-Identität, ➤ 2.2.3).

Jeder Mensch ist ein einmaliges, individuelles Subjekt mit Eigenschaften, Fähigkeiten, Fertigkeiten und Kenntnissen. Er entwickelt durch die Mitgliedschaften in Gruppen und die Übernahme sozialer Rollen eine subjektive **Identität,** die durch die gesellschaftliche Anerkennung seiner Mitgliedschaften und Rollen bestätigt wird. So weiß eine Frau, die ihre Ausbildung als Altenpflegerin erfolgreich abgeschlossen hat: „Ich bin eine examinierte Altenpflegerin."

Im Laufe seines Lebens macht ein Mensch immer wieder die Erfahrung, eine gleich bleibende Einheit zu sein, obwohl er sich entwickelt und verändert. Neue Fähigkeiten, Fertigkeiten und Kenntnisse werden in das Selbstbild (➤ 4.8.1) integriert.

Ein Mann, der Herrn K. lange nicht gesehen hatte, begrüßte ihn mit den Worten: „Sie haben sich gar nicht verändert." „Oh!", sagte Herr K. und erbleichte.
Bertolt Brecht (1898–1956): Geschichten von Herrn Keuner (1949)

Gelingt die **Selbstfindung,** also die Entwicklung einer Ich-Identität, nicht (z. B. in der Pubertät ➤ 2.3.3, ➤ 2.3.4) oder ergeben sich aus der Übernahme gesellschaftlich nicht anerkannter Rollen (z. B. Abhängigkeitskranke, ➤ 4.9.3) Krisen und Konflikte, kann es zu Identitätsstörungen bis hin zum Identitätsverlust kommen („Wer bin ich eigentlich?"). In den letzten Jahren wurde vermehrt über das Krankheitsbild einer multiplen Persönlichkeitsstörung berichtet („Wer bin ich und wenn ja, wie viele?"). In der Psyche eines Menschen übernehmen Teilpersönlichkeiten jeweils die Kontrolle über das Fühlen, Denken und Handeln (➤ 2.2.1).

Die subjektive Identität setzt sich aus der persönlichen, sozialen und kulturellen Identität des Einzelnen zusammen.

Persönliche Identität

DEFINITION

Persönliche Identität: Individuelle Eigenschaften und unverwechselbare Handlungsmuster eines Menschen, die er in Wechselwirkung mit seiner Umwelt erwirbt (Sozialisation, ➤ 4.2.1).

Zur **persönlichen Identität** (➤ 2.2.1) gehören z. B.

- Geschlechtsidentität: sich als Mann, Frau oder divers fühlen und verhalten (➤ 4.7.2)
- Altersidentität: sich jung oder alt fühlen
- Körperidentität: sich schön oder hässlich fühlen

Jeder Mensch hat ein Bild von sich selbst (Selbstbild, ➤ 4.8.1). Er macht sich Gedanken, wie er sein möchte. So findet z. B. ein Mann seinen Bürstenhaarschnitt „schick und männlich", lange Haare dagegen hält er für „ungepflegt und weibisch".

Aus seinem Selbstbild heraus entwickelt ein Mensch sein **Identitätskonzept:** „Das bin ich. Das gehört zu mir." Er stellt sich für andere so dar, wie er sich selbst erlebt oder von anderen gesehen werden will. Möchte z. B. der Mann mit dem Bürstenhaarschnitt seine Männlichkeit noch deutlicher betonen, benutzt er weitere identitätsstiftende Symbole und integriert sie in sein Identitätskonzept, z. B. eine Zigarre, Lederhosen oder Tätowierungen.

FALLBEISPIEL

In einem Gesprächskreis zum Thema „Wie bin ich Frau geworden?" erzählt Frau Schulze, welche Erfahrungen sie als Mädchen und junge Frau in den 1940er Jahren in einer Kleinstadt im Münsterland gemacht hat.
Als Mädchen sei sie sehr dick gewesen und deshalb vor allem von den Jungs geneckt worden. Sie habe sich oft geschämt und als unattraktiv erlebt. Noch als junge Frau habe sie gerne weite Kleider getragen.
Frau Schulze hat Fotos mitgebracht, die sie in unterschiedlichem Alter in verschiedenen Situationen zeigen. Die Bilder werden herumgereicht. Die anderen TeilnehmerInnen betrachten interessiert die fotografisch festgehaltenen Szenen von „damals".

Frau Schulze stellt am Beispiel ihrer Lebensgeschichte dar, wie sich ihre Geschlechtsidentität herausgebildet hat. Andere TeilnehmerInnen des Gesprächskreises können vergleichen, nach Gemeinsamkeiten suchen oder über ihre eigene Entwicklung berichten.

4

Soziale Identität

DEFINITION

Soziale Identität: Eigenschaften und Handlungsmuster eines Menschen, die von der Gesellschaft erwartet oder zugeschrieben und durch die Sozialisation (➤ 4.2.1) erworben werden (z. B. typisch Junge: Ein Indianer zeigt keine Schmerzen).

Mit jeder übernommenen Rolle (➤ 4.2.5), z. B. Tochter, Mutter oder ArbeitnehmerIn, werden die Erwartungen durch die RolleninhaberIn erfüllt oder nicht. Die Rollen werden im Sozialisationsprozess übernommen. So gehört es zur Berufsrolle einer Pflegefachperson, belastbar und einfühlsam zu sein. Eine RollenträgerIn übernimmt die *Zuschreibungen* in ihr Selbstbild (➤ 4.8.1), weil sie annimmt, dass die Umwelt positiv auf diese Eigenschaften reagiert.

4

FALLBEISPIEL

Frau Schulze berichtet im Gesprächskreis über ihre Familie. Sie sei immer eine gute Mutter gewesen. Ihren Kindern hätte es an nichts gefehlt. Als diese größer waren, sei sie arbeiten gegangen. Das sei eine Zeit gewesen, in der auch die Kinder ihre Aufgaben hatten: Essen aufwärmen, saubermachen, einkaufen, auf die jüngeren Geschwister aufpassen. Dafür habe es ja auch mal einen Apfel oder Süßigkeiten gegeben.
Sie wünscht sich so sehr, dass ihre Kinder sich mehr um sie kümmern würden, nicht nur zu Weihnachten und am Muttertag.

In diesem Beispiel verdeutlicht Frau Schulze, wie sie versucht, dem Bild einer guten Mutter zu entsprechen. Trotz eigener Berufstätigkeit ist sie den Erwartungen der Gesellschaft an die Elternrolle hinsichtlich der Versorgung und Erziehung der eigenen Kinder nachgekommen.

Leider reagieren ihre Kinder nicht positiv auf die damals gezeigten Bemühungen. Sie „kümmern" sich nicht ausreichend um die Mutter. Dies erlebt Frau Schulze als Beschädigung *ihrer Identität.* Sie erwartet Anerkennung für ihre Leistungen und Zeichen der Dankbarkeit, wie es sich für „gute" Kinder gegenüber ihrer alten Mutter gehört (symbolischer Interaktionismus, ➤ 4.1.3).

Kulturelle Identität

DEFINITION

Kulturelle Identität: Eigenschaften und Handlungsmuster eines Menschen, die durch die Kultur geprägt sind, in der er aufgewachsen ist.

Zur kulturellen Umwelt, die einen Menschen prägt, gehören z. B.

- Sprache
- Sitten/Gebräuche
- Musik
- Literatur
- Bauweise
- Religion.

Menschen identifizieren sich mit diesen kulturellen Formen. Sie sind typisch und vertraut und lösen Erinnerungen und Gefühle aus. So erinnert sich ein alter Mann an die Lieder seiner Heimat, aus der er wegen des Krieges geflüchtet ist. Er bezeichnet sich noch immer, obwohl er seit über 70 Jahre in Nordrhein-Westfalen lebt, als Oberschlesier.

Gerade für Menschen, die aus ihrer Heimat ausgewandert sind, hat die kulturelle Identität eine wichtige Bedeutung. Sie sichert die subjektive Identität und bewahrt einen Teil ihrer Biografie (➤ Abb. 4.14). Auch für die Altenarbeit mit MigrantInnen (➤ 4.7.1) spielt dieser Aspekt eine Rolle.

Sprache

Viele ältere Menschen fühlen sich durch eine *„Fremdheit in der Muttersprache"* in ihrer **kulturellen Identität** verunsichert. Sie hören z. B. in den Nachrichten oder auf der Straße Worte, die ihnen unbekannt sind, z. B. Ego-Trip, cool, Anti-Aging, after work party. Ihre Haare lassen sie nicht mehr beim Friseur, sondern beim Coiffeur schneiden, so steht es seit kurzem über der Eingangstür des Salons. Vertraute Abkürzungen wie LPG oder DM werden im Alltag kaum noch benutzt. Erzählen sie bei einer Familienfeier freudig etwas vom günstigen Erwerb einer besonderen Untertrikotage (Unterbekleidung aus Strick- und Wirkwaren), schauen die Enkel sie ratlos an.

Religion

Religion und **religiöse Kulthandlungen** wie Gottesdienste, Segnungen, Prozessionen und Begräbnisfeiern, machen einen bedeutenden Teil der kulturellen Identität aus. Die Endlichkeit des Lebens vor Augen, suchen gerade alte Menschen nach Begründungen für Krankheit und Gebrechen. Religion gibt Erklärungen, indem sie Krankheit und Gebrechen einen Sinn gibt, z. B. als

- Strafe oder Sühne für vergangenes Fehlverhalten („Sünden")
- letzte Prüfung, die vor dem Tod bestanden werden muss,
- Möglichkeit, sich Gott als Mitglied der „Gemeinschaft der Heiligen" schon sehr nahe fühlen zu können.

Die Erfüllung kultureller und religiöser Bedürfnisse ist ein wichtiger Baustein zur Lebenszufriedenheit eines alten Menschen.

Berufsidentität AltenpflegerIn

Die **Berufsidentität einer AltenpflegerIn** drückt sich im Selbstverständnis ihres Berufes aus und setzt sich zusammen aus der

- Persönlichen Identität, z. B. die persönlichen Fähigkeiten einer AltenpflegerIn
- Sozialen Identität, z. B. den Erwartungen an die Berufsrolle durch die Gesellschaft, den Arbeitgeber, die KollegInnen und die alten Menschen sowie den eigenen Vorstellungen von der Berufsrolle,
- Kulturellen Identität, z. B. einer religiösen Grundhaltung als Motivation im täglichen Handeln.

Viele Professionelle nennen Phantasie, Kreativität und Selbstständigkeit als Voraussetzungen zur Gestaltung des Pflegealltags. Diese Eigenschaften gehören zu den *Selbst-* und *Sozialkompetenzen* einer Pflegefachperson (➤ 3.3.1).

Sie beugen Identitätskrisen und Helfer-Leiden (➤ 2.9.3) vor und fördern die *Selbstpflege.*

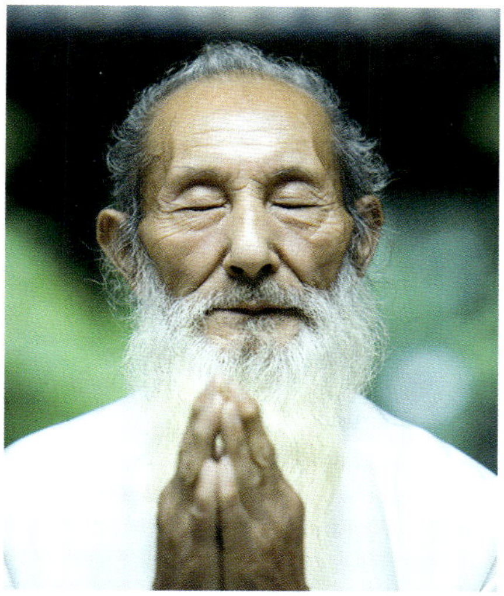

Abb. 4.14 Die Bedürfnisse eines alten Menschen sind auch in seiner kulturellen Identität begründet. [J787]

4.2.8 Lebenslage und Lebensstil

DEFINITION

Lebenslage: Gesamtheit aller materiellen, sozialen und psychischen Faktoren, die die Situation eines Menschen bestimmen. Dazu gehören z. B. Herkunftsfamilie, Ausbildungen, Arbeitsbedingungen, Wohn- und Freizeitbedingungen, soziale Sicherheiten, Wohlbefinden.

Lebensstil: Das für einen Menschen oder eine Gruppe typische Muster der Lebensführung in einer Lebenslage. Er beschreibt, wie Menschen ihr Leben mit ihren Möglichkeiten (*Ressourcen*) gestalten.

Lebenslagen ermöglichen ein individuelles Umgehen, eine persönliche *Lebensführung*, die sich in Haltungen und Merkmalen ausdrückt, z. B. dem Geschmack, Tischsitten, Kleidung und Möbeln. Sie sind abhängig von gesellschaftlichen, ökonomischen und sozialen Bedingungen. So ist z. B. die Lebenslage von RentnerInnen nicht einheitlich. Selbst bei einer Gruppe mit gleich hohem Einkommen ist die Lebensführung unterschiedlich (➤ Abb. 4.15, ➤ Abb. 4.16).

Der französische Soziologe *Pierre Bourdieu* (1930–2002) bezeichnet den persönlichen **Lebensstil** als **Habitus.** Aus dem Habitus heraus wird Wirklichkeit wahrgenommen und konstruiert. Die Person versteht sich selbst als gestaltendes Teil dieser Wirklichkeit. Sie organisiert ihre Lebensführung (z. B. Freizeit, Konsum) und pflegt ihren Lebensstil. Zum Habitus gehören

- Äußere Erscheinung, z. B. Körperhaltung und Auftreten; ein aufrechter Gang und ein fester Händedruck vermitteln Selbstbewusstsein und Offenheit
- Innere Haltung, z. B. das Fühlen, Denken und Bewerten; ein Mensch mit einer pessimistischen Grundeinstellung sieht die Welt mit anderen Augen und erlebt sie anders als ein optimistischer Mensch.

Äußere Erscheinung und innere Haltung sind unverwechselbare, identische Strukturen eines Menschen und werden im frühen Sozialisationsprozess erworben (➤ 4.2.1). Nach Bourdieu ist der Habitus verinnerlichte Gesellschaft. Er bestimmt das soziale Handeln und ermöglicht es dem Individuum, selbst unter veränderten Bedingungen die Identität zu bewahren [1] [5] [6].

FALLBEISPIEL

Herr Baumgarten lebt seit einigen Jahren in einer Altenpflegeeinrichtung. Zu den Mahlzeiten im Speiseraum erscheint er immer pünktlich und korrekt angezogen im dunklen Anzug. Er hat seinen Stammplatz am Fenster. Das Personal weiß, dass er es schätzt, wenn „richtig eingedeckt“ wurde. Dazu gehört auch eine Karaffe mit gekühltem Wasser. Herr Baumgarten lädt MitbewohnerInnen an „seinen Tisch“ ein. Er bestimmt das Gesprächsthema. Wird jemand ohne Rücksprache mit ihm an seinen Tisch gesetzt, schweigt er während der Mahlzeit.

4.2.9 Individualisierung

Nach eigenen Interessen und Bedürfnissen handeln

DEFINITION

Individualisierung: Rückgang allgemeiner sozialer und kultureller Orientierungen. Die Menschen handeln nach ihren individuellen Interessen und Bedürfnissen. Nicht der Nutzen für das Gemeinwohl, sondern der eigene Nutzen, das Eigenwohl, steht im Vordergrund des sozialen Handelns (➤ 4.2).

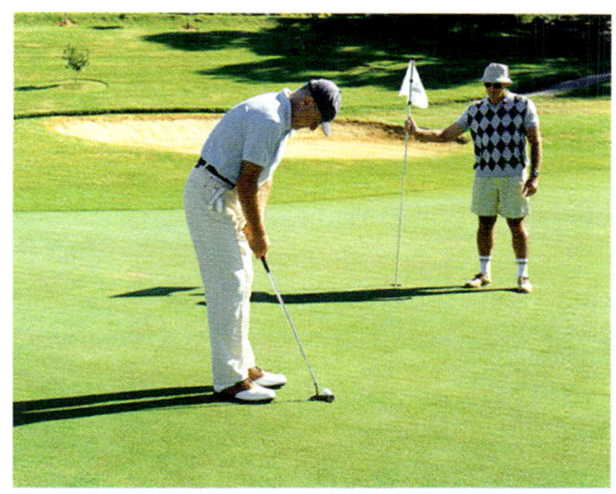

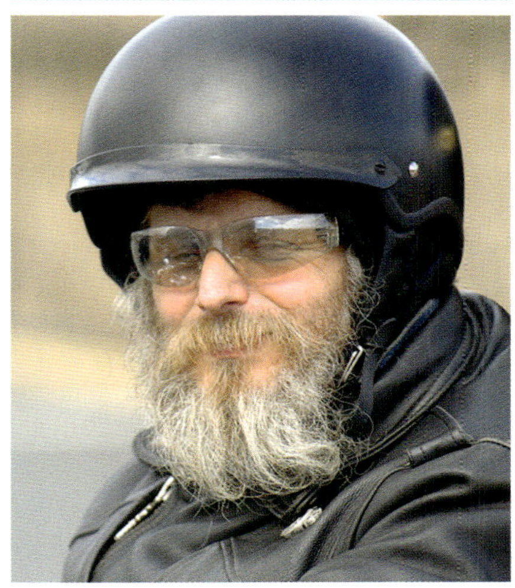

Abb. 4.15 Es gibt eine Vielzahl von Lebenslagen und Lebensstilen. Sie drücken sich z. B. in individuellen Konsum- und Freizeitstilen aus. [J787]

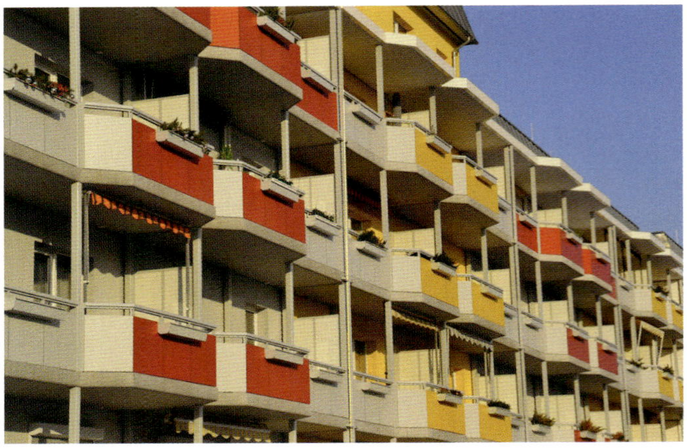

Abb. 4.16 Selbst wenn die erwachsenen Kinder ihre alt gewordenen Eltern aufnehmen und pflegen wollen, ist in vielen Familien einfach kein Platz in der Wohnung. [J787]

Der deutsche Soziologe *Ulrich Beck* (1944–2015) beschreibt Individualisierung als Folge von Modernisierungsprozessen (➤ 4.6.2):

- Die Lebensführung der Menschen ist nicht mehr wie früher an Gruppen und Organisationen gebunden.
- Durch Trennung oder Scheidung gibt es immer weniger vollständige Familien.
- Die lebenslange Berufsarbeit am gleichen Arbeitsplatz ist zur Ausnahme geworden.

Feste gesellschaftliche Ordnungen lösen sich auf und führen zu einem Verlust an Orientierung. Das Resultat sind **soziale Schicksale,** z. B. Scheidungskinder oder Arbeitslose.

Vom Individualisierungsprozess sind auch alte Menschen betroffen. War es z. B. in früheren Jahrzehnten üblich, die Eltern im Alter bei sich aufzunehmen, zu versorgen und auch zu pflegen, werden inzwischen eher die Dienstleistungen professioneller Pflege in Anspruch genommen. In der Lebensgestaltung der Kinder und Enkel ist meistens *kein Platz* mehr. Das gilt auch für den normierten Wohnraum in Häusern und Wohnungen. Den Raum für eine häusliche Pflegeübernahme haben Architekten und Hausbauer nicht vorgesehen (➤ Abb. 4.16).

Ehrenamtliche Tätigkeit für das Gemeinwohl

Die der Individualisierung entgegen gesetzte Tendenz ist die Orientierung des Handelns am **Gemeinwohl** (*Kommunitarismus*). Die eigenen Interessen und Bedürfnisse werden zurückgestellt (*Altruismus*).

Ein Beispiel für die Umsetzung von gemeinwohlbezogenem Denken in soziales Handeln ist die **ehrenamtliche Tätigkeit.** Innerhalb von Kirchen, Gewerkschaften, Verbänden oder Vereinen wird Hilfe und Unterstützung für andere gegeben. Das Ehrenamt bietet die Möglichkeit zu **bürgerschaftlichem** Engagement und zur Selbstverwirklichung (➤ 4.10.3). Die ehrenamtlich Tätigen wollen Gesellschaft in überschaubaren Bereichen gestalten und suchen nach Gemeinschaft mit anderen Menschen.

FALLBEISPIEL

Auf den Außen- und Freiflächen der Flüchtlingsunterkunft Blumberger Damm im Berliner Bezirk Marzahn-Hellersdorf war die Idee eines „Garten der Nachbarn" entstanden. Einmal in der Woche trafen sich BewohnerInnen und Nachbarn, um zu pflanzen, säen, jäten und zu ernten. Unter dem Motto „Wurzeln schlagen" wurden gespendete Stauden und Blumenzwiebeln in die Erde gebracht. Das gemeinsame Feiern förderte zusätzlich den Erfahrungsaustausch zwischen Jung und Alt. Besonders ältere Aktive mit eigenen Fluchterfahrungen engagierten sich im Projekt der „Volkssolidarität", einem ostdeutschen Wohlfahrtsverband.

In Deutschland engagiert sich jeder Dritte über 14 Jahren (36 %) ehrenamtlich und übernimmt freiwillig bestimmt Aufgaben und Arbeiten, z. B. in Sportvereinen oder bei der Feuerwehr (*Freiwilligenarbeit*). Im sozialen Bereich sind über 90 % dieser Aktiven weiblich (➤ Abb. 4.33). Ein Blick auf die **Altersstruktur** der Ehrenamtlichen zeigt, dass jeder Dritte 60 Jahre und älter ist. Die älteren Menschen engagieren sich z. B. in

- Seniorenberatungen
- Altenclubs
- Handwerkerdiensten
- Besuchsdiensten in Altenpflegeeinrichtungen und Krankenhäusern (Grüne Schwestern)
- Begleitung Sterbender und ihrer Angehörigen (Hospizbewegung, ➤ 5.4.4)
- Arbeit mit Kindern (Kindergärten, Schulen, Freizeitgruppen)
- Unterstützung von Aussiedlern und Asylbewerbern.

Sie gründen *Vermittlungsbörsen* für Babysitterdienste, Hausversorgung bei Urlaub und Abwesenheit oder Theaterbegleitung. Manche junge Alte übernehmen Betreuungsschaften (➤ 6.6.1), beraten jüngere UnternehmerInnen bei der Existenzgründung oder gehen als EntwicklungshelferInnen in Länder der Dritten Welt. Auf diese Weise können sie ihre Lebenserfahrung und ihr Wissen weitergeben. **Freiwilligenagenturen** suchen gezielt nach erfahrenen SeniorInnen für bestimmte Aufgaben und übernehmen die Vermittlung zwischen Angebot und Nachfrage.

Ehrenamtliche Tätigkeit ist in der Regel unbezahlte Arbeit. Die Aktiven erhalten eine Aufwandsentschädigung, Kostenerstattung und sind unfallversichert. Sie sollten auf ihre Aufgaben durch Schulung vorbereitet werden und sich in Konfliktfällen Hilfe von Professionellen holen können. In manchen Bundesländern haben die Wohlfahrtsverbände Beratungsstellen für Selbsthilfegruppen und ehrenamtlich Tätige eingerichtet [27].

Selbsthilfegruppen

Derzeit gibt es in Deutschland zwischen 70 000 und 100 000 **Selbsthilfegruppen,** in denen sich rund drei Mio. Menschen zu Themen aus den Bereichen „Soziales und Gesundheit" engagieren. Eine Zunahme von chronischen und psychischen Erkrankungen, die Auflösung von Familienstrukturen und der Verlust von sozialen Sicherheiten (*Individualisierung*) wird evtl. noch mehr Aktivitäten zur Selbsthilfe auslösen. Ein Netz (➤ 4.4.4) von über 340 *Selbsthilfekontaktstellen* ermöglichen Interessierten und Betroffenen auf kommunaler, Landes- und Bundesebene die Möglichkeit, sich zu verschiedenen Themen wie Freizeit und Geselligkeit, Sport und Bewegung, Umwelt, Natur- und

Tierschutz, Sozialpolitik, Hospiz und Sterbehilfe oder Krebs- und Parkinson-Erkrankung zu informieren (➤ Abb. 4.17). Aber auch das Internet bietet die Möglichkeit, sich bei Selbsthilfegruppen zu informieren, in einer Gruppe mitzuarbeiten oder selbst eine Selbsthilfegruppe zu gründen.

SURFTIPP

Homepage der Nationalen Kontakt- und Informationsstelle zur Anregung und Unterstützung von Selbsthilfegruppen, Berlin: www.nakos.de
Homepage der Akademie für Ehrenamtlichkeit, Berlin mit Infos, Terminen, Literatur: www.ehrenamt.de
Homepage der Bundesarbeitsgemeinschaft der Freiwilligenagenturen e. V., Berlin: www.bagfa.de
Homepage der Bundesarbeitsgemeinschaft der Senioren-Organisationen (BAGSO), Bonn: www.bagso.de
Bundesnetzwerk Bürgerschaftliches Engagement (BBE), Rubrik „Migration und Teilhabe"; Informationen zum Engagement von und für Flüchtlinge (Praxisbeispiele, Materialien, Fördermittel, Netzwerke, Links): www.b-b-e.de/themen/migration-teilhabe1

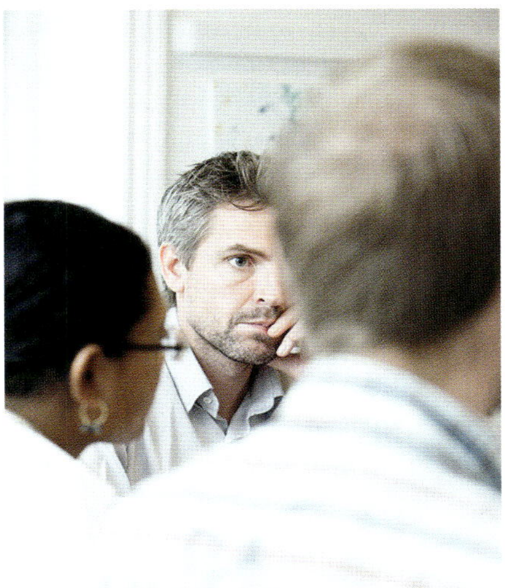

Abb. 4.17 Eine Selbsthilfegruppe bietet die Möglichkeit, mit anderen über die eigenen Probleme zu sprechen. [J787]

4.3 Die Gruppe

DEFINITION

Soziale Gruppe: Mehrere Menschen, die
- ein gemeinsames *Ziel* haben,
- über eine bestimmte *Zeit* zusammen bleiben, um das Ziel zu erreichen,
- voneinander *abhängig* sind,
- Abhängigkeit als *Beziehung* wahrnehmen.

Die Zugehörigkeit zu sozialen **Gruppen** und deren Einfluss ist für die Entwicklung eines Menschen und der Menschheit von zentraler Bedeutung. Menschen bildeten Gruppen, um in der Natur zu überleben. Durch die Gruppe fühlten sie sich gestärkt, die Mitglieder gaben sich gegenseitig Schutz. Sie bildeten eine **Gemeinschaft** (➤ 4.10.3).

4.3.1 Gruppenfunktionen

Vermittlungs- und Kontrollfunktion

Gruppen haben ihre zentrale Bedeutung im Sozialisationsprozess (➤ 4.2.1). In der doppelten Aneignung übernehmen sie als Sozialisationsinstanz **Vermittlungsfunktion** zwischen der Gesellschaft und dem Einzelnen. Sie ermöglichen *Identifikation,* indem der Einzelne sich als Teil einer größeren Einheit erlebt. Das Bewusstsein von sich selbst, die subjektive Identität (➤ 4.2.3), entwickelt sich durch die Auseinandersetzung mit anderen.

Gleichzeitig haben soziale Gruppen **Kontrollfunktion,** indem sie die Einhaltung der geltenden Regeln gegenüber der Gesellschaft überwachen.

Entlastungs- und Schutzfunktion

Gruppen haben eine **Entlastungs- und Schutzfunktion:**
- Zeitliche Entlastung, z. B. durch Arbeitsteilung
- Normative Entlastung, z. B. durch die Möglichkeit zur Erprobung von neuem Verhalten, Verteilung von Aufgaben und Verantwortung in einem Pflegeteam oder Rückzugsmöglichkeiten bei einer akuten Erkrankung durch eine Krankmeldung bei ArbeitgeberInnen
- Strukturelle Entlastung, z. B. gibt die Familie als kleines System durch ihre Überschaubarkeit Orientierung und Sicherheit.

Die Mitglieder machen Erfahrungen, die nur in der Gruppe möglich sind. Durch den *Vergleich* in der Gruppe lernen sie, sich einzuschätzen: „Was weiß ich? Was kann ich? Was bin ich wert?"

Die Bestätigung einer realistischen Selbsteinschätzung fördert das Selbstwertgefühl und das Wachstum des Individuums. Eine Beschädigung des Selbstwerts kann durch den Vergleich ausgeglichen („Anderen geht es noch schlechter"), Niederlagen können eher verkraftet werden („Geteiltes Leid ist halbes Leid").

Versorgungsfunktion

Gruppen haben auch eine **Versorgungsfunktion** durch
- Sicherstellung des Lebensunterhalts, z. B. Essen, Kleidung, Geld
- Sicherung der Lebenswelt, z. B. Zimmer, Wohnung, Haus
- Rückhalt durch sozial-emotionales Klima, z. B. durch Liebe, Anerkennung, Zugehörigkeit.

Leistungssteigerung

Aus der *Kooperation,* der Zusammenarbeit, entwickelt sich der **Leistungsvorteil** der Gruppe. Viele wirken zusammen, um eine Aufgabe zu lösen oder ein Bedürfnis zu befriedigen. Die Identität der Einzelnen geht nicht verloren. Sie nutzen ihre individuellen Ressourcen.

Kooperation bedeutet immer *Koordination* des gemeinsamen Handelns. Die Mitglieder der Gruppe tauschen etwas. Sie entscheiden selbst, in welchem Umfang sie kooperieren. Je stärker eine Gruppe zusammenhält, umso stärker kooperieren ihre Mitglieder und umso effektiver und leistungsstärker kann die Gruppe sein.

Aber auch *Konkurrenz* in der Gruppe und nach außen mit anderen Gruppen können leistungssteigernd wirken.

4.3.2 Gruppenformen

Je nach Wichtigkeit und Bedeutung bzw. Organisation und Funktion werden verschiedene **Gruppenformen** unterschieden:

- nach ihrer Wichtigkeit für ein Gruppenmitglied in Primär- oder Sekundärgruppen
- nach der Organisationsform in formelle oder informelle Gruppen
- nach dem Gruppenrahmen in offene und geschlossene Gruppen
- nach der Identifikation der Mitglieder mit der Gruppe in Mitgliedschafts- oder Bezugsgruppen
- nach der Zugehörigkeit zu Gruppen in Eigen- oder Fremdgruppen
- nach der Gruppengröße in Klein- oder Großgruppen
- nach der Zusammensetzung in homogene oder heterogene Gruppen

Eine Gruppe kann zu verschiedenen Gruppenformen gehören. So ist z. B. eine Familie mit beiden Elternteilen und drei minderjährigen Kindern gleichzeitig eine

- Primärgruppe
- Bezugsgruppe
- Kleingruppe
- Alters- und geschlechtsheterogene Gruppe.

Primär- und Sekundärgruppen

Die **Primärgruppe** ist für ihre Mitglieder die wichtigste Gruppe. Die Beziehungen sind langfristig angelegt, regelmäßig, direkt und intensiv. Kennzeichnend für die Primärgruppe ist, dass die Mitglieder sich von Angesicht zu Angesicht kennen (*face-to-face-group*). Voraussetzung dafür ist eine überschaubare Zahl von Personen, die sich nach außen gegenüber Nichtmitgliedern abgrenzen.

Die Interaktionen werden durch *Gegenseitigkeit* und *Intimität* bestimmt. Die Gruppe hat ein Bewusstsein von sich selbst durch die Zugehörigkeit ihrer Mitglieder. Sie entwickelt ein *Wir-Gefühl* (z. B. unsere Familie; wir vom Wohnbereich 3).

Primärgruppen übernehmen alle Gruppenfunktionen (➤ 4.3.1). Wegen ihrer zentralen gesellschaftlichen Bedeutung steht z. B. die Familie unter dem besonderen Schutz des Staates. Aus sozial belasteten Primärgruppen gehen z. B. einzelne Mitglieder beschädigt hervor (Stigma, ➤ 4.9.3).

In der **Sekundärgruppe** kennen sich die Mitglieder selten. Ihre Kontakte sind zufällig oder kurzfristig, unregelmäßig und indirekt. Der Gruppenzusammenhalt (*Kohäsion*) wird durch ein allgemeines Interesse oder eine Aufgabe erreicht. Die Zahl der Mitglieder ist groß, z. B. in Gewerkschaft, Religionsgemeinschaft, Sportverein.

Formelle und informelle Gruppen

In **formellen Gruppen** haben sich die Mitglieder *Gruppenziele* gesetzt. Um diese umsetzen zu können, haben sie *Gruppennormen* formuliert und für Verstöße *Sanktionen* festgelegt. Die Mitglieder übernehmen *Rollen* und *Funktionen*. Sie bilden den Vorstand, kassieren die Mitgliedsbeiträge oder organisieren ein Fest. Die organisierte Gruppe hat einen festen Platz innerhalb eines sozialen Systems. Beispiele sind Verein, Betriebsrat, Ortsgruppe eines Verbands.

Die **informelle Gruppe** entsteht aus einem spontanen Impuls. Sie verbindet zwei oder mehr Personen durch ein Interesse oder Zusammengehörigkeitsgefühl. Die Dauer des Gruppenzusammenhalts ist unbestimmt, oft kurzfristig. Es gibt nur einen *geringen Regelungsbedarf.* Beispiele sind die Zuhörerschaft bei einem Vortrag, eine Gesprächsrunde oder eine Hobbygruppe.

Offene und geschlossene Gruppen

Eine weitere Unterscheidung wird durch den Rahmen der Gruppe definiert. Die **offene Gruppe** ist gekennzeichnet durch die *Veränderlichkeit.* Die Mitglieder wechseln und damit auch die Interessen. Beispiele sind eine offene Selbsthilfegruppe, ein Gesprächskreis oder eine Freizeitgruppe.

Das zentrale Merkmal der **geschlossenen Gruppe** ist die *Beständigkeit* ihrer Mitglieder. Der Gruppenzusammenhalt (*Kohäsion*) wird durch Offenheit und Akzeptanz gefördert. Beispiele sind Therapiegruppe, geschlossene Selbsthilfegruppe oder Selbsterfahrungsgruppe. Geschlossene Gruppen, die sich aufgrund eines Mitgliederschwunds von Zeit zu Zeit öffnen, um neue Mitglieder aufzunehmen, werden als *slow open group* bezeichnet (z. B. Supervisionsgruppe, ➤ 4.10.2).

Mitgliedschafts- und Bezugsgruppen

Ist eine Person Mitglied in einer Gruppe, ohne sich mit ihr zu identifizieren, wird diese als **Mitgliedschaftsgruppe** bezeichnet. Beispiel dafür ist das passive Mitglied in einer Religionsgemeinschaft.

Kann sich die Person dagegen mit der Gruppe identifizieren und übernimmt deren Ziele, Werte und Blickwinkel, wird diese als **Bezugsgruppe** bezeichnet. Beispiel dafür ist die Ortsgruppe einer Gewerkschaft, die Gruppe der Gleichaltrigen oder die Clique.

Gruppe der Gleichaltrigen

Die **Gruppe der Gleichaltrigen** (*peer group*) erfüllt alle Gruppenfunktionen (➤ 4.3.1). Sie ermöglicht z. B. Kindern und Jugendlichen die Ablösung von der Familie und vermittelt Handlungsmuster, die sich von denen der Erwachsenen unterscheiden. Oft ergeben sich daraus alternative Lebensentwürfe und eigene Lebensstile (➤ 4.2.8).

Die peer group hat eine besondere Bedeutung für

- Kinder, z. B. Spielgruppe, Kindergartengruppe
- Jugendliche, z. B. Schulklasse, Mädchengruppe, Jugendbande
- Ältere Menschen, z. B. Seniorenkreis, Frauengruppe.

Aus den gruppenspezifischen Handlungsmustern leiten die Mitglieder Orientierung und Sicherheit ab. Die peer group ermöglicht die Identitätsfindung durch das Ausprobieren unterschiedlicher Rollen. Durch Symbole, Rituale und Gruppensprache wird ein Wir-Gefühl erzeugt.

Clique

Die **Clique** ist ein Bezugsgruppe, die sich meist innerhalb von Organisationen (➤ 4.4) bildet. Sie übernimmt alle Gruppenfunktionen (➤ 4.3.1). Sie vertritt vornehmlich eigene Interessen, die die Handlungen bestimmen und mit Macht durchgesetzt werden.

Die Clique grenzt sich von anderen Mitgliedern der Organisation ab. Oft tritt sie in *Konkurrenz* zu anderen Personen und Gruppen. Die Zugehörigkeit zu einer Clique kann offen oder verdeckt sein. Die *Aufnahme* ist an bestimmte Merkmale gebunden, z. B. an Fähigkeiten, Fertigkeiten oder Kenntnisse. Sie wird als Auszeichnung verstanden. *Ziele und Normen* der Clique können von denen der Organisation abweichen. Beispiele sind eine Gruppe von unzufriedenen MitarbeiterInnen in einer sozialen Einrichtung oder eine Skatrunde mit festem TeilnehmerInnenkreis in einer Altentagesstätte.

Elite

Die **Elite** ist eine Gruppe von InhaberInnen der höchsten Ränge in der Macht-, Einkommens- oder Prestigehierarchie einer Gesellschaft. Sie verbindet Führungskräfte und EntscheidungsträgerInnen mit gemeinsamen Interessen aus der Politik, der Wirtschaft und den Medien. Die Schutz- und Versorgungsfunktion von Eliten ist stark ausgeprägt (*Seilschaften*). Ihre *Macht* und ihr *Einfluss* wirken sich auch in den Bereichen des Sozial- und Gesundheitswesens aus.

Eigen- und Fremdgruppen

Die Gruppe, der eine Person angehört, ist eine **Eigengruppe,** z. B. unser Team im Wohnbereich 3. Andere Gruppen, denen diese Person nicht angehört, sind **Fremdgruppen,** z. B. die anderen Abteilungen im Haus.

Eigengruppen mit einem ausgeprägten Wir-Gefühl neigen dazu, ihre Gruppe aufzuwerten (➤ Abb. 4.18). Die Wahrnehmung der eigenen Gruppe verzerrt sich zum Positiven (Kontrast-Fehler, ➤ 2.5.3). Die Fremdgruppen werden entsprechend abgewertet.

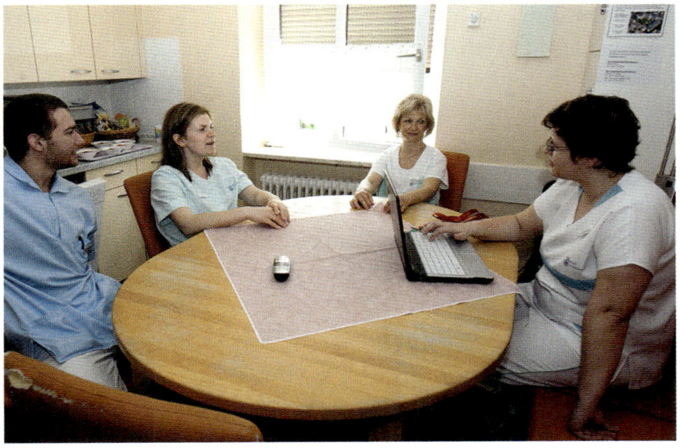

Abb. 4.18 Für AltenpflegerInnen in stationären Altenpflegeeinrichtungen ist ihr Team ihre Eigengruppe, die sie meist besser bewerten als z. B. das Team des benachbarten Wohnbereichs. [K313]

Klein- und Großgruppen

Eine **Kleingruppe** ist zahlenmäßig überschaubar. Sie besteht aus

- mindestens zwei Personen (*Dyade*), z. B. ein Ehepaar, Vater und Kind oder Pflegebedürftiger und Pflegefachperson,
- in der Regel acht bis zwölf Personen.

Dagegen gehören einer **Großgruppe** oft zwanzig und mehr Personen an. Die größte Gruppe ist unüberschaubar (*Masse*).

Je größer die Gruppe, umso komplexer ist der Interaktionsprozess. Deshalb steigt der *Regelungsbedarf* mit der Gruppengröße.

Homogene und heterogene Gruppen

Gruppen lassen sich auch nach ihrer Zusammensetzung unterscheiden. **Homogene Gruppen** entstehen, wenn ihre Mitglieder nach Alter, Geschlecht, Beruf oder Interessen gleichartig sind, z. B. eine Supervisionsgruppe nur für Frauen, die von Beruf Altenpflegerinnen sind.

In **heterogenen Gruppen** gibt es hinsichtlich der Merkmale weniger Übereinstimmung, z. B., wenn alle MitarbeiterInnen einer Altenpflegeeinrichtung mit den Pflegebedürftigen und ihren Angehörigen im Speisesaal ein Fest feiern.

4.3.3 Gruppenbildung

Jede Gruppe durchläuft **Phasen der Gruppenbildung.** Nach einem Modell des amerikanischen Psychologen *Bruce W. Tuckman* (1938–2016) aus dem Jahre 1965 durchlaufen ziel- und leistungsorientierte Gruppen, z. B. Arbeitsgruppen oder Pflegeteams, vier Phasen.

Nicht immer verläuft die Gruppenbildung nach diesen Phasen. Sie kann nach Gruppenform, Ziel, Gruppengröße und Rahmenbedingungen für das Gruppengeschehen variieren.

Auch die *zeitliche Dauer* der Phasen ist unterschiedlich. Sie kann Stunden bis Tage dauern und durch die Gruppenleitung oder die GruppenführerInnen beeinflusst werden.

Formierungsphase (forming)

Am Anfang der Gruppenbildung stehen Unsicherheit und Angst. Wer sind die anderen? Kenne ich sie? Mag ich sie? Werde ich akzeptiert? Die Gruppenmitglieder tasten sich ab und lernen sich kennen. Vorgegebene Normen werden zur Kenntnis genommen oder in Frage gestellt. Erste Führungsansprüche werden angemeldet, indem z. B. einzelne Personen besonders viel und lange reden und andere unterbrechen.

Konfliktphase (storming)

Untergruppen bilden sich nach Geschlecht, Alter, Interessen oder Erfahrungen. Einzelne Gruppenmitglieder werden offen oder verdeckt abgelehnt. Ziele und Normen werden massiv kritisiert. Die Aufgaben werden als Belastung erlebt und als Einschränkung der persönlichen Freiheiten empfunden. Möglicherweise verlassen Personen die Gruppe.

Normierungsphase (norming)
Die Gruppe wächst zusammen. Sie stellt Normen auf und achtet auf die Einhaltung. Die Gruppe entwickelt einen Zusammenhalt (*Kohäsion*) über das Wir-Gefühl. Die Mitglieder akzeptieren sich und fangen an, sich zu unterstützen. Sie tauschen Kenntnisse und Erfahrungen aus und stellen ihre individuellen Ressourcen zur Verfügung.

Leistungsphase (performing)
Das Erreichen der Ziele und die Erfüllung der Aufgaben stehen im Mittelpunkt des Gruppengeschehens. Die Mitglieder sind motiviert und haben Freude an der Gruppenarbeit. Sie suchen Lösungen für die Aufgaben und für Gruppenprobleme. Sie bilden Unterstützungsnetzwerke. Das Gruppenklima ist offen und zugewandt [1] [5].

Neue Ziele und Aufgaben, neue Gruppenmitglieder oder die Verringerung des Kontakts untereinander haben Auswirkungen auf den Prozess der Gruppenbildung. Eine bestehende, leistungsfähige Gruppe kann dann in die Konfliktphase zurückkehren und muss neu zusammenwachsen, um ihre Aufgaben erfüllen zu können. Manche Gruppen bleiben in der Konfliktphase stecken, ihre Leistungsfähigkeit bleibt gering.
Eine Gruppe kann sich auflösen, wenn alle Aufgaben bearbeitet worden sind. Tuckman spricht in einer Veröffentlichung (1977) von der Möglichkeit einer 5. Phase, der **Auflösungsphase** (*adjourning*). Dies betrifft z. B. eine zeitlich befriste Projektgruppe in einer Pflegeeinrichtung, die ein Konzept für die barrierefreie Umgestaltung der Gartenanlage erarbeiten soll (➤ 4.5.2).

4.3.4 Gruppendynamik

DEFINITION

Gruppendynamik (griech. dynamis = *Kraft, Macht*): Kräftespiel in Gruppen. Die Kräfte (Feldkräfte, ➤ 2.3.5), die von Personen, Zielen, Aufgaben und Rahmenbedingungen ausgehen können, wirken in jeder Phase der Gruppenbildung (➤ 4.3.3).

Der Begriff der **Gruppendynamik** wurde vom amerikanischen Sozialpsychologen *Kurt Lewin* (1890–1947) geprägt. Er untersuchte, wie sich die Gruppenmitglieder wechselseitig beeinflussen und steuern. So haben z. B. sich anziehende Kräfte (*Sympathie*) oder sich abstoßende Kräfte (*Antipathie*) zur Folge, dass sich manche Gruppenmitglieder eng zusammenschließen (Clique, ➤ 4.3.3), andere sich aus dem Weg gehen. Auch Kräfte, die von den Rahmenbedingungen ausgehen, z. B. eine hohe Arbeitsbelastung oder eine schlechte Bezahlung, beeinflussen die Gruppendynamik.

Das Wissen um die Wirkung von Kräften in einer Gruppe ermöglicht es den AnleiterInnen bei der *Gruppenarbeit* (➤ 4.10.2, ➤ 3.3.7), die Gruppenbildung gezielt zu beeinflussen.

In **personenorientierten Gruppen** wird die Gruppendynamik durch *GruppenführerInnen* oder *OpponentInnen* gesteuert. Die übrigen Mitglieder orientieren sich an einem von beiden. Die OpponentIn ist oft eine Person mit Führungsqualitäten, die aber nicht in Führerschaft steht und deshalb in die Opposition gegangen ist. Sie lenkt die Gruppe aus dem Hintergrund oder offen gegen die GruppenführerIn.

In **rahmenorientierten Gruppen** wird die Gruppendynamik nicht ausschließlich durch Personen, sondern durch die materiellen und gesellschaftlichen Bedingungen, z. B. die räumliche Ausstattung, die finanziellen Möglichkeiten oder die gesetzlichen Vorgaben, wesentlich beeinflusst. Beispiel für eine rahmenorientierte Gruppe ist eine Arbeitsgruppe von Pflegefachpersonen in einer Altenpflegeeinrichtung, die aus der Pflegedokumentation Fakten zusammenträgt, um die Wirtschaftlichkeit und Ergebnisqualität ihrer Pflegemaßnahmen gegenüber der Leitung aufzuzeigen, die auf Sparmaßnahmen drängt.

Rolle der GruppenführerIn

Die Rolle der GruppenführerIn kann sachorientiert sein, also an den Zielen und Aufgaben der Gruppe ausgerichtet, oder beziehungsorientiert sein, also an den Gefühlen und Bedürfnissen der Gruppe ausgerichtet.

Die **sachorientierte GruppenführerIn** ist die NormsetzerIn. Sie sanktioniert Normverstöße, verteilt die übrigen Rollen in der Gruppe und koordiniert das Gruppengeschehen unter den Sachzwängen, die sich aus den Zielen und Aufgaben ergeben.

Die **beziehungsorientierte GruppenführerIn** betont den Gruppenzusammenhalt. Sie verkörpert die menschliche Seite der Gruppe und ist oft beliebt. Dieser Typus fügt die Gruppe immer wieder durch gemeinschaftsfördernde Aktionen zusammen, z. B. Feste, Ausflüge oder Unterstützungsaktionen.

In einigen Gruppen sind beide Rollenfunktionen vertreten. Die Leitung wird durch zwei Personen wahrgenommen, die jeweils sach- oder beziehungsorientiert führen. Dieses **Tandemprinzip** befriedigt einen großen Teil der Gruppenbedürfnisse und fördert die Leistungsfähigkeit der Gruppe (Führungsstile, ➤ 4.3.5).

Außenseiter und Sündenböcke einer Gruppe

Jede Gruppe hat **Außenseiter.** Sie stehen aus unterschiedlichen Gründen am Rand, an der Außenseite der Gruppe. Ursachen können sein

- Mangelnde oder fehlende Identifikation mit den Gruppenzielen
- Widerstände gegenüber der Gruppenstruktur (➤ 4.3.5)
- Unbewältigte Konflikte (➤ 4.9).

Manche AußenseiterInnen werden durch auffällige Merkmale oder nicht konformes Verhalten zum **Sündenbock.** Auf sie werden Fehler und Mängel projiziert (Projektion, ➤ 2.2.2). Sie sind die „BlitzableiterInnen" für negative Gruppengefühle, z. B. Aggressivität.

Manche AußenseiterInnen lassen sich für kurze Zeit aufgabenorientiert mit ihren Ressourcen in die Gruppe einbinden. Sie wissen oder können etwas, was der Gruppe nützt, z. B. Erfahrungen mit technischen Geräten oder ein besonderes Organisationstalent. Nach ihrem Einsatz ziehen sie sich freiwillig wieder an den Rand der Gruppe zurück.

Darstellung der Gruppendynamik im Soziogramm

Die Dynamik in Gruppen kann durch eine soziologische Methode, die **Soziometrie,** erfasst werden. Die Machtbalancen und die emotionalen Beziehungen in einer Gruppe werden z. B. durch gegenseitige Wahlen deutlich. Die Antworten auf die Frage an Pflegebedürftige einer Altenpflegeeinrichtung: „Mit wem würden

Sie gern zusammen in einem Wohnbereich wohnen?" drücken Zuneigung und Ablehnung aus. Die ermittelten Daten werden in einem **Soziogramm** (➤ Abb. 4.19) grafisch dargestellt.

4.3.5 Gruppenstrukturen und Führungsstile

Gruppen haben trotz ihrer Verschiedenheit einige Gemeinsamkeiten, z. B. in ihrer

- Struktur
- Lenkung und Führung
- Kommunikation.

In seiner Arbeit mit Gruppen hat der oben erwähnte *Kurt Lewin* in den 1930er Jahren herausgefunden, dass es Zusammenhänge zwischen **Gruppenstruktur** und dem **Führungsstil** gibt (Coaching, ➤ 2.9.7): Wer leitet die Gruppe? Wer ordnet sich unter? Wie wird die Gruppe geleitet? Kann die Gruppendynamik durch einen Wechsel des Führungsstils beeinflusst werden? Dabei spielt die **Kommunikation** eine wichtige Rolle: Wer spricht mit wem? Wer ordnet an?

Um die Wirkungen verschiedener Gruppenstrukturen und Führungsstile miteinander vergleichen zu können, wird eine Gruppe nach folgenden Kriterien beurteilt:

- Wie hoch ihre **Leistungsfähigkeit** ist
- Wieviel **Zeit** sie zur Erfüllung von Aufgaben benötigt
- Wie groß die **Zufriedenheit** der Mitglieder in der Gruppe ist.

Die komplizierten Prozesse in Gruppen können vereinfacht als idealtypisches *Modell* (➤ 1.1) dargestellt werden. Diese Modelle helfen, in der Realität ein Gruppengeschehen zu erklären, zu verstehen, vorherzusagen und zu beeinflussen.

Stern-Modell

Im **Stern-Modell** (➤ Abb. 4.20) gibt es eine *zentrale Person,* die sich in der Mitte des Geschehens befindet. Sie lenkt das Gruppengeschehen, bestimmt die Ziele und verteilt die Aufgaben.

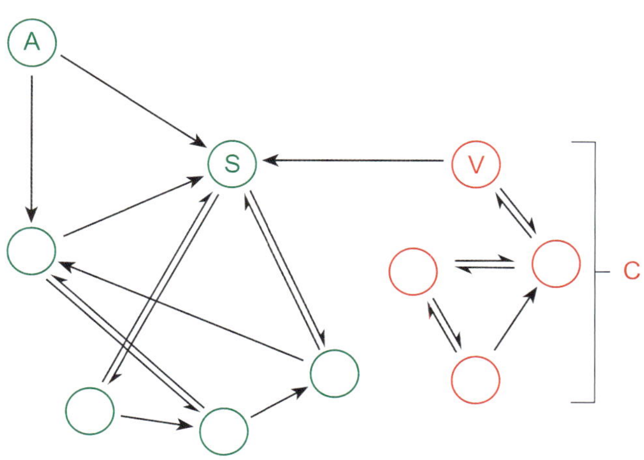

Abb. 4.19 Soziogramm zur Darstellung gruppendynamischer Prozesse. In dieser aus zehn Mitgliedern bestehenden Gruppe wurde Person S von fünf Mitgliedern gewählt. Dagegen ist Person A eine AußenseiterIn, die von keinem anderen gewählt wurde. Vier Mitglieder bilden die relativ isolierte Kleingruppe C, die nur durch Person V mit der restlichen Gruppe verbunden ist. [L119]

Diese Person darf die Mitglieder kritisieren. Sie hält die Gruppe zusammen. Über sie laufen alle Informationen, die sie weitergibt oder für sich behält. Diese Person beschleunigt oder verlangsamt den Gruppenprozess. Sie führt die Gruppe zentral durch ihre *personale Autorität.* Ihr Einfluss (*Macht*) wird von den anderen Mitgliedern anerkannt und akzeptiert. Sie ordnen sich unter.

Gruppen, die nach dem Stern-Modell aufgebaut sind, funktionieren nach dem Muster *Befehl* und *Gehorsam.* Es herrscht ein **autoritärer Führungsstil.**

Stern-Modell-Gruppen sind gekennzeichnet durch

- **Hohe Leistungsfähigkeit** der Gruppe, weil die zentrale Person die Aufgaben verteilt, die Durchführung überwacht und die Ergebnisse kontrolliert (*Fremdkontrolle*). Bei Nichterfüllung wird sanktioniert
- **Geringen Zeitbedarf** zur Erfüllung von Aufgaben, weil alle Gruppenmitglieder genau wissen, was sie zu tun haben
- **Geringe Zufriedenheit** der meisten Gruppenmitglieder durch die Fremdkontrolle.

Nur Gruppenmitglieder, die eine starke Lenkung suchen, fühlen sich in einer autoritär geführten Gruppe wohl. Andere, die eher selbstständig arbeiten wollen, sind auf Dauer unzufrieden. Sie neigen dazu, offen oder versteckt in Opposition zu gehen bzw. die Gruppe zu verlassen.

Pflegebereich mit autoritärem Führungsstil

Ein autoritär geführter Pflegebereich wirkt nach außen perfekt. Die Leitung lenkt das Geschehen sehr direkt. Sie hat „ihr Team im Griff". Die Gruppe arbeitet zügig und effektiv. Arbeitsabläufe funktionieren reibungslos.
Bei einem Blick hinter die Kulissen wird die Unzufriedenheit einiger MitarbeiterInnen deutlich. Sie verlangsamen das Arbeitstempo, machen ihren Dienst strikt nach Plan, melden sich häufiger krank oder wechseln den Arbeitsplatz (Burnout-Syndrom, ➤ 2.9.5).

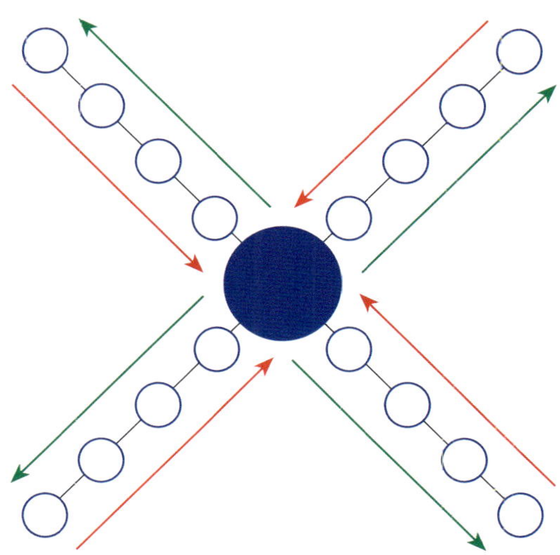

Abb. 4.20 Stern-Modell: Die zentrale Person in der Mitte übt allein die Macht in dieser Gruppe aus und hält die Gruppe zusammen. Über sie laufen alle Informationen. [L119]

4

Kreis-Modell

Das **Kreis-Modell** (➤ Abb. 4.21) zeigt die Gruppenmitglieder wie auf einer Perlenkette aufgereiht (*Perlenketten-Modell*). Alle haben die Möglichkeit, mit allen zu kommunizieren. Die Gruppenmitglieder legen die Ziele gemeinsam fest und verteilen die Aufgaben untereinander. Die PositionsinhaberInnen besitzen *Fach-* und *Sachautorität.* Die Personen auf den Positionen können wechseln (*Rotation*). Die Macht im Sinne von Möglichkeiten der Einflussnahme in einem Kreis-Modell ist verteilt (*dezentral*). Kritik wird nicht personenbezogen, sondern sachbezogen geäußert. Gegenseitige Unterstützung wird gesucht und gegeben.

Ein wesentliches Merkmal dieser Gruppenstruktur ist die **Arbeitsteilung.** Das gemeinsam erarbeitete Gruppenergebnis steht im Mittelpunkt des Interesses. Es wird durch die Zusammenarbeit der Gruppenmitglieder mit ihren unterschiedlichen Fähigkeiten, Fertigkeiten und Kenntnissen erreicht.

Die **Teamarbeit** (*teamwork*) orientiert sich am Kreis-Modell. Menschen mit unterschiedlichen Professionen arbeiten partnerschaftlich zusammen. Sie bilden ein *multipofessionelles Team* (Team-Modell, ➤ 4.4.3).

In Gruppen, die nach dem Kreis-Modell aufgebaut sind, gibt es einen **demokratischen** bzw. **partnerschaftlichen** Führungsstil. Das Maß der Lenkung ist gering. Deshalb benötigt die Gruppe nach der Gruppenbildung eine gewisse Zeit, um die Positionen zu besetzten und die Aufgaben zu verteilen.

Kreis-Modell-Gruppen sind gekennzeichnet durch:

- **Steigende Leistungsfähigkeit:** Anfangs, während der Gruppenbildung, ist die Leistungsfähigkeit gering, steigert sich nach einiger Zeit jedoch beträchtlich.
- **Abnehmenden Zeitbedarf** zur Erfüllung von Aufgaben. Die Gruppe braucht erst einmal Zeit, um sich aufeinander einzustellen. Wenn alle geklärt haben, wo ihr Platz (*Position*) ist und welche Aufgaben sie haben, brauchen sie nur noch wenig Zeit zur Erfüllung ihrer Aufgaben.
- **Hohe Zufriedenheit** der meisten Gruppenmitglieder. Dies drückt sich durch hohe Motivation und starken Zusammenhalt aus. Nur diejenigen, die Lenkung durch eine zentrale Person bevorzugen, sind unzufrieden.

Pflegebereich mit demokratischem Führungsstil

Bei einem demokratisch geführten Pflegebereich wird der Arbeitsprozess dezentral gestaltet. Positionen wie BereichsleiterIn oder PraxisanleiterIn und Aufgaben wie Dienstplangestaltung, Terminabsprachen mit ÄrztInnen oder Kontakt mit den Pflegeschulen werden auf die Gruppenmitglieder verteilt. Alle treffen sich regelmäßig zu Besprechungen, um über Arbeitsabläufe und den Umgang mit den Pflegebedürftigen zu sprechen (*Selbstkontrolle*). Das Gruppenklima ist gut. Schwierigkeiten und Probleme werden gemeinsam gelöst.

Mikroskop-Modell

Das **Mikroskop-Modell** (➤ Abb. 4.22) zeigt die Gruppenmitglieder unzusammenhängend nebeneinander angeordnet. Nur gemeinsame Ziele oder Aufgaben halten die Gruppe zusammen. Führende Personen gibt es nicht, Lenkung ist nicht zu erkennen. Aufgaben werden nicht verteilt, es wird nichts abgestimmt oder kontrolliert. Die Gruppenmitglieder kommunizieren ungleichmäßig miteinander. Einzelne sind isoliert oder arbeiten allein. Der Zusammenhalt in der Gruppe ist schwach ausgeprägt.

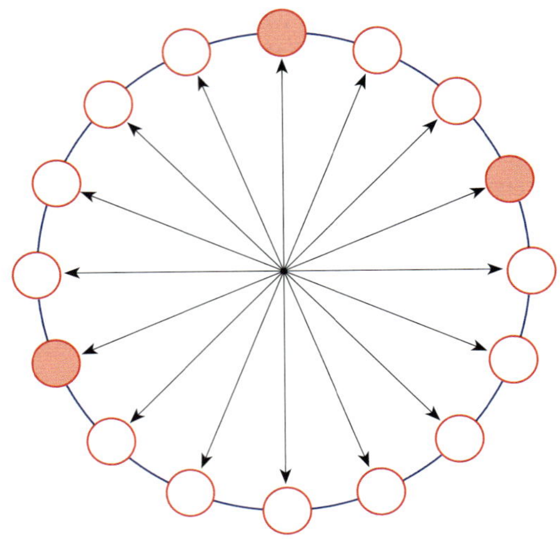

Abb. 4.21 Kreis-Modell: Alle Gruppenmitglieder kommunizieren miteinander, die Autorität einzelner Personen bezieht sich auf deren Fach- und Sachkompetenz. Im Mittelpunkt steht das gemeinsam erarbeitete Ergebnis. [L119]

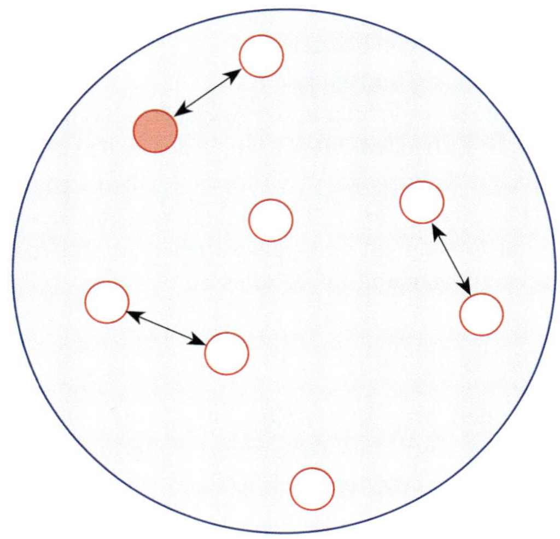

Abb. 4.22 Mikroskop-Modell: Die Gruppe wird nur durch gemeinsame Ziele und Aufgaben zusammengehalten (dargestellt als Kreis). Die einzelnen Gruppenmitglieder kommunizieren nur vereinzelt miteinander oder sind AußenseiterInnen. [L119]

Der Führungsstil im Mikroskop-Modell wird als **laissez-faire** (franz.: *lass' laufen*) bezeichnet. Die Gruppe ist ohne Lenkung sich selbst überlassen.

Laissez-faire-Gruppen sind gekennzeichnet durch:

- **Geringe Leistungsfähigkeit:** Einzelne Aufgaben werden wegen fehlender Lenkung und mangelnder Koordination doppelt ausgeführt, andere wegen ausbleibender Kontrolle gar nicht.
- **Hohen Zeitbedarf** zur Erfüllung von Aufgaben.
- **Geringe Zufriedenheit** der Gruppenmitglieder [1] [3].

Pflegebereich mit Laissez-faire-Stil

Ein Pflegebereich mit einem Laissez-faire-Stil wirkt nach außen chaotisch. Es sind keine Strukturen zu erkennen. Jeder sucht sich seine Aufgaben allein. Absprachen finden selten oder gar nicht statt. Alle arbeiten nebeneinander her. Zur Erfüllung einer Aufgabe, z. B. zum Umbetten oder bei einzelnen Pflegemaßnahmen, können MitarbeiterInnen zusammenarbeiten. Das Motto des Teams lautet: „Hauptsache, der Laden läuft." Durch die Unzufriedenheit der MitarbeiterInnen herrscht ein schlechtes Gruppenklima.

4.4 Die Organisation

DEFINITION

Organisation: Geordnetes Gebilde mit personeller (Mitglieder) und sächlicher (z. B. Räume, Geld) Ausstattung.

Organisationen sind z. B.

- Vereine und Verbände wie Sportvereine, Wohlfahrtsverbände oder Unternehmen
- Institutionen wie Schulen, Altenpflegeeinrichtungen, Sozialstationen oder Krankenhäuser
- Gruppen wie Schulklassen oder Mitarbeitervertretungen

Gesellschaftliche Funktion von Organisationen

Die Gesellschaft delegiert an Organisationen die Umsetzung von allgemeinen Werten und Normen (➤ 4.2.4), z. B. an

- Pflegeschulen: Schweigepflicht einhalten
- Vereine: Bildung, Erziehung und Gesundheit fördern
- Altenpflegeeinrichtungen: Wohn- und Lebensqualität schaffen.

Soziale Organisationen haben eine wichtige gesellschaftliche Funktion. Sie setzen die Werte und Normen einer Gesellschaft um und garantieren die Stabilität und das Funktionieren des Sozial- und Gesundheitssystems.

4.4.1 Merkmale von Organisationen

Alle Organisationen haben gemeinsame **Merkmale.** Sie sind:

- Zielgerichtet
- Arbeitsteilig,
- Auf Dauer angelegt.

Ziele einer Organisation

Organisationen haben meist mehrere Ziele. Sie sagen etwas aus über den Sinn, den das Handeln einer Organisation hat, und das Ergebnis, das erreicht werden soll. Das können z. B. die Selbsterhaltung der Organisation oder das Lösen gesellschaftlicher Aufgaben sein.

Die Organisationsziele beeinflussen die Entscheidungen und das Handeln der Organisation und rechtfertigen deren Existenz. Sie sind deren **Legitimation.** Die Legitimation einer Altenpflegeeinrichtung ist die Notwendigkeit der stationären Pflege alter, kranker und behinderter Menschen.

Offizielle und inoffizielle Ziele

Manche Ziele sind z. B. in der Satzung oder in einem Vertrag festgelegt, andere entwickeln sich aus dem Handeln. Es gibt **offizielle Ziele,** die in Programmen und Konzepten genannt werden, und es gibt **inoffizielle Ziele,** die sich aus der täglichen Arbeit ergeben. Wenn diese Ziele nicht übereinstimmen, kommt es zu Konflikten (➤ 4.9.1).

FALLBEISPIEL

Ziel-Mittel-Konflikt (➤ 4.9.1) in einer Altenpflegeeinrichtung: Im Prospekt wird das breite Freizeitangebot angepriesen (*offizielles Ziel*). Tatsächlich gibt es durch fehlendes Personal und knappe finanzielle Mittel nur wenige Angebote. Heimliches Motto ist „Über die Runden kommen und überleben" (*inoffizielles Ziel*).

Plan zur Zielerreichung

Um die Ziele zu erreichen, braucht die Organisation einen **Plan.** Darin wird detailliert beschrieben,

- wie die personelle und sächliche Ausstattung aussieht (z. B. Gebäude, Inventar, Finanzen),
- wie die Organisationsziele mit dieser Ausstattung erreicht werden können,
- welche Folgen unvorhergesehene Ereignisse haben können (z. B. steigende Preise, fehlende Finanzmittel, bauliche Schäden).

Der Plan ermöglicht, wenn er zielgerichtet, zweckgebunden und durchdacht umgesetzt wird, *planvolles* oder *rationales Handeln.*

Eine Organisation, die plant, muss auch die Umsetzung und die Zielerreichung kontrollieren. Sie übt *soziale Kontrolle* aus (➤ 4.2.4).

Arbeitsteilung in Organisationen

Jede Organisation ist **arbeitsteilig** gegliedert. Nicht alle Mitglieder erhalten oder übernehmen die gleichen Aufgaben. Jedes Mitglied einer Organisation bringt *Voraussetzungen* für seine Tätigkeit mit, z. B. spezielle Fähigkeiten oder eine bestimmte Ausbildung. Für die Aufnahme und den Ausschluss von Mitgliedern gibt es *Verfahren,* z. B. Bewerbung, Aufnahmegespräch, Abmahnung oder Entlassung (➤ 6.8).

Die Beziehungen der Mitglieder sind durch Normen geregelt und werden durch Rolle, Position und Status bestimmt (➤ 4.2.5). Die Beziehungen sind *wechselseitig,* z. B. zwischen Pflegefachperson und Pflegebedürftigen oder zwischen Pflegefachperson und Leitung.

Das Beziehungsgeflecht lässt sich als **Organisationsnetzwerk** (*Organigramm* ➤ Abb. 4.24; ➤ Abb. 4.25) darstellen. Es zeigt die Aufgabenverteilung und Befugnisse der Mitglieder. Die Mitglieder einer Organisation haben verschiedene *Verantwortungen:*

- Entscheidungsverantwortung hat die Gesamt- und Bereichsleitung
- Ausführungsverantwortung haben alle MitarbeiterInnen.

So entscheidet eine Einrichtungsleiterin über die Aufnahme einer neuen Pflegebedürftigen, die Pflegefachpersonen führen Pflegemaßnahmen (z. B. Unterstützung beim Waschen und Ankleiden) selbstständig und eigenverantwortlich aus.

4

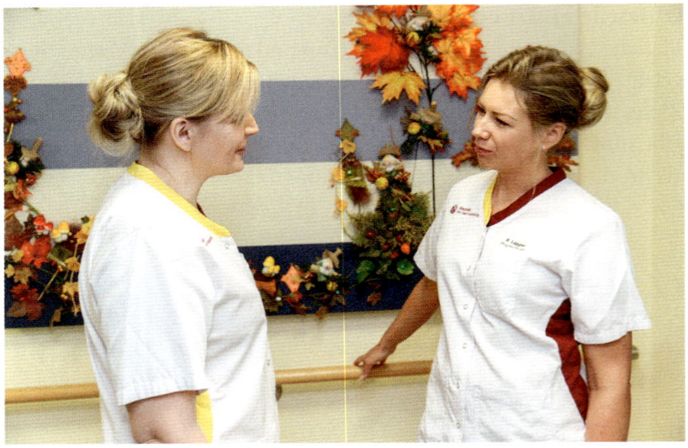

Abb. 4.23 Die einheitliche Berufskleidung zeigt jedem Außenstehenden deutlich, wer dazugehört. [K157]

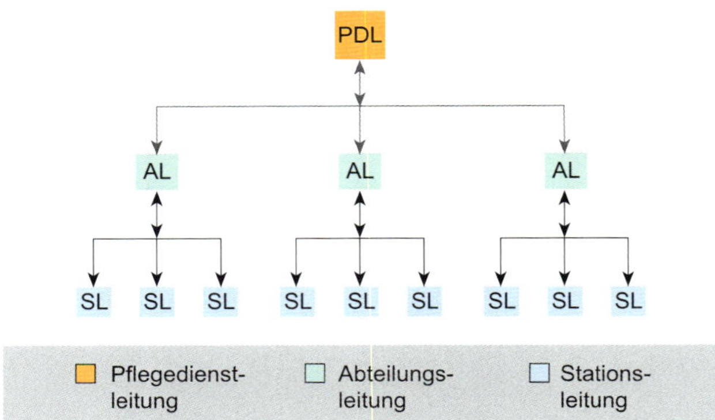

Abb. 4.24 Vertikale Organisationsstruktur eines Krankenhauses. [A400]

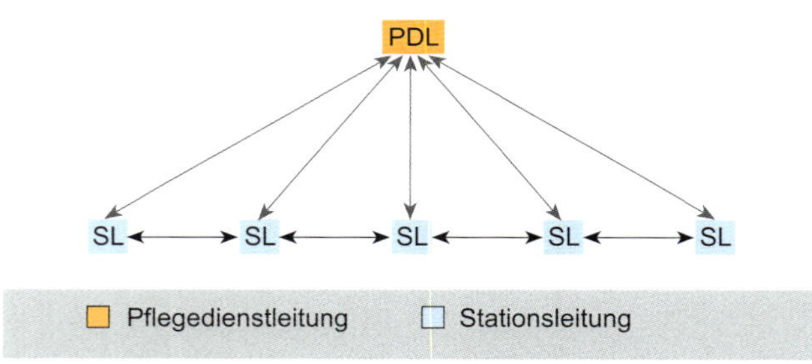

Abb. 4.25 Horizontale Organisationsstruktur einer stationären Altenpflegeeinrichtung. [A400]

Existenzdauer von Organisationen

Jede Organisation ist **auf Dauer angelegt.** Sie wird auf begrenzte oder unbegrenzte Zeit gebildet. Dadurch kann eine Organisation Strukturen entwickeln, Ziele umsetzen und arbeitsteilig handeln. Sie kann als soziales Gebilde wahrgenommen werden.

Dafür entwickelt die Organisation eine eigene *Identität,* die sie durch ein Markenzeichen, einen Schriftzug, eine Farbe oder die Berufskleidung der MitarbeiterInnen ausdrückt (*Image,* ➤ Abb. 4.23). Das erzeugt innerhalb der Organisation ein Wir-Gefühl (➤ 4.4.3) und nach außen ein geschlossenes und unverwechselbares Bild (*corporate identity*).

Die Organisation ist gegenüber ihrer Umwelt offen (offenes System, ➤ 4.1.3). Sie tauscht ihre Leistungen mit anderen Organisationen aus, z. B. dem Sozialamt oder einem ambulanten Pflegedienst.

Altenpflegeeinrichtung als soziale Organisation

Für die **Altenpflegeeinrichtung** gelten alle für Organisationen typischen Merkmale.

Ziele

Jede Pflegeeinrichtung ist **zielgerichtet.** Ihre gesellschaftliche Aufgabe besteht in der Betreuung, Pflege und Versorgung alter, kranker und behinderter Menschen. Ziele und Zweck sind schriftlich in einer Ordnung oder Konzeption festgehalten. Sie sind z. T. in den Verträgen mit den Pflegebedürftigen und MitarbeiterInnen aufgeführt.

Gehört die Pflegeeinrichtung zu einem großen Wohlfahrtsverband, sind die Ziele beider Organisationen aufeinander abgestimmt. So leiten einige Träger die Pflege z. B. aus dem Gebot christlicher Nächstenliebe ab.

Die Pflegeeinrichtung arbeitet *planvoll.* Für die verschiedenen Bereiche wie Pflege, Verwaltung oder Hauswirtschaft gibt es Pläne, die zielgerichtet umgesetzt werden sollen. Die Leitung und die jeweiligen Bereichsleitungen kontrollieren. Sie werden wiederum von den vorgesetzten Organisationsebenen beaufsichtigt.

Arbeitsteilung

Mitglieder der Pflegeeinrichtung sind einerseits die Pflegebedürftigen und andererseits die MitarbeiterInnen. Damit ist die Organisation **arbeitsteilig** gegliedert. Beide Gruppen haben andere Aufgaben, die sich nach den sozialen Rollen (➤ 4.2.5) unterscheiden lassen.

Die **Pflegebedürftigen** mit ihren Geschlechts- und Beziehungsrollen, ihren Statusunterschieden werden betreut, gepflegt und versorgt. Sie sind die Zielgruppe, die der Pflegeeinrichtung die Existenzberechtigung gibt.

Die **MitarbeiterInnen** werden nach Berufsrolle und Status unterschieden. Daraus entwickelt sich eine einrichtungsinterne Hierarchie mit Entscheidungs- und Ausführungsverantwortung. In ihren Positionen beteiligen sich die MitarbeiterInnen an der Umsetzung der Organisationsziele. Ihre Beziehungen sind durch Normen geregelt.

Beide Gruppen sind aufeinander angewiesen. Sie kommunizieren miteinander. Es gibt für die Mitglieder beider Gruppen Verfahren für die Aufnahme und den Ausschluss.

Existenzdauer

Die Pflegeeinrichtung ist **auf Dauer** angelegt. Sie ist auf unbegrenzte Zeit gebildet und wird als Organisation öffentlich wahrgenommen. Die Pflegeeinrichtung ist gegenüber der Umwelt offen und tauscht mit Außenstehenden Leistungen aus (z. B. Veranstaltungen, Kurzzeitpflege, Besuche).

4.4.2 Organisationsstrukturen

Organisationen unterscheiden sich durch den **Grad der Organisiertheit.** Er beschreibt den Zustand einer Organisation und ist abhängig von ihrer Größe. Kleinere Organisationen, z. B. Senioren-Wohngemeinschaften, brauchen wenig Ordnung, um handlungsfähig zu sein. Große Organisationen, z. B. Wohlfahrtsverbände, benötigen dagegen komplexe und differenzierte Ordnungsmuster (➤ 4.4.3).

Die Struktur einer Organisation stellt sich als dauerhaftes Gefüge mit einer bestimmten Ordnung dar. So ist eine Altenpflegeeinrichtung z. B. hierarchisch organisiert. Die Positionen werden nach der Qualifikation der MitarbeiterInnen verteilt.

Aufbau- und Ablauforganisation

Jede Organisationsstruktur hat einen

- **Statischen Aspekt:** Er wird in der Außenstruktur, z. B. Bauweise, Hausordnung und Stellenplan, deutlich und deshalb auch als **Aufbauorganisation** bezeichnet. Diese ist relativ starr und dient der Darstellung nach außen. Sie wird gezeichnet (Lageplan) oder aufgeschrieben (Hausordnung).
- **Dynamischen Aspekt:** Wird in der Binnenstruktur deutlich, z. B. durch qualifizierte MitarbeiterInnen, professionelle Ausstattung, qualitätssichernde Maßnahmen, Gespräche miteinander. Die Binnenstruktur macht die Prozesse in der Organisation sichtbar und wird auch als **Ablauforganisation** bezeichnet.

Statischer und dynamischer Aspekt beeinflussen sich gegenseitig. Sie entfalten Wirkungen auf die Organisationsentwicklung und -analyse.

Organisationsentwicklung und -analyse

DEFINITION

Organisationsentwicklung: Beschreibt die dynamisch-prozesshaften Teile einer Organisation, die durch sich ständig entwickelnde und verändernde Tätigkeiten der Organisationsmitglieder entstehen, z. B. im Rahmen des Qualitätsmanagements.

Organisationsanalyse: Beschreibt die statischen Teile einer Organisation, z. B. Normen, Stellenplan, Aufgabenverteilung und Befugnisse. Sie macht gedanklich einen Schnitt durch das Gebilde und betrachtet es als derzeitiges Ergebnis eines Prozesses. Durch eine Organisationsanalyse wird der unterschiedliche strukturelle Aufbau von Organisationen deutlich.

Horizontale und vertikale Organisationsstruktur

Die Organisationsanalyse zeigt, ob in einer Organisation eher horizontale oder eher vertikale **Organisationsstrukturen** herrschen.

- **Horizontale Struktur:** Die verschiedenen Organisationseinheiten sind nach Sachgebieten *nebeneinander* angeordnet. Die jeweils gleichwertigen Mitglieder werden mit ihren Berufsrollen nach Positionen auf gleicher Ebene (horizontal) dargestellt.
- **Vertikale Struktur:** Die Organisationseinheiten sind *übereinander* angeordnet. Die MitarbeiterInnen stehen in einem Über- und Unterordnungsverhältnis und orientieren sich an der Amtsautorität.

In allen Organisationen lassen sich horizontale und vertikale Strukturen finden. In bürokratisch organisierten Verwaltungen oder einem großen Krankenhaus finden sich eher vertikale, in einer Altenpflegeeinrichtung oder einer Sozialstation eher horizontale Strukturen (➤ Abb. 4.24, ➤ Abb. 4.25).

Horizontale Organisationsstruktur einer Altenpflegeeinrichtung

In einer Pflegeeinrichtung stehen die Sachgebiete Pflege, Verwaltung und Hauswirtschaft nebeneinander. Sie kooperieren, um personelle Kompetenzen und die Mittel zielgerichtet und zweckgebunden einsetzen zu können.

Die einzelnen Sachgebiete und ihre MitarbeiterInnen sind untereinander im Gespräch.

Es finden geplante Besprechungen statt, in denen die MitarbeiterInnen direkt oder über ihre Bereichsleitung, z. B. die Pflegedienstleitung, Verwaltungsleitung oder Hauswirtschaftsleitung, Fragen klären können.

Bei *Konflikten* (➤ 4.9.1), z. B. zwischen der Pflege und der Verwaltung wegen der Verwendung von Geldmitteln, versucht die Einrichtungsleitung zu vermitteln. Gelingt die Konfliktlösung auf diese Weise nicht, muss sie sich Rat und Hilfe von außen holen.

Dafür stehen ExpertInnen bei den Trägern, den Wohlfahrtsverbänden, Ämtern und Behörden oder Beratungsorganisationen zur Verfügung.

4.4.3 Organisationsmodelle

DEFINITION

Organisationsmodell: Stellt Aufbau und Funktion einer Organisation als Modell (➤ 1.1) dar.

Im Sozial- und Gesundheitswesen kommen zwei **Organisationsmodelle** besonders häufig vor, das Bürokratie- und das Team-Modell.

Bürokratie-Modell

Am Anfang des 20. Jh. hat der Soziologe *Max Weber* (1864–1920) die Organisationsstrukturen von Staatsverwaltung und Militär untersucht. Er fand dabei typische Organisationsmerkmale und -muster, die er als **Bürokratie-Modell** zusammenfasste:

- Überordnung und Unterordnung: Es gibt Vorgesetzte und Untergebene, Handlungen werden durch Vorgesetzte gesteuert und kontrolliert. Autorität entsteht allein durch das Amt, nicht durch Fach- und Sachkompetenz.
- Zentralisierung: Alle Arbeiten werden von der nächst höheren Instanz verteilt und entgegengenommen.
- Feste Zuständigkeiten und Befugnisse.
- Fester, unumstößlicher Plan für die Arbeitsabläufe.
- Vertikale Kommunikationsstruktur: Anweisungen und Entscheidungen von oben nach unten, Rückmeldungen von unten nach oben, auf Einhaltung der Dienstwege wird streng geachtet, die Leitung bekommt alle Informationen.

- Aktenmäßige Erfassung der Vorgänge: Akten sind das „Gedächtnis der Organisation".
- Auswahl und Beförderung durch die Leitung: Laufbahnregelung, Beurteilung durch die Vorgesetzten, unterschiedliche Bezahlung nach Position.
- Disziplin: Alle Anordnungen müssen ausgeführt werden, Vorstellungen und Wünsche der MitarbeiterInnen werden nicht berücksichtigt.

Herrschaft im Bürokratie-Modell

Im Bürokratie-Modell ermöglicht es die **Herrschaft,** den eigenen Willen gegenüber anderen durchzusetzen. Um Herrschaft ausüben zu können, braucht der Vorgesetzte die Anerkennung durch die Untergebenen. Bildlich lässt sich die Beziehung als *Herr-und-Knecht-Verhältnis* darstellen, das durch *Befehl und Gehorsam* funktioniert. Der Herr muss immer wieder den Glauben an seine Überlegenheit herstellen *(Demonstrationshandeln).* Er beweist seine Überlegenheit durch Worte oder Taten und erhält dadurch seine Legitimation. Der Beherrschte erkennt dann seine eigene Unterlegenheit an.

Zum Bürokratie-Modell gehört eine ausgeprägte **Herrschaftsstruktur.** Man findet sie auch aktuell noch in Ämtern und Behörden, Wohlfahrtsverbänden und sozialen Einrichtungen (➤ Abb. 4.26).

Vorteile des Bürokratie-Modells

Das Bürokratie-Modell hat für eine Organisation **Vorteile.** Es wird oft mit einer Maschine verglichen, die reibungslos arbeitet, weil alle Rädchen ineinander greifen. Es funktioniert

- dauerhaft,
- effektiv,
- zuverlässig,
- gründlich,
- diszipliniert,
- ohne Ansehen der Person.

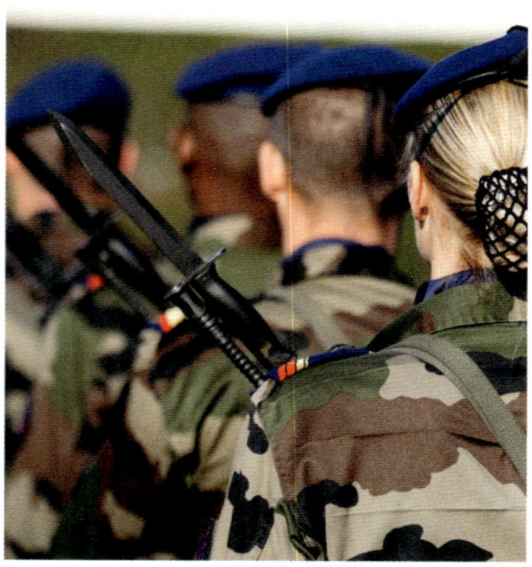

Abb. 4.26 Für manche große gesellschaftliche Organisation, z. B. die Bundeswehr, ist es sehr sinnvoll, dass sie nach dem Bürokratie-Modell aufgebaut ist. Sie muss, besonders in brenzligen Situationen, reibungslos funktionieren, damit sie wirkungsvoll arbeitet. [J787]

Weber meinte, dass viele der Merkmale sich in autoritär geführten Gruppen (Sternmodell, ➤ 4.3.3) und in größeren gesellschaftlichen Organisationen, z. B. Religionsgemeinschaften, Industrie, Wirtschaft, Polizei und Krankenhäusern, finden lassen.

Wirkung des Bürokratie-Modells nach außen

KundInnen und NutzerInnen erleben die Herrschaft, die ein bürokratisch organisiertes Gebilde ausübt. Als AntragstellerIn im Sozialamt, als EmpfängerIn von Leistungen aus der Rentenversicherung oder als Pflegebedürftige in einer Altenpflegeeinrichtung fühlen sie sich ohnmächtig den Entscheidungen und dem Handeln ausgeliefert. Niemand ist zuständig, Informationen werden nur spärlich oder gar nicht gegeben und immer wieder muss auf Entscheidungen von Vorgesetzten gewartet werden. Sie spüren *Distanz* und *Abhängigkeit.*

Die Vertreter des Bürokratie-Modells verweisen wie schon Weber auf die Vorteile *Sachlichkeit* und *Berechenbarkeit.* KundInnen und NutzerInnen können ihre Rechte und Ansprüche einfordern. Sie werden nach den **Standards der Organisation** sach- und fachgerecht bedient. Die Organisation ist stabil und arbeitet dauerhaft verlässlich.

Team-Modell

Das **Team-Modell** hat sich aus der Gruppenarbeit (➤ 4.10.3) entwickelt. In demokratischer, partnerschaftlicher Form werden die Aufgaben von Fachleuten (*Professionellen*) gelöst. Sie stehen *horizontal* in Beziehung und tauschen sich regelmäßig aus (Kreismodell, ➤ 4.3.3). Die Arbeit im Team ist durch *Selbstständigkeit* der Teammitglieder und Möglichkeiten der *Selbstverwirklichung* geprägt. Typisch für das Team-Modell sind:

- Gleichberechtigung; fachliche Kontrolle durch KollegInnen, Fachautorität
- Spezialisierung; Arbeitsteilung nach professionellen Kompetenzen
- Ziel- und Aufgabenorientierung
- Flexible, selbstständige Arbeitsplanung
- Horizontale Kommunikationsstruktur; Entscheidungen werden gemeinsam getroffen, Dienstwege gibt es nicht, alle bekommen alle Informationen, mündliche Weitergabe von Informationen, schriftlich wird nur das Nötigste festgehalten
- Auswahl der Mitglieder nach fachlicher Qualifikation durch das Team; regelmäßige, gegenseitige Rückmeldungen, Betonung der Gesamtverantwortung des Teams, aufgaben- oder leistungsbezogene Bezahlung
- Gemeinsam festgelegte Normen regeln die Zusammenarbeit im Team; auf Gruppenzusammenhalt wird Wert gelegt, Vorstellungen und Wünsche der Mitglieder werden berücksichtigt.

Teamarbeit im multiprofessionellen Team

Das Team-Modell eignet sich besonders für Aufgaben, die vielschichtig sind und nur durch Fachleute verschiedener Professionen (➤ 1.1) in einem **multiprofessionellen Team** gelöst werden können. Diese Fachleute brauchen folgende Voraussetzungen.

- **Fachlichkeit:** Die eigene Profession vertreten und mit anderen ziel- und aufgabenorientiert zusammenarbeiten.

- **Kommunikationsfähigkeit:** Die eigenen Vorstellungen vertreten, andere aufnehmen und diskutieren.
- **Einfühlungsvermögen:** Die eigenen Gefühle und die anderer wahrnehmen und ausdrücken.
- **Kreativität:** Für die gestellten Aufgaben neue Lösungen finden.
- **Kompromissfähigkeit:** Die eigenen Lösungen und die anderer verknüpfen.
- **Spontanität:** Die eigenen Beiträge unmittelbar in den Gruppenprozess einbringen.
- **Toleranz:** Die anderen Teammitglieder akzeptieren und Spannungen aushalten.

> Ein Team nutzt die Vielfalt des Wissens und Könnens der einzelnen Fachleute. Gerade wenn verschiedene Berufsgruppen zusammenarbeiten, können sich durch den Perspektivenwechsel neue Wege und Regelungen erschließen, da jede Profession ihren speziellen Blick auf eine Person, ein Problem oder einen Sachverhalt hat.

Das Team-Modell eignet sich nicht bei:

- Unklaren Zielen und Aufgaben
- Ständig wechselndem Personal
- Unqualifiziertem Personal
- Unklaren Sachmitteln
- Starker Lenkung und Kontrolle durch Vorgesetzte
- Abhängigkeit von hierarchischen Strukturen.

Therapeutisches Team in einer Altenpflegeeinrichtung

Ein Beispiel für das Team-Modell ist das **therapeutische Team.** Die Mitglieder bringen ihre Fachlichkeit gleichberechtigt ein. TherapeutInnen, ÄrztInnen und Pflegefachpersonen z. B. in einer Altenpflegeeinrichtung kooperieren ziel- und aufgabenorientiert. Als SpezialistInnen in ihrem Fach verteilen sie die Aufgaben nach den professionellen Kompetenzen. Sie treffen die wichtigen Entscheidungen gemeinsam. Die Teilnahme an den regelmäßig stattfindenden Teamsitzungen ist verbindlich. Sie gehört zu den gemeinsam festgelegten Regeln für die Arbeit. In den Teamsitzungen werden alle anstehenden Fragen diskutiert, therapeutische Maßnahmen abgestimmt und nach Lösungen für Probleme gesucht. Dabei sind Einfühlungsvermögen, Kreativität und Kompromissfähigkeit nötig. Bei Bedarf werden Angehörige, FreundInnen und NachbarInnen ziel- und aufgabenorientiert in das therapeutische Team integriert (z. B. Biografiearbeit, Sterbebegleitung).

Therapeutische Gemeinschaft

Ein anderes Beispiel für das Team-Modell ist die **therapeutische Gemeinschaft.** Hier gehören die PatientInnen oder Pflegebedürftigen zum Team. Sie sind gleichberechtigt an der Lösung der Aufgabe beteiligt. Als Betroffene sind sie ExpertInnen für ihre Krankheit oder ihr Leiden.

In einer Wohn- und Lebensgemeinschaft für Abhängigkeitserkrankte oder in einer geronto-psychiatrischen Einrichtung arbeiten sie mit Pflegefachpersonen, ÄrztInnen, TherapeutInnen, SozialarbeiterInnen und Hauswirtschaftskräften zusammen.

Mischform aus Bürokratie-Modell und Team-Modell

In der Realität trifft man oft auf eine **Mischform** aus Bürokratie- und Team-Modell.

Stationäre Altenpflegeeinrichtungen

So lassen sich z. B. in manchen Pflegeeinrichtungen Organisationsmerkmale wie Über- und Unterordnung, feste Zuständigkeiten, Leitungsorientierung, aktenmäßige Erfassung und vertikale Kommunikationsstrukturen feststellen. Gleichzeitig arbeiten einzelne Stationen nach dem Team-Modell: Gleichberechtigung, Spezialisierung, selbstständige Arbeitsplanung, horizontale Kommunikationsstruktur und regelmäßige Teamsitzungen.

Ambulante Altenpflegeeinrichtungen

Auch in der ambulanten Pflege, z. B. in Sozialstationen, werden beide Modelle gemischt.

Seit Einführung der ersten Stufe der Pflegeversicherung zum 1. April 1995 treten die bürokratischen Merkmale allerdings stark in den Vordergrund.

Die ambulanten Pflegedienste müssen als eigenständige wirtschaftliche Einheiten ihre Ausgaben durch Einnahmen decken. Das erfordert einen effektiv geplanten Einsatz von MitarbeiterInnen und hohen Verwaltungsaufwand hinsichtlich der Kostenabrechnungen [1] [3] [5].

> Aufgrund steigender Kosten und knapper werdender Mittel wird zunehmend vom **Lean Management** (*„schlanke" Betriebsführung*) gesprochen. Es soll helfen, durch so wenig Bürokratie wie nötig und so viel Team wie möglich Effektivität und Wirtschaftlichkeit zu erzielen. Weil Organisationen sich veränderten Umweltbedingungen anpassen müssen (systemischer Ansatz, ➤ 4.1.3), bezeichnet man sie als *„lernende Organisation"*.

4.4.4 Soziale Netzwerke

DEFINITION

Soziales Netzwerk: Netz aus Personen, Gruppen und Organisationen, die untereinander in Beziehung stehen und dadurch miteinander verbunden sind.

Jede Organisation ist in ein Umfeld eingebettet und hat viele Beziehungen nach außen. Wie bei einem Fischernetz werden Personen, Gruppen und Organisationen miteinander verbunden. Sie sind die Knoten, ihre Beziehungen sind die Fäden zwischen den Knoten. Fäden und Knoten ergeben das **soziale Netzwerk.**

Eine Altenpflegeeinrichtung ist so ein Knoten, der in ein soziales Netzwerk eingebunden ist (➤ Abb. 4.27). Als **organisatorisches Netzwerk** ist eine Pflegeeinrichtung organisatorisch verknüpft, z. B. mit

- Trägern
- Leistungsträgern
- Ämtern und Behörden
- Krankenhäusern
- Sozialstationen
- Apotheken

4

- Sanitätshäusern
- Beratungsstellen
- Selbsthilfegruppen.

Als **räumliches Netzwerk** ist eine Altenpflegeeinrichtung örtlich oder regional verknüpft, z. B. mit:

- Politischen Gemeinden
- Konfessionellen Gemeinden
- Vereinen und Verbänden vor Ort
- Polizei und Feuerwehr
- Rettungsdiensten
- Bestattungsunternehmen
- AnbieterInnen von Bildung und Kultur (z. B. Volkshochschule, Theater, Kino) und Konsumartikeln (z. B. Läden, Geschäfte, Märkte).

Als **personelles Netzwerk** ist eine Altenpflegeeinrichtung personell verknüpft, z. B. mit:

- VertreterInnen der oben genannten Organisationen
- Angehörigen und FreundInnen
- Kooperierenden Professionellen vor Ort wie ÄrztInnen, TherapeutInnen, OptikerInnen.

Durch den Aufbau engmaschiger, kleinräumiger und bedarfsgerecht vernetzter Versorgungsstrukturen für ältere Menschen und die Schaffung von *Verbundsystemen,* z. B. Serviceverbund Netzwerk mit unterschiedlichen Dienstleistungen, oder Angeboten der **Integrierten Versorgung** (➤ 4.7.4) besonders im ländlichen Bereich, z. B. durch Träger sozialer und pflegerischer Einrichtungen im Bereich der geriatrischen Versorgung, können neue Formen der Zusammenarbeit entwickelt werden.

FALLBEISPIEL

Im baden-württembergischen Heilbronn hat sich ein Pflegenetz gegründet. Zu den LeistungsanbieterInnen gehören z. B. Krankenhäuser, ambulante Dienste und stationäre Alteneinrichtungen. Sie möchten neben der Vernetzung ihres Pflegeangebots im Rahmen der Öffentlichkeitsarbeit Informationen über die Möglichkeiten einer bedürfnisorientierten Pflege weitergeben. Darüber hinaus engagiert sich das Pflegenetz in der beruflichen Aus- und Fortbildung und beteiligt sich z. B. am theoretischen und praktischen Unterricht der lokalen Berufsfachschule für Altenpflege.

Auch in der Versorgung, Betreuung und Pflege von *Demenzkranken* und ihren Angehörigen (➤ 4.7.3) sind in den vergangenen Jahren nationale und internationale Netzwerke entstanden. Dazu gehören die Gründung von **Demenz-Zentren,** in denen Professionelle aus unterschiedlichen wissenschaftlichen Disziplinen neue Konzepte und Ansätze entwickeln und für die Praxis zugänglich machen oder die Einrichtung eines personellen Netzwerks von **Demenz-ExpertInnen** aus den Bereichen Diagnose, Therapie, Pflege, Ernährung, Recht, Ethik oder Wohnraumgestaltung. Sie bündeln Wissen in *Kompetenzwerkstätten* und stellen ihre Erkenntnisse anderen Fachleuten und einer interessierten Öffentlichkeit vor, z. B. im Rahmen von Tagungen, Fachmessen, Radio- und Fernsehsendungen.

Darüber hinaus können sie in Sprechstunden von Ratsuchenden persönlich oder per Telefon und Internet angesprochen werden.

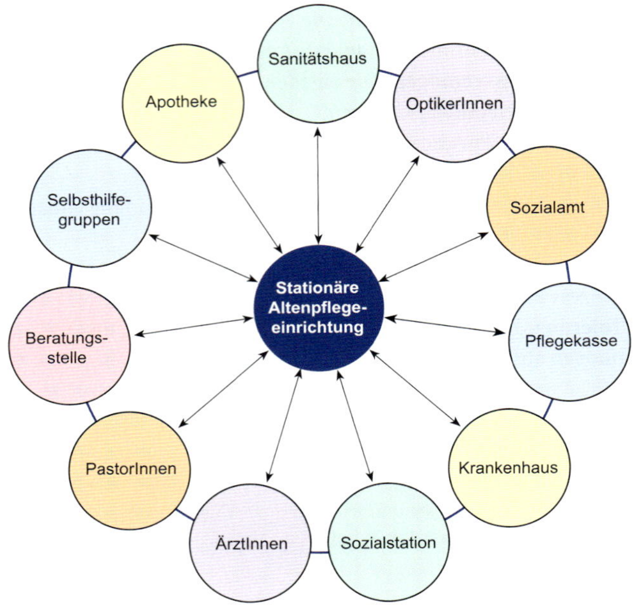

Abb. 4.27 Netzwerk einer stationären Altenpflegeeinrichtung. [A400]

Seit 2009 gibt es den Verein **Kompetenznetz Demenzen.** Er möchte z. B. aktuelles Wissen aus der Forschung an Demenzkranke, Angehörige und Professionelle weitergeben, den Selbsthilfegruppen (➤ 4.2.3) Raum zur Diskussion anbieten, über Vernetzungen in der Versorgung, Betreuung und Pflege informieren, zum Qualitätsmanagement (➤ 1.2.3) in der Versorgung beitragen und Öffentlichkeitsarbeit hinsichtlich der zunehmenden Bedeutung des Themas Demenz vor dem Hintergrund der demografischen Entwicklung in Deutschland (➤ 4.7.3) leisten.

Zunehmend bilden sich themenbezogene Netzwerke (*Crossover-Netzwerke*). So treffen sich z. B. MigrantInnen mit demenzkranken Angehörigen in einer Tagesstätte. Mit Unterstützung von ExpertInnen sprechen sie über Möglichkeiten einer lebensweltorientieren häuslichen Betreuung, Unterstützung bei pflegebezogenen und rechtlichen Fragen durch ambulante Dienste und Entlastungsangebote im Stadtteil (u. a. Gesprächskreise, Kurse über Entspannungstechniken an der Volkshochschule).

SURFTIPP

Homepage der Robert Bosch Stiftung, die ein Netzwerk von Praxisprojekten in Europa finanziell unterstützt: www.bosch-stiftung.de
Homepage von Kompetenznetz Demenzen e.V.: www.kompetenznetz-demenzen.de

Die Wechselwirkungen zwischen organisatorischen, räumlichen und personellen Netzwerken können in einer **Netzwerkanalyse** bestimmt werden. Sie verdeutlicht *Ausmaß* und *Dichte* als Anzahl der Akteure mit ihren Beziehungen in komplexen Netzwerken. Nicht immer finden Kontakte zwischen allen Knoten in Netzwerken gleich häufig statt oder sind gleich intensiv. Es kommt zur Bündelung von Kontakten (*Module).* So kann z. B. der Informationsaustausch einer Pflegeeinrichtung mit Hausärzten, Apotheken und Sanitätshäusern intensiver sein als mit Polizei oder Feuerwehr.

Es lassen sich unterschiedliche **Netzwerktypen** unterscheiden, z. B. nach Ausmaß und Dichte der Kommunikation. So ist eine Altenpflegeeinrichtung gut in ihr Umfeld integriert, ist offen nach innen und außen (systemischer Ansatz, ➤ 4.1.3):

- Angehörige, FreundInnen und BesucherInnen kommen und halten Kontakt zu den Pflegebedürftigen (Freundschafts- und Nachbarschaftsnetzwerke).
- Es wird täglich ein Mittagstisch für außerhalb lebende SeniorInnen angeboten (Versorgungsnetzwerke).
- Freizeit- und Selbsthilfegruppen treffen sich dort; es werden Seminare für pflegende Angehörige angeboten (Gemeinschaftsnetzwerke).
- Die Pflegeeinrichtung betreibt eine breite Öffentlichkeitsarbeit. Mit Veranstaltungen im Haus und in Schulen, Freizeiteinrichtungen und Versammlungsräumen informiert sie und wirkt meinungsbildend. Themen sind z. B. Wohnen im Alter, Aktiv im Ruhestand (➤ 4.7.6), Ängste – Trauer – Lebenskrisen. Diese Veranstaltungen werden in Zusammenarbeit mit kompetenten Personen und Gruppen aus dem Ort oder der Region durchgeführt. Sie haben für die TeilnehmerInnen eine unterstützende Funktion und aktivieren Ressourcen (Unterstützungsnetzwerke) [1].

Altenpflegeeinrichtungen vernetzen mehrere Lebenswelten (➤ 4.5.2). Sie besetzen ein Territorium durch ihre Aktivitäten und die Abgrenzung ihres Einzugsgebiets. Dabei kann es zu Überschneidungen mit anderen AnbieterInnen kommen (Schnittstellenkonflikte, ➤ 4.9.3). Deshalb ist es hilfreich, wenn die VertreterInnen der Organisation ihre Angebote koordinieren. So kann eine Vielfalt im Interesse der NutzerInnen erreicht werden.

4.5 Zeit und Raum

Der Mensch wird in **Zeit** und **Raum** geboren. Beides kann er sich nicht aussuchen. Von beiden ist er abhängig. Er kann aber Zeit und Raum gestalten.

Zeit

DEFINITION

Zeit: Maß einer Abfolge von Vorgängen.

Zeit wird als **Rhythmus** wahrgenommen, z. B.:

- Hell-Dunkel-Rhythmus
- Tag und Nacht
- Frühling, Sommer, Herbst, Winter
- Sekunde, Minute, Stunde
- Tag, Woche, Monat, Jahr
- Vergangenheit, Gegenwart, Zukunft.

Zeit wird mit Hilfe von Uhren und Kalendern (➤ Abb. 4.28) festgehalten und durch das soziale Handeln mit einem Sinn belegt, z. B.:

- Alltag und Feiertag
- Werktag und Ruhetag
- Festtage, z. B. Weihnachten, 1. Mai
- Geburtstag und Namenstag
- Hochzeitstag
- Sterbetag.

Das Jahr im **Islam** (➤ 4.7.3) teilt sich in zwölf Mondmonate. Ein Mondjahr hat 354 Tage und ist damit um zehn oder elf Tage kürzer als das Sonnenjahr. Rituelle Ereignisse und Festtage (➤ 3.4.3) orientieren sich an den jeweiligen Mondmonaten. So ist z. B. im neunten Monat **Ramadan** das Fasten für alle erwachsenen, körperlich und geistig gesunden MuslimInnen Pflicht. Fasten bedeutet u. a. den Verzicht auf Essen und Trinken in der Zeit zwischen Morgendämmerung bis Sonnenuntergang.

Zeit erleben

Alte Menschen erleben Zeit anders als Kinder und jüngere Erwachsene. Sie wechseln zwischen Tempo und Stillstand und erleben Zeit schneller – wie im Zeitraffer – oder langsamer – wie in Zeitlupe. Das drückt sich z. B. aus in

- Geschäftigkeit und Langeweile
- Ständige Wiederholung von Handlungsmustern
- Handlungsaufschub durch überdehnt empfundene Zeit
- Sich Zeit für eine Sache nehmen
- Bewusste Wahrnehmung der Zeit als knappes Lebensgut.

Durch Krankheiten und Gebrechen kann älteren Menschen das **Zeitgefühl** verloren gehen. So fehlt altersverwirrten Menschen die zeitliche Orientierung (*Zeitsinn*). Sie warten darauf, dass gleich die Tür aufgeht und ihre Mutter sie zum Arbeiten holt, obwohl die Mutter bereits seit langem tot ist.

Manche Ältere machen **Zeitsprünge,** sie vergessen ganze Passagen in ihrer Lebensgeschichte. Ihre Biografie besteht nur noch aus Höhepunkten und Schicksalsschlägen. Sie ordnen diese Ereignisse falschen Jahreszahlen zu. Viele orientieren sich an der Vergangenheit. Sie leben rückwärtsgewandt (Langzeitgedächtnis, ➤ 2.4.3). Das erschwert die Auseinandersetzung mit Gegenwart und Zukunft.

Zeithorizont

Junge Menschen haben einen anderen **Zeithorizont** als ältere.

Jüngere haben das Gefühl, unendlich viel Zeit zur Verfügung zu haben. Sie meinen, dass es hinter dem Horizont immer weiter geht oder dass sie ewig leben. Deshalb gehen sie verschwenderischer mit der Zeit um.

Die Alten sehen zurück, woher sie gekommen sind und nach vorn, bis an das Ende ihres Lebens. Durch Missbefinden, Krankheiten und soziale Erfahrungen, z. B. den Tod von FreundInnen oder Veränderungen in den Lebenswelten, werden sie jeden Tag an die Vergänglichkeit und den Tod erinnert. Die ihnen verbleibende Zeit ist der *Rest ihres Lebens* (➤ 4.8.3). Alte Menschen teilen ihre verbleibende Lebenszeit bewusster ein. Sie wollen z. B. noch dies erleben oder noch einmal das sehen. Manche sehnen sich auch nach dem Tod.

Raum

DEFINITION

Raum: Menge von Punkten, zwischen denen Beziehungen bestehen.

Dauerkalender 1901–2064

Jahre 1901–1999				Jahre 2000–2064			Monate J	F	M	A	M	J	J	A	S	O	N	D
	25	53	81		09	37	4	0	0	3	5	1	3	6	2	4	0	2
	26	54	82		10	38	5	1	1	4	6	2	4	0	3	5	1	3
	27	55	83		11	39	6	2	2	5	0	3	5	1	4	6	2	4
	28	56	84		12	40	0	3	4	0	2	5	0	3	6	1	4	6
01	29	57	85		13	41	2	5	5	1	3	6	1	4	0	2	5	0
02	30	58	86		14	42	3	6	6	2	4	0	2	5	1	3	6	1
03	31	59	87		15	43	4	0	0	3	5	1	3	6	2	4	0	2
04	32	60	88		16	44	5	1	2	5	0	3	5	1	4	6	2	4
05	33	61	89		17	45	0	3	3	6	1	4	6	2	5	0	3	5
06	34	62	90		18	46	1	4	4	0	2	5	0	3	6	1	4	6
07	35	63	91		19	47	2	5	5	1	3	6	1	4	0	2	5	0
08	36	64	92		20	48	3	6	0	3	5	1	3	6	2	4	0	2
09	37	65	93		21	49	5	1	1	4	6	2	4	0	3	5	1	3
10	38	66	94		22	50	6	2	2	5	0	3	5	1	4	6	2	4
11	39	67	95		23	51	0	3	3	6	1	4	6	2	5	0	3	5
12	40	68	96		24	52	1	4	5	1	3	6	1	4	0	2	5	0
13	41	69	97		25	53	3	6	6	2	4	0	2	5	1	3	6	1
14	42	70	98		26	54	4	0	0	3	5	1	3	6	2	4	0	2
15	43	71	99		27	55	5	1	1	4	6	2	4	0	3	5	1	3
16	44	72		00	28	56	6	2	3	6	1	4	6	2	5	0	3	5
17	45	73		01	29	57	1	4	4	0	2	5	0	3	6	1	4	6
18	46	74		02	30	58	2	5	5	1	3	6	1	4	0	2	5	0
19	47	75		03	31	59	3	6	6	2	4	0	2	5	1	3	6	1
20	48	76		04	32	60	4	0	1	4	6	2	4	0	3	5	1	3
21	49	77		05	33	61	6	2	2	5	0	3	5	1	4	6	2	4
22	50	78		06	34	62	0	3	3	6	1	4	6	2	5	0	3	5
23	51	79		07	35	63	1	4	4	0	2	5	0	3	6	1	4	6
24	52	80		08	36	64	2	5	6	2	4	0	2	5	1	3	6	1

Wochentage

S	1	8	15	22	29	36
M	2	9	16	23	30	37
D	3	10	17	24	31	38
M	4	11	18	25	32	
D	5	12	19	26	33	
F	6	13	20	27	34	
S	7	14	21	28	35	

Anwendung:

Beispiel: Auf welchen Wochentag fiel der 1. April 1970?
Lösung: Man gehe von der Jahrestafel aus, suche für das Jahr 1970 in der Monatstafel unter April die zughörige Monatskennzahl (3), zuzüglich der Zahl des gesuchten Wochentags (1) ergibt sich die Schlüsselzahl (3 + 1 = 4), für die man in der Wochentagstafel den Mittwoch als den gesuchten Wochentag findet.

Abb. 4.28 Dauerkalender. [A400]

Die Punkte lassen sich durch Linien verbinden und ergeben dann ein **Raummuster.** Es wird als feste Gestalt wahrgenommen (z. B. Wohnraum). Nur so ist für den Menschen Raum vorstellbar (*räumliche Vorstellung*). Der nicht sichtbare oder unendliche Raum bleibt unvorstellbar und geheimnisvoll.

Bewegung im Raum

Die Ordnung eines Raums ermöglicht die **Bewegung im Raum.** Für die Mobilität ist die Erreichbarkeit von sozialen Einrichtungen wie Rathaus, Post oder Gemeindehaus von Bedeutung.

Gerade für ältere Menschen sind lange Wege, kurze Ampelzeiten an belebten Straßen oder besonders für RollstuhlfahrerInnen auch Bordsteine oft unüberbrückbare Hindernisse. Sie beeinträchtigen die Motivation, am Leben in der Gemeinschaft teilzunehmen. Aber auch in einer Pflegeeinrichtung können Barrieren wie Stufen, dunkle Flure oder unerreichbare Lichtschalter die Mobilität älterer Menschen einschränken (➢ Abb. 4.29).

Orientierung im Raum

Der **Ortssinn** ermöglicht die **Orientierung im Raum.** Bei vielen älteren Menschen geht der Ortssinn verloren. In unvertrauter Umgebung können sie sich nicht zurechtfinden. Nicht selten verlaufen sie sich.

Bei altersverwirrten Menschen kann die fehlende räumliche Orientierung massive Ängste auslösen. Sie suchen verzweifelt den Weg in ihren Keller oder argwöhnen, dass ihnen ein Möbelstück gestohlen worden ist, das immer an einem festen Platz gestanden hat.

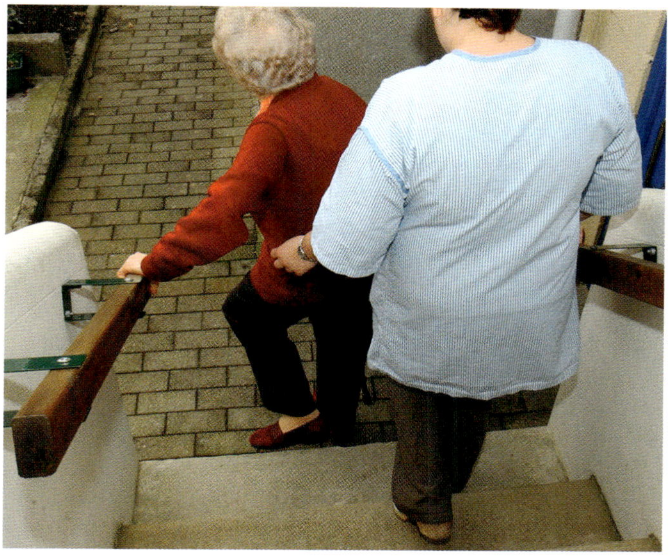

Abb. 4.29 Für viele alte Menschen sind Räume, die nur über eine Treppe zugänglich sind, nicht oder nur mit Hilfe zu erreichen. [J787]

Technik im Raum

Wenig Energie und viel Komfort in einem intelligenten Haus, der eigenen Wohnung oder dem Zimmer einer Altenpflegeeinrichtung versprechen die Konzepte **Smart Home** und **Ambient Assisted Living** (*AAL*).

Darunter werden Konzepte, Produkte und Dienstleistungen verstanden, die neue Technologien, NutzerInnen und das soziale Umfeld miteinander verbinden, um so die Lebensqualität altersgerecht zu verbessern. So öffnet eine elektronische Vernetzung die Haustür per Fingerabdruck oder durch individuelle Stimmerkennung. Alle Räume sind auf den Wärmebedarf der NutzerInnen eingestellt und gut gelüftet. Die notwendige Beleuchtung in den Räumen wird durch Bewegungsmelder gesteuert. Sturz-Sensoren (z. B. neben dem Bett oder an Treppen) alarmieren einen Rettungs- oder den Pflegedienst. An warmen Sommertagen wird der Rasen im Garten automatisch gewässert. Das Garagentor öffnet und schließt sich per Fernbedienung. Ein selbststeuernder Sonnenschutz ermöglicht einen schattenspendenden Aufenthalt im Wintergarten oder einer Sitzecke im Freien.

SURFTIPP

Informationen über das vom Bundesministerium für Familie, Senioren, Frauen und Jugend in Deutschland unterstützte Projekt AAL-Netzwerk Saar: www.bmfsfj.de

Beispiele zur Planung und Umsetzung von Assistenzsystemen in Europa, teilweise auch Grenzen von Nachbarstaaten überschreitend: www.aal-europe.eu

4.5.1 Zeitkonzepte

DEFINITION

Zeitkonzepte: Aktive Gestaltung der Zeit durch den Menschen. Zeitkonzepte verbinden ein Zeitmaß (*quantitativ*) mit Sinn und Bedeutung (*qualitativ*).

Zeitkonzepte beschreiben z. B.:

- Was ein alter Mensch in seiner Lebensgeschichte wann und wie erlebt hat
- Welche Identitäten er wann, wie und warum entwickelt hat
- Wie er seine Zeit gestaltet
- Wie für ihn gelebte Zeit lebendig wird.

Naturzeit

DEFINITION

Naturzeit: Zeittakte, nach denen die Abläufe in der Natur eingeteilt sind.

Der Mensch ist Teil der Natur und als solcher abhängig von ihren Rhythmen. Er hat einen inneren Zeitgeber, eine **innere Uhr,** nach der sich aktive und passive Lebensphasen richten. Sonne und Mond haben Einfluss auf körperliche und psychische Funktionen und sind Taktgeber des menschlichen **Bio-Rhythmus.** Auf sie werden tageszeitliche Schwankungen, z. B. des Blutdrucks oder der Hormonausschüttung und damit der Leistungsfähigkeit, zurückgeführt.

Die **Jahreszeiten** strukturieren den Jahresverlauf. In einer Altenpflegeeinrichtung kann durch die Gestaltung, z. B. mit Blumen oder Speisen, und durch Aktivitäten, z. B. Osterspaziergang oder Kirschblütenfest, ein jahreszeitlicher Bezug hergestellt werden (➤ 3.4.3).

Dasselbe gilt für die Gestaltung von *Feiern* und *Festen.* Jahreszeitlich gebunden wie Weihnachten und Fasching oder lebenszeitorientiert, z. B. Geburtstag oder Goldene Hochzeit, ragen sie aus dem Alltag heraus. Sie sind Hoch-Zeiten im Jahresverlauf.

Werden BewohnerInnen an der Gestaltung jahreszeitlicher Aktivitäten und Feste beteiligt, können sie sich an ihre Vergangenheit erinnern und auf Erfahrungen aus ihrer Lebensgeschichte zurückgreifen (biografischer Ansatz, ➤ 4.2.6)

Systemzeit

DEFINITION

Systemzeit: Zeittakte, nach denen die Abläufe in gesellschaftlichen Systemen eingeteilt sind.

Das Leben und das Arbeiten in einer Organisation wie einer Altenpflegeeinrichtung oder einer Sozialstation wird durch Tages- und Wochenpläne, durch Dienst- und Urlaubspläne, durch Freizeit und Ruhezeit bestimmt.

Aus der Industrie wurde der Begriff der **Maschinenlaufzeit** übernommen und auf soziale Systeme (➤ 4.1.3) übertragen. Das System muss wie eine Maschine funktionieren, um effektiv und wirtschaftlich zu sein. Tag und Nacht, also dauerhaft, muss Leistung (z. B. Pflege) erbracht werden. Mechanisch müssen die einzelnen Zeitpläne ablaufen, fehler- und störungsfrei. Sie müssen untereinander vereinbar sein und miteinander vernetzt werden können.

4

Systemzeit in einer Altenpflegeeinrichtung

Die **Systemzeit in einer Altenpflegeeinrichtung** steuert offen oder heimlich die Handlungen der AkteurInnen. Vom Wecken und der Zeit für die Körperpflege, den Mahlzeiten, den Visiten- und Sprechzeiten, den Freizeiten bis zu den Besuchs- und Ruhezeiten ist in einer Pflegeeinrichtung fast alles festgelegt.

Pflegebedürftige, MitarbeiterInnen, Angehörige und BesucherInnen müssen ihre individuellen Zeittakte mit den institutionellen Zeittakten in Übereinstimmung bringen. Eine mögliche Folge ist **Zeitnot:**

- Eile beim Erreichen verschiedener Orte
- Eile bei der Ausführung von Tätigkeiten
- Koordinationsschwierigkeiten von Terminen
- Schwierigkeiten beim Ausfall von MitarbeiterInnen.

Arbeitszeit

Arbeitszeit ist das zentrale Orientierungsmuster in einer Dienstleistungsgesellschaft. Ihr ordnen sich die Lebensplanung oder Ferienzeiten unter. *Nicht-Arbeitszeiten,* z. B. durch Schwangerschaft, Arbeitslosigkeit oder Krankheit, werden besonders bewertet und müssen von den Betroffenen erklärt werden.

Die Arbeitszeit einer Organisation muss *intern* abgestimmt werden:

- Vollzeit oder Teilzeit
- Feste oder flexible Arbeitszeiten
- Schichtdienst, Nachtdienst, Wochenenddienst
- Überstunden
- Urlaub.

Die Arbeitszeit muss außerdem *extern* mit anderen Systemzeiten koordiniert werden:

- Fahrpläne der öffentlichen Verkehrsmittel
- Arbeitsbeginn und -ende der PartnerInnen
- Öffnungszeiten von Kindertagesstätten
- Öffnungszeiten von Ämtern und Behörden
- Öffnungszeiten von Läden und Geschäften.

> Zeitplanung ist eine verantwortungsvolle und konfliktanfällige Aufgabe der Einrichtungs- und Pflegedienstleitungen (Zeitkonflikte, ➢ 4.9.3). Sie verwalten die Zeit der Pflegebedürftigen und MitarbeiterInnen. Sie greifen in das Zeitbudget der Einzelnen ein, nehmen und gewähren Zeit.

Standardisierung als Möglichkeit der Zeitersparnis

Im pflegerischen und sozialpflegerischen Bereich bringt die **Standardisierung** von Tätigkeiten Probleme mit sich. Die Verrichtung von abrechenbaren Leistungen in dafür vorgesehenen Zeiteinheiten erinnert an Industrie-Normen. So können aufwändige Pflegemaßnahmen oder psychosoziale Unterstützungen oft nicht zeitgerecht durchgeführt werden. Oft reicht die Zeit für eine Beratung oder ein helfendes Gespräch nicht aus.

Andererseits hilft ein festgelegtes Zeitmaß, die Dauer von Tätigkeiten zu planen und die Kosten dafür abzurechnen. Dadurch werden die Pflegeleistungen nach Art und Umfang vergleichbar und der Pflegeprozess erhält eine überprüfbare Qualität (*Qualitätssicherung*).

Bei der Einführung des Team-Modells (➢ 4.4.3), der Einarbeitung neuer MitarbeiterInnen und der Anleitung von Auszubildenden wird anfangs mehr Zeit für die Umsetzung von Standards benötigt.

Eigenzeit

> **DEFINITION**
> **Eigenzeit**: Selbstbestimmte Zeit eines Menschen. Sie ist ein Gegengewicht zur Systemzeit und bietet Raum zur Regeneration und Selbstverwirklichung. Hier kann der Mensch seine Ressourcen erhalten und entwickeln.

Zeitsouveränität für Pflegebedürftige

Die Eigenzeit muss gepflegt und eingefordert werden, um über sie frei verfügen zu können und **Zeitsouveränität** zu erhalten. Die Pflegebedürftigen in einer Pflegeeinrichtung, deren Tag durch die Organisation in guter Absicht verplant worden ist, müssen Zeit für sich beanspruchen können. Sie müssen Zeit haben, die nicht überwacht wird, ohne Termine, Veranstaltungen oder Verpflichtungen. Sie müssen ihre Zeit selbst verwalten dürfen. Damit nimmt ihre Selbstsorge zu und die Fürsorge durch die Organisation ab.

Das Ausmaß von Zeitsouveränität ist auch abhängig von der Mobilität der Pflegebedürftigen. Je immobiler ein alter Mensch ist, umso weniger kann er darüber entscheiden, was er mit seiner Zeit anfangen möchte. Aber auch kleine Aus-Zeiten verschaffen Bettlägerigen oder Schwerstpflegebedürftigen das Gefühl von Unabhängigkeit.

Der Schlüssel für die Haustür symbolisiert für die BewohnerInnen ein freies Kommen-und-Gehen-Können (➢ Abb. 4.30). Sie können verantwortungsvoll und frei über ihre Zeit innerhalb und außerhalb der Organisation verfügen.

Flexibilitäts-Spielräume für MitarbeiterInnen

Auch die MitarbeiterInnen brauchen Zeitsouveränität. Sie müssen **Flexibilitäts-Spielräume** suchen, fordern und gestalten, z. B.:

- flexible Arbeitszeiten
- Elternzeit, wahlweise für jedes Elternteil
- Freistellung bei Krankheit eines Familienmitglieds
- Freistellung für Fort- und Weiterbildung
- Freistellung für Ehrenämter
- Einen Verfügungstag pro Monat zur freien Nutzung
- Eine Aus-Zeit von bis zu sechs Monaten innerhalb von sechs Jahren
- Ein Sabbat-Jahr, um einmal etwas ganz anderes zu machen.

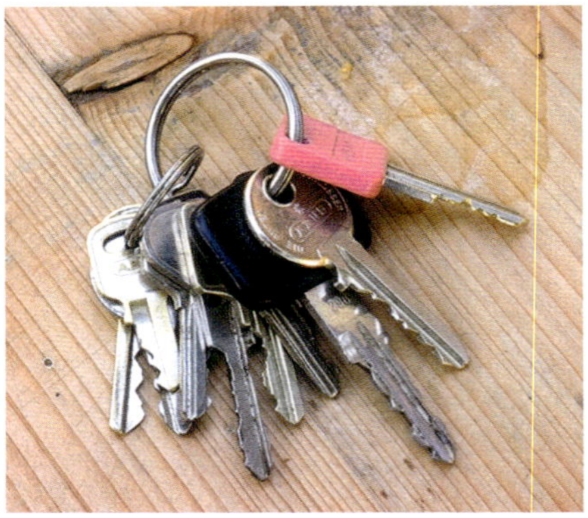

Abb. 4.30 BewohnerInnen, die einen Schlüssel für die Haustür besitzen, können frei darüber entscheiden, wann sie kommen oder gehen möchten und was sie mit ihrer Zeit anfangen wollen. [K183]

Diese und andere Vorschläge aus Politik, Wirtschaft, Kirchen und Gewerkschaften versuchen zu zeigen, wie ein Arrangement von Arbeitszeit und Eigenzeit für ArbeitnehmerInnen aussehen könnte. Sie sollen gleichzeitig die **Lebensqualität** steigern und langfristig der **Gesundheitsförderung** dienen.

4.5.2 Raumkonzepte

DEFINITION

Raumkonzepte: Gestaltung von Räumen durch Menschen. Raumkonzepte verbinden Raummaß (*quantitativ*) mit Sinn und Bedeutung (*qualitativ*).

Lebenswelt: Der gesamte Aktivitäts- und Erfahrungsraum eines Menschen, in dem Gegenstände, Personen und ihre Tätigkeiten sowie Ereignisse und deren Deutungen enthalten sind, mit denen er sich in seinem Alltagsleben auseinander setzen muss. Lebenswelt ist Lebenswirklichkeit. Sie ist eingebettet in die soziale Umwelt, von der sie beeinflusst wird.

Lebensweltorientierung: Konzept, das Menschen als „ExpertInnen ihrer Lebenswelt" versteht. Professionelle wollen z. B. mit Pflegebedürftigen einen „gelingenderen Alltag" gestalten (*Prozess*) und damit einen Beitrag zur „Stärkung sozialer Gerechtigkeit" leisten (*Strategie*).

Menschen gestalten die Räume, in denen sie leben, z. B. das Zimmer, die Wohnung, das Haus, das Dorf oder die Stadt. Es ist ihr *Lebensraum* oder, wie es der deutsche Sozialphilosph *Alfred Schütz* (1899–1959) nannte, ihre **Lebenswelt.** Sie beeinflusst den Alltag eines Menschen.

Diesen Gedanken nimmt das Konzept der Lebensweltorientierung des Pädagogen *Hans Thiersch* (*1935) auf. Es wurde in den 1980er Jahren für die Kinder- und Jugendhilfe entwickelt und bald auch in der Pflege übernommen. Zentral ist erst einmal der Blick auf die Strategien der Betroffenen zur Bewältigung ihres Alltags. Diese gelingen nicht immer, weil z. B. abhängigkeitserzeugende Stoffe den *Alltag* erträglich machen sollen (➤ 4.9.3), oder bei einer chronischen Erkrankung der Rückzug aus sozialen Beziehungen erfolgt. Um „Hilfe zur Selbsthilfe" anbieten zu können, sollen Professionelle die Lebenswirklichkeit ihrer KlientInnen, PatientInnen oder Pflegebedürftigen verstehen, diese als „ExpertInnen ihrer Lebenswelt" akzeptieren sowie sie dabei unterstützen, ihren Alltag durch verschiedene Angebote „gelingenderer" zu gestalten. Dabei gilt es, Ressourcen zu aktivieren, Kompetenzen zu steigern und Defizite zu kompensieren (➤ 3.1.3) und soweit möglich, Hilfesuchende zu Co-ProduzentInnen im Hilfeprozess zu machen (*Aktivierung, Mitwirkung*).

Thiersch verbindet die Dimensionen Zeit, Raum, soziale Beziehungen und Lebensbewältigung mit Richtzielen für das soziale Handeln von Professionellen. Konkret nennt er neun Struktur- und Handlungsmaxime.

- **Prävention:** Hilfeangebote für besondere Situationen im Alltag sollen Schaden verhüten oder einen sozialen Abstieg verhindern (➤ 4.6.3), z. B. ein Wochenendseminar zur Burnout-Prophylaxe für pflegende Angehörige (➤ 2.9.5); Sturzprävention.
- **Partizipation:** Mitwirkung als Teilhabe am Leben in Gemeinschaft und Gesellschaft soll angeregt und ermöglicht werden, z. B. bei der räumlichen Gestaltung von Festen und Feiern in der Tagesstätte (➤ 3.4.7); in der BewohnerInnenvertretung (➤ 6.7).
- **Alltagsorientierung:** Angebote müssen niedrigschwellig, offen und alltagsnah gestaltet sein, z. B. ein Hol- und Bringedienst im ländlichen Raum; benutzerfreundliche Öffnungszeiten einer Tagesstätte für alle SeniorInnen eines Stadtteils (➤ 4.5).
- **Integration:** Personen und Gruppen mit einem besonderen Hilfebedarf sollen nicht ausgegrenzt, sondern integriert werden, z. B. Offener Treff für ältere Abhängigkeitserkrankte im Stadtteilzentrum (➤ 4.9.3).
- **Regionalisierung:** Statt überregionaler Zentraleinrichtungen mit großflächigem Einzugsgebiet, eher wohnortnahe kleinteilige Versorgung durch lebensweltorientierte Angebote und Einrichtungen, z. B. Tagesklinik für psychisch kranke SeniorInnen; Hospiz (➤ 5.4.8).
- **Vernetzen:** Kein Neben- und Gegeneinander von Angeboten und Einrichtungen. Kooperation ermöglicht eine bedarfsgerechte Versorgung in der Fläche, z. B. Betreuungs- und Pflegenetzwerk für Demenzkranke in der Region (➤ 4.4.4).
- **Einmischen:** Professionelle verstehen sich als „AnwältInnen" und unterstützen KlientInnen, PatientInnen oder Pflegebedürftige, z. B. gegenüber Pflegekassen und Ämtern beim Einfordern von gesetzlich geregelten Leistungen.
- **Aushandeln:** In Gesprächen wird nach einem Kompromiss gesucht, der die Bedarfe und Bedürfnisse aller Interessierten berücksichtigt, z. B. Runder Tisch zum geplanten Bau eines Hospizes in einem Stadtteil (➤ 4.9.1).
- **Reflektieren:** Jedes Handeln oder Nicht-Handeln muss begleitet, dokumentiert und kontrolliert werden, z. B. in der Teamsitzung oder Supervision einer Pflegeeinrichtung. Professionelles Handeln darf sich nicht durch den augenblicklichen Erfolg oder Misserfolg täuschen lassen, sondern muss über den (All-)Tag hinaus in die Zukunft blicken.

Lebensweltorientierung als Prozess und Strategie will die Ressourcen von KlientInnen, PatientInnen oder Pflegebedürftigen und ihren Angehörigen nutzen, Maxime für das professionelle Handeln benennen sowie soziale und politische Rahmenbedingungen in der Region im Interesse von oft „sprachlosen" Betroffenen im öffentlichen Raum beeinflussen (z. B. soziale Gerechtigkeit stärken, Chancengleichheit herstellen).

Lebenswelten prägen die in ihr lebenden Menschen durch ihre **Infrastrukturen,** z. B. den Grundriss der Wohnung, die Verkehrsanbindung, die Gestaltung von Straßen und Plätzen sowie ein Angebot von Läden, Geschäfte und Freizeiteinrichtungen.

Eine abwechslungsreiche Lebenswelt hat positive, eine reizlose Lebenswelt negative Auswirkungen auf das Befinden der Menschen, die in ihr leben.

Lebenswelt bettlägeriger Menschen

Die Lebenswelt eines mobilen Menschen ist weiträumiger und vielfältiger als die eines immobilen Menschen.

Zur Lebenswelt eines bettlägerigen Menschen gehört, neben den Menschen, die ihn betreuen, pflegen und besuchen, das Zimmer:

- Er sieht die Wände, die Tür, das Fenster, die Gardinen, das Bild an der Wand und die Blumen auf dem Nachttisch.

- Er hört die Geräusche im Zimmer und von draußen.
- Er tastet und greift nach Gegenständen und Personen in seiner Umgebung.

Sinnvoll ist es, wenn das Zimmer den Erfordernissen der Pflege und den Bedürfnissen des Pflegebedürftigen angepasst wird. Dazu gehört z. B., dass die Türöffnung verbreitert oder das Badezimmer rollstuhlgerecht umgestaltet wird. Das Bett sollte möglichst so aufgestellt sein, dass es von beiden Seiten zugänglich ist und der Pflegebedürftige viel von seiner Lebenswelt wahrnehmen kann (z. B. Blick Richtung Tür).

Eine reizarme Lebenswelt bettlägeriger Menschen kann, wie auch der Ausfall von Wahrnehmungsorganen, zu Halluzinationen (*Sinnestäuschungen*) führen (äußere Wahrnehmung, ➤ 2.5.1).

Lebenswelt von Demenzkranken

Demenzkranke leben mit Fortschreiten der Erkrankung immer mehr in ihrer eigenen Welt (➤ 2.6.6). Deshalb kommt es darauf an, dass ihnen das Umfeld vertraut ist. Bewegungsabläufe, Geräusche, Gerüche, Gegenstände und Personen sollen gleich bleibend Sicherheit und Orientierung vermitteln. In vielen Pflegeeinrichtungen sind Pflegeeinheiten für **Demenzkranke** geschaffen worden, die sich auf das Konzept der **Milieu-Therapie** (➤ 2.10.2) beziehen:

- Übersichtliche Raumgrößen vermitteln das Gefühl, sich frei bewegen zu können und verhindern das als chaotisch erlebte Aufeinandertreffen mehrerer Personen.
- Freie Zugänge zu Gemeinschafts- und Sanitärräumen, Garten und Terrasse signalisieren, zu Hause zu sein.
- Individuelles Mobiliar strahlt eine warme, häusliche Atmosphäre aus.
- Warme Farbtöne und ein diffuses, schattenfreies Licht (mindestens 500 Lux) sorgen für ein Gefühl der Ruhe und Geborgenheit.
- Wohltuende Düfte, Tastflächen und eine angenehme Raumtemperatur wirken leicht anregend.
- Orientierungshilfen, z. B. Uhren mit großen Zifferblättern, Tageskalender oder Fotografien der betreffenden BewohnerIn auf deren Zimmertür, spiegeln die Realität.
- Vertraute Tätigkeiten wie Kartoffeln schälen, Bügeln oder das Ein- und Ausräumen von Werkzeugkisten dienen der *Erinnerungspflege* und fördern die Zufriedenheit.
- Tiere, z. B. Hunde und Katzen, können positive Erinnerungen wecken oder durch das Streicheln haptische Erfahrungen (➤ 3.3) ermöglichen.
- Besondere Räume eröffnen Möglichkeiten der Anregung (z. B. Snoezelen, ➤ 2.5.3), der Ruhe oder des Kontaktes mit Angehörigen und BesucherInnen.

Der englische Sozialpsychologe *Tom Kitwood* (1937–1998) weist mit seinem **person-zentrierten Ansatz** besonders auf den Zusammenhang von körperlichen und psychischen Einflüssen in Pflegeeinrichtungen hin. Dazu gehören neben dem Befinden und den Bedürfnissen von Demenzkranken auch die Gestaltung des Umfelds. Es gilt einen Raum zu schaffen, in dem diese Personen Vertrautheit erleben und Sinn finden. Dies fördert das Wohlbefinden, vermindert Aggression (➤ 4.9.3) und ermöglicht den MitarbeiterInnen eine biografieorientierte Alltagbegleitung (➤ 4.2.6; Validation, ➤ 2.6.7; Milieu-Therapie, ➤ 2.10.2).

Da der größte Teil der Demenzkranken zu Hause versorgt, betreut und gepflegt wird (➤ 4.7.4), konzentrieren sich AnbieterInnen darauf, deren häusliche Situation zu verbessern. So sieht z. B. das *Projekt Haltestelle* der Diakonie in Berlin und Brandenburg die Anbindung von stadtteilbezogenen Beratungsstellen an bestehende ambulante Pflegedienste vor. Professionelle und ehrenamtliche HelferInnen suchen die Pflegebedürftigen auf und ermitteln deren Hilfebedarf. Es werden Unterstützungsnetzwerke (➤ 4.4.4) geknüpft, die durch die Einbindung von HausärztInnen, Apotheken, Kirchengemeinden, Sozial- und Gesundheitsverwaltung eine **integrierte Versorgung** ermöglichen. Auf diese Weise soll den Betroffenen Halt in ihrer Lebenswelt gegeben werden. Zum Projekt, das mit den Methoden der Einzelfallhilfe arbeitet (Case- und Care-Management, ➤ 4.10.1) und wissenschaftlich begleitet wird, gehört auch eine sechstägige Basisqualifizierung für die ehrenamtlichen MitarbeiterInnen [10] [11].

Sozialer Raum

DEFINITION

Sozialer Raum: Lebenswelt von Menschen, in der sie mit anderen in Interaktion treten und sozial handeln (➤ 4.2.2) können. Es werden private und öffentliche Räume unterschieden.

Private Räume

Der **private Raum** ist vertraut und bietet Orientierung und Sicherheit. Selbst mit verbundenen Augen würde sich eine alte Frau in ihrer Wohnung zurechtfinden. Jedes Möbelstück hat seinen Platz, jeder Lichtschalter und die Wege von einem Zimmer ins nächste sind im Gedächtnis eingezeichnet (*räumliche Orientierung*).

Auch Gerüche und Geräusche sind untrennbar mit diesen Räumen verbunden. Gerade pflegebedürftige Menschen nehmen sie intensiver wahr. So kann eine vorbeifahrende S-Bahn für eine bettlägerige Frau wie eine Zeitansage sein. Sie kennt den Zeittakt der Bahn seit Jahren auswendig.

Der private Raum bietet Schutz. Pflegebedürftige können sich darin zurückziehen. Es ist ihre *Intimsphäre.* Die Unverletzlichkeit der Wohnung ist im Grundgesetz (➤ 6.2) als Grundrecht geschützt. Deshalb sollten private Räume durch Dritte (z. B. Pflegefachpersonen) nur nach vorheriger Ankündigung, zu zumutbaren Zeiten und aus sachlichen Gründen betreten werden.

Öffentliche Räume

Im **öffentlichen Raum** treffen viele Menschen aufeinander, z. B. auf dem Flur oder im Speisesaal einer Pflegeeinrichtung, in der Post, im Supermarkt, im Stadtteil oder Quartier. Er ist geeignet für Kontakte und Begegnungen und so gestaltet, dass er Nähe und Distanz ermöglicht. Menschen können hier in Beziehung treten, sie müssen es aber nicht.

Öffentliche Räume sollen *benutzerfreundlich* gestaltet sein:

- Gut zugänglich: leichtgängige Türen, rollstuhlgerechte Auffahrten, Fahrstühle, Leitsysteme
- Hell und freundlich: Licht, Fenster, Blumen
- Gut ausgestattet: Möblierung, Stell- und Sitzflächen, Rückzugsflächen

- Funktionsgerecht: Sichtverbindungen, Greifhöhe
- Erreichbar: öffentliche und private Verkehrsmittel.

Der deutsche Psychiater *Klaus Dörner* (*1933) plädiert für einen **dritten Sozialraum,** der alle nötigen Hilfesysteme im öffentlichen Raum vernetzt. Letztlich möchte er mit einer ausschließlich ambulanten Betreuung die stationäre Versorgung von alten und pflegebedürftigen Menschen überflüssig machen. Sein Motto: „Leben und sterben, wo ich hingehöre".

Den Ansatz, die Altenpflegeeinrichtung zu einem *Servicezentrum* im öffentlichen Raum zu machen, setzen in der Zwischenzeit viele Häuser um. Sie bieten für Außenstehende ein Mittagsmenü, Hol- und Bringedienste oder Veranstaltungsräume für Feste und Feiern (➤ 3.4.7).

Die Altenpflegeeinrichtung als sozialer Raum

Viele Altenpflegeeinrichtungen verstehen sich als sozialer Raum (➤ Abb. 4.31). Sie bieten:

- Öffentliche Räume für das Umfeld sowie Möglichkeiten für Kontakte und Begegnungen von Angehörigen, BesucherInnen und VeranstaltungsteilnehmerInnen
- Private Räume für die Pflegebedürftigen (Zimmer oder Appartement), die diese sich nach ihren Wünschen und Bedürfnissen wohnlich einrichten und gestalten können. Das gibt Sicherheit, Geborgenheit und die Möglichkeit zum Rückzug.

Architektur einer Altenpflegeeinrichtung

Die **Architektur** einer Altenpflegeeinrichtung regelt in einigen Bundesländern eine *Heimmindestbauverordnung.* Es gibt Musterraumprogramme, Modellentwürfe und DIN-Normen. Diese enthalten:

- Standards als minimale Anforderung, z. B. Mindestgrößen für Räume, Türbreiten, sanitäre Ausstattung, Größe des Außengeländes
- Gestaltungsmöglichkeiten, z. B. bei der Raumaufteilung, der Farbgebung, bei Farbleitsystemen, der Anordnung von Wohn- und Funktionsräumen sowie bei der Gestaltung von Außenanlagen.

DEFINITION

Barrierefreiheit: Barrierefrei sind bauliche und sonstige Anlagen, Verkehrsmittel, technische Gebrauchsgegenstände, Systeme der Informationsverarbeitung, akustische und visuelle Informationsquellen und Kommunikationseinrichtungen sowie andere gestaltete Lebensbereiche, wenn sie für Menschen mit Behinderungen in der allgemein üblichen Weise, ohne besondere Erschwernis und grundsätzlich ohne fremde Hilfe zugänglich und nutzbar sind. Hierbei ist die Nutzung behinderungsbedingt notwendiger Hilfsmittel zulässig (§ 4 Behindertengleichstellungsgesetz, ➤ 6.9.4).

Gemeinsames Ziel ist es, Einrichtungen unter wirtschaftlichen Gesichtspunkten so zu bauen, dass Selbstständigkeit und Integration durch barrierefreie *Architektur* und *multifunktionale Nutzung* erreicht wird (➤ 4.7.1, ➤ 4.10.4). Dazu gehören sparsame Flächennutzung, optimale Raumgestaltung, baubiologische Materialwahl und benutzerfreundliche Gestaltung. Vielen Pflegeeinrichtungen ist es mit **Gartenanlagen** gelungen, ihre Attraktivität zu steigern. Gärten sind nicht nur Orte der Ruhe und Erholung, sondern schaffen auch Nähe zur Natur. So ist es dem Menschen möglich, durch den Kreislauf der Natur und die Jahreszeiten (➤ 3.4.7) das Wachsen und Vergehen unmittelbar zu erleben und sich selbst als Teil der Natur zu begreifen. In die Gartenanlage integrierte **Labyrinthe** laden zum Begehen und Meditieren ein. Mit Steinplatten ausgelegt oder mit niedrigen Hecken eingefasst, können auch immobile Pflegebedürftige und BesucherInnen die Magie der verschlungenen Wege erfahren.

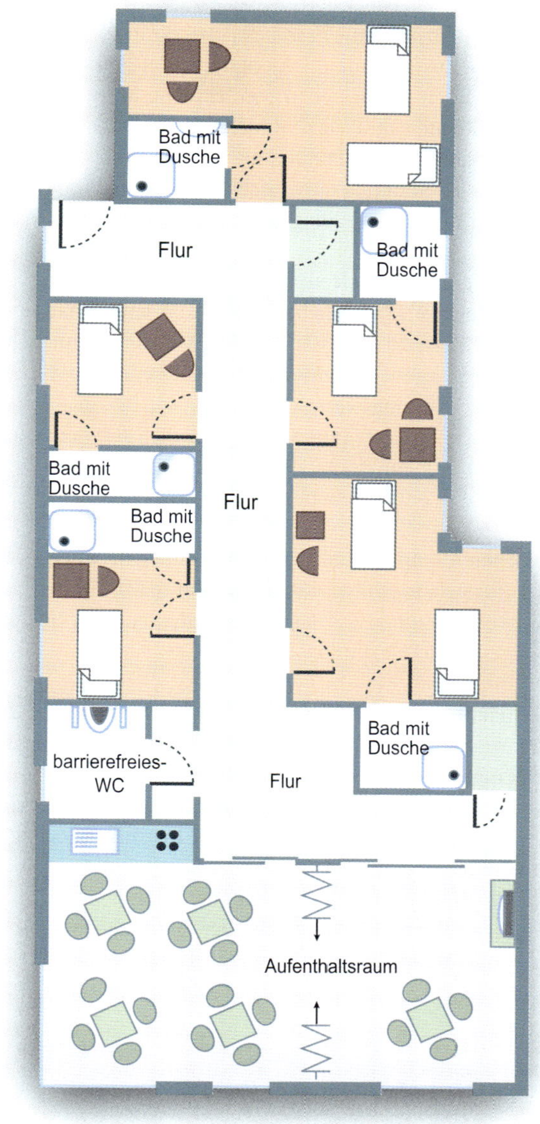

Abb. 4.31 Grundriss einer Pflegestation. [L157]

4

In den neuen Bundesländern sind seit Einführung der Pflegeversicherung im Jahre 1995 über drei Milliarden Euro durch den Bund in den Auf- und Ausbau einer *Pflege-Infrastruktur* investiert worden.

Der bauliche Zustand und die Ausstattung der **Feierabendheime** in der DDR wiesen überwiegend beträchtliche Mängel auf. Durch Um- und Neubauten und viele Modellprojekte konnten mit fachlicher und finanzieller Unterstützung von Trägern und Anbietern Bedingungen für eine qualitativ hochwertige Pflege in wenigstens barrierearmen Räumlichkeiten geschaffen werden.

Mitgestaltung in einer Altenpflegeeinrichtung

Der private Raum eines Pflegebedürftigen ist sein Zuhause, das er selbst mit vertrauten Gegenständen wie Möbeln, Teppichen oder Bildern gestalten kann. Sie gehören zu seiner Lebensgeschichte und haben einen Erinnerungswert.

4

Aber auch die Mitgestaltung von öffentlichen Räumen im Haus, z. B. Flure und Gemeinschaftsräume, helfen den Pflegebedürftigen, ein Wir-Gefühl zu entwickeln und sich mit der Einrichtung zu identifizieren.

In manchen Altenpflegeeinrichtungen können die Pflegebedürftigen das Außengelände mitgestalten (➤ Abb. 4.32). Sie übernehmen Verantwortung für einen Teil des Gartens oder bauen in Hochbeeten für den Eigenbedarf Obst und Gemüse an (➤ 3.4.6).

Pflegeeinrichtung als Arbeitsraum für die MitarbeiterInnen

Auch die MitarbeiterInnen gestalten ihre Arbeitswelt. Am Arbeitsplatz verbringen sie einen Teil ihrer Lebenszeit.

Deshalb ist es wichtig, dass ihr **Arbeitsraum,** z. B. Besprechungszimmer und die Sozialräume, motivierend, freundlich und kommunikativ gestaltet sind. Die Leitung muss sich bei der Organisation der Arbeitsbedingungen an den Standards orientieren, die in Musterraumprogrammen, Vorschriften der Berufsgenossenschaften und den Empfehlungen der Berufsverbände festgelegt sind.

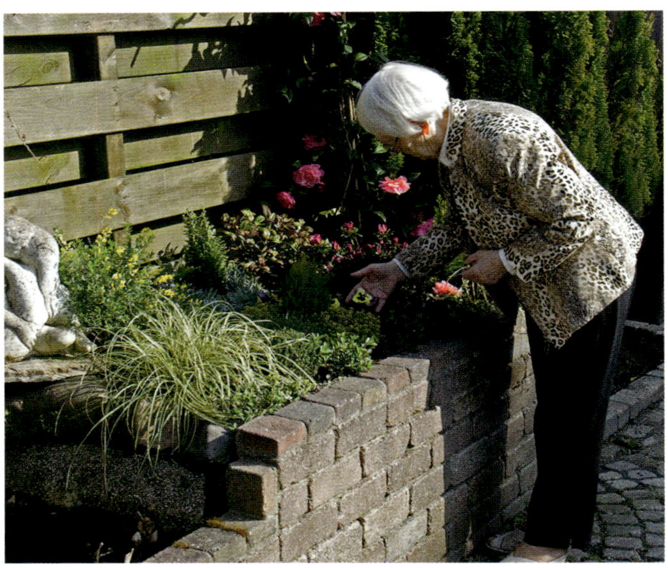

Abb. 4.32 Verantwortung zu übernehmen, z. B. für den Garten der Pflegeeinrichtung, stärkt das Empfinden der Pflegebedürftigen, zu Hause zu sein. [J787]

Neue Wohnformen

Durch **neue Wohnformen** und Baumodelle versuchen Kommunen, Wohlfahrtsverbände und private Anbieter auf veränderte Lebensentwürfe von älteren Menschen zu reagieren. So möchte z. B. das *Bielefelder Modell* seit den 1990er Jahren durch quartiersbezogene Angebote mit Versorgungssicherheit das Wohnen im Alter möglich machen. Auch das *Betreute Wohnen* oder das Leben in *Service-Häusern* als Alternative zur Altenpflegeeinrichtung gehören inzwischen zu den bundesweit etablierten Angeboten. Hier bewohnen alte Menschen in einer Wohnanlage eine eigene Wohnung und können bei Bedarf professionelle Unterstützung als Dienstleistung erhalten. Dazu gehören z. B. Pflege- und hauswirtschaftliche Leistungen, physio- und ergotherapeutische Angebote, Beratung in Lebenskrisen und zu Fragen der sozialen Sicherung (➤ 6.9), geragogische Angebote zur Freizeitgestaltung (➤ 3.4) und Fahrdienste für Arzt- und Theaterbesuche.

Die **SeniorInnen-Wohngemeinschaft** (*WG*) gilt, wie die **Hausgemeinschaft,** unter Experten als die Wohnform der Zukunft. Beide bieten die Möglichkeit, mit vertrauten Personen im angestammten Umfeld zu bleiben. In einer großen Wohnung oder einem entsprechenden Haus wird der soziale Raum seniorengerecht gestaltet. Bei Bedarf lassen sich Dienstleistungen wie Pflege oder Hauswirtschaft von entsprechenden Diensten „einkaufen“. In der WG werden diese aus dem gemeinsam verwalteten Haushalt finanziert. Man trifft sich in der gemeinsam genutzten Küche (➤ Abb. 4.33) oder dem Gemeinschaftsraum und kann in den eigenen vier Wänden seinen individuellen Lebensstil (➤ 4.2.8) pflegen. In der Hausgemeinschaft wirtschaftet jede Einheit für sich. Hier leben die alten Menschen in einer abgeschlossenen Wohnung oder einem Apartment von 20–35 Quadratmetern. Sie können sich besuchen oder sich im gemeinsam bewirtschafteten Garten treffen.

Nach Angaben des Bundesgesundheitsministeriums gibt es derzeit ca. 2 000 ambulant betreute Wohngemeinschaften für SeniorInnen, in denen acht bis zwölf pflegebedürftige Personen mit sichergestellter Betreuung zusammen in einem Haus oder einer Wohnung leben. Dazu kommen etliche *Wohngemeinschaften für Demenzkranke* (➤ 4.7.4), für die der Bund verschiedene Förderprogramme bereitstellen will. Bei Neugründungen können z. B. Mittel der Pflegeversicherung für Umbauten genutzt werden. Viele Hausgemeinschaften haben zum Ziel, das **intergenerative Wohnen,** also das Zusammenleben von Jung und Alt, zu ermöglichen. Dadurch ergeben sich Vorteile bei der Kinderbetreuung (*soziale Großelternschaft*), bei der hauswirtschaftlichen Versorgung und Instandhaltung von Haus und Garten sowie bei Pflegebedürftigkeit und im Freizeitbereich. Vor allem in Ostdeutschland bieten Wohnungsbaugesellschaften nach dem Umbau von Plattenbauten günstigen Wohnraum für Wohn- und Hausgemeinschaften an.

Wie in der Vergangenheit gibt es zahlreiche aus öffentlichen Mitteln geförderte **Modellprojekte.** So unterstützt das Bundesfamilienministerium das Modell *OLGA* (Oldies leben gemeinsam aktiv) in Nürnberg. Es richtet sich an junge Alte (➤ 4.7.1) zwischen 58 und 63 Jahren, die gemeinsam in elf Wohnungen und einem Gemeinschaftsraum leben. Die BewohnerInnen unterstützen sich gegenseitig bei den Aktivitäten des täglichen Lebens, können aber auch bei Bedarf einen ambulanten Pflegedienst in Anspruch nehmen.

In zielgruppenorientierten Angeboten, z. B. *Wohngruppen für Menschen mit Demenz* (Freiburger Modell), einer *selbstverwalteten Hof- oder*

Winzergemeinschaft im ländlichen Raum oder einem Demenzdorf wie das niederländische „De Hogeweyk" bei Amsterdam, stehen die Hauswirtschaft und die Beteiligung von Angehörigen oder ehrenamtlichen HelferInnen im Mittelpunkt der Aktivitäten. Die ambulante Pflege bleibt „außen vor" und wird nur in besonderen Fällen angefordert. Damit versuchen diese Modelle einen Platz zwischen stationärer und ambulanter Versorgung mit einem Mix aus beruflicher, familiärer und bürgerschaftlicher Hilfe (➤ 4.2.9) zu finden (*sorgende Gemeinschaft*). An alte und pflegebedürftige *Lesben* und *Schwule* (➤ 4.7.2) richten sich verschiedene Wohnprojekte ein. Viele Homo-, Bi- oder Transsexuelle können sich nicht vorstellen, in einer herkömmlichen Altenpflegeeinrichtung zu leben. Daraus entwickelten sich in den letzten Jahren verschiedene Ideen zur Gestaltung einer lebensweltorientierten Wohnform, z. B. in einem Lesbenwohnprojekt [14] [15].

SURFTIPP

Informationen zur Barrierefreiheit: www.bundesfachstelle-barrierefreiheit.de
Informationen zum Modellprojekt „Gemeinschaftlich Wohnen, selbstbestimmt leben": www.bmfsfj.de
Informationen zum Bielefelder Modell, z. B.: www.bgw-bielefeld.de
Durch bürgerschaftliches Engagement unterstützte Wohn- und Hausgemeinschaften, z. B.: www.buergergemeinschaft-eichstetten.de
Informationen zu Demenzdörfern, z. B.: www.toeneboen-stiftung.de oder www.vivium.nl
Adressen und Präsentationen von Lesbenwohnprojekten, z. B. der SAPPhO-Stiftung in Hannover: www.sappho-stiftung.de

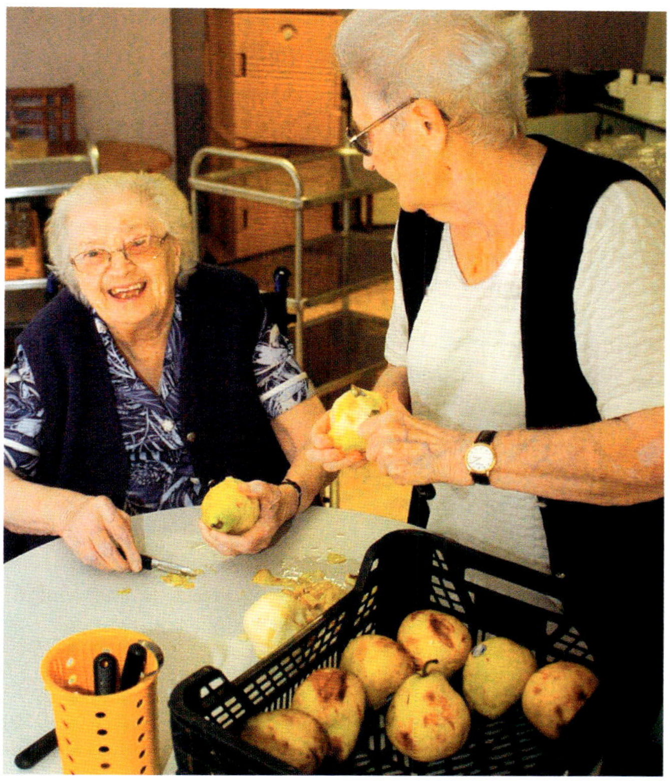

Abb. 4.33 Gemeinsame Hausarbeit lässt sich in SeniorInnen-Wohngemeinschaften viel besser umsetzen als in einer klassischen Pflegeeinrichtung. [J787]

4.6 Gesellschaft und Kultur

4.6.1 Was ist eine Gesellschaft?

DEFINITION

Gesellschaft: Gesamtheit aller Individuen in ihren Lebenswelten, die in einem sozialen Raum durch ein Netz sozialer Beziehungen miteinander verbunden sind. Umfassendste Form menschlichen Zusammenlebens.

In einer **Gesellschaft** gibt es ein komplexes Netzwerk von Beziehungen, bestehend aus:

- Großen Strukturen (*Makrostrukturen*), z. B. Staat, Bildungs-, Gesundheits- und Sozialwesen
- Mittleren Strukturen (*Mesostrukturen*), z. B. Wohlfahrtsverbände, Vereine, PflegeanbieterInnen in einer Region
- Kleinen Strukturen (*Mikrostrukturen*), z. B. Ehe, Familie, Schulklasse, Wohnbereich einer Pflegeeinrichtung (➤ 4.1.3).

Die Mitglieder einer Gesellschaft organisieren ihr Zusammenleben in **Gesellschaftsformen,** um Ziele zu erreichen und Mittel zur Befriedigung individueller und gemeinsamer Bedürfnisse zu erarbeiten.

Die **geschlossene Gesellschaft** ist durch eine totalitäre Herrschaftsordnung gekennzeichnet. Beispiele dafür sind die faschistische oder kommunistische Gesellschaftsform.

Eine **offene Gesellschaft** lässt sich durch eine freiheitliche Ordnung charakterisieren, die den BürgerInnen durch Unabhängigkeit und Initiative Handlungsspielräume bietet. Beispiel dafür ist die demokratische Gesellschaftsform.

Jede Gesellschaft hat ein eigenes Regelsystem, in das die Menschen durch die Sozialisation (➤ 4.2.1) hineinwachsen. Werte (➤ 5.1.2) und Normen (➤ 4.2.4) bestimmen das soziale Handeln der Menschen und geben ihm einen Sinn.

Eine Gesellschaft funktioniert, wenn die Mitglieder ihre Aufgaben erfüllen. Auf abweichendes Verhalten wird mit Sanktionen reagiert.

4.6.2 Sozialer Wandel

DEFINITION

Sozialer Wandel: Veränderungen in einer Gesellschaft, die sich in bestimmten Bereichen, z. B. der Bevölkerung, der Arbeitswelt oder der Familie, über einen gewissen Zeitraum beobachten lassen.

Modernisierung: Entwicklungsprozess einer Gesellschaft, der als Fortschritt bezeichnet wird. Beispiele dafür sind die Konzentration von Bevölkerung und Wirtschaft in den Städten oder die Demokratisierung der Gesellschaft.

Geplanter und ungeplanter Wandel

An einem **geplanten Wandel** arbeiten Wirtschaft, Politik, Gewerkschaften, Kirchen, Berufsverbände und die Betroffenen. Beispiel dafür ist die Entwicklung von einer Industrie- zu einer Dienstleistungsgesellschaft.

Krisen und Katastrophen lösen einen **ungeplanten Wandel** aus. So gehört ein Geburtenrückgang (➤ 4.7.3) ebenso zu den *Risiken* für eine Gesellschaft wie eine Wirtschaftskrise oder ein Reaktorunfall.

Veränderungen durch Arbeit und Produktion

DEFINITION

Arbeit: Bewusste, zielgerichtete, körperliche oder geistige Tätigkeit einer Gesellschaft und ihrer Mitglieder zur Daseinsvorsorge. Sie bringt materielle oder immaterielle Produkte hervor, die zur Sicherung der Existenz nötig sind.
Produktion: Erzeugung von Gütern (z. B. Maschinen, Textilien, Nahrungsmittel), Energie (z. B. durch Kohle, Wasser, Wind, Sonne, Uran) und Dienstleistungen (z. B. Handel, Gewerbe, Verkehr, Geldwesen, Versicherungen).
Destruktion: Zerstörung von Gütern, Energie und Dienstleistungen als Folge risikoreichen Arbeitens. Dazu gehören z. B. die Produktion von Wegwerfartikeln, Umweltzerstörung oder die Überforderung der MitarbeiterInnen in der Pflege.

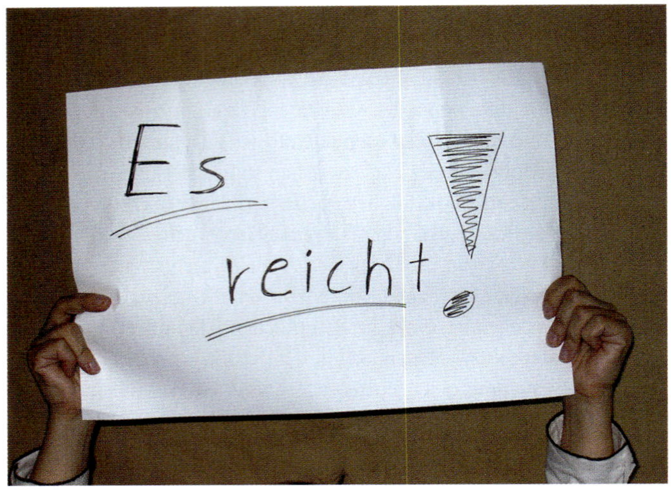

Abb. 4.34 In der Altenpflege verleihen die MitarbeiterInnen ihrer Unzufriedenheit über die oft schlechten Arbeitsbedingungen zunehmend Ausdruck. [O408]

Der deutsche Soziologe *Lars Clausen* (1935–2010) unterscheidet produktive und destruktive Arbeit, die zum geplanten und ungeplanten Wandel einer Gesellschaft beitragen.

Zur **produktiven Arbeit** gehören z. B. Industriearbeit, Dienstleistungen wie die Pflege oder die Hausarbeit. Durch zielgerichtete körperliche oder geistige Tätigkeiten werden Waren und Dienstleistungen hervorgebracht, die angeboten und nachgefragt werden.

Auch die **destruktive Arbeit,** z. B. Umweltzerstörung oder Kriminalität, hat soziale Auswirkungen. Sie ist die Kehrseite der produktiven Arbeit. So bringt jede Form der Warenproduktion gleichzeitig den Verbrauch von Rohstoffen und das Erzeugen von Abfällen mit sich. Sichtbare Zeichen des risikoreichen Arbeitens sind die Umweltschäden in Wäldern, an Gebäuden oder eine Zunahme von umweltbedingten Erkrankungen. Eine Zunahme der Umweltkriminalität in den vergangenen 50 Jahren, z. B. die Verunreinigung der Luft und Gewässer oder das Freisetzen von Giften, gehören zu einer Risikogesellschaft, in der Einzelne sich zu Lasten der Allgemeinheit bereichern (Individualisierung, ➤ 4.2.9).

Auch in der Pflege lassen sich Formen destruktiver Arbeit finden. Die Überforderung der MitarbeiterInnen, z. B. durch wenige gut ausgebildete Kräfte, die viele Pflegebedürftige versorgen müssen, durch knapp bemessene Zeiteinheiten für die Durchführung von Pflegemaßnahmen, durch Wechselschichten und viele Überstunden, hat risikoreiches Arbeiten zur Folge. Darunter leiden die Qualität der Pflege, die Beziehungen zu den Pflegebedürftigen und die Gesundheit der MitarbeiterInnen (Burnout-Syndrom, ➤ 2.9.5).

Soziale Ungleichheit als Ursache für sozialen Wandel

Der deutsche Soziologe *Ralf Dahrendorf* (1929–2009) bezeichnet Konflikte aus sozialer Ungleichheit in einer Gesellschaft (➤ 4.6.3) als „Motor des sozialen Wandels".

Die tariflichen Auseinandersetzungen um höhere Löhne und bessere Arbeitsbedingungen auch für die Sozial- und Gesundheitsberufe (➤ Abb. 4.34) sind Ausdruck von sozialen Ungleichheiten. Die hohe Leistung und die niedrige Entlohnung von Pflegefachpersonen stimmen nicht überein. Dieses Ungleichgewicht erzeugt Spannungen und erfordert Regelungen, um die Lebenslage von AltenpflegerInnen zu verbessern.

Konflikte erzeugen soziale Bewegung

In einem Bild ausgedrückt: Wird ein Stein ins Wasser geworfen, bilden sich Ringe, die als immer größer werdende Kreise sichtbar sind. Genauso wird in einer Gesellschaft durch Konflikte, die sich aus sozialer Ungleichheit ergeben, eine **soziale Bewegung** erzeugt, die Auswirkungen hat auf

- Lebenswelten (➤ 4.5.2)
- Lebenslagen und Lebensstile (➤ 4.2.8)
- Soziales Handeln (➤ 4.2.2).

Wandel von Lebenswelten

Der **Wandel von Lebenswelten** durch soziale Bewegung ist vielfältig und soll hier nur am Beispiel der Möblierung dargestellt werden. Die Produktion und der Verkauf von Möbeln dient der Einrichtung und Gestaltung von Zimmern, Wohnungen und Häusern und damit der Gestaltung von Lebenswelten (➤ 4.5.2). Ein Blick auf die Möblierung in verschiedenen Zeitabschnitten (*Epochen*) zeigt den sozialen Wandel. Früher konnten es sich nur wenige reiche Leute leisten, ihre Lebenswelt mit schönen und teuren Möbeln auszustatten. Inzwischen sind dagegen fast alle Haushalte mit Möbeln ausgestattet.

Wandel von Lebenslagen und -stilen

Ein Blick auf die Entwicklung von Familien (*familialer Wandel*) im vergangenen Jh. zeigt, dass zu Beginn des 20. Jh. das durchschnittliche Heiratsalter bei 25 Jahren lag. Kurz darauf kam das erste von durchschnittlich vier Kindern. Das letzte Kind ging aus dem Haus (empty-nest-Syndrom, ➤ 4.7.3), wenn die Eltern ca. 50 Jahre alt waren. Ganz anders sieht der Verlauf in einer Familie der 70er-Jahre aus. Das durchschnittliche Heiratsalter liegt bei 22 Jahren. Von den durchschnittlich zwei Kindern verlässt das letzte die Familie, wenn die Eltern ca. 40 Jahre alt sind.

In den letzten Jahren ist zu beobachten, dass erst nach der Berufsausbildung beider Partner und einer wirtschaftlichen Stabilisierung (z. B. fester Arbeitsplatz, eigenes Haus oder Eigentumswohnung) eine Familiengründung geplant wird. In einer Ehe mit oder ohne Trauschein (vorelterliche Phase der Familiengründung) wird darum bei vielen Paaren erst mit durchschnittlich 28 Jahren das erste und oft einzige Kind geboren.

Wandel im sozialen Handeln

Die öffentliche Beteiligung an politischen Entscheidungen weist auf einen **Wandel im sozialen Handeln** hin. So werden z. B. in der *Altenhilfeplanung* (➢ 4.10.4) Projekte in Stadtteilkonferenzen vorgestellt. Alle Betroffenen und Interessierten können ihre Vorstellungen und ihre Kritik einbringen. Diese werden, wenn sinnvoll und umsetzbar, in den Planungsprozess einbezogen. Eine Planungsbeteiligung dieser Art wäre vor 60 Jahren nicht denkbar gewesen.

4.6.3 Soziale Schichtung

DEFINITION

Soziale Schichtung: Modell, nach dem die Gesellschaft wie bei einem Gestein oder bei einer Zwiebel in Schichten, bestehend aus den größeren gesellschaftlichen Gruppen, aufgebaut ist.

Die gesellschaftlichen Gruppen werden aufgrund objektiver Merkmale wie Besitz, Einkommen oder Beruf und subjektiver Interessen wie Einflussnahme oder Abgrenzung unterschieden und in eine Rangfolge gebracht.

So entsteht eine soziale **Hierarchie** im Sinne von oben und unten, mehr oder weniger, überlegen oder unterlegen. Auf diese Weise erhält jede Gesellschaft einen bestimmten Aufbau, eine **Sozialstruktur.**

Ausgangspunkt einer Differenzierung ist die gesamte Gesellschaft mit allen Mitgliedern. Sie bilden die **Masse,** eine unstrukturierte Menge von Menschen. Sie werden nach Merkmalen geordnet und durch ihre Interessen in ein Verhältnis gesetzt.

Schichtungsmodelle

Es lassen sich je nach Gesellschaftsform (➢ 4.6.1) drei **Schichtungsmodelle** unterscheiden.

Dichotomisches Modell

DEFINITION

Dichotomisches Modell: Zwei durch entgegengesetzte Merkmale und Interessen gekennzeichnete Gruppen stehen sich in einer Gesellschaft gegenüber, wobei die eine durch Herrschaft (➢ 4.4.3) abhängig ist von der anderen, z. B. Freie und SklavInnen, KapitalistInnen und Lohnabhängige.

Ein **dichotomisches Modell** haben die deutschen Sozialphilosophen *Karl Marx* (1818–1883) und *Friedrich Engels* (1820–1895) im 19. Jh. mit ihrer Analyse von Sozialstrukturen entwickelt. Sie teilten eine Gesellschaft aufgrund der Merkmale Eigentum, Arbeitsteilung und Verfügung über Produktionsmittel (Werkzeuge, Maschinen) in zwei Klassen ein und bezeichneten die Gesellschaft als *Klassengesellschaft.* Die herrschende Klasse besaß Eigentum, ließ arbeiten und verfügte über die Produktionsmittel. Die beherrschte Klasse besaß nur ihre Arbeitskraft und musste sie an die Herrschenden verkaufen.

Funktionales Modell

DEFINITION

Funktionales Modell: Mindestens drei Gruppen mit verschiedenen Merkmalen und Interessen stehen sich gegenüber. Sie sind durch ihre Funktionen voneinander abhängig, z. B. HändlerInnen, BäuerInnen, HandwerkerInnen.

Nach dem **funktionalen Modell** organisierte sich eine *Ständegesellschaft* durch unterschiedliche soziale Stände. Die Menschen wurden in Gruppen eingeteilt: BäuerInnen, BürgerInnen, Adel und Priester. Alle hatten in einer festgefügten gesellschaftlichen Ordnung ihre Funktionen. Es gab auch Menschen, die keinem Stand angehörten. Auch diese hatten ihren Platz im sozialen Gefüge.

Rangordnungs-Modell

DEFINITION

Rangordnungs-Modell: Mindestens drei Gruppen unterscheiden sich durch die Ausprägung eines Merkmals, z. B. Höhe des Einkommens, Höhe des sozialen Prestiges, Grad der Ausbildung.

Für eine *Dienstleistungsgesellschaft* wie die Bundesrepublik Deutschland wird meist das **Rangordnungs-Modell** zur Unterscheidung gesellschaftlicher Schichten herangezogen. Es differenziert die Mitglieder nach Leistungsunterschieden und benutzt dabei Merkmale wie Bildung, Beruf, Besitz oder Einkommen. Das Rangordnungs-Modell fasst verschiedene Bevölkerungsgruppen mit gemeinsamen Merkmalen zusammen und ordnet sie als soziale Schichten übereinander.

Schichten in Deutschland

Unterschieden wurden für die Bundesrepublik Deutschland grob folgende Schichten (➢ Abb. 4.35):

- **Oberschicht** (ca. 2 % der Bevölkerung). Besitzende und finanziell sehr gut ausgestattete BürgerInnen wie Industrielle, GroßgrundbesitzerInnen, Adlige
- **Mittelschicht** (ca. 60 % der Bevölkerung). AkademikerInnen, BeamtInnen, Angestellte, FacharbeiterInnen
- **Unterschicht** (ca. 30 % der Bevölkerung). An- und ungelernte ArbeiterInnen, Arbeitslose, SozialhilfeempfängerInnen, Mittellose
- **Sozial Verachtete** (ca. 4 % der Bevölkerung), z. B. Obdachlose, Nichtsesshafte, Kriminelle

4

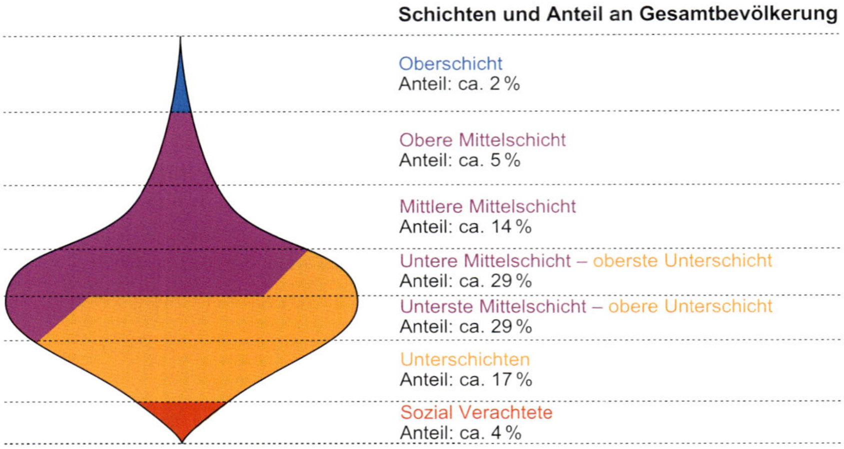

Abb. 4.35 Schichtungsmodell in Deutschland. [12] [A400]

Konzept der Lebenslagen

Das Schichtungsmodell nach Rangordnung wird vom **Konzept der Lebenslagen** (➢ 4.2.8) abgelöst. Es bildet die gesellschaftliche Situation von Menschen differenzierter ab. So kann die soziale Lage von RentnerInnen, gemessen am Einkommen, sehr unterschiedlich sein. Durch ihren Lebensstil (➢ 4.2.8) gestaltet eine Person ihr Leben durch Reisen, Hobbys und andere Aktivitäten. Eine andere Person mit gleichem Einkommen spart alles für die EnkelInnen, bewegt sich nur im engeren Umfeld und lebt ansonsten sehr zurückgezogen. Die Lebensstile unterscheiden diese Personen. Im Rangordnungs-Modell würden sie unter dem Merkmal „Einkommen" durch die gleiche Einkommenshöhe in derselben Kategorie zusammengefasst.

Soziale Ungleichheiten als Perspektive

In einer Gesellschaft sind Positionen (➢ 4.2.5) und Güter nicht gleichmäßig verteilt. Mitglieder der Oberschicht bekleiden einflussreiche Stellungen, z. B. in der Wirtschaft, und verfügen über beträchtliches Vermögen. Angehörige der Unterschicht leben mit oder unter dem Existenzminimum. Für die Zukunft wird eine gesellschaftliche Entwicklung erwartet, bei der der Abstand zwischen Arm und Reich scherenförmig weiter auseinander geht. Immer weniger Menschen werden immer mehr *Vermögen* in ihren Händen halten.

Auch in der Frage der *sozialen Sicherung* zeigen sich Ungleichheiten. Während viele Angehörige der Mittelschicht vorausschauend bereits früh z. B. durch den Abschluss von privaten Renten- oder Lebensversicherungen an ihre Alterssicherung (➢ 4.7.7) denken, haben Arbeits- und Mittellose kein Geld übrig, um langfristig bindende Verträge zur Absicherung von Altersrisiken einzugehen.

Soziale Ungleichheiten in einer Gesellschaft werden durch unterschiedliche Lebensstile, Konsumgewohnheiten oder Wertorientierungen deutlich. Sie markieren die Zugehörigkeit zu einem jeweils typischen sozialen **Milieu** (z. B. bürgerliches, konsumorientiertes oder alternatives Milieu). Diese zeigt sich beispielsweise in der Alltagsgestaltung, im Einkaufsverhalten und bei den Wahlen. Gemeinsame Interessen verbinden Gleichgesinnte, die Werbung richtet sich an spezielle Zielgruppen. So erhalten „gut betuchte" ältere Menschen Bekleidungsangebote mit seniorengerechtem Tragekomfort oder Werbung für Treppenlifte. Politische Parteien sprechen gezielt WählerInnen mit einem umweltbewussten oder marktorientierten Interesse an [1].

Beim Zugang zu den Angeboten der Altenpflege zeigen sich soziale Ungleichheiten. Wohlhabendere MitbürgerInnen können sich im Alter z. B. in Seniorenresidenzen einkaufen. SozialhilfeempfängerInnen dagegen bleiben die Plätze in einer Einrichtung mit hohem Pflegesatz verwehrt. Sie sind auf die Regelversorgung angewiesen.

4.6.4 Soziale Mobilität

DEFINITION

Soziale Mobilität: Bewegung von Menschen in der Gesellschaft z. B. durch Übernahme neuer Rollen, Positions- oder Ortswechsel.

Übernahme neuer Rollen

Neue Rollen werden im Laufe des Lebens häufig übernommen (➢ 4.2.5), z. B. wenn aus dem Sohn durch die Geburt seines Kindes ein Vater oder aus der selbstständig lebenden alten Frau durch eine Übersiedlung in eine Altenpflegeeinrichtung eine Pflegebedürftige wird.

Positionswechsel

Innerhalb einer Rangordnung (➢ 4.2.5) kann die Position gewechselt werden, z. B. wenn eine examinierte AltenpflegerIn nach einer Weiterbildung die Position der WohnbereichsleiterIn übernimmt. Dann wird sie als **soziale AufsteigerIn** bezeichnet, weil mit der neuen Position ein höheres Sozialprestige, mehr Kompetenzen und Verantwortung und eine höhere Vergütung verbunden sind.

Bei einer **sozialen AbsteigerIn** zeigen sich die entgegengesetzten Merkmale: geringeres Sozialprestige, weniger Kompetenzen und Verantwortung. So muss z. B. nach einem Berufswechsel oder nach Zeiten längerer Arbeitslosigkeit eine weniger qualifizierte Tätigkeit übernommen werden. Dies betrifft nach den Untersuchungen der Bundesagentur für Arbeit in Nürnberg vor allem Frauen, ältere ArbeitnehmerInnen und Langzeitarbeitslose.

SURFTIPP

Institut für Arbeitsmarkt- und Berufsforschung – Eine Forschungseinrichtung der Bundesagentur für Arbeit: www.iab.de

Ortswechsel

Wenn Menschen vom Dorf in die Stadt ziehen, weil sie dort eher eine Arbeitstelle finden, oder wenn sie von der Stadt aufs Land übersiedeln, weil sie dort naturnäher und von Schadstoffen unbelasteter leben wollen, sind sie sozial mobil. Um beruflich weiterzukommen, wird von ArbeitnehmerInnen ein gewisses Maß sozialer Mobilität erwartet. Ein **Ortswechsel** gilt als zumutbar.

In den 1950er und 1960er Jahren sind viele ausländische ArbeitnehmerInnen nach Deutschland gekommen, um hier zu arbeiten. Auch diese ArbeitsmigrantInnen (➢ 4.7.1) waren sozial mobil, nur ein geringer Teil ist in die Herkunftsländer zurückgekehrt. Inzwischen sind diese MigrantInnen der ersten Generation in der Fremde alt geworden und nutzen zunehmend die Angebote der ambulanten Altenpflege [1] [5] [12].

Für viele alte Menschen ist die Übersiedlung in eine Altenpflegeeinrichtung ein tiefer Einschnitt in ihr Leben. Sie verlassen ihre vertraute Umgebung. Den Wechsel erleben sie als Entwurzelung, den Verlust der Selbstständigkeit bezeichnen sie als sozialen Abstieg. Die Übernahme neuer Rollen im Alltag fällt ihnen schwer (➢ 2.8.6). Deshalb muss eine Übersiedlung als Form der sozialen Mobilität durch Pfle Pflegefachpersonen gefachkräfte gut vorbereitet und einfühlsam begleitet werden (Statuspassage, ➢ 4.2.5; Trauerarbeit, ➢ 5.5.1).

4.6.5 Kultur

DEFINITION

Kultur (lat. cultura = *Landbau, Pflege des Körpers und des Geistes*): Gesamtheit der geistigen, sozialen und künstlerischen Errungenschaften einer Gesellschaft.

Jede Gesellschaft hat ihre **Kultur.** Sie umfasst das gesamte soziale Erbe mit seinen kulturellen Errungenschaften. Dazu gehören:

- Geistige Errungenschaften, z. B. Wissen, Glaubensvorstellungen und Religionen, Kunst, Sitten und Gebräuche
- Materielle Errungenschaften, z. B. Bauten, Gestaltung der Landschaft, Technik, Warenwelt.

Zivilisation

Die Gesamtheit der kulturellen Errungenschaften wird als **Zivilisation** bezeichnet. Sie verändert sich im Lauf der Zeit. So hat die moderne Gesellschaft einen höheren Zivilisationsstand als die Ständegesellschaft im 15. Jh. (➢ 4.6.3).

Der deutsche Soziologe *Norbert Elias* (1897–1990) untersuchte den kulturellen Wandel (➢ 4.6.6) von Gesellschaftsformen über den Zeitraum von mehreren Jahrhunderten. Er verglich Essgewohnheiten, Kleidungssitten und Verhaltensregeln bei der Oberschicht am Hofe mit denen bei einfachen Menschen (*Alltagskultur*). Den Prozess der Zivilisation zeigte er in der zunehmenden Verinnerlichung von höfischen Sitten (z. B. Essen mit Messer und Gabel statt mit den Händen) und Normen (z. B. Höflichkeit der Männer gegenüber den Frauen).

Symbole

Kultur drückt sich in **Symbolen** (*Sinnbildern*) aus, zu finden in:

- Sprache, z. B. Hochsprache, Dialekte, Schriftform
- Kunst, z. B. Bauwerke, Literatur, Musik
- Religion, z. B. Rituale, christliches Kreuz, Sakralbauten
- Handwerk, z. B. Werkzeuge, Werkstücke, Zunftzeichen
- Technik, z. B. Dampfmaschine, Computer.

Symbole bilden aus Werten, Wissen und Können Sinnzusammenhänge, indem sie Ideen, Einstellungen und Handlungen spiegeln. Sie werden bei der Sozialisation (➢ 4.2.1) von Generation zu Generation weitergegeben.

Die Gesamtheit der Symbole ist die kulturelle **Tradition** einer Gesellschaft.

4

Kultur und Persönlichkeit

Eine Kultur mit ihren Errungenschaften, ihren Symbolen und ihrer Tradition prägt die Persönlichkeit ihrer Mitglieder. Sie bestimmt das *soziale Handeln* (➢ 4.2.2) und gibt Handlungsorientierung.

In den Handlungsmustern der Menschen eines Kulturkreises werden „die feinen Unterschiede“ (*Bourdieu*) deutlich, die sich durch Sprache, Bildung, Lebensstil (➢ 4.2.8) und Zugang zur den materiellen Gütern zeigen (z. B. Einkauf von Kleidung in einer teuren Boutique, einem Kaufhaus, einem Versandhauskatalog oder im Internet).

Kultur im sozialen Raum

Kultur lässt sich im **sozialen Raum** (➢ 4.5.2) ausmachen, z. B. Dorfkultur, Stadtkultur, Regionalkultur, nationale Kultur, Weltkultur. So bieten Feiern in einer Region die Möglichkeit, das **kulturelle Erbe** zu pflegen. Durch Musik, Tänze, Trachten oder typische Speisen und Gerichte drückt sich die Tradition aus (➢ Abb. 4.36).

Gerade für ältere Menschen haben kulturelle Symbole eine wichtige Bedeutung. Sie sind eine Brücke in die Vergangenheit. Die Feiern aktivieren und fördern die Gemeinschaft (➢ 3.4.7). Besonders, wenn eine Gruppe älterer MitbürgerInnen einen Beitrag zur Gestaltung leisten kann (➢ 4.10.2).

Beispiel Friedhofskultur

Die **Friedhofskultur** drückt sich in den Formen der **Bestattung** und **Gestaltung der Friedhöfe** aus. Sie ist ein Abbild des Umgangs einer Gesellschaft mit ihren Toten und zeigt regionales Brauchtum.

- *Rituale* bei der Bestattung sollen die Toten in eine andere Welt begleiten und sind ein stützendes Handlungsmuster für die Hinterbliebenen (➤ 5.5.4).
- Friedhöfe sind *soziale Räume* (➤ 4.5.2) der Ruhe und Erholung. Friedhöfe sind nicht nur Trauerstätten, sondern auch Begegnungsorte mit Lebenden. Gerade ältere Menschen treffen hier auf Schicksalsgefährten.
- Grabstellen dienen der *Repräsentation* (➤ Abb. 4.37), z. B. mit Marmor-Grabstein, Namen und Berufsbezeichnung in Goldbuchstaben und evtl. einem Bild vom Verstorbenen.
- In einer *Friedhofsordnung* spiegeln sich Normen (➤ 4.2.4). Sie legt fest, wer wo wie lange liegen darf. Auf kirchlichen oder kommunalen Friedhöfen ist geregelt, für welche Personen Bezirke reserviert sind, z. B. Adlige, angesehene BürgerInnen und Menschen, die sich suizidiert haben. Die Ordnung bestimmt die Liegezeiten und die Dauer der Grabmiete, legt die Gebühren fest und regelt Verstöße wie umgefallene Grabsteine oder ungepflegte Gräber.

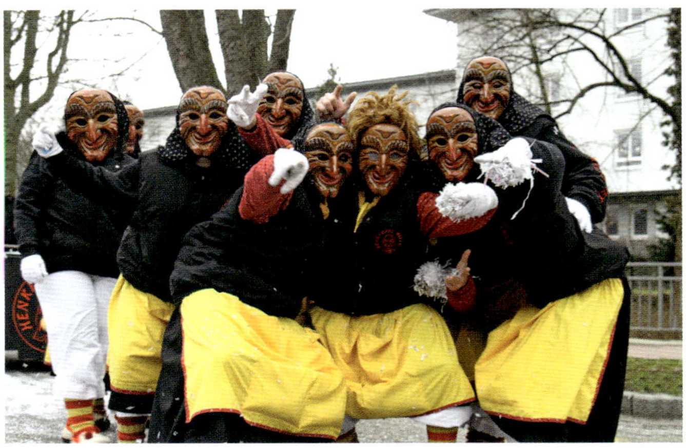

Abb. 4.36 Jede Region pflegt typische Feste und Bräuche. Fasching, Fastnacht, Karneval wird seit uralten Zeiten gefeiert. Mit den grellbunten Masken sollten böse Geister vertrieben werden. Auch wenn kaum noch jemand an Geister glaubt, ist das Fest ein Teil des kulturellen Erbes geblieben. [J787]

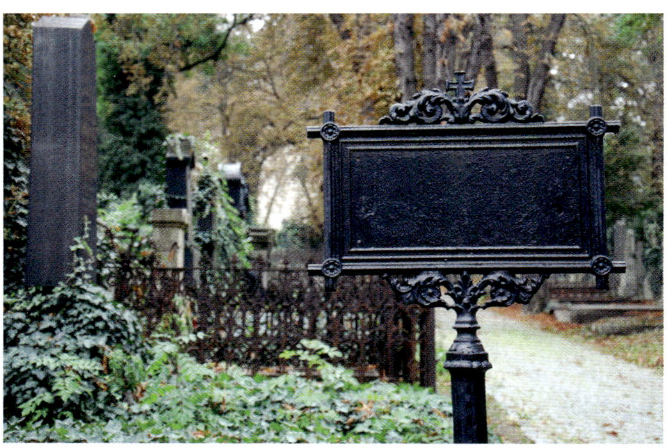

Abb. 4.37 Schöne Grabsteine sollen den Vorbeigehenden zeigen, welcher Herkunft der Begrabene ist. [J787]

4.6.6 Kultureller Wandel

Kultureller Wandel zeigt sich in den Veränderungen einer Kultur. War es in den 1920er Jahren in bürgerlichen Kreisen üblich, dass der Mann den Hut zum Gruß zieht, sieht man diese kulturelle Geste inzwischen fast nur noch bei älteren Männern.

Auch bei den Tischsitten hat es im Laufe der Jahre Veränderungen gegeben. Wurden sie z. B. in den 1970er Jahren eher weniger beachtet, gibt es inzwischen Kurse an den Volkshochschulen, in denen sie gelernt werden können.

Norbert Elias hat in seinen Untersuchungen über den kulturellen Wandel im Zeitverlauf festgestellt, dass geistige Errungenschaften, z. B. Tischsitten, sich langwellig entwickeln. Sie werden gepflegt und weitergegeben, sie verblassen für einige Zeit und tauchen dann wieder auf. Gerade ältere Menschen können derartige Wellenbewegungen nachvollziehen („Das war alles schon mal da").

Vermischung von Kulturen

Durch die **Vermischung von Kulturen** ergeben sich interessante Impulse, z. B. durch Speisen, Musik und Kunst aus anderen Ländern (➤ Abb. 4.38). Man spricht von einer *multikulturellen Gesellschaft*. Einige SoziologInnen weisen darauf hin, dass es auch Sinn hat, kulturelle Eigenarten zu erhalten und zu pflegen. Sie bilden den Kern einer *kulturellen Identität* (➤ 4.2.7).

Verschwinden von Kultur

Von Nachteil für eine Gesellschaft ist das **Verschwinden von Kultur.** Ein Beispiel dafür ist der immer geringer werdende Volksliederschatz bei der jungen Generation. Während alte Menschen ohne Text- und Notenbuch meist mühelos alle Strophen vieler Volkslieder singen können, beherrschen junge Menschen nur noch wenige Volkslieder. Selbst wenn sie die Melodie kennen, ist den meisten Jüngeren höchstens der Text der ersten Strophe bekannt.

Ein anderes Beispiel ist die Verdrängung des Lesens durch das Schauen. Die Medien, besonders Fernsehen, DVD oder das Internet, verschaffen einen bequemen Zugang zu den realen und erdachten Welten. Eine Lesekultur setzt Aktivität voraus. Die Bilder einer gelesenen Geschichte müssen im Kopf entstehen (➤ Abb. 4.39).

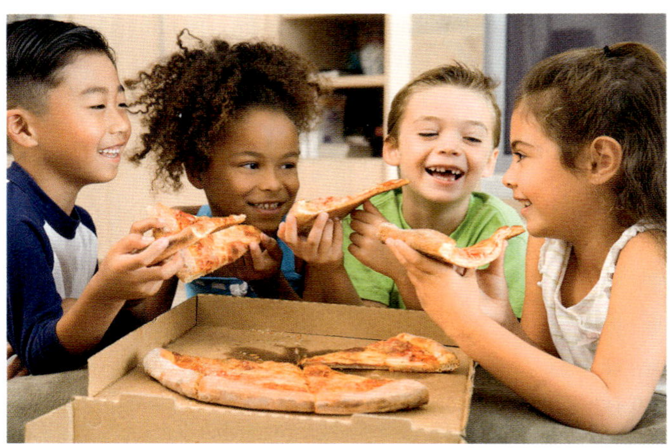

Abb. 4.38 In einer multikulturellen Gesellschaft vermischen sich Kulturen. Pizza oder Spaghetti stehen auch bei deutschen Familien auf dem Speiseplan. [J787]

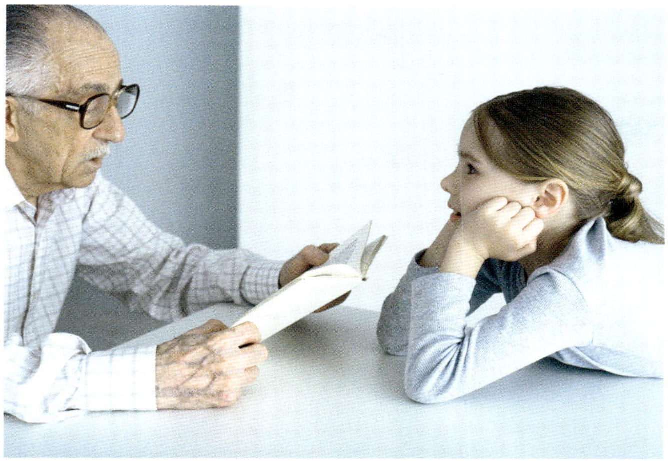

Abb. 4.39 Jüngere Menschen kennen Bräuche und Traditionen häufig nur noch aus den Erzählungen der Alten, da diese durch den kulturellen Wandel verloren gegangen sind. [J787]

In Einrichtungen der Altenhilfe sind Vorlesestunden beliebt. Über das gemeinsame Erleben einer Geschichte und das Hören erhalten die Teilnehmenden einen eigenen Zugang zum Gehörten. Der Prozess des Zuhörens erinnert sie z. B. an die Märchenstunden ihrer Kindheit. Auch Zeitungsmeldungen, Gedichte oder Selbstverfasstes können vorgelesen werden. Oft besteht im Anschluss der Wunsch, über das Gehörte zu sprechen.

4.7 Die gesellschaftliche Situation alter Menschen

Die **gesellschaftliche Situation alter Menschen** ist von verschiedenen Faktoren abhängig, z. B.:

- Bevölkerungsentwicklung
- Lebens- und Wohnformen (z. B. Ehe, Partnerschaft, Altenpflegeeinrichtung, Seniorenwohnanlage)
- Soziale und ökonomische Sicherungssysteme (z. B. Kinder, Beruf, Renten, Versicherungen)
- Bildungs- und Freizeitangebote.

Diese Faktoren haben für jeden Menschen eine unterschiedliche Bedeutung. Sie können darum in ihren Auswirkungen nur in einigen Aspekten dargestellt werden.

4.7.1 Bevölkerungsentwicklung

Die **Bevölkerungsentwicklung** wird durch die Demografie anhand amtlicher Datensammlungen dargestellt.

DEFINITION

Demografie (griech. demos = *Volk*, grafie = *Aufzeichnung*): Wissenschaft, die sich mit der Beschreibung der Bevölkerungsstruktur, z. B. dem Altersaufbau, und der Bevölkerungsentwicklung z. B. durch Geburten, Sterbefälle oder Wanderungsprozesse in der Gesellschaft befasst.

In der jüngsten Vergangenheit hat sich die **Bevölkerungsentwicklung** weltweit drastisch verändert. Die Weltbevölkerung hat sich in den vergangenen 40 Jahren von ca. drei auf 7,8 Milliarden Menschen mehr als verdoppelt. Für das Jahr 2025 lassen die demografischen Vorhersagen der UNO ein Wachstum auf 8,5 Milliarden erwarten. Es wird von einer Bevölkerungsexplosion durch eine hohe Geburtenrate vor allem in den Entwicklungsländern gesprochen.

Die Mitgliedsstaaten der Europäischen Union zeigen eine gegenläufige Tendenz. Die Prognosen des Europäischen Statistikamtes sagen einen **demografischen Wandel** vorher: Der Anteil der EU-Bürger, die 65 Jahre und älter sind, wird von 17 % auf ca. 30 % im Jahre 2060 steigen. Die Geburtenrate sinkt.

Für die **Bundesrepublik Deutschland** zeigen die derzeitigen Modellrechnungen des Statistischen Bundesamts, dass im Jahre 2040 bei einer wachsenden Gesamtbevölkerung von derzeit 83 auf dann bis zu 85 Millionen jede dritte EinwohnerIn 60 Jahre und älter sein wird (➤ Abb. 4.40). Leichte Steigerungen der Geburtenrate oder Zuwanderungen aus dem Ausland (z. B. Flüchtlinge, MigrantInnen und AsylbewerberInnen) werden diese Anzahl möglicherweise verändern. Bei den Vorausberechnungen zeigt sich, dass die Bevölkerung in den nächsten Jahrzehnten noch stärker als bisher von älteren Menschen geprägt sein wird. Besonders, wenn die geburtenstarken Jahrgänge aus den 1960er Jahren, die **BabyboomerInnen,** ab 2020 ins Rentenalter kommen.

Regionale Verteilung

Die Bevölkerungsentwicklung der beiden deutschen Staaten verlief bis zur Wiedervereinigung im Jahre 1990 leicht unterschiedlich. Es gab einen etwas größeren Anteil jüngerer und einen geringeren Anteil älterer Menschen in Ostdeutschland.

Der Anteil älterer Menschen ist in den **Bundesländern** unterschiedlich. In den Stadtstaaten (Berlin, Hamburg, Bremen) leben besonders viele ältere Menschen. In den Flächenstaaten Schleswig-Holstein, Niedersachsen und Brandenburg liegt der Anteil der älteren EinwohnerInnen ebenfalls über, in den anderen Bundesländern unter dem Durchschnitt.

Die **Ballungsgebiete** haben für ältere Menschen wegen ihrer Verkehrs- und Versorgungsstrukturen (*Infrastruktur*) eine leichte Sogwirkung. **Ländliche Gebiete** mit einem angenehmen Klima und hohem Freizeitwert sind vor allem für einkommensstärkere Ältere als Altersruhesitz interessant (z. B. die Nordseeküste, der Bodenseeraum). Einige Gebiete im **Ausland** gelten wegen ihres hohen Anteils an älterer deutscher Wohnbevölkerung als „Rentnerkolonien" (z. B. Mallorca, Teneriffa, Toskana).

Ein Blick auf die **Altersschichtungen** der deutschen Bevölkerung der Jahre 1910, 1990 und 2030 (➤ Abb. 4.40) zeigt eine Entwicklung von der Form einer **Pyramide** oder eines **Tannenbaums** zum **Pilz.** Eine Altersschicht besteht aus jeweils fünf Jahrgängen (Kohorte, ➤ 4.2.6). Das Gesamtbild baut sich schichtweise vom Sockel (0–5 Jahre) zur Spitze (90 und mehr Jahre) auf. Auf der linken Seite ist die Verteilung der Männer, auf der rechten Seite die der Frauen abgebildet.

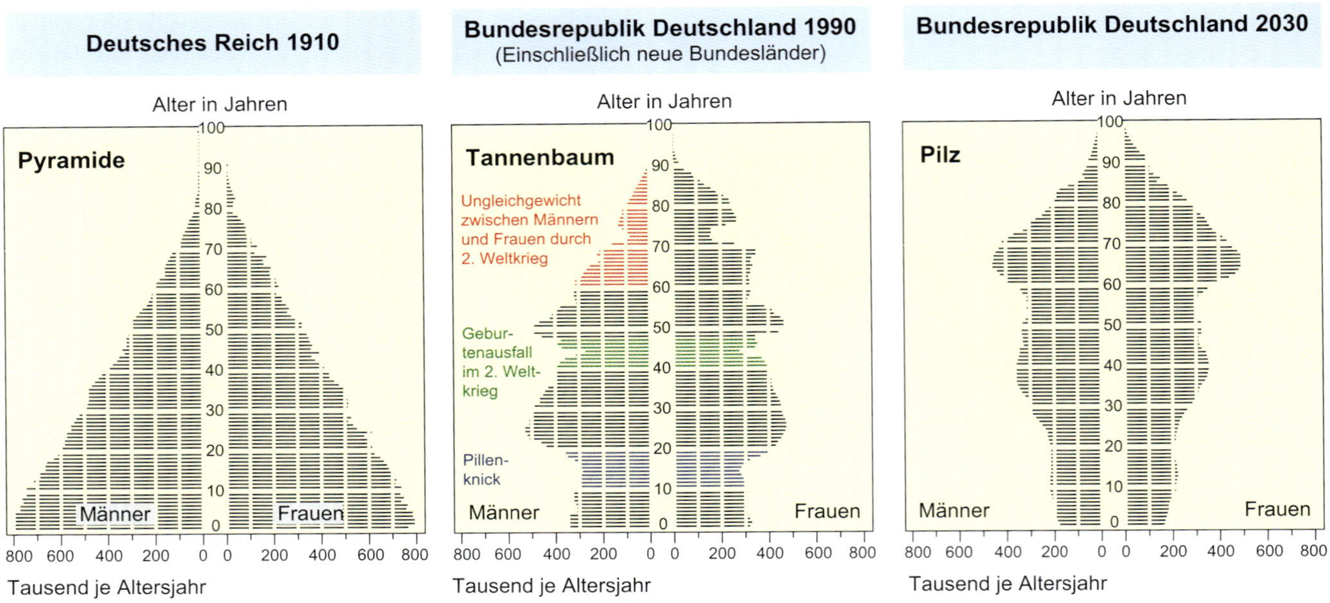

Abb. 4.40 Altersschichtungen in Deutschland für die Jahre 1910, 1990, 2030 (Statistisches Bundesamt Wiesbaden) [W193/A400]

In den **vorindustriellen Gesellschaften** waren die Bevölkerungszahlen über Jahrhunderte konstant: Einer hohen Geburtenrate im Bevölkerungssockel stand eine hohe Sterberate in der Bevölkerungsspitze gegenüber. Durch schlechte gesundheitliche, hygienische und soziale Bedingungen, z. B. fehlende medizinische Versorgung, Seuchen, Hunger, Unfälle und Kriege lag die durchschnittliche *Lebenserwartung* um 1870 für Frauen bei 38 Jahren und für Männer bei 35 Jahren (➢ Abb. 4.41). Nur wenige Menschen erreichten das biblische Alter von 80 Jahren und mehr.

Mit Beginn der **Industrialisierung** verschlechterte sich die soziale Situation als Folge der Landflucht vor allem in den Ballungsräumen. Zu Verbesserungen und damit zu einem Anstieg der Lebenserwartung kam es um die Wende des letzten Jahrhunderts durch

- Sozialgesetzgebung (➢ 6.9.3)
- Veränderungen der Lebensbedingungen (Arbeiten, Wohnen, Ernährung)
- Fortschritte in der Medizin.

Die beiden Weltkriege, Arbeits-, Verkehrs-, häusliche Unfälle sowie die sinkende Geburtenrate beeinträchtigen die Altersschichtung bis in die Gegenwart. Im Bevölkerungsanteil zeigt sich dies z. B. in den Jahrgängen, die durch die Folgen des Krieges dezimiert worden sind. Vor allem auf der Seite der Männer zeigen sich deutliche Einbrüche. Auch die Jahrgänge, in denen durch die Verbreitung der Pille weniger Kinder geboren worden sind („Pillenknick“), machen einen geringeren Bevölkerungsanteil aus. Dagegen steigt aktuell durch die Verbesserung der sozialen und medizinischen Bedingungen die durchschnittliche **Lebenserwartung** für

- Frauen auf 83,4 Jahre,
- Männer auf 78,3 Jahre.

Im Bild der Altersschichtung (➢ Abb. 4.41) zeigt sich diese Entwicklung in den nächsten Jahrzehnten als schmaler Bevölkerungssockel bei den jungen Menschen, der eine breite Bevölkerungsspitze von älteren Menschen „trägt“.

Wenigen Menschen im erwerbsfähigen Alter zwischen 20 und 65 Jahren stehen in Zukunft mehr ältere Menschen gegenüber, die durch Renten und andere Sozial- und Dienstleistungen versorgt werden müssen. Auf die Kinder und Kindeskinder der im Berufsleben stehenden Erwerbstätigen kommt künftig nach allen Vorhersagen eine große Last zu.

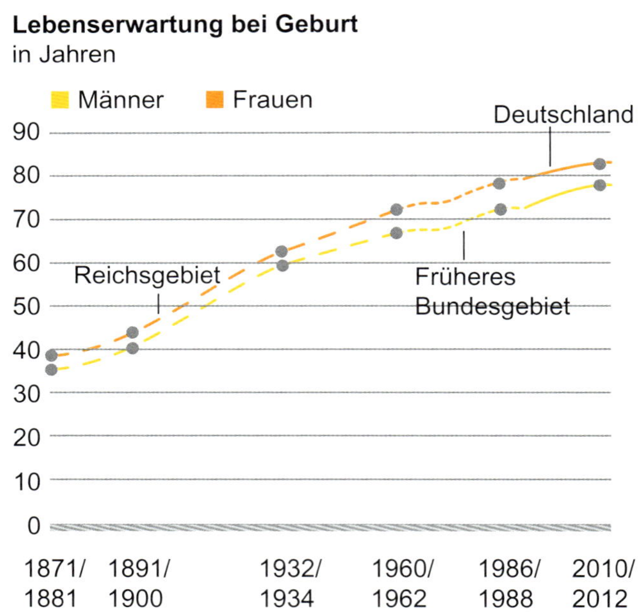

Abb. 4.41 Historische Entwicklung der Lebenserwartung. Bessere Hygiene, Ernährung und medizinische Versorgung haben die Lebenserwartung seit dem 16. Jh. verdreifacht (Statistisches Bundesamt Wiesbaden, 2018). [W193/A400]

Langlebige und Hochbetagte

Bis in das 19. Jh. gab es nur einen kleinen Anteil von **Langlebigen** über 60 Jahre. In den Chroniken des Deutschen Reiches wird berichtet, dass vor 1900 nur zehn Einwohner 100 Jahre alt geworden sind. Inzwischen zählt die Statistik bereits über 3 000 Personen, die ihren 100. Geburtstag gefeiert haben.

Die 60- bis 75-Jährigen werden als die **jungen Alten** bezeichnet. Dieser Bevölkerungsanteil wächst und gilt als aktiv (z. B. Freizeit, Konsum) und mobil (➤ 3.2).

Ältere Menschen zwischen 76 und 89 Jahren leben größtenteils selbstständig in ihren Häusern und Wohnungen. Sie sind aber stärker gesundheitlichen und sozialen Risiken ausgesetzt.

Auch der Bevölkerungsanteil der **Hochbetagten** zwischen 90 und 100 Jahren wächst. Diese Altersgruppe umfasst über 100 000 Menschen. Sie haben den Zweiten Weltkrieg als Jugendliche oder junge Erwachsene erlebt und staunen über die vielen technischen Möglichkeiten, die in den vergangenen Jahren entwickelt wurden. Etliche von ihnen sind als Pflegebedürftige eine Zielgruppe der Altenpflege.

Männer und Frauen

Die Altersschichtung (➤ Abb. 4.40) zeigt, dass sich der Anteil zwischen Männern und Frauen unterschiedlich entwickelt. Mit steigendem Lebensalter verringert sich die Anzahl der Männer.

Ursachen für die Mehrzahl alter Frauen

Statistisch ist die Rate der Erkrankungen (*Morbidität*) und der Sterbefälle (*Mortalität*) bei Frauen wesentlich geringer als bei Männern. Frauen leben länger und werden anders alt. Die Ursachen dafür sind:

- **Biologisch:** Frauen haben biologisch bedingt eine höhere Lebenserwartung als Männer. Das Risiko, wie in früheren Jahrhunderten durch Schwangerschaft und Geburt Schaden zu nehmen oder zu sterben, ist sehr viel kleiner geworden.
- **Soziokulturell:** Männer sterben eher als Frauen durch
  - Arbeitsunfälle oder berufsbedingte Erkrankungen aufgrund schlechter Arbeitsbedingungen, z. B. im Bergbau oder in der Industrie. Frauen, vor allem in Westdeutschland, waren nur zu einem geringeren Prozentsatz erwerbstätig und demzufolge berufsbedingten Risiken weniger ausgesetzt,
  - Unfallfolgen im Straßenverkehr, an dem früher vorwiegend Männer beteiligt waren,
  - Tödlich verlaufende Krankheiten, z. B. Leberzirrhose oder Lungenkrebs infolge von Alkoholgenuss und Rauchen, einer Männer-Domäne in früheren Zeiten,
  - Männer sind weniger in familiäre, nachbarschaftliche und freundschaftliche Beziehungen integriert als Frauen. Damit steigt das Erkrankungsrisiko z. B. beim Übergang in den Ruhestand (*Pensionsschock*) oder Partnerverlust. Die Folge sind oft Einsamkeit (➤ 2.8.5) und Isolation (sozialer Tod).
- **Historisch:** In zwei Weltkriegen sind sehr viele junge Männer als Soldaten gefallen.

Die Arbeits- und Lebensbedingungen von Frauen und Männern haben sich in weiten Teilen angeglichen. Durch die zunehmende Erwerbstätigkeit von Frauen und die Übernahme von „männertypischem" Verhalten, z. B. Autofahren oder Rauchen, werden in Zukunft einige Risiken, die die Lebenserwartung von Männern einschränken, auch auf Frauen zutreffen [12] [13].

SURFTIPP

Interaktive Version der Bevölkerungsentwicklung in den nächsten Jahren unter „Altersaufbau" beim Statistischen Bundesamt, Wiesbaden: www.destatis.de

Menschen mit Behinderung

Von den ca. 7,5 Millionen Menschen mit einer schweren Behinderung in Deutschland sind rund 4,5 Mill. *körperbehindert und* 1,8 Mill. *geistig* und *psychisch behindert*. 1,2 Mill. Menschen leiden an einer „sonstigen" Behinderung (z. B. chronische Erkrankung). Die Zahl der psychisch behinderten Menschen ist wegen einer hohen Dunkelziffer nur schwer zu erfassen. Die Versicherungsträger und das Statistische Bundesamt führen in ihren Veröffentlichungen insgesamt nur jene Menschen mit Behinderung auf, die im Besitz eines *Schwerbehindertenausweises* sind.

Als behindert im Sinne des SGB IX (➤ 6.9.4) gilt, wer in den körperlichen Funktionen, den geistigen Fähigkeiten oder der seelischen Gesundheit für mehr als sechs Monate vom für das Lebensalter typischen Zustand abweicht und dadurch nur eingeschränkt am Leben in der Gesellschaft teilhaben kann. Hinsichtlich der *Ursachen* lassen sich unterscheiden:

- Angeborene Behinderungen: z. B. durch Vererbung oder Schädigungen im Mutterleib
- Erworbene Behinderungen: z. B. durch Krankheiten, Unfälle, Gewalttaten, Umweltbedingungen.

Von *Mehrfachbehinderung* wird gesprochen, wenn mehrere Ursachen und Folgen zusammenkommen. Davon betroffen ist z. B. eine Person, die mit einer Gaumenspalte geboren wird, dadurch in der Kommunikationsfähigkeit eingeschränkt ist, sich aufgrund dessen zurückzieht und ein ausgeprägtes Minderwertigkeitsgefühl entwickelt.

Es lassen sich nach einer Einteilung der Weltgesundheitsorganisation (WHO) aus dem Jahre 2001 vier *Dimensionen einer Behinderung* unterscheiden:

- **Schädigung:** Beeinträchtigung einer Körperfunktion oder-struktur, z. B. Lähmung beider Beine nach Autounfall.
- **Beeinträchtigung der Aktivität:** Aus einer Schädigung ergeben sich funktionelle Einschränkungen, eine Tätigkeit durchzuführen, z. B. die Person kann nicht mehr laufen.
- **Beeinträchtigung der Partizipation:** Einschränkungen in der Teilhabe am gesellschaftlichen Leben, z. B. der Beruf kann nicht mehr ausgeübt werden.
- **Umweltfaktoren:** Physikalische sowie psychosoziale Einschränkungen, z. B. bei Nutzung öffentlicher Verkehrsmittel fehlen oft barrierefreie Fahrzeuge oder Busse. Behinderte Menschen werden in der Öffentlichkeit von anderen oft als minderwertig angesehen (Einstellung, ➤ 4.2.3).

4

Professionelle sprechen statt von Behinderung von *Handicap,* um einer Stigmatisierung (➤ 4.9.3) von Menschen mit körperlichen, geistigen und seelischen Einschränkungen zu begegnen. Die *UN-Behindertenrechtskonvention* von 2008 weist auf die allgemeinen Menschenrechte auch für behinderte Menschen hin. Es entwickelte sich eine Diskussion um **Diversität,** verstanden als Verschiedenheit und soziale Vielfalt in einer Gesellschaft. So werden z. B. körperliche, psychische und soziale Einschränkungen nicht als Defizite, sondern als Bereicherung oder Möglichkeit verstanden. In der Betreuung und Pflege richtet sich der Blick auf die Nutzung von individuellen Ressourcen sowie die Förderung von Personen und Gruppen mit Handicap (*Ressourcenorientierung,* ➤ 4.8.2). Erfolgt eine Unterstützung und Beratung durch Menschen mit denselben Merkmalen in vergleichbaren Lebenssituationen wird von *peer counseling* gesprochen (z. B. in Selbsthilfegruppen, ➤ 4.2.9).

4

Ungefähr 60 000 behinderte Menschen leben als Pflegebedürftige in vollstationären Einrichtungen der Behindertenhilfe (z. B. Wohnstätten, -gemeinschaften). Hier steht die *Rehabilitation,* also die (Wieder-)Eingliederung und nicht die Pflege, im Mittelpunkt der Maßnahmen. Kontroverse Debatten hat das neue **Bundesteilhabegesetz** (BTHG) ausgelöst. Es soll die Teilhabe und Selbstbestimmung von Menschen mit Behinderung stärken und die bisherige *Eingliederungshilfe* (➤ 6.9.4) zu einem modernen Teilhaberecht weiterentwickeln. Das BTHG tritt schrittweise in Kraft (Stufe 1: 2017, Stufe 2: 2018, Stufe 3: 2020, Stufe 4: 2023). Kritik äußerten Verbände und Interessenvertretungen am Entwurf und dem Gesetz, z. B. an der „5 aus 9-Regelung". Sie sah vor, dass in mindestens fünf von neun Lebensbereichen ein *Assistenzbedarf* bestehen musste. Anderenfalls bestand die Gefahr, dass Unterstützungsansprüche gestrichen werden. Diese Regelung wurde erst einmal aufgehoben und soll im Rahmen einer wissenschaftlichen Evaluierung auf mögliche Auswirkungen hinsichtlich der Teilhabe und Selbstbestimmung überprüft werden.

Besondere Bedeutung hat das BTHG für die Gruppe der **älter werdenden behinderten Menschen.** Für viele ist die Wohnstätte, oft in der Verbindung mit einer *Werkstatt für behinderte Menschen* der Lebensmittelpunkt. Leben und Arbeiten bilden eine Einheit. Bei nachlassender Leistungsfähigkeit sinkt das „Mindestmaß an wirtschaftlicher Verwertbarkeit" ihrer Arbeit (z. B. in der Gärtnerei, der Tischlerei oder bei der Montage von Industrieartikeln) auf Null. Damit entfällt eine wesentliche Voraussetzung für den Bezug von Leistungen zur sozialen Sicherung (➤ 6.9) für die (Wieder-)Eingliederung ins Erwerbsleben. Die behinderten Menschen müssten, wie in der Vergangenheit oft geschehen, in eine Pflegeeinrichtung umziehen. Von den Betroffenen wird diese *Übersiedlung* (➤ 4.7.5) als Konflikt (➤ 2.3.5) erlebt und kann eine Krise (➤ 2.8.5) auslösen. Viele Pflegeeinrichtungen sind auf die Formen der Behinderung und die besonderen Bedürfnisse, z. B. von älteren geistig behinderten Menschen, nicht eingestellt.

Zunehmend entstehen in vielen Wohn- und Werkstätten für behinderte Menschen besondere Einheiten, Wohngruppen oder eigene Häuser für die älter werdenden und oft auch dementen Pflegebedürftigen. Hier soll ein Lebensumfeld geschaffen werden, das möglichst niemanden ausschließt und von allen gleichermaßen genutzt werden kann (*Inklusion*). Dazu gehören nicht nur *barrierefreie Räume* und *Anlagen* (➤ 4.5.2), sondern auch Kommunikationshilfen für seh- und hörbehinderte Menschen wie Hinweisschilder mit Eintragungen in Blindenschrift oder akustische Signale an Türen und Fahrstühlen. Neben einer aktivierenden, rehabilitativen Pflege gehören Angebote zur *Tagesstrukturierung* zum Alltag dieser Einrichtungen. Verlässliche „Haltestationen im Tagesablauf" sind die Einnahme von Mahlzeiten, ärztlich verordnete Anwendungen und Visiten sowie geragogische Angebote (➤ 3.4). Sie rhythmisieren den Alltag (➤ 4.5) und beugen einer zunehmenden Inaktivität und Isolation vor.

Für die MitarbeiterInnen in der stationären und ambulanten Pflege gehört die Betreuung von älteren behinderten Menschen, zunehmend auch demenziell erkrankt sowie eine Sterbebegleitung (➤ 5.4) zu den besonderen Herausforderungen [23].

SURFTIPP

Zahlen und Informationen zur Situation von älter werdenden behinderten Menschen vom Statistischen Bundesamt, Wiesbaden: www.destatis.de und vom Bundesministerium für Gesundheit, Berlin: www.bundesgesundheitsministerium.de
Fragen und Antworten zum Bundesteilhabegesetz (BTHG): www.bmas.de

Menschen mit Migrationshintergrund

DEFINITION

Migration (lat. *Wanderung*): Bezeichnung für räumliche Mobilität von Menschen mit dem Ziel, in einem anderen Land auf bestimmte Zeit zu leben und zu arbeiten.
Immigration (lat. *Einwanderung*): Einwanderung in ein Land mit dem Ziel, auf Dauer in diesem Land zu leben und zu arbeiten.

Besondere Beachtung verdient der steigende Anteil der älteren **Menschen mit Migrationshintergrund.** Es waren überwiegend junge Männer, die aus wirtschaftlichen Gründen in den 1950er und 1960er Jahren als „Gastarbeiter" in großer Zahl nach Deutschland einwanderten (*Arbeitsmigranten*). Sie wurden vor allem in Italien, Spanien und der Türkei angeworben, um den Arbeitskräftebedarf der Wirtschaft zu decken. Wollten die meisten nach einer Zeit des Geldverdienens mit dem Ersparten in ihre Heimat zurückkehren, sind nun viele in der Fremde alt geworden und hier familiär und sozial eingebunden. Eine Rückkehr planen von den Älteren nur wenige. Die oft unzureichende medizinische Versorgung und die Entfremdung vom Herkunftsland hält sie davon ab. Pendeln sie z. B. aus familiären oder medizinischen Gründen ständig zwischen Heimatland und ihrem Wohnort in Deutschland hin und her, wird von **Pendelmigration** gesprochen.

Ältere Menschen mit *Migrationshintergrund* verfügen oft über besondere Ressourcen und sind vielfältig vernetzt. Viele von ihnen haben über Jahrzehnte ihren Beitrag zum Wohlstand und zur kulturellen Vielfalt in Deutschland geleistet. Ihre Potenziale können gesellschaftlich für transkulturelle Prozesse z. B. auf dem Arbeits- und Bildungsmarkt genutzt werden.

In den vergangenen Jahren stieg die Zahl von Flüchtlingen aus Kriegs- und Krisengebieten, die in Deutschland und anderen EU-Staaten Schutz suchen und Asyl beantragen. Etliche von ihnen leiden an chronischen Erkrankungen, benötigen besondere Unterstützung aufgrund ihrer Behinderung oder altersbedingter Beeinträchtigungen. Fast alle sind in unterschiedlichem Ausmaß traumatisiert, was neben den Sprachbarrieren die Betreuung und Pflege erschwert.

Anzahl und Prognosen

Im Jahr 2017 betrug die Zahl der in Deutschland lebenden Menschen mit Migrationshintergrund ca. 10 Mio. Dies sind über 10 % der Bevölkerung. Davon lebten rund 59 % seit mindestens zehn Jahren, 34 % bereits 20 Jahre und länger in Deutschland. 1,6 Mio. (fast jeder Fünfte) sind hier geboren. Viele MigrantInnen sind deutsche Staatsangehörige geworden. Mehr als 1,4 Mio. von ihnen sind über 65 Jahre alt. Die meisten MigrantInnen kamen aus der Türkei, der Russischen Föderation und Jugoslawien. Noch nicht absehbar ist derzeit die Zahl der Flüchtlinge und AsylbwerberInnen z. B. aus Afghanistan oder Syrien, die dauerhaft in Deutschland bleiben wollen.

Die **Prognosen** sprechen mit Blick auf die Bevölkerungsgruppe der MigrantInnen von den stärksten Zuwachsraten in der Altersschichtung (➤ Abb. 4.42). Im Jahr 2030 wird nach den Modellrechnungen ihr Anteil ungefähr genauso groß sein, wie der der älteren Deutschen.

Finanzielle Situation von Menschen mit Migrationshintergrund

Die **finanzielle** und **materielle Situation** vieler alter ArbeitsmigrantInnen ist vergleichsweise schlecht. Gründe hierfür sind oft niedrige Einkommen als un- oder angelernte ArbeiterInnen und vorzeitiges Ausscheiden aus den Arbeitsverhältnissen wegen gesundheitlicher Einschränkungen durch risikoreiche Arbeitsbedingungen (z. B. in Berg- und Straßenbau, Hüttenwerken, Industrie).

Ein Teil der älteren MigrantInnen lebt am Rande oder unterhalb der Armutsgrenze (➤ 4.7.7) in kleinen Wohnungen. Viele nehmen aus Angst vor Ausweisung keine Sozialhilfe (➤ 6.9.3) in Anspruch.

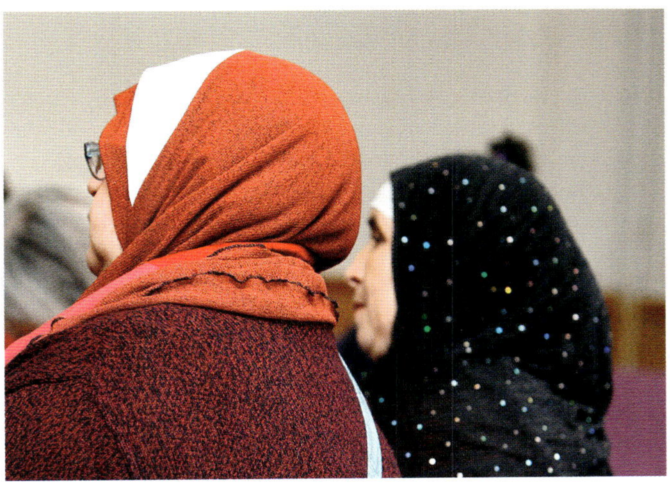

Abb. 4.42 Die Zahl von Menschen mit Migrationshintergrund, die vor Jahren als junge Arbeitskräfte nach Deutschland eingewandert sind und in absehbarer Zeit in Deutschland alt sein werden, wächst. [J787]

Pflegebedürftigkeit

Bei **Pflegebedürftigkeit** bieten Familien, Freunde und Bekannte meist derselben Nationalität Hilfe und Unterstützung an. Wegen bestehender Sprachprobleme, kulturell bedingter Lebensstile, Vorbehalte gegenüber der stationären Altenpflege und der Bedeutung der Religionsausübung sind erst ca. 9 % der älteren MigrantInnen in Pflegeeinrichtungen umgezogen. In Duisburg wurde 1997 die erste Altenpflegeeinrichtung für deutsche und türkischstämmige MitbürgerInnen eröffnet („Haus am Sandberg").

Die ambulante Pflege versorgt ca. 7 % der pflegebedürftigen MigrantInnen. In einigen Städten (z. B. Mannheim, Bielefeld, Hamburg) sind z. B. interkulturelle Pflegedienste, türkische SeniorInnenclubs und Tagesstätten entstanden, oft in Zusammenarbeit mit den Wohlfahrtsverbänden, z. B. der AWO, Caritas und Diakonie. In der Zwischenzeit sind vielerorts *transkulturelle Pflegeteams* entstanden. Pflegefachpersonen unterschiedlicher Nationalität arbeiten im ambulanten und stationären Bereich und können sich mit den Pflegebedürftigen und ihren Angehörigen in deren Muttersprache unterhalten. Sie dolmetschen bei Sprachproblemen und vermitteln Kontakte innerhalb eines sozialen Netzwerks (➤ 4.4.4). Im Rahmen des Bundesprogramms XENOS wurden in Projekten besonders junge Menschen mit Migrationshintergrund durch Aus- und Fortbildung in Pflegeberufe integriert (z. B. INTRANT – INTegration junger MigRANTinnen und Migranten im pflegeberuflichen Handlungsfeld).

Auf Bundesebene wurde eine **Kampagne für eine kultursensible Altenhilfe** ins Leben gerufen. Den Auftakt bildete im Juni 2002 in Berlin die öffentliche Vorstellung eines *Memorandums*. Darin verpflichteten sich die unterzeichnenden Verbände und AltenhilfeträgerInnen, darauf zu achten, dass ihre Pflegeangebote auf die Bedürfnisse von Pflegebedürftigen mit unterschiedlichem kulturellen Hintergrund sensibel eingehen.

Gleichzeitig wurden Rahmenbedingungen für eine kultursensible Altenhilfe von Politik und Gesellschaft gefordert.

SURFTIPP

Daten, Fakten und Zahlen vom Bundesamt für Migration und Flüchtlinge, Nürnberg www.bamf.de
Projekte zur Integration von MigrantInnen werden vorgestellt unter www.esf.de
Die „Kampagne für eine kultursensible Altenhilfe" ist erreichbar über das Kuratorium Deutsche Altershilfe (KDA), Köln: www.kda.de

AussiedlerInnen

Auch die Gruppe der **AussiedlerInnen** hat einen hohen Anteil älterer Personen. Im Zeitraum von 1950 bis 2005 sind ca. 3,4 Millionen Menschen mit deutscher Staatsangehörigkeit eingewandert. So kamen aus

- Sowjetunion: 2,3 Mio.
- Rumänien: 430 000
- Polen: 1,4 Mio.

Seit 1990 ist die Zahl der AussiedlerInnen rückläufig.

Bei der Betreuung und Pflege von demenzkranken AussiedlerInnen im mittleren Stadium (➤ 2.6.6) zeigt sich, dass es nicht so sehr auf die Sprache, sondern auf den Klang der Stimme und die Körpersprache ankommt.

So können sich Pflegefachperson und Pflegebedürftige in der russischen Sprachmelodie angeregt unterhalten, ohne dass die Pflegefachperson die Sprache beherrscht. Verbunden mit Gesten und Berührungen wirkt die Lautsprache beruhigend und bestätigend.

Die **finanzielle Situation** der älteren AussiedlerInnen ist zufriedenstellend, weil sie einen sofortigen Anspruch auf Rentenzahlungen haben. Sie profitieren ebenfalls von den Leistungen der Sozial- und Gesundheitssysteme (z. B. Sozialhilfe, Krankenkassen). Allerdings müssen sie nach der Aufnahme beengt in Übergangswohnheimen leben, haben Schwierigkeiten mit der deutschen Sprache und den hiesigen Lebensverhältnissen. Bei Pflegebedürftigkeit nutzen sie verstärkt die Hilfe und Unterstützung ihrer Familien [14] [16] [17].

4.7.2 Ehe und Partnerschaft

Die Dauer einer **Ehe** hat sich in den vergangenen einhundert Jahren fast verdoppelt. Lebte um 1870 ein Ehepaar im Durchschnitt 23 Jahre zusammen, bis einer der Partner starb, sind dies inzwischen 45 und mehr Jahre (Sexualität, ➢ 2.8.4).

Familienstand

Mit der Dauer einer Ehe steigt das Risiko einer **Scheidung.** Als Gründe gaben die Geschiedenen an: Partnerschaftskonflikte nach Eintritt in den Ruhestand (➢ 4.7.6), Pflegebedürftigkeit eines Partners (➢ 4.7.4) oder andauernde Beziehungskrisen.

Partnerschaftsmodell nach Rosenmayr

Welche Bedeutung Ehe und Partnerschaft im Alter für die Beziehung, die Gesundheit und die sozialen Aktivitäten hat, untersuchte der österreichische Alterssoziologe *Leopold Rosenmayr* (1925–2016). Als Ergebnis vieler Interviews unterschied er drei Partnerschaftsmodelle:

- **Die Festung:** Nach außen ist das Paar eine Einheit, innen herrschen wechselseitige Schuldzuweisungen und Grabenkämpfe. Das verzehrende Beziehungsklima führt oft zur Sprachlosigkeit. Es fördert (psychosomatische) Erkrankungen und findet seine Zuspitzung im Tod eines Partners.
- **Die Ambivalenten:** Die PartnerInnen schwanken zwischen Hass und Liebe, auf Zuwendung folgt Abwendung. Beziehungen außerhalb der Partnerschaft werden gesucht oder als Bestrafung für die PartnerIn benutzt. Auch diese Beziehungsform fördert (psychosomatische) Erkrankungen und Abhängigkeitsverhalten (➢ 4.9.3).
- **Die Glücklichen:** Die PartnerInnen haben ihr Verhältnis von Nähe und Distanz gefunden. Sie können sich voneinander abgrenzen und eigene Möglichkeiten sozialer Kontakte entwickeln. Sie geben sich durch ihre Intimität gegenseitig Nähe und Geborgenheit. Ihre Partnerschaft zeichnet sich nach innen und außen durch Verbundenheit und Verbindlichkeit aus.

Dass du mich liebst, das wusste ich,
Ich hatt es längst entdeckt;
Doch als du mirs gestanden
Hat es mich tief erschreckt.
Ich stieg wohl auf die Berge
Und jubelte und sang;
Ich ging ans Meer und weinte
Beim Sonnenuntergang.
Mein Herz ist wie die Sonne
So flammend anzusehen,
Und in ein Meer von Liebe
Versinkt es groß und schön.
Heinrich Heine (1797–1856)

Eheschließung im Alter

Die Zahl der **Eheschließungen im Alter** ist gering. Der Anteil der Männer war mehr als doppelt so hoch wie jener der Frauen. Diese befürchten durch eine Eheschließung den Verlust von Versorgungsansprüchen und ihrer Selbstständigkeit. Männer gaben dagegen in einer Befragung als Motive für eine Eheschließung im Alter an, nicht mehr allein sein und versorgt werden zu wollen. Viele ältere Menschen leben in *eheähnlichen Gemeinschaften.* Sie nutzen die sozialen und wirtschaftlichen Vorteile einer **Partnerschaft.** Diese Paare unterstützen sich gegenseitig und beugen der Einsamkeit (➢ 2.8.5) vor.

Verwitwung

Wegen der unterschiedlichen Lebenserwartung (➢ 4.7.1) sind viele Menschen über 70 Jahre noch verheiratet, während 80-jährige Frauen bereits zu über 75 % *verwitwet* sind. Dies bedeutet oft eine lange Phase des Alleinlebens, manchmal bis zu 15 Jahre.

Manche Frauen genießen das Alleinleben als „späte Freiheit" (Rosenmayr) nach einem familien- und partnerschaftsorientierten „Immer-da-sein-für-andere". Manche geraten aus der Abhängigkeit von ihrem Ehemann oder Lebenspartner in eine Überforderung und eine erneute Abhängigkeit von sozialen Systemen (Sozialhilfe, Altenhilfe).

Die Probleme aus der längeren Lebenserwartung und das Übrig-Bleiben der Frauen werden unter dem Begriff **Verweiblichung** (*Feminisierung*) des Alters zusammengefasst.

Pflegebereitschaft von Frauen

Die Gesellschaft erwartet von Frauen, dass sie bereit sind, ihre (Ehe-)Männer, Eltern oder andere Angehörige zu pflegen (pflegende Angehörige, ➢ 4.10.3). Die Annahme, Frauen hätten von Natur aus eine höhere Pflegebereitschaft als Männer, gründet sich auf ihre stärkere Beteiligung an der Kindererziehung. Ihnen wird ein mütterlicher Instinkt und eine hohe soziale Verantwortung zugeschrieben.

Über 70 % der Pflegenden sind weiblich. Sie übernehmen zusätzlich in Ehe, Partnerschaft und Familie die Belastungen der häuslichen Pflege. Über 60 % von ihnen sind bereits 55 Jahre und älter. Dies bedeutet, dass zu einem erheblichen Teil innerhalb der gleichen Generation gepflegt wird und, dass Frauen Frauen pflegen (*Feminisierung* der häuslichen Pflege). Sie tun dies oft über einen längeren Zeitraum hinweg und ohne ausreichende öffentliche Unterstützung und Entlastung.

Berufstätige Frauen versuchen ein Arrangement zu finden, das Kindererziehung, Haushalt, Pflege eines Angehörigen und Berufstätigkeit vereinbar macht. Weil dies zu vielen Schwierigkeiten führt, entscheiden sich viele von ihnen, die häusliche Pflege zu beenden oder gar nicht erst zu beginnen.

FALLBEISPIEL

„Früher war meine Mutter tatkräftig und geistig frisch, jetzt ist sie unsicher und abhängig. Ich hatte die Hoffnung, sie allein zu Hause lassen zu können. Als ich eines Tages zu ihr kam, hatte meine Mutter die Küche fast verbrannt. Jetzt dreht sich alles nur noch um meine Mutter. Ich liebe sie, sonst könnte ich die Kraft nicht aufbringen, sie zu betreuen. Aber oft bin ich verärgert und schimpfe mit ihr. Gleich darauf tut es mir leid, und ich habe Schuldgefühle. Ich komme nie zur Ruhe, auch nachts nicht. Ich werde ständig von ihr geweckt. Dann denke ich: Ich fühle mich wie die Mutter meiner eigenen Mutter." (Bericht einer pflegenden Angehörigen)

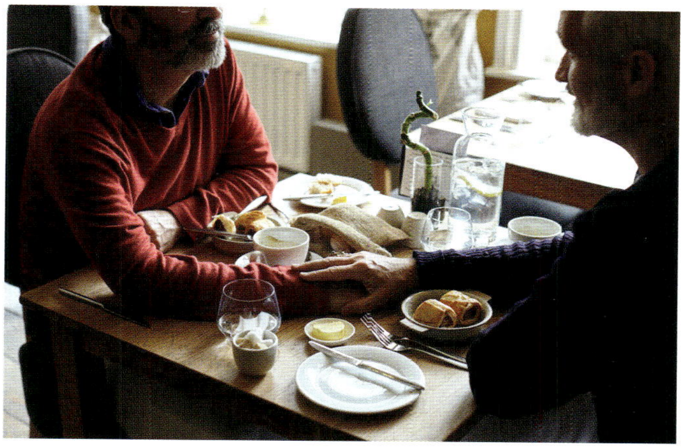

Abb. 4.43 Besonders älteren Homosexuellen fällt es schwer, ihre sexuelle Orientierung in der Öffentlichkeit oder in einer Pflegeeinrichtung zu zeigen. [L787]

Ältere Lesben und Schwule

In den letzten Jahren wurde in der Öffentlichkeit verstärkt über **sexuelle Orientierung** und geschlechtliche Identität diskutiert (➢ 4.2.7). Zur Verschiedenheit und Vielfalt der Lebensweisen (*Diversität*) gehören heterosexuelle, schwule, lesbische, bi- und transsexuelle sowie weitere, individuell definierte (diverse) Identitätskonzepte.

Gleichgeschlechtlich orientierte Menschen gibt es in jeder Generation. Schätzungen rechnen mit einem Bevölkerungsanteil von 5 % in Deutschland. Homosexuelle leben allein oder in Ehen und Partnerschaften. Es sind Menschen mit eigenen Lebensentwürfen und Lebensgeschichten (➢ 4.2.6). Viele von ihnen sind geprägt durch das äußerliche Aufrechthalten eines intakten Familienlebens und einem „zweiten Leben im Verborgenen". Die Angst vor Entdeckung und Diskriminierung war und ist groß (➢ Abb. 4.43).

Erst 1994 wurde der § 175 BGB, der z. B. sexuelle Handlungen zwischen erwachsenen Männern unter Strafe stellte, in Westdeutschland ersatzlos gestrichen. Immer noch halten sich Berührungsängste und Vorurteile (➢ 4.2.3) gegenüber Homosexuellen. Davon sind Männer (*Schwule*) stärker betroffen als Frauen (*Lesben*). Durch das *Coming-out,* also das öffentliche Bekenntnis zur **Homosexualität** besonders durch prominente KünstlerInnen und PolitikerInnen, fällt es inzwischen vor allem Jüngeren leichter, ihre sexuellen Bedürfnissen (➢ 2.7.2) auszudrücken.

Mit zunehmendem Alter zeigt sich, dass viele Homosexuelle nur unzureichend auf soziale Netzwerke (➢ 4.4.4) zurückgreifen können. Fehlende eigene Kinder, kranke oder verstorbene PartnerInnen und FreundInnen sowie Konflikte mit der Herkunftsfamilie erschweren die Versorgung, Betreuung und Pflege im häuslichen Umfeld. Für viele ältere Homosexuelle ist der Gedanke, in eine Pflegeeinrichtung überzusiedeln, mit Gefühlen der Angst und Unsicherheit verbunden (➢ 2.3.5, ➢ 2.8.6). Sie erwarten dort Unverständnis und Ablehnung seitens der Pflegebedürftigen und MitarbeiterInnen, wenn sie ihre bisherigen Kontakte und Beziehungen pflegen oder neue eingehen wollen.

Vor diesem Hintergrund sind in Deutschland seit etwa 20 Jahren verstärkt Anstrengungen unternommen worden, für die Zielgruppe der älteren Lesben und Schwulen („gay and grey") **Angebote der Altenhilfe** zu entwickeln. Den Impuls gaben Vereinigungen der Lesben und Schwulen, die Ideen aus den Niederlanden oder den USA aufnahmen. So entsteht in Berlin ein Projekt zum altersgerechten Leben für Schwule und Lesben mit Pflegeplätzen, einem Gesundheits- und Kommunikationszentrum. Der Arbeitskreis BALSAM macht Angebote zum Wohnen, zur Freizeitgestaltung, Beratung und Pflege für ältere Lesben und Schwule und bietet Fort- und Weiterbildung für Pflegefachpersonen an. Der Verein „Rad und Tat" organisiert einen Besuchs- und Begleitdienst speziell für ältere und behinderte Lesben.

Immer mehr Wohlfahrtsverbände und kommunale Träger nehmen Angebote für ältere Homosexuelle in ihre *Altenhilfeplanung* (➢ 4.10.4) auf. Für Einrichtungen mit MitarbeiterInnen unterschiedlicher sexueller Orientierung wird ein *Diversity Management* (Vielfalt durch Alter, Geschlecht, Herkunft, Kultur usw.) empfohlen [18] [19].

SURFTIPP

BALSAM, Berlin – Berliner Arbeitskreis Lesbische und Schwule Alte Menschen: www.balsam-berlin.de
Rad und Tat e.V., Berlin – RuT – FrauenKultur&Wohnen: www.frauenliebendefrauen.de
Charta der Vielfalt für Diversität und Diversity Management: www.charta-der-vielfalt.de

4.7.3 Familie und Kinder

Wandel der Lebensformen

In *Europa* waren die Kinder bis in die 1950er Jahre die Garanten für die familiäre Alterssicherung. Aus einer großen Zahl von Kindern sollte vor allem im landwirtschaftlichen und handwerklichen Bereich die *soziale Erbfolge* gesichert werden. Meist übernahm das älteste männliche Kind die Nachfolge im elterlichen Betrieb. Die Eltern gingen auf das Altenteil und wurden bei Bedarf von einem weiblichen (Schwieger-)Kind versorgt und gepflegt. Solche **Großfamilien** bestimmen vor allem in vielen Entwicklungsländern bis in die Jetztzeit das Bild des Zusammenlebens. So gehören z. B. im Irak durchschnittlich fast acht Personen mehrerer Generationen (Eltern, Kinder, Enkel, Großeltern, Urgroßeltern) zu einem Privathaushalt.

In den vergangenen Jahrzehnten hat sich in den Industrieländern die **Kleinfamilie** (Vater, Mutter, Kind) als typische Familienform herausgebildet. In Deutschland gehörten im Jahre 2017 im statistischen Durchschnitt 2,70 Personen zu einer Kleinfamilie. Die Zahl der Familien mit mehr als einem Kind nimmt ab. Andere Lebensformen wie Haushalte von Alleinerziehenden, nichteheliche Lebensgemeinschaften oder Patchwork-Familien verdeutlichen, wie vielfältig das Zusammenleben sein kann (*Pluralisierung von Lebensformen,* ➢ Abb. 4.44).

Junge Menschen sehen ihren Lebenssinn nicht mehr ausschließlich in der Gründung einer Familie. Die Familie, und damit die traditionelle Form der Altersversorgung, ist nur noch eine Lebensform unter vielen.

Viele Menschen bedauern, dass mit dem **Untergang der Großfamilie** auch die familiäre Geborgenheit weitgehend verloren gegangen sei.

Ein realistischer Blick in die Vergangenheit zeigt aber, dass alte Menschen, die in Großfamilien lebten, in hohem Maße von ihnen abhängig waren. Das Familienleben verlief in der Regel nicht so harmonisch wie in romantischenVorstellungen von der „guten alten Zeit".

Generationenvertrag und Kindermüdigkeit

Im System der sozialen Sicherung (➢ 6.9) gilt der **Generationenvertrag.** Die erwerbstätige Bevölkerung erbringt die soziale Alterssicherung für die Generationen der RentnerInnen.

Dieser Vertrag scheint in naher Zukunft durch die Bevölkerungsentwicklung und finanzielle Schwierigkeiten des Staates gebrochen zu werden. Immer mehr erwachsene Menschen entscheiden sich dafür, allein und ohne Kinder zu leben (*Individualisierung,* ➢ 4.2.9), sodass es künftig nicht genug Erwerbstätige geben wird, die den Generationenvertrag erfüllen können (➢ Abb. 4.45).

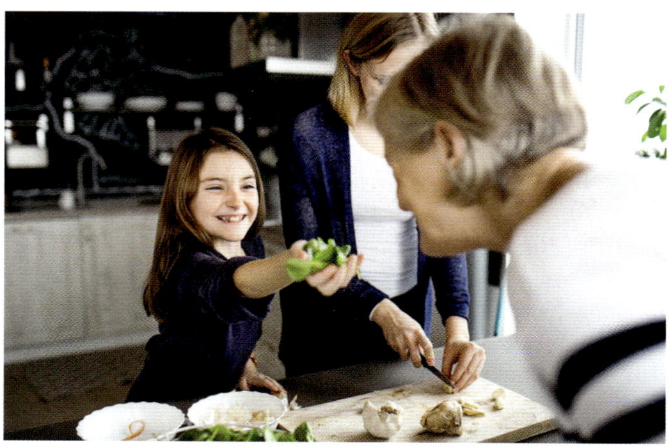

Abb. 4.44 Mehrgenerationenhaushalte wie dieser sind in den westlichen Industrieländern selten geworden. [J787]

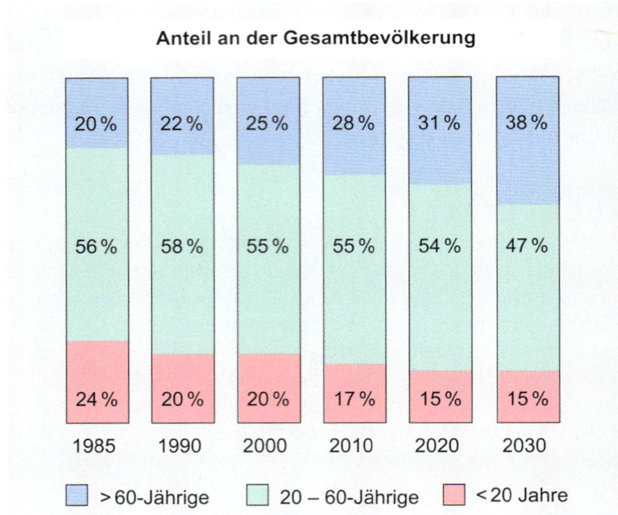

Abb. 4.45 Es wird geschätzt, dass im Zeitraum 1985–2030 der Anteil der Kinder und Jugendlichen stetig zurückgeht und sich der Anteil der über 60-Jährigen verdoppelt (Statistisches Bundesamt Wiesbaden). [A400]

Eine Ursache für ein Leben als Single wird im *Wertewandel* (➢ 5.1.2) gesehen. Nicht mehr die Gemeinschaftswerte, z. B. Gewissenhaftigkeit, Rücksichtnahme oder Fleiß, sondern die Selbstentfaltungswerte, z. B. Unabhängigkeit, Selbstverwirklichung, Genuss- und Konsumorientierung, sind für viele Menschen erstrebenswert.

Die Entscheidung, kinderlos zu bleiben, begründen viele mit großen finanziellen, sozialen und politischen Risiken. In Zeiten von Arbeitslosigkeit, einer zunehmenden Verschuldung einzelner Menschen, fehlender Betreuungsmöglichkeiten (z. B. Kindergartenplätze) und einer Sozial- und Familienpolitik, die von vielen ExpertInnen als „kinderfeindlich" bezeichnet wird, sind Kinder eine große Belastung. Die Folge ist ein Rückgang der Geburtenrate (demografischer Wandel, ➢ 4.7.1).

Die **Kindermüdigkeit** wird sich, bei gleich bleibender Tendenz, dramatisch auf die zu erbringenden Sozialleistungen für die älteren Generationen der Zukunft auswirken.

Das leere Nest

Für viele Familien ist es ein einschneidendes Ereignis, wenn die Kinder das Haus verlassen. Mit dem letzten oder einzigen Kind, das geht, ist das Nest leer. Es kommt zum **empty-nest-Syndrom,** einem Bündel von Symptomen, z. B.:

- Resignation
- Depressive Verstimmung
- Ruhelosigkeit
- Reizbarkeit
- Ersatzhandlungen, z. B. ständiges Aufräumen, Möbel umstellen
- Sammeln und Aufbewahren von Gegenständen der Kinder (*Konservierung*)

Die Eltern sind als Paar wieder auf sich selbst angewiesen oder leben nun allein. Das Familiensystem muss neu balanciert werden. Dies geht nicht ohne Beziehungskrisen und Rollenkonflikte (➢ 4.9.1) ab. Zur Bewältigung des Verlusts gehört die Bearbeitung der Trauer (Trauerarbeit, ➤ 5.5.1). Gelingt diese, gewinnt die Partnerschaft eine neue Qualität. Misslingt sie, kann es zur Trennung bzw. Scheidung (➤ 4.7.3) oder zur Flucht in die Krankheit (Krankheitsgewinn, ➤ 2.8.2) kommen.

Innere Nähe durch äußere Distanz zu den erwachsenen Kindern

Eine Beobachtung der Alters-Soziologie ist es, dass viele Kinder **Abstand** zwischen sich und ihre alten Eltern bringen wollen. Sie versuchen, sich abzunabeln und gegenüber ihren Eltern selbstständig zu bleiben, indem sie eine **innere Nähe durch äußere Distanz** schaffen.

Eine Untersuchung des Ludwig-Boltzmann-Instituts für Sozialgerontologie in Wien (1993) hat die Zusammenhänge von Pflegeleistungen von Kindern und Entfernung zum Elternhaus untersucht. Die Ergebnisse zeigen:

- Liegen die Wohnungen der Pflegebedürftigen und der pflegenden Angehörigen weniger als eine halbe Stunde voneinander entfernt, wird die Hilfe ausreichend und problemlos geleistet.
- Liegen sie mehr als eine halbe Stunde voneinander entfernt, wird Hilfe nur sporadisch geleistet. Die Pflegebedürftigen sind auf die Nutzung anderer Hilfssysteme angewiesen.
- Leben die Pflegebedürftigen und pflegenden Angehörigen unter einem Dach, wird nur geringe Hilfe geleistet. Das Maß der Konflikte ist groß und belastet den Pflegeprozess.

Mangelnde Distanz der erwachsenen Kinder zu ihren pflegebedürftigen Eltern führt zu körperlichen, psychischen und sozialen Überlastungen mit den typischen Symptomen des *Burnout-Syndroms* (➤ 2.9.5).

Nähe zu den Älteren wird gesucht, wenn bestimmte Aufgaben anfallen, die zur *Großelternrolle* gehören, z. B.:

- Babysitten
- Schulaufgabenbetreuung
- Haushaltsführung
- Freizeitbeschäftigung.

Viele Kinder sehen in den Großeltern Nothelfer, die sich nicht in die Erziehung einmischen und sich nach verrichteter Arbeit zurückziehen sollen. Eine ausdrücklich gewünschte Übernahme von Sozialisationsfunktionen (➤ 4.2.1), wie in vorigen Jahrhunderten in der Großfamilie, ist eher selten.

Für die Enkel wird der Kontakt zu den Großeltern mit einem materiellen Gewinn (Süßigkeiten, Geschenke, Geld) oder ideellen Zuwendungen (Lob, Anerkennung, Zeit haben, Vorlesen, Spielen) verbunden.

Viele Großeltern leben mit ihren Enkeln auf. Sie durchleben noch einmal unter veränderten Lebensbedingungen ihre eigene Elternschaft. Die Enkel symbolisieren manchmal noch stärker als die eigenen Kinder die Hoffnung auf eine glückliche Zukunft. Damit sind Enkel für viele Großeltern Hoffnungsträger und Sinnstifter (➤ Abb. 4.46).

Kann die Großelternrolle nicht ausgefüllt werden, weil keine Enkelkinder da sind, bieten sich alternativ *ehrenamtliche Betätigungen* (➤ 4.2.9) an, z. B.

- Babysitterdienst
- Besuchsdienst auf einer Kinderstation
- Vorlese- und Märchenstunden im Kindergarten.

Bei der zunehmenden Zahl enkelloser alter Menschen wären *soziale Großelternschaften* für manche von ihnen evtl. eine sinnvolle Alternative (*Generationensolidarität*).

Selbstbestimmtes Leben im Alter

Alte Menschen lösen sich zunehmend bewusst und auf eigenen Wunsch von der Familie, wenn es die gesundheitlichen und materiellen Möglichkeiten erlauben (➤ Abb. 4.47). Diese Unabhängigkeit von den Kindern ermöglicht ein selbstbestimmtes Leben bis ins hohe Alter, kann aber zum Problem werden, wenn bei Krankheit und Pflegebedürftigkeit die Versorgung durch Familienangehörige nicht gewährleistet ist [20] [27].

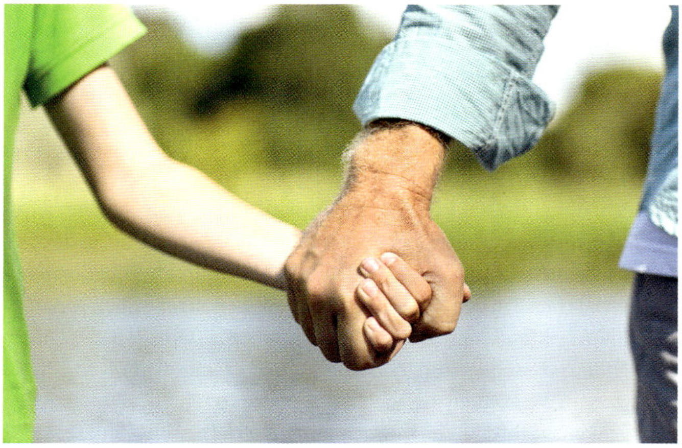

Abb. 4.46 Enkel sind für viele alte Menschen eine Quelle der Lebenszufriedenheit. Auch die Enkelkinder profitieren von der Zeit und der Zuwendung, die ihnen ihre Großeltern schenken. [J787]

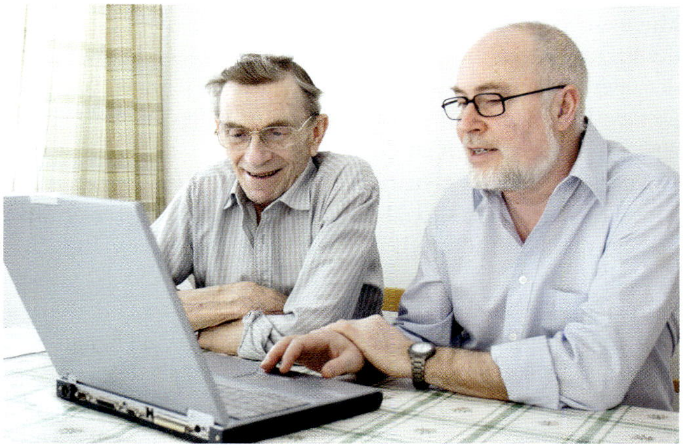

Abb. 4.47 Viele alte Menschen wollen lieber selbstbestimmt und unter Gleichaltrigen leben als bei ihren Kindern. [J787]

4.7.4 Pflegebedürftigkeit

In Deutschland sind ca. 3,4 Mio. Personen pflegebedürftig im Sinne des Pflegeversicherungsgesetzes (§ 14 SGB XI), davon werden ca. 70 % ambulant und ca. 30 % stationär gepflegt. Das Risiko einer **Pflegebedürftigkeit** steigt mit zunehmendem Alter und ab dem 80. Lebensjahr deutlich. Als Folge des demografischen Wandels (➤ 4.7.1) wird bis zum Jahr 2040 die Zahl der Pflegebedürftigen auf ca. 3,9 Mio. wachsen. Besonders die Gruppe der Schwerstpflegedürftigen wird sich nach den Prognosen deutlich vergrößern. Schon seit einigen Jahren wird der Begriff der Pflegebedürftigkeit kritisiert. Die bisherige, überwiegend an körperlichen Beeinträchtigungen orientierte, Einteilung in drei Pflegestufen berücksichtige z. B. nicht den Hilfebedarf von Menschen mit einer dauerhaft erheblich eingeschränkten Alltagkompetenz (z. B. bei der Kommunikation oder der sozialen Teilhabe). Seit dem 1. Januar 2017 wird nach dem Pflegestärkungsgesetz II der Unterstützungsbedarf in fünf Pflegegraden abgebildet (➤ 6.9.3). Der durch den MDK festgestellte Grad der Selbstständigkeit erfasst körperliche, kognitive oder psychische Beeinträchtigungen sowie vorhandene Ressourcen. Er berücksichtigt außerdem gesundheitliche Belastungen oder Anforderungen, die von Betroffenen nicht selbstständig kompensiert oder bewältigt werden können, also die Bereiche, in denen sie die Hilfe Dritter benötigen (z. B. Mobilität, Versorgung und Pflege, Gestaltung des Alltagslebens und soziale Kontakte).

Die Anzahl der **Betreuungspersonen** mit Migrationshintergrund ist in 2017 auf ca. 600.000 gestiegen. Sie sind überwiegend weiblich, kommen aus Polen, der Ukraine oder Rumänien und leben jeweils für drei Monate im Haushalt der Pflegebedürftigen. Über eine Agentur haben ca. 10 % einen Arbeitsvertrag und führen Sozialversicherungsbeiträge ab. Der Rest der Betreuungspersonen arbeitet „schwarz" in Deutschland. Damit liegt dieser Form der häuslichen Versorgung nach Baugewerbe und Handwerk auf Platz drei der Schattenwirtschaft (*Schwarzarbeit*) und wird wegen fehlender Pflegefachpersonen zunehmend zum sozialpolitischen Problem.

Demenzkranke

In den vergangenen Jahren ist die Zahl der **Demenzkranken** auf 1,7 Mio. gestiegen. Es wird in den nächsten 30 Jahren eine Zunahme der Erkrankungen um ca. 40 % erwartet. Aktuell sind etwa 6–10 % der über 65-Jährigen und ca. 30 % der über 90-Jährigen von einer *Demenz* betroffen. Damit gehört sie zu den häufigsten Ursachen für eine Pflegebedürftigkeit im Alter.

Am degenerativen Abbau des Gehirns, der *Alzheimer-Demenz,* leiden zurzeit ca. 1,2 Mio. Menschen in Deutschland. Davon sind, bedingt durch die höhere Lebenserwartung (➤ 4.7.1), über 70 % Frauen.

Ungefähr 70 % der Erkrankten werden zu Hause von den Angehörigen gepflegt. In den Altenpflegeeinrichtungen sind bereits 50 % der Pflegebedürftigen demenziell erkrankt.

Das Personal in Krankenhäusern ist z. B. bei akut auftretender Behandlungsbedürftigkeit mit chronisch verwirrten Patienten überfordert. Die (gesetzlichen) Rahmenbedingungen (➤ 4.10.4) erschweren die professionelle Arbeit für Pflegefachpersonen und andere MitarbeiterInnen in den sozialen Einrichtungen.

In den vergangenen Jahren sind Anstrengungen unternommen worden, neue Betreuungsformen und pflegetherapeutische Maßnahmen zu entwickeln. Dazu gehören z. B. ambulant betreute Wohngemeinschaften für demenziell Erkrankte, Gedächtnissprechstunden, die Gründung von regionalen *Demenz-Zentren* und des bundesweit tätigen *Kompetenznetzes Demenzen* (Wohnraumgestaltung, ➤ 4.5.2; soziale Netzwerke, ➤ 4.4.4; Validation, ➤ 2.6.7; geragogische Angebote, ➤ 3.4).

Türen öffnen zum Menschen mit Demenz

- Lerne die Persönlichkeit der KlientInnen kennen.
- Sorge für kleine und wohnliche Organsiationseinheiten und dafür, dass die KlientInnen feste Bezugspersonen unter den MitarbeiterInnen haben (Bezugspflege).
- Stelle die Person in den Mittelpunkt deines Tuns. Öffne Türen zu KlientInnen und vermeide türschließendes Verhalten bei dir und anderen.
- Verbinde dein Wissen mit dem Wissen anderer Berufsgruppen und arbeite mit ihnen zusammen.
- Informiere dich über (psychiatrische) Krankheitsbilder und Verhalten.
- Bilde dich gezielt und sinnvoll fort.

(aus: KDA-Qualitätshandbuch „Leben mit Demenz", Köln 2003)

Zahlreiche Beratungsstellen und Selbsthilfegruppen unterstützen Angehörige von Demenzkranken, die durch die häusliche Pflege extrem körperlich und psychisch belastet sind (z. B. Burnout-Sydrom ➤ 2.9.5; Gewalt in der Pflege, ➤ 4.9.3). Einige Wohlfahrtsverbände bieten einen *Pflegeurlaub* am Meer oder in den Bergen an, in dem durch professionelle Pflegefachpersonen die Versorgung gesichert und Erholung für die Betroffenen und ihre Angehörigen ermöglicht wird [21].

SURFTIPP

Deutsche Alzheimer Gesellschaft e. V.: www.deutsche-alzheimer.de
Kompetenznetz Demenzen e.V. mit aktuellen Forschungsergebnissen und Hinweisen auf vernetzte Versorgungsangebote: www.kompetenznetz-demenzen.de
Alzheimer-Angehörigen-Initiative e. V.: www.alzheimerforum.de
Bundesmodellprojekt „Lokale Allianzen für Menschen mit Demenz": www.allianz-fuer-demenz.de

Pflege als Dienstleistung bei Pflegebedürftigkeit

Die Zahl derer, die bei **Pflegebedürftigkeit** professionelle Hilfe benötigen, wächst wegen des zunehmenden Anteils alter und sehr alter Menschen an der Bevölkerung. Über 1 Mio. der Pflegebedürftigen werden zu Hause in der Regel von ihren Familienangehörigen versorgt. Den älteren Menschen und ihren Angehörigen wird bei der Suche nach einem passenden Angebot die Rolle von mündigen KundInnen zugewiesen. Sie können aus vielen Angeboten nach ihren finanziellen Möglichkeiten, ihren Bedürfnissen und Erfordernissen wählen:

- ambulante Angebote, z. B. Pflegedienste, Sozialstationen
- Teilstationäre Angebote, z. B. Tages- und Nachtpflege, gerontopsychiatrische Tagesklinik

- Stationäre Angebote, z. B. Altenpflegeeinrichtungen, geriatrische Einrichtungen, Kurzzeitpflege.

Durch das Versorgungsstärkungsgesetz ist es den Kranken- und Pflegekassen ermöglicht worden, eine besondere bzw. **integrierte Versorgung** (§ 140 ff. SGB V) als Vernetzung zwischen dem ambulanten und dem stationären Bereich zu fördern, um besonders den Bedürfnissen älterer Versicherter zu entsprechen (➢ 4.4.4).

Die **Charta der Rechte hilfe- und pflegebedürftiger Menschen** informiert über Rechte von Pflegebedürftigen sowie ihrer Angehörigen und beschreibt, wie Hilfe- und Pflegeprozesse gestaltet werden können. Sie ist das Ergebnis eines vom Bundesministerium für Gesundheit im Herbst 2003 einberufenen „Runden Tisches Pflege", an dem VertreterInnen verschiedener Organisationen und Verbände saßen [22] [24].

Um eine andere Gestaltung des Pflegeprozesses im häuslichen Umfeld geht es im neuen Pflegekonzept **Buurtzorg** aus den Niederlanden. Es lässt sich mit *Nachbarschaftshilfe* übersetzen und fragt: Wie kann es gelingen, die Selbständigkeit von Pflegebedürftigen zu fördern, ein Netzwerk (➢ 4.4.4) zu schaffen, das sie zu Hause unterstützt und den Pflegefachpersonen mehr Kompetenzen überträgt? Im Konzept ist nicht der Dienstleistungsgedanke zentral, der durch Pflegegrade bestimmt wird, sondern der Mensch mit seinen Bedarfen, Bedürfnissen und Kompetenzen steht im Mittelpunkt. Er wird durch eine eigenverantwortlich ambulant arbeitende Pflegefachperson sowie geschulte Angehörige und Nachbarn in seinem Alltag unterstützt und gepflegt. Mehrere Pilotprojekte in Deutschland werden wissenschaftlich begleitet, um Kosten, Nutzen und Zufriedenheit zu untersuchen.

SURFTIPP

Aktuelle Daten und Fakten zum Thema Pflegebedürftigkeit z. B. unter Bundesministerium für Familie, Senioren, Frauen und Jugend: www.bmfsfj.de
Statistische Ämter des Bundes und der Länder: www.statistikportal.de

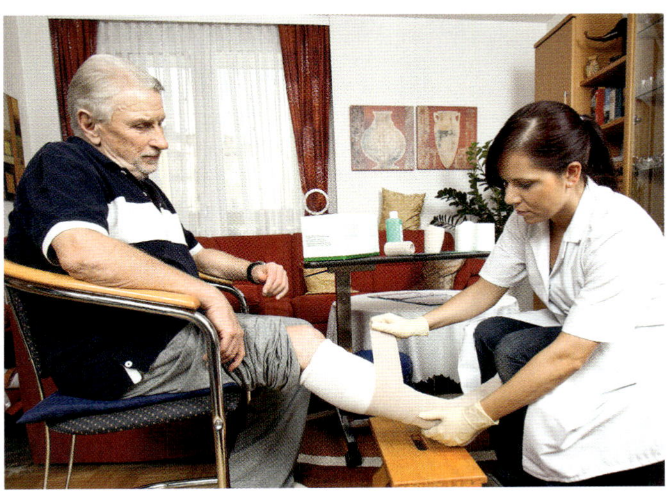

Abb. 4.48 Ambulante Pflege ermöglicht es vielen alten und kranken Menschen, zu Hause zu leben. [J787]

Charta der Rechte hilfe- und pflegebedürftiger Menschen: www.pflege-charta.de
Infos zu Buurtzorg: z. B. www.buurtzorg-in-deutschland.org

4.7.5 Wohnen

Entgegen den Vorstellungen in der Öffentlichkeit leben nur 30 % aller Menschen, die älter als 65 Jahre sind, in Pflegeeinrichtungen. Der weitaus größte Teil der älteren Menschen lebt in einer Privatwohnung und möchte dort auch so lange wie möglich wohnen bleiben (➢ Abb. 4.48). Daraus ergeben sich Anforderungen an die Gestaltung und Verbesserung der Wohnsituation einschließlich des Wohnumfeldes, z. B.:

- Altersgerechte Wohnungen
- Anschluss an Notrufsysteme
- Kleinere Läden „an der Ecke" zur Deckung des täglichen Bedarfs
- Gut erreichbare Arztpraxen und Apotheken
- Beruhigte Straßenführung
- Ruhezonen, z. B. Parks, Anlagen.

Singularisierung im Trend

DEFINITION

Singularisierung: Lebensform der Vereinzelung.

Auch bei älteren Menschen lässt sich ein Trend zur **Singularisierung** beobachten. Die Zahl der allein in einer Wohnung oder einem Haus lebenden älteren Menschen nimmt zu. Bei den Frauen ab 65 Jahren waren dies 2017 rund 45 %, bei den Männern nur 20 %. Für das Jahr 2030 wird mit 13,2 Mio. allein lebenden SeniorInnen gerechnet. Nach einer Untersuchung zur Wohnsituation leben in deutschen Großstädten fast die Hälfte aller älteren Menschen allein. Das Thema „Wohnen im Alter" war wegen seiner Bedeutung bereits 1998 der Schwerpunkt im „Zweiten Bundesaltenbericht" (➢ 4.10.4).

Im Rahmen des Modellprogramms „Selbstbestimmt wohnen im Alter" sind bundesweit Koordinierungsstellen eingerichtet worden, die ältere Menschen und ihre Angehörigen sowie Architekten, Städteplaner und andere Entscheidungsträger in Kommunen, Wohnungsbaugesellschaften und Wohlfahrtsverbänden bei Fragen der altersgerechten Wohnungs- und Wohnumfeldgestaltung beraten. Dazu gehören auch Nutzungsmöglichkeiten von Versorgungs- und Pflegeangeboten sowie das **Service-Wohnen** (*„Betreutes Wohnen"*).

Das Leben in **Ein-Personen-Haushalten** betrifft in starkem Maße Frauen. Diese Wohnform ergibt sich als *„soziales Schicksal"* (Tod des Partners, Trennung, Scheidung) oder ist frei gewählt.

Daraus ergeben sich Anforderung an Kommunikations- und Hilfestrukturen, z. B.:

- Rückgriff auf Freunde und familiäre, nachbarschaftliche Netze
- Besuchsdienste von Kirchen und Verbänden
- Freizeitangebote von Altentagesstätten, Kirchengemeinden oder Vereinen
- Mittagstisch in einem Altenzentrum

Frauen, die in der Aufnahme und Pflege von zwischenmenschlichen Kontakten stark von ihren Ehemännern abhängig waren, machen oft die Erfahrung, dass mit deren Tod bestehende Beziehungen abbrechen. Bis eigene neue Netze geknüpft oder alte aktiviert werden, entsteht eine Leere. Sie wird als Isolation (➤ 2.8.4) erlebt. Die Wohnung oder das Haus wirken plötzlich riesengroß und unheimlich. An die Stelle des Partners treten **Medien** wie Radio, Fernsehen, Video, Telefon und Briefe, über die die zurückbleibende Person Kontakt zur Außenwelt hält (➤ Abb. 4.49).

Das **Allein-Leben** muss aber nicht zwingend Einsamkeit und Isolation nach sich ziehen. Gerade Menschen, die diese Wohnform bewusst gewählt haben, berichten von den Vorteilen. Sie brauchen bei der Gestaltung des Wohnraums und bei der Tagesstrukturierung keine Rücksicht auf die Interessen von PartnerInnen zu nehmen. Über ihre Zeit (Eigenzeit, ➤ 4.5.1) können sie frei verfügen. Sie sind unabhängig und mobil, können leicht den Wohnort wechseln und Beziehungen nach ihren Bedürfnissen pflegen.

Wohnen und Pflegebedürftigkeit

Bei Krankheit und Pflegebedürftigkeit benötigen allein lebende alte Menschen Hilfe z. B. durch Freunde, Nachbarn, ehemalige ArbeitskollegInnen, Pflegefachpersonen der ambulanten Dienste und HausärztInnen. Betreuungsnetze, z. B. Essen auf Rädern, Hol- und Bringedienste, können aktiviert werden (➤ 4.7.4).

Häufig wird eine **Wohnraumanpassung** nötig. Das Bad (➤ Abb. 4.50) und die Küche müssen barrierefrei umgebaut werden. Der Rollstuhl passt nicht durch die Tür. Es müssen Sensoren als Bewegungsmelder installiert werden. Eine Notrufanlage sichert den Kontakt zur Sozialstation (➤ 4.5).

Zu Hause in einer Altenpflegeeinrichtung

Mit dem Umzug (➤ 2.8.6) wird die **Altenpflegeeinrichtung** zum neuen Zuhause. Alternativen für finanziell gut situierte ältere Menschen sind Seniorenresidenzen oder andere Wohnformen mit Eigentumscharakter. Seniorenwohngemeinschaften oder

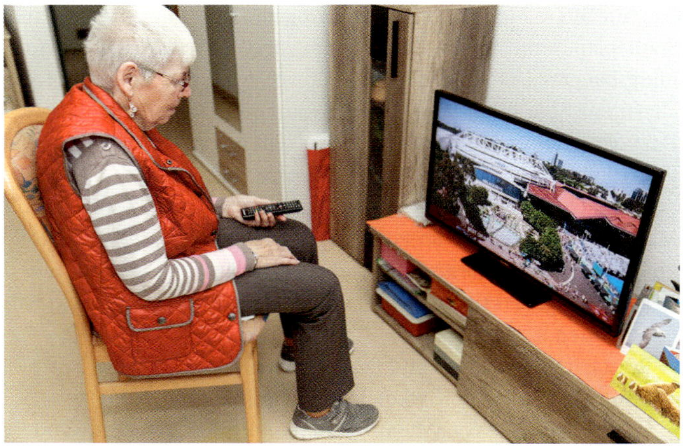

Abb. 4.49 Oft ist das Fernsehgerät für alte Menschen die einzige Verbindung zur Außenwelt. Für manche werden die Familien aus den Fernsehserien zur Ersatzfamilie. [K157]

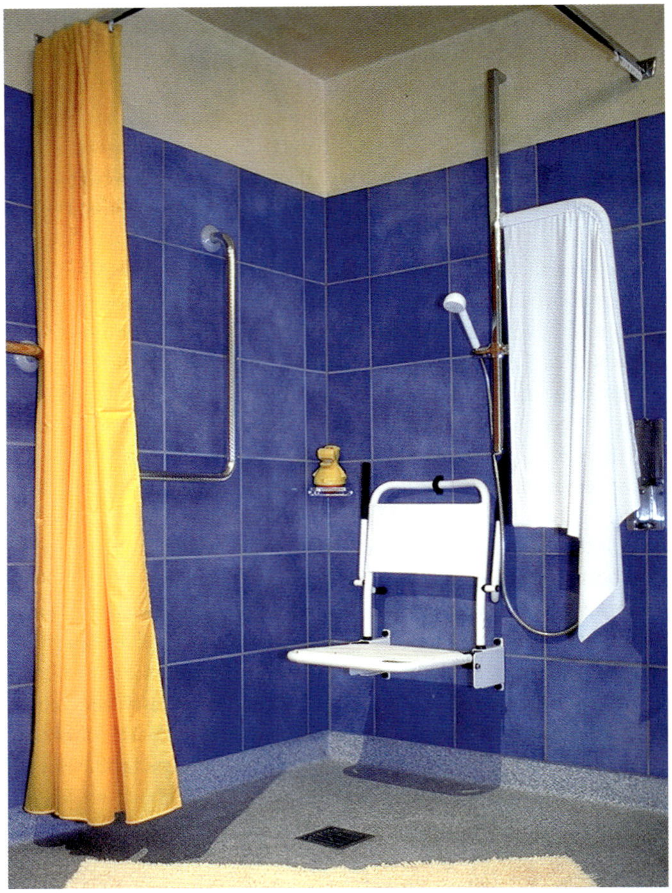

Abb. 4.50 Dieses Bad wurde behindertengerecht ausgestattet. [K157]

Wohnprojekte, in denen alte und junge Menschen zusammen leben, gibt es vor allem in großen Städten.

Gründe für den Umzug

Ein Umzug wird dann notwendig, wenn
- die Unterstützung bei den täglich zu bewältigenden Lebensaufgaben durch ambulante oder teilstationäre Pflege (➤ 4.7.4) nicht ausreichend gewährleistet werden kann,
- pflegerische Maßnahmen notwendig sind, die nur in einer stationären Altenpflegeeinrichtung durchgeführt werden können,
- der alte Mensch allein lebt und sowohl am Tag als auch in der Nacht betreut werden muss.

Das **Wohnen** hat für alle, besonders aber für ältere Menschen, eine große Bedeutung. Beim Einzug in eine Altenpflegeeinrichtung wird nach vielen Jahren der selbstbestimmten Lebensführung in den „eigenen vier Wänden“ die Pflegeeinrichtung zur **Wohnstätte** (➤ Abb. 4.51). Von hier aus organisieren die BewohnerInnen ihre Kontakte zu Angehörigen, Freunden und zur Umwelt. Die Altenpflegeeinrichtung wird zum Lebensmittelpunkt in einer neuen *Lebenswelt* (➤ 4.5.2), in der sich Beratung, Betreuung, Versorgung und Pflege verbinden. Die Pflegebedürftigen sind die NutzerInnen oder KundInnen von hauswirtschaftlichen und pflegerischen Dienstleistungen sowie von Angeboten zur Freizeitgestaltung.

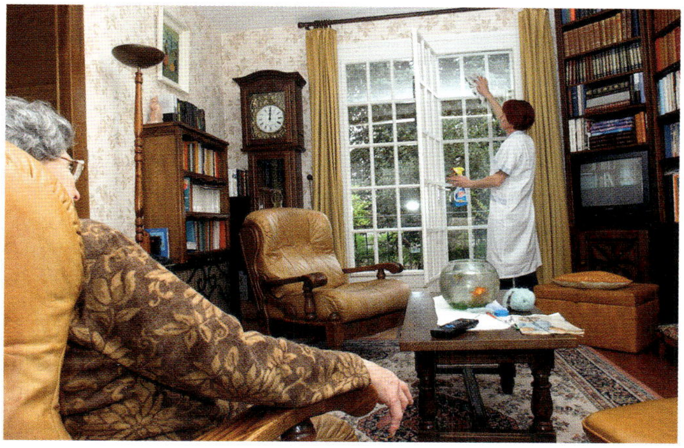

Abb. 4.51 In modernen Pflegeeinrichtungen werden alte Menschen nicht nur in krankenhausähnlichen Zimmern versorgt. [J787]

Zum Wohnen stehen nach **heutigen Standards** in einem Ein- oder Zweibettzimmer ca. 15–20 m^2 pro BewohnerIn zur Verfügung. Die Räume sind mit separater Nasszelle (Waschbecken, Dusche, WC) ausgestattet. Sie werden voll- oder teilmöbliert angeboten. Eigene Gegenstände, die den BewohnerInnen lieb und vertraut sind, können mitgebracht werden.

Die Wohneinheiten oder Stationen sind *funktionsgerecht* und *wohnlich* gestaltet. Die Zimmer der Pflegebedürftigen gruppieren sich um die Sozial- und Funktionsräume, z. B. Essraum, Teeküche, Gemeinschaftsraum, Mitarbeiter- und Bereitschaftszimmer, Bade- und Behandlungszimmer.

Die Wege in der Einrichtung sind altersgerecht, das heißt kurz (Fahrstühle), gut markiert (Farbleitsysteme, Markierungen) und beleuchtet. Bei der Ausstattung der Räume wird auf Form, Farbe und einen wohnlichen Charakter z. B. durch Gardinen und Pflanzen geachtet.

4.7.6 Beruf und Ruhestand

Für viele Menschen sichert der erlernte oder ausgeübte **Beruf** die Teilhabe am Erwerbsleben. Besonders Männer pflegen die Beziehungen am Arbeitsplatz. Sie ziehen Zufriedenheit aus beruflichen Erfolgen und kurieren damit manchmal auch Misserfolge in Partnerschaft und Familie. Die berufliche Tätigkeit Berufsrolle, ➢ 4.2.5) verschafft den ArbeitnehmerInnen nicht nur ein *Sozialprestige* (soziales Ansehen), sondern sichert das *Einkommen*.

Arbeit hat Grenzen

Den **Ruhestand** nach einem Berufs- oder Erwerbsleben gibt es erst seit rund 100 Jahren. Noch im 19. Jh. arbeiteten die Menschen bis zum Tod, oder bis eine Krankheit sie an der Ausübung ihrer Tätigkeit hinderte. Erst durch die Sozialversicherungsgesetze (➢ 6.9) wurde 1889 die Grenze eines Renten- und Pensionsalters auf das 70. Lebensjahr festgelegt. In den folgenden Jahrzehnten wurde die Altersgrenze gesenkt oder flexibel gehandhabt. Derzeit soll die schrittweise Anhebung des **Renteneintrittsalters** auf 67 Jahre eine generationengerechte Alterssicherung ermöglichen. Der tatsächliche Renteneintritt variiert geschlechtsspezifisch bei Frauen und Männern oder berufsspezifisch, z. B. bei LehrerInnen, SoldatInnen, Bergleuten. Viele ArbeitnehmerInnen gehen deutlich früher in Rente oder *Pension*.

Durch die Regelungen zum **Vorruhestand** arbeiten nur ca. ⅓ der berufstätigen Männer bis zur Altersgrenze von 65 Jahren. Viele ArbeitnehmerInnen müssen wegen Krankheit oder Erwerbsunfähigkeit (➢ 6.9.3) vorzeitig in Rente gehen. Das durchschnittliche *Renteneintrittsalter* lag 2017 bei ca. 62 Jahren.

Pensionsschock

DEFINITION

Pensionsschock: Bezeichnung für Empfindungen von innerer Leere und Unzufriedenheit sowie Minderwertigkeitsgefühlen durch das Ausscheiden aus dem Berufsleben. Betrifft vor allem Männer.

Viele ältere ArbeitnehmerInnen werden auf das **Ende des Berufslebens** vorbereitet. Durch betriebliche oder gewerkschaftliche Aktivitäten (z. B. Seminare, Gespräche) wird ein gleitender Übergang in den Ruhestand eingeleitet. Sie sollen dem **Pensionsschock** vorbeugen (➢ 3.2). So unterstützt z. B. die Zentralstelle „Zwischen Arbeit und Ruhestand (ZWAR)“ Kommunen in Nordrhein-Westfalen bei der Gründung von *ZWAR-Netzwerken* (➢ 4.4.4), um präventive und gesundheitsfördernde Angebote für Menschen ab 55 Jahren zu planen und einzurichten.

Plötzlich fehlen vor allem Männern die täglichen Anforderungen, das Gefühl, gebraucht zu werden und die soziale Einbindung in den KollegInnenkreis (➢ Abb. 4.52). Es dauert einige Zeit, bis sie sich im häuslichen Umfeld neu orientiert haben. Frauen dagegen pflegen, wie vor dem Ende ihrer Erwerbstätigkeit, ihre sozialen Beziehungen in Familie, Nachbarschaft und Freundeskreis. Diese Netzwerke sichern ihren Übergang von der Erwerbstätigkeit in den Ruhestand. Allerdings dürfte der Pensionsschock durch die zunehmende Erwerbstätigkeit und Kinderlosigkeit auch für Frauen von Bedeutung sein.

Einige Untersuchungen verweisen auf den Gewinn an Zeit und Mobilität durch die Berufsaufgabe. Nach einer Phase des wortwörtlichen Ruhestandes (Ausschlafen, Lesen, Aufräumen) beginnt die Neuorientierung. Nach der statistischen Lebenserwartung folgen für viele Menschen auf ca. 40 Erwerbsjahre noch 15 bis 30 Jahre Ruhestand. Es bleibt viel freie Zeit, um alte Fähigkeiten, Fertigkeiten und Kenntnisse zu aktivieren oder neue zu lernen.

Alte Menschen müssen mit Beginn des Ruhestands:
- Soziale Kontakte knüpfen oder erneuern
- Neue Rollen und neues Verhalten erwerben
- Ihre Partnerschaft den veränderten Bedingungen anpassen
- Konflikte regeln.

SURFTIPP

Zentralstelle „Zwischen Arbeit und Ruhestand (ZWAR)“: www.zwar.org.

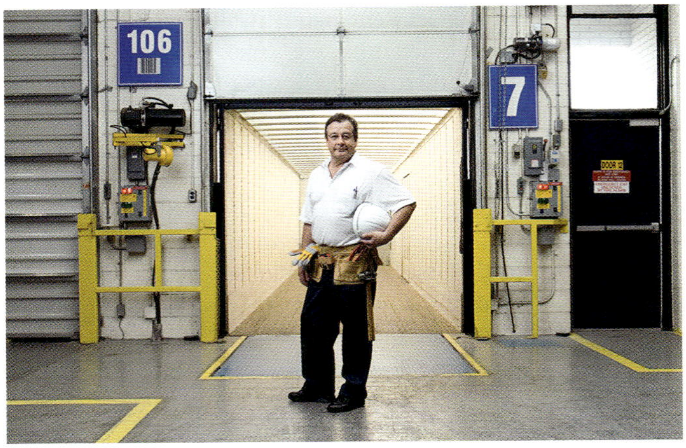

Abb. 4.52 Schließen sich die Tore der Firma, in der viele Jahre gearbeitet, gelebt, gelitten und Erfolge gefeiert wurden, entsteht für viele ältere Menschen ein Gefühl der inneren Leere. [J787]

4.7.7 Einkommen und Konsum

Einkommen und materielle Ausstattung

Das **Einkommen** vieler älterer Menschen (Renten, Pensionen, Beihilfen, Zinsen) hat sich in den vergangenen Jahren deutlich erhöht. Allerdings sind für die *Haushalte* auch die Kosten für Mieten, Abgaben und Lebenshaltung gestiegen. So erhielten im Jahre 2016 Männer in den alten Bundesländern durchschnittlich 1151 Euro **Rente** im Monat, in den neuen Bundesländern waren dies 1126 Euro. Bei den Frauen betrug der Unterschied 671 Euro in den alten zu 888 Euro in den neuen Bundesländern. Dies ist u. a. auf die längeren Beschäftigungszeiten und den höheren Anteil von Frauen im Arbeitsleben der DDR zurückzuführen.

Die **materielle Ausstattung** der Rentenhaushalte ist überwiegend gut. So verfügen die meisten Haushalte über ein Fernsehgerät oder ein schnurloses Telefon. Ältere KäuferInnen geben deutlich mehr Geld für einen Computer und einen Neuwagen mit verschiedenen Extras aus. Sie schätzen einen leichten Einstieg, eine übersichtliche Sitzposition und bequeme Sitze.

Vielen älteren Menschen genügen die gesetzlichen Sicherungssysteme im Alter nicht mehr. Sie versuchen, die finanziellen Risiken im Alter durch **Versicherungen** auszugleichen. Für die private Vorsorge werden inzwischen frühzeitig größere Beträge eingezahlt. Viele RentnerInnen haben eine Lebensversicherung, können auf ein **Sparguthaben** zurückgreifen, haben ein eigenes **Haus** oder eine Eigentumswohnung. Manche Menschen verfügen über **Wertpapiere.**

Die steigende Anzahl wohlhabender älterer Menschen brachte einen beträchtlichen Zuwachs an **Erbschaftsfällen** (➢ 6.5.5). Schätzungen gehen davon aus, dass in Deutschland jährlich etwa 30 Mrd. Euro vererbt werden. Durch die Bevölkerungsentwicklung (➢ 4.7.3) können sich in Zukunft immer weniger Erben immer mehr Vermögen teilen.

Altersarmut

DEFINITION

Armut: Leben unterhalb eines gesellschaftlich anerkannten Existenzminimums. Zur Armut gehören neben dem Mangel an Geld und lebenswichtigen Gütern (*Einkommensarmut*) auch das Unvermögen, am sozialen und kulturellen Leben teilzuhaben (*Lebenschancenarmut*).

Armutsgrenze: Mindestbedarf, Existenzminimum. *Armutsgefährdung* liegt vor, wenn weniger als 60 % des mittleren Einkommens der Gesamtbevölkerung eines Landes zur Verfügung stehen. Dies waren 2018 in Deutschland für eine alleinlebende Person 1.035 Euro pro Monat.

Die oben genannten Zahlen sollen nicht verbergen, dass es in Deutschland vielfältige Formen der **Altersarmut** gibt. Rund 3 Mill. RentnerInnen gelten 2019 als armutsgefährdet.

Von der *Einkommensarmut* sind besonders Frauen betroffen, da viele von ihnen keinen oder nur einen geringen Rentenanspruch erworben haben. Unterbrochene Erwerbsbiografien, Arbeitslosigkeit, niedrige Löhne, Minijobs oder (Schein-)Selbstständigkeit haben Auswirkungen auf die Höhe der Rente bei Männern und Frauen. Zunehmend kommt es zur Armut, weil auch ältere Menschen z. B. durch Ratenkäufe oder drastische Mieterhöhungen in eine *Schuldenfalle* geraten sind. Etliche alte Menschen leben mit ihren Einkünften unter dem Sozialhilfesatz (➢ 6.9.4). Da sie Angst haben, dass ihre Kinder vom Sozialamt zum Unterhalt herangezogen werden, oder schlicht Scham empfinden, scheuen sie sich, Sozialhilfe in Anspruch zu nehmen. Die Soziologie spricht hier von **verschämter Armut.** Mit der *Grundsicherung* (➢ 6.9.2) hat der Gesetzgeber zum 1. Januar 2005 eine Möglichkeit zur Verhinderung von Armut im Alter und bei Erwerbsminderung geschaffen. Kritiker der Zusammenlegung von Arbeitslosen- und Sozialhilfe befürchten eine Zunahme der Altersarmut durch die Anrechnung von Rücklagen für die Alterssicherung (➢ 6.9.2). Aber auch Menschen mit Behinderung, Obdachlose und MigrantInnen leiden unter der Altersarmut. Sie sind durch ihre körperlichen, psychischen und sozialen Beeinträchtigungen (*Verelendung*) besondere Zielgruppen der Altenhilfe (➢ Abb. 4.53) [27].

Altersarmut beeinträchtigt

- Gesundheit, z. B. wenn Zuzahlungen zu Medikamenten, Zahnersatz oder Sehhilfen nicht geleistet werden können.
- Wohnverhältnisse, z. B. wenn aus finanziellen Gründen keine altersgerechten Umbaumaßnahmen durchgeführt werden können.
- Soziale Kontakte, z. B. wenn an Veranstaltungen wegen Geldmangels nicht teilgenommen werden kann.

Konsum

DEFINITION

Konsum: Erwerb und Nutzung wirtschaftlicher Güter und Dienstleistungen.

Der materielle Wohlstand vieler älterer Menschen fördert ihren **Konsum.** Konsumgüter dienen über die Befriedigung elementarer

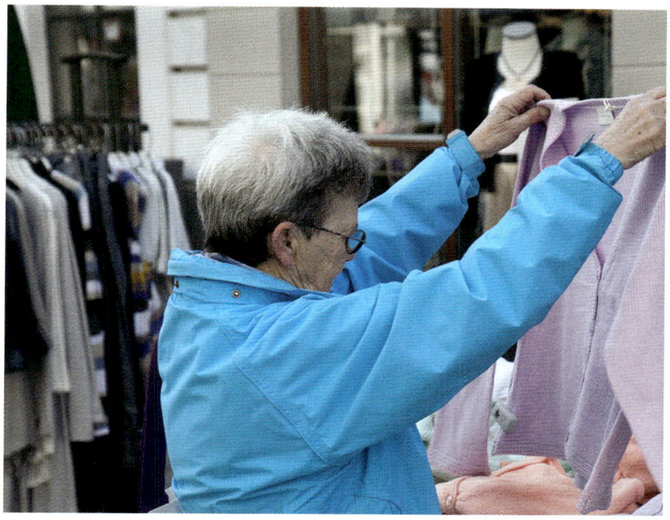

Abb. 4.53 Aus Geldmangel versorgen sich arme alte Menschen aus einer Kleiderkammer mit dem Nötigsten. [J787]

Bedürfnisse hinaus der Entwicklung des *Lebensstils* (➤ 4.2.8). So bietet z. B. ein Auto der gehobenen Mittelklasse nicht nur Sicherheit und Komfort. Es wird auch zur Selbstdarstellung benutzt.

Konsum als eine Form des sozialen Handelns (➤ 4.2.2) orientiert sich an der *Bezugsgruppe der Gleichaltrigen* (➤ 4.3.2) und an der *Werbung.*

So tauchen in Werbeanzeigen und Fernsehspots immer öfter aktive alte Menschen auf, die durch „jugendliche" Erscheinung ihre AltersgenossInnen zum Kauf von Gesundheitsmitteln animieren sollen. Ältere Menschen sind als Zielgruppe für die HerstellerInnen und AnbieterInnen von Waren und Dienstleistungen interessant. Sie kaufen gern hochwertige Waren („Man muss etwas fürs Geld bekommen") und nehmen unterschiedliche Dienstleistungen in Anspruch. Kaffeefahrten werden mit Werbeveranstaltungen verbunden, die Gartengestaltung und das Schneeräumen übernimmt eine Firma gegen Bezahlung und die Reiseveranstalter lassen Programmhefte mit Angeboten für SeniorInnen drucken.

Viele ältere Menschen konsumieren bewusst. Durch sinkende Einkommen, den Zwang zum Sparen und durch die Sättigung der Bedürfnisse wählen sie gezielter aus und gelten als kritische Verbraucher. Darauf stellen sich ProduzentInnen und Industrie ein. Sie bieten an: kleine Portionen für Singles im Tiefkühlregal, große Drehverschlüsse auf Saftpackungen für feinmotorisch eingeschränkte Personen oder Dosen mit Ring-Pull-Verschluss. Ältere Menschen haben immer weniger Kraft, eine Dose mit einem Dosenöffner öffnen zu können.

Auch beim **Gesundheits-** und **Umweltbewusstsein** gehören ältere Menschen zu den TrendsetterInnen. Sie kaufen ihre Artikel im Reformhaus oder Bioladen, lesen genau, was die Produkte enthalten (➤ Abb. 4.54) und beteiligen sich als eifrige Sortierer an der Mülltrennung.

SURFTIPP

Daten, Fakten zu Beruf und Ruhestand sowie Einkommen und Konsum z. B. unter Bundesministerium für Arbeit und Soziales: www.bmas.de
Statistisches Bundesamt: www.destatis.de

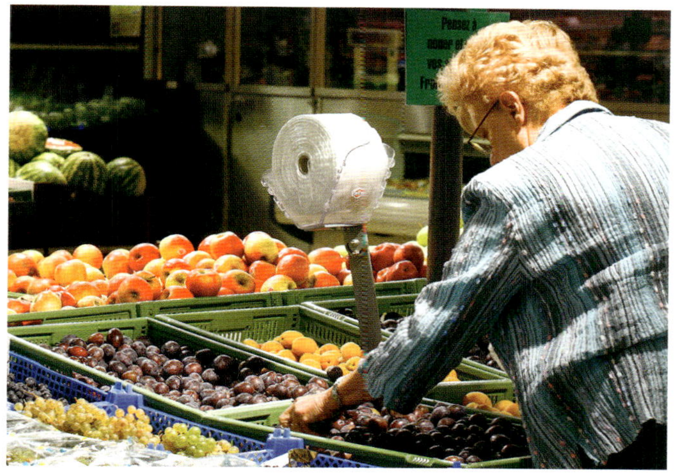

Abb. 4.54 Alte Menschen kaufen bewusst ein. [J787]

4

4.7.8 Freizeit und Bildung

Freizeit

Menschen im Ruhestand und Arbeitslose haben mit täglich fast zehn Stunden einen hohen Anteil an **Freizeit.** Ältere Menschen verbringen fast acht Stunden des Tages im Haus und nur zwei Stunden außerhalb. Sie strukturieren ihren Tag mit einem festen Plan. Dazu gehören das Aufstehen, Brötchen und Zeitung holen, Frühstücken genauso wie der Mittagsschlaf oder der kurze Abendspaziergang.

Tagesrhythmus

Der **Tagesrhythmus** der Freizeit erinnert vor allem bei Männern an den Rhythmus der gebundenen Arbeitszeit. Aktive und passive Phasen wechseln sich ab. So nutzen ältere Menschen gern am Vormittag die Zeit zwischen 10 und 11:30 Uhr für Einkäufe, Besorgungen, Arzt- und Behördenbesuche. Am Nachmittag zwischen 15 und 17 Uhr besuchen sie NachbarInnen, FreundInnen, die Altentagesstätte oder kirchliche Einrichtungen. Der Abend lässt zwischen 19 und 22 Uhr Raum für die Wahrnehmung kultureller Angebote (z. B. Theater, Konzert, Volkshochschule).

Freizeitverhalten

Das **Freizeitverhalten** ist abhängig von den Lebensstilen (➤ 4.2.8) und den finanziellen Möglichkeiten. Waren die älteren Menschen während ihres Berufs- und Erwerbslebens aktiv, setzen sie dieses Verhalten auch im Alter fort. Sie bilden die Gruppe der *jungen* und *aktiven Alten* (➤ 3.2). Beliebt sind Reisen, Sport und Wandern. Viele aktive Alte sind bis ins höhere Alter ehrenamtlich, caritativ, politisch oder kirchlich tätig.

Waren die Ressourcen in der früheren Lebensgeschichte durch finanzielle oder sonstige Einschränkungen knapp, wird im Alter eher Ruhe und Erholung gesucht. Diese Älteren bevorzugen die Kontakte im Nahraum. Neues und Ungewohntes machen ihnen eher Angst.

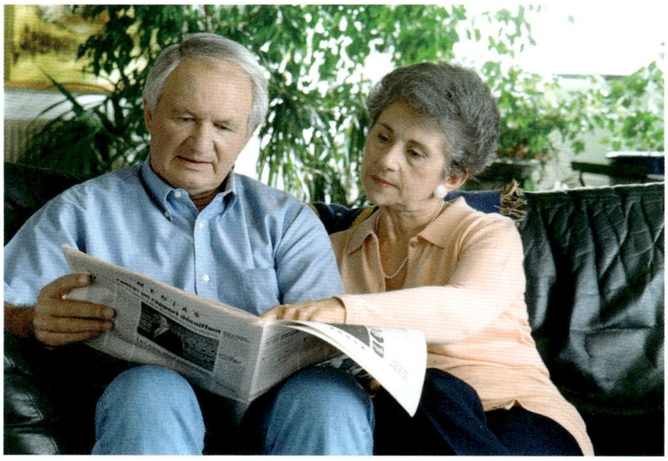

Abb. 4.55 Wirklichkeit aus zweiter Hand. [J787]

Die Freizeitgestaltung erfolgt häufig geschlechtsspezifisch: Männer neigen eher dazu, Zeitung zu lesen, fernzusehen oder Sport zu treiben. Frauen versorgen eher den Haushalt. Auch hier setzen sich die Rollenmuster (➢ 4.2.5) fort.

Zur **Mobilität** im Alter haben die Freizeit-SoziologInnen interessante Erkenntnisse zusammengetragen. So geben fast 80 % der Berufstätigen an, dass sie nach dem Ausscheiden aus dem Berufsleben eine größere Reise planen. Tatsächlich bleiben dann aber 70 % der RentnerInnen und PensionärInnen zu Hause. Nur die ohnehin schon mobilen BildungsbürgerInnen suchen das Weite. Sie verbinden mit ihren Reisen oft Besichtigungen und suchen vorzugsweise Kulturstätten in Europa und erst dann in der restlichen Welt auf.

Freizeit immobiler alter Menschen

Für **immobile Ältere** gewinnen die *Medien* wie Radio, Fernsehen, Telefon und Zeitungen (➢ Abb. 4.55) eine immer größere Bedeutung. Sie stellen die Verbindung zur Außenwelt her. Gerade über Kabelanschluss oder Satellitenschüssel können viele Programme Tag und Nacht empfangen werden. Sendungen mit festem Sendeplatz bestimmen den Tagesablauf vieler Menschen. Die Fernsehsendungen servieren „*Wirklichkeit aus zweiter Hand*". Man muss nicht mehr selbst nach draußen gehen, um zu erleben, wie es bei einem Gottesdienst, einer Sportveranstaltung oder dem Oktoberfest zugeht.

Weitere Zugänge bieten *Internet* und Datenbanken. Auch sie unterstützen ältere Menschen, mit der Außenwelt zu kommunizieren und erleichtern Alltagsaktivitäten, z. B. Telebanking, Fahrplan- und Preisauskünfte, Teleshopping oder E-Mails an Verwandte und Freunde.

Bildung

Bildung im Alter zielt auf die Anpassung an neue oder veränderte Lebensbedingungen. Die *Geragogik* (➢ Kap. 3) will mit ihren Angeboten die TeilnehmerInnen zur Selbstbestimmung und Selbstverwirklichung befähigen. Geragogische Angebote reichen von Veranstaltungen zum Thema „Gesunde Ernährung" über Selbsthilfegruppen für pflegende Angehörige bis zum SeniorInnenstudium an einer Hochschule.

In der *Bildungsbiografie* (➢ 4.2.6) herrscht Kontinuität: Menschen, die in ihrer bisherigen Lebensgeschichte an Bildungsveranstaltungen teilgenommen haben, gehören auch im Alter zu den bildungsaktiven Personen [25] [27].

4.8 Das Bild vom alten Menschen

Wenn auf der Straße Passanten danach gefragt werden, welches **Bild vom alten Menschen** sie haben, sagen sie z. B.:

- Die meisten Alten sind einsam, krank oder pflegebedürftig.
- Alte Menschen sind vergesslich und langsam.
- Im Alter wird man weise.
- Alte warten doch nur auf ihren Tod.
- Alte Menschen haben endlich Zeit für alles Mögliche.
- Alte Menschen leben nur in der Vergangenheit.

Diese Aussagen weisen auf unterschiedliche *Vorstellungen* vom Alter und von alten Menschen hin.

4.8.1 Selbstbild und Fremdbild

DEFINITION

Selbstbild: Gesamtheit der Vorstellungen, Einstellungen, Bewertungen und Urteile, die eine Person im Hinblick auf ihre eigenen Eigenschaften, Fähigkeiten, Fertigkeiten, Kenntnisse und das Verhalten von sich hat.
Fremdbild: Gesamtheit der Vorstellungen, Einstellungen, Bewertungen und Urteile, die andere Personen im Hinblick auf die Eigenschaften, Fähigkeiten, Fertigkeiten, Kenntnisse und das Verhalten von einem Menschen haben.

Ein **Selbst-** oder **Fremdbild** beschreibt, wie eine Person sich selbst oder andere sieht und erlebt. Diese Beschreibung ist immer sehr persönlich (*subjektiv*) und selten objektiv. So kann ein Mensch von sich selbst sagen: „Ich bin meistens freundlich und lache gern." Werden Andere befragt, geben sie vielleicht an: „Er ist oft mürrisch und selten fröhlich." Selbstbild und Fremdbild weichen in diesem Fall voneinander ab.

Überwiegend negatives Fremdbild von alten Menschen

Bei den Ergebnissen von Meinungsumfragen fällt auf, dass große Teile der Bevölkerung ein **negatives Fremdbild** von alten Menschen haben. Besonders Jüngere verbinden mit alten Menschen den Verlust körperlicher und geistiger Fähigkeiten sowie Krankheit und Vereinsamung (*negatives Altersbild*).

Dagegen wird in den Medien eher ein **positives Fremdbild** vermittelt. Alte Menschen werden aktiv, seriös und finanziell unabhängig dargestellt (*positives Altersbild*). So tobt in einer Werbeanzeige ein älteres Paar mit einem Kind und einem Hund am Strand. „Aktiv und fit im Alter" lautet der dazugehörige Text.

Überwiegend positives Selbstbild alter Menschen

Bei direkten Befragungen von älteren Menschen überwiegt ein **positives Selbstbild** in Bezug auf das Alter (*Altersbild*). Untersuchungen im Rahmen der *Berliner Altersstudie* (➢ 4.8.2) oder der Generali Altersstudie zeigen, dass Ältere sich selbst eher aktiv, gegenwartsbezogen und interessiert sehen. Sie definieren sich über

- Interessen und Hobbys: Ich lese regelmäßig Zeitung.
- Alltagsroutinen: Ich gehe jeden Tag einkaufen.
- Tagesablauf: Ich stehe immer früh auf. Ich gehe früh zu Bett.
- Gesundheit: Ich könnte Bäume ausreißen. Ich höre noch gut.

Differenzen zwischen Selbst- und Fremdbild

Selbst- und Fremdbild des älteren Menschen in einer Gesellschaft sind Ergebnisse von **Selbst**- und **Fremdeinschätzung** zu bestimmten Fragen, z. B.:

- Ab wann ist man alt?
- Wann sollte eine ArbeitnehmerIn in Rente gehen?
- Sind alte Menschen eher arm oder reich?
- Ab wann soll eine Frau keine Kinder mehr bekommen dürfen?
- Sollte eine 80-Jährige AutofahrerIn ihren Führerschein abgeben?

Alte Menschen beantworten diese Fragen anders als Angehörige anderer Altersgruppen. Selbstbild und Fremdbild weichen voneinander ab.

Fremdbilder werden durch Einstellungen und Bewertungen (➢ 4.2.4) beeinflusst. Oft sind Fremdbilder starr und festgelegt. Ein Selbstbild (*Autostereotyp*, ➢ 4.2.3) wertet die eigene Person eher auf, ein Fremdbild (*Heterostereotyp*) wertet andere Menschen oder Gruppen eher ab (z. B. „Alte Menschen sind geizig").

Wechselwirkung von Selbst- und Fremdbild

Negatives Fremdbild beeinflusst positives Selbstbild. Viele alte Menschen lassen sich durch ein negatives Fremdbild beeinflussen. Sie machen die Erfahrung: wenn sie dem Fremdbild entsprechen und sich als gebrechlich, einsam oder vergesslich darstellen, werden sie eher umsorgt und erhalten mehr Zuwendung von anderen (sekundärer Krankheitsgewinn, ➢ 2.8.2). Also erfüllen sie die Erwartungen der Umwelt, passen sich dem Fremdbild an und „spielen" die Rolle des gebrechlichen alten Menschen (Rollenbild, ➢ 4.2.5). Nach einiger Zeit erleben sie sich selbst als gebrechlich, einsam oder vergesslich. Sie haben ihr Selbstbild verändert (symbolischer Interaktionismus, ➢ 4.1.3).

Positives Selbstbild beeinflusst negatives Fremdbild. Andere alte Menschen pflegen ihr positives Selbstbild und verhalten sich selbstbewusst, aktiv und unabhängig. Sie machen die Erfahrung: Wenn sie dem Fremdbild nicht entsprechen und etwa mit 70 Jahren verliebt, Händchen haltend und sich küssend durch die Einkaufsstraße gehen, werden sie eher belächelt oder ernten Kopfschütteln.

„Die sollten sich was schämen! Das tut man nicht in der Öffentlichkeit" sind mögliche Reaktionen auf sexuelles Verhalten älterer Menschen (➢ 2.8.3). Selbstbild und Fremdbild stimmen nicht überein. Derartige Widersprüche führen zu Veränderungen. So hat die auch in Deutschland beliebte Fernsehserie „Golden Girls", in der vier ältere Frauen in einem Haushalt leben, gerade durch die Darstellung von Selbstbewusstsein, Aktivität und witzigen Konfliktlösungen viel zur Veränderung des Fremdbildes von älteren Menschen beigetragen.

„Im Grunde haben die Menschen nur zwei Wünsche: Alt zu werden und dabei jung zu bleiben."
Peter Bamm (1897–1975)

Das Bild vom alten Menschen verändert sich

Personalisiertes und generalisiertes Altersbild
Das Bild vom alten Menschen (*Altersbild*) ist nicht starr. Durch Kontakte mit alten Menschen entwickelt sich ein persönliches Altersbild. Ein alter Mensch wird z. B. von den MitarbeiterInnen einer Altenpflegeeinrichtung als meistens freundlich, selbstständig, interessiert an den Ereignissen, selten mürrisch oder traurig beschrieben. Dieses **personalisierte Altersbild** weicht ab von dem Bild, das z. B. in Büchern oder Witzen von alten Menschen vermittelt wird. Dort werden pauschal Beschreibungen und fest gefügte Vorstellungen (Stereotyp, ➢ 4.2.3) weitergegeben: Alle alten Menschen sind langsam und vergesslich. Diese vereinfachende Darstellung wird als **generalisiertes Altersbild** bezeichnet.

4

Generalisiertes Altersbild im Wandel der Zeit
Das generalisierte Altersbild verändert sich durch historische und gesellschaftliche Prozesse (sozialer Wandel, ➢ 4.6.2). In einer **Sozialgeschichte des Alterns,** die eng mit der Geschichte der Altenpflege verbunden ist, werden Bilder von älteren Menschen im Wandel der Zeit gezeigt:

- **Alttestamentarisch-jüdische Tradition:** Die Macht der Alten über die Jungen; einflussreiche alte Männer, z. B. Abraham, Hiob oder Mose.
- **Europäische Antike:** Alte Männer als Ratgeber für jüngere; der alte Hausvater als Herrscher in der Familie; Alter als Bürde.
- **Mittelalter:** Arme und alte Menschen als BettlerInnen; wohlhabende Kaufleute, HandwerkerInnen und Adlige kaufen sich für das Alter einen Platz im Kloster oder Spital.
- **Aufklärung:** Die Familie als „Ganzes Haus" mit Eltern, Kindern, Großeltern, Verwandten und Gesinde, in dem gelebt, gearbeitet, gezeugt und gestorben wurde, löst sich auf; Wohnen und Arbeiten wird getrennt; die Kleinfamilie entsteht mit etwas Platz für die alten Eltern (*Altenteile*).
- **Jahrhundertwende:** Arme, Alte, Kranke und Behinderte sind durch die Sozialgesetzgebung zum ersten Mal abgesichert; spezielle Häuser für Alte nahmen die abgearbeiteten und gebrechlichen Alten auf. Sie galten als schutzbedürftig [25] [26] [27].

Altsein wird nicht nur von der einzelnen Person selbst, sondern von der Umwelt in Altersbildern festgelegt. Die Familie, die Medien und die Gesellschaft haben konkrete Vorstellungen davon, was Altsein bedeutet und wie ältere Menschen handeln sollen. Altsein wird als *soziales Schicksal* gesehen. Ein negatives Fremdbild, das von einem generellen Abbau ausgeht, schränkt die Handlungsmöglichkeiten von alten Menschen ein. Ein positives Fremdbild, das von den vorhandenen Fähigkeiten (*Ressourcen*) ausgeht, schafft die Voraussetzungen zum Aus- und Aufbau neuer Handlungsmöglichkeiten.

4.8.2 Alterstheorien

Ab wann ist ein Mensch alt?

Bei dieser Frage gehen die Einschätzungen weit auseinander. Für ein Kleinkind ist bereits ein Jugendlicher alt. Für einen Jugendlichen ist eine 40-jährige Lehrerin „schon ganz schön alt". Eine 60-Jährige meint: „Meine Nachbarin ist gestern 80 geworden. Dagegen bin ich doch noch richtig jung." In jeder Altersstufe verändert sich der Blick auf das Alter. Die Frage nach dem **Alter** beantwortet der Volksmund mit der Alltagstheorie: Man ist so alt, wie man sich fühlt.

> Nach einer *WHO-Definition* werden Menschen ab dem 60. Lebensjahr als alt bezeichnet, in Deutschland ist eher der 70. Geburtstag der Zeitpunkt, ab dem ein Mensch als alt gilt. Diese Altersgrenzen sind willkürlich.

Altern als komplexer Prozess

Das **Altern** ist ein natürlicher und universaler, alle Lebewesen betreffender Vorgang, der mit der Geburt beginnt und unumkehrbar ist (irreversibel). Altern ist ein:

- **Biologischer Prozess:** Altern innerhalb einer biologisch-genetisch vorgegebenen Lebensspanne wird durch körperliche Faktoren (Gesundheitszustand) beeinflusst,
- **Psychischer Prozess:** Altern ruft psychische Veränderungen hervor, gleichzeitig beeinflussen psychische Faktoren den Alterungsprozess,
- **Sozialer Prozess:** Altern wird vom Altersbild der Gesellschaft beeinflusst. Ein negatives Altersbild (➤ 4.8.1) beeinflusst das Selbstverständnis alter Menschen und führt zu einem negativen Selbstbild. Viele alte Menschen passen sich dem negativen Fremdbild der Gesellschaft an und bestätigen es dadurch.

Alter und Altern aus verschiedenen Blickwinkeln

WissenschaftlerInnen verschiedener Gebiete haben **Alterstheorien** (➤ Tab. 4.1) formuliert. Dabei handelt es sich nicht immer um wissenschaftliche Theorien (➤ 1.1), sondern auch um Erklärungsansätze, die objektive Daten zum Alter zusammenfassen sowie den subjektiven Prozess des Alterns und sich daraus ergebende Probleme beschreiben. Trotzdem werden sie alle unter dem Begriff Alterstheorien zusammengefasst. Jede Wissenschaftsdisziplin betont aus ihrer Sicht einen anderen Aspekt und macht z. T. Vorschläge zur Bewältigung des Alterns. Die unterschiedlichen Alterstheorien vermitteln immer auch Altersbilder im historischen Kontext: Vom betreuten Alter (1960er Jahre) über das aktive Alter (1970er und 1980er Jahre) zum gestaltenden Alter (ab den 1990er Jahren). Die Gerontologie (➤ 1.1.2) weist in diesem Zusammenhang auf einen Paradigmenwechsel von der Defizit- zur Ressourcenorientierung hin.

So fassen in den *Berliner Altersstudien* (BASE und BASE-II) WissenschaftlerInnen aus der Medizin, Psychiatrie, Psychologie, Soziologie und Sozialpolitik ihre Forschungsergebnisse zur geistigen und körperlichen Gesundheit, intellektuellen Leistungsfähigkeit und psychischem Befinden sowie der sozialen und ökonomischen Situation von Menschen im Alter zwischen 70 und 100 Jahren zusammen. Seit 1990 wurden dazu im Westteil von Berlin in Untersuchungen Personen verschiedener Altersgruppen zum Selbstbild (➤ 4.8.1) und zur Lebensgeschichte (➤ 4.2.6) mündlich befragt (Interview, ➤ 2.1.2). In den Ergebnissen stellte sich Altern als komplexer Prozess dar, und es konnten Strategien für die *Altenhilfeplanung* (➤ 4.10.4) abgeleitet werden. Die Fortsetzungsstudie BASE-II untersucht seit 2009 in Abständen von drei Jahren die körperlichen, geistigen und sozialen Bedingungen für ein möglichst erfolgreiches Altern.

Tab. 4.1 Übersicht über einige Alterstheorien verschiedener Wissenschaftsdisziplinen.

Alterstheorien	Beispiele
Chronologische Alterstheorie	• Kalendarisches Alter
Biologische Alterstheorie	• Biologisches Alter
Psychologische Alterstheorie	• Defizitmodell • Aktivitäts-Theorie • Zweikomponentenmodell der intellektuellen Entwicklung
Soziologische Alterstheorie	• Ausgliederungs-Theorie • Disengagement-Theorie • Ungleichheit in der Lebensspanne
Pädagogische Alterstheorie	• Kompetenz-Theorie • Ressourcen-Ansatz
Sozialphilosophische Alterstheorie	• Der Rest des Lebens • Die gerechte Lebenszeit

SURFTIPP

Ergebnisse der Berliner Altersstudie: www.base-berlin.mpg.de
Informationen zu BASE-II: www.base2.mpg.de
Ergebnisse der Generali Altersstudie 2017: www.generali.de

Chronologische Alterstheorie

DEFINITION

Chronologie (griech. *Zeitfolge*): Wissenschaft von der Zeiteinteilung und Zeitrechnung.

Chronologische Alterstheorie: Der Mensch altert mit fortschreitender Lebenszeit, die anhand eines Kalenders gemessen und deshalb als **kalendarisches Alter** bezeichnet wird.

Nach der **chronologischen Alterstheorie** wird das Altern in Zeitkategorien (➤ 4.5) gemessen. Die Eltern eines Neugeborenen zählen die Tage nach der Geburt („Es ist schon zwölf Tage alt"). Beim Säugling zählen Monate, und ab dem Kleinkindalter rechnet man das Lebensalter in Jahren.

Mit einem Kalender können stichtagsgenau, also objektiv, bezeichnet werden:

- Lebensanfang und Lebensende: geboren am 15.6.1937, gestorben am 23.5.2018
- Lebensalter: Ich werde am 8. Mai 79 Jahre alt

- Zugehörigkeiten: Wir feiern am Sonntag Goldene Hochzeit
- Schutzgrenzen, z. B. Jugendschutz: Genuss von Tabak und Alkohol in der Öffentlichkeit ab 16 Jahren
- Rechte, z. B. Rentenalter: Mit 67, 63 bzw. 60 Jahren in den Ruhestand.

Das kalendarische Alter sagt *objektiv* etwas über Veränderungen innerhalb der Lebensspanne eines Menschen. Es berücksichtigt nicht, was kalendarische Veränderungen *subjektiv* für die Betroffenen bedeuten.

Biologische Alterstheorie

DEFINITION

Biologische Alterstheorie: Theorie, nach der der Mensch durch Veränderungen der Organe und Gewebe im Laufe der Zeit altert. Nach der Situation eines alten Menschen zu einem bestimmten Zeitpunkt wird das **biologische Alter** eingeschätzt. Es kann erheblich vom kalendarischen Alter abweichen.

So können zwei Männer, die beide an einem Stichtag kalendarisch 60 Jahre alt sind, unterschiedlich gealtert sein. Der eine ist in der körperlichen und psychischen Verfassung eines ca. 60-Jährigen, also für sein Alter „ganz schön rüstig". Der andere ist sichtlich vorgealtert, wirkt wie ein 70-Jähriger und ist nur eingeschränkt belastbar.

Biologisches Altern bedeutet körperlicher **Abbau** und **Verlangsamung** biologischer und biochemischer Prozesse. Charakteristisch dafür sind:

- Umstellung des Hormonsystems
- Veränderungen von Stoffwechselprozessen
- Rückbildung der Organe und Gewebe.

In welchem Maße genetische Dispositionen dafür verantwortlich sind, ist nicht abschließend geklärt.

Aus **medizinischer Sicht** wirkt das biologische Alter auf die Gesundheit. Im höheren Lebensalter nimmt durch Abbau und Verlangsamung körperlicher Prozesse die **Anpassungsfähigkeit** (*Adaptation*) an Umweltbedingungen ab, z. B. Hitze, Lärm, Tempo oder Stress. Die Regelkreise, die körperliche Funktionen im Gleichgewicht halten, werden überstrapaziert, sodass sich die Wahrscheinlichkeit zu erkranken erhöht (*Alterserkrankungen*). Krankheitsfördernd wirkt sich zusätzlich eine langjährige ungesunde Lebensführung aus, z. B. Bewegungsmangel, einseitige Ernährung, übermäßiger Konsum von Alkohol und Tabak.

Krankheiten im Alter dauern oft länger, häufig treten mehrere gleichzeitig auf (*Multimorbidität*).

Alt sein bedeutet nicht gleichzeitig Kranksein. Alte Menschen können sich aber an Umwelteinflüsse weniger anpassen als junge, sodass die **Erkrankungswahrscheinlichkeit** mit zunehmendem Lebensalter steigt.

Psychologische Alterstheorien

Bei den **psychologischen Alterstheorien** stehen das *subjektive* Denken, Fühlen und Erleben älterer Menschen im Mittelpunkt. „Man ist so alt, wie man sich fühlt", ist für MitarbeiterInnen in der Altenpflege ein oft gehörter Satz. Er sagt etwas über das *Selbstbild* (➢ 4.8.1) eines Älteren aus.

Mit Hilfe psychologischer Methoden (➢ 2.1.2) werden objektive Daten zusammengetragen: Welche individuellen Anpassungsmöglichkeiten haben ältere Menschen? Wie werden sie mit Belastungen fertig? Gibt es aus psychologischer Sicht Anregungen für Zufriedenheit im Alter?

Defizit-Modell

DEFINITION

Defizit-Modell: Theorie, nach der die kognitive Leistungsfähigkeit eines Menschen etwa ab dem 30. Lebensjahr sinkt, anfänglich langsam, später zunehmend.

Das **Defizit-Modell** bezieht sich auf die geistige Entwicklung eines Menschen. Mit Hilfe von Intelligenztests (➢ 2.1.2) wurde der **kognitive Leistungsabbau** im Alter nachgewiesen. Dabei ließen sich drei Entwicklungsphasen feststellen:

- **Kindheit und Jugend**: Die kognitiven Fähigkeiten, z. B. Wortschatz, logisches Denken, Abstraktionsfähigkeit erweitern sich.
- **20.–30. Lebensjahr:** Der Höhepunkt der kognitiven Leistungsfähigkeit liegt ungefähr im 20. Lebensjahr. Er sinkt zwar langsam, kann aber noch für einige Jahre stabilisiert werden.
- **Ab 30. Lebensjahr:** Die kognitive Leistungsfähigkeit sinkt deutlich, mit zunehmendem Alter immer stärker.

Bis in die 1980er Jahre hat das Defizit-Modell das Bild vom generellen Leistungsabbau im Alter geprägt. Die Ergebnisse aus der Intelligenzforschung wurden verallgemeinert und in der Öffentlichkeit als Bestätigung eines negativen Fremdbildes (➢ 4.8.1) aufgenommen.

Dabei wurde nicht berücksichtigt, dass die

- in der Laborsituation gewonnenen Ergebnisse nur eingeschränkt im Alltag anwendbar sind,
- noch stark von Schule und Ausbildung bestimmten Kenntnisse eines 20-Jährigen andere sind als die eines 60-Jährigen mit großer Lebenserfahrung. Intelligenztests messen überwiegend einen schulisch orientierten Wissensstand. Ältere Menschen gleichen fehlendes Wissen durch Erfahrung aus. Diese Zusammenhänge wurden nicht getestet,
- jüngeren TestteilnehmerInnen intellektuell eher im Training und die älteren weniger geübt waren. Schon nach wenigen Testwiederholungen zeigen die älteren durch den *Trainingseffekt* deutliche Leistungssteigerungen,
- Testaufgaben in engen Zeitvorgaben gelöst werden mussten. Ältere Menschen brauchen wegen ihrer verlangsamten *Reaktionsfähigkeit* mehr Zeit. Steht sie ihnen zur Verfügung, sind die Testergebnisse älterer und jüngerer Menschen fast identisch.

Das Defizit-Modell gilt als überholt. Geblieben ist das Vorurteil (➢ 4.2.3), dass ältere Menschen insgesamt in ihrer Leistung abbauen. Es werden eher die Defizite gesehen („Das kann sie nicht mehr") als die vorhandenen Ressourcen und Kompetenzen („Das kann sie gut").

Obwohl das Defizit-Modell überholt ist, weil Ressourcen und Kompetenzen nicht berücksichtigt werden, sind die im Alter langsamere Informationsverarbeitung und Reaktionsfähigkeit z. B. bei der Beratung oder Anleitung alter Menschen zu berücksichtigen. Der alte Mensch kann sich nur dann angemessen verhalten, wenn ihm die notwendigen Informationen langsam und deutlich vermittelt werden. Zusätzlich kann durch Training (z. B. Gedächtnistraining, ➢ 3.4.2) die kognitive Leistungsfähigkeit gesteigert oder zumindest ihr Abbau verlangsamt werden.

Aktivitäts-Theorie

DEFINITION

Aktivitäts-Theorie: Theorie, nach der Zufriedenheit im Alter nur durch aktive Teilnahme am Umweltgeschehen erreicht werden kann. Dadurch entsteht ein Gefühl des „Gebrauchtwerdens", das z. B. durch Ausscheiden aus dem Berufsleben und Aus-dem-Haus-Gehen der erwachsenen Kinder verloren gegangen ist.

Die **Aktivitäts-Theorie** wurde in den späten 1960er-Jahren in der Auseinandersetzung mit dem Defizit-Modell entwickelt (s. a. Ausgliederungs-Theorie). Sie weist auf den Zusammenhang von Aktivität und Zufriedenheit hin. Dabei geht die sozialpsychologisch orientierte Aktivitäts-Theorie von Abbauprozessen und zunehmender **Inaktivität** im mittleren Lebensalter aus.

Die Abbauprozesse werden durch Umweltbedingungen verursacht:

- Fehlende oder fremdbestimmte Arbeit ohne Eigenverantwortung
- Schlechte Wohnbedingungen
- Durch Medien und Werbung gelenkte Freizeit

Dem älteren Menschen geht das Gefühl verloren, gebraucht zu werden. Er kommt sich überflüssig vor, gibt viele Rollen auf, z. B. die Eltern-, Berufs- und evtl. Partnerschaftsrolle (➢ 4.2.5), und zieht sich zurück.

Umweltbedingte Abbauprozesse sind durch **Aktivität** weitgehend korrigierbar. Ältere Menschen erlangen Lebenszufriedenheit, wenn sie am Umweltgeschehen teilnehmen.

Alte Menschen können auf viele Aktivitäten, z. B. Wandern, Briefmarken sammeln oder Tanzen, zurückgreifen, wenn sie bereits im mittleren Erwachsenenalter, ca. ab dem 40. Lebensjahr, begonnen wurden (➢ Abb. 4.56). Sie können dann in SeniorInnenclubs oder Tagesstätten ihre Freizeit aktiv verbringen oder als BeirätIn oder Vereinsmitglied am gesellschaftlichen Leben teilnehmen. Verlorengegangene Rollen lassen sich durch neue ersetzen oder alte Rollen neu gestalten. Beispiele dafür sind BeraterInnen für BerufsanfängerInnen, ZeitzeugInnen im Geschichtsunterricht einer Schule oder das Konzept der FeierabendhandwerkerInnen, die für andere SeniorInnen unentgeltlich arbeiten.

Der Gedanke der Aktivierung spiegelt sich in vielen *geragogischen Angeboten* für ältere Menschen (➢ 3.4) und in einem *Pflegeverständnis,* das die Selbstständigkeit alter Menschen fördert.

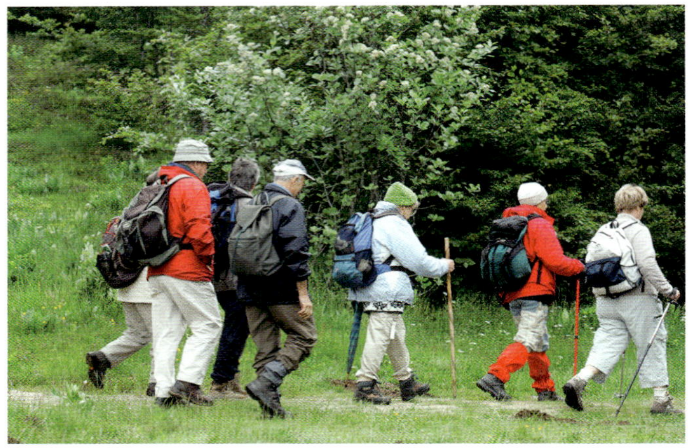

Abb. 4.56 Schon frühzeitig lohnt es sich, daran zu denken, mit welchen Aktivitäten die Zeit nach dem Beruf sinnvoll ausgestaltet werden kann. Wandern unter Gleichgesinnten ist ein Hobby, das – körperliche Mobilität vorausgesetzt – bis ins hohe Alter Spaß macht und gleichzeitig die körperliche Leistungsfähigkeit trainiert. [J787]

Die KritikerInnen der Aktivitätstheorie weisen darauf hin, dass

- sich nur ohnehin bereits aktive Ältere aus der bildungsorientierten und einkommensstärkeren Mittelschicht, z. B. AkademikerInnen, BeamtInnen, höhere Angestellte, an den aktivierenden Angeboten der Altenarbeit beteiligen. Die wirklich Inaktiven, z. B. körperlich beeinträchtigte IndustriearbeiterInnen oder bildungsferne Angestellte würden nicht erreicht.
- alte Menschen sich selbst als unwert empfinden, wenn sie sich nicht „aktivieren lassen" wollen. Sie werden moralisch fast gezwungen, dem Jugendideal von Gesundheit und Aktivität nachzueifern.
- eine übertriebene Aktivierung auch das Gegenteil bewirken kann, wenn z. B. Verletzungen bei übertriebenen sportlichen Aktivitäten zur Immobilität führen.

Zweikomponentenmodell der intellektuellen Entwicklung

DEFINITION

Zweikomponentenmodell: Modell, das zwei Komponenten (*Bestandteile*) der kognitiven Leistungsfähigkeit in der intellektuellen Entwicklung über die Lebensspanne eines Menschen unterscheidet: Mechanik und Pragmatik.

Im Leben von Menschen lassen sich unterschiedliche Veränderungsprozesse ausmachen. Diese unterscheiden sich nach Art und Weise. Die Psychologie der Lebensspanne (➢ 2.1.3) untersucht z. B. biologische und biografische Einflüsse auf die kognitive Leistungsfähigkeit von Kindern oder alten Menschen. Als *alterungsanfällig* bezeichnet sie Leistungen, die auf Schnelligkeit und Koordination abzielen (z. B. unter Zeitdruck rechnen oder schreiben). Dagegen sind kognitive Prozesse *alterungsresistent,* die auf die Größe und Qualität von Wissenbeständen sowie unterschiedliche Fähigkeiten und Fertigkeiten zurückgreifen können (z. B. die eigene Lebenserfahrung nutzen). So kann ein alter Menschen neue

Informationen im technischen Bereich nicht so schnell erfassen und verarbeiten („Klappt nicht!"). Er nutzt seine Wissenbestände, greift auf seine Fähigkeiten und Fertigkeiten zurück, kompensiert auf diese Weise wissensbezogene Einschränkungen und kommt schließlich zu einer eigenen praktikablen Lösung („Geht doch!"). Im höheren Alter wird bezogen auf Kognitionen statt der **Komponente** *Mechanik* stärker die Komponente *Pragmatik* genutzt (➤ 2.4.2; ➤ 3.4.2) [25].

Soziologische Alterstheorien

Auch die Soziologie versucht eine Antwort auf die Frage zu geben: Ab wann ist ein Mensch alt? Sie greift dabei auf Befragungen von Betroffenen und anderen Menschen zurück (➤ 4.7.5, ➤ 4.9.3). Viele ältere Menschen schätzten sich erst ab dem 70. Lebensjahr aufwärts als alt ein.

In den **soziologischen Alterstheorien** überwiegt die Auseinandersetzung mit der *Altersrolle* (➤ 4.2.5), die ein Älterer übernimmt und dem *Status* (➤ 4.2.6), den eine Gesellschaft ihm zuweist. Was darf ein alter Mensch, und was gehört sich nicht mehr? Hat jemand mit Erreichen des Ruhestands sein Leben hinter sich? Kann sich die Gesellschaft überhaupt noch diese vielen „teuren und unnützen" Alten leisten?

Ausgliederungs-Theorie

DEFINITION

Ausgliederungs-Theorie: Theorie, nach der alte Menschen abbauen, weil sie von sozialen Beziehungen ausgeschlossen werden.

Die **Ausgliederungs-Theorie** wurde in den 1960er Jahren zeitgleich mit der Aktivitäts-Theorie entwickelt. Sie betont vor allem Abbauprozesse und Ausgrenzung *(Exklusion)* im Alter durch verloren gegangene soziale Bezugssysteme, z. B.:

- **Arbeitsbereich:** Die Leistungsfähigkeit geht zurück. Eine ArbeitnehmerIn wird – möglicherweise vorzeitig – berentet.
- **Familie:** Die Familie löst sich auf. Die Kinder gehen aus dem Haus. Zurück bleibt ein leeres Nest (empty-nest-Syndrom, ➤ 4.7.3). Die LebenspartnerIn muss stationär versorgt werden oder stirbt.
- **Freundes- und Bekanntenkreis:** Durch Krankheit und Tod wird die Anzahl der FreundInnen und Bekannten mit zunehmendem Alter kleiner, neue kommen kaum hinzu.
- **Wohnumfeld:** Im Dorf oder Stadtviertel werden DienstleisterInnen wie Postämter, Zweigstellen der öffentlichen Verwaltung und Krankenkassen geschlossen. Straßen zerschneiden Wohngebiete. Freizeitangebote für ältere Menschen fehlen.
- **Unterbringung in einer Pflegeeinrichtung** lässt die meisten sozialen Kontakte abreißen.

Die Folgen lassen sich im Bild als **Senilitätsspirale** (➤ Abb. 4.57) aufzeigen:

- Rollenverlust
- Funktionsverlust
- Einschränkung des Verhaltensradius (*Immobilität*)
- Isolation
- Vereinsamung
- Krankheit und Siechtum, z. B. Abhängigkeitserkrankung (➤ 4.9.3)
- Sozialer Tod.

DEFINITION

Sozialer Tod: Durch Ausgliederung aus menschlichen Beziehungen entstandener Zustand totaler Isolation, der den biologischen Tod eines Menschen zur Folge haben kann.
Biologischer Tod: Erlöschen sämtlicher Organfunktionen.

Um gar nicht erst in den Strudel der Senilitätsspirale zu geraten, können alte Menschen ihrer Isolation entgegenwirken, in dem sie z. B.:

- So lange wie möglich ihre Rollen und Funktionen beibehalten. Jede Form von Arbeit und Freizeitgestaltung hilft dabei
- Sich am gesellschaftlichen Leben beteiligen, damit sie nicht in das gesellschaftliche Abseits gedrängt werden
- Neue Aufgaben übernehmen, z. B. Babysitterdienst, Beratung für BerufseinsteigerInnen aus einer langen Berufserfahrung heraus oder Teilnahme an Initiativen wie „Senioren helfen Senioren".

Eine **Integration** (*Eingliederung*) oder **Inklusion** *(Teilhabe)* isolierter alter Menschen in soziale Systeme und Beziehungen kann z. B. durch geragogische Angebote (➤ 3.4), Gruppen- und Gemeinwesenarbeit (➤ 4.10.2, ➤ 4.10.3) erreicht werden.

Disengagement-Theorie

DEFINITION

Disengagement-Theorie (*Rückzugstheorie*): Theorie, nach der sich ein Mensch etwa ab dem 60. Lebensjahr aus seinen Aktivitäten zurückzieht und gleichzeitig von der Gesellschaft von seinen Aufgaben entbunden wird.

Die **Disengagement-Theorie** wurde in den 1960er Jahren von den Amerikanern *Cumming* und *Henry* entwickelt und stützt sich auf die Rollentheorie (➤ 4.2.5) des amerikanischen Soziologen *Talcott Parsons* (1902–1997).

Anders als in der Ausgliederungstheorie wird der Prozess des Rückzugs nicht als Verlust, sondern als *Gewinn* gesehen. Der alte Mensch und die Gesellschaft lösen ihre gegenseitigen Bindungen. Beide ziehen einen **Nutzen** aus dem nachlassenden Engagement der Älteren.

- Die **Älteren** brauchen nicht mehr zu arbeiten und an gesellschaftlichen Auseinandersetzungen teilzunehmen. Sie können ausruhen, sich auf ihr Haus oder die Altenpflegeeinrichtung konzentrieren und ihren Lebensabend im Kreise ihrer AltersgenossInnen verbringen. Sie sind mit der gewonnenen Freiheit zufrieden und glücklich („späte Freiheit" nach Rosenmayr).
- Die **Gesellschaft** besetzt die freigewordenen Positionen rechtzeitig mit jungen und leistungsstarken Menschen.

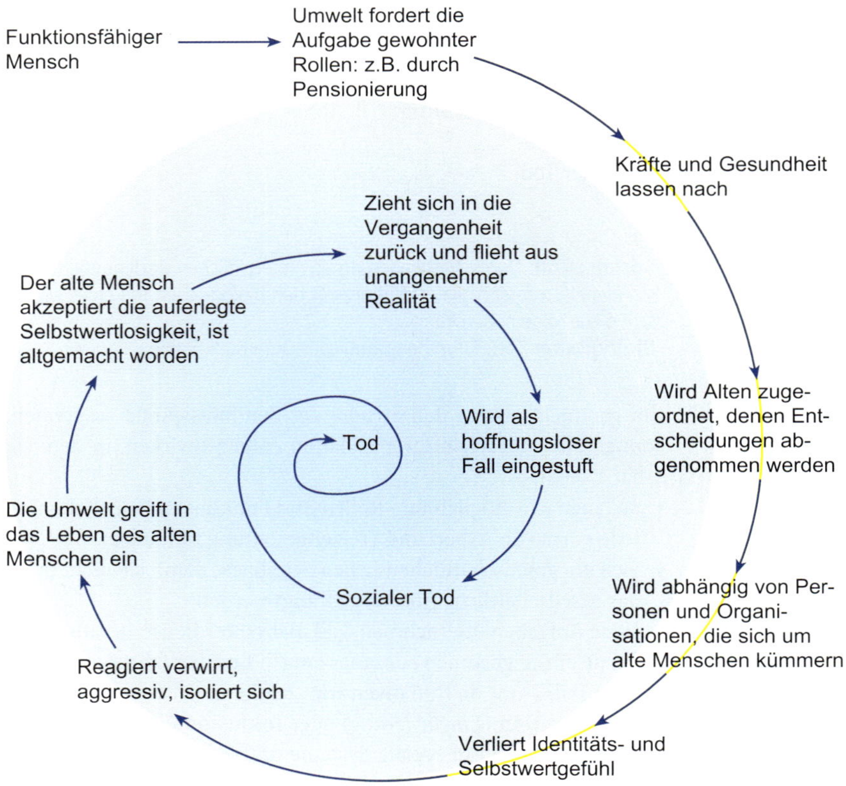

Abb. 4.57 Die Senilitätsspirale nach Barn, Sack, Shore zeigt die Folgen, die durch den Verlust sozialer Rollen und Beziehungen entstehen. Die Teilnahme am gesellschaftlichen Leben vermeidet, dass ein Mensch in den Strudel dieser Senilitätsspirale gerät. [A400]

Die Disengagement-Theorie rechtfertigte lange Zeit den Bau von Pflegeeinrichtungen abseits vom pulsierenden Leben auf der „grünen Wiese“ mit einer optimalen Rundum-Versorgung.

Die **KritikerInnen** der Disengagement-Theorie meinen, dass Disengagement nicht das natürliche, altersbedingte Verhalten alter Menschen sei, sondern durch konkrete Ereignisse ausgelöst wird, z. B. durch Pensionierung, Tod der PartnerIn, Wohnortwechsel oder durch Übersiedlung in eine Pflegeeinrichtung (Stressreaktion auf kritische Lebensereignisse, ➤ 2.9.3). Das Disengagement als eine Reaktion auf diese Belastungen wird nach einer Phase der Anpassung an die neue Situation überwunden.

Außerdem wird an dieser Theorie kritisiert, dass gesellschaftliche Interessen und persönliche Rückzugswünsche nicht immer konform gehen. Viele VorruheständlerInnen würden vielleicht gerne etwas länger arbeiten, konnten dies aber wegen der Arbeitsmarktsituation nicht und wurden gegen ihren Wunsch vorzeitig in den Ruhestand „geschickt“.

Ein Umdenken auf dem Arbeitsmarkt, das den Verlust von Kompetenzen älterer ArbeitnehmerInnen betont, kann in den kommenden Jahren zu einer Verlängerung der Lebensarbeitszeit bis zum 70. Lebensjahr führen.

Alte Menschen sind individuell verschieden. Während manche die Ruhe nach einem arbeitsreichen Leben genießen, ziehen andere ihre Lebenszufriedenheit aus der Teilnahme am gesellschaftlichen Umfeld. So fortschrittlich und sinnvoll Aktivierung alter Menschen als Pflegekonzept auch ist, nicht alle alten Menschen benötigen Aktivierung.

Ungleichheiten in der Lebensspanne

DEFINITION

Ungleichheiten in der Lebensspanne: Erklärungsmodell, das von einer ungleichen Verteilung der Ressourcen innerhalb der Lebensspanne eines oder mehrerer Menschen ausgeht.

Die Frage, ob es eine Gerechtigkeit im Lebensverlauf gibt, also, ob jüngere Menschen die gleichen Chancen haben wie ältere oder ob eine soziale Ungleichheit zwischen den Generationen herrscht, wurde in den 1980er Jahren in den USA zum Thema.

So verdient z. B. eine BerufsanfängerIn meist weniger als eine ArbeitnehmerIn vor Eintritt in den Ruhestand, obwohl ein jüngerer Mensch z. B. bei Gründung eines Hausstands und einer Familie einen höheren finanziellen Bedarf hat.

Die Alten gehören durch das erworbene Vermögen und die Leistungen aus Renten und Pensionen zu den gesellschaftlichen GewinnerInnen, die Jungen durch fehlende Arbeitsmöglichkeiten und schlechte Zukunftsaussichten zu den VerliererInnen. Ungleichheiten müssten ausgeglichen werden, damit es nicht zum „Krieg zwischen den Generationen“ kommt, wie es der deutsche Soziologe und Theologe *Reimer Gronemeyer* (*1939) für die wohlhabenden Länder in Europa vorausgesagt hat.

Erste Auswirkungen der Kompensation von Ungerechtigkeiten zeigen sich im Sozial- und Gesundheitswesen. So werden in Großbritannien aus Kostengründen bei über 70-Jährigen nur in

Ausnahmefällen Operationen durchgeführt. Diskutiert werden auch die Enteignung von Wohnraum der Älteren zugunsten wohnungssuchender Jüngerer oder die Aberkennung des Wahlrechts ab dem 70. Lebensjahr. Nicht die Alten sollen über die Mehrheitsverhältnisse in den politischen Gremien entscheiden, sondern die Jungen.

Angesichts sich verschärfender wirtschaftlicher und sozialer Verhältnisse in den kommenden Jahren und Jahrzehnten könnte die Diskussion des Gerechtigkeitskonzepts an Bedeutung gewinnen (die gerechte Lebenszeit).

Die **KritikerInnen** bezweifeln nicht, dass es gesellschaftlich bedingte Ungleichheiten in den Lebensspannen gibt. Sie sprechen sich dafür aus, den jeweiligen Bedarf jüngerer oder alter Menschen zu ermitteln und ihn mit den verfügbaren Ressourcen in Beziehung zu setzen. Auf diese Weise ließe sich ein Konflikt zwischen Generationen verhindern. Durch eine freiwillige Umverteilung könnte es zu einer **Lebensspannen-Gerechtigkeit** (*lifespan equality*) kommen. So würden z. B. eine allein lebende alte Frau ihre 150 m² große Wohnung mit einer jungen vierköpfigen Familie tauschen und in deren 60 m² große Wohnung umziehen.

Pädagogische Alterstheorien

Die **pädagogischen Alterstheorien** beziehen sich auf *Fähigkeiten, Fertigkeiten* und *Kenntnisse,* die ein Mensch im Laufe seines Lebens erworben hat. Damit kann er bis ins hohe Alter

- seine Persönlichkeit entwickeln,
- seine Gegenwart und Zukunft gestalten,
- über das eigene Handeln nachdenken.

Das unterscheidet den Menschen von anderen Lebewesen. Entwicklung, Gestaltung und Reflexion sind typisch menschlich (*anthropologisch*).

Kompetenz-Theorie

DEFINITION

Kompetenz-Theorie: Theorie, die besagt, dass jeder Mensch über viele Fähigkeiten, Fertigkeiten und Kenntnisse verfügt und deshalb auf Anforderungen der Umwelt angemessen reagieren und sich an sie anpassen kann.

Die **Kompetenz-Theorie** definiert eine Person nicht negativ über ihren Abbau (Defizit-Modell), sondern positiv über ihre Kompetenzen und Ressourcen (➤ 3.1.3). Sie betont die „Produktivität des Alters" und die Möglichkeit, auf Lebenserfahrung zurück greifen zu können Biografie als Schatzkästchen, ➤ 4.2.6). Deshalb wird diese Theorie auch als **Ressourcen-Ansatz** bezeichnet. Durch geragogische Angebote können Kompetenzen gezielt ausgebaut und gestärkt werden (➤ 3.4).

Sozialphilosophische Alterstheorien

Die **sozialphilosophischen Alterstheorien** beschäftigen sich mit der Nützlichkeit alter Menschen für die Gesellschaft (Nützlichkeitsethik, ➤ 5.1.4). Als Teilgebiet zwischen Philosophie und Soziologie fragt die Sozialphilosophie z. B. nach dem *Wert des Lebens* (➤ Abb. 4.58).

Mit ihren ethischen Fragen möchte sie z. B. Medizin, Pflege, Recht und Wirtschaft zu eindeutigen Stellungnahmen bewegen.

Der Rest des Lebens

Jeder Mensch hat zu jedem Zeitpunkt seines Lebens den **Rest des Lebens** vor sich. Dabei kann es sich um Jahre, Stunden oder Sekunden handeln. Da kein Mensch weiß, wie lange er lebt, wird die restliche Lebenszeit für ihn zum knappen und kostbaren Gut.

Die gerechte Lebenszeit

In der allgemeinen Vorstellung gibt es eine bestimmte Zahl von Jahren, die als **gerechte Lebenszeit** angesehen wird. Bei einer durchschnittlichen Lebensspanne von 75 Jahren wäre jedes Jahr mehr ein *Bonus-Jahr.* Jedes Jahr weniger wäre dann ein Verlust an gerechter Lebenszeit, also ein *Malus-Jahr.*

Wie im soziologischen Modell der *Ungleichheit in der Lebensspanne* fragt auch dieser sozialphilosphische Ansatz nach dem Wert des Lebens und der Verteilung von Gleichheit im Lebensverlauf. Ist es moralisch gerecht, sich für diejenigen einzusetzen, die viel haben oder die wenig haben? Soll sich eine Gesellschaft orientieren an denen, die ein erfülltes Leben hinter sich oder an denen, die ihres vor sich haben? Wäre es nicht gerecht, wenn alte Menschen über 75 Jahre Besitz und Vermögen Jüngeren zur Verfügung stellten?

Die **KritikerInnen** warnen vor den Folgen dieser sozialphilosophischen Denkansätze. Sie erinnern an die Programme zur Euthanasie (➤ 5.2.4) und verweisen auf die **Greisentötungen** (*Gerontozid*) in früheren Zeiten und Kulturen. Das menschliche Leben nur unter dem Aspekt der Nützlichkeit zu sehen, scheint ihnen zu wenig. Für sie ist das Leben eines Menschen unantastbar, egal in welchem Lebensabschnitt (➤ 5.1.2) [25].

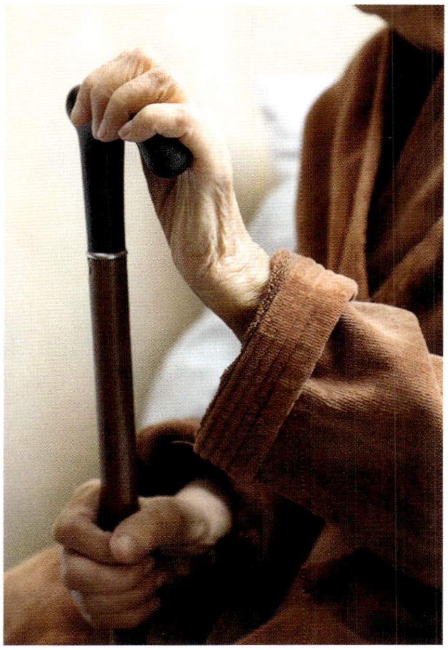

Abb. 4.58 Kein Recht auf Leben, weil alt und gebrechlich? [J787]

4.9 Soziale Konflikte

DEFINITION

Soziale Konflikte: Interessengegensätze, aus denen sich Auseinandersetzungen ergeben. Konflikte können entstehen
- innerhalb eines Individuums,
- zwischen Individuen,
- in und zwischen Gruppen,
- in und zwischen Organisationen.

Soziale Konflikte in einer Gesellschaft sind unvermeidbar. Sie werden oft nur negativ gesehen, weil sie die Harmonie stören. Soziale Konflikte haben aber auch eine positive Funktion, weil sie den sozialen Wandel (➤ 4.6.2) in Gang setzen und Ursache für die Entwicklung von Menschen, Gruppen und Organisationen sind.

4

Konfliktparteien

Die Ursachen eines sozialen Konfliktes sind multifaktoriell, weil bei der Entstehung viele Faktoren eine Rolle spielen. Die **Konfliktparteien** versuchen, durch den Einsatz von Macht und Einfluss:
- Bestimmte *Ziele* zu erreichen
- Vorhandene *Güter* zu verteidigen
- *Einer KonfliktgegnerIn* eine Niederlage beizubringen
- Das eigene *Unterliegen* zu verhindern.

Über einen Konflikt wird wie von einem *Kampf* gesprochen, bei dem es Gegner, Sieger oder Besiegte, Sieg oder Niederlage gibt.

Ein sozialer Konflikt kann sich auch *in einer einzelnen Person* abspielen. Damit beschäftigt sich vor allem die Psychologie (➤ 2.3.3). Aber auch in der Soziologie geht es um solche intrapersonellen Konflikte. So muss sich z. B. eine Pflegefachperson für oder gegen die Einhaltung eines Zeitplanes entscheiden.

Konfliktverständnis

Soziale Konflikte können zwischen Konfliktparteien entstehen. Jede Partei hat ihr eigenes, **subjektives Konfliktverständnis,** fühlt sich im Recht oder leidet unter einer Benachteiligung. In der Gesellschaft werden viele Konflikte **objektiv** durch vertragliche oder gesetzliche Regelungen geregelt, z. B. bei Ehescheidungen, im Widerspruchsverfahren oder bei Tarifauseinandersetzungen.

Konfliktintensität

Das Konfliktverständnis der beteiligten Konfliktparteien bestimmt die **Konfliktintensität,** also die Kraft oder Eindringlichkeit, mit der Konflikte wahrgenommen werden. Viele kleine Konflikte können sich, wie in einer Spirale (*Konfliktspirale),* zu einem großen Konflikt entwickelt. Es kommt zur **Eskalation.**

Wird der Konflikt nicht offen, sondern verdeckt oder unterschwellig ausgetragen, bezeichnet man ihn als **latenten Konflikt.** Er ist nicht verfestigt und, besonders für Außenstehende, nicht erkennbar. Die Konfliktparteien benutzen nicht zugelassene und nicht anerkannte Mittel, z. B. üble Nachrede, Liebesentzug oder Ausgrenzung. Es handelt sich um einen *informellen Konflikt.* Der Konfliktverlauf ist unberechenbar, und die Dynamik wird von Gefühlen und Einstellungen (Vorurteilen, Stereotypen, ➤ 4.2.3) bestimmt.

Wird der Konflikt offen ausgetragen, und kann man ihn benennen, bezeichnet man ihn als **manifesten Konflikt.** Er ist mit Händen (lat. manus = *Hand*) greifbar und hat sich verfestigt. Benutzen die Konfliktparteien zugelassene und anerkannte Mittel, z. B. die Beschwerde oder den Widerspruch, wird er als *formeller Konflikt* bezeichnet. Der Konfliktverlauf und die Dynamik des Konflikts sind durch Normen und Verfahren, z. B. das Widerspruchsverfahren oder die Entlassung, geregelt.

Konflikten nicht ausweichen

Ein Konflikt bleibt ungelöst und schwelt weiter, wenn er
- *umgeleitet* wird: die Beteiligten suchen sich, manchmal ohne es zu merken, ein Ersatzobjekt, z. B. eine unbeteiligte Person, einen Gegenstand oder eine nicht zuständige Behörde, und reagieren sich daran ab (Blitzableiter),
- *unterdrückt* wird: durch Schweigen, Aussitzen, Nicht-wahrhaben-Wollen oder Verdrängen (Abwehrmechanismen, ➤ 2.2.2) wird der Konflikt nicht bearbeitet.

4.9.1 Konfliktformen

Die **Konfliktformen** lassen sich entsprechend dem soziologischen Grundmodell (➤ 4.1.4) unterscheiden in:
- Intrapersonelle (*intrapsychische*) Konflikte (in einer Person)
- Interpersonelle (*interpsychische*) Konflikte (zwischen mehreren Personen)
- Gruppenkonflikte (in und zwischen Gruppen)
- Organisationskonflikte (in und zwischen Organisationen)
- Zeitkonflikte
- Raumkonflikte
- Gesellschaftskonflikte
- Kulturkonflikte.

Intrapersonelle Konflikte

DEFINITION

Intrapersonelle Konflikte (*intrapsychische Konflikte*): Konflikte durch Interessengegensätze in einer Person.

Zu den **intrapersonellen Konflikten** gehören:
- **Motivkonflikte:** Widerstreit nicht zu vereinbarender Motive in einer Person (➤ 2.3.5).
- **Rollenkonflikte:** Widersprüchliche Erwartungen an eine Person und ihre Rollen (Rollen-Satz, ➤ 4.2.5).
  - *Intra-Rollenkonflikt:* Konflikt innerhalb einer Rolle. An eine Rolle werden widersprüchliche Erwartungen gerichtet. So erwartet z. B. eine Pflegebedürftige, dass die Altenpflegerin Frau Nolte Zeit für sie hat, sich zu ihr setzt und sich mit ihr unterhält. Die Stationsleitung erwartet, dass die Altenpflegerin ihre Arbeit schnell macht, weil das Personal knapp ist (➤ Abb. 4.59).

– *Inter-Rollenkonflikt:* Konflikt zwischen mehreren Rollen. An eine Person mit mehreren Rollen werden von anderen Rollenträgern widersprüchliche Erwartungen gestellt. Frau Nolte ist Mutter einer dreijährigen Tochter und Altenpflegerin auf einem Pflegebereich. Die Tochter erwartet, dass ihre Mutter sie am Abend ins Bett bringt. Kurz vor Dienstschluss kollabiert eine Pflegebedürftige. Die KollegInnen erwarten, dass sich Frau Nolte auch über das Dienstende hinaus um die Pflegebedürftige kümmert (➢ Abb. 4.60).

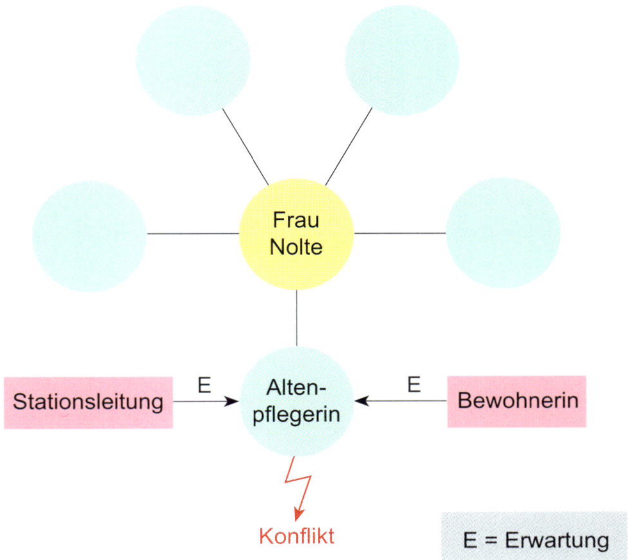

Abb. 4.59 Unterschiedliche Erwartungen von der Stationsleitung und einer Pflegebedürftigen an die Berufsrolle der Altenpflegerin Frau Nolte führen zu einem Intra-Rollenkonflikt. [A400]

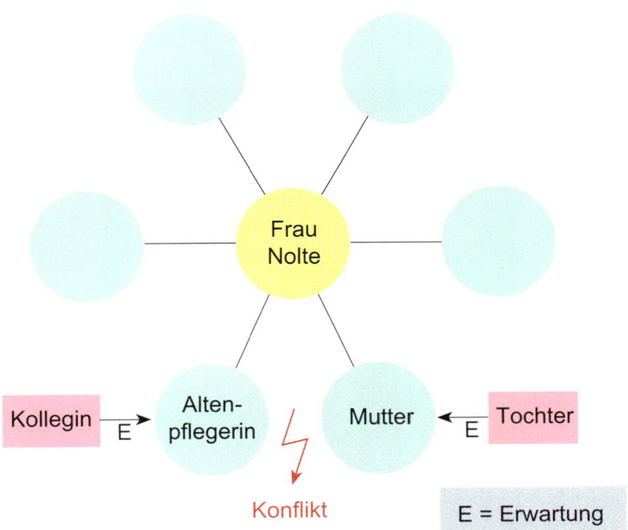

Abb. 4.60 Ein Inter-Rollenkonflikt entsteht durch widersprüchliche Erwartungen an verschiedene Rollen, hier an Frau Nolte als Altenpflegerin und Mutter. [A400]

Interpersonelle Konflikte

DEFINITION

Interpersonelle Konflikte (*interpsychische Konflikte*): Konflikte durch Interessengegensätze zwischen mehreren Personen.

Zu den **interpersonellen Konflikten** gehören:

- **Wertekonflikte:** Unterschiedliche Wertvorstellungen der Teammitglieder, z. B. bezüglich Pünktlichkeit. Es kann zu Störungen des Gruppenzusammenhalts und der Kooperation kommen.
- **Zielkonflikte:** Unterschiedliche Ziele in der Gruppe oder der Organisation, z. B. Wirtschaftlichkeit oder ganzheitliche Pflege.
- **Ziel-Mittel-Konflikte:** Unterschiedliche Vorstellungen über die Wahl der Mittel zum Erreichen eines gemeinsamen Ziels. So gerät z. B. eine MitarbeiterInnenvertretung in einen Ziel-Mittel-Konflikt, wenn sie sich nicht einigen kann, ob sie zum wiederholten Male mit dem Träger sprechen oder sich an die Öffentlichkeit wenden soll, weil in ihrer Altenpflegeeinrichtung qualifiziertes Personal fehlt.
- **Konkurrenzkonflikte:** Verschiedene Personen, Gruppen oder Organisationen bemühen sich um ein knappes materielles oder ideelles Gut. Ein Konkurrenzkonflikt entsteht z. B., wenn zwei Stationen in einer Pflegeeinrichtung um einen neuen Lifter konkurrieren.
- **Statuskonflikte:** Verschiedene Personen mit unterschiedlichem Status (➢ 4.2.5) stehen im Konflikt, z. B. bei einer Auseinandersetzung zwischen einer Stationsschwester und einem behandelnden Arzt.
- **Führungskonflikte:** Eine leitende Person will mit Hilfe ihres Führungsstils (➢ 4.3.5) ihre Interessen gegenüber ihren MitarbeiterInnen durchsetzen. So versucht ein Vorgesetzter, die Einhaltung seiner Anordnungen, z. B. eine Anwesenheitspflicht bei Besprechungen, zu erzwingen.

Gruppenkonflikte

DEFINITION

Gruppenkonflikte: Konflikte durch Interessengegensätze innerhalb oder zwischen Gruppen.

Innerhalb einer Gruppe

Die **Gruppenkonflikte** gehören bei ziel- und leistungsorientierten Gruppen als Konfliktphase zum Prozess der Gruppenbildung (➢ 4.3.3). Sie ergeben sich aus der Dynamik einer Gruppe. Unterschiedliche Interessen und Meinungen stehen sich offen oder verdeckt gegenüber und werden besonders deutlich durch die Meinungsführer vertreten. Die Folge ist Unsicherheit in der Gruppe; kaum jemand wagt unter diesen Bedingungen, eine abweichende Position einzunehmen. Der Gruppendruck zur Angleichung (*Konformität*) steigt. Besonders Personen mit niedrigem oder mittlerem sozialen Status (➢ 4.2.5) zeigen eine hohe Konformitätsbereitschaft.

Zwischen Gruppen

Im Alltag einer Pflegeeinrichtung oder einer Altentagesstätte kommt es immer wieder zu Konflikten zwischen Gruppen. Dabei kann es sich z. B. um Pflegebedürftige handeln, die sich unterschiedlichen Freizeitgruppen angeschlossen haben. Zwischen diesen Gruppen entsteht ein Konflikt, wenn es um die Verteilung von knappen finanziellen Mitteln für die Aktivitäten geht.

Auch zwischen den Teams in einer Einrichtung können Spannungen entstehen, wenn z. B. MitarbeiterInnen eines Pflegebereichs durch die KollegInnen eines anderen Bereichs die Qualität ihrer Pflegeleistungen in Frage gestellt sehen („Wir mobilisieren die Pflegebedürftigen, bei euch liegen doch die meisten den ganzen Tag im Bett").

Organisationskonflikte

DEFINITION

Organisationskonflikte: Konflikte durch Interessengegensätze innerhalb oder zwischen Organisationen (➢ 4.4).

Innerhalb einer Organisation

Zwischen den Arbeitsbereichen einer Organisation gibt es viele Berührungspunkte. So sind in einer Pflegeeinrichtung der Pflegebereich, der Hauswirtschaftsbereich und der Verwaltungsbereich jeweils eigene Systeme mit Personal und Mitteln. Alle Systeme haben Ziele, Aufgaben und Pläne zur Umsetzung. Durch unterschiedliche Interessen, unklare Kompetenzen oder mangelhafte Kommunikation kann es bei der Zusammenarbeit zu **Schnittstellenkonflikten** kommen.

FALLBEISPIEL

Im Speisesaal ist nach dem Ende der Essenszeit abgeräumt worden. Die Küche hat geschlossen. Eine Gruppe von Pflegebedürftigen und eine Altenpflegerin kommen verspätet von einem Ausflug zurück und möchten ihr Mittagessen einnehmen. Ihr Interesse an einer Mahlzeit steht dem Interesse an Einhaltung der Essenszeiten und Pausen für den Hauswirtschaftsbereich gegenüber.

Zwischen Organisationen

Auch zwischen Organisationen, z. B. innerhalb eines Pflegenetzwerks, ergeben sich Schnittstellenkonflikte. So z. B., wenn zwischen einer Altenpflegeeinrichtung und einer Sozialstation Informationen nicht oder nur unzureichend weitergegeben, Kompetenzen gegenseitig in Frage gestellt oder Pflegebedürftige widersprüchlich informiert werden.

Manche Einrichtungen sind organisatorisch, wirtschaftlich oder ideell verbunden. Dies drückt sich dadurch aus, dass die leitenden MitarbeiterInnen in allen Vorständen, Aufsichtsräten oder anderen wichtigen Gremien sitzen. Sie besetzen die Schnitt- oder Grenzstellen der Organisationen. Solche **GrenzstelleninhaberInnen** vermehren ihre Macht und ihren Einfluss. Sie geraten dadurch allerdings auch in *Rollenkonflikte,* z. B. wenn der Leiter einer Seniorenresidenz gleichzeitig Mitglied einer großen politischen Partei ist. Sie hat ihn in den Sozialausschuss der Stadtversammlung und in den Aufsichtsrat der städtischen Wohnungsbaugesellschaft gewählt. Bei der Beratung über städtische Zuschüsse oder eine Baubeteiligung der Stadt in Bezug auf einen konkurrierenden Träger kommt der Grenzstelleninhaber in Konflikte.

Zeitkonflikte

DEFINITION

Zeitkonflikte: Konflikte durch unterschiedliche Zeiteinteilungen von Menschen, Gruppen und Organisationen.

Einzelne Menschen, Gruppen (z. B. ein Pflegeteam) oder Organisationen (z. B. eine Altenpflegeeinrichtung) haben ihre individuelle Zeiteinteilung. Sie hilft bei der Tagesstrukturierung oder der Vernetzung unterschiedlicher Tätigkeiten in einer Einrichtung. So sind z. B. die Dienstpläne der MitarbeiterInnen eines ambulanten Pflegedienstes zeitlich abgestimmt. Bereits durch widrige Straßenverhältnisse oder Baustellen, unvorhergesehene Gespräche, zu knapp kalkulierte Pflegezeiten, kommt es zu Verzögerungen. Zeit „geht verloren" und der Zeitplan kann nicht mehr eingehalten werden (➢ Abb. 4.61).

Raumkonflikte

DEFINITION

Raumkonflikte: Konflikte, die durch eine objektiv messbare zu hohe Dichte und das subjektiv erlebte Gefühl von Beengtheit (*Crowding*) in einem Raum (➢ 4.5.2) entstehen.

Mit **räumlicher Dichte** wird in der Soziologie der Raum bezeichnet, der einer Person zur Verfügung steht. So lässt ein überfüllter Fahrstuhl jedem einzelnen Fahrgast nur wenige cm^2 Platz. Eine hohe räumliche Dichte schränkt die Bewegungsfreiheit eines Menschen ein, während eine niedrige Dichte ihm Entfaltungsmöglichkeiten bietet und das Gefühl der persönlichen Freiheit vermittelt.

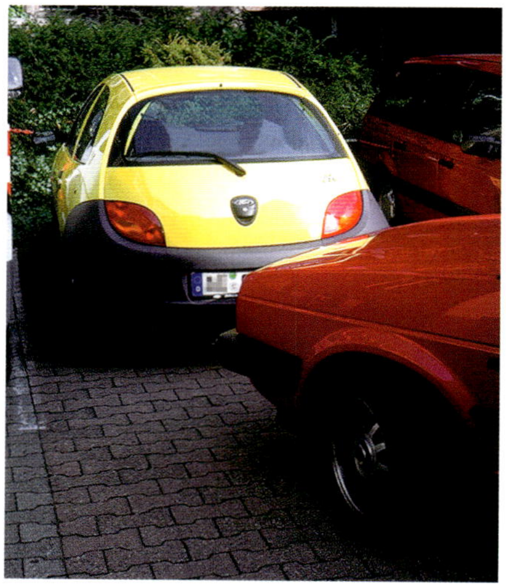

Abb. 4.61 Der Zeitplan eines ambulanten Pflegedienstes kann schnell durcheinander geraten, wenn unvorhergesehene Dinge, z. B. ein Stau, verschlossene Schranken oder ein „zugeparktes" Auto, dazwischenkommen. [K183]

Die **soziale Dichte** benennt die Zahl von Personen in einem Raum. Je größer ihre Zahl, umso mehr Möglichkeiten zur Interaktion bestehen. So bietet z. B. ein 90. Geburtstag in einer Pflegeeinrichtung den vielen geladenen Gästen Gelegenheit für Gespräche und den Austausch von Erinnerungen.

Raumkonflikte entstehen immer dann, wenn eine räumliche und soziale Dichte bei Menschen oder Gruppen das Gefühl der Beengtheit erzeugt. Dies verursacht Stress (➤ 2.9.3) und Aggressivität, weil sie die Kontrolle über ihren Raum verlieren oder ihre Bewegungs-, Wahl- oder Handlungsfreiheit in einer Situation eingeschränkt sehen (*Kontrollverlust*). Findet z. B. die Geburtstagsfeier mit vielen Gästen in einem Einzelzimmer statt, stehen oder sitzen alle dicht gedrängt auf engem Raum. Etliche BesucherInnen halten die Beengtheit nicht lange aus. Einige werden unruhig oder aggressiv, andere flüchten aus dem Zimmer auf den Flur.

Zwischen verschiedenen Menschen in einem Raum gibt es **soziale Distanzkreise** (➤ Abb. 4.62), die wie ein Revier bei Tieren verteidigt und respektiert werden müssen. Wer sie verletzt und unerlaubt in einen Lebensraum eindringt, muss mit Reaktionen der Abwehr aus einem Sicherheitsbedürfnis (➤ 2.7.3) heraus rechnen. Das subjektive Gefühl der Beengtheit erzeugt einen Raumkonflikt mit dem Ziel, Entfaltungsmöglichkeiten zu schaffen und die persönliche Freiheit zu verteidigen.

Zu den sozialen Distanzkreisen gehören:

- **Intimdistanz** (bis 40 cm): Wird nur bei Körperkontakt, z. B. bei der Sexualität, aber auch bei der Körperpflege durch Pflegefachpersonen, von anderen Menschen durchbrochen.
- **Persönliche Distanz** (bis 120 cm): Schutzsphäre eines Menschen, die z. B. bei der Begrüßung oder beim Gespräch eingehalten wird.
- **Soziale Distanz** (bis 180 cm): Zur Erledigung von Angelegenheiten, z. B. Abstand der Wartenden zum Beratungstisch in einem Geldinstitut.
- **Öffentliche Distanz** (bis 4 m): Abstand im öffentlichen Raum, z. B. zwischen RednerIn und ZuhörerInnen.

Nähe und Distanz in der Pflege

Bei vielen pflegerischen Handlungen werden sonst übliche Distanzkreise und damit *Tabuzonen* durchbrochen. Daraus entstehende Konflikte zwischen Pflegefachperson und Pflegebedürftigen lassen sich einschränken oder ganz vermeiden, wenn Pflegefachpersonen

- den privaten Raum (➤ 4.5.2) der Pflegebedürftigen als Intimsphäre respektieren,
- sich in die Situation der Pflegebedürftigen einfühlen und deren Schamgefühl berücksichtigen,
- die Pflegebedürftigen die Intimpflege selbst durchführen lassen,
- mit den alten Menschen sprechen und Pflegemaßnahmen ankündigen,
- Ablehnung akzeptieren.

Gesellschaftskonflikte

DEFINITION

Gesellschaftskonflikte (*Systemkonflikte*): Konflikte durch Interessengegensätze verschiedener Systeme (➤ 4.1.3) einer Gesellschaft, z. B. Individuen, Gruppen oder Organisationen.

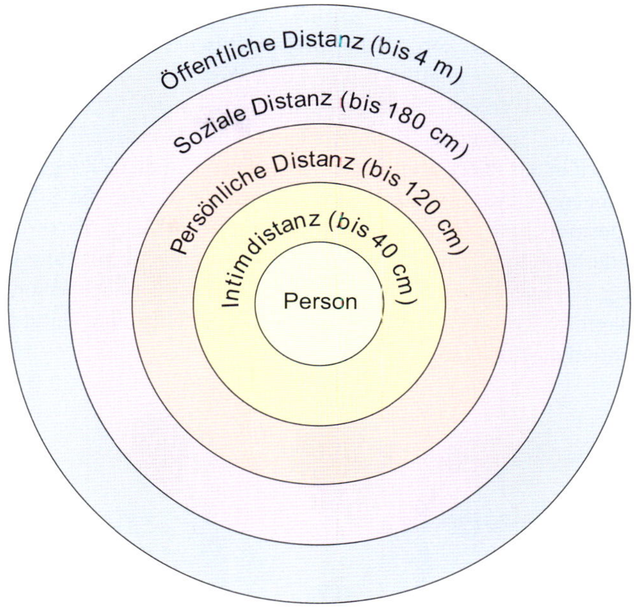

Abb. 4.62 Soziale Distanzkreise. [A400]

Menschen, Gruppen oder Organisationen setzen ihre Möglichkeiten der Einflussnahme ein und versuchen Macht (➤ 4.4.3) auszuüben. Es kommt zu *sozialen Ungleichheiten* (➤ 4.6.3).

Typische Interessengegensätze verschiedener Systeme am Beispiel **Berufspolitik** können sein:

- Die TrägerInnen versuchen, eine Organisation, z. B. eine Altenpflegeeinrichtung oder eine Sozialstation, mit geringem personellen und sächlichen Einsatz wirtschaftlich zu führen.
- Die MitarbeiterInnen sind an guten Arbeitsbedingungen interessiert und fordern deshalb eine hohe personelle und sächliche Ausstattung. Sie formulieren ihre Interessen oder delegieren die Wahrnehmung an die MitarbeiterInnenvertretung oder den Personalrat.
- Hinsichtlich der Arbeitsbedingungen werden sie durch Berufsverbände und Gewerkschaften unterstützt.
- Die Pflegebedürftigen in einer Pflegeeinrichtung vertreten ihre Interessen über die BewohnerInnenvertretung (➤ 6.7).

Kulturkonflikte

DEFINITION

Kulturkonflikte: Konflikte durch Interessengegensätze zwischen Geschlechtern, Generationen oder Angehörigen verschiedener Kulturkreise.

Geschlechterkonflikt

Zu den Kulturkonflikten gehören z. B. **Geschlechterkonflikte** zwischen Männern und Frauen. Ihre unterschiedlichen Interessen stehen sich oft unüberbrückbar gegenüber. Durch die *geschlechtspezifische Sozialisation* (➤ 4.2.1) werden typische Rollenmuster erworben. Sie zeigen sich in der Sprache (z. B. überwiegend männliche Berufsbezeichnungen), in Bildungsverläufen, Berufszugängen und in der Übernahme gesellschaftlicher Positionen.

Hartnäckig hält sich das Vorurteil, Frauen könnten nicht führen. Sie seien aufgrund körperlicher und psychischer Instabilität nicht als Chefinnen geeignet (➤ Abb. 4.63). Wenn Frauen die Leitung übernehmen, pflegen sie oft einen anderen *Führungsstil* (➤ 4.3.5) als Männer. Sie betonen Kommunikation und Kooperation.

Auch in der Pflege zeigt sich, dass manche männliche Pflegefachpersonen bereits kurz nach dem Examen versuchen, die Schlüsselpositionen in Organisationen zu besetzen. Durch Fort- und Weiterbildung gelangen sie in die Stations- oder Einrichtungsleitung. Dagegen sammeln die meisten weiblichen Pflegefachpersonen erst einige Jahre Berufserfahrung, bevor sie sich für eine Leitungsposition qualifizieren.

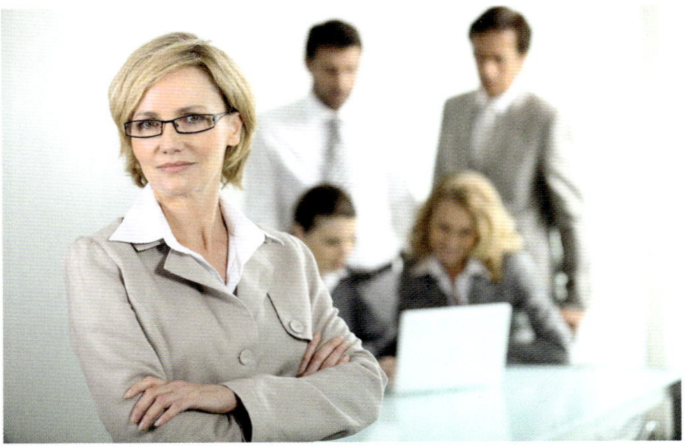

Abb. 4.63 Frauen sind immer noch viel seltener in Führungspositionen anzutreffen als Männer. [J787]

Generationenkonflikt

Auch in den **Konflikten zwischen den Generationen** zeigen sich typische Interessengegensätze. Sie drücken sich in Einstellungen und *Altersbildern* (➤ 4.8.1) aus: die überflüssigen Alten, die alles haben und nichts abgeben wollen, und die Jungen ohne Zukunft und ohne Sicherheiten. Oft wird vom drohenden Krieg der Jungen gegen die Alten gesprochen.

Sprachkonflikt

Sprachkonflikte treten auf, wenn Menschen aus unterschiedlichen Kulturkreisen miteinander umgehen. Dies ist oft im Krankenhaus, in einer Pflegeeinrichtung oder der ambulanten Pflege der Fall. Es können PatientInnen, BewohnerInnen, MitarbeiterInnen oder Angehörige aus anderen Ländern (MigrantInnen, ➤ 4.7.1) sein, die z. B. über körperliche Symptome oder ihr psychisches Befinden sprechen und nicht verstanden werden.

Sprachprobleme tauchen auch auf, wenn eine Pflegefachperson aus Norddeutschland in einer Altenpflegeeinrichtung in Baden-Württemberg ihre Arbeit aufnimmt. Sie versteht nicht, was die Pflegebedürftigen miteinander reden. Sie wird durch die Sprache ausgegrenzt *(Exklusion)*. Verschiedene *Dialekte* sind mit Vorurteilen behaftet. Sie werden auf die Sprechenden übertragen. So wird der Süddeutsche im Norden durch seine Sprache auffallen. Seine Handlungen werden vielleicht als typisch süddeutsch belächelt.

4.9.2 Konfliktregelungen

In den **Konfliktregelungen** geht es darum, einen Weg zu suchen, den Konflikt zu beheben oder eine Möglichkeit zur **Deeskalation** zu finden. Nur in wenigen Fällen sind die Interessen so gegensätzlich (*antagonistisch*), dass die Konfliktparteien sich unversöhnlich gegenüberstehen (z. B. Klassengesellschaft, ➤ 4.6.3)
Die Konfliktregelungen können:

- **Individualistisch orientiert** sein. Nur die eigenen Ziele gelten, nur der eigene Nutzen zählt, die Verluste der anderen Konfliktparteien interessieren nicht.
- **Kollektiv orientiert** sein. Möglichst viele Konfliktparteien sollen der Konfliktregelung zustimmen können und durch das Ergebnis zufrieden gestellt werden.

Weil jede Konfliktpartei ein anderes Konfliktverständnis (➤ 4.9) hat und jeder Konflikt eine eigene Intensität entwickelt, gibt es keine idealen Lösungen. Eine einmal gefundene Regelung kann in einem anderen Konflikt wirkungslos sein. Um den Verlauf der Konfliktregelung abzubilden, wurden Modelle entwickelt, die bei der Behebung von Konflikten helfen können (➤ Abb. 4.64).

Modell der Konfliktregelung

Jeder Versuch einer Konfliktregelung setzt den Wunsch nach dem Ende des Konflikts voraus. Dieses Ziel ist davon abhängig, ob die Konfliktparteien individualistisch oder kollektiv orientiert sind und ob ihr Interesse an der Durchsetzung ihrer Wünsche eher niedrig oder hoch ist.

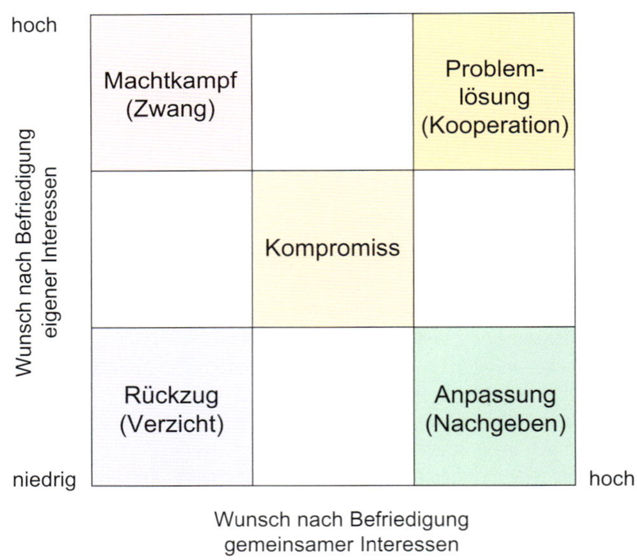

Abb. 4.64 Modell der Konfliktregelung. Je nachdem, ob die Konfliktparteien individuell oder kollektiv orientiert sind und ob ihr Interesse an der Durchsetzung ihrer Wünsche eher niedrig oder hoch ist, sind Anpassung und Rückzug, Kompromiss, Machtkampf oder Kooperation mögliche Konfliktregelungen. [A400]

Anpassung und Rückzug
Ist das Interesse an der Durchsetzung der Wünsche bei einer Konfliktpartei eher gering, verzichtet sie auf die Durchsetzung ihrer Interessen und gibt nach. So berücksichtigt z. B. eine Pflegefachperson ohne Kinder bei der Urlaubsplanung die Urlaubszeitwünsche ihrer KollegInnen mit schulpflichtigen Kindern. Sie stellt ihren Nutzen zurück und orientiert sich an einer befriedigenden Gruppenregelung.

Kompromiss
Bei einem **Kompromiss** ist das Interesse an der Durchsetzung der Wünsche weder niedrig noch hoch. Die Beteiligten suchen nach einer Regelung, die für alle akzeptabel ist. So müssen alle Konfliktparteien auf einen Teil ihrer Wünsche verzichten, um wenigstens etwas zu erreichen.

Machtkampf
Ist das Interesse an der Durchsetzung der Wünsche bei allen Konfliktparteien sehr groß, wird der Konflikt häufig durch einen **Machtkampf** offen oder verdeckt ausgetragen. Keine Konfliktpartei will nachgeben.

Ein Machtkampf setzt immer auf SiegerInnen und VerliererInnen. Er hat eine stark individualistische Orientierung und belastet die Beziehungen der Beteiligten.

Kooperation als Alternative zum Machtkampf

Auch wenn das Interesse an der Durchsetzung der Wünsche bei allen Konfliktparteien sehr groß ist, führt eine konstruktive Konfliktlösung unter kollektiver Orientierung zu einem für alle Konfliktparteien zufriedenstellenden Ergebnis. Es gibt keine VerliererInnen wie bei einem Machtkampf. Voraussetzung ist der gemeinsame Wunsch aller am Konflikt beteiligten Parteien, durch Kooperation (*Zusammenarbeit*) zu einer Regelung zu kommen, die möglichst viele gemeinsame Interessen befriedigt (*win-win-Strategie*).

Formen der Konfliktregelung

Bei der **internen Konfliktregelung** kommt die Lösung von innen, aus einem Menschen, einer Gruppe oder Organisation. Bei der **externen Konfliktregelung** wird der Konflikt durch Hilfe von außen geregelt, z. B. durch

- Gespräch
- Hilfe und Beratung
- Regeln und Verfahren.

Gespräch
Das **Gespräch** eignet sich für die interne und die externe Konfliktregelung. Es ist die einfachste Möglichkeit, Konflikte zu bearbeiten.

Das **informelle Gespräch** ist ein formloses Gespräch zwischen den Konfliktparteien, meist unter vier Augen. Es kann während der Arbeitszeit oder in der Freizeit geführt werden. Manchmal werden auch Außenstehende, z. B. PartnerInnen oder FreundInnen, hinzugezogen, da sie durch ihren Abstand die gegensätzlichen Meinungen objektiver beurteilen können. Das informelle Gespräch reicht bei vielen latenten Konflikten zur Konfliktregelung aus.

Das **formelle Gespräch** trägt einen offiziellen Charakter. Zu einem formellen Gespräch wird eingeladen, sodass die Konfliktparteien Zeit haben, sich darauf vorzubereiten. Das Gespräch läuft nach den Regeln der Kommunikation (➤ 2.6.4). Das formelle Gespräch kommt eher bei einem manifesten Konflikt als Regelungsmöglichkeit zum Einsatz.

Ein offenes Gespräch unter vier Augen kann Missverständnisse aus dem Weg räumen, bevor daraus ein manifester Konflikt wird, der unter Einschaltung „höherer Stellen", z. B. der Einrichtungsleitung, in einem formellen Gespräch geregelt werden muss.

Hilfs- und Beratungsangebote
Zu den **Hilfs- und Beratungsangeboten** gehören z. B.:

- Fachliche Beratung
- Krisenintervention
- Mediation
- Supervision (➤ 4.10.2)

Es ist oft hilfreich, eine ExpertIn von außen zu Rate zu ziehen, weil diese die nötige Distanz zum Konflikt und zu den Konfliktparteien hat und über fachliche Kompetenz verfügt. So kann eine MitarbeiterIn einer Beratungsstelle für Abhängigkeitserkrankungen einer alkoholkranken Pflegefachperson besser helfen als die Pflegedienstleitung.

In den vergangenen Jahren hat **Mediation** als Verfahren zur Vermittlung bei Konflikten an Bedeutung gewonnen. Mit Hilfe verschiedener Methoden und Techniken, z. B. „Gewaltfreie Kommunikation" (GFK) nach dem amerikanischen Psychologen *Marschall B. Rosenberg* (1934–2015), kann die Klärung eines Konflikts gelingen und es zu deeskalierenden Vereinbarungen zwischen den Konfliktparteien kommen (➤ 2.6.4).

Manchmal muss für das Hilfs- und Beratungsangebot ein Honorar gezahlt werden. In einigen Fällen, z. B. bei der Teamsupervision, ist eine Unterstützung für längere Zeit nötig.

Regeln und Verfahren
Der Vorteil von **Regeln und Verfahren** bei der Konfliktlösung ist die Formalisierung. Der Konflikt und seine Lösungen werden in eine Form gebracht. Sie werden objektiv und offen gehandhabt. Die Positionen der Konfliktparteien sind z. B. durch Recht und Gesetz festgelegt.

Manchmal ist dafür eine ExpertIn nötig, die sich mit den Regeln und Verfahren auskennt. Dieser Beistand unterstützt vor allem die schwächere Partei [1] [5] [30].

4.9.3 Abweichendes Verhalten

DEFINITION
Abweichendes Verhalten (lat. *Devianz*): Bezeichnung für das Verhalten einzelner Menschen, Gruppen und Organisationen, das nicht mit geltenden Werten und Normen (➤ 4.2.4) übereinstimmt oder sozial unerwünscht ist, z. B. Kriminalität, Drogenmissbrauch, Selbsttötung.

4

Devianz-Theorien: Erklärungsansätze, die Ursachen und Folgen von abweichendem Verhalten beschreiben, z. B. Stigma-Theorie, Etikettierungs-Ansatz.

Wer nicht so handelt, wie die meisten Menschen, verhält sich **abweichend** (*deviant*). Er verstößt gegen Werte und Normen oder verhält sich sozial unerwünscht.

Soziologische Untersuchungen haben ergeben, dass sich abweichendes Verhalten in jedem Lebensalter und unabhängig vom Geschlecht zeigt. Auch alte Menschen stehlen im Supermarkt oder fahren „schwarz" in Bussen und Bahnen. Es sind Mitglieder aller gesellschaftlicher Schichten (➢ 4.6.3) und aller Kulturen, die sich deviant verhalten.

Menschen, Gruppen und Organisationen reagieren unterschiedlich auf abweichendes Verhalten. Entweder tolerieren oder bestrafen sie es. So herrscht im Bereich der Bagatellkriminalität (z. B. beim Schwarzfahren) in der Öffentlichkeit eher Verständnis für die Täter. Dagegen wird bei schwerer Kriminalität (z. B. Mord und Totschlag) eine Verfolgung und Bestrafung durch die Instanzen sozialer Kontrolle (Polizei, Staatsanwaltschaft) nachdrücklich gefordert.

Personen, die sich nicht oder nur schwer in bestehende Hilfesystem integriert lassen, werden als **Systemsprenger** bezeichnet (z. B. Obdachlose, Drogenabhängige, Wiederholungsstraftäter). Ihre Biografie (➢ 4.2.6) weist Brüche, gescheiterte Hilfeverläufe und viele Kontakte z. B. mit Einrichtungen des Gesundheitssystems auf (z. B. Pflege, Psychiatrie, Behindertenhilfe). Multiprofessionelle Teams versuchen, passgenaue und lebensweltorientierte Hilfen anzubieten (➢ 4.5.2).

Stigma-Theorie

DEFINITION

Stigma (griech. *Mal, Zeichen*): Zeichen (z. B. Feuer- und Muttermale) oder Merkmale (Funktionsstörungen), z. B. Stottern oder Hinken, durch die sich Menschen (*Stigmaträger*) von anderen unterscheiden.
Stigma-Theorie: Theorie, nach der jedes Stigma nicht nur ein Zeichen oder Merkmal ist, sondern als ein *Symbol* etwas Ungewöhnliches oder Schlechtes über den moralischen Zustand eines Stigmaträgers aussagt.

Für den Begründer der **Stigma-Theorie,** den amerikanischen Soziologen *Erving Goffman* (1922–1982), sind stigmatisierte Personen jene Menschen, die von der Norm (➢ 4.2.4) abweichen durch:

- Körperliche Merkmale, z. B. Behinderung, Krankeit, Alter
- Psychische Merkmale, z. B. Süchtige, PsychotikerInnen
- Soziale Merkmale, z. B. Arbeitslose, Homosexuelle, Strafgefangene
- Ethnische Merkmale, z. B. Hautfarbe, Sprache
- Religiöse Merkmale, z. B. Glauben, Kulthandlungen, Feste.

Ein Stigma wird durch andere Menschen, Gruppen oder Organisationen vergeben. Sie *stigmatisieren,* also bezeichnen, eine Person als verrückt, verwirrt oder andersartig. Stigmata haben für eine Gesellschaft **entlastende Funktion.** Sie machen eine Person oder eine Gruppe zum Symbol für Abweichungen, Andersartigkeit oder Missstände. Ihnen wird moralisch die Schuld für Entwicklungen in der Gesellschaft gegeben, z. B. den triebhaften Homosexuellen für die Verbreitung von AIDS, den anspruchsvollen Kranken für die Kostenexplosion im Gesundheitswesen, den Alten für die Unausgewogenheit des Rentensystems.

Etikettierungs-Ansatz

DEFINITION

Etikettierungs-Ansatz (*labeling approach*): Theorie, nach der einer Person bestimmte Eigenschaften als Etikett (*label*) zugeschrieben werden, die diese in ihr Selbstbild übernimmt, sich entsprechend verhält und dadurch bestätigt.

Während die Stigma-Theorie nur etwas über den Zustand eines Menschen aussagt, beschreibt der **Etikettierungs-Ansatz,** wie ihn der amerikanische Soziologe *Howard S. Becker* (*1928) vertritt, einen **Reaktionsprozess.** Haben Menschen im täglichen Umgang mit anderen Personen einen negativen Eindruck, ein Vorurteil (➢ 4.2.3) oder erleben sie eine Normverletzung, schreiben sie ihnen *Eigenschaften* zu, z. B. ungepflegt, krank, inkontinent, verrückt, kriminell. Wird ein Mensch wiederholt als abweichend bezeichnet, baut er die ihm zugeschriebenen negativen Eigenschaften in sein *Selbstbild* (➢ 4.8.1) ein: Ich kann nichts. Ich bin verrückt. Ich bin verwirrt.

Er *identifiziert* sich mit dem Etikett und verhält sich mehr und mehr so abweichend, wie es die Umwelt von ihm erwartet (*selbsterfüllende Prophezeiung,* ➢ 4.2.3). Die Zuschreibung von Eigenschaften durch andere, egal ob sie zutreffen oder nicht, wird zur subjektiven Wirklichkeit.

Diese Reaktion läuft auf **mehreren Ebenen** ab:

- **Gesellschaftliche Ebene:** Durch die Gesellschaft werden Normen (➢ 4.2.4) gesetzt. An ihnen wird gemessen, was *normal* oder abweichend ist.
- **Zwischenmenschliche Ebene:** Menschen reagieren auf andere, die sich unnormal oder *abweichend* verhalten.
- **Zwischen Menschen und Organisationen:** Einige Organisationen reagieren speziell auf Menschen, die sich abweichend verhalten. Solche *Instanzen sozialer Kontrolle* sind z. B. Polizei, Gerichte oder psychiatrische Krankenhäuser.

Die **Kritik** am Etikettierungs-Ansatz bemängelt, dass diese Theorie den wechselseitigen Prozess zwar beschreibt, nicht aber nach den Ursachen von Normabweichungen fragt. Außerdem werden die etikettierten Personen und beteiligten Organisationen nur negativ gesehen.

Abweichendes Verhalten als Ausdruck ungelöster sozialer Konflikte

Zu dem abweichenden Verhalten, das besonders bei alten Menschen als sozial unerwünscht gilt, gehören die Formen von Abhängigkeitserkrankungen sowie die Selbsttötung. Sie sind Ausdruck von **ungelösten sozialen Konflikten** (z. B. Rollen- oder Konkurrenzkonflikt, ➢ 4.9.1) und nicht selten ein Versuch der Konfliktregelung (z. B. Rückzug, Selbstaufgabe, ➢ 4.5.2).

Aber auch Menschen mit helfenden Berufen (z. B. Pflegefachpersonen, ÄrztInnen, PsychologInnen) können durch Überlastung mit Hilflosigkeit reagieren (Burnout-Syndrom, ➢ 2.9.5), in eine Abhängigkeitserkrankung geraten oder ihrem Leben ein Ende setzen. Dies gilt ebenso für pflegende Angehörige. Als Reaktion auf Überforderung,

Schuldgefühlen und Erschöpfung greifen viele auf der Suche nach Entspannung auf Tabak, Alkohol und Medikamente zurück [1] [28].

Abhängigkeit

DEFINITION

Abhängigkeit (*Sucht*): Unbeherrschbares Verlangen eines Menschen, sich eine abhängigkeitserzeugende Substanz, z. B. Nikotin, Alkohol, Opiate oder Medikamente, zuzuführen oder eine bestimmte Tätigkeit (z. B. Spielen, Putzen) auszuführen. Führt zu körperlichen, psychischen und sozialen Folgeschäden.

In allen Kulturen lassen sich Überlieferungen zum Umgang mit **Drogen** finden. Im Zusammenhang mit Ritualen sollen sie magische Kräfte entwickeln, sie werden als Genussmittel konsumiert, ihr Gebrauch bei Festen und Feiern fördert die Geselligkeit und bei der Behandlung von Krankheiten und Gebrechen wird auf ihre Wirksamkeit gesetzt. Gesellschaftlich akzeptierte Drogen wie Nikotin oder Alkohol werden als *Alltags-Drogen* bezeichnet, medizinisch verordnete Drogen als *Medikamente.*

Die **gesellschaftliche Bewertung** von normalem und abweichendem Drogengebrauch ist fließend. So wird in vielen Fällen der übermäßige Alkoholgenuss anlässlich einer Betriebsfeier toleriert, obwohl Alkohol am Arbeitsplatz verboten ist.

Abhängigkeitskranke gibt es in allen Altersgruppen und gesellschaftlichen Schichten, unabhängig von Geschlecht und Bildung.

Erklärungsansätze

Die **Motive** für den Konsum von abhängigkeitserzeugenden Substanzen reichen von Neugier, Steigerung der Leistungsfähigkeit, Geselligkeit, Konfliktlösung bis zum Trost bei Einsamkeit und Isolation (➤ Abb. 4.65).

Verschiedene sozialwissenschaftliche Disziplinen bieten Erklärungsansätze, die Ursachen, Verlauf und Folgen einer Abhängigkeitserkrankung benennen, z. B.:

- Die **Psychoanalyse** nimmt an, dass frühkindliche Störungen in der psychosexuellen Entwicklung (➤ 2.3.3) als Ursachen für eine Abhängigkeit in Frage kommen. Unbefriedigte Bedürfnisse, Fixierung auf eine orale Befriedigung, unverarbeitete Eltern-Kind-Konflikte führen bei Belastungen oder Krisen zu Rückzug, Regression (➤ 2.2.2) oder Flucht in eine Abhängigkeit (z. B. zur Stimmungsaufhellung, Betäubung).
- **Lerntheorien** (➤ 2.4) sehen in erlernten Verhaltensmustern die Ursache für eine Abhängigkeitsentwicklung. So kann z. B. Alkohol enthemmen und mangelnde Selbstsicherheit „vergessen" lassen. Dieser angenehme Effekt, durch Alkohol selbstsicher zu sein, führt zum wiederholten Alkoholgenuss vor erneuten Situationen, in denen Selbstsicherheit benötigt wird. Ebenso ist Alkohol für viele Menschen eine Belohnung für eine positive Leistung (z. B. bestandene Prüfung, Beförderung) oder ein abendliches Schlafmittel, das, genau wie ein Medikament, rasch positive Wirkung zeigt.
- **Sozialisationstheorien** (➤ 4.2.1) verweisen auf geschlechtsspezifische Rollenmuster: „Ein richtiger Mann raucht wie ein Schlot und säuft wie ein Loch." Der Anpassungsdruck in der Gruppe der Gleichaltrigen (peer group, ➤ 4.3.2), im Betrieb oder in Sportvereinen ist hoch. Diesen Rollenerwartungen nicht zu entsprechen, bedeutet, in Rollenkonflikte (➤ 4.9.1) zu geraten. Auch die Werbung vermittelt, dass abhängigkeitserzeugende Substanzen das Lebensgefühl verbessern („Erst mal entspannen, …"), die Gemütlichkeit fördern („… mit Wohlfühl-Aroma") oder ihr Gebrauch ein Ausdruck für Tatkraft und Lebensstil ist.
- Die **Ausgliederungs-Theorie** (➤ 4.8.2) sieht im Abhängigkeitsverhalten eine Reaktion auf körperliche und psychische Abbauprozesse sowie Verluste in den sozialen Bezugssystemen. Durch das Ausscheiden aus dem Berufsleben, durch Immobilität, durch Isolation und Vereinsamung, durch Krankheit und Siechtum geraten besonders alte Menschen in Situationen, die sie nicht mehr bewältigen können. Sie greifen zu abhängigkeitserzeugenden Substanzen, um sich zu stärken, um sich zu beleben oder um sich zu betäuben.

Manche Menschen zeigen bereits als Kind oder Jugendlicher ein ausgeprägtes Abhängigkeitsverhalten. Ihr Krankheitsverlauf (*Abhängigkeitskarriere*), z. B. als AlkoholikerIn, reicht oft bis ins Alter (early-onset). Andere entwickeln erst im Alter, z. B. nach dem Tod ihres Partners oder nach einer Übersiedlung in eine Pflegeeinrichtung, ein deutliches Abhängigkeitsverhalten (late-onset) [28] [29].

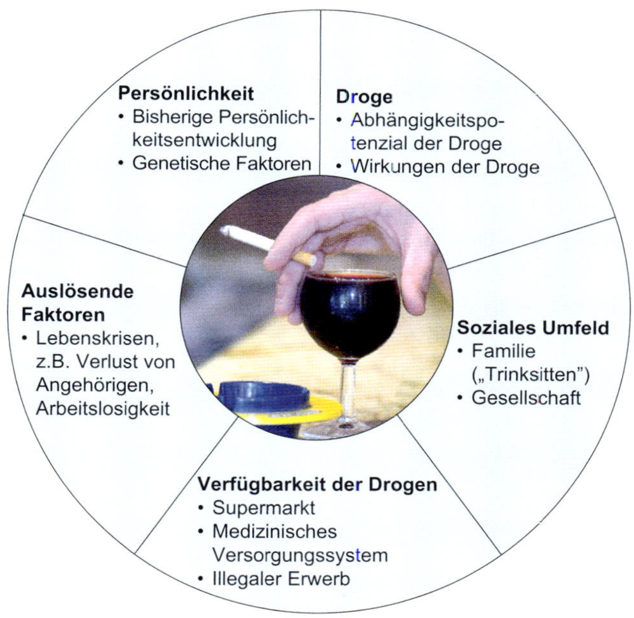

Abb. 4.65 Ob und welche Abhängigkeit sich entwickelt, hängt von vielen Faktoren ab. [Foto: J787]

Formen der Abhängigkeit

Die **Deutsche Hauptstelle für Suchtfragen** (*DHS*) unterscheidet zwischen:

- **Stoffgebundene Abhängigkeiten** durch legale Drogen, z. B. Koffein, Nikotin, Alkohol, Medikamente und Schnüffelstoffe sowie illegale Drogen, z. B. Haschisch, Marihuana und Opiate,

- **Nicht-stoffgebundene Abhängigkeiten** durch Tätigkeiten, z. B. Putzen, Fernsehen, Essen und Erbrechen (Bulimie), Glücksspiel, Arbeiten.

Die stoffgebundenen Abhängigkeiten entstehen durch Drogen, die dem Körper zugeführt werden. Die nicht-stoffgebundenen Abhängigkeiten gelten als psychosozial erlebt. Besonders der Konsum illegaler Drogen wird im Zusammenhang mit Beschaffungskriminalität, Prostitution und einem erhöhten AIDS-Risiko als abweichendes Verhalten bezeichnet.

Häufigkeit

In allen Industriegesellschaften nimmt die Zahl der Abhängigkeitskranken zu. Für die Bundesrepublik Deutschland werden von der DHS folgende Zahlen im Jahresbericht für 2018 genannt:

- Bis zu 10 Mio. Menschen konsumieren Alkohol in gesundheitlich riskanten Mengen
- Bei knapp 1,8 Mio. Menschen besteht eine Alkoholabhängigkeit
- Bis zu 1,9 Mio. Menschen sind abhängig von Medikamenten mit Abhängigkeitspotenzial.

Die Statistiken der Versicherungsträger erfassen überwiegend die behandelten und registrierten Abhängigkeitserkrankungen. Die *Dunkelziffer* ist beträchtlich. Hier gehen die Schätzungen der ExpertInnen weit auseinander.

Unter den **Medikamentenabhängigen** sind viele ältere Menschen. ÄrztInnen verordnen die Medikamente, um ihnen über Angst, Unruhe und Schlaflosigkeit hinwegzuhelfen. Bei vielen älteren Abhängigkeitskranken besteht der Missbrauch (*Abusus*), z. B. von Psychopharmaka, bereits länger als 15 Jahre.

Auch die Anzahl von älteren **Drogenabhängigen** nimmt zu. Substitutionsangebote und gesundheitsfördernde Maßnahmen verlängern die Lebenserwartungen von ehemaligen NutzerInnen harter Drogen (z. B. Opiate). Allerdings erfordern körperlich chronische, psychische und ansteckende Krankheiten (z. B. Hepatitis C) eine besondere Pflege. Erst wenige Pflegeeinrichtungen öffnen sich für ältere Drogenabhängige.

Gerade bei älteren Menschen verblüfft immer wieder die Vielfalt der abhängigkeitserzeugenden Stoffe, die sie zu sich nehmen, z. B. Medikamente in Verbindung mit Alkohol. Nicht zu unterschätzen ist die **Selbstmedikation** mit Säften und Präparaten mit hohem Alkoholgehalt, z. B. Stärkungsmittel.

Zeichen einer Abhängigkeit

Es gibt typische Anzeichen, die darauf hinweisen, dass jemand einen abhängigkeitserzeugenden Stoff nicht nur gelegentlich zu sich nimmt, sondern körperlich und psychisch **abhängig** ist. Laut einer Internationalen Klassifikation psychischer Störungen (ICD-10) wird von einer Abhängigkeit gesprochen, wenn mindestens drei der folgenden *Merkmale* in den letzten 12 Monaten aufgetreten sind:

- **Konsum:** Es besteht ein starker Wunsch und/oder Zwang, den Suchtstoff zu besorgen und zu konsumieren.
- **Anpassung und Toleranzsteigerung:** Der menschliche Körper hat sich an die Substanz gewöhnt, er kann mehr davon vertragen.
- **Dosissteigerung:** Um den gleichen Effekt zu erzielen wie zu Beginn der Einnahme, muss eine höhere Dosis zugeführt werden.
- **Abstinenzerscheinungen:** Sobald die Substanz reduziert oder nicht mehr zugeführt wird, typisch z. B. nach einer Operation mit anschließendem Krankenhausaufenthalt, treten Entzugserscheinungen auf, z. B. Muskelzittern, Schwitzen und Unruhe.
- **Kontrollverlust:** Der Abhängigkeitskranke hat sich und den Drogenkonsum nicht mehr unter Kontrolle. Die Gedanken kreisen nur noch um die Beschaffung der Droge. Nicht er kontrolliert die Droge, sondern die Droge kontrolliert ihn.
- **Rückzug aus dem Sozialleben:** Der Abhängigkeitskranke vernachlässigt soziale Kontakte und gibt bisherige Interessen zunehmend auf. Der Zeitaufwand, um den Suchtstoff zu besorgen und zu konsumieren erhöht sich ebenso wie der zur Erholung.

Soziale Folgen einer Abhängigkeitserkrankung

Menschen mit Abhängigkeit

- sind häufig stimmungslabil und leicht reizbar,
- haben Schuldgefühle,
- beziehen alle kritischen Äußerungen auf sich,
- ziehen sich zurück,
- geben Aktivitäten auf, z. B. im Freizeitbereich,
- verlieren Freunde und evtl. den Arbeitsplatz.

Die Erkrankten benötigen viel Energie, um ihre Abhängigkeit und die abhängigkeitserzeugende Substanz zu verstecken. Sie benutzen Ausreden (z. B. plötzliche Erkrankung, häusliche Unfälle), wenn sie anfallende Arbeiten nicht bewältigen können oder äußerlich sichtbare Verletzungen erleiden, z. B. durch Stürze im Rausch. In vielen Verstecken deponieren sie die Substanz, von der sie abhängig sind, um darauf immer zurückgreifen zu können.

Die gesamte Familie leidet unter der Abhängigkeitserkrankung eines Familienmitglieds. Das Beziehungsklima ist zunehmend gestört. Besonders **Kinder** leiden unter den Stimmungsschwankungen, wenn sie z. B. von einem Moment zum anderen mit Geschenken überhäuft (wegen der Schuldgefühle) und kurze Zeit später geschlagen werden. Sie fallen oft in Nachbarschaft und Schule durch überangepasstes oder abweichendes Verhalten auf. Etliche werden kriminell oder selbst abhängig (Modell-Lernen, ➢ 2.4.5).

Nicht nur der Abhängigkeitskranke selbst, auch die Familienmitglieder geraten häufig in die **soziale Isolation.** Sie werden ausgegrenzt, verspottet und bedauert. Viele Betroffene und ihre Familien haben finanzielle Probleme, sind hoch verschuldet und leben in ungünstigen Wohnverhältnissen.

Einrichtungen der Abhängigkeitshilfe

Die **Einrichtungen der Abhängigkeitshilfe,** z. B. Beratungsstellen, psychiatrische Krankenhäuser, Wohnheime, bieten Maßnahmen der Vorbeugung, Beratung, Entgiftung, Therapie und Nachsorge an. Sie sind vorrangig auf die Wiederherstellung der Leistungsfähigkeit und die soziale Integration jüngerer Menschen eingestellt. Ältere Menschen gehören eher nicht zu ihrer Zielgruppe.

Unter den vielen **Selbsthilfegruppen** (➢ 4.2.9, ➢ 4.10.2) gibt es einige speziell für Personen aus helfenden Berufen (z. B. ÄrztInnen, Pflegefachpersonen, PsychologInnen) bzw. für ältere Abhängige und ihre Angehörigen. Hier unterstützen sich die Mitglieder gegenseitig. Gerade die PartnerInnen benötigen Beratung und Betreuung. Sie sind oft im Teufelskreis der Abhängigkeit gefangen. Durch das Tolerieren, Entschuldigen, Beschützen oder Unterstützen des Abhängigkeitsverhaltens geraten sie selbst in eine **Co-Abhängigkeit** und brauchen Hilfe.

Abhängigkeiten in Altenpflegeeinrichtungen

In **Altenpflegeeinrichtungen** übernehmen häufig MitbewohnerInnen oder MitarbeiterInnen die Beschützerrolle. Sie erledigen die Arbeit für die betroffenen Pflegebedürftigen oder KollegInnen (Helfer-Syndrom, ➢ 2.9.6). Sie kontrollieren deren Lebens- und Arbeitsweise, indem sie z. B. darauf achten, dass Pflegebedürftige nicht mit einer brennenden Zigarette einschlafen oder abhängigkeitskranke KollegInnen Pflegemaßnahmen fachgerecht durchführen.

Die Beschützerrolle für abhängigkeitskranke Pflegebedürftige oder KollegInnen unterstützt, oft unbeabsichtigt und ungewollt, das Abhängigkeitsverhalten und verlängert die *Abhängigkeitskarriere* der Betroffenen. Hilfe von außen stehenden Gruppen oder Organisationen wird nicht rechtzeitig in Anspruch genommen. Um diesen Fehler zu vermeiden, müssen MitarbeiterInnen in der Pflege etwas über den Umgang mit abhängigen Menschen lernen und über ihre eigenen Abhängigkeiten nachdenken.

Untersuchungen haben ergeben, dass ca. 15 % der **Pflegebedürftigen** einer Altenpflegeeinrichtung als alkoholgefährdet gelten. Zum übermäßigen Alkoholkonsum kommt die oft unkontrollierte Einnahme von Schlaf- und Beruhigungsmitteln. Deshalb sollen Pflegefachpersonen bei ihrer täglichen Arbeit auf Zeichen des Missbrauchs abhängigkeitserzeugender Substanzen achten. Erst wenn sich die Beobachtungen von mehreren MitarbeiterInnen über einen in der Teamsitzung festgelegten Zeitraum decken, sollten die behandelnde ÄrztIn, die Angehörigen und außen stehende Professionelle (z. B. aus einer Beratungsstelle, einer Fachklinik) einbezogen werden.

Pflegefachpersonen sind AnsprechpartnerInnen für die Pflegebedürftigen. Auch bei einem Verdacht auf einen Missbrauch abhängigkeitserzeugender Substanzen können sie mit Einfühlungsvermögen und Geduld das Thema ansprechen (helfendes Gespräch, ➢ 2.6.4). Oft hilft eine Tagesstrukturierung oder die Teilnahme an geragogischen Angeboten (➢ 3.4). Sie verbessern die Kontaktaufnahme und erhöhen so die Lebensqualität. Bei manchen Pflegebedürftigen muss die soziale Kontrolle erhöht oder eine Entgiftung eingeleitet werden. Auch in diesen Fällen ist die Würde der Pflegebedürftigen zu wahren (Eingriff in die Grundrechte, freiheitsentziehende Maßnahmen, ➢ 6.4.2).

Abhängigkeitskranke gibt es nicht nur in der Gruppe der Pflegebedürftigen. Bis zu 10 % der **MitarbeiterInnen** in jeder Einrichtung der Pflege sind betroffen. Als Ursachen werden stressfördernde Arbeitsbedingungen wie z. B. physische und psychische Belastungen, Schichtarbeit und zu wenig Personal genannt (➢ 2.9). Zigaretten, Medikamente und/oder Alkohol sollen stimulieren oder entspannen. Laut Statistischem Bundesamt rauchen knapp 30 % der Pflegenden, was deutlich über dem Bundesdurchschnitt bei RaucherInnen von ca. 25 % liegt.

ExpertInnen haben Strategien zur Intervention und Prävention erarbeitet. Zur **Intervention** gehört die Konfrontation mit der Abhängigkeitserkrankung, um den Teufelskreis des Schweigens und Beschützens zu durchbrechen:

- Gespräch mit dem Betroffenen
- Suche nach Lösungen für das Abhängigkeitsproblem im betrieblichen Bereich (z. B. andere Aufgaben, anderer Arbeitsbereich, Urlaub, Auflösung des Arbeitsverhältnisses im gegenseitigen Einvernehmen)
- Ambulante oder stationäre Therapie
- Besuch einer Selbsthilfegruppe
- Konsequenzen bei einem Rückfall (z. B. Kündigung).

Zur **Prävention** gehören Information und Aufklärung ebenso wie das Erlernen von Techniken zur Selbstpflege (z. B. Entspannungsübungen), zur konstruktiven Konfliktbewältigung (z. B. Selbstbehauptungs- und Selbstsicherheitstraining, Gesprächsführung) und Angebote wie Supervision (➢ 4.10.2) oder Betriebssportgruppen.

Einige Pflegeeinrichtungen haben aufgrund ihrer Erfahrungen *Beauftragte für Abhängigkeitserkrankungen* eingesetzt. Sie übernehmen Präventionsaufgaben und arbeiten mit Einrichtungen der Hilfe bei Abhängigkeitserkrankungen sowie mit Aus-, Fort- und Weiterbildungsstätten im Sinne eines sozialen Netzwerks (➢ 4.4.4) zusammenarbeiten.

SURFTIPP

Deutsche Hauptstelle für Suchtfragen e. V.: www.dhs.de

Suizid

DEFINITION

Suizid (*Selbsttötung*): Selbst herbeigeführte Beendigung des eigenen Lebens. Gelingt die Selbsttötung nicht, handelt es sich um einen *Suizidversuch*.

Die gesellschaftliche Bewertung des **Suizids** ist nicht einheitlich. Sie reicht von Akzeptanz (*Freiheit zum Tode*) bis zur Ablehnung (*Sünde gegenüber Gott*). Der Suizid eines Hochbetagten wird in der Öffentlichkeit eher verstanden als der eines Jugendlichen. Vielen leuchtet es ein, dass ein alter Mensch keine gesellschaftlichen Werte mehr schafft und deshalb der Gesellschaft vielleicht nicht zur Last fallen will.

Häufigkeit

Der Suizid gehört in den Industriestaaten zu den zehn häufigsten Todesursachen. Die **Suizidrate** in Deutschland liegt im Jahresdurchschnitt bei ca. zwölf Fällen pro 100 000 Einwohnern. Männer, die 65 Jahre und älter sind, bringen sich dreimal so häufig um wie Frauen im gleichen Alter. Insgesamt steigt die Häufigkeit der Suizide mit zunehmendem Alter stark.

Viele Suizidversuche oder vollendete Suizide werden in den Statistiken nicht erfasst (*Dunkelziffer*). So wird ein Tod nach Nahrungsverweigerung, überdosierter Medikamenteneinnahme oder Nichteinnahme von lebenserhaltenden Medikamenten („Suizid in Raten") oft nicht als Selbsttötung erkannt.

4

Methoden

Männer bevorzugen die „harten" Methoden wie Erhängen, Springen, Erschießen oder Überfahren lassen.

Frauen wählen eher „weiche" Methoden wie Vergiften oder Ertrinken. Eine Überdosis von Medikamenten (z. B. Schlaftabletten), oft in Verbindung mit Alkohol, gilt bei beiden Geschlechtern als sichere Methode zur Beendigung des eigenen Lebens (➤ Abb. 4.66).

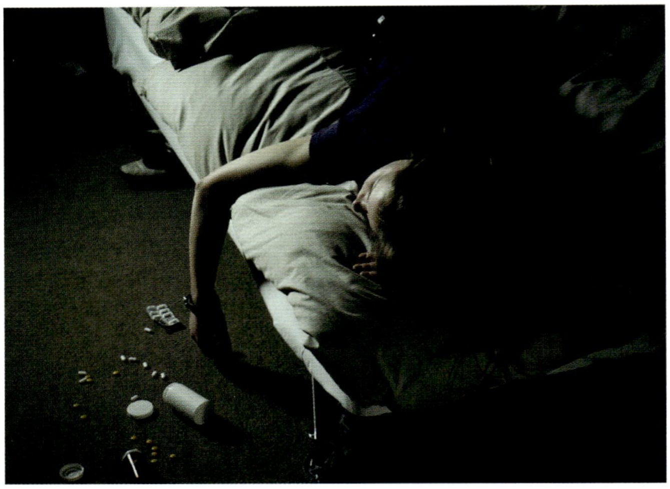

Abb. 4.66 Etwa ⅔ aller Suizidversuche werden mit Tabletten verübt. [J787]

Risikogruppen

Zu den **Risikogruppen** zählen:
- Psychisch Kranke, z. B. Depressive
- Abhängigkeitskranke
- Chronisch und unheilbar Kranke
- Alte und einsame Menschen
- Personen, die bereits einen Suizidversuch unternommen haben.

Statistisch gesehen ist die Wahrscheinlichkeit einer Wiederholung bei der letzten Risikogruppe im ersten halben Jahr nach einem missglückten Suizid am größten.

Erklärungsansätze

Die **Erklärungen** reichen von medizinisch-psychiatrischen über psychologische bis zu soziologischen Theorien und Modellen.

> Der Suizid wird in allen Theorien und Modellen als Gipfel einer krisenhaften Entwicklung aufgefasst, durch die sich ein Mensch so stark in seiner Existenz bedroht fühlt, dass er keinen anderen Ausweg sieht.

Motive für eine Suizidhandlung können z. B. große finanzielle Nöte, Beziehungsprobleme oder eine unheilbare Krankheit sein.

Der Franzose *Emile Durkheim* (1858–1917) befasste sich um 1900 als erster Soziologe ausführlich mit den sozialen Ursachen des Suizids. Für ihn spiegelte sich in dem selbstzerstörerischen Akt die Spannung zwischen Individuum und Gesellschaft. Er unterschied:
- **Altruistische Selbsttötung:** Ein Mensch opfert sich für die Gemeinschaft, z. B. Schiffbrüchige in einem Rettungsboot auf hoher See bei Trinkwassermangel.
- **Egoistische Selbsttötung:** Ein Mensch wird von der Gesellschaft ausgegrenzt und sieht für sich keine sinnvolle Lebensperspektive mehr, z. B. alter, einsamer Mensch.
- **Anomische Selbsttötung.** Ein Mensch reagiert auf Normenlosigkeit und gesellschaftliche Umbruchsituationen, z. B. Arbeitslosigkeit, Krieg.

Eine neuere Untersuchung des Instituts für Rechtsmedizin an der Berliner Charité zu *Suizid-Motiven* deutscher SeniorInnen im Alter von 65–95 Jahren ergab, dass sich immer mehr alte Menschen das Leben aus „Angst vor einer Abschiebung in eine Pflegeeinrichtung" nehmen. Sie befürchteten, „in der Einrichtung schlecht behandelt und entmündigt" zu werden. Dies ging aus der Analyse von Abschiedsbriefen, Notizen in Tagebüchern oder Äußerungen gegenüber Angehörigen und Freunden hervor.

Suizidhinweise

DEFINITION

Präsuizidales Syndrom:
- **Einengung des psychischen Erlebens:** Vereinsamung, Stagnation, Aussichtslosigkeit.
- **Aggressionshemmung:** Aggressionen werden nicht gegen andere, sondern gegen sich selbst gerichtet.
- **Selbsttötungsphantasien und Todeswünsche:** Gedanken kreisen nur um den Suizid, konkrete Vorstellungen über die Todesart.

Der österreichische Psychiater *Erwin Ringel* (1921–1994) fasst die psychosozialen Veränderungen vor einem Selbsttötungsversuch als **präsuizidales Syndrom** zusammen.

Die Vorbereitungszeit auf eine Selbsttötung ist unterschiedlich lang. Manche Suizidhandlungen werden angekündigt, andere ergeben sich spontan aus einem *Impuls*.

Suiziddrohungen von älteren Menschen werden weniger ernst genommen, obwohl sie fast immer ernst gemeint sind. Im Gegensatz zu Jüngeren, bei denen der Suizidversuch oft Appellcharakter hat, gelingt die Selbsttötung bei Älteren in den meisten Fällen.

Prävention und Krisenintervention

Menschen in Krisensituationen sind umso anfälliger gegenüber Selbsttötungsgedanken, je weniger gut sie in soziale Unterstützungssysteme eingebunden sind, die über eine Partnerschaft oder die Familie hinausgehen. Daher ist ein intakter Freundeskreis, eine funktionierende Nachbarschaft oder eine aktive Freizeitgruppe die beste **Prävention.** Sie stärkt das Selbstwertgefühl, vermittelt Halt in der Gemeinschaft und gibt sozialen Handlungen einen Sinn.

Die Hilfs- und Betreuungsangebote zur **Krisenintervention** können Unterstützung in akuten Notlagen anbieten. Diese reichen von Beratung über Behandlung und Therapie bis hin zur Zwangsunterbringung. Die *Ziele* einer Krisenintervention sind:
- Betroffene stabilisieren
- Bewältigungsmöglichkeiten suchen
- Weitere Lebensplanung unterstützen
- Längerfristige Hilfen vermitteln.

Bei den Formen der Unterstützung arbeiten oft Professionelle (z. B. ÄrztInnen, PsychologInnen, Pflegefachpersonen) und Laien zusammen. So besteht in Gesprächskreisen, Angehörigen- und Selbsthilfegruppen die Möglichkeit, gemeinsam nach Auswegen aus belastenden Situationen zu suchen.

4.9.4 Gewalt in der Pflege

DEFINITION

Gewalt: Körperlicher, psychischer und sozialer Einfluss auf einen Menschen, um ein Ziel zu erreichen. Gewalt kann sowohl positiv („Alle Staatsgewalt geht vom Volke aus." Art. 20,2 GG) als auch negativ sein.

Seit den 1980er-Jahren wird verstärkt das Thema **Gewalt in der Pflege** als Ausdruck sozialer Konflikte diskutiert. Auslöser waren einige spektakuläre Fälle von Misshandlungen und Tötungen in Krankenhäusern und Pflegeeinrichtungen (➤ 6.4.2, ➤ 6.6.2).

Befragungen ergaben, dass jeder dritte alte Mensch mindestens einmal Opfer von körperlicher oder seelischer Gewalt wurde. Viele erlebten die Gewalt in der eigenen Familie, häufig von der PartnerIn oder den Kindern. Aber auch in Pflegeeinrichtungen kommt es zu Gewalttaten. Verschiedene Untersuchungen kommen zu stark voneinander abweichenden Zahlen bei nicht angeordneten Fixierungen oder Tod durch Mangelernährung und Flüssigkeitsdefizit (*Dehydratation*). Die Dunkelziffer übersteigt die registrierten Gewalttaten um ein Vielfaches.

Gerade im täglichen Umgang mit *Demenzkranken* (➤ 4.7.4) kommt es bei Pflegefachpersonen und Angehörigen oft zu Hilflosigkeit und Überlastung, die Gewalthandlungen provozieren. Krankheitsbedingt zeigen viele demenziell Erkrankte Zeichen von motorischer Unruhe, Weglauftendenzen, Regression oder Aggressivität (➤ 2.8.2), was den Umgang immer wieder auf eine neue Belastungsprobe stellt. Deshalb wird besonders bei Menschen mit einer Demenz oder einer geistigen Behinderung (➤ 4.7.1) eher von **herausforderndem Verhalten** gesprochen und der Begriff Gewalt vermieden.

Ursachen

Der norwegische Friedensforscher *Johan Galtung* (*1930) unterscheidet in seinem **Gewaltdreieck** drei Dimensionen der Gewalt, deren Ursachen in Wechselwirkung miteinander stehen (➤ Abb. 4.67):

- Personale Gewalt
- Strukturelle Gewalt
- Kulturelle Gewalt.

Bei der **personalen Gewalt** liegen die Ursachen in der Persönlichkeit (➤ 2.2) und den Beziehungen von Menschen. So können Kränkungen, Demütigungen oder Verweigerungen Aggressionen auslösen. Aber auch Gefühle der Angst und Überforderung entladen sich in Ärger, Wut oder Hass. Manchmal sind es scheinbar unbedeutende Anlässe, z. B. Einnässen oder Zuspätkommen, die das Gegenüber zum Blitzableiter werden lassen.

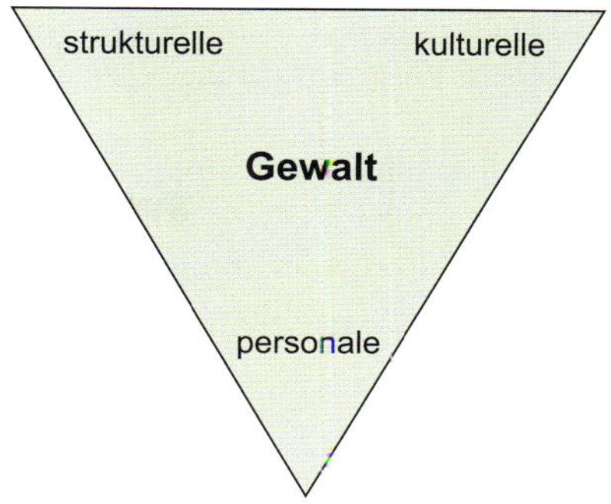

Abb. 4.67 Gewaltdreieck von Johan Galtung. [A400]

Bei der **strukturellen Gewalt** liegen die Ursachen in den Strukturen einer Organisation. So können fehlendes oder mangelhaft qualifiziertes Personal, überforderte MitarbeiterInnen, schlechtes Arbeitsklima, fehlende Perspektiven und Aufstiegsmöglichkeiten, Konkurrenz und zu große Einrichtungen Gewalthandlungen begünstigen.

Kulturelle Gewalt kann entstehen, wenn unterschiedliche kulturelle Einstellungen (➤ 4.2.3) und Erwartungen aufeinander stoßen. Dies können Vorstellungen vom Umgang der Geschlechter ebenso sein wie mangelnder Respekt vor dem Alter, die Unkenntnis über die Bedeutung von religiösen Festen, die Nichtbeachtung von Hygiene- und Speiseregeln oder der unerwünschte Eingriff in die Intimsphäre. Gerade in der Pflege kommt es durch *Sprachbarrieren* (z. B. Fachsprache: „Wir müssen Sie noch mal digital ausräumen!") oft zu Konflikten (➤ 4.9.3).

FALLBEISPIEL

„Ich versuche, die Leute möglichst schnell zu waschen, also wirklich ratzfatz und dann möglichst effektiv. Wenn man die Leute auf der Toilette wäscht, dass man dann gleich den Leuten erst mal die Beine und den Oberkörper wäscht, dann ihnen die Hosen schon mal unten an den Beinen anzieht, den Oberkörper anzieht und dann beim Aufstehen gleich die Genitalien wäscht. Und sich damit zum Beispiel einen Arbeitsschritt erspart, weil man dann auch gleich die Hosen hochziehen kann und die Leute dann praktisch fertig sind."
(Thomas Görgen u. a.: „Das hat mich echt geschockt!" In: Zeitschrift „Altenpflege", Ausgabe 6/2001)

Formen der Gewalt

Die deutsche Altersforscherin *Margret Dieck* (1941–1996) unterscheidet:

- **Vernachlässigung**
  - aktive Vernachlässigung durch bewusste Handlungsverweigerung, z. B. Verweigerung von Nahrung und Flüssigkeit
  - passive Vernachlässigung durch Handlungsunterlassung, z. B. Liegenlassen in den Ausscheidungen
- **Misshandlung**
  - körperliche Misshandlung, z. B. Kneifen, Kratzen, Schlagen, Festbinden
  - psychische Misshandlung, z. B. Totschweigen, Beleidigen, Schimpfen (➤ Abb. 4.68)

  - soziale Misshandlung, z. B. Einschließen, Geld vorenthalten, Einweisung in eine Pflegeeinrichtung gegen den Willen des Betroffenen

Die Formen der Gewalt bedingen und fördern sich gegenseitig. Häufig beginnt die Gewalt mit leichten Formen der Vernachlässigung und endet schlimmstenfalls mit der Tötung. Diese Steigerung wird als **Gewaltspirale** bezeichnet (Konfliktspirale, ➤ 4.9).

> Viele Pflegefachpersonen erleben ihr Handeln nicht als gewalttätig. So fixieren sie z.B. aus einem Schutzbedürfnis heraus vorsichtshalber eine Pflegebedürftige im Rollstuhl, damit diese nicht stürzen und sich verletzen kann. Ihre Fürsorge wird von dem älteren Menschen und seinen Angehörigen aber als Freiheitsberaubung (➤ 6.4.2) und damit als Gewalttat empfunden.

Sexuelle Gewalt

Eine besondere Form ist die **sexuelle Gewalt** (➤ 2.8.4). Besonders Mitarbeiterinnen werden durch Worte, Gesten oder körperliche Übergriffe sexuell belästigt. Ebenso sind Fälle bekannt geworden, in denen Mitarbeiter bettlägerige oder verwirrte Pflegebedürftige sexuell genötigt oder vergewaltigt haben. Dabei wurde ihre Hilflosigkeit ausgenutzt oder durch Autorität und Drohungen Schweigen erzwungen.

Opfer und Täter

Gewalt in der Pflege gibt es auf verschiedenen Beziehungsebenen:

- BewohnerIn gegenüber BewohnerIn
- MitarbeiterIn gegenüber MitarbeiterIn (Mobbing, ➤ 2.9.4)
- MitarbeiterIn gegenüber BewohnerIn

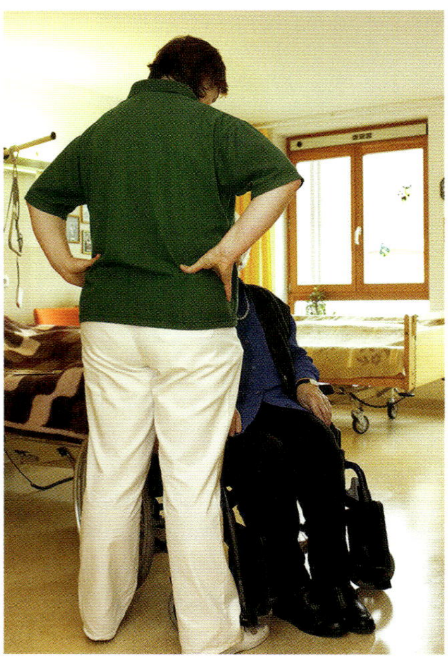

Abb. 4.68 Psychische Misshandlungen wie Beschimpfen und Anschreien hinterlassen nach außen keine sichtbaren Spuren, oft sind sie aber der Beginn einer Gewaltspirale, an deren Ende schlimmstenfalls die Tötung des Pflegebedürftigen steht. [K157]

- BewohnerIn gegenüber MitarbeiterIn
- Angehörige gegenüber BewohnerIn
- Angehörige gegenüber MitarbeiterIn
- MitarbeiterIn gegenüber Angehörigen.

Man ist längere Zeit davon ausgegangen, dass meistens alte und kranke Menschen **Opfer** von Gewalttaten sind. Inzwischen weiß man, dass auch ältere Menschen gegenüber Pflegebedürftigen, MitarbeiterInnen oder Angehörigen Gewalt anwenden. Sie sind nicht nur Opfer, sondern auch **Täter.** Dies kann sich in Beißen, Nahrungsverweigerung oder Nichtanerkennung von Bemühungen äußern. Oder BewohnerInnen verspotten, belästigen oder tyrannisieren sich wechselseitig (Mobbing, ➤ 2.9.4). Oft ist es für Außenstehende nicht einfach, festzustellen, wer in einem Gewaltprozess Opfer oder Täter ist.

Prävention und Intervention

Gewalt vermeiden

Die beste **Prävention** (*Vorbeugung*) gegen Gewalt ist eine *professionelle Pflege,* bei der:

- Bedürfnissen der Pflegebedürftigen im Vordergrund stehen
- Pflegequalität wichtig ist
- Pflegehandeln dokumentiert wird.

Voraussetzungen dafür sind vielfältige Möglichkeiten der Aus-, Fort- und Weiterbildung und eine gute personelle, sächliche und finanzielle Ausstattung der Einrichtungen.

Auch eine *Öffnung der Pflegeeinrichtungen* ins Gemeinwesen verhindert Gewalt. Besuche, Gesprächskreise, ein offener Mittagstisch haben vermehrt öffentliche Kontrolle zur Folge und zeigen Missstände auf.

Darüber hinaus sollen die Pflegebeziehungen zwischen Pflegebedürftigen und MitarbeiterInnen durch *Verträge* (➤ 6.7) geregelt werden.

Gewaltspirale unterbrechen

Bei bekannt gewordenen Gewalttaten gegenüber BewohnerInnen muss die **Gewaltspirale** sofort unterbrochen werden. Zu den wirksamen Maßnahmen der **Intervention** (*Vermittlung, Einmischung, Deeskalation*) gehören:

- Gespräch mit dem Betroffenen, den KollegInnen und der gewalttätigen MitarbeiterIn
- Mündliche oder schriftliche Abmahnung
- Suche nach Regelungen, z. B. andere Aufgaben, anderer Arbeitsbereich, Urlaub, Auflösung des Arbeitsverhältnisses im gegenseitigen Einvernehmen
- Hilfe durch Supervision, Fallbesprechungen, Fortbildung, Selbsthilfegruppe oder Therapie
- Konsequenzen im Wiederholungsfall, z. B. Kündigung.

In einigen Pflegeeinrichtungen gibt es eine *Vertrauensperson,* an die sich MitarbeiterInnen wenden können, wenn sie Schwierigkeiten im Umgang mit ihren aggressiven Gefühlen, mit Pflegebedürftigen oder KollegInnen oder der Leitung haben. Für gewaltgeschädigte BewohnerInnen kann die BewohnerInnenvertretung (➤ 6.7) Anlaufstelle und Interessenvertretung sein.

In einigen Bundesländern wurde ein **Pflegenot-Telefon** bzw. Krisentelefon oder eine Beschwerdestelle eingerichtet. Hier erhalten PatientInnen und Pflegebedürftige, Angehörige und Professionelle bei Fragen zur Gewalterfahrung anonym Hilfe von Fachleuten.

Berufsverbände und Organisationen in der Pflege haben Broschüren zum Thema „Gewalt in der Pflege" mit konkreten Vorschlägen für den Pflegealltag herausgegeben [31] [32] [33].

SURFTIPP

Gewaltprävention in der Pflege: www.pflege-gewalt.de
Krisentelefone und Beschwerdestellen bei Problemen in der Pflege: www.pflegen-und-leben.de

Gewaltvermeidung im häuslichen Umfeld

Es gibt nur sehr wenige Untersuchungen zu Gewalt im häuslichen Umfeld und wenn, dann werden fast nur Aussagen über körperliche Misshandlungen getroffen. Deshalb ist es für ambulante Pflegefachpersonen schwierig, Gewalthandlungen durch pflegende Angehörige aufzudecken.

Gerade der häusliche Rahmen ist ein geschützter und intimer Raum. Die Pflegefachpersonen erleben die partnerschaftliche oder familiäre Situation nur ausschnitthaft. Die Wahrnehmung und Interpretation der Formen von Gewalt verlangt daher besondere Sensibilität für das Thema, damit die **Zeichen von Gewalthandlungen** überhaupt wahrgenommen werden, z. B.:

- Körperliche Verletzungen wie blaue Flecken, Kratz- und Brandwunden
- Psychische Reaktionen wie erhöhte Ängstlichkeit, sich verstecken wollen
- Soziale Zeichen wie verschlossene Türen, KlientIn wird immer in Nachtkleidung angetroffen

Der **Beratungsbesuch** durch einen Pflegedienst (§ 37 Abs. 3 SGB XI) ermöglicht es den Pflegefachpersonen u. a., die durch Angehörige geleistete Grundpflege und hauswirtschaftliche Versorgung zu begutachten. Dadurch können Gewalttaten frühzeitig entdeckt werden, sodass ein rasches Eingreifen möglich ist.

Dabei ist die **Berichtsfähigkeit** der Pflegebedürftigen von Bedeutung. Oft trauen sie sich nicht, bei schwereren Misshandlungen ihre Aussagen z. B. gegenüber Polizei und Staatsanwaltschaft aufrechtzuerhalten. Sie können, nachdem die Vorwürfe bekannt geworden sind, dem Druck der Angehörigen nicht standhalten und widerrufen die Aussage. Oder ihnen wird wegen ihrer altersbedingten Erkrankungen, z. B. Altersverwirrtheit oder durch Abhängigkeitserkrankungen bedingte Abbauprozesse, nicht geglaubt.

Gewalthandlungen von Angehörigen sind oft Reaktionen auf Überforderungen. Beratungsstellen, Gesprächskreise, Freizeitangebote und Kuren bieten Entlastung und Unterstützung für pflegende Angehörige.

Die Gewalt fängt nicht an
wenn einer einen erwürgt
Sie fängt an
wenn einer sagt:
„Ich liebe dich:
Du gehörst mir!"
Die Gewalt fängt nicht an
wenn Kranke getötet werden
Sie fängt an
wenn einer sagt:
„Du bist krank:
Du mußt tun was ich sage"
Erich Fried (1921–1988)

4.10 Soziologische Methoden und sozialberufliches Handeln

Die Soziologie gelangt, genau wie die Psychologie, durch **wissenschaftliche Methoden** wie Beobachtung, Experiment, Befragung und Test zu wissenschaftlichen Erkenntnissen (➢ 2.1.2). Am häufigsten angewandt werden in der Soziologie die

- Fremdbeobachtung, z. B. bei der Regelung von Konflikten
- Befragung, z. B. in Form eines Fragebogens zur Zufriedenheit mit der Wohnform Pflegeeinrichtung.

Die durch wissenschaftliche Methoden gewonnenen Erkenntnisse fließen in die soziale Arbeit mit älteren Menschen ein und bestimmen das **sozialberufliche Handeln** aller Professionen in der Altenarbeit. Für Pflegefachpersonen sind vor allem die Einzelfallhilfe, die Gruppenarbeit und die Gemeinwesenarbeit als Methoden sozialberuflichen Handelns von Bedeutung.

4.10.1 Einzelfallhilfe

DEFINITION

Einzelfallhilfe (*social case work*): Individuelle Hilfe für eine einzelne Person. Ziel ist es,

- Schäden auszugleichen
- Störungen zu beheben
- Eigenaktivität zu fördern.

Einzelfallhilfe hilft in der Not oder kompensiert einen Mangel. Die Einzelfallhilfe reagiert, das heißt, sie setzt immer *nach* dem Auftreten eines Problems ein. Die Ursache für eine Notsituation oder ein Problem wird hauptsächlich beim hilfebedürftigen Individuum selbst gesehen.

Einzelfallhilfe fördert die Eigenaktivitäten des Hilfesuchenden und bietet **Hilfe zur Selbsthilfe**. Die betroffene Person wird von anderen unterstützt, eigene Ressourcen zu nutzen.

Verlauf einer Einzelfallhilfe

Einzelfallhilfe wird nach einem **Ablaufschema** geleistet:

- **Anamnese:** Erfassen der Probleme des Hilfesuchenden (➢ Abb. 4.69).

- Direkt, z. B. durch ein Gespräch (➤ 2.6.4), durch Beobachtung, Fragebogen, Test (➤ 2.1.2). Wichtig sind Informationen aus der Biografie (➤ 4.2.6) zu körperlichem, psychischem und sozialem Befinden.
- Indirekt, z. B. durch Berichte und Akten, Gespräche mit beteiligten KollegInnen, Angehörigen, anderen Pflegebedürftigen oder PatientInnen.

- **Diagnose:** Aufgrund der gesammelten Informationen werden das Maß der benötigten Hilfe erfasst und Hilfen auf ihre Anwendbarkeit geprüft.
- **Hilfeplanung:** Die benötigten Hilfen werden in einer *Hilfekonferenz* unter Beteiligung von Professionellen koordiniert und die nötigen Maßnahmen geplant.
- **Intervention:** Anwendung medizinischer, pflegerischer, psychologischer, geragogischer und sozialer Maßnahmen. Beispiel für eine Intervention ist ein Wechsel der Wohnform, wenn ein älterer Mensch auch mit Hilfe ambulanter Betreuungsformen nicht selbstständig in seiner Wohnung leben kann und dauerhaft auf stationäre Hilfe angewiesen ist.
- **Evaluation.** Die Wirksamkeit der Maßnahmen sowie die Zufriedenheit der Hilfesuchenden wird mittels mündlicher (Interview) oder schriftlicher Befragung (Fragebogen, ➤ 2.1.2) erfasst. Dies dient der Überprüfung der Hilfeplanung und dem Prozess der Qualitätsentwicklung.

Beratung

Eine häufig genutzte Form der Einzelfallhilfe in der Altenpflege ist die *Beratung*.
Der Ratsuchende wendet sich aus eigenem Antrieb an einen Berater (z. B. MitarbeiterIn einer Sozialstation) oder eine Beratungsstelle (z. B. Beratungsstelle für pflegende Angehörige) und möchte z. B. Hilfe bei der Beschaffung von Pflegehilfsmitteln, Wohnraumanpassung oder in Lebenskrisen (Ablauf eines Beratungsgesprächs, ➤ Abb. 4.69).
Im Bereich der Pflege werden Pflegebedürftigen und ihren Angehörigen regional vernetzte Angebote im Rahmen eines **Case-** und **Care-Managements** (engl. *Fürsorge*) gemacht (➤ 4.10.4).

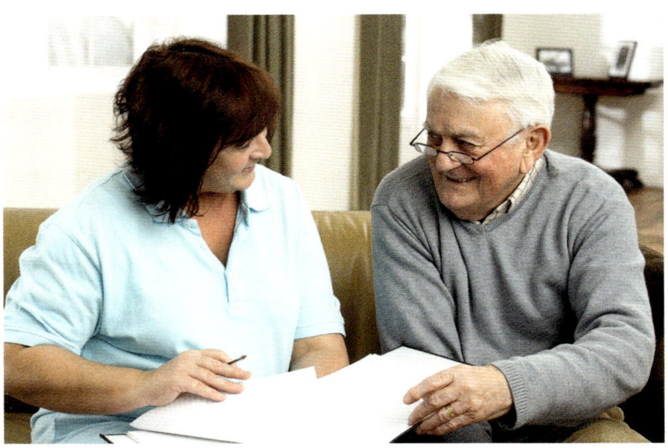

Abb. 4.69 Bei der Einzelfallhilfe werden zuerst die Probleme des Ratsuchenden erfasst, danach gezielt Hilfsmaßnahmen in die Wege geleitet. [J787]

4.10.2 Gruppenarbeit

DEFINITION

Gruppenarbeit (*social group work*): Gemeinschaftlich organisierte Hilfe mit Nutzung unterschiedlicher Ressourcen der Gruppenmitglieder. Die Gruppenmitglieder bringen ihre Fähigkeiten, Fertigkeiten und Kenntnisse ein und ziehen ihren Nutzen aus der Gruppe.

Die Konzepte der **Gruppenarbeit** sehen die Ursachen von Problemen in fehlenden bzw. zerbrochenen Gruppenstrukturen und gestörter Kommunikation. Deshalb wird versucht, Menschen in Gruppen zu integrieren und ihnen Interaktionen zu ermöglichen (Gruppe, ➤ 4.3; Gruppenarbeit als geragogisches Angebot, ➤ 3.3.7)

Eine Gruppe arbeitet angeleitet oder selbstständig. Manchmal sind Professionelle während der Formierungs- und Konfliktphase (➤ 4.3.3) aktiv und ziehen sich in der Normierungsphase aus der Gruppe zurück. Die Gruppe funktioniert dann von allein. Sie hat ein Wir-Gefühl entwickelt. Als klassische Form einer Gruppenarbeit gilt die Selbsthilfegruppe (z. B. für StomaträgerInnen, Angehörige von Abhängigkeitskranken oder Multiple-Sklerose-Kranke).

Gruppenarbeit im stationären Bereich

Gruppen im **stationären Bereich** können mit ihren Aktivitäten ein fester Bestandteil im Angebot der Einrichtung sein. Die Gruppen treffen sich regelmäßig. Ihre Mitglieder wechseln eher selten. In dieser Form haben sie eine Schutz-, Versorgungs- und Entlastungsfunktion (➤ 4.3.1).

Es gibt auch Gruppen, die sich nur wenige Male oder auch einmalig treffen. Sie bilden sich zu einem Thema, z. B. Ernährung im Alter, oder einer Aktivität, z. B. Fasching. Oft sind dies Veranstaltungen, die aus dem Alltag herausragen.

Gruppenangebote nach außen öffnen

Viele Pflegeeinrichtungen öffnen ihre Gruppenangebote für außenstehende TeilnehmerInnen. Das bringt für beide Seiten Vorteile:
- Kontakte zwischen Pflegebedürftigen und Außenstehenden werden hergestellt.
- Kommunikation wird gefördert.
- Die Pflegeeinrichtung wird in das Gemeinwesen eingebunden.

Gruppenarbeit im ambulanten Bereich

Für alte Menschen

Auch im ambulanten Bereich findet Gruppenarbeit mit alten Menschen statt (➤ Abb. 4.70). Viele Vereine und Verbände sind im Rahmen der offenen Altenarbeit aktiv. So bieten Altentagesstätten, Initiativen, Kirchengemeinden oder Volkshochschulen eine breite Palette von kurz-, mittel- und langfristigen Angeboten an. Dazu gehören *Beratung* und *Betreuung* von älteren Menschen, z. B. in Veranstaltungen zum Thema Testament oder Ernährung, in Gesprächskreisen oder Freizeitgruppen.

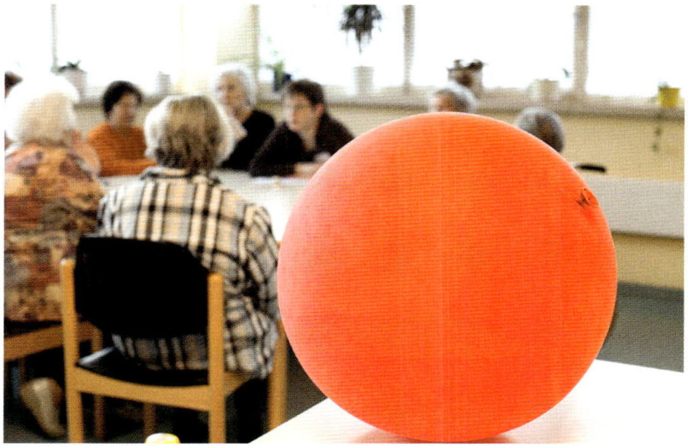

Abb. 4.70 Gruppenarbeit mit alten Menschen. [K157]

Für pflegende Angehörige

Auch die pflegenden Angehörigen brauchen Unterstützung. Die Pflege im häuslichen Umfeld bedeutet für die Angehörigen eine körperliche, psychische und finanzielle Belastung. Um den Anforderungen einer oft jahrelangen Betreuung gewachsen zu sein, brauchen sie Angebote zur Kompetenzerweiterung und zur Entlastung im Pflegealltag. Dafür bietet sich die Gruppenarbeit als geeignete Methode an. Im Rahmen der Pflegeversicherung (§ 45 SGB XI) werden dazu *Pflegekurse* angeboten. Darüber hinaus gibt es *Gesprächskreise für pflegende Angehörige* (➤ 4.7.3).

Supervision

DEFINITION

Supervision: Besondere Form der Gruppenarbeit für MitarbeiterInnen in sozialen Organisationen. Mit Hilfe verschiedener *therapeutischer Techniken* (➤ 2.10) und nach den Regeln der *Kommunikationstheorien* (➤ 2.6) werden individuelle, gruppen- und organisationsspezische Konflikte (➤ 4.9.1) bearbeitet. Dabei hilft eine ausgebildete SupervisorIn, z. B. eine PsychologIn, PädagogIn oder eine Pflegefachperson mit entsprechender Weiterbildung.

Supervision ist eine wirksame Hilfe bei:

- Belastenden Arbeitssituationen (➤ 2.9.1)
- Helfer-Syndrom (➤ 2.9.6)
- Burnout-Syndrom (➤ 2.9.5)
- Gewalt (➤ 4.9.4).

Die Teilnahme an den Sitzungen, die sich meist über einen längeren Zeitraum verteilen, ist freiwillig und darf nicht angeordnet werden (Balintgruppen, Coaching, ➤ 2.9.7).

Teamsupervision

In der **Teamsupervision** geht es um die MitarbeiterInnen eines Arbeitsfelds. Sie bearbeiten ihre teamspezifischen Konflikte, sprechen über die Arbeitsorganisation oder über Schwierigkeiten mit Pflegebedürftigen und Patienten. Der Blick in der Supervision ist immer auf das Team und seine Arbeit (➤ 4.4.3) gerichtet.

Gruppensupervision

In der **Gruppensupervision** kommen MitarbeiterInnen aus verschiedenen Abteilungen oder Einrichtungen mit ähnlichen Problemen zusammen. Der Vorteil ergibt sich aus den Unterschieden des Blickwinkels (Perspektivenwechsel). Die TeilnehmerInnen können weniger voreingenommen über Belastungen oder Konflikte sprechen und nach Möglichkeiten der Regelung suchen.

Einzel- und Organisationssupervision

Neben den beiden gruppenbezogenen Supervisionsformen gibt es die

- **Einzelsupervision,** z. B. als Beratung einer Leitungskraft in einer Konfliktsituation
- **Organisationssupervision,** z. B. Analyse und Beratung einer Pflegeeinrichtung oder eines Krankenhauses zur Verbesserung der Organisationsstrukturen, der Pflegekonzeption oder der Arbeitsabläufe.

4.10.3 Gemeinwesenarbeit

DEFINITION

Gemeinwesenarbeit (*community work*): Hilfe zur Teilhabe am Leben eines meist begrenzten Gebietes (Gemeinde, Stadtteil). Besonders benachteiligten Personen und Gruppen wird die Möglichkeit gegeben, durch Solidarität und Kooperation im Gemeinwesen ihre Interessen auszudrücken.

Die Konzepte der **Gemeinwesenarbeit** gehen davon aus, dass das Gleichgewicht der gesellschaftlichen Systeme (➤ 4.1.3) durch Industrialisierung und Verstädterung gestört ist. Davon besonders betroffene Gruppen, z. B. Kinder, ältere Menschen, kinderreiche Familien, MigrantInnen oder Obdachlose, werden durch veränderte gesellschaftliche Strukturen benachteiligt, isoliert oder ausgegrenzt. Gemeinwesenarbeit ermöglicht den benachteiligten Gruppen in einem sozialen Raum, ihre Interessen und Bedürfnisse auszudrücken und umzusetzen und sich so am Leben in der Gemeinschaft zu beteiligen (*Sozialraumorientierung,* ➤ 4.5.2).

Gemeinschaft – Gemeinde – Gemeinwesen

Der Begriff des Gemeinwesens (*community*) stammt aus der amerikanischen Soziologie und Sozialarbeit der 1920er- und 1930er-Jahre. Er hat sich in Deutschland nur langsam durchgesetzt. Anders ist es mit dem der **Gemeinschaft.** Dieser Begriff wurde schon zum Ende des 19. Jh. von dem deutschen Soziologen *Ferdinand Tönnies* (1855–1936) zur Abgrenzung von dem Begriff „Gesellschaft" eingeführt.

Gemeinschaft war für ihn gewachsene menschliche Verbundenheit:

- Jugendgemeinschaft, z. B. Freundeskreis, Clique
- Blutsgemeinschaft, z. B. Familie
- Ortsgemeinschaft, z. B. Gesangsverein
- Religionsgemeinschaft, z. B. Kirchengemeinde.

Nach *Tönnies* ist es für einen Menschen wichtig, nicht nur Mitglied einer großen Gesellschaft zu sein, sondern sich emotional und

4

persönlich in kleine Gemeinschaften eingebunden zu wissen. Dort kann das Miteinander erfahren und gelebt werden.

Dagegen bezeichnet der Begriff der **Gemeinde** einen geografisch abgegrenzten Raum (sozialer Raum, ➢ 4.5.3). In ihm leben, wohnen und arbeiten Menschen. So kann eine Gemeinde sowohl ein Dorf als auch eine Pflegeeinrichtung sein.

Der Begriff **Gemeinwesen** verbindet die Gemeinschaft, in der Menschen emotional miteinander verbunden sind, und die Gemeinde als sozialen Raum.

Gemeinwesenarbeit mit alten Menschen

Ältere Menschen in einer Gemeinde, z. B. einem Wohnbezirk oder Stadtteil, müssen erst einmal zusammenfinden und eine Gemeinschaft bilden. Meistens werden sie dazu durch ein gemeinsames Interesse oder ein konfliktträchtiges Thema motiviert (➢ Abb. 4.71), z. B.:

- Unzureichende Beleuchtung der Straßen
- Keine Verkehrsampeln oder zu kurze Schaltzeiten der Ampeln
- Keine oder unzureichende Freizeitangebote
- Angst vor Gewalt, z. B. vor Einbruch, Diebstahl und jugendlichen Gewalttätern
- Mangelnde Kontakte nach außen
- Schlechte Verkehrsanbindung
- Mangelhafte ambulante Versorgung.

Aus ihrem Interesse heraus bilden sie eine Gruppe (➢ 4.3.3). Die Beteiligung einer Gruppe am Leben in der Gemeinde läuft unter einem bestimmten Thema in **Phasen** (➢ Tab. 4.2).

Wie bei der Gruppenarbeit wird die Gruppe anfänglich durch externe Personen, z. B. durch MitarbeiterInnen, PastorInnen oder SozialarbeiterInnen begleitet. Manche Gruppen konsultieren für Fachfragen BeraterInnen, z. B. JuristInnen, ArchitektInnen, StadtplanerInnen oder Pflegefachpersonen.

Hat die Gruppe den gewünschten Informationsstand, eine geregelte Arbeitsweise und das nötige Wir-Gefühl, kann sie aktiv werden [5] [6].

Tab. 4.2 Phasen der Gemeinwesenarbeit: Beteiligung einer Gruppe am Leben in der Gemeinde.

Phase	Beispiel
1. Motivation schaffen	• Eine Gruppe sammelt Fakten, z. B. zum Thema Angst vor Gewalt, und nutzt sie für ihre Aktivitäten.
2. Betroffenheit herstellen	• Sie versucht, öffentliches Interesse zu wecken.
3. Aktivitäten entwickeln	• Dazu bedient sie sich der Hilfsquellen, z. B. Presse, und nutzt bestehende Netze, z. B. Polizei, Kirchengemeinde, Verbände, politische Parteien
4. Interessen durchsetzen	• Die Gruppe versucht, ihre Interessen durch Plakate, Handzettel und Informationsveranstaltungen darzustellen und durchzusetzen.
5. Teilhabe sichern	• Damit bringt sie sich ins Bewusstsein der Öffentlichkeit und sichert ihre Teilhabe am Leben der Gemeinde.

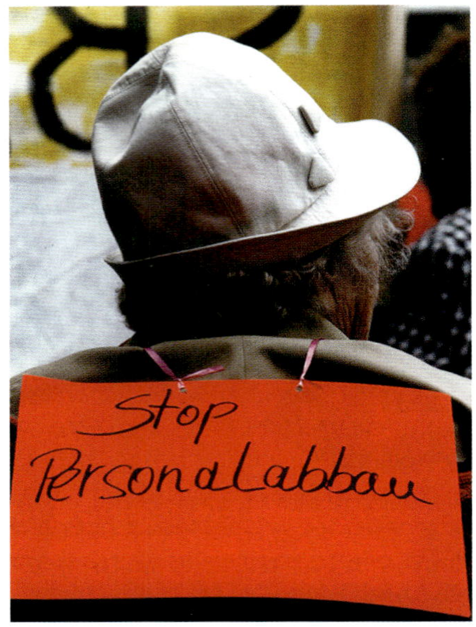

Abb. 4.71 Oft sind es konfliktträchtige Themen, die dazu motivieren, sich an der Gemeinwesenarbeit zu beteiligen. [K157]

4.10.4 Altenhilfeplanung

DEFINITION

Altenhilfe: Sammelbegriff für Angebote und Dienstleistungen, die durch staatliche, freie und private Träger für ältere Menschen und ihre Angehörigen zur Verbesserung der Lebensqualität geplant und durchgeführt werden. Da Altenhilfe in der Vergangenheit Armen- und Altenfürsorge war und sich später an der Sozialhilfe (➢ 6.9.3) orientiert hat, wird inzwischen eher von *Altenarbeit* und übergreifender von **Altenpolitik** gesprochen.

Sozialplanung: Planung für einen sozialen Bereich durch Informationssammlung, Zielbestimmung und Auswahl von Mitteln zur Umsetzung. Nach der Umsetzung werden die Ergebnisse überprüft (*Evaluation*).

Altenhilfeplanung: Teilbereich der Sozialplanung. Will die Angebote für ältere Menschen in einem festgelegten Raum, z. B. einer Stadt

- erfassen (*Bestandserfassung*)
- planen (*Bedarfsplanung*)
- umsetzen (*Implementation*).

Bestandserfassung und Bedarfsplanung im Altenplan

Datenquellen

Zur Altenhilfeplanung werden die Daten der **Altenhilfestatistik** (z. B. Pflegeberichterstattung) herangezogen. Sie umfasst alle Aufzeichnungen über

- Zahl und Art der Einrichtungen
- Zahl und Art der Plätze dieser Einrichtungen
- Maßnahmen, die von den Trägern im Rahmen der offenen, ambulanten, teilstationären und stationären Altenhilfe angeboten werden
- Aufgearbeitete Ergebnisse aus Befragungen (➢ 2.1.2) älterer Menschen zur körperlichen, psychischen, sozialen und wirtschaftlichen Situation. Bei diesen Befragungen handelt sich um *Stichproben,* in denen eine repräsentative Auswahl untersucht und die Ergebnisse auf die Gesamtheit bezogen werden.

Außer dem Material der Altenhilfestatistik mit den Ergebnissen aus den Befragungen der Betroffenen werden auch die **Stellungnahmen** der sozialpolitisch bedeutenden Organisationen, z. B. Wohlfahrtsverbände, Kirchen, Gewerkschaften und Parteien, zu Fragen der Versorgungsstrukturen in der Altenhilfe einbezogen. Dazu kommen **ExpertInnenbefragungen** und **Vergleichsmaterial** aus der Literatur und anderen Quellen, z. B. Tagungsberichte, Modell- und Projektbeschreibungen.

Altenpläne auf verschiedenen Ebenen

Ein **kommunaler Altenplan** gibt einen Überblick über den Bestand der offenen, ambulanten, teilstationären und stationären Angebote. An der Planung von Maßnahmen zur *Daseinsvorsorge* (z. B. Wohnen, Mobilität, Partizipation) kann ein **Seniorenbeirat** beteiligt werden, der die Interessen von älteren Menschen in der Kommune vertritt (*Mitwirkung*).

In vielen Städten und Landkreisen ist eine koordinierende „Leitstelle Älter werden" eingerichtet worden. Sie bietet z. B. Beratung im Bereich Altenhilfe an, ermöglicht durch den *Seniorenpass* die Teilhabe am gesellschaftlichen Leben oder erarbeitet eine sozialraumorientierte Pflege- und Infrastrukturplanung (➤ 4.5.2).

FALLBEISPIEL

Die „Kieler Pflegekonferenz" lädt Professionelle und interessierte BürgerInnen in den Ratssaal ein, um die ersten Ergebnisse einer Befragung vorzustellen. Sie wurde in Zusammenarbeit mit dem Institut für Soziologie der Universität durchgeführt. Mehr als 400 KielerInnen zwischen 60 und 80 Jahren haben schriftlich Auskunft über ihre Wünsche und Bedürfnisse hinsichtlich des städtischen Altenhilfe- und Pflegeangebots gegeben. Die Ergebnisse fließen in die Fortschreibung des kommunalen Altenplans ein, der eine Stärkung des Angebots und eine Fortschreibung der Pflegebedarfsplanung zum Ziel hat.

Die einzelnen Bundesländer geben einen **Landesaltenplan** heraus, der eine Bestandsaufnahme und die Fortschreibung der Altenpolitik enthält (z. B. Baden-Württemberg, Schleswig-Holstein).

Auf Bundesebene werden seit 1993 gesonderte **Altersberichte** herausgegeben, die vorher im Familienbericht enthalten waren. Die acht Altersberichte, auch „Bericht zur Lage der älteren Generation in der Bundesrepublik Deutschland" genannt, beschäftigen sich schwerpunktmäßig mit:

- „Lebenssituation älterer Menschen in Deutschland" (1993)
- „Wohnen im Alter" (1998)
- „Alter und Gesellschaft" (2001)
- „Risiken, Lebensqualität und Versorgung Hochaltriger – unter besonderer Berücksichtigung demenzieller Erkrankungen" (2002)
- „Potenziale des Alters in Wirtschaft und Gesellschaft" (2005)
- „Altersbilder in der Gesellschaft" (2010)
- „Sorge und Mitverantwortung in der Kommune – Aufbau und Sicherung zukunftsfähiger Gemeinschaften" (2016)
- „Ältere Menschen und Digitalisierung" (2019).

Unterstützt wird die Altenhilfeplanung auf Bundesebene durch den Bericht zur **Pflegestatistik.** Er wird alle zwei Jahre durch die Statistischen Ämter des Bundes und der Länder vorgelegt.

Auch die Europäische Union führt Untersuchungen zur Situation der älteren Menschen in den Mitgliedstaaten durch und fasst sie in Altenberichten zusammen. Die Vereinten Nationen (UN) erklärten erstmals das Jahr 1998 zum **Internationalen Jahr der Senioren.** Es wurden Veranstaltungen durchgeführt und Berichte vorgelegt, z. B. „Wiener Internationaler Aktionsplan zur Frage des Alterns". Seitdem weist jedes Jahr der 1. Oktober als **Weltseniorentag** auf die Situation von alten Menschen und besonders der älteren MigrantInnen (➤ 4.7.1) hin.

Inhalt eines Altenplanes

Ein **Altenplan** (*Seniorenplan*) umfasst:

- Demografische Angaben: Bevölkerungsstand und -aufbau, Bevölkerungsentwicklung
- Rahmenbedingungen für eine selbstständige Lebensführung: Wohnberatung, Wohnraumanpassung, Hausnotrufsystem, altengerechte Versorgung im häuslichen Bereich, Gestaltung des Wohnumfeldes, Versorgung mit den Gütern des täglichen Lebens, Freizeitangebote
- Bestand der Altenhilfe: Altenpflegeeinrichtungen, Tagesstätten, ambulante Pflege, Haushaltsdienste, Hol- und Bringedienste, Essen auf Rädern, Wohnraumversorgung
- Medizinische, pflegerische, rehabilitative und soziale Angebote: Medizinische und rehabilitative, geriatrische und gerontopsychiatrische, pflegerische und soziale Versorgung, präventive Angebote
- Geldleistungen für ältere Menschen: soziale Sicherung älterer Menschen bei eigenständiger Haushaltführung im Privathaushalt und beim Leben in Pflege- bzw. vergleichbaren Einrichtungen, soziale Sicherung bei Pflegebedürftigkeit
- Information und Beratung: Leitstelle Älter werden, Beratungsstellen, Informationsstellen der Sozialhilfe- und Sozialversicherungsträger, Information und Beratung durch Verbände und Vereine
- Bildung: Bildungsträger, Bildungsangebote, SeniorInnenstudium, Ausbildung von AltenpflegerInnen bzw. PflegeassistentInnen, Fort- und Weiterbildung von MitarbeiterInnen in der Altenhilfe
- Eigeninitiative älterer Menschen: Politische Beteiligungsformen im öffentlichen Leben, SeniorInnenbeirat, Einrichtungsbeirat, Selbsthilfegruppen, Projekte, Selbstorganisation von Gruppen in den nachberuflichen Phasen, ehrenamtliche Tätigkeiten

Altenpläne werden in Abständen fortgeschrieben (z. B. alle fünf Jahre). Die entwickelten **Perspektiven** ermöglichen langfristige Planung und umfassen auch die wichtigen Finanzierungsfragen (u. a. Haushaltsmittel, Förderungen, Zuschüsse).

Umsetzung der Altenhilfeplanung

Die **Umsetzung der Altenhilfeplanung** ist Aufgabe der Kommunen, des Landes bzw. Bundes, der Verbände und Vereine. Sie nehmen Einfluss, z. B. durch Gesetze, Verordnungen, Modelle und Konzepte:

- „Selbstbestimmt wohnen im Alter"
- „Verbesserung der Versorgung Pflegebedürftiger"
- „Leitfaden für die ambulante und teilstationäre gerontopsychiatrische Versorgung".

Die durch den Gesetzgeber und die Verwaltung vorgegebenen *Richtwerte* (z. B. Musterraumprogramm) werden von den zuständigen Ämtern und Behörden überwacht (z. B. Heimaufsicht).

Bei der Überprüfung von Planungszielen der Altenhilfe wird deutlich, dass immer nur ein Teil umgesetzt wird. Es ist die Aufgabe der Altenpolitik, alle staatlichen Regelungen und sozialen Maßnahmen an dem Ziel der Verbesserung der Lebensqualität auszurichten. Dazu muss Altenpolitik unterschiedliche Politikfelder verbinden: Arbeit und Soziales, Wirtschaft und Verkehr, Frauen und Gesundheit, Ernährung und Umwelt sowie Bildung und Forschung. Sie muss die Diskussion über die Situation der älteren Menschen und ihrer Angehörigen in der Öffentlichkeit, den Gruppen, Gremien und Organisationen, anregen und weiterführen. Im Ergebnis geht es um eine selbstständige und selbstbestimmte Lebensführung bis ins hohe Alter im häuslichen Umfeld oder in einer Altenpflegeeinrichtung [34] [35].

SURFTIPP

Bundesministerium für Familie, Senioren, Frauen und Jugend, Berlin: www.bmfsfj.de
Kuratorium Deutsche Altershilfe in Köln: www.kda.de
Statistisches Bundesamt, Wiesbaden (mit Links für alle Statistischen Landesämter): www.destatis.de

Wiederholungsfragen

1. Beschreiben Sie mit eigenen Worten, womit sich Soziologie beschäftigt. (➢ 4.1.1)
2. Wofür interessiert sich Alters-Soziologie als Teilgebiet der Soziologie? (➢ 4.1.2)
3. Die Erkenntnisse soziologischer Schulen lassen sich für die Pflege in der Praxis nutzen. Erläutern Sie den Zusammenhang an einem Beispiel. (➢ 4.1.3)
4. Ein soziologisches Grundmodell verbindet Elemente und Einflussfaktoren. Stellen Sie die Wechselwirkungen in einer Abbildung dar. (➢ 4.1.4)
5. Welche Bedeutung hat Sozialisation für die Lebensgeschichte eines Menschen? (➢ 4.2.1)
6. Welche Funktionen haben Einstellungen und Vorurteile? (➢ 4.2.3)
7. Warum sind Werte und Normen für eine Gesellschaft unverzichtbar? (➢ 4.2.4)
8. Überlegen Sie, welche soziale Rollen Sie derzeit übernommen haben und was die einzelnen Aspekte für Ihr soziales Handeln bedeuten. (➢ 4.2.5; ➢ 4.2.2)
9. Welchen Einfluss haben Biografie und Lebenslauf auf den Pflegeprozess? (➢ 4.2.6)
10. Erläutern Sie, was zu Ihrer Berufsidentität gehört. (➢ 4.2.7)
11. Erläutern Sie an Beispielen die Bedeutung der ehrenamtlichen Tätigkeit von SeniorInnen für das Gemeinwohl. (➢ 4.2.9)
12. Nennen und erklären Sie verschiedene Gruppenfunktionen. (➢ 4.3.1)
13. Welche Gruppenstrukturen und Führungsstile lassen sich unterscheiden? (➢ 4.3.5)
14. Warum ist eine Pflegeeinrichtung eine soziale Organisation? (➢ 4.4)
15. Das Team-Modell hat sich aus der Gruppenarbeit entwickelt. Nennen Sie einige Merkmale des Team-Modells und erläutern Sie, welche Voraussetzungen Pflegefachpersonen in einem multiprofessionellen Team mitbringen müssen. (➢ 4.4.3)
16. Welchen Vorteil hat eine Netzwerkanalyse? (➢ 4.4.4)
17. Menschen sind an Zeit und Raum gebunden. Erläutern Sie diese Aussage. (➢ 4.5)
18. Was ist bei der Gestaltung der Lebenswelten von Demenzkranken zu beachten? (➢ 4.5.2)
19. Welche neuen Wohnformen für alte Menschen kennen Sie? (➢ 4.5.2)
20. Eine Gesellschaft lebt vom sozialen Wandel. Erläutern Sie diese Aussage. (➢ 4.6)
21. Stellen Sie mit einigen Daten und Fakten die Bevölkerungsentwicklung in Deutschland vor. (➢ 4.7.1)
22. Die Altenhilfe nimmt besonders einige Zielgruppen in den Blick (z. B. behinderte Menschen, MigrantInnen). Welche Bedeutung hat in diesem Zusammenhang der Aspekt der Pflegebedürftigkeit? (➢ 4.7.1; ➢ 4.7.4)
23. Welche Anforderungen an die Gestaltung und Verbesserung der Wohnsituation von alten Menschen fallen Ihnen ein? (➢ 4.7.5)
24. Das Bild vom alten Menschen ist vielfältig. Erläutern Sie die Wechselwirkung von Selbst- und Fremdbild. (➢ 4.8.1)
25. Alterstheorien versuchen, die Realität von alten Menschen abzubilden. Stellen Sie zwei Alterstheorien vor. (➢ 4.8.2)
26. Soziale Konflikte gibt es überall. Definieren Sie den Begriff „soziale Konflikte“, nennen Sie fünf Konfliktformen und stellen Sie Möglichkeiten der Konfliktregelung vor. (➢ 4.9)
27. Abweichendes Verhalten hat viele Gesichter. Erläutern Sie die Entstehung von Devianz und eine Erscheinungsform als Prozess. (➢ 4.9.3)
28. Professionelle Pflege als sozialberufliches Handeln nutzt soziologische Methoden. Stellen Sie Einzelfallhilfe, Gruppen- und Gemeinwesenarbeit mit Gemeinsamkeiten und Unterschieden vor. (➢ 4.10)
29. Supervision ist in der professionellen Pflege unverzichtbar. Welche Bedeutung haben die unterschiedlichen Formen von Supervision für das tägliche Handeln in Pflegeeinrichtungen? (➢ 4.10.2)
30. In einer Kommune soll ein Altenplan erstellt werden. Welche Aufzeichnungen können als Datenquelle genutzt werden? (➢ 4.10.4)

LITERATURNACHWEIS

[1] Biermann, Benno; Bock-Rosenthal, Erika; Doehlemann, Martin; Grohall, Karl H.; Kühn, Dietrich: Soziologie. Studienbuch für soziale Berufe. UTB, Stuttgart 2013.
[2] Klie, Thomas: Wen kümmern die Alten? Auf dem Weg in eine sorgende Gesellschaft. Pattloch Verlag, München 2014.
[3] Arnold, Ulli; Grunwald, Klaus; Maelicke, Bernd (Hrsg.): Lehrbuch der Sozialwirtschaft. Nomos Verlagsgesellschaft, Baden-Baden 2014.
[4] Backes, Gertrud M; Clemens W.: Lebensphase Alter. Eine Einführung in die sozialwissenschaftliche Alternsforschung. Weinheim/München: Beltz Juventa Verlag 2013.
[5] Fuchs-Heinritz, Werner (Hrsg.): Lexikon zur Soziologie. Springer VS Verlag, Wiesbaden 2011.
[6] Korte, Hermann; Schäfers, Bernhard (Hrsg.): Einführung in die Hauptbegriffe der Soziologie. VS Verlag, Wiesbaden 2016.
[7] Goffman, Erving: Wir alle spielen Theater. Die Selbstdarstellung im Alltag. Piper Verlag, München 2003.
[8] Preuss-Lausitz, Ulf: Kriegskinder, Konsumkinder, Krisenkinder – Zur Sozialisationsgeschichte seit dem Zweiten Weltkrieg. Beltz Verlag, Weinheim 2010.
[9] Janne, Günter: WendeZeit: „Kein Klischee stimmt " – Ostdeutsche Lebensläufe in Selbstentwürfen. Klartext Verlag, Essen 2001.
[10] Dörner, Klaus: Leben und sterben, wo ich hingehöre. In: Dritter Sozialraum und neue Hilfesysteme. Paranus Verlag, Neumünster 2012.
[11] Kitwood, Tom: Demenz. Der person-zentrierte Ansatz im Umgang mit verwirrten Menschen. Hogrefe Verlagsgruppe, Göttingen 2016.
[12] Geißler, Rainer: Die Sozialstruktur Deutschlands. Springer VS Verlag, Wiesbaden 2014.
[13] Statistisches Bundesamt: Ältere Menschen in Deutschland und der EU. Reihe „Im Blickpunkt", Wiesbaden. 2016.
[14] Aner, Kirsten; Karl, Ute (Hrsg.): Handbuch Soziale Arbeit und Alter. VS Verlag, Wiesbaden 2010.
[15] Mehnert, Thorsten; Kremer-Preiß, Ursula: Handreichung Quartiersentwicklung. Praktische Umsetzung sozialraumorientierter Ansätze in der Altenhilfe. medhochzwei Verlag, Heidelberg 2016.
[16] BAGSO (Hrsg.): Ein gutes Leben im Alter – weltweit. Innovative Projekte der Seniorenarbeit rund um den Globus. Bonn 2018.
[17] Domenig, Dagmar (Hrsg.): Transkulturelle Kompetenz – Lehrbuch für Pflege-, Gesundheits- und Sozialberufe. Verlag Hans Huber/Hogrefe, Bern/Göttingen 2007.
[18] Hessisches Ministerium für Soziales und Integration (Hrsg.): Anders altern. Lesbische Seniorinnen und schwule Senioren. Informationen für Träger von Altenhilfe- und Pflegeeinrichtungen und für Leitungskräfte und Beschäftigte in der Altenpflege. Wiesbaden 2017.
[19] RUBICON e. V. (Hrsg.): Kultursensible Pflege für Lesben und Schwule. 2014. Köln.
[20] Nack, Cornelia: Zwischen Liebe, Wut und Pflichtgefühl. Frieden schließen mit den älter werdenden Eltern. Kösel Verlag, München 2004.
[21] Buijssen, Huub: Demenz und Alzheimer verstehen. Erleben, Hilfe, Pflege: Ein praktischer Ratgeber. Beltz Verlag, Weinheim/München 2016.
[22] Altenpflege konkret Pflegetheorie und -praxis. Elsevier Urban & Fischer Verlag, München 2016.
[23] Prengel, Annedore: Pädagogik der Vielfalt. Springer VS Verlag, Wiesbaden 2019.
[24]. Einen Eindruck von der Altenpflege in der ehemaligen DDR vermittelt das Schwerpunktthema: „Altenpflege in Ostdeutschland – Auferstanden aus Ruinen ". Altenpflege Heft 11/2004. Vincentz Verlag, Hannover.
[25] Pohlmann, S.: Sozialgerontologie. Reinhardt UTB, Stuttgart 2011.
[26] Bundesministerium für Familie, Senioren, Frauen und Jugend: Altersbilder in der Gesellschaft". Sechster Bericht zur Lage der älteren Generation in der Bundesrepublik Deutschland (Sechster Altenbericht). BT-Drucksache 17/3815 Berlin 2010.
[27] Generali Deutschland, A.G (Hrsg.): Generali Altersstudie 2017. Wie ältere Menschen in Deutschland denken und leben. Springer Verlag, Berlin 2017.
[28] Böhnisch, Lothar: Abweichendes Verhalten. Beltz Juventa Verlag, Weinheim/München 2017.
[29] Hurrelmann, Klaus; Bauer Ullrich: Einführung in die Sozialisationstheorie. Beltz Verlag, Weinheim 2018.
[30] Oboth, Monika; Weckert, Al: Mediation für Dummies. Konflikte wirkungsvoll klären. Wiley-VCH Verlag, Weinheim 2014.
[31] Zentrum für Qualität in der Pflege (ZQP): Gewaltprävention in der Pflege. ZQP, Berlin 2017.
[32] Bonifas, Robin P.: Mobbing und Bullying unter alten Menschen. Was tun, wenn alte Menschen sich drangsalieren, schikanieren und tyrannisieren. Hogrefe Verlag, Göttingen 2018.
[33] Böhmer, Martina: Erfahrungen sexualisierter Gewalt in der Lebensgeschichte alter Frauen. Mabuse Verlag, Frankfurt/M 2011.
[34] Bundesministerium für Familie, Senioren, Frauen und Jugend (BMfFSFJ) Siebter Altenbericht; Berlin, 2017.
[35] Statistisches Bundesamt (Hrsg.): Statistisches Jahrbuch Deutschland 2018. Wiesbaden; 2018.

KAPITEL

5

Rüdiger Tietz

Ethik – Verantwortlich handeln

5.1 Fragen und verstehen: Ethik allgemein

DEFINITION

Ethik ist ein Teilgebiet der **Philosophie.** Sie ist die Lehre von den **Werten** und Grundsätzen und vermittelt **Orientierung** für die Lebensführung.

Ethik (griech. Sitte) und **Moral** (lat. Sitten, Gebräuche) werden häufig gleichbedeutend benutzt. Im Alltag kein Problem, doch Philosophen unterscheiden: Für manche ist Ethik die Beschreibung des *„Richtigen“* und Moral die des *„Guten“*. Stimmt beides überein? Oft nicht: Alten Menschen zu helfen ist **moralisch** *gut,* aber **pflegeethisch** nicht immer *richtig,* weil sie dadurch unselbstständig und abhängig werden können.

- **Moral** meint die sittliche Haltung (z. B. Arbeitsmoral) und sagt, *was sein soll.*
- **Ethik** untersucht Moral und Werte im Spannungsfeld menschlichen Handelns (z. B. Pflegeethik), also das, *was ist.*

Die Menschen suchten schon immer Antworten auf die großen Fragen nach dem Woher, Warum, Wie, Wohin als Orientierung für ihr Leben und Zusammenleben – für sich als Einzelwesen und als Familien-, Dorf- und Staatengemeinschaft. Leuchttürme zeigen Schiffen den Weg. Auch Religionen und Ethik zeigen Wege und warnen vor Irrwegen:

- Religionen sind *geschlossene* Wertesysteme, die auf dem Glauben an göttliche Kräfte beruhen (➤ 5.1.2).
- Ethik untersucht wissenschaftlich *offen* Grundsätze und Werte. Sie forscht nach dem richtigen Handeln in Politik, Recht, Medizin, Pflege usw.

Fachethiken

FALLBEISPIEL

Die Auszubildenden sollen die Fragen der **Rechts-, Medizin- oder Pflegeethik** (➤ 5.2) zuordnen:

- „Geb ich die gefundenen 20 € ab?
- Wo ist die Grenze zwischen Schutz und Freiheitsberaubung?
- Soll mein Leben um jeden Preis erhalten werden?
- Muss man bei der Intimpflege Schamgefühle beachten?
- Dürfen Pflegende Geschenke annehmen?
- Dauert selbstständiges Waschen zu lange?
- Wenn Patientenwille und -wohl kollidieren, muss ich dann das Richtige erzwingen?“

Sie merken, dass es Überschneidungen zur Moral und zwischen den **Fachethiken** gibt.

Ethik auch im Handwerk: GesellInnen werden bei ihrer Freisprechung auf die **Handwerkerehre** („Ehrbarkeit, Wahrhaftigkeit, Gerechtigkeit") verpflichtet. Kaufleute handeln nach „**Treu und Glauben**". Doch Pfusch am Bau und „Abzocker" zeigen, dass gegen ethische Grundsätze oft verstoßen wird. Dies kommt auch bei Pflegefachpersonen vor: Vernachlässigung, Anschweigen, Anschreien, Gewalt (➢ 5.3.3).

Das Deutsche Rote Kreuz (DRK) (➢ 5.2.3) hat Grundsätze für eine **Berufsethik Pflege** erstellt, ihr Leitmotiv ist sozial-ethisch: **Humanität** (*Menschlichkeit*). Für **MedizinerInnen** fand der griechische Philosoph *Hippokrates* (460–377 v. Chr.) ethische Grundregeln, die 1983 im **Genfer Ärztegelöbnis** zeitgemäß formuliert wurden.

Nur eigene Wertehaltung (**Ethos,** ➢ 5.1.4) und **gelebte Gemeinschaft** geben Werten einen Sinn. Wir müssen darauf **vertrauen,** dass die Mitmenschen uns nicht belügen, betrügen, angreifen, auch wenn wir manchmal enttäuscht werden. Egoismus und Misstrauen zerstören jede **Gemeinschaft.**

5

5.1.1 Hinter jeder Entscheidung stehen Werte

FALLBEISPIEL

Herr Moll ist gestürzt und hat eine Platzwunde (➢ Abb. 5.1). Die Auszubildende Mia Meyn hat Feierabend. Sie geht nur durch diesen Flur, weil der Weg zum Parkplatz, auf dem ihr Freund seit 30 Minuten wartet, kürzer ist. Sie ist wegen eines Arzttermins in Eile. Wird sie weitergehen?

Dem alten Mann zu helfen rangiert in ihrer **Wertehierarchie** (-ordnung) höher als

- ihre freie Zeit; die Zeit, die ihr Freund warten muss; der Arzttermin, den sie verpasst;
- ihr neuer Pulli, der einen Blutfleck hat;
- die Zuständigkeit anderer Pflegefachpersonen.

Menschen treffen jeden Tag **Entscheidungen** und hinter *jeder* Entscheidung stehen **Werte.** Dessen sind wir uns kaum bewusst. Daher ist es wichtig, nicht nur Pflegewissen anzuhäufen, sondern das Fundament zu betrachten, auf dem Entscheidungen beruhen:

- Auch wenn sie „nur" Auszubildende, in Eile und nicht zuständig ist: Dem Leben als höchstem menschlichen Gut ordnen sich persönliche Wünsche (Freund, Arzttermin) und alles Materielle (Pullover) unter. Das sagen ihr die **Werte** und **Ideale,** die durch ihre **Erziehung** (s. u.) ihr Verhalten bestimmen: Hilfe leisten, Leben retten, vor Schaden schützen.
- „Es gibt nichts Gutes, außer man tut es!" (*Erich Kästner,* 1899–1974). Werte fordern uns zum Handeln auf: Mia Meyn übernimmt **Verantwortung** (➢ 5.1.3), sie leistet Erste Hilfe (Ethos, ➢ 5.1.4).

Pflege-, Lehr- und Rettungskräfte, ÄrztInnen, BusfahrerInnen usw. sind beruflich verantwortlich für Menschen, sie handeln **professionell** und mit ethischem Anspruch.

Werte

DEFINITION

Werte: mehrheitlich anerkannte Übereinkünfte in einer Gesellschaft, die **Identität** und **Sinn** stiften. Sie halten Gemeinschaften zusammen, ob klein oder ganz groß. Deshalb ähneln sich die Werte aller Kulturen (➢ 5.1.2): Achtung vor den Mitmenschen, sozialer Zusammenhalt, Verbot von Lüge, Diebstahl, Tötung (➢ Abb. 5.2).

Primärwerte

Grundwerte (Primärwerte, Werte erster Ordnung) sind in langen Entwicklungsprozessen (➢ 5.1.2) entstanden. Die *Grund- und Menschenrechte* (➢ 6.2) wurden 1948 von den Vereinten Nationen (*UN*) für ***unveräußerlich*** erklärt und 1949 in das *Grundgesetz* (GG) der Bundesrepublik aufgenommen. Sie sind durch nichts und niemanden veränderbar, nicht einmal durch den Bundestag (Ewigkeitsrecht). Weil sie Rechte sind, können sie vor dem Bundesverfassungsgericht eingeklagt werden (GG Art. 1–5):

- Würde des Menschen (➢ 5.1.2) und Gleichheitsgrundsatz (➢ 5.1.3)
- Recht auf Leben und körperliche Unversehrtheit (➢ 5.2.4)

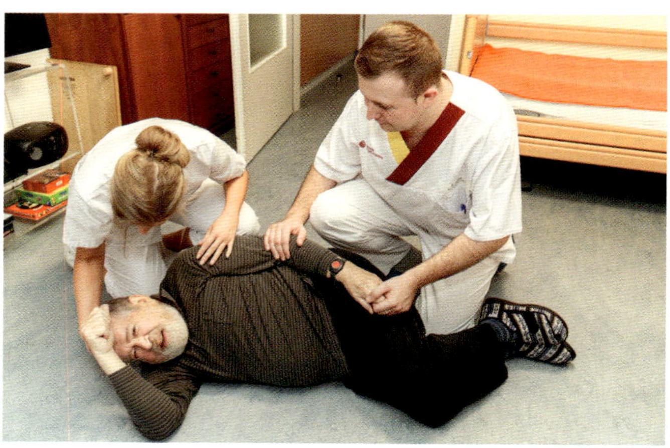

Abb. 5.1 Wenn ein alter Mensch gestürzt ist, geht keine Pflegefachperson weiter, ohne zu helfen. [K157]

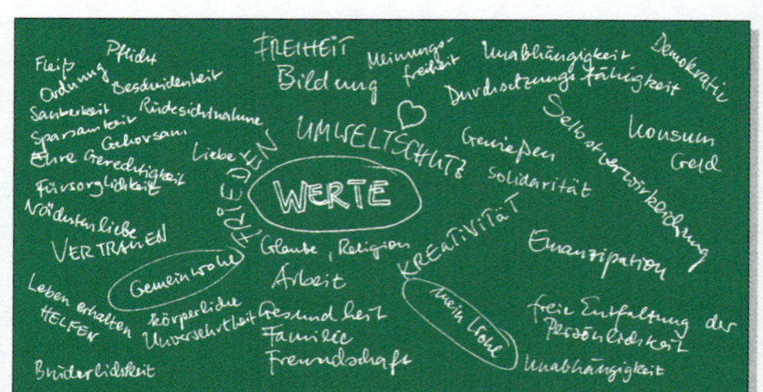

Abb. 5.2 „Wir sind ja von Werten umstellt!", staunt Mia Meyn über das Gruppenergebnis. Menschen haben viele Werte: soziale (*Toleranz*), politische (*Freiheit*), materielle (*Geld*), persönliche (*Familie, Anerkennung*), kulturelle (*Kunst*), sportliche (*Fairness*), pflegerische (*Empathie*), berufliche (*Kompetenz*) usw. Jeder gibt Werten einen persönlichen Rang. [K157]

- Freiheit der Person und freie Entfaltung der Persönlichkeit (➢ 5.1.3)
- Religions- und Meinungsfreiheit (➢ 5.1.3).

Grundrechte dürfen nicht verletzt oder eingeschränkt werden. In der Realität gibt es aber doch Unterschiede zwischen *Verfassungsziel* und *Verfassungswirklichkeit:* Frauen werden weiter benachteiligt, obwohl Artikel 3 GG und Gender-Mainstreaming die Gleichstellung und -behandlung der Geschlechter verlangen. Und der deutsche Dichter *Bertolt Brecht* (1898–1956) erkannte, dass „mein Wohl" immer vor dem „Gemeinwohl" steht: „Erst kommt das Fressen, dann die Moral" (➢ 5.1.4).

Nicht immer ist etwas *eindeutig* richtig oder falsch. Das führt zu Konflikten, auch in der Pflege (➢ 5.3.3). Der Philosoph *Friedrich Nietzsche* (1844–1900) erkannte die Relativität der Werte: Was einem etwas wert ist, ist für andere wertlos. Der Respekt vor der Würde der Mitmenschen erfordert, das gleichrangige Nebeneinander verschiedener Wertvorstellungen zu akzeptieren. Das wird **Pluralismus** (*Vielfalt*) genannt und gilt als eigenständiger Wert, der durch das Grundgesetz (Art. 4 + 5) geschützt ist. Pluralismus gibt es jedoch nicht in der Unfreiheit (➢ 5.1.3). Daher gilt: „Freiheit ist nicht alles, aber ohne Freiheit ist alles nichts" (*Ilse Obenland*).

Werte haben nicht überall die gleiche **Bedeutung.** In manchen Ländern dienen sie zur Ab- und Ausgrenzung, da gelten Ideologie oder Religion mehr als alles andere. Auch in **Diktaturen** bestehen die Grundwerte – allerdings nur auf dem Papier (➢ 5.1.3). In **westlichen Kulturen** werden heute die Rechte des Individuums besonders betont (➢ 5.1.2).

Sekundärwerte

Neben den Grundwerten gibt es **Sekundärwerte** (*Werte zweiter Ordnung,* Tugenden). Sie können nicht beschlossen oder vor Gericht eingeklagt werden, sind aber für unser **Zusammenleben** von allergrößter Bedeutung, z. B. Ehrlichkeit, Hilfsbereitschaft, Mitgefühl (➢ 5.1.4). Ihre Bedeutung kann sich ändern, jede Gesellschaft muss sie unter Beachtung der Grundwerte **weiterentwickeln** und **weitergeben** an die nächste Generation:

- **Gehorsam** hatte früher mehr Bedeutung, oft mit schlimmen Folgen. *Respekt* verläuft heute nicht mehr „von unten nach oben", sondern auf Augenhöhe.
- **Ordnung** wird meistens für eine wichtige Tugend gehalten, doch es gibt sehr unterschiedliche Auffassungen, was Ordnung ist, z. B. in einem Kinderzimmer.
- **Gerechtigkeit** ist ein Gebot der Menschenwürde. Aber wie ist sie zu verwirklichen? Soll angesichts der Kosten in Medizin und Pflege noch jeder alles bekommen? Und wenn nicht (Therapiebegrenzung), wie kann eine gerechte Verteilung der Ressourcen (Allokation) aussehen? Muss es eine Prioritätenliste geben? Welche Gefahren entstehen dabei?

Werte werden gelernt

FALLBEISPIEL

„Mein Ball!" „Nein, Lea. Er gehört dem Mädchen, bitte gib den Ball zurück. Ja, so ist es gut!"

Niemand hat Werte von Geburt an: „Der Mensch kann nur Mensch werden durch Erziehung", fand *Immanuel Kant* (1724–1804). Das „Innere Kind" symbolisiert die im Gehirn gespeicherten Kindheitsgefühle, -erinnerungen und -erfahrungen.

- **Erziehung ist Modell-Lernen.** Anders als Tiere, die dressiert werden, soll der Mensch sein Tun durch Einsicht steuern. Eltern leben ihren Kindern ihre Werte vor und geben sie so weiter (Primärsozialisation ➢ 4.2.1). Sie sind *Vorbild* im guten und im schlechten Sinn. Nicht erst in der Pubertät beginnen Kinder, eigene Werte zu entwickeln – zuerst im Widerspruch, später aber doch angelehnt an die Werte der Eltern.
- Die **Liebe der Eltern** vermittelt Kleinkindern die *Sicherheit,* die Grundlage ist für ihr *Vertrauen,* dass das Leben und die Welt im Prinzip gut sind und es sich lohnt, sich dafür einzusetzen (➢ 2.3.4). Gleichzeitig brauchen Kinder *Grenzen* und klare *Strukturen.* So entwickeln sich ihr **Urvertrauen,** ihre **Wertehaltung** (Ethos, ➢ 5.1.4) und – darauf aufbauend – Respekt vor der Würde anderer und die persönliche Kontrollinstanz **Gewissen** (➢ 5.1.2).
- Das **Bildungs-** und **Lebensumfeld** beeinflusst die Werte, also Herkunft, Kita, Schule. Ebenso Gruppen (Clique, peer group, ➢ 4.3.2), Trends, Musik, social media (sekundäre, tertiäre Sozialisation, ➢ 4.2.1).

Gesetze, Ordnungen, Normen (verbindliche Werte) sind Übereinkünfte einer Gesellschaft. Sie setzt Grenzen, verlangt deren Einhaltung und bestraft Verstöße (BGB, ➢ 6.5; StGB ➢ 6.4). **Grenzen** dienen dazu, Starke zu zügeln und Schwache zu schützen. So ist Mia Meyn nach § 323c StGB verpflichtet, Hilfe zu leisten, wenn ihr dies „den Umständen nach zuzumuten ist" (➢ 6.4.1). Hinzu kommt für Pflegefachpersonen die Garantenpflicht (➢ 5.2.4).

Werte sind die „Verkehrsregeln" des Miteinanders. Regeln und Grenzen sind einerseits eine *Einschränkung,* sie geben aber durch die allgemeine Anerkennung Verhaltenssicherheit. Ebenso bieten sie *Schutz* vor der Willkür anderer, Beispiele finden sich im Verkehrs-, Arbeits- und Mietrecht. Innerer Frieden durch Rechtssicherheit ist Voraussetzung für Freiheit (➢ 5.1.3).

Menschen brauchen Gemeinschaft

Ohne Werte ist der Mensch nicht gemeinschaftsfähig. Auch die **Gesellschaft** als ganze braucht Werte, Regeln, Grenzen, sonst endet sie in Chaos und Gewalt (➢ 5.1.3). Ethik betrachtet Menschen als Einzel-, vor allem aber als **Gemeinschaftswesen** (Aristoteles, ➢ 5.1.2).

- „Der Mensch wird am Du zum Ich", *Martin Buber* (1878–1965, Philosoph). Er gelangt nur durch andere Menschen zu seiner Identität (➢ 4.2.7). Das zeigt die Entwicklung eines Säuglings. Auch wenn er genug zu essen bekommt, verkümmert er und stirbt, wenn nicht andere Menschen auch seine geistigen, seelischen und emotionalen Bedürfnisse erfüllen.
- Soziale Beziehungen verleihen dem Leben mehr Sinn als die Befriedigung materieller Bedürfnisse, sagt die Glücksforschung. In heutigen Kleinfamilien lernen Kinder aber kaum, von sich abzusehen, und „Likes" sind bloß virtuell. Nur in der Gemeinschaft mit anderen findet der Mensch Wert und Sinn für sein Leben. Von klein auf strebt er danach, „soziale Bedeutung zu haben für andere" und „Anerkennung und Geborgenheit zu finden in der Gruppe" (*Klaus Dörner,* *1933, Psychiater, ➢ 4.3, ➢ 4.8.1).

5

- Alten und beeinträchtigten Menschen fehlt oft dieses Gefühl. Viele sind ungewollt allein, wie die zahllosen Kontaktbörsen zeigen. Sie sind der Versuch, aus der Einsamkeitsfalle herauszukommen (Menschen brauchen Menschen, ➤ 5.2.1). Einsamkeit ist wie Hunger, auf Dauer machen beide krank. Isolation endet im **sozialen Tod** (Senilitätsspirale, ➤ 4.8.2). „Das Wort, das dir hilft, kannst du dir selbst nicht sagen" (*Sprichwort*).

Menschen sind ihr Leben lang angewiesen auf die emotionale und soziale Fürsorge anderer. Das wird besonders deutlich bei Krankheit und am Anfang und Ende des Lebens. [1] [2] [3]

5.1.2 Ohne Werte keine Würde

FALLBEISPIEL

Im Unterricht geht es ums *Menschenbild.* „Nützt mir doch in der Praxis nix!" knurrt Rolf Kühn. Die Lehrerin fragt, wozu Bäume Wurzeln haben. „Sie geben ihnen Nährstoffe und Halt im Sturm", antwortet er. „So ist es doch auch in der Pflege. Warum leiden wir, wenn die Doku wichtiger ist als ein Gespräch, und wir nur machen dürfen, was Pflegepunkte bringt? Weil es um Werte und Menschenwürde geht" (➤ Abb. 5.2)

5

Tiere haben kein Bewusstsein für Werte, sie tun, wozu die Natur sie „programmiert" hat. Auch der Mensch wird von Instinkten beeinflusst. Als „Herdenwesen" muss er aber sein Verhältnis zu den Mitmenschen gestalten (Sozialkompetenzen, ➤ 3.1.3).

Ohne Werte hätte er keine **Würde** (GG Art. 1) und ohne Rückbesinnung kein Verständnis für seine Zukunft. Die Wurzeln der europäischen Werte – und damit unseres Menschenbildes – liegen im Gedankengut der griechischen, jüdischen und christlichen Religion und der Aufklärung (➤ Abb. 5.3).

Religion (Rückbindung) ist die **Bindung** an Werte, als deren Ursprung göttliche Kräfte gelten. „Alle Religionen sind Wellen in dem einen Ozean der Wahrheit", sagte *Mahatma Gandhi* (1869–1948). Er stützt damit ein **Welt-Ethos,** das sich in der **Goldenen Regel** ausdrückt: „Was du nicht willst, das man dir tu, das füg auch keinem andern zu". Schon *Konfuzius* in China (551–479 v. Chr.), der *Hinduismus* in Indien, *Platon* (427–347 v. Chr.) und die Bibel (Mt. 7, 12) formulierten sie sinngemäß gleich. *Ebay* nahm sie im Jahr 2000 in seinen Verhaltenskodex auf.

Die meisten Werte sind nicht mehr abhängig, aber beeinflusst von einer Religion. Sie bildeten sich in allen Kulturen ähnlich und werden gefühlsmäßig als etwas Übergeordnetes anerkannt. Auf diesem Übergeordneten bauen Gemeinschaften ihre Weltsicht und ihren inneren Zusammenhalt auf.

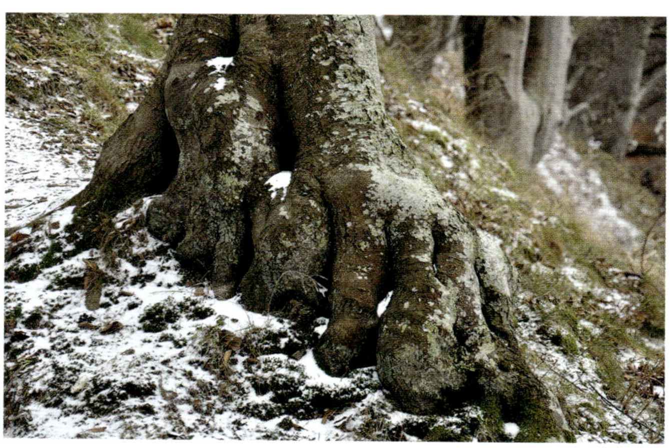

Abb. 5.3 Wie die Wurzeln für Bäume, so sind Werte Kraftquelle und Halt für Menschen. [J787]

Griechische Antike

Aristoteles (384–322 v. Chr.) fragte nach dem Ursprung des Seins und entwickelte eine **Tugendlehre,** die Grundlage aller folgenden Ethik-Entwürfe wurde. Er sieht den Menschen als Teil einer kosmischen Ordnung (➤ Abb. 5.4).

Der Mensch erkennt Gott als Macht an, die über ihm steht. Er sieht sich selbst als Wesen zwischen dem Göttlichen und dem Tierischen. Damit lebt der Mensch in der Spannung zwischen Vernunft und Trieb (*Sigmund Freud*, ➤ 2.2.2), die ihn immer wieder in Konflikte mit sich selbst und seiner Umwelt führt (Ambivalenz).

Aristoteles geht es um das „gute Leben": Es besteht in der Einübung von **Tugenden** (➤ 5.1.1), von guten inneren Haltungen, die eine humane Gesellschaft ermöglichen und in der „Erfindung" der Demokratie gipfeln. Jeder kennt die Grundsätze der Alltagsmoral, die die Würde achten: „Das gehört sich so" und „Das tut man nicht" – gibt es diese Grundsätze auch als eine Art Ehrenkodex für Pflegefachpersonen?

Jüdische Religion und Christentum

In der **jüdischen Religion** wird Gott nicht mehr in Sonne, Donner, Tieren gesucht, sondern in einer bildlosen, d. h. gedanklichen Art. Damit geht die Entwicklung vom anschaulichen Denken über zum

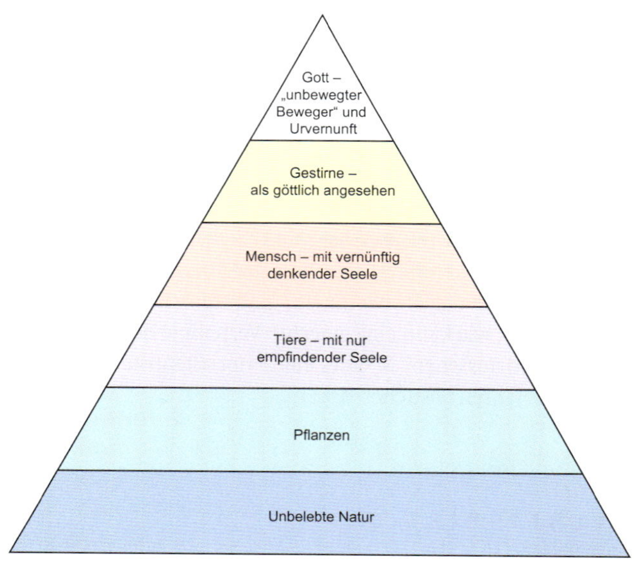

Abb. 5.4 Die kosmische Ordnung nach Aristoteles. [A400]

begrifflichen Denken – Bedingung für unser abstraktes Denken. Deshalb heißt es im Alten Testament der Bibel: Du sollst dir kein Bildnis machen von Gott.

Mose (um 1200 v. Chr.) wollte durch die **Zehn Gebote** (2. Buch Mose, Kap. 20) *ethische Grundwerte* neu beleben, die in Jahrhunderten gewachsen waren, aber in der Gefangenschaft seines Volkes in Ägypten ihre Kraft verloren hatten. Dabei geht es nicht um Kontrolle oder Unterdrückung wie in der Gefangenschaft, sondern darum, die Gebote *freiwillig* zu befolgen, eben *weil* man die **Freiheit** hat, es nicht zu tun. Freiheit ist gleichzeitig Zumutung und Zutrauen, Recht und Verpflichtung (➤ 5.1.3).

Das 4. Gebot „Du sollst Vater und Mutter ehren" zeigt, dass die **Humanität** einer Gesellschaft auch davon bestimmt wird, wie sie mit alten und hilfebedürftigen Menschen umgeht (Generationenvertrag, ➤ 5.1.4). Für Mose gehören zur moralischen Grundhaltung Achtung und Respekt. Die Achtung vor der Würde der Eltern (im Islam ganz ähnlich) sollte die Menschen lehren, alles Leben zu achten, auch die Natur. Um **Verantwortung** (➤ 5.1.3) ging es schon damals: „Gott setzte den Menschen in den Garten Eden, dass er ihn bebaue und *bewahre*" (1. Buch Mose, 2,15). Verantwortung sollte die Produktivität begrenzen – und heute? Ist Pflege immer verantwortungsvoll?

Das **Christentum** wurde von *Jesus von Nazareth* (etwa 0–30) begründet. Seine Lehre basiert auf der jüdischen Religion, es gibt jedoch auch starke griechische Einflüsse. Der Gedanke der Gott-Ebenbildlichkeit bezeugt für Juden und Christen die Würde des Menschen.

Die **Nächstenliebe** (➤ 5.1.4) ist der bekannteste Grundsatz: „Du sollst Gott lieben … und deinen Nächsten wie dich selbst." Nächster ist der, der mich braucht (Barmherziger Samariter, Lk 10, 29–37). Auch Gottes Verhältnis zu den Menschen ist von Liebe geprägt, wie das Gleichnis vom „verlorenen Sohn" zeigt (Beispiel 10 ➤ 5.3.3): Gottes Gnade, die man sich nach *Martin Luther* (1483–1546) nicht „verdienen" kann, ist eine höhere Gerechtigkeit als die der Menschen.

PhilosophInnen verstehen **Gott** als Begriff für den letzten **Sinn,** der Glaubende trägt – in allen Religionen. Es geht hier nicht darum, ob man glaubt, dass Gott Macht über Menschen hat, sondern darum, dass der Mensch ohne einen solchen Orientierungspunkt nicht gemeinschaftlich leben kann. Die Orientierung auf Gott, auf **gemeinsame höchste Werte,** gilt auch für den Nächsten (➤ Abb. 5.5). Die beiden müssen sich nicht über ein Wertesystem verständigen, sie bilden eine *Wertegemeinschaft.* Das Vertrauen in gemeinsame Werte ist Voraussetzung für unser Zusammenleben (➤ 5.1).

Die Waagerechte in ➤ Abb. 5.5 verdeutlicht das Gebot, den Nächsten zu achten und zu lieben wie sich selbst: nicht weniger, aber auch nicht mehr. Wichtig für Pflegefachpersonen: Man ist nur mit sich im Reinen, wenn die **Balance von Geben und Nehmen** gelingt. Gefährlich ist es, wenn sie sich auf eine Spitze des Dreiecks beschränkt. Besser als zu hohe Ansprüche (➤ 5.2.2): ethischer Anspruch gepaart mit Realismus und Abgrenzung (➤ 5.4.6).

Aufklärung und Französische Revolution

Die **Aufklärung** – die *geistige* Revolution im 18. Jahrhundert – wollte die Menschen aus der entmündigenden Abhängigkeit von

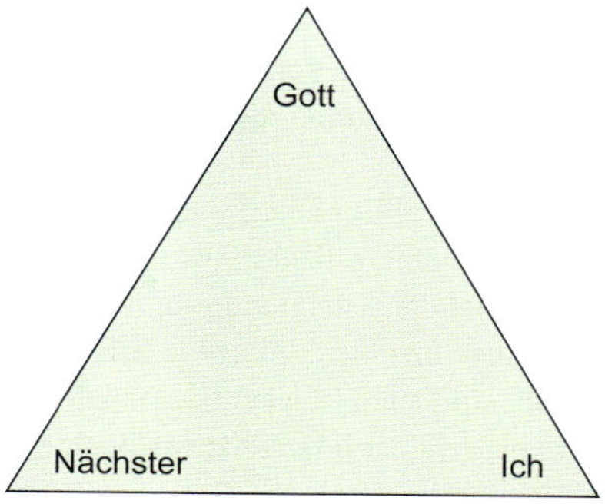

Abb. 5.5 Das Gebot der Nächstenliebe steht in der Bibel: Lk 10, 27 [A400]

den für göttlich gehaltenen Institutionen Kirche und Staat („von Gottes Gnaden") befreien und ihnen so zu ihrer Würde verhelfen. Sie formulierte erstmals Werte ohne religiöse Begründung (Säkularisierung).

> „Aufklärung ist der Ausgang des Menschen aus seiner selbstverschuldeten Unmündigkeit. Unmündigkeit ist das Unvermögen, sich seines Verstandes ohne Leitung eines anderen zu bedienen." *Immanuel Kant* (1724–1804)

Die „Obrigkeit" redete den Menschen ein, Werte seien gottgegeben und daher unveränderbar. Die Aufklärer entgegneten, jeder Mensch sei mit **Vernunft** und „gesundem Menschenverstand" ausgestattet. Vernunft solle das Handeln des Einzelnen und der Gesellschaft bestimmen – das Ideal (➤ 5.1.4) des mündigen Menschen, darin liegt seine Würde. Sind wir so mündig wie damals erhofft, so von Vernunft geleitet (Ambivalenz)?

Kant mahnt in seinem **„Kategorischen Imperativ"**, der Mensch müsse immer so handeln, dass sich daraus Gesetze ableiten lassen. *Und* er fordert „Moralität gegen bloße Legalität": Unser Handeln solle nicht nur mit den Gesetzen übereinstimmen, sondern *zusätzlich* moralisch verantwortbar sein – ein weiteres Ideal.

Gerade diese Forderung muss aber in der Pflege eine Rolle spielen bei der Frage, welche Art und Qualität der Pflege und welche persönliche Haltung der Pflegefachpersonen (➤ 5.2, ➤ 5.3, ➤ 5.4) diesem Gedanken gerecht werden. „Dienst nach Vorschrift" und Nachlässigkeiten sind im Umgang mit Menschen nicht zu rechtfertigen. Die Würde des Menschen, sagt *Kant,* ist immer mit der Aufforderung verbunden, sie zu achten.

Die Ideen der Aufklärung verbreiteten sich in Europa: Die **Französische Revolution** erhob 1789 die Forderung nach **Freiheit, Gleichheit, Brüderlichkeit** – Ideale, die immer da hell leuchten, wo die Menschen wenig davon haben. Damit sie sich in der Gesellschaft durchsetzen, wurden die „Stände" (Adel, Geistlichkeit, Bürgertum) aufgehoben. Gleichheit (➤ 5.1.3), auch die vor dem Gesetz, versprach das Ende der Ungerechtigkeit. Gleichheit ist Voraussetzung für Freiheit (➤ 5.1.3) und beide lassen sich nur durch Brüderlichkeit (➤ 5.1.4) verwirklichen.

Der Gleichheits- und Freiheitsgedanke begründet die **Würde** jedes Menschen. Sie ist Grundlage des Menschenbildes in Demokratien. Das Grundgesetz (Art. 1) und andere Verfassungen erheben sie zum *unantastbaren Prinzip* (➢ 5.1.1). Aus der Menschenwürde werden Werte und Rechte abgeleitet, z. B. Gerechtigkeit – ohne Freiheit keine Gerechtigkeit und ohne das *Bemühen* um Gerechtigkeit letztlich keine Freiheit.

- Würde ist **unverlierbar.** Ein Mensch behält seine Würde auch, wenn er würdelos handelt, z. B. ein Mörder, der die Würde seines Opfers zerstört. Man neigt emotional dazu, sie ihm abzusprechen – Auge um Auge. Aber die Erfahrung weiß: Wenn diese Grenze fällt, sind auch (wieder) demenziell Erkrankte und Menschen mit körperlicher oder geistiger Beeinträchtigung (➢ 5.1.4, ➢ 5.3.3) betroffen.
- Würde ist **voraussetzungslos,** daher wird sie nicht nur Gesunden und Erfolgreichen zugestanden, sondern genauso Aussteigern, eingeschränkten (➢ 5.3.3) und sterbenden (➢ 5.4) Menschen. Sie ist die ethische Grundlage guter Pflege (➢ 5.2).

Autonomie (*Selbstbestimmung, Eigengesetzlichkeit*) ist heute für viele Menschen wichtiger als andere Werte. Wenn sie aber Würde und Freiheit als höchste Werte ablöst, werden Kinder, beeinträchtigte und kranke Menschen in Wert und Würde herabgesetzt, weil Autonomie an Voraussetzungen gebunden ist, die sie nicht erfüllen.

5

Werte heute

„Alle Menschen sind frei und gleich an Würde und Rechten geboren. Sie sind mit Vernunft und Gewissen begabt und sollen sich im Geiste der Brüderlichkeit begegnen." (Artikel 1, UN-Menschenrechtserklärung 1948)

Die **Würde** des Menschen gründet in der Anerkennung seiner **Einzigartigkeit** und seines Rechts auf **Selbstbestimung** – und ohne Freiheit (➢ 5.1.3) ist sie nicht denkbar.

Die heutige Werteentwicklung ist eng mit der **Säkularisierung** (*Verweltlichung)* verknüpft: Die Menschen suchen Werte weniger in Religionen, sondern setzen ihren Sinnbaukasten („Patchwork-Spiritualität") mit unterschiedlichen Werte-Bausteinen zusammen und wechseln sie im Lauf ihres Lebens. Das führt zu einer starken **Individualisierung** (Überordnung des Einzelnen über das Allgemeine, ➢ 4.2.9) und **Anonymisierung** (*Vereinzelung, Namenlosigkeit*). Das Zusammenleben wird dadurch komplizierter und bürokratischer, weil man sich ständig neu auf gemeinsame Werte verständigen und festlegen muss. Viele Unternehmen haben deshalb ein verbindliches ethisches Regelwerk: **Compliance** (Übereinstimmung) ist Teil des Arbeitsvertrages.

- Jüngere verstehen Institutionen (Schulen, Kirchen, Parteien, Vereine) kaum noch als Wertevermittler und Sinnstifter. Lebensorientierung bieten in einer **Multioptionsgesellschaft** z. B. social media und Trends. Ältere beklagen einen **Werteverfall.** Ordnung, Pflichterfüllung, Treue, die in Familie und Arbeitswelt 1967 von 70 % bejaht wurden, gelten inzwischen nur noch bei 40 % als bedeutsam.
- Andere sehen Individualisierung nicht negativ, sondern eine **Verschiebung** von *Gemeinschaftswerten* (Ordnung, Rücksicht) hin zu *Selbstentfaltungswerten* (Genuss, Selbstverwirklichung). Also eine stärkere Ausrichtung auf „mein Wohl" (➢ 5.1.1): Entweder durch Konsum und Rückzug ins Private (Egotrip, Cocooning) oder durch Selbstoptimierung (survival of the fittest, Ellbogengesellschaft). Die Gemeinschaft spielt bei beiden eine geringe Rolle, was Entsolidarisierung und soziale Kälte verstärkt.

Trotz Individualisierung funktioniert die Gemeinschaft: Etwa ein Drittel der Menschen (auch der jungen) ist **ehrenamtlich engagiert:** im Sport, Naturschutz, Wohlfahrtsverbänden, Kirchen, Feuerwehren, Tafeln usw. (➢ 4.4.4). Ein Drittel ist punktuell bereit, sich ehrenamtlich in Notfällen oder Bürgerinitiativen zu engagieren. Ein Drittel steht abseits. Anderen zu helfen ist laut Glücksforschung auch ein Beitrag zum eigenen Glück. Manche warnen dennoch vor einem Nachlassen des Zusammenhalts: Wenn der Einzelne sich und seine Ansprüche als Nabel der Welt sieht („unterm Strich zähl ich"), lösen sich **Gemeinschaftswerte** auf.

Vieles, sagen Kritiker, laufe nicht gut: Der Mensch werde für Arbeit und Konsum „passend gemacht", nicht umgekehrt. Und in Schule und Beruf mehr über Fehler und **Defizite** definiert als über eine **Anerkennungskultur.** Die Folge: Immer mehr sind dem **Leistungsdruck** durch **Arbeitsverdichtung** und Flexibilisierung (besonders in der Pflege) nicht gewachsen. Wer alles der Wirtschaftlichkeit unterordne, verletze die Menschenwürde.

Soziologen sehen eine Zunahme des **Bewahrenden** als Sehnsucht nach Sicherheit und Kontrolle – und *gleichzeitig* mehr **Toleranz** für das Anderssein (Multikulti, Inklusion, Homosexualität). Wir „vergöttern" Stars, lassen uns Werte aber nicht so diktieren wie in der Zeit des Nationalsozialismus (1933–1945) oder in der DDR – die Hypes im Netz sind schnelllebig. Die Zukunft ist digital – wie ändern sich dadurch Pflege, Arbeiten, Zusammenleben?

Ambivalenz

Der Mensch kann Entscheidungen und Handlungen im Licht seiner Werte überdenken (Gewissen). Doch die Freiheit, eine Wahl zu haben, bedeutet nicht, immer gut und vernünftig zu handeln, wie jeder von sich selbst weiß (Persönlichkeit, ➢ 2.2). Menschen sind **ambivalent** (*widersprüchlich*): „Zwei Seelen wohnen, ach! in meiner Brust", klagt *Goethes* „Faust". Daraus entstehen unsere inneren Konflikte (z. B. Hassliebe) und die mit unserem Umfeld (*Aristoteles*). **Ambiguität** (*Doppeldeutigkeit*) erklärt, warum wir z. B. das Gute wollen, aber trotz Einsicht und Erfahrung nicht vernünftig und konsequent handeln:

- Wir wünschen uns Anerkennung, sehen aber bei anderen nur die Defizite.
- Wir sind gegen Massentierhaltung, kaufen aber Billigfleisch.
- Wir sind für gute Pflege, weisen aber nicht nachhaltig auf Missstände hin.

Das heißt z. B. für Pflegefachpersonen, Widersprüche auszuhalten (*Ambiguitätstoleranz*) und trotzdem im Pflegealltag verantwortlich zu handeln (*Furnham,* 1995). „Innere Kündigung" ist keine Lösung. [1] [2] [3] [4]

5.1.3 Freiheit und Verantwortung

„Über den Wolken muss die Freiheit wohl grenzenlos sein …"
Reinhard Mey (*1942)

Als **Ideal** muss es so sein (➤ 5.1.4). In der **Realität** aber kann Freiheit (GG Art. 2) **nicht grenzenlos** sein, nicht über den Wolken, nicht auf der Erde. Wenn sie grenzenlos wäre, also ganz ohne Beschränkung, würde das Chaos ausbrechen – siehe Straßenverkehr. Das klingt paradox: Erst nach **Begrenzung** der Freiheit, z. B. durch Verkehrsregeln, kann sich der Einzelne *innerhalb* der Grenzen frei bewegen.

Freiheit in Gefahr?

Es gibt jedoch zwei fundamental unterschiedliche *Arten der Begrenzung:*

- Wenn Werte *zentral* diktiert werden, geht zuerst die Freiheit verloren. Das haben in Deutschland die politischen Verhältnisse im „Dritten Reich" (1933–45) und in der DDR (1949–90) gezeigt. Für viele war die DDR ein Gefängnis: „Unsere Zellen sind größer oder kleiner. Unsere Freiheit besteht darin, nicht mit den Wänden in Berührung zu kommen." Das gilt für jede Diktatur. Die Wand, gegen die man hilflos anrennt, ist die Willkür einer starren Ideologie. Totale Herrschaft fordert totale Anpassung und überwacht sie durch Spitzel. Für den, der nicht frei ist, ist alles **Zwang.** Der Staat reißt alles an sich durch Beseitigung von Gewaltenteilung und Pressefreiheit: „Die Partei, die Partei, die hat immer recht" mussten DDR-Kinder singen. Viele konnten sich dennoch, *trotz* äußerer Unfreiheit, ihre innere Freiheit bewahren und veränderten 1989 die DDR.
  Auch wer freiwillig seine Verantwortung abgibt, verliert seine Freiheit. Das kann in einer Paarbeziehung geschehen, in einer Sekte oder in der Politik.
- **Freiheit** und andere Grundwerte gibt es nur da, wo es demokratische Mitwirkung gibt, wo mündige Bürger sich in freier Entscheidung Regeln und Gesetze geben, die auf Vernunft, Verantwortung und Einsicht in die Notwendigkeit beruhen. Das klappt nicht immer gut, wie die vielen Polit-Skandale und die Gier mancher Eliten zeigen, dennoch gibt es „kein besseres System" (*Winston Churchill,* 1874–1965, engl. Politiker).
  Freiheit ist immer Freiheit für alle, sie ist daher angewiesen auf einen Werte- und Meinungspluralismus (➤ 5.1.1). So wichtig Pluralismus ist, so sehr braucht *Demokratie* eine *gemeinsame Wertebasis,* die möglichst viele verbindet. Sonst werden die Fliehkräfte zu stark.

Brecht fürchtete mit Blick auf die Nazis, „der Schoß ist fruchtbar noch, aus dem das kroch". Auch Politikverdrossenheit, Wahlenthaltung und Werteverfall bedrohen Werte und Demokratie von innen. Bei der Überwachung durch Geheimdienste, im Internet usw. stellt sich die Frage:

- Geht Sicherheit wirklich immer *vor* Freiheit?
- Zu viel **Freiheit** wird ggf. ausgenutzt von Kriminellen und Links- und Rechtsextremen?
- Erstickt zu viel **Kontrolle,** Überwachung und Sicherheit die Freiheit?

Wie die Freiheit schützen, wenn Terror von **außen** und Gefahren von **innen** Angst verbreiten? **Angst** ist kein guter Ratgeber, weil sie zur **Überreaktion** verleitet. Das nützt nur den Populisten, die auf Abschottung und Emotionen („Deutschland den Deutschen") setzen. Doch die einfachen Antworten, die sich viele wünschen, lösen kein Problem. Denn Politik und Wirtschaft (europäisch, global, digital) sind heute so fern und komplex, dass viele sie nicht verstehen, als ungerecht und sich selbst als Verlierer erleben.

Freiheit und Demokratie sind also keine Selbstläufer. Jeder von uns muss sich *engagieren,* sonst gehen sie (wieder) verloren (Werte heute, ➤ 5.1.2).

Frei wozu?

„Der Mensch ist frei, und würd' er in Ketten geboren."
Friedrich Schiller (1759–1805)

Die Existenzphilosophen (z. B. *Jean Paul Sartre,* 1905–1980) fanden, **Freiheit** sei kein utopischer Wunschtraum des Menschen, sondern seine Substanz, d. h., ohne Freiheit fehlt dem Menschen das Wesentliche seiner Existenz, der Sinn.

Mit dem menschlichen **Willen** wird das durch keine Diktatur ausrottbare Streben nach Freiheit erklärt. Das meinte der amerik. Sänger *Harry Belafonte* nach der Ermordung des schwarzen Bürgerrechtlers *Martin Luther King* (1929–1968): „You can't kill the dream by killing the dreamer". Für uns wurde ein Traum wahr: 1989 fiel in Berlin die Mauer.

Manche SozialwissenschaftlerInnen bezweifeln, dass unser Wille wirklich frei ist: Wir seien stärker durch Sozialisation und das Unbewusste gesteuert (➤ 5.1.2, ➤ 2.2.2). Und wie wird der **freie Wille** religionsgeschichtlich und philosophisch erklärt?

- Adam und Eva aßen verbotene Früchte im Garten Eden. Sie waren frei, nein zu sagen zu Gottes Geboten (1. Mose, 3), also frei von Anfang an. Sie mussten aber auch die Konsequenz tragen: raus aus dem Paradies. Die jüdische und christliche Religion betonen damit den Zusammenhang von Freiheit und Verantwortung von Beginn an. Und sie schämten sich – Gewissen und Werte gehören zur Freiheit dazu (Verantwortungsethik).
- In der Aufklärung löst sich der franz. Philosoph *René Descartes* (1596–1650) von Gott als Mittelpunkt der Welt und schaut auf den Menschen: „Ich denke, also bin ich". Er sieht Freiheit darin, sich als ein „Selbst" zu erkennen und sich auf Basis der Vernunft für das Richtige zu entscheiden.

Bei dem Begriff „Freiheit" überlegt man zuerst, welche Beschränkungen wegfallen. Das zeigt die Aufklärung (➤ 5.1.2): Die Menschen sollten frei sein von der Bevormundung durch Staat und Kirche. Die Frage heißt dann: „Frei wovon?" Der Wille ist aber immer auf Ziele gerichtet, dann heißt die Frage nach *Kant:* „Frei wozu?".

Gleichheit

Woher kommt der Gedanke der **Gleichheit** (GG Art. 3)? Der älteste Beleg findet sich vor 2500 Jahren im Alten Testament (1. Mose 1, 27): „Gott schuf sie als Mann und Weib", also gleichzeitig, und spricht beide gemeinsam an, also gleichberechtigt. Die amerikanische Unabhängigkeitserklärung bekräftigte 1776, „that all men (= Menschen) are created equal". Gleichheit vor dem Gesetz und Chancengleichheit sind klare **Verfassungsziele** (➢ 5.1.1).

Doch mit der **Umsetzung** hat es bisher nicht geklappt (➢ 5.1.1, ➢ 5.1.4), weil Gleichheit eine Frage der Interpretation und eine **Machtfrage** ist.

Der Koran fordert kein Kopftuch, die Ungleichheit von Mann und Frau im Islam ist kulturell geprägt (*Atatürk*). Bei uns ist **Gleichheit** Recht und Pflicht. Allerdings gibt es sie noch nicht lange (Wahlrecht für Frauen 1919, volle Geschäftsfähigkeit für Frauen 1969, freie Berufsausübung von Ehefrauen 1977) und es fehlt noch viel (z. B. gleiche Bezahlung, Strafbarkeit sexueller Belästigung).

- Gleichheit verpflichtet – deshalb ergeben sich aus den Freiheitsrechten automatisch Schutzrechte für die Schwächeren (Inklusion, ➢ 5.2.1), gleichgültig, warum sie schwach sind. Ohne diesen Schutz wären sie nicht gleich und damit nicht frei.
- Gleichheit ist Gleichstellung, nicht Gleichmacherei. Sie schließt Wettbewerb nicht aus, sonst würde beim 100-m-Lauf ja immer der Langsamste das Tempo bestimmen.

5

Freiheit ist Verantwortung

„Verantwortung ist der Name der Freiheit, wenn sie erwachsen geworden ist."
Joachim Gauck (*1940, Bundespräsident 2012–2017)

Die **Gleichheit** aller hat Folgen für die **Freiheit des Einzelnen:** Das eigene Recht auf Freiheit kann nur beanspruchen, wer auch den Mitmenschen dieses Recht zugesteht (➢ Abb. 5.6). „Freiheit ist immer die Freiheit des Andersdenkenden", fand die deutsche Politikerin *Rosa Luxemburg* (1871–1919). Dieser Gedanke schließt **Respekt** vor anderen und den **Verzicht** auf eigene Rechte ein. Der Einzelne darf sein Recht nicht rücksichtslos, sondern nur *in Verantwortung* anderen gegenüber wahrnehmen. So entstehen **Solidargemeinschaften** – Freiheit gibt es nicht ohne Verantwortung und Gewissen aller.

Ethik wird als Lehre vom *angemessenen Gebrauch* der Freiheit bezeichnet: Auch wenn man 180 km/h fahren kann, man *muss* es nicht. Verantwortung ist das rechte Maß und die freiwillige Mäßigung. Wer sich „frei-willig" aus Vernunft und Einsicht beschränkt, wird das nicht als Unfreiheit erleben wie in Diktaturen (Ethos, ➢ 5.1.4).

Wer Freiheit will, muss Verantwortung übernehmen, beide gehören **untrennbar** zusammen. Der franz. Staatsmann *Alexis de Tocqueville* (1805–1859) verstand Freiheit als „Verantwortungssinn und Verantwortungspraxis für das Ganze". Und *John F. Kennedy* (1917–1963, amerik. Präsident) forderte: „Frag nicht zuerst, was dein Land für dich tun kann. Frag, was du für dein Land tun kannst."

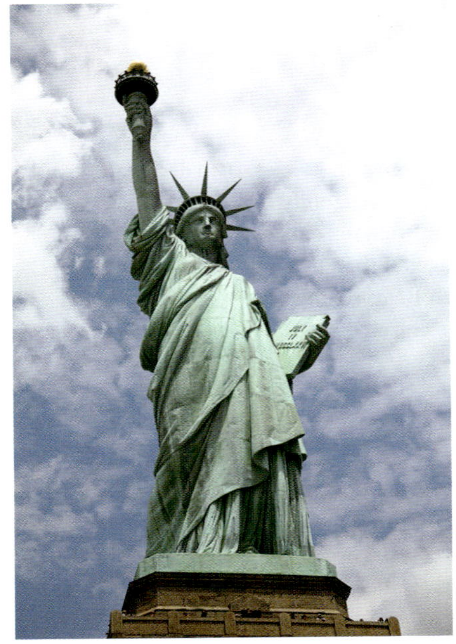

Abb. 5.6 Die Freiheitsstatue steht seit 1886 im Hafen von New York. [J787]

Die Folgen bedenken

Der eine fragt: Was kommt danach?
Der andre fragt nur: Ist es recht?
Und also unterscheidet sich
Der Freie von dem Knecht.
Theodor Storm (1817–1888)

Storm zeigt diesen wichtigen Aspekt: Nur der ist wirklich frei, der das Ganze, das „Danach", die **Folgen** seines Handelns bedenkt und schon in sein Handeln einbezieht (➢ 5.3.2). Wirkliche Verantwortung schielt nicht auf Wahltermine, Gewinnmaximierung, Minutenschinden in der Pflege, sondern auf **Nachhaltigkeit,** d. h. auf Verantwortung für die **Zukunft.** Ebenso wie der Einzelne im Kleinen, steht auch die Gesellschaft als Ganze ständig vor **ethischen Herausforderungen.** Deren Folgen für die Zukunft sind schwer einzuschätzen:

- Früher war es die Kontroverse um den § 218 StGB (Wann beginnt das Leben? – Mein Bauch gehört mir) und ob der Mensch das Recht hat, Organe zu transplantieren.
- Heute ist es die Diskussion um „Sterbehilfe" (➢ 5.2.4) und pränatale Diagnostik, die kann evtl. Erbkrankheiten verhindern, ist aber auch eine Entscheidung zwischen „wertem und unwertem" Leben.
- Morgen kann Stammzellforschung durch therapeutisches Klonen vielleicht kranke Organe ersetzen, ermöglicht aber auch das reproduktive Klonen. Jede Technologie kann auch in schlechter Absicht benutzt werden.

Fortschrittsglaube gegen **Fortschrittsangst:** Beide dürfen nicht blind sein. Es geht um „einerseits – andererseits" (➢ 5.3.2). Die Antworten werden je nach Interesse und ethischem Standpunkt unterschiedlich sein. „Wer nicht wagt, der nicht gewinnt" – ohne Risiko gibt es keinen Fortschritt. *Darauf* aber kann der Mensch von seiner Natur her nicht verzichten, weil die Frage „Freiheit wozu?" ihn antreibt. Die Risikoabwägung ist eine ethische Aufgabe, weil es um Verantwortung für die Zukunft geht (Ethische Fallbesprechung, ➢ 5.3.3).

Verantwortungsethik

Freiheit wird durch Verantwortung begrenzt. Der deutsche Philosoph *Hans Jonas* (1903–1993) betrachtete Ethik deshalb als „**Prinzip Verantwortung**". Dazu gehöre *Verzicht:* Der Mensch dürfe nicht alles tun, was er technisch kann (auch in der Medizin). Das Lebensrecht kommender Generationen und ein moralischer Anspruch der Natur gegenüber dem Menschen seien als Staatsziel ins Grundgesetz und in die Charta (Grundsatzerklärung) der UN aufzunehmen.

Verantwortungsbereitschaft ist Teil der *Sozialkompetenz* der Pflegefachpersonen (➢ 3.1.3). Die **Verantwortungsethik** geht auf *Max Weber* (1864–1920) zurück, der zwei alte griechische Ansätze miteinander verbunden hat:

- Die **Gesinnungsethik** (*Deontologie*) bewertet die Gesinnung, aus der eine Handlung geschieht, ohne groß auf die Folgen zu achten. Bei einem Unfall z. B. einen Verletzten aus dem Auto zu ziehen ohne jede Erfahrung in Erster Hilfe, gilt als gut, weil das Motiv gut ist, auch wenn der Verletzte stirbt.
- Genau entgegengesetzt die **Erfolgsethik** (*Teleologie*): Sie achtet auf den Erfolg einer Handlung, unabhängig davon, ob Handlung und Motive gut waren. Der ital. Philosoph *Niccolò Machiavelli* (1469–1527): „Der Zweck heiligt die Mittel". Dann wäre z. B. vertretbar, einen Bewohner durch die Drohung, ihn bei Mitbewohnerinnen lächerlich zu machen, zum regelmäßigen Wäschewechsel zu bewegen. Seine Würde zählt nicht.

Weber fasst beide Denkansätze zusammen und hebt die jeweiligen Nachteile auf. Er betrachtet *Motive, Handlung* und *Folgen:* Der Mensch muss in jeder Situation verschiedene Möglichkeiten und die daraus wahrscheinlich resultierenden Folgen abwägen (➢ 5.3.2). So kann er die *Entscheidung* treffen, die am nächsten an seine Werte und die der Betroffenen heranreicht. Erst durch **Verantwortungsbereitschaft** wird der Mensch seiner Würde und der Würde der anderen gerecht. Und er muss für die Folgen einstehen (➢ 5.2, ➢ 5.3):

- Vor sich selbst (Werte, Ethos, Gewissen, ➢ 5.1.4),
- Vor den Betroffenen (soziale Verantwortung, Respekt),
- Vor der Gemeinschaft (Recht, Justiz). [1] [2] [3]

5.1.4 Empathie und Mitgefühl

In der Natur geht es ums Überleben: fressen oder gefressen werden. Es zeichnet den Menschen aus, dass er, zumindest in der Theorie, nicht auf dieser Stufe stehengeblieben ist. Er hat seinen Instinkten im Lauf der Kulturentwicklung Werte entgegengestellt, die – wie die Verkehrsregeln – immer gelten, auch wenn sie nicht immer eingehalten werden.

Ohne **Gemeinschaft** ist der Einzelne verloren, nur sie sichert das Überleben (➢ 5.1.2, ➢ 3.1.3). Gemeinschaft ist aber keine „Kuh", die jeder nur melken kann, sie braucht auch „Futter". *Prosoziales Verhalten* ist Investition in Gemeinschaft und Solidarität mit Eigennutz: Wie ich dir, so du hoffentlich mir (lat. do ut des). Renten- und Krankenversicherung sind solche Generationenverträge – die Sorge für die Alten ist zeitversetzte Selbstvorsorge der Jungen.

Bevor Pflege teilweise *gemeinschaftlich* organisiert wurde, war allein die Familie moralisch in der Pflicht. Deshalb forderte das 4. Gebot (➢ 5.1.2) vor 3000 Jahren: „Du sollst Vater und Mutter ehren." Und mit Blick auf die, die helfen: „Dass es dir wohlergehe und du lange lebest auf Erden", wie *Martin Luther* übersetzt. Damit ist nicht gemeint: Tu es, damit es dir wohlergeht, sondern: Tu es und es wird dir auch wohlergehen. Der griech. Philosoph Platon (427–347 v. Chr.) fand: „Indem wir das Wohl anderer erstreben, fördern wir zugleich das eigene" (Werte heute, ➢ 5.1.2), heute bezeichnet man das als win-win-Situation.

Es geht um das Motiv: Im ersten Fall („dir") ist es **Egoismus** (*Selbstsucht*), im zweiten Fall („dir auch") ist es **Altruismus** (*Selbstlosigkeit*). Wichtig ist die Balance:

- Reiner Egoismus macht Menschen unfähig, in Gemeinschaft zu leben und endet in krankmachender Vereinsamung (➢ 5.1.2).
- Reiner Altruismus mündet in Selbstausbeutung. Wer ausgebrannt ist, hat vorher für etwas „gebrannt" und die Kontrolle verloren (Helfer-Syndrom, ➢ 2.9.6, ➢ 5.2.2; Burnout-Syndrom, ➢ 2.9.5). Burnout klingt besonders für Männer nach extremer Leistung und wird eher akzeptiert als eine Depression, die nach Schwäche klingt.

Ideale sind Wegweiser

FALLBEISPIEL

Mia Meyn antwortet auf die Frage, warum sie Pflegefachperson werden will: „Ich find's toll, wenn die Generationen *füreinander* da sind, respekt- und verständnisvoll *miteinander* umgehen und sich helfen. Ich will nicht nur *reden*, ich will echt was *tun*. Dafür muss ich viel *wissen* und immer was Neues *dazulernen*."

Mia Meyn hat das „Helfer-Gen", ihr Altruismus ist Ausdruck ihrer Ideale. Pflege ist nicht für jede/n das richtige: Wer TechnikerIn wird, hat andere Werte und ein anderes *Berufsethos*. Im Unterschied zur Moral, die allgemein sagt, was sein soll (➢ 5.1), beschreibt das Ethos individuell unseren „inneren Kompass". Der ist letztlich handlungsleitender als Wissen (*Exypéry*, ➢ 5.2.3). Das Gewissen bewertet Wollen und Tun und verbindet so Ethos mit Verantwortung.

Brecht fand zwar: „Erst kommt das Fressen," (➢ 5.1.1). Wer will bestreiten, dass Geld, Konsum, alles **Materielle** eine übermächtige Rolle im Leben spielt. Aber nicht die einzige: „dann kommt die Moral", also das **Ideelle.** Der Mensch lebt auch für seine Ideale, denn nur sie ermöglichen die Gemeinschaften (Familie, Freunde, Sozialstaat), auf die jeder angewiesen ist (➢ 5.1.1).

- *Ohne Moral* regieren negative Kräfte: Aggressivität, Egoismus, falsches Nützlichkeitsdenken. Da wird der Mensch zum „Menschenmaterial" und „Kostenfaktor". Die Römer nannten das „homo homini lupus", der Mensch sei für andere wie ein Wolf. Dafür finden sich Beispiele in unserer Gesellschaft.
- *Ideale* machen das Leben sinnvoller, aber nicht einfacher. Die Erfahrung zeigt, dass die Realität dem Ideal immer unerreichbar

5

hinterherrennt. Klingt merkwürdig, es muss aber so sein: Denn würde das Ideal jemals erreicht werden, würde es seine Eigenschaft als *Ideal* verlieren – als absolut perfektes Vorbild. Leuchttürme (➤ Abb. 5.7) und Ideale sind Wegweiser für den richtigen Kurs. Sie sind nach *Kant* „Inbegriff der Sehnsucht nach Vollkommenheit" und damit Orientierung für die Gemeinschaft und unser individuelles Handeln. Denn ohne sich *selbst* immer wieder dafür einzusetzen, kann man Werte nicht mit Leben füllen. Alle *Werte sind Ideale,* sie lassen sich aus Prinzip nie ganz verwirklichen, doch sie fordern uns zum *Handeln* auf.

„Dass Ideale in der wirklichen Welt sich nicht gänzlich darstellen lassen, wissen wir; wir behaupten nur, dass nach ihnen die Wirklichkeit beurteilt und von denen, die dazu Kraft in sich fühlen, modifiziert werden müsse."
Johann G. Fichte (1762–1814, Philosoph)

Mitgefühl als Haltung in Medizin und Pflege

„Wissen ohne Zuwendung ist kalt, Zuwendung ohne Wissen bleibt unter unseren Möglichkeiten."
Eckart von Hirschhausen, (*1967, Arzt und Comedian)

Wer eine humane Gesellschaft will, muss als *Politik* und *Träger* eine *personzentrierte Pflege* ermöglichen und sie als Pflegefachperson leisten. Empathie und Mitgefühl gehören zu der *professionellen Haltung,* die gute Pflege ermöglicht.

Empathie (*intuitive emotionale Zuwendung*) ermöglicht durch das im Hypothalamus gebildete Hormon *Oxytocin* enge soziale Bindungen und Vertrauen. Das klassische Bild der Sorge füreinander ist die Mutter-Kind-Beziehung. Heute weiß man, dass eine frühkindliche sichere Bindung an eine Bezugsperson in den ersten Lebensjahren unsere Fähigkeit zur Empathie (➤ 5.1.1) ausbildet. Sie ist die Voraussetzung für Mitgefühl.

Mitgefühl (➤ 5.4.6) verbindet laut Bindungsforschung Herz und Verstand und will *reflektiert handeln.* Es ist nicht Mitleid, sondern die Motivation, sich *emotional und kognitiv* (verstandesmäßig) in andere hineinzuversetzen (Beziehungs-Aspekt, ➤ 2.6.2; Sozialkompetenz, ➤ 3.1.3) und auch beeinträchtigtes Leben wertzuschätzen. Wer seine PatientInnen verstehen will, muss ihre Gefühle an den *Berührungspunkten zur Pflege* kennen und verstehen (➤ 5.3, ➤ 5.4, ➤ 5.5). Mitgefühl kann sich dann in Ängste und Bedürfnisse einfühlen, die *hinter* dem vordergründigen Verhalten aufscheinen.

Man muss Empathie und Mitgefühl auch „rüberbringen", d. h., gut *kommunizieren.* Placebo-Effekte und kindlicher Glaube („Mama pustet Aua weg") zeigen, dass Menschen vertrauen wollen und dass *Vertrauen* heilen kann. Vertrauen ist (für Kranke oftmals *mehr* als Kompetenz) das A und O in Medizin und Pflege – nicht gratis, das müssen Pflegefachpersonen sich täglich neu „*erarbeiten*" (Ich-Botschaften, Aktives Zuhören, das helfende Gespräch, ➤ 2.6), *fertig* ist man damit nie (➤ 5.3.1). Wer mitfühlt, ist nicht „übergriffig", sondern zeigt *Respekt* und achtet Grenzen, auch wenn Pflege körperliche und psychische *Intimitätsgrenzen* überschreiten muss.

Mitgefühl beinhaltet mehr innere Distanz als Empathie und Nächstenliebe (➤ 5.1.2) und ist weniger anfällig für Burnout (➤ 2.9.5) und Helfer-Syndrom (➤ 2.9.6). *Distanz* ist Selbstschutz und stärkt die Resilienz (➤ 5.2.2, ➤ 5.4.6), jedoch ist *Nähe* nötig, um der PatientIn gerecht zu werden. Immer einen Weg *zwischen* Nähe und Distanz zu finden, ist nicht leicht, denn „eigene Wege sind schwer zu beschreiben, sie entstehen ja erst beim Gehn" (*Heinz Rudolf Kunze,* *1956, Musiker und Texter).

„Nobody's perfect": Personalmangel und Alltagsstress beeinträchtigen schon mal Motivation und Verhalten, aber nicht die *Haltung:* das Richtige wollen, verantwortlich handeln. [1] [2] [3]

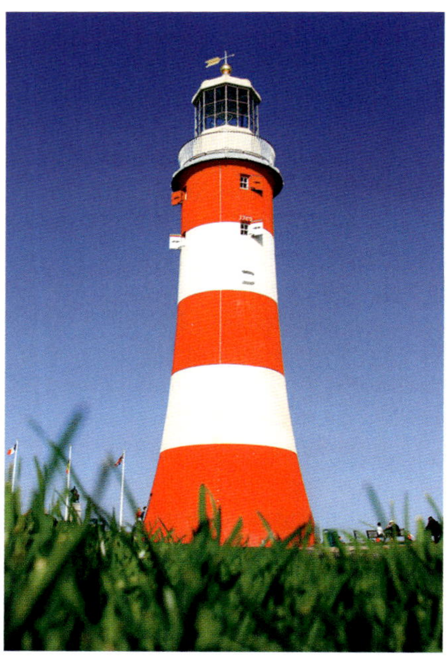

Abb. 5.7 Leuchttürme sind Wegweiser, Ideale und Werte auch. [J787]

5.2 Entscheiden und verantworten: Ethik und Pflege

DEFINITION

Berufsethik Pflege: Werte, Ziele und Pflichten der Pflegeberufe. Bereitschaft zur Verantwortung für das berufliche Handeln und zur Erweiterung ethischer, fachlicher und kommunikativer Kompetenzen (➤ 5.2.2).

Jedes menschliche Handeln hat einen ethischen Hintergrund (➤ 5.1). Dann ist Ethik auch an allen Tätigkeiten in der Pflege beteiligt:

- Ethik sagt, was und wie dies vor welchem Wertehintergrund zu tun ist.
- Die Pflegewissenschaft sagt, was und wie dies sach- und fachgerecht zu tun ist.

Wenn Pflegefachpersonen ihre Arbeit ethischen Prinzipien unterordnen, entsteht eine **Berufsethik der Pflege.** Sie orientiert sich an der allgemeinen Ethik (➤ 5.1) und verbindet sie mit den seit 1973 geltenden Zielen der ICN-Präambel (International Council of

Nurses = *Weltbund der beruflich Pflegenden,* 1899 gegründet, Vertreter Deutschlands: *DBfK*):

- Gesundheit fördern, Krankheit verhüten
- Gesundheit wiederherstellen, Leiden lindern
- Achtung vor dem Leben und vor der Würde des Menschen.

Damit nimmt sie Gesellschaft, Politik, Träger und Pflegende in die Pflicht – jede an ihrem Platz. Es geht um Verantwortung für zu Pflegende (➤ 5.2.1) und für Pflegende (➤ 5.2.2).

Die engl. Krankenschwester *Florence Nightingale* (1820–1910) gilt als Wegbereiterin der modernen Krankenpflege. Ihr Geburtstag (12. Mai) ist der „Internationale Tag der Pflege".

5.2.1 Verantwortung für zu Pflegende

Sprache verrät viel. Früher wurden Menschen in Pflegeeinrichtungen als „Insassen" bezeichnet, heute als *BewohnerIn* und in der ambulanten Pflege als *PflegekundIn.* Das zeigt, wie sehr sich die Sichtweise verändert hat – sie sind KundInnen, die Rechte haben und eine Dienstleistung in Anspruch nehmen. Sie haben Ansprüche, und Pflegefachpersonen müssen (wie in einem guten Hotel) den Service-Gedanken leben: Die zu Pflegenden sind Mittelpunkt und Ziel allen pflegerischen Denkens und Handelns.

Pflege geschieht nur im Einvernehmen mit der zu pflegenden Person bzw. ihrer BetreuerIn (➤ 6.6.1). So hat sich auch das Verhältnis der KlinikpatientInnen zu ÄrztInnen und Pflegefachpersonen verändert, sie wurden vom Entscheider zur BeraterIn. Die umfassend aufgeklärte PatientIn muss zustimmen, nur dann sind Diagnose, Therapie und Pflege juristisch **legal** (*rechtens*) und pflege-ethisch **legitim** (*gerechtfertigt*).

Die Pflege-Ethik sieht den Menschen als Einheit von Körper, Geist und Seele. Gute Pflege ist dann nur als ganzheitliche, als **personzentrierte Pflege** (➤ 1.2.2) denkbar. Sie orientiert sich am Gesundheitsbegriff der WHO (Weltgesundheitsorganisation, ➤ 2.8.2): Sie ist „individuelle, zielorientierte und systematische Lebenspflege". Um eine solche Pflege zu verwirklichen, müssen die Bedürfnisse der zu Pflegenden (➤ 2.7.2) berücksichtigt werden. **Aktivierende Pflege** (Sozialgesetzbuch SGB XI) umfasst gleichrangig:

- Pflege des Körpers und (Re-)Aktivierung der individuellen Fähigkeiten
- Anregung des Geistes und Unterstützung der seelischen, spirituellen und sozialen Bedürfnisse (➤ 5.4.4).

Dazu müssen Persönlichkeit, Autonomie und Würde der Einzelnen wahrgenommen und respektiert werden, unabhängig von geistigen und körperlichen Einschränkungen. Nur eine solche Pflege wird den ethischen Erfordernissen einer **guten Pflege** gerecht. Pflege-Ethik (➤ 5.2.3) umfasst inhaltlich mehr als die Pflegetechniken, die schlechte und gefährliche Pflege vermeiden.

Inklusion und Teilhabe als Ziel

„Wenn Anders sein normal ist": Ziel der *UN-Behindertenrechtskonvention* ist **Inklusion** (*Einbeziehung, Einschluss in die Gesellschaft*). Die sechs Module des Teilhabegestaltungssystems (TGS; Beispiel 7, ➤ 5.3.3) orientieren sich an der internationalen **Klassifikation** der WHO. Der Gleichheitsgrundsatz (➤ 5.1.3) verlangt von der Gesellschaft, Menschen mit Handicap

- in die Gemeinschaft einzubeziehen und ihnen **Partizipation** (*Teilhabe*) zu ermöglichen, statt sie in Pflegeeinrichtungen zu isolieren. Seit 2017 gilt das „Gesetz zur Stärkung der Teilhabe" (BTHG), das etwa 700.000 Menschen in Deutschland betrifft,
- nicht nach ihren Defiziten zu beurteilen, sondern nach Talenten und **Fähigkeiten,**
- eine Aufgabe zu ermöglichen, die sie stark macht entsprechend dem Grundsatz der ital. Reformpädagogin *Maria Montessori* (1870–1952): „Hilf mir, es selbst zu tun".

Das erfordert ein Umdenken, denn Barrieren gibt es erst einmal in den Köpfen. „Wir sind nicht behindert, wir werden behindert", so die Wahrnehmung vieler Betroffener. Es gibt jedoch Leuchtturmprojekte, z. B. „Aktion Mensch", „Lebenshilfe" (die Menschen mit Handicap als AlltagshelferInnen in Pflegeeinrichtungen einsetzt) oder die Werkstätten (die verstärkt mit Projekten in die Öffentlichkeit gehen).

Einschränkungen durch das Alter gehören für die UN ebenfalls zu den Beeinträchtigungen: Weil die Generationen kaum mehr zusammenleben, suchen manche Pflegeeinrichtungen die Zusammenarbeit mit *Kindergärten.* Kinder sind neugierig und unvoreingenommen, sie entwickeln ein weniger von Defiziten geprägtes Bild von alten Menschen (➤ 4.8), das ist bedeutsam für den zukünftigen Umgang mit dem Alter, z. B. in „Sorgenden Gemeinschaften" (➤ 4.5.2).

5

Objektive Seite der Pflege

Nach jedem Skandal gibt es Kritik an der Pflege. Gesundheitsministerium, Kassen und Träger haben daraufhin **verbindliche Standards,** die „**Doku**" und den „**Pflege-TÜV**" eingeführt. Standards verbessern den „Workflow" und die Qualität – ein Fortschritt trotz aller Papierlastigkeit. Übertreibungen bei der Dokumentation sollen auch durch Digitalisierung reduziert werden. Damit sind die Probleme in der Pflege jedoch nicht behoben.

Die Fachkräftequote (Zahl der ausgebildeten Pflegefachpersonen pro Schicht) und Angebote für Therapie und Beschäftigung bringen positive Punkte, wenn die **Qualität der Pflege** durch den Medizinischen Dienst (MDK) und die Heimaufsicht beurteilt wird, ebenso Gesundheit und Lebensqualität der zu Pflegenden. Sie dürfen nicht mehr unnötig „pflegeleicht gemacht" werden durch Sedativa, Magen-Sonden und Vorlagen. Das ist im Grundsatz positiv, weil schwarzen Schafen das Handwerk zumindest erschwert wird.

Aber selbst Überregulierung schützt nicht vor Missbrauch. Der Kostendruck birgt die Gefahr, dass **Leitbilder** nur auf dem Papier stehen (➤ 5.2.3). Ohne deren Verwirklichung verkommt Pflege trotz TÜV zur Verwahrpflege, **warm – satt – sauber,** wie sie in den 1970-er Jahren üblich war.

So wichtig das Messbare ist, es ist nur **Basis,** nicht **Ziel.** Wenn der Mensch mit seinen seelischen und sozialen Bedürfnissen hinter der Doku zurücksteht, wird eine solche Pflege fragwürdig. Neue Konzepte gehen weg von Minutenpflege und Pflegepunkten (➤ 5.2.3). Geeignet sind Wohngruppenkonzepte – **Menschen brauchen Menschen** (Bezugspflege) – doch auch nicht den ständigen Wechsel der Pflegefachpersonen.

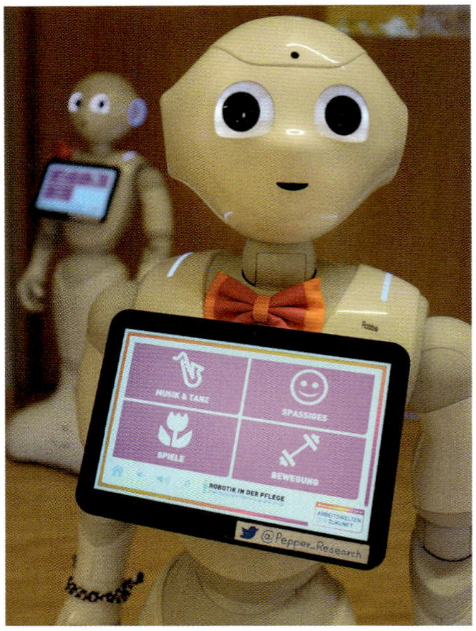

Abb. 5.8 Pflegeroboter. [W822]

Digitale Helfer werden zum Entlastungs-Standard: Im OP, bei Video-Visiten bzw. der Telemedizin, im technischen Pflegebereich (Smartphones, Tablets zur Doku usw.). Das Mario-Projekt der EU hat die Chancen der **Robotik** in den Pflegebereichen *Sicherheit* (Notfallwarner), *Alltagsassistenz* (Holen, Bringen, Waschen: oft mit weniger Scham verbunden) und *Kommunikation* (Aktivieren, Erinnern, Vorlesen, Singen) mit positivem Ergebnis getestet (Ambient Assisted Living, ➢ 4.5), weil dadurch das **ethisch höhere Gut** – das selbstbestimmte möglichst lange Verbleiben im eigenen Zuhause (größter Wunsch alter Menschen) – ermöglicht wird (*Giesinger* 2018). Technik findet ihre Grenze da, wo es um *menschliche* Zuwendung geht (➢ Abb. 5.8).

SURFTIPP

Robotik in der Pflege, z. B. www.mario-project.eu

Subjektive Seite der Pflege

„Man kann ohne Liebe Holz hacken, Ziegel formen, Eisen schmieden. Aber man kann nicht ohne Liebe mit Menschen umgehen" (*Leo Tolstoi,* 1828–1910, russ. Dichter).

Gute Pflege basiert auf ethischen Grundsätzen (➢ 5.1). Sie lässt sich nicht nur an den Kriterien messen, die abgerechnet werden: Einmal zuhören, Geduld haben, trösten. Einmal Mut machen, loben, warten (➢ Abb. 5.9). Gute Pflege aus Sicht der Betroffenen ist die **subjektive Seite der Pflege.** Deren Merkmale sind gleiche Augenhöhe, Empathie und *Achtsamkeit.* Zu Pflegende müssen oft warten und fühlen sich „links liegen gelassen". Es tut gut, freundlich wahrgenommen zu werden: „Frau Sell, Sie warten schon lange. Gleich bin ich bei Ihnen."

- **Vertrauen** gewinnen Pflegefachpersonen nicht automatisch, weil sie Pflegefachpersonen oder nett sind. Die Erfahrung zeigt: Nur ihr Mitgefühl (➢ 5.1.4) ermöglicht tragfähige Beziehungen und ist Voraussetzung dafür, dass zu Pflegende ohne Scham über ihre Probleme und Bedürfnisse, Ängste, Inkontinenz oder den Tod sprechen mögen (➢ 5.3).
- **Ängste** haben viele Ursachen (➢ 5.4.4), auch in einem Gefühl des Ausgeliefertseins und der Hilflosigkeit gegenüber der Welt der Jüngeren. Wenn das wahrgenommen und respektiert wird, entsteht eine Beziehung, die zu gegenseitigem Verstehen und größerer Kooperationsbereitschaft der zu Pflegenden führt und damit zur Vereinfachung der Pflege (Compliance, ➢ 2.8.2).
- Zu Pflegende liefern sich aus. Das wird Auszubildenden bewusst, wenn sie in der Ausbildung die Übung „Sich fallen lassen" machen. Sie lassen sich in einem engen Kreis stocksteif mit geschlossenen Augen fallen und werden von KollegInnen aufgefangen. Das ist mit Angst und Unsicherheit verbunden und erfordert Vertrauen in die Gruppe. Schon bei der Aufnahme von zu Pflegenden ist also viel Feingefühl erforderlich: Stellvertretend muss die Unsicherheit formuliert werden, damit sie sich angenommen und verstanden fühlen: „Hier ist alles neu, das ist sicher schwer für Sie."
- Alte Menschen haben Angst, wie Unmündige behandelt oder gar misshandelt zu werden. Nacktheit ist entwürdigend. Oft wird gedankenlos ihr Schamgefühl verletzt, wenn bei der Pflege der Intimbereich nicht abgedeckt wird. Innere Widerstände müssen bedacht und behutsam verbalisiert werden („Gleich wird's kalt, ich weiß, das ist unangenehm für Sie") und dürfen nicht gebrochen werden („Das ist hier so. Stellen Sie sich nicht so an").

Folge einer ethisch motivierten Haltung: Es ist heute professioneller Standard, jede Handlung anzukündigen, in allen Einzelheiten zu beschreiben und auf die Gefühle einzugehen. Der Respekt gebietet das Anklopfen und die Anrede „Sie" statt plumper Vertraulichkeit.

Pflegefachpersonen können in einem Simulationsanzug erfahren, welche Einschränkungen bei Hören, Sehen und Bewegung das Altern mit sich bringt. Das fördert ihr Verständnis.

SURFTIPP

Stiftung Zentrum für Qualität in der Pflege: www.zqp.de

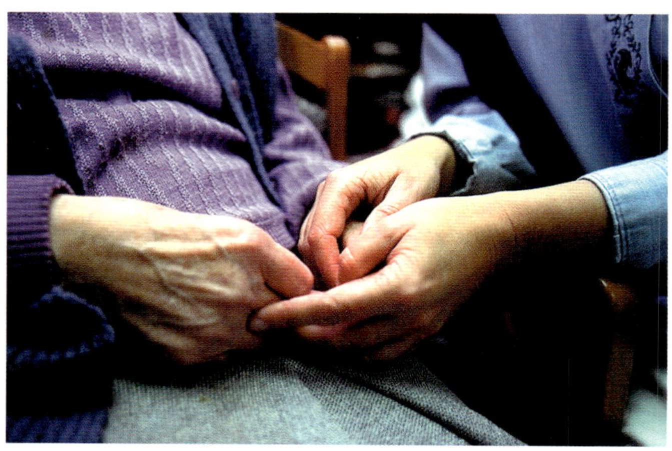

Abb. 5.9 Der Wert einer tröstenden Geste ist nicht in Pflegepunkten messbar. [K157]

Pflege alter Menschen

Der ICN hat 1986 in seinem Positionspapier *„Die Pflege alter Menschen"* als Ziel formuliert, „ihre Lebensqualität zu verbessern". Die ethischen Prinzipien von ICN und DRK (➤ 5.2.3) sind – auch wenn die Pflege alter Menschen seit 2000 ausdrücklich einbezogen ist – eher auf Kliniken zugeschnitten. Die besonderen Probleme alter Menschen:

- Wenn Krankheiten nicht geheilt werden können oder der Genesungsprozess lange dauert, ist der Umzug in eine Pflegeeinrichtung meist unausweichlich.
- Die eigene Wohnung wird aufgegeben. Damit geht die *soziale Einbindung* verloren (➤ 5.5.1). Besonders problematisch ist es, wenn Menschen sich abgeschoben fühlen. *Neue Rollen* müssen „gelernt" werden (Speisesaal, Mehrbettzimmer, ➤ 4.2.5), ebenso neue Zeiteinteilungen. Das schafft Widerstände, Unsicherheiten, Ängste (➤ 2.3.4).
- BewohnerInnen sind bei der Aufnahme in Pflegeeinrichtungen immer älter, es ist ihre *letzte Lebensstation.*
- Pflege demenziell erkrankter und bewusstloser Menschen (Beispiel 7 und 8, ➤ 5.3.3).
- Pflege sterbender Menschen (Beispiel 9 und 10, ➤ 5.3.3, ➤ 5.3.4, ➤ 5.4).

An- und Zugehörige

Die Rolle der **An- und Zugehörigen** zu beachten wird immer wichtiger – sie sind meistens die EntscheiderInnen. Sie haben aus ihrem Verantwortungsgefühl heraus hohe Ansprüche an die Pflege. Doch manche entziehen sich, andere tauchen nur auf, wenn es Probleme gibt und machen Probleme. Manche sind dagegen Entlastung und Bereicherung. Schwierig sind gesundheitliche Krisen (➤ 5.3.3), Sterbeprozesse (➤ 5.4.2) und Trauer (➤ 5.5.3), da müssen Pflegefachpersonen sich auch um die An- und Zugehörigen kümmern.

Gutes **Beschwerdemanagement** und verbesserte Angehörigen**begegnung** (ungeplant, spontan) und Angehörigen**arbeit** (geplant, nach Standards) können vom Neben- oder Gegeneinander zu einem Miteinander führen, von dem alle profitieren.

Migranten

Beachtet werden muss die steigende Zahl von Pflegebedürftigen mit Migrationshintergrund (➤ 4.7.1). Die „Kampagne für eine kultursensible Altenhilfe" gibt Hinweise, um kulturelle und religiöse Bedürfnisse (➤ 5.4.7) zu berücksichtigen. An- und Zugehörige müssen einbezogen werden. Jede Einrichtung sollte eine Beauftragte für *transkulturelle Kompetenz* (➤ 4.7.1) haben, die schon bei der Aufnahme beraten kann. [5] [6] [7]

5.2.2 Verantwortung für Pflegefachpersonen

Die Berufsethik der Pflege hat auch Verantwortung für Pflegefachpersonen. Zur Pflege gehören neben fachlichen Kompetenzen Empathie und Mitgefühl. Sie muss:

- Verantwortungsbereitschaft und Berufsethos (➤ 5.1.4) sowie Selbstwahrnehmung, ethische (➤ 5.3) und soziale Kompetenzen (Team- und Kommunikationsfähigkeit, ➤ 2.6.4) fördern;
- Pflegefachpersonen durch gute Arbeitsbedingungen und betriebliche Gesundheitsförderung eine gesunde Balance (➤ 5.1.4) finden lassen zwischen:
  - Zu *geringem Engagement.* Ständige Überlastung (Burnout-Syndrom, ➤ 2.9.5) und Fließbandpflege fördern Gleichgültigkeit und innere Kündigung (*coolout*),
  - Zu *großem Engagement,* Selbstausbeutung und Mit-Leiden angesichts der Not alter, kranker, behinderter Menschen (Helfer-Syndrom, ➤ 2.9.6, ➤ 5.4.6).

Neues Berufsbild

Ethisch angemessenes Verhalten der Pflegefachpersonen hat Bedeutung für die Beurteilung als „gute Pflege", denn sie hat es überwiegend mit abhängigen Menschen zu tun, die sich nicht oder nur begrenzt wehren können. Keine **Kontrolle** kann Nachlässigkeit oder Gewalt gegenüber Pflegebedürftigen ausschließen. Daher müssen Persönlichkeit und **ethische Kompetenz** so gestärkt werden (➤ 5.1, ➤ 5.3), dass auch ohne Kontrolle gut gepflegt wird.

5

Selbstverständnis und **Rolle** der Pflegefachpersonen wandeln sich hin zu größerer *Selbstständigkeit* (➤ Abb. 5.10), weg von der im „Handbuch für Krankenpflege" von 1917 formulierten Forderung, „gehorsam, kritiklos und unbedenklich die Anweisungen des Arztes auszuführen. Nicht nur für den Kranken, auch und in erster Reihe für die Pflegerin ist … die tägliche Visite das Hauptereignis des Tages."

Verantwortung und Ansehen dieser zur Hilfstätigkeit abqualifizierten Arbeit waren gering. Erst die Mitte der 1980-er Jahre einsetzende **Professionalisierung** veränderte das Verhältnis von PatientInnen, ÄrztInnen und Pflegefachpersonen und das Ansehen der Pflege in der Gesellschaft. Die **Berufsordnung des Deutschen Berufsverbandes für Pflegeberufe** (*DBfK*) beschreibt seit 1992 die Aufgaben von Pflegefachpersonen:

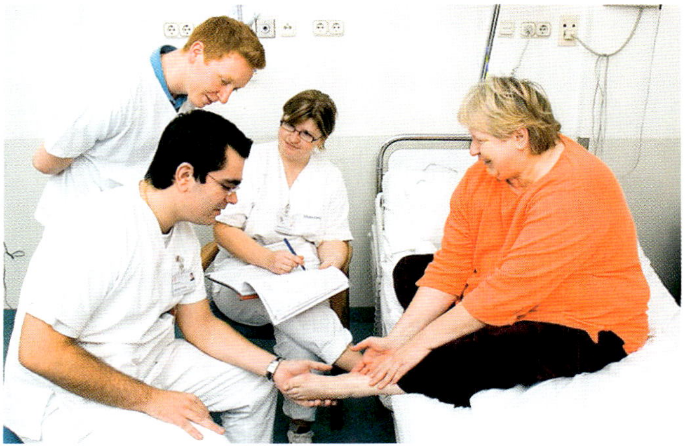

Abb. 5.10 Pflegefachpersonen üben heute viele Tätigkeiten eigenverantwortlich aus. [K115]

> „Professionelle Pflege … ist eine abgrenzbare Disziplin von Wissen und Können, welche sie von anderen Fachgebieten des Gesundheitswesens unterscheidet (…). Die Angehörigen der Pflegeberufe sind deshalb verpflichtet, (…) im Rahmen der ganzheitlich-fördernden Prozesspflege pflegerische Bedürfnisse und Maßnahmen in eigener Verantwortung zu erfassen, zu planen, auszuführen, zu dokumentieren und zu überprüfen (…)."

Heute ist gesetzlich anerkannt, dass Pflege eine ureigene **Kompetenz** hat, die in Abgrenzung zum ärztlichen Monopol juristisch als „vorbehaltene Aufgabe" definiert ist. Daraus folgt, dass auch die Verantwortung bei den Pflegefachpersonen liegt. Pflege umfasst die eigenständige Erhebung des **Pflegebedarfs,** die Planung der pflegerischen **Versorgung** sowie die Überprüfung der **Pflegequalität.** Konfliktfelder sind Weisungsrecht und Letztverantwortlichkeit.

Fortbildung und qualifizierte *Praxisbegleitung* sind nötig, um Distanz zu sich selbst, zu PatientInnen und zur Arbeit zu gewinnen. Weil Distanz eine sachlichere Betrachtung ermöglicht, werden auch Schwierigkeiten im Team vermindert und eine gesunde Nähe zu Pflegebedürftigen gefördert. Dazu sind Systeme wie die Ethische Fallbesprechung (*EFB)* (➢ 5.3.2) und die Ausbildung **ethischer Kompetenz** (➢ 5.3.1) erforderlich.

5

Parallel zur Professionalisierung wachsen die Ansprüche der Pflegefachpersonen, auch die nach angemessener Bezahlung. Die freiwillige und verbandsunabhängige Registrierung will die Position der Pflegefachpersonen stärken. Trotz schwieriger Bedingungen (Arbeitsverdichtung, Doku-Stress) müssen sie eine ethisch verantwortbare Pflege (Aufklärung, ➢ 5.1.2) leisten und *gleichzeitig* Veränderungen einfordern (➢ Abb. 5.11).

Was belastet Pflegefachpersonen?

„Wer solche Kollegen hat, braucht keine Feinde mehr". Schlechte **Teamsituation,** Krankheitsvertretungen und Überstunden belasten. Häufige Folge: Erbsenzählerei, Missgunst, Aggressivität. Dazu die schlechte Vereinbarkeit von Familie und Beruf durch Schicht- und Teildienste.

- Die ständige Konfrontation mit Krankheit, Verfall und Tod und die hohe physische und psychische **Belastung** bei engen Zeittakten – für wirkliche Gespräche bleibt zu wenig Zeit. Das löst ein Gefühl persönlicher Unzulänglichkeit aus. Eigene Ansprüche an gute Pflege und hohe Erwartungen an sich selbst führen in die Selbstausbeutung (➢ 2.9.6; ➢ 2.9.7; Balance, ➢ 5.1.4).
- Zur „Mitgefühls-Erschöpfung" (➢ 2.9.5) führt das w. In einem Arbeitsfeld mit so viel Kontakt zu Menschen müssen **Nähe** und **Distanz** eine gesunde Balance finden. Distanz ermöglicht Professionalität (➢ 5.3.3), aber Menschen wird man nur gerecht, wenn man Nähe zulässt (➢ 5.1.4): „Alle wichtigen Dinge sind den Augen verborgen", fand *Antoine de Saint-Exupéry* („Der kleine Prinz").
- Die Lücke zwischen guter und der gesetzlich geforderten „ausreichend zweckmäßigen" Pflege sollen nach allgemeiner Erwartung die Pflegefachpersonen durch ihr Berufsethos schließen – Überforderung und Scheitern am System. Die Coolout-Studie (*Kersting,* 2013) zeigt die Diskrepanz zwischen ethischem **Anspruch** (➢ 5.1.4) und der **Realität** des Pflegealltags. Die führe zu „moralischer Desensibilisierung": Um zu überleben, machen sich Pflegefachpersonen *kalt* gegenüber dem Leid der PatientInnen. Folge: Gut ausgebildetes Personal wechselt frustriert den Job.
- **Anerkennung** fehlt: durch KollegInnen, Leitende, zu Pflegende, An- und Zugehörige, Öffentlichkeit. Kritik belastet, wenn sie die einzige Reaktion ist. Für 80 % der Pflegefachpersonen sind Sinn, Wertschätzung, Eigenverantwortung und Zufriedenheit noch wichtiger als Geld.

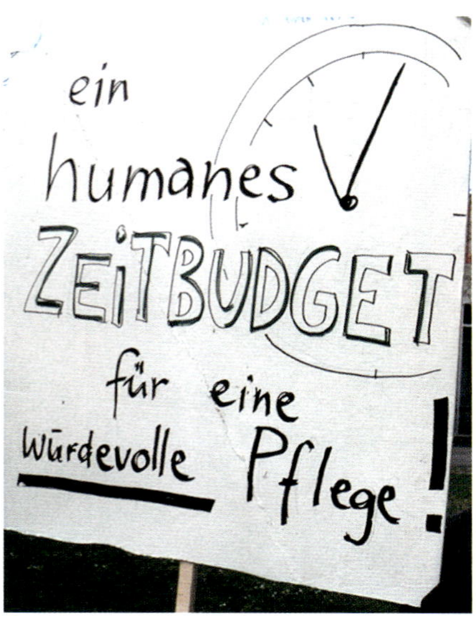

Abb. 5.11 Pflegefachpersonen kämpfen zu Recht um bessere Arbeitsbedingungen. [K157]

Folgen von Überlastung

> „Tu du was," sagt die Seele zum Körper, „auf mich hört sie nicht."
> nach *Ulrich Schaffer* (*1942, Schriftsteller)

Anforderungen machen Spaß und man wächst an ihnen. Aber Pflegende werden neue Aufgaben aufgebürdet, ohne sie zu schulen und woanders zu entlasten. Pflegefachpersonen sind klassische „Multitasker", das führt unweigerlich zur Überforderung. Die negativen Folgen sind vielfältig:

- Auf **Überforderung** antwortet der Körper: Rückenschmerzen sind eine Belastungsreaktion und Warnsignal für weitere Erkrankungen. Nach Studien der Krankenversicherungen leiden Menschen ohne Stress zu 11 % unter Rückenschmerzen und zu 9 % unter Muskelschmerzen, unter Stress sind es 71 % bzw. 68 %. Eine andere Reaktion ist, Frust in sich „hineinzufressen": Übergewicht, Rauchen, **Alkohol**- und **Tablettenmissbrauch** (➢ 4.9.3).
- Psychosomatische Erkrankungen dauern etwa dreimal so lange wie körperliche (37:13 Tage). Dem Coolout folgen Burnout-Syndrom (➢ 2.9.5; ➢ 5.1.4), Depression, Kündigung. Den Ernst der Lage zeigen Zahlen der GKV: Von 2005–15 stiegen psychische Erkrankungen um ca. 150 %. In der Pflege gibt es die

kürzeste „Verweildauer" aller Berufe. Laut *Gewerkschaft* sahen sich 2018 nur 29 % in der Lage, den Pflegeberuf bis zur Rente zu leisten, in der Verwaltung 60 %.
- Abreagieren des Frustes an Pflegebedürftigen oder dem schwächsten Teammitglied – **Mobbing** oder Bossing (➤ 2.9.4). Bei Stress und unklaren Grenzen kommt es eher zu Grenzüberschreitungen.

Bessere Organisation ist meist ausgereizt, mehr Personal ist nötig. Geburtenschwache Jahrgänge und steigender Bedarf führen zu einem Wettlauf um Pflegefachpersonen. **Träger** müssen sich schon aus ökonomischen Gründen dem Problem stellen:
- **Ausfallzeiten** belasten den laufenden Betrieb und verstärken den Frust, wenn Pflegefachpersonen dafür aus dem „Frei" geholt werden. Zufriedene Pflegefachpersonen sind gesünder, die *AOK*-Studie 2018 spricht von 9:19 Fehltagen im Jahr gegenüber den frustrierten. **Personalbindung** ist langfristig billiger als **Personalgewinnung** (➤ 5.3.4).
- Vor allem aber aus ethischen Gründen: Sie haben eine **Fürsorgepflicht** und Verantwortung – Corporate Social Responsibility. Dazu gehören die bessere Vereinbarkeit von Familie und Beruf (Betriebskitas u. a.) und ein wertschätzendes Betriebsklima. Das fördert Gesundheit, Leistung und Zufriedenheit.

Was leistet Fortbildung?

Mia Meyn: „Jeder braucht Perspektiven, um die Freude am Beruf zu bewahren." Heute sind die Bereitschaft zu lebenslangem Lernen (➤ 3.1.1) und eine offene Fragehaltung auch aus ethischen Gründen gefordert, weil man nur so den Bedürfnissen der zu Pflegenden gerecht wird. **Fortbildung** hilft, Distanz, Kompetenz und Verhaltenssicherheit zu gewinnen, Gelassenheit und **Resilienz** (*innere Stabilität*). Kompetenz stärkt die Selbstwirksamkeitserwartung.

Supervision (➤ 4.10.2) verbessert die Gesprächsfähigkeit im Team.

Beschäftigungs- und Ergotherapie (➤ 3.4.6) verbinden Gefühl und Ratio, sie helfen, Grenzen zu setzen und neue Maßstäbe zu finden.

Projektarbeit bringt positive Erlebnisse, aufbauendes Feedback und reduziert Belastungen. Das kostet Kraft und Zeit. Aber der Zugewinn an Kraft ist weit größer. Pflegefachpersonen werden aktiv statt nur zu reagieren. Das vergrößert die Chance, aus der *Opferrolle* herauskommen.

Work-Life-Balance

> „Wie lange noch schenkst du allen anderen deine Aufmerksamkeit, nur nicht dir selber? Ja, wer mit sich selbst schlecht umgeht, wem kann der gut sein? Denk also daran: Gönne dich dir selbst."
> *Bernhard von Clairvaux* (1091–1153)

Achtsam mit seiner Gesundheit umzugehen – diese Selbstverpflichtung hat erstmals ein Berufsverband in seinen Kodex aufgenommen (ICN, ➤ 5.2.3). Wie können Pflegefachpersonen ein **Gleichgewicht** herstellen zwischen Geben und Nehmen? Das hat mit Egoismus nichts zu tun: Wer keine Kraft mehr hat, kann seine Arbeit nicht gut machen, da hilft auch keine Überlastungsanzeige. „Liebe deinen Nächsten wie dich selbst" (➤ 5.1.2) – die Legende erzählt, der *hl. Martin* habe seinen Mantel geteilt, nicht verschenkt. Auch *Schulz von Thun* (➤ 2.6.2) warnt vor „entwertender Übertreibung".

Die vier Lebensbereiche „Arbeit und Leistung – Körper und Gesundheit – Familie und Soziales – Sinn und Kultur" sollten in Balance sein. **Work-Life-Balance** bedeutet nicht, weniger zu arbeiten, sondern zufriedener und gesünder – Workaholics sind anfangs zufrieden, aber schon nicht mehr gesund. Für Stressbewältigung (coping, ➤ 2.9.3; Selbstpflege, ➤ 4.2.7) gibt es keine Patentrezepte, deshalb nur vier Hinweise:
- Wer Stress (➤ 2.9.3) hat, verfällt in Schwarz-Weiß-Denken und negative Übertreibungen. Grübeln steigert das Negative noch. Positives Denken wirkt wie eine „self-fulfilling prophecy", negatives auch. Manchen hilft es, positive Gedanken bewusst festzuhalten oder sich Probleme im Tagebuch von der Seele zu schreiben. Den meisten hilft es, bei vertrauten Menschen Dampf abzulassen – man erlebt *Verständnis und Mitgefühl* für sich als Person, egal, was war.
- Ein Austausch mit KollegInnen hilft, wenn nicht nur geklagt wird. Da kann die Einstellung zu Krankheit, Demenz, Sterben und die Motivation, anderen zu helfen, reflektiert werden, auch das Bedürfnis nach Anerkennung („warme Dusche"). So lernt man, sich und anderen Schwäche zuzugestehen und daraus gesunde eigene Grenzen abzuleiten. Man kann herauszufinden, was **Kraft kostet** (*Disstress* – krankmachender Stress, z. B. Angst) und was **Kraft bringt** (*Eustress* – guter Stress, z. B. Verliebtsein).
- **Körperliche und geistige Aktivität.** Ausgewogene Ernährung, Sport, Freundschaften, Haustiere, Sprachkurse, Musik, Töpfern, Yoga sind Ausgleich für Körper, Geist und Seele und füllen die inneren Kraftquellen auf (➤ Abb. 5.12) – Yin und Yang. Ruhe-Inseln im Alltag und Entschleunigung sind hilfreich, doch schwer durchzusetzen. Ganz wichtig sind *frische Luft, Licht* und *Sonne.* Sie aktivieren Botenstoffe im Gehirn, die

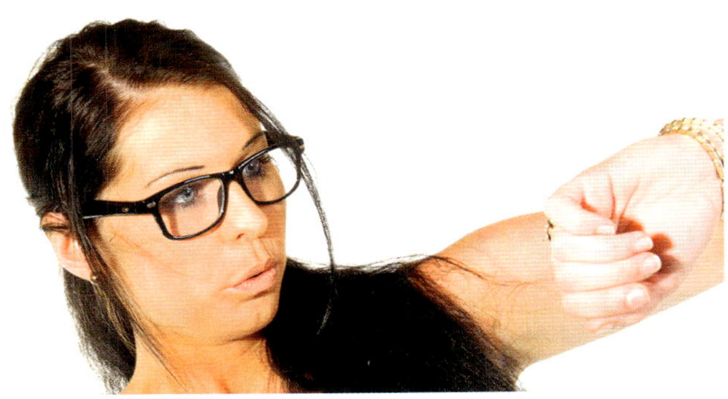

Abb. 5.12 Wer keine Zeit für sich hat, hat auch nie richtig Zeit für andere. [J787]

5

psycho-vegetative Störungen mindern und Harmonie erzeugen. Deshalb sind wir im Mai „besser drauf“ als im März.

- „Der Himmel hat den Menschen als Gegengewicht gegen die vielen Mühseligkeiten des Lebens drei Dinge gegeben: die Hoffnung, den Schlaf und das Lachen“ (*Kant*). Lachen (➤ 5.4.4) schüttet Endorphine (*Glückshormone*) aus. Sie verhindern Krisen oder helfen, sie zu bewältigen und Brücken zu anderen Menschen zu bauen. Lachen stimuliert das Immunsystem, Menschen reagieren weniger anfällig auf Stress. Wichtig ist, *miteinander* zu lachen und nicht *über* jemanden. [6] [9]

5.2.3 Berufsethik Pflege

> Eine Gruppe von Arbeitern werkelt lustlos vor sich hin. Auf die Frage, was sie machen, antworten sie: „Was schon? Wir behauen Steine.“ Ein Stück entfernt sieht man eine zweite Gruppe. Alle sind fröhlich bei der Sache und es geht zügig voran. Auf die gleiche Frage antworten sie stolz: „Was wir machen? Wir bauen eine Kathedrale!“
> *Antoine de Saint-Exupéry* (1900–1944)

Wer für gemeinsame **Ziele** arbeitet, arbeitet motivierter, zufriedener, mit besseren Ergebnissen. **Leitbilder** sind Orientierung und Motivation. So betrachten Behörden die EinwohnerInnen nicht mehr als Bittsteller, sondern als KundInnen. Auch im Gesundheitswesen (➤ 5.2.1) fordert das **Qualitätsmanagement** (§ 80 SGB XI ➤ 1.2.2) ethische Überlegungen (➤ 5.3.2). Diskussionswürdige Ethik-Probleme: Triage (Wie soll die Notaufnahme mit begrenzten Ressourcen umgehen?), Psychisch-Kranken-Gesetze (Wann muss Freiheit beschränkt werden?).

Pflege – ethische Grundsätze

Pflege-Ethik will nicht nur schlechte und gefährliche Pflege vermeiden, sondern fürs Patientenwohl **Autonomie** (Selbstbestimmtheit) und **Caring** (empathische Fürsorge) gut ausbalancieren. Die Bedeutung von respektvollem Caring nehme zu, je schwächer und angewiesener die PatientIn sei, meint *Giovanni Maio* (**1964,* Medizinethiker).

Schulen sollen Kinder nicht verwahren, sondern lebenstüchtig machen. Auch das Ziel der Pflege ist nicht die Pflege selbst, sondern **Lebenstüchtigkeit** durch Teilhabe. Gute Pflege will Gesundheit fördern und wiederherstellen (➤ 5.2.1).

Leitbilder

Leitbilder für die Pflege sollen:

- *Ziele* an der Ethik (➤ 5.1) orientieren und in der Gesellschaft zu einem Konsens beitragen, der Politik und Träger bindet – *sie* entscheiden, was Pflege „wert“ ist. Pflege-Ethik fordert: weg von der Minutenpflege, hin zu Zeit und Zuwendung.
- *Grundsätze* für das ethisch angemessene pflegerische Handeln formulieren und das Problembewusstsein der Pflegefachpersonen schärfen (➤ 5.3). Ihr Ziel muss möglichst selten „handeln für“ sein, sondern, wann immer möglich, „handeln mit“.
- *Grundlage* sein für die Leitbilder der Einrichtungen (s. u.).

Leitbilder für die ambulante, teilstationäre und stationäre Pflege zu erarbeiten ist Aufgabe der

- **Politik** : Das GG verpflichtet sie zu einer angemessenen *Daseinsvorsorge.* Die Legislative muss dazu gesetzliche Rahmenbedingungen formulieren. Sie setzt aber falsche Anreize: Der Bedarf an *zuhörender Pflege* und Medizin ist groß, wird jedoch kaum honoriert, Apparatemedizin dagegen sehr (*Dietrich Grönemeyer,* 2018). Der UN-Gesundheits-Ausschuss hat Deutschland 2018 gerügt, da Pflegesituationen „vielfach entwürdigend“ seien. Pflege-Ethik *muss* daher Strukturen und Prozesse in der Pflege hinterfragen und *Alternativen* diskutieren: Was wäre, wenn
  - Pflege wie in Dänemark kommunale Aufgabe wäre wie Kindertagesstätten?
  - Pflege wie in den Niederlanden (z. B. *Buurtzorg* ➤ 4.7.4) nicht nach Einzelleistungen abgerechnet würde?
- **Träger** (➤ Abb. 5.13) müssen trotz Wirtschaftlichkeitsgebot (§ 12,1 SGB V) ethisch angemessene *Lebensräume* für zu Pflegende und *Arbeitsbedingungen* für Pflegefachpersonen schaffen. Ab 2020 wird die Bewertung reformiert, die Noten werden abgeschafft und durch ein dreistufiges Informationssystem ersetzt – löst das alle Probleme?
- **Berufsverbände der Pflegekräfte** (Deutscher Pflegerat, DBfK, DVLAB = Vertretung der Einrichtungsleitungen) und **Interessenverbände der PatientInnen** (VDK) müssen aus der Praxis argumentieren und ihre Erfahrungen und Forderungen zurück in Politik und Gesellschaft tragen. *Pflegeberufekammern* (schon 1903 von Agnes Karll gefordert, also aus der Pflege selbst) sollen den *Dreiklang* Standesvertretung, -förderung, -aufsicht umsetzen und für gute Pflege agieren. Allerdings ist die beitragspflichtige Zwangsmitgliedschaft umstritten.

Grundsätze für ethisch angemessene Pflege in Einrichtungen und Kliniken haben formuliert:

- Die Schwesternschaften vom **Deutschen Roten Kreuz** haben 1995 sieben Grundsätze für die Pflege beschlossen. Der **Weltbund der beruflich Pflegenden** (*ICN*) veröffentlichte bereits 1953 den ersten *Ethikkodex für Pflegekräfte.* Die gültige Fassung von 2000 bezieht erstmals die Pflege alter Menschen ein.
- Die *„Allianz der deutschen Ärzteverbände“* hat 2017 den Ethik-Kodex „Medizin vor Ökonomie“ vorgelegt.

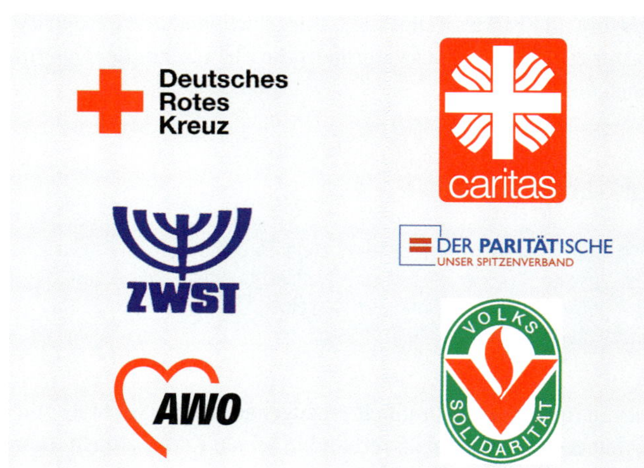

Abb. 5.13 Wohlfahrtsverbände und ihre Logos. [W822]

- Der **Runde Tisch Pflege** formulierte 2005 die *„Charta der Rechte hilfe- und pflegebedürftiger Menschen"*. Die **Charta zur Betreuung schwerstkranker und sterbender Menschen** entstand 2010 durch Bundesärztekammer, Deutschen Hospiz- und Palliativverband und Deutsche Gesellschaft für Palliativmedizin.

SURFTIPP

Infos zu Ethik-Entwürfen, z. B. unter: rotkreuzschwesternschaften.de, icn-ethikkodex.de, pflege-charta.de, charta-zur-betreuung-sterbender.de

Leitbilder der Einrichtungen

DEFINITION

Leitbilder beschreiben den Auftrag einer Organisation (*Mission*), ihre strategischen Ziele (*Vision*) und die ethischen Orientierungen (*Werte*). In Leitbildern spiegeln sich ethische Normen. Sie sind auch das Fundament der EFB (➢ 5.3.2).

Grundlage für **Leitbilder** von Pflegeeinrichtungen sind die Leitbilder von ICN und DRK sowie die genannten Chartas, ebenso ein Ist-Soll-Commitment (*Vergleich)* und das einrichtungsinterne Qualitätsmanagement (§ 137, 2 Satz 1 SGB V).

Ein Leitbild wird **nicht verordnet,** sondern von allen Beteiligten gemeinsam erarbeitet, am besten unter *externer Anleitung.* Nach 3–4 Jahren muss es überprüft werden (Evaluation, ➢ 4.10.4). In Leitbildern spiegeln sich ethische Normen:

- Der **abstrakte** Ansatz (*losgelöst vom konkreten Fall*) geht von ethischen Normen und Prinzipien (➢ 5.1.1) aus. Auf der Ebene von Ethik-Kommissionen (Top-down-Modell) geht es darum, was in der Pflege *allgemein* gelten soll (➢ 5.2.3), die Praxis spielt eine Nebenrolle.
- Der **kasuistische** Ansatz (*vom Einzelfall ausgehend*) argumentiert nicht mit Pflegenormen, sondern dem *konkreten* Pflegefall (Bottom-up-Modell). Das führt leicht zu ethisch beliebigen Entscheidungen, weil das Allgemeine nicht im Blick ist.
- Weder die Einbahnstraße von oben nach unten noch in umgekehrte Richtung sind zielführend. Sinnvoll ist eine Mischform (**Kohärenzmodell**). Je praxisnäher das Leitbild formuliert ist, desto leichter ist es vermittelbar und überprüfbar.

Häufig wird das Leitbild zum „Leid-Bild": Wenn Träger hohe Ziele unter schwierigen Bedingungen mit wenig Personal erreichen wollen, wird die Pflege selbst zum Pflegefall. Das Image gerade der Altenpflege ist schlecht. Das liegt seltener an den Pflegefachpersonen. Das Ansehen leidet z. B. unter Profiterwartungen und mangelnden politischen Vorgaben. [6] [9]

5.2.4 Menschenwürde – Sterbewürde

Die schwierigste ethische Entscheidung ist die über Leben und Tod. Sterben gehört als **Übergangsphase** zum Leben (➢ 5.4.1). Deshalb erfordert die Menschenwürde (➢ 5.1.2) auch eine **Sterbewürde** – die letzten Tage eines Menschen sollten genauso behütet sein wie seine ersten. Die *Hospize* (➢ 5.4.8) leben dies als ihr Prinzip.

Der australische Philosoph *Peter Singer* (*1946) fordert, die Tötung von schwerstbehinderten und kranken Menschen mit infauster (ungünstiger) Prognose legalisieren und eingeschränktes Leben aktiv zu beenden. Er erkennt die **Menschenrechte** ausdrücklich als ethischen Maßstab an. Aber wenn kein Bewusstsein, keine Denkfähigkeit und damit keine *Zukunftsfähigkeit* vorhanden seien, gebe es auch keine *Rechte,* auf die Kranke sich berufen könnten (*Nützlichkeitsethik*). Im Gegenteil: Dieses Leben enge die Freiheit der Pflegenden ein, deren **Lebensqualität** sei nach der Tötung größer.

Die *deutsche Rechtsordnung* (➢ 6.1) hält jedes Leben für schützenswert, auch wenn es eingeschränkt ist, ebenso der **Deutsche Ethikrat.** Beide stützen sich dabei auf die

- Christliche Ethik (5. Gebot „Du sollst nicht töten") und Medizinethik (Eid des *Hippokrates*),
- Menschen- und Grundrechte (GG: Würde des Menschen; Recht auf Leben und körperliche Unversehrtheit, ➢ 5.1.1).

Dieser Schutz ist notwendig. Die Frage nach dem **Wert des Lebens** ist nicht nur eine Frage *kranker* Menschen. Gesunden Menschen stellt sie sich ebenso. Objektive Maßstäbe, was lebenswert ist, gibt es nicht, und deshalb darf keiner seine *momentanen* Maßstäbe auf andere übertragen. Die verändern sich, wenn er selbst plötzlich pflegebedürftig wird. Er wird neue Sichtweisen von Lebenssinn und -inhalt entwickeln, das ist ganz normal.

Viele Menschen fragen, ob es nicht Leiden gibt, bei denen nur der Tod die Menschenwürde (➢ 5.1.2) wahren kann: „Tiere erlöst man doch auch." Ein *Wertekonflikt* (➢ 5.3.2), der unheilbar Kranke betrifft, die ihres Lebens überdrüssig sind. Der Wunsch, Leiden zu mindern, ist nur zu verständlich. Hier sollte die Altenpflege eng mit der Palliativmedizin (➢ 5.4.8) zusammenarbeiten. Wie sie helfen kann, ist auch vielen ÄrztInnen genug bekannt.

Euthanasie

Jede Diskussion über „Sterbehilfe" findet im Schatten deutscher Vergangenheit statt. Die Nazis missbrauchten den Begriff **Euthanasie** (wörtlich: guter Tod), um die Vernichtung „lebensunwerten Lebens" zu tarnen. „Geisteskranke", dazu zählten auch blinde und gehörlose Menschen, wurden durch Verhungern („Entzugskost" genannt) und medizinische Experimente ermordet, die meisten der ca. 300.000 Opfer in den Konzentrationslagern (KZ) mit Zyklon B. Rechtfertigung war ein Geheimbefehl Hitlers an seinen Büroleiter und einen seiner Ärzte:

> „Reichsleiter Bouhler und Dr. med. Brandt sind unter Verantwortung beauftragt, die Befugnisse namentlich zu bestimmender Ärzte so zu erweitern, daß nach menschlichem Ermessen unheilbar Kranken der Gnadentod gewährt werden kann."
> *Adolf Hitler* (1889–1945)

Wachsamkeit ist auch heute nötig: Der Krankenpfleger Niels H. wurde 2019 für 85 Morde rechtskräftig verurteilt. Sein Motiv und das anderer TäterInnen war nicht Mitleid mit den PatientInnen, (sie wurden nicht gefragt und hatten nicht um ihren Tod gebeten) sondern Geltungsbedürfnis und Frust. Es sind Menschen mit Problemen und Defiziten, sie sind unprofessionell im Umgang mit fremdem Kranksein und eigenen Gefühlen.

Tötung auf Verlangen

DEFINITION

Aktive Sterbehilfe: überholter Begriff, heute laut Deutschem Ethikrat: **Tötung auf Verlangen,** d. h., absichtlich auf Wunsch der PatientIn. *Gegen* deren Willen ist es Totschlag bzw. Mord.

Seit 2006 spricht der **Deutsche Ethikrat** nicht mehr von „aktiver und passiver Sterbehilfe", dennoch werden diese Begriffe häufig benutzt, 2015 auch vom Bundestag und aktuell in vielen Veröffentlichungen.

Das **Recht auf einen selbstbestimmten Tod** wird abgeleitet vom Selbstbestimmungsrecht des Menschen (Werte heute ➢ 5.1.2). Manche betrachten die rechtliche Anerkennung der *Patientenverfügung* als ersten Schritt dahin.

- In **Deutschland** ist Tötung auf Verlangen nach § 216 StGB (➢ 6.4.2) strafbar, auch für ÄrztInnen. Der **Marburger Bund** (*deutscher Ärzteverband*) warnt seit langem, „den tötenden Arzt zuzulassen". Auch die Beihilfe zur *Selbsttötung* (illegal, aber straffrei) dürfe keine „Dienstleistung" sein wie eine Zahnbehandlung. Juristisch geht es um „Tatherrschaft" und „Freiverantwortlichkeit" beim Suizidenten und um „Garantenpflicht" (§ 13 StGB) bei ÄrztInnen, Pflegefachpersonen und allernächsten Verwandten bzw. um „unterlassene Hilfeleistung" (§ 323c StGB) bei anderen – eine uneindeutige Materie, auch für die Justiz. Seit 2015 ist die geschäftsmäßige (auf Wiederholung angelegt, ob mit oder ohne Gewinnabsicht) „Sterbehilfe" von Vereinen o. ä. verboten und wird mit bis zu drei Jahren Freiheitsentzug bestraft.
- In den **Niederlanden** ist die Tötung auf Verlangen seit 2000 unter Auflagen (Meldung ans Gericht) legalisiert. Sie betrifft 4,5 % aller Todesfälle. ÄrztInnen können PatientInnen tödliche Injektionen verabreichen, wenn bei einem ausweglosen unerträglichen Leiden über längere Zeit wiederholt der Wunsch nach Sterbehilfe geäußert wurde und eine zweite ÄrztIn die Diagnose bestätigt. Oft macht die Definition von „unerträglich" Probleme, besonders wenn es nicht um körperliche Schmerzen (➢ 5.4.8) geht. Ab wann ist eine Erkrankung ausweglos? Auch Bewusstlosigkeit und Demenz sind ein Problem.
- In der **Schweiz** wird der assistierte Suizid bei schweren Erkrankungen geschäftsmäßig angeboten, z. B. von *Exit.* Oft haben An- und Zugehörige später damit Probleme (➢ 5.5.3).

Alle Regelungen zur Tötung auf Verlangen und zum assistierten Suizid müssen den indirekten Druck auf alte und kranke Menschen bedenken, der durch das Gefühl entsteht, anderen zur Last zu fallen, würdelos und nutzlos zu sein (➢ 5.1.4).

Therapiezieländerung und Therapiebegrenzung

DEFINITION

Passive Sterbehilfe: Überholter Begriff, heute laut „Deutsche Interdisziplinäre Vereinigung für Intensiv- und Notfallmedizin" (DIVI): **Therapiezieländerung** und Therapiebegrenzung – d. h., passiv durch Verzicht auf kurative (*heilende*) Maßnahmen (➢ 5.4.8)

Die moderne Medizin ermöglicht ungewollt das „endlose Sterben", indem sie Bewusstlose durch künstliche Ernährung und Beatmung jahrelang am Leben erhalten kann. Ziel muss sein, ein Vegetieren in Übertherapie zu vermeiden, das letztlich die Würde verletzt.

- Wenn die Prognose infaust wird, ändern sich die Therapieziele. Zwischen ÄrztIn und **einwilligungsfähiger** PatientIn kann eine Therapiebegrenzung und der Verzicht auf Apparatemedizin bedacht werden. Der einvernehmliche Übergang von kurativer zu palliativer Medizin ist dann „liebevolles Unterlassen" (*Gian Domenico Borasio,* *1962, Palliativmediziner). Der Tod wird nicht absichtlich herbeigeführt, sondern zugelassen. Das ist juristisch unbedenklich, ethisch verantwortbar und Thema für EFB (➢ 5.3.2). Dabei sind Pflegefachpersonen mit ihrer Kenntnis der Situation wichtige RatgeberInnen: Was entspricht den Werten und Wünschen der PatientIn?
- Weitgehende **Schmerzfreiheit** hat für PatientInnen hohe Priorität (➢ 5.4.8). Es gilt heute als unprofessionell und inhuman, Palliativmedikamente wegen möglicher Nebenwirkungen zu verweigern und damit Leiden zu verstärken. Die mit kurativer Medizin verbundenen Belastungen müssen abgewogen werden gegen den möglichen Gewinn an Lebensqualität und Lebenszeit (➢ 4.8.2). Das geschieht nicht pauschal, sondern in jedem Einzelfall, weil der Lebenswille und der Wunsch des Patienten eine Rolle spielen.
- Verzichtet jemand auf Medikamente, Nahrung und Flüssigkeit (Sterbefasten), muss die Einrichtung dies respektieren. Sie muss Betroffene vor damit verbundenen Qualen bewahren (Beispiel 4, ➢ 5.3.3) und sich rückversichern, denn oft wird der Wunsch als Verlust der Klarheit interpretiert.
- Bei **nicht einwilligungsfähigen PatientInnen** sind **An- und Zugehörige** als BetreuerIn oft hilflos – auch weil sie sich nicht vorwerfen (lassen) wollen, nicht alles versucht zu haben. Sie erwarten die Entscheidung von der ÄrztIn. Diese wird in ihrer „berechtigten Geschäftsführung ohne Auftrag" (§§ 670, 683 BGB) den **mutmaßlichen Willen** der PatientIn und die Einstellung der An- und Zugehörigen berücksichtigen.

Ein Problem bleibt ein von einer PatientIn geforderter **Behandlungsabbruch** oder die in einer Patientenverfügung (➢ 6.6.2) festgelegte Begrenzung lebensverlängernder Maßnahmen. Da das *Selbstbestimmungsrecht* der PatientIn die ÄrztIn nicht zu Handlungen gegen ihr *eigenes* Selbstbestimmungsrecht zwingen kann, entscheiden ggf. Gerichte.

Ärztliche Sterbebegleitung

Die *Schweizer Akademie der medizinischen Wissenschaften* veröffentlichte 1977 erstmals „Richtlinien für die Sterbehilfe". Darauf bauen die **„Grundsätze der Bundesärztekammer zur ärztlichen Sterbebegleitung"** auf, die 2011 überarbeitet wurden. Eine Therapiezieländerung und Therapiebegrenzung werden zugelassen. Tötung auf Verlangen und der ärztlich assistierte Suizid bleiben verboten. Allerdings hat das Bundesverwaltungsgericht 2017 in Ausnahmefällen einen Anspruch auf Bereitstellung von Mitteln zur Selbsttötung bejaht (AZ BVerwG 3 C 19.15) – immer schwierige Einzelfälle. Das zeigt, wie groß die ärztliche Verantwortung ist:

- Wie lässt sich zweifelsfrei feststellen, dass die Prognose infaust (*ungünstig*) geworden ist, das Grundleiden einen irreversiblen (*unumkehrbaren*) Verlauf genommen hat, der Sterbeprozess begonnen hat? Wenn für künstliche Ernährung keine Indikation mehr vorliegt, muss die ÄrztIn das weitere Vorgehen erörtern, sonst ist das ein Behandlungsfehler.
- Die Medizin kann Menschen durch Maschinen am Leben erhalten – ist es ethisch angemessen, weil es technisch möglich ist? Oder soll sie, statt Leben um jeden Preis zu verlängern, Leiden um jeden Preis lindern? Durch die Palliativmedizin (➤ 5.4.8) kommen Körper, Geist und Seele zur Ruhe.

Die HausärztIn ist erste RatgeberIn für eine **Patientenverfügung** (§ 1901a BGB ➤ 6.6.2). Diese sind besonders für An- und Zugehörige Hilfe und Entlastung bei der Entscheidungsfindung. Es wird empfohlen, die Patientenverfügung alle zwei Jahren erneut zu unterschreiben und ggf. zu ergänzen, um zu dokumentieren, dass der Wille aktuell ist.

Der BGH (AZ. 2 StR 454/09) verfügte, dass in Unkenntnis einer Patientenverfügung eingeleitete Maßnahmen auf Verlangen der Bevollmächtigten (§ 1904 BGB) abzubrechen sind. Widerspricht dies der ärztlichen Auffassung, entscheidet das Betreuungsgericht. Für Pflegeeinrichtungen haben sich Advance Care Planning (➤ 5.4.4) und „Behandlung im Voraus planen" (BVP) nach § 132 g SGB V bewährt. [6] [9]

SURFTIPP

Infos zur Patientenverfügung z. B.: deutscherethikrat.org; bundesaerztekammer.de; DIVI.de
Textbausteine für eine Patientenverfügung, z. B. unter: bmj.bund.de/patientenverfuegung oder bei den Verbraucherzentralen: www.verbraucherzentrale.de

5.3 Planen, handeln, reflektieren: Ethik in der Pflegepraxis

5.3.1 Selbstwahrnehmung und ethische Kompetenz

FALLBEISPIEL

Heute ist die Hölle los. Mia Meyn hat Frau Moll noch schnell im Rollstuhl angeschnallt, um sie vorm Herausfallen zu schützen, aber sie hat keine Zeit, öfter nach ihr zu sehen. Am Nachmittag wirft die Tochter ihr Freiheitsberaubung vor. „Das machen wir immer so. Soll ich sie rausfallen lassen?" empört sich Mia Meyn.

Pflegefachpersonen fehlt im Berufsalltag (Freiheitsberaubung § 239 StGB, ➤ 6.4.2) häufig:
- *Abstand,* um ihr eigenes Verhalten selbstkritisch wahrzunehmen (➤ 5.2.2),
- *Bereitschaft,* Routinen („Machen wir immer so") zu hinterfragen.

Ethische Entscheidungen treffen Menschen im Alltag meist ohne überlegen zu müssen, sie stützen sich auf ihre Werte und Lebenserfahrung (➤ 5.1). Pflegefachpersonen stellen jedoch **professionelle Beziehungen** zu Menschen her, die nicht gleich stark und oft nur begrenzt handlungsfähig sind. Und weil sie nicht nur auf Anweisung arbeiten (➤ 5.2.2), tragen sie für jede ihrer Handlungen **Verantwortung** (Sozialkompetenz, ➤ 3.1.3).

Für ethische Probleme, die das ganze Team betreffen, gibt es die EFB (➤ 5.3.2). Aber wie treffen Pflegefachpersonen bei ihren „kleinen" alltäglichen Aufgaben *richtige* Entscheidungen? Auf dem Fundament eines positiven **Arbeitsethos'** (➤ 5.1.4) ruht ethisch verantwortliches Handeln auf zwei Säulen: **Selbstwahrnehmung** und **ethischer Kompetenz.**

Selbstwahrnehmung

Fehler bei sich selbst zu erkennen, fällt schwer: „Man sieht den Splitter im Auge des anderen, aber nicht den Balken im eigenen". Alle nehmen Handlungen von *der* Seite wahr, die sie gut bedacht haben (➤ 2.5.3), auf dem anderen Auge sind sie häufig „blind". Irgendwann wird das Gutgemeinte negativ. Mia Meyn erkennt, dass ihr Handeln – aus ihrer Sicht fürsorglich – von anderen Menschen als falsch angesehen werden kann. Sie muss ihre **Selbstwahrnehmung** verbessern und wie durch verschiedene Brillen beide Seiten betrachten. Hilfreich ist die Vereinbarung mit einer KollegIn, sich zeitnah ein ehrliches und konkretes **Feedback** (➤ 2.6.4) zu geben ohne gekränkt zu sein.

Im Rollenspiel wird die **Außenperspektive** der ZuschauerIn *und* die **Innenperspektive** der zu Pflegenden erlebt (➤ Abb. 5.14): Wer selbst mal im Rettungswagen lag, hat Verständnis für die Ängste in dieser Notsituation. Die „gespielten" Gefühle verändern das eigene Verhalten. Eine einfache Übung zeigt, dass **Perspektivwechsel** die Sichtweise beeinflussen: Wer sich auf den Tisch stellt oder auf den Boden legt, hat sofort eine andere **Wahrnehmung** des Raumes und der Personen.

Ethische Kompetenz

Ethische Kompetenz ist nicht etwas, das man irgendwann „hat" wie einen Besitz. Auch SportlerInnen und KünstlerInnen erreichen Leistungen nur durch ständiges Training und nicht jeden Tag gleich

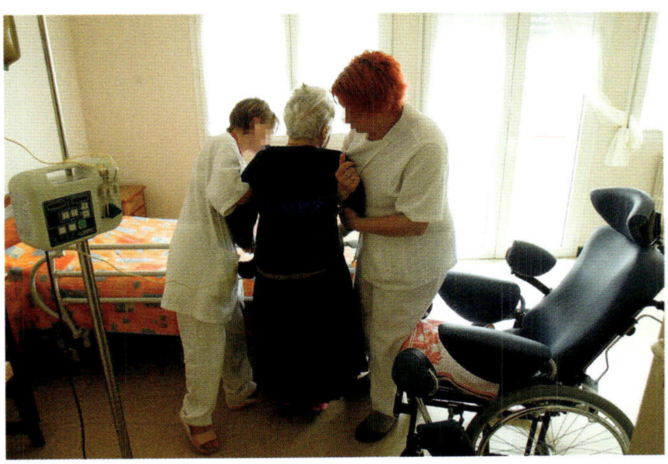

Abb. 5.14 Pflegebedürftige und Pflegefachpersonen sind nicht gleich starke PartnerInnen. [J787]

5

gut. Nur wer nicht gleichgültig wird, sondern offen und mitfühlend bleibt, wird sich ethischer Pflegekompetenz annähern. So lernt man zu entscheiden ohne zu entmündigen.

FALLBEISPIEL

„System einhalten? Illusion bei so engen Zeittakten!", mault Jan Kühl. „Sind Sie schon mal nach Mallorca geflogen?", fragt die Ethik-Lehrerin. „Würden Sie es akzeptieren, wenn der Pilot – weil er spät dran ist und das Nachtflugverbot droht – den Sicherheitscheck weglässt? In der Pflege geht es auch um Menschen und ihr Leben. Wenn ein System erstmal Routine ist, erleichtert es Analyse und Entscheidung und der Zeitfaktor tritt in den Hintergrund."

Wer seine Selbstwahrnehmung und ethische Kompetenz schulen will, braucht dafür eine Methode wie z. B. die Ethische Fallbesprechung (EFB) (➤ 5.3.2). Sie hat den Vorteil, dass sie beides *gleichzeitig* trainiert. Sie setzt Kräfte frei, weil sie Ängste nimmt, sie steigert Sachkompetenz, Verhaltenssicherheit, Resilienz sowie Team- und Konfliktfähigkeit (Sozialkompetenz, ➤ 3.1.3). **Entscheidungen** in der Pflege werden beeinflusst und sogar überlagert durch positive oder negative Gefühle zwischen den Betroffenen. Auch da sind EFB eine Hilfe, denn die Einhaltung fester Schritte führt zu:

- **Selbstbeherrschung:** Sich selbst kritisch wahrzunehmen hilft, sich zu disziplinieren.
- **Versachlichung:** Konflikte zu objektivieren schützt vor Gewalt und Niederlagen.

Wollen und Wissen sind noch nicht Tun. Damit beides zu gutem Handeln führt, muss es praxisnah (learning by doing) trainiert werden: sich selbstbewusst in EFB einbringen und Rollenspiele für Lernsituationen (➤ 1.2, ➤ 5.3.3) ernst nehmen – sie sind eine Möglichkeit, mit Verhalten zu experimentieren, die es im „richtigen" Leben nicht gibt. Man lernt sich selbst kennen im Spiegel der anderen, positiv und negativ.

Misstrauen ist normal. Nur wenn Pflegefachpersonen sich **Vertrauen** erarbeiten, indem sie Respekt und Mitgefühl zeigen, Distanz achten und Nähe ermöglichen (➤ 5.1.4), werden sie respektiert und geschätzt. **Kommunikative Fähigkeiten** (➤ 2.6.4) müssen dazu bewusst immer wieder trainiert und reflektiert werden, gerade auch von „alten Hasen".

5.3.2 Ethische Fallbesprechung

„Ein Berufskodex kann nicht wie ein Kochbuch verfasst werden mit Schritt-für-Schritt-Anweisungen dafür, was getan werden soll und wie viel von was zu brauchen sei. Eine Standardordnung ist zwar für jeden Beruf notwendig und nützlich, wir müssen aber zusätzlich etwas von **ethischer Argumentation** verstehen, damit wir mit Situationen umgehen können, in denen fundamentale Werte miteinander in Konflikt geraten." (*M. Davis*, zitiert nach *Juchli*)

„Worin besteht das ethische Problem?" Die Grundsätze der Pflegeethik (➤ 5.2.3) müssen in der Praxis „geerdet" werden, das tut die **Ethische Fallbesprechung** (*EFB*), die es seit 2007 in Deutschland gibt. Sie will ***gemeinsam*** eine von allen Beteiligten getragene, ethisch verantwortbare Handlungsoption erarbeiten: „Wie handeln wir richtig? Wie gehen wir gemeinsam um mit … ?" (➤ 5.3.3). Sie stärkt auch das Selbstbestimmungsrecht der PatientIn. Die GKV finanzieren EFB als Teil der „Gesundheitlichen Versorgungsplanung für die letzte Lebensphase" (§ 132 g SGB V).

Ethikkonferenzen gab es schon früher, aber meist nicht so strukturiert. Für andere Situationen, z. B. Streit im Team, gibt es andere Methoden: Supervision oder Konfliktmoderation. Gerechtfertigt wird der Aufwand für die *EFB* durch eine:

- Ethisch optimal verantwortete Behandlung – im Team erarbeitet und vom Team gemeinsam vertreten. Das stärkt Pflegefachpersonen den Rücken bei Pflegebedürftigen, An- und Zugehörigen und Leitung,
- Verbesserung des „Workflow", der Kommunikation und des Arbeitsklimas (➤ 5.2.2) – eine Entlastung für alle, weil sie Verantwortung teilen und sich gegenseitig stärken,
- Steigerung von Fachkompetenz, Selbstwert, Zufriedenheit, Teamgeist. Dadurch sinken Krankenstand und Fluktuation, was schon mittelfristig die Kosten senkt.

EFB folgen der „Nimwegener Methode", die von *Steinkamp und Gordijn* für den Klinikbetrieb entwickelt wurde, oder speziellen Abwandlungen für Pflegeeinrichtungen (s. u.). Einrichtungen müssen sie als Konsequenz der Leitbildarbeit (➤ 5.2.3) als Instrument installieren, um die **Qualitätsziele** zu erreichen:

- Alle an der Versorgung der zu Pflegenden beteiligten Personen (*interdisziplinär*) bringen gleichberechtigt ihre Perspektive und Fachkompetenz ein. Da Menschen aber unterschiedliche Werte haben (➤ 5.1), ist es zuvor erforderlich, sich im **Leitbild** auf eine Wertebasis als gemeinsame Handlungsgrundlage festzulegen. Mit dem Leitbild im Hinterkopf wird dann die für den Einzelfall situationsbedingt beste Lösung gesucht. Je mehr Übung ein Team hat, desto häufiger setzt es EFB ein.
- Manche Einrichtungen nutzen EFB regelmäßig für jede BewohnerIn. Oder in Problemsituationen – wenn z. B. ärztliche Entscheidungs- und pflegerische Durchführungsverantwortung in Konflikt geraten, wenn Ratlosigkeit herrscht über den Umgang mit einer aggressiven BewohnerIn, bei Unstimmigkeiten über den Einsatz von Psychopharmaka oder bei einer Nahrungsverweigerung (➤ 5.3.3), wenn Beschwerden oder Fehler sich häufen. Oder in Grenzsituationen: Wenn es um den Übergang von kurativer zu palliativer Versorgung geht (➤ 5.4.8) oder den Umgang mit sterbenden (➤ 5.4) oder verstorbenen PatientInnen (➤ 5.5).
- **Leitung:** Die speziell ausgebildete ModeratorIn sollte von außen kommen, um unabhängig leiten zu können – ergebnisorientiert, aber ergebnisoffen. Jede Einrichtung sollte daher mindestens zwei ModeratorInnen ausbilden lassen.
- **Verlauf** (➤ Tab. 5.1)**:** Alle Teilnehmenden machen sich vorher mit Daten und Krankengeschichte vertraut, das spart Zeit. Auf Datenschutz und Schweigepflicht wird hingewiesen. Unter der übergeordneten Frage „Wie lautet das ethische Problem?" wird die konkrete Lebens- und Krankengeschichte der PatientIn erneut angeschaut, bevor die klinischen, apparativen

Tab. 5.1 EFB als Verlauf des ethischen Entscheidungsprozesses. Hängt als Poster im Stationszimmer, damit sie ständig vor Augen ist. [Fotos J787]

	Ethische Fallbesprechung (EFB)
Anlalyse des Problems 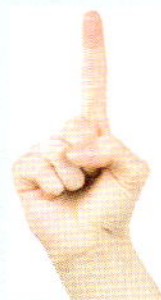	Problem und Auslöser? Seit wann und denkbare Folgen? Medizinische, pflegerische, psychosoziale Fakten Gab es Lösungsversuche? Wer ist direkt/indirekt beteiligt? Gefühle von PatientIn, An- und Zugehörigen, Pflegefachpersonen
Analyse der Werte 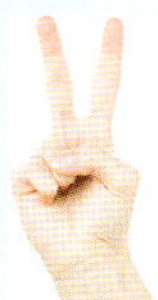	Wie lautet die **ethische Frage?** Patientenverfügung oder ACP/BVP? Werte und Wünsche der PatientIn und An- und Zugehörigen Werte und Wünsche der ÄrztInnen und Pflegefachpersonen Übereinstimmung mit Leitbild und Pflegeplanung?
Entscheidung 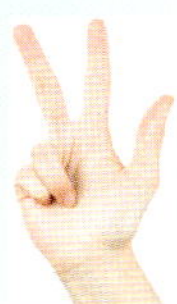	Denkbare Lösungen? Vor- und Nachteile? Werte und Gefühle? Welche Lösung, warum, mit welchem **Ziel?** **Wer** macht **was** und **wie** in welchem **Zeit**raum? Blitzlicht: Gefühle der Beteiligten mit der Entscheidung
Evaluation 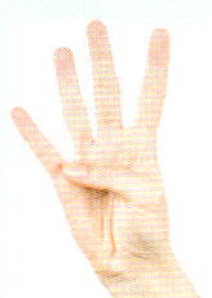	War die Lösung sinnvoll? Vor- und Nachteile? Wie geht es weiter? Welche Gefühle haben die Beteiligten jetzt? Werte? Geleistete Arbeit und Engagement würdigen Was lehrt das Beispiel für die Zukunft?

und pflegerischen Befunde argumentativ bewertet werden. Das Einerseits-Andererseits kann durch die Tisch-Übung (➢ 5.3.1) unterstützt werden. Dabei ist es wichtig, die Gefühle der Beteiligten zu berücksichtigen, denn sie beeinflussen sowohl die Bewertung als auch die Entscheidung (Beispiel 4, ➢ 5.3.3).

- Nach der **Analyse** geht es um Lösungen und ihre Ausführung – nicht immer ist ein Konsens möglich und nicht immer die beste Lösung, aber eine relativ beste. Die Entscheidung sucht Antworten unter verschiedenen Aspekten (möglich, machbar, verantwortbar, finanzierbar). Sie wird protokolliert und geht in die Patientenakte ein. Zum Schluss ein ehrliches „Blitzlicht der Gefühle", um mit sich ins Reine zu kommen. Ein Blitzlicht wird nicht kommentiert oder diskutiert.
- Die **Evaluation** wird oft vernachlässigt – alles, was gut läuft, scheint selbstverständlich. Doch je intensiver evaluiert wird, desto leichter wird die nächste Analyse. Bei einer neuen Sachlage ergibt sich ohnehin ein Kreislauf. Eine anonymisierte verkürzte Fallsammlung ist hilfreich für spätere Fälle.

Voraussetzungen für EFB

Wie jede neue Methode brauchen EFB einen geduldig ertragenen Entwicklungsprozess. Voraussetzungen, um erfolgreich zu sein:

- Die Bereitschaft der **Träger,** diese Methode verlässlich einzusetzen. „Lohnt" es sich für sie, sich ethisch zu verhalten? Langfristig ja, sagt die Wirtschaftsethik. Und nur wenn die **Leitung** die Mitarbeitenden motiviert und wirklich dahintersteht, werden EFB ein Erfolg.
- Seitens der **Beteiligten** die Bereitschaft zu reflektierter Offenheit, Argumentation auf Augenhöhe und Konsensfähigkeit – Beschlüsse gelten dann für alle. Kommunikative Kompetenz und die Bereitschaft sich fortzubilden (➢ 5.2.2) sind erforderlich.
- Ein verbindlich festgelegter **Rahmen:** Externe Leitung, interne Protokollführung auf schematisierten Vordrucken, störungsfreies Zeitfenster, geeigneter Raum (Flipchart, Beamer), fristgerechte Einladung, Handys aus.

Die Entscheidung sucht unter verschiedenen Aspekten Antworten auf die vier medizin-ethischen Prinzipien (*Beauchamp und Childress* 1994):

- **Autonomie:** Entspricht die Maßnahme dem Willen der PatientIn? Passt sie zu ihrem bisherigen Leben (biografische Integrität)?
- **Nutzen, Wohltun:** Nützt die Maßnahme (Prognose)? Ist sie nachhaltig? Wie verhalten sich positive und negative Auswirkungen zueinander?
- **Nicht Schaden:** Vermeidet sie Schaden? Entspricht sie der Fürsorgepflicht? Sind die Risiken vertretbar?
- **Gerechtigkeit:** Stimmt die Maßnahme mit dem Leitbild und den Werten der Pflege überein? Ist sie juristisch unbedenklich? Wird die Balance zwischen individuellem und Allgemeinwohl gewahrt? [8] [9] [10]

> - EFB-Modelle und Methoden für die Pflege, auch Checklisten z. B. Nimwegener Methode, Bremer Heimstiftung, Malteser, Hospiz Horn
> - Andere Modelle: PDCA-Zyklus (Plan, Do, Check, Act) von *Deming. Juchli* bzw. *Tschudin* (linear); *Fiechter und Meier* (Regelkreis und Spirale).

5.3.3 Ethische Probleme im Pflegealltag

Pflege arbeitet nach fachlichen **Standards,** die Würde, Willen und Bedürfnisse der PatientInnen respektieren. Es geht um grundlegende **ethische Prinzipien,** die immer gelten, auch wenn sie nicht immer eingehalten werden. Die **Beispiele** betreffen mal mehr die einzelne Pflegefachpersonen, mal das ganze Team.

Die Kommentare gehen nicht auf alle Fragen der EFB-Methode ein, weil die reale Situation fehlt. Einige der Beispiele sind als **Lernsituation,** Ausgangspunkt für Übungs-EFB oder Rollenspiele gedacht, sie sind Anknüpfungspunkte, um

- die darin enthaltenen ethischen Probleme zu erkennen und die **Wertekonkurrenzen** wie in Beispiel 1b und 4 zu benennen,
- die **Selbstwahrnehmung** zu schulen und unterschiedliche **Gefühlslagen** der Beteiligten zu unterscheiden,
- über Pflegeziele und -praxis zu diskutieren und Routinen zu **hinterfragen.**

Beispiel 1: Zwei Arten von Entscheidungen

FALLBEISPIEL 1A

Herr Seiler wechselt seine Unterwäsche nur sonntags. Vorsichtig spricht Mia Meyn über Hygiene und will herauszufinden, ob er dem Wäschedienst misstraut. Aber der Grund ist einfach: Das habe er immer so gemacht. Als Beschwerden über Gerüche kommen, erklärt er sich nach langer Diskussion bereit, alle zwei Tage seine Wäsche zu wechseln.

Bei vielen Problemen kann man einen **Kompromiss** (➤ 4.9.2) oder eine Annäherung an ein Ziel in kleinen Schritten erreichen. So kann eine Lösung gefunden werden, mit der alle leben können. Durch Verständnis werden Gesichtsverluste weitgehend vermieden (Deeskalation). Auch verringert sich die Gefahr, dass zu Pflegende als Schwächere (➤ 2.6.1) übergangen werden. Wo immer möglich, sollte der *Königsweg* des Kompromisses gesucht werden.

FALLBEISPIEL 1B

Frau Mang liegt im Sterben. Ihre Hausärztin schaut täglich in der Pflegeeinrichtung vorbei, sie will ihre Patientin für die letzten Tage nicht aus ihrer Umgebung reißen. Als sie bewusstlos wird, fordert der Sohn, seine Mutter ins Krankenhaus zu verlegen, damit sie medizinisch besser versorgt wird.

Ein klassisches Dilemma: Manchmal stehen sich zwei gleichgewichtige Werte gegenüber, die sich gegenseitig ausschließen. Hinter jeder der beiden Möglichkeiten stehen ernstzunehmende Gründe und intensive Gefühle. Die **Wertekonkurrenzen:**

Lebensqualität von Frau Mang	↔	bessere medizinische Versorgung
Fürsorgedenken der Ärztin	↔	Fürsorgedenken des Sohnes
Verantwortung der Einrichtung	↔	Verantwortung des Sohnes
Sterben zulassen (➤ 5.3.4)	↔	Leben verlängern

Man kann alle Seiten verstehen, aber hier gibt es keinen Kompromiss, sondern nur eine **Entweder-Oder-Entscheidung.** Ihre Akzeptanz wird erleichtert, wenn

- Gefühle und innere Widerstände verbalisiert und respektiert werden,
- Entscheidungsgründe und eigene Gefühle offengelegt werden,
- kleine Spielräume oder Entgegenkommen an anderer Stelle Wertschätzung zeigen.

Beispiel 2: Persönliches und professionelles Handeln

FALLBEISPIEL

Mia Meyn macht einen Praxisteil bei der Diakonie. Sie fährt auch zu Herrn Siek. Er macht ständig Bemerkungen wie „Ausländer raus, alle! Die nehmen uns bloß die Arbeitsplätze weg".

Mia Meyn findet das menschenverachtend und denkt, Herr Siek verdient keine Zuwendung und Pflege. Am liebsten würde sie nicht mehr zu ihm fahren, denn ihr Freund ist Syrer.

Es gibt einen Unterschied zwischen **persönlichem** und **professionellem Handeln.** Von Pflegefachpersonen wird zu Recht erwartet, dass sie PatientInnen nicht diskriminieren und ihre Arbeit „unabhängig von Nationalität, Rasse, Hautfarbe, Geschlecht, sozialer Herkunft, Glaube und politischer Überzeugung" tun (➤ 5.2.3) – ein hoher ethischer Wert. Das fällt oft schwer. Mia Meyn ist jedoch nicht privat da, sondern vertritt die Diakonie als Organisation. In dieser Rolle (➤ 4.2.5) muss sie sich in Kleidung, Worten, Auftreten und Handeln als Botschafterin der Diakonie verhalten, professionell eben: Für den ersten Eindruck gibt es keine zweite Chance. Dazu gehören auch Datenschutz und Verschwiegenheit (➤ 6.8.1), u. U. sogar gegenüber An- und Zugehörigen.

Natürlich muss sie nicht alles hinnehmen. Wenn sie eine Abgrenzung als Ich-Botschaft (➤ 2.6.4) formuliert („Ich bin überhaupt nicht Ihrer Meinung und mag das nicht mehr hören"), verletzt sie nicht ihre Pflichten, aber sie fallen ihr leichter, weil sie ihren Standpunkt verdeutlicht hat. Distanzierung erleichtert sachgerechtes Handeln. Man muss aber nicht auf jeden Zug aufspringen: „Wahrnehmen statt werten" ist ein wichtiger Grundsatz im Umgang mit Menschen, denn Herr Siek hat ein Recht auf seine „Meinung".

Beispiel 3: Ehrlich währt am längsten?

FALLBEISPIEL

Im St. Anna-Stift wird es wieder eng. Eine Kollegin hat sich krankgemeldet. Die Pflegefachpersonen Agnes Pohl ist für die Medikamente allein zuständig. Mia Meyn, unerfahrene Auszubildende, ruft Frau Pohl oft zu Hilfe, ständig muss sie die Medikamentenausgabe unterbrechen. Bei der Übergabe erschrickt Frau Pohl: Sie hat die Medikamente von Frau Meyer und Frau Müller in der Hektik vertauscht (➤ Abb. 5.15).

Nachdem Agnes Pohl die Situation klar ist, befindet sie sich in einem Konflikt:

- Soll sie den Nachtdienst informieren und eine ÄrztIn anrufen? Sie hat Angst vor Ärger und dem Misstrauen der PDL und der KollegInnen.

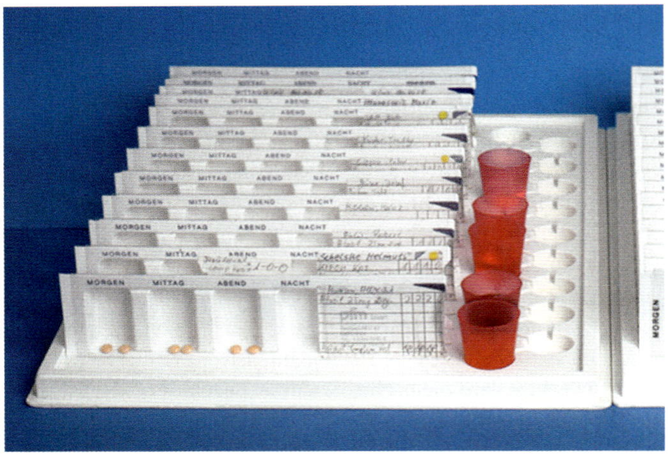

Abb. 5.15 Bei so vielen Medikamenten ist schnell etwas vertauscht. [K183]

- Soll sie ihren Fehler verheimlichen? Es geht um Wohlergehen und Gesundheit der beiden Frauen. Der Nachtdienst könnte Symptome falsch deuten, das hätte auch juristische Folgen (➤ 6.5, ➤ 6.8).

Welche persönlichen Werte spielen für Frau Pohl eine Rolle? Sie hat an sich den Anspruch, eine gute und verantwortungsvolle Pflegefachperson zu sein. Sie möchte aber auch, dass Vorgesetzte und KollegInnen sie weiter so einschätzen und nicht wegen eines Fehlers in eine „Schublade" stecken. Wer ist noch mit welchen Interessen beteiligt?

- Die beiden Frauen haben ein Recht auf Information, aber dadurch könnten sie das Vertrauen in eine zuverlässige Versorgung verlieren und dann ängstlich und misstrauisch sein – ist ihnen damit geholfen? Das gilt auch für die An- und Zugehörigen.
- Die KollegInnen, die mit den Folgen der falschen Medikation umgehen müssen.
- Die Pflegeeinrichtung, die auf korrekte Pflege und ihren Ruf achten muss.

Beispiel 4: Freiheit und Zwang

FALLBEISPIEL

Frau Krämer lebt im Martins-Stift. Seit Tagen gelingt es weder den Pflegefachpersonen noch Frau Krämers Tochter, ihr Nahrung zuzuführen. Sie presst die Lippen aufeinander und dreht den Kopf weg. Wenn sie sich weiter weigert, ist ihre Gesundheit gefährdet. Daher wird an eine Zwangsernährung gedacht.

Freiheit und **Zwang** (➤ 5.1.3, ➤ 6.4.2) verursachen ethische Konflikte in der Sorge um das Wohl der zu Pflegenden. Wo liegt das Wohl? Sind offener oder versteckter Zwang, „chemische Gewalt" oder das Untermischen von Medikamenten ins Essen ethisch zu rechtfertigen? Wenn Frau Krämer sich einer Ernährung entzieht, hat sie Gründe:

- Liegt es an bestimmten Speisen, die sie nicht mag, einer Pflegefachperson oder der Art der Nahrungsaufnahme? Sind Mund und Zähne gesund? Wird Verweigerung in ihr Verhalten hineingedeutet?
- Ist dies ein Zeichen für den beginnenden Sterbeprozess (➤ 5.4.4)? Dann wäre Zwang nicht zu rechtfertigen.

Häufig kann man keine eindeutige Ursache feststellen, aber es muss eine Entscheidung fallen: Soll die Pflegeeinrichtung ihrer Pflicht zur Schadensvermeidung und Fürsorge (*caring*) folgen und die Tochter als gesetzliche Betreuerin auffordern, beim Betreuungsgericht die Ernährung über PEG-Sonde zu beantragen (➤ 6.6)? Die ist nötig, wenn PatientInnen zusätzlich fixiert werden müssen. Oder soll Frau Krämers Verhalten als Willensäußerung respektiert und auf Zwang verzichtet werden?

Nun erarbeiten PDL, Pflegefachpersonen, HausärztIn und die Tochter als Betreuerin (unter Beachtung der Patientenverfügung [➤ 6.6.2] bzw. des mutmaßlichen Willens) in einer *EFB* eine Vereinbarung. Die wird dokumentiert und ist für alle verbindlich. Sie bestimmt auch, wann der Notdienst zu rufen ist und wann nicht – für Pflegefachpersonen eine wichtige Anweisung. Sie verhindert z. B., dass Frau Krämer am Lebensende in eine Klinik muss (Beispiel 1).

Sind alle Fragen geklärt, könnte die Vereinbarung bestimmen, dass Medikamente, Nahrung und Getränke ohne Druck oder Zwang angeboten werden und dass Frau Krämer pflegerisch und medizinisch vor Qualen bewahrt wird. Vielleicht revidiert sie ihre Entscheidung, daher sind regelmäßige Überprüfungen erforderlich. Die Wertekonkurrenzen:

Autonomie von Frau Krämer	↔	Gesundheit von Frau Krämer
Fürsorge der Tochter	↔	Fürsorge der Pflegefachpersonen
Leben erhalten	↔	Sterben zulassen

Beispiel 5: Wo beginnt Gewalt?

FALLBEISPIEL

Wegen der Diuretika (Entwässerungsmedikamente) muss Frau Peters häufig zur Toilette, dabei braucht sie Hilfe. Die Pflegefachperson Astrid Berger glaubt, dass Frau Peters nur klingelt, um sie zu schikanieren. Sie ist unfreundlich und packt manchmal grob zu, Frau Peters hat Hämatome am Oberarm. Agnes Pohl beobachtet, dass Astrid Berger Frau Peters ignoriert und sich besonders der Zimmernachbarin zuwendet. Das kränkt Frau Peters zusätzlich.

Eigentlich wollen Pflegefachpersonen pflegebedürftigen Menschen helfen. Aber wenn sie nicht „funktionieren" wie erwartet, haben manche das Bedürfnis, sich auch gegen deren Willen durchzusetzen. Besonders bei demenziell Erkrankten, wenn sie sich kaum wehren können und selten Besuch bekommen. Probleme im Umgang mit Macht führen häufig zu Gewalt, zunächst im Kleinen: „Gleich nehm ich ihr die Klingel weg." Alle Formen von **Gewalt** (aktiv: Misshandlung, *Abuse;* passiv: Vernachlässigung, *Neglect*, ➤ 2.8.2, 4.9.4) belasten auch Pflegefachpersonen. Bei den Beteiligten werden verborgene Probleme wach (Angst, Nicht-Anerkennung, Überlastung), die offene Gespräche erschweren.

Neben **psychischer** (z. B. Beschämen, Anschnauzen) und **körperlicher** (z. B. grobes Anfassen, unangemessenes Berühren) gibt es eine **strukturelle Gewalt,** wenn Menschen volle Vorlagen oder Durst haben, weil wegen Personalmangel niemand Zeit für sie hat (➤ 4.9.4).

Wodurch begann die Gewalt und wie kann sie enden? Wenn Astrid Berger Frau Peters weiter hart anfasst (➤ Abb. 5.16) und auch „nur" ignoriert, verletzt sie ihre Fürsorgepflicht und das Recht der Bewohnerin auf körperliche Unversehrtheit und Gleichbehandlung. Wer ist noch an dem Konflikt beteiligt?

- Die KollegInnen: Wenn sie die Pflege von Frau Peters übernehmen, wird Frau Bergers Problem nur vordergründig gelöst.
- Frau Pohl, die Frau Berger helfen will. Wenn das nichts ändert, muss sie es dann – zum Schutz von Frau Peters *und* Frau Berger – der PDL mitteilen, um Schlimmeres zu verhüten? Wie steht sie dann da?
- Welche Gefühle hat Frau Peters? Sie ist dem Verhalten der Pflegefachpersonen ausgeliefert.

5

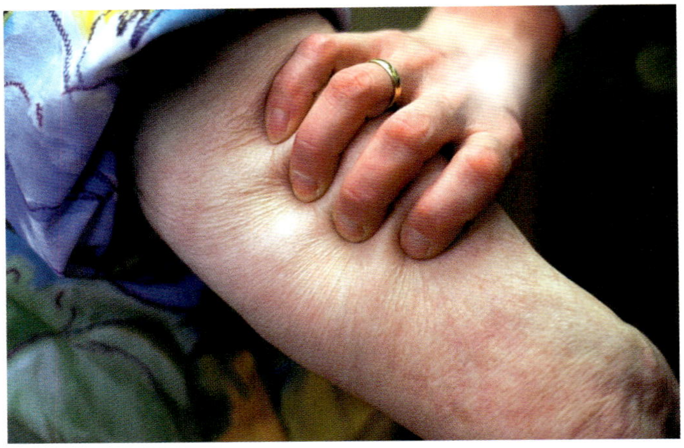

Abb. 5.16 Gewalt an Pflegebedürftigen ist oft schwer nachweisbar. [K157]

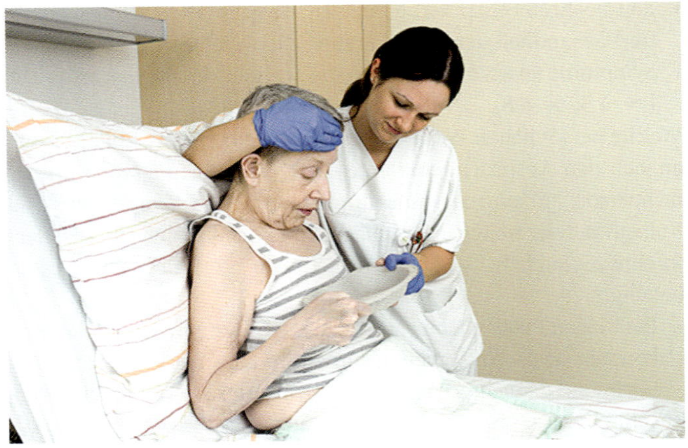

Abb. 5.17 Pflegefachpersonen müssen mit Ekel und Scham umgehen. [K155]

Beispiel 6: Sexualität

FALLBEISPIEL

Herr Hoff ist nach einem Schlaganfall bettlägerig. Nur von Mia Meyn lässt er sich problemlos waschen. Zunächst fühlt sie sich bestätigt, aber seit kurzem fällt es ihr schwer. Anfangs schien es zufällig, mit der Zeit versucht Herr Hoff immer direkter, ihre Brüste zu berühren. Dabei hat er eine Erektion. Sie sagt lange nichts, sie schämt und ekelt sich. Sie fühlt sich sogar mitschuldig, weil sie anfangs mit ihm herumgealbert hat.

Sexuelle Bedürfnisse hat der Mensch bis ins hohe Alter (➤ 2.8.4). Das ist häufig ein *Tabu* (Meidungsgebot, *Sigmund Freud:* heilige Scheu) und weil es mit Scham verbunden ist, erfordert es Diskretion (➤ Abb. 5.17). Wie sieht das Bild der Alterssexualität in der Öffentlichkeit aus? Wie können Pflegebedürftige ihre Sexualität leben? Liberale Ansätze ermöglichen Besuchszimmer, Prostituierte und Dildos, aber eher stillschweigend, um den Ruf des Hauses zu schützen.

Die andere Seite ist die *sexuelle Belästigung* am Arbeitsplatz. Gewalt geht auch von PatientInnen und An- und Zugehörigen aus. Ihre Würde muss ebenso respektiert werden wie die von Herrn Hoff. Soll sie das im Team ansprechen? Mia Meyns Zögern ist erklärlich. Frauen wird von Männern häufig eine Mitschuld unterstellt, das belastet zusätzlich. Männer sind auch von Übergriffen betroffen, fühlen sich aber dank körperlicher Überlegenheit nicht so bedroht.

Fürsorgepflicht des Arbeitgebers und Beschäftigtenschutzgesetz (BGBl 1994, S. 1406, 1412) erfordern es, die PDL zu informieren und den Dienstplan zu ändern. Dann muss eine EFB klären:

- Geht Herr Hoff bewusst vor oder ist er wegen seiner Erkrankung nicht steuerungsfähig? Kann jemand mit ihm darüber sprechen?
- Dürfen Pflegefachpersonen sich ggf. körperlich wehren (Notwehr § 32 StGB, § 227 BGB)?
- Wie will das Haus grundsätzlich mit der Sexualität der zu Pflegenden umgehen? Besondere Aufmerksamkeit erfordert die Situation jüngerer Menschen mit geistiger, körperlicher und seelischer Beeinträchtigung. [11] [12]

Beispiel 7: Demenz

FALLBEISPIEL

Frau Schill ist demenziell erkrankt. Häufig packt sie ihre Sachen und sagt: „Meine Mimi holt mich gleich ab. Wir fahren nach Hause." Die Tochter ist vor drei Jahren gestorben.

In Deutschland lebten 2019 ca. 1,7 Mio. demenziell Erkrankte (➤ Abb. 5.18). 2050 werden es geschätzt ca. 3 Mio. sein, weil die Babyboomer dann im Pflegealter sind und die Bevölkerung immer älter wird. Alter ist der größte *Risikofaktor*. Kontaktarmut, Sinnverlust, Rauchen, Bewegungsmangel und einseitige Ernährung erhöhen das Risiko, ebenso Bluthochdruck und hohe Blutfettwerte.

Seit 2017 berücksichtigen die *fünf Pflegegrade* auch geistige Einschränkungen (Pflegestärkungsgesetz) und stellen demenziell Erkrankte besser. In den Begutachtungs-Richtlinien des GKV-Spitzenverbandes zur Feststellung der Pflegebedürftigkeit steht die psychosoziale gleichrangig neben der medikamentösen Behandlung. Beide verzögern den Verlauf der Erkrankung (➤ 4.7.4)

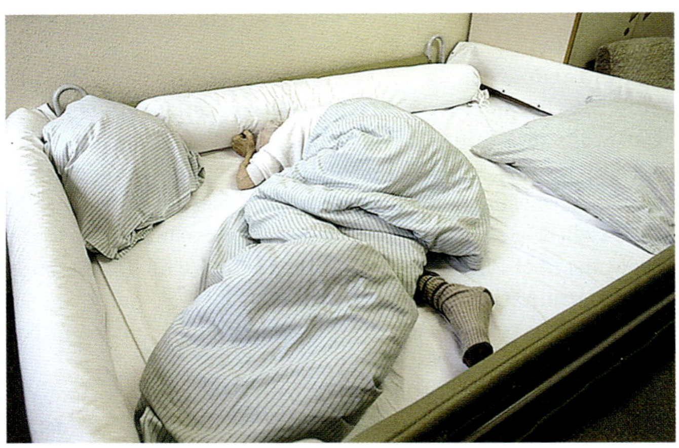

Abb. 5.18 Für Pflegefachpersonen ist es eine ethische Herausforderung, demenziell Erkrankte wertzuschätzen und ihnen ein würdevolles Leben zu ermöglichen. [K157]

Die Welt der dementiell Erkrankten

Die **Persönlichkeit** verändert sich. Erkrankte leben, anfangs phasenweise und schließlich ganz, wie Frau Schill in einer eigenen Welt, die als *ihre* Welt Respekt verdient. Durch den Verlust des *Kurzzeitgedächtnisses* (➤ 2.4.2) können sich die erkrankten Menschen nicht in der reizüberfluteten Gegenwart orientieren. Das *Langzeitgedächtnis* funktioniert anfangs noch so gut, dass Einzelheiten und Lieder aus Kindheit und Schulzeit wiedergegeben werden, entscheidend ist die „Prägungszeit" bis zum 25. Lebensjahr.

Räumlicher Orientierungsverlust führt zu Unruhe und Angst. Dementiell Erkrankte fühlen sich verloren im Heimweh: „Ich gehör hier nicht hin. Ich will nach Hause." *Zuhause* ist als sozialer Zusammenhang zu verstehen. Zuhause ist dort, wo Heimat und vertraute Menschen waren, die Sicherheit gaben, meist die Eltern. Die fehlen, das kann auch nicht ersetzt oder überdeckt werden. Erkrankte Personen laufen nicht *weg,* sondern wollen dorthin (deshalb Fake-Bushaltestellen) und *ver*laufen sich dabei. Ein Problem: Gefahren werden nicht erkannt.

Helles Licht zieht an, neuartige Boden- und Raumgestaltung und *Pflege-Oasen* (Rückzugsraum für Demenzkranke, Pflegerefugium) erleichtern die Orientierung. So profitieren Erkrankte durch eine höhere Lebensqualität (➤ 4.5.2).

Zeitlicher Orientierungsverlust vermischt im Denken willkürlich Elemente aus Gegenwart und Vergangenheit und führt zu vordergründig unsinnigen Handlungen: Für Frau Schill lebt ihre Tochter und sie wird gleich von ihr abgeholt, deshalb packt sie. Manche Pflegefachperson will sie in die **Realität** holen („Sie wohnen jetzt hier und Ihre Tochter ist schon lange tot"). Dass alles nicht wahr sein soll, vergrößert die Verwirrtheit. Niemand lässt sich „seine" Wirklichkeit (Beispiel 9) zerstören, die damit verbundenen Gefühle sind echt. Sie zu verneinen macht aggressiv. Ebenso mangelnder Respekt, Lärm und Anforderungen: „Zeig mal ...". Besser ist es, nach dem Prinzip „lächeln, loben, lassen" zu verfahren. Stressfreier wird es, wenn Pflegefachpersonen nachgeben und **nicht korrigieren,** sondern behutsam und geduldig die Führung übernehmen als *„Lotse* im Meer des Vergessens".

Bei leichten Formen helfen Antidementiva und das Realitätsorientierungstraining (ROT). Bewegung-bei-Demenz.de verbessert die Gang-Unsicherheit. Erkrankte Personen sollten nicht bevormundet und „betüdelt" werden. Sie kommen zurecht, wenn sie unauffällig Beistand haben. Sie erleben aber häufig Begrenztheit und Scheitern. Über vergessene Namen gehen sie mit kleinen „Tricks" hinweg. Anfangs wollen sie Fehler vertuschen. Ihr Verhalten kann auch gehässig wirken („Helfen Sie mir! Immer geht Mia an meine Sachen, wenn ich schlafe"), ist aber eher Ausdruck von Angst.

Später lassen Geruchs- und Geschmackssinn nach. Erkrankte Personen können ihre Gefühle nicht kontrollieren, das führt zu Panik und verbaler und körperlicher **Aggressivität** (Gefahrenquellen beseitigen, Sicherheitsabstand, Ruhe bewahren, Medikation ändern). Halluzinationen und Kotschmieren können zum Problem werden.

Intellektuelle Fähigkeiten nehmen ab und die Persönlichkeit entschwindet: Reden, Singen, Fernsehen, Spielen, Stricken vermindern sich zunehmend. Schließlich folgt **Apathie.** An- und Zugehörige werden nicht mehr erkannt, was diese sehr belastet.

Erinnerung und Freude schaffen

Pflegefachpersonen können mit **Mitgefühl** (➤ 5.1.4) in die Wirklichkeit demenziell Erkrankter eintreten und sie in ihrem Gefühl bestärken, validieren (*Naomi Feil;* Integrative Validation® nach *Nicole Richard,* ➤ 2.6.7): „Na, da freuen Sie sich, dass ihre Tochter gleich kommt, was?" Um das Gespräch fortzuführen, muss man ihre **Lebensthemen** ansprechen: Kinder, Hausarbeit, Beruf, Garten, Hobby (Biografiearbeit, ➤ 3.3.2). „Hat Ihre Tochter schon saubergemacht zu Hause? Hat sie eingekauft fürs Mittagessen?" Wer nicht die Defizite anspricht und nichts fordert, gewinnt Zuneigung und Vertrauen.

Demenziell Erkrankte erzählen wenig. Dann führt die Pflegefhpachperson das *Gespräch* und „zeichnet" mithilfe der Reaktionen (auch zu alten Fotos) ein Bild. Sie sollte langsam sprechen. Blickkontakt, Gesichtsausdruck, Stimme und Tonfall sollen immer betont freundlich sein: Das Wie ist wichtiger als das Was, nie nach dem Warum fragen. Alles sollte sie langsam und ausführlich beschreiben, vor dem nächsten Schritt die Reaktion der PatientIn abwarten und Widerstand unbedingt respektieren, da sonst Bedrohungsgefühle entstehen. Gefühle, die *hinter* Dingen und Ereignissen stehen, sollen verbalisiert und **bestätigt** werden.

Da der kognitive Weg verbaut ist, müssen Pflegefachpersonen die **Sinne** (tasten, schmecken, riechen, hören) ansprechen. Damit verbundene *Gefühle* verändern sich nicht („Das Herz wird nicht dement"). Dabei hilft Humor (➤ 5.2.2), gemeinsam zu **lachen** schafft Nähe und Entspannung. Märchen wecken Kindheitsgefühle. Alte Hits, die uns von 10 bis 20 begeistert haben, drehen die Zeit zurück. Wenn oft gesungen und getanzt wird, bereichert **Freude** den Augenblick. Therapiehunde, Kleintiere (➤ Abb. 5.19) und ein Snoezelraum (➤ Abb. 2.29) sprechen tiefe Kindheitserinnerungen an, „Nesteldecken" und Erinnerungskisten auf dem Schoß mindern innere Unruhe.

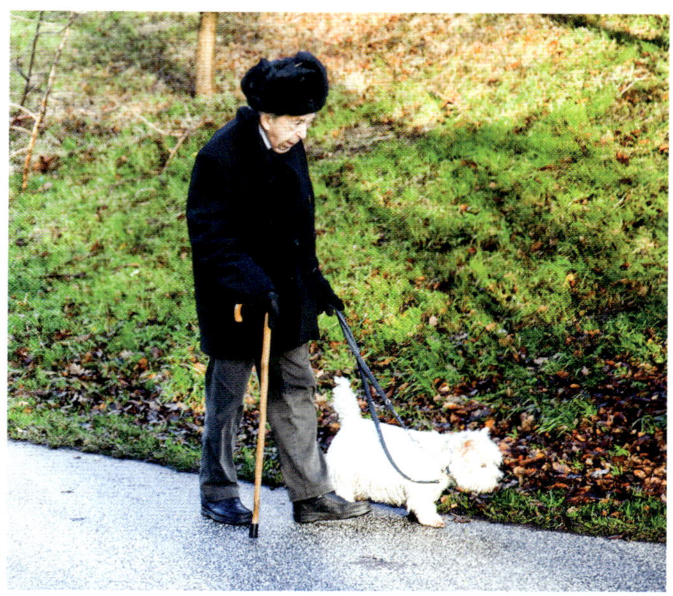

Abb. 5.19 Haustiere unterstützen die Bewegung, verbessern das Lebensgefühl und stärken nachweislich die Gesundheit. [J787]

5

Inklusion erfordert angemessene Aufgaben der Teilhabe (Teilhabegestaltungssystem, ➢ 5.2.1). Sie müssen klein sein, wichtig ist, dass sie Wunsch und Fähigkeit der BewohnerIn entsprechen – Blumen gießen, im Garten harken, Wäsche falten. Wichtig ist, die Stärken zu stärken und zu loben und Missgeschicke und Defizite bewusst zu übergehen. Der österreichische Pflegewissenschaftler *Erwin Böhm* (* 1940, Böhm-Konzept) will durch vertraute Umgebungen (z. B. 50-er-Jahre-Möbel) Sicherheit vermitteln. Wichtig ist *Regelmäßigkeit* (5D-Regel, ➢ 3.3.10) und ein seltener Personalwechsel (Bezugspflege), weil jede Veränderung von Raum und Personen die Verwirrtheit steigert. Rechtzeitige Vereinbarungen (Beispiel 4) können Klinikeinweisungen am Lebensende vermeiden.

Pflegefachpersonen und An- und Zugehörige

Demenziell Erkrankte reagieren häufig nur auf ihren Vornamen, nicht auf den Nachnamen. Viele Einrichtungen lassen sich das Verwenden dieser Anrede von der BetreuerIn unterschreiben, damit sie nicht in den Ruf mangelnden Respekts kommen. Gefühle und Werte der Pflegefachpersonen und An- und Zugehörigen spielen eine große Rolle:

- An- und Zugehörige sind allein, es fehlt Ermutigung und Entlastung durch ihr Umfeld.
- Überlastete Pflegefachpersonen sind zu erschöpft für Zuwendung.

Darunter leiden alle, auch Ethos und Leitbild. Es ist nicht immer leicht, in Ton und Verhalten angemessen zu bleiben (➢ 5.4.5). Aber die eigene Würde kann nur bewahren, wer die *Würde* dessen wahrt, dem er begegnet. Auch wenn bei den zu Pflegenden *vermeintlich* nichts ankommt, bei der Pflegefachperson selbst kommt etwas an und bei KollegInnen und An- und Zugehörigen: Die Ruhe und Geduld, dieselbe Frage immer wieder so zu beantworten, als höre man sie zum ersten Mal, der Gleichmut, Beschimpfungen und Tiraden einfach zu überhören, die Kraft, auch ohne Anerkennung das Richtige zu tun. [13] [14]

SURFTIPP

Richtlinien des GKV-Spitzenverbandes zur Feststellung der Pflegebedürftigkeit: www.mds-ev.de
Informationen zum Thema Demenz finden sich beispielsweise unter: www.demenz-brandenburg.de; demenz-support.de; wegweiser-demenz.de; deutsche-alzheimer.de; gartenundtherapie.de

Beispiel 8: „Bewusstlos ist bequem"

FALLBEISPIEL

Frau Schäfer liegt im Wachkoma. Agnes Pohl sieht, dass andere Pflegefachpersonen sie links liegen lassen: „Human vegetable – bei der kommt eh nix an." Sie findet das respektlos. Sie weiß, dass Bewusstlose etwas wahrnehmen und Zuwendung brauchen. Sie denkt an ihr Baby, dem sie ihre Liebe schenkt, das schafft Geborgenheit und Vertrauen.

Puls- und Atemfrequenz verraten, dass Bewusstlose auf bekannte Stimmen und Zuwendung reagieren. Gerade *weil* sie nichts wünschen können, brauchen sie Aufmerksamkeit. Daher sollten Pflegefachpersonen sie behandeln, als seien sie wach, viel mit ihnen sprechen und alle Tätigkeiten mit leiser Stimme liebevoll erklären in der Gewissheit, dass sie alles wahrnehmen. Indem Pflegefachpersonen Gefühle ansprechen und vom Alltag erzählen, vermitteln sie Geborgenheit. Sanfte Berührung ist auch Kommunikation und sagt oft mehr als Worte.

Ehemalige **Wachkomapatienten** berichten später über ein waches Bewusstsein, daher sind Besuche enorm wichtig. Die Sinne sind geschärft, deshalb sollten keine Äußerungen über die PatientIn und ihren Zustand gemacht werden („Wie es hier riecht! Guck mal ihr Gesicht an, die macht's nicht mehr lange"). Auch Privatgespräche zwischen Pflegenden („Gehst du mit ins Kino?") wirken wie eine Missachtung der zu Pflegenden. Arztgespräche können ängstigen und gehören ins Büro.

Der *Geruchssinn* ist sensibilisiert, darum sollen Pflegefachpersonen auf gute Mundpflege und guten Raum- und Körpergeruch achten. Minze, Zitrone, Lavendel wirken beruhigend und stressmindernd. Neben sorgfältiger Grundpflege sind sanfte Massagen und basale Stimulation hilfreich. Leise Lieblingsmusik – alles, was gut tut, ist gut.

Beispiel 9: Was ist Wahrheit?

FALLBEISPIEL

Kaum hat der Arzt das Zimmer verlassen, da zupft Herr Bader Mia Meyn am Ärmel: „Sagen Sie, Schwester, was hat der Arzt gemeint grad eben?" Er sieht sie ängstlich an.

Aufklärung über die Diagnose ist **Aufgabe der ÄrztIn,** die nicht an Pflegefachpersonen delegiert werden darf. Seit 2013 schreibt das Patientenrechtegesetz vor, PatientInnen über ihre Diagnose aufzuklären.

- Die ÄrztIn muss die Sachlichkeit und professionelle Distanz des **Schlechte-Nachrichten-Gesprächs** (➢ 5.5.2) beachten, andererseits mit Sensibilität und Mitgefühl vorgehen. Sie muss bedenken, dass für die PatientIn gerade ihre Welt zusammenbricht. Auch **Wahrheit** kann als Lüge empfunden werden (Verweigerung, ➢ 5.4.2). Die entscheidende Information muss einfühlsam vermittelt werden, Beziehung ist jetzt wichtiger als Diagnose. Wahrnehmung ist selektiv, viele Informationen auf einmal verwirren: Nur 10–15 % können nach dem Stichwort „Krebs" noch *eine* weitere Information aufnehmen. Die Aufklärung bedarf immer mehrerer **Wiederholungen,** weil nur ein Teil verstanden wurde oder neue Fragen auftauchen. Vor allem die, wie es weitergeht – ein langsam reifender *Prozess* und kein Punkt.
- Selbst nach erfolgter Aufklärung dürfen Pflegefachpersonen nicht über die *Diagnose* sprechen, wohl aber über Ängste und Sorgen – ein schmaler Grat. Infos von ÄrztInnen und Pflegefachpersonen müssen deckungsgleich sein, sonst ängstigen sie. Manche PatientIn überträgt die Grausamkeit der Nachricht auf die ÄrztIn (➢ 5.4.2) und fühlt sich unmenschlich behandelt, da können Pflegefachpersonen vermitteln.

Mit Wahrheit umgehen

Wahrheit ist keine Tatsache. Menschen glauben vor allem, was sie glauben *wollen*, was sie erwarten (➢ 2.5). Das ist fehleranfällig und manipulierbar. Wahrheit ist immer Wahrnehmung aus einem begrenzten Blickwinkel. Wenn es *die* Wahrheit nicht gibt, geht es um Ehrlichkeit – nicht zu verwechseln mit einer Offenheit, die so verletzt, dass man sich der Wahrheit verschließen *muss*, um weiterleben zu können.

Elisabeth Kübler-Ross (➢ 5.4.2) benutzt einen Vergleich: „Wer aus dem Haus tritt, kann nur einen kleinen Moment in die grelle Sonne blicken, er muss die Augen gleich wieder schließen. Genauso schwer ist es, lange auf die Wahrheit zu schauen."

Für viele ist der Wahrheitsgehalt umso größer, je mehr Fakten es gibt. Das ist oft falsch: Dass Menschen sich lieben und vertrauen, ist eine Wahrheit, die sich nicht in Zahlen fassen lässt.

Cicely Saunders (➢ 5.4.8) betont: „Eine negative Diagnose ist eine Richtigkeit, die falsch sein kann. Wahrheit ist nicht eine Tatsache. Wahrheit ist vielmehr eine Wegstrecke, die wir gemeinsam gehen."

Das Problem: Man weiß nicht vorher, wie dieser Weg sich entwickelt. Die Diagnose-Wahrheit muss so vorsichtig an die Wahrheit der Kranken angenähert werden, dass sie mit ihr umgehen können.

Letzte Wahrheit

Mit jeder Untersuchung, vorher schon mit jedem Schmerz ist die Frage nach den Folgen verbunden. Das Sterben wird oft befürchtet. Die Nachricht einer schweren Krankheit ist ein Schock, der Angst (➢ 5.4.3) auslöst. Doch auch die Fragen

- „Wie steht's mit mir? Werde ich wieder gesund?",
- „Muss ich sterben? Mit mir ist es wohl aus?",

heißen nicht, dass Herr Bader eine Wahrheit hören will, die ihm keinen Raum für Hoffnung lässt. Das würde ihn zusätzlich schwächen. Die Fragen enthalten den Appell (➢ 2.6.2) an Mia Meyns Mitgefühl (➢ 5.1.4).

„Man sollte dem anderen die Wahrheit wie einen Mantel hinhalten, dass er hineinschlüpfen kann, und sie ihm nicht wie einen nassen Lappen um die Ohren schlagen." *Max Frisch* (1911–1991, Schriftsteller)

Mia Meyn fühlt sich aber durch Herrn Baders Frage in die Ecke gedrängt, das macht ihr Angst und könnte zu einer aggressiven **Abwehrreaktion** führen. Das wäre falsch (Wut, ➢ 5.4.2). Wenn sie fragt „Was haben Sie denn *verstanden*?" und dann auf die *hinter* seinen Fragen stehenden Gefühle eingeht, geht es nicht um die Diagnose oder die ÄrztIn. Dann geht es um *seine* Wahrheit, soweit er ihr im Moment ins Auge sehen kann. Dies geschieht am besten als **Verbalisierung** der Gefühle (➢ 2.6.4, ➢ 5.4.3) und in Frageform, damit die Möglichkeit des Rückzugs offenbleibt:

- „Sie sorgen sich wegen Ihrer Krankheit, nicht wahr? – Das hoffen Sie sehr, nicht?"
- „Fürchten Sie, dass es nicht gut ausgeht? – So wenig Hoffnung haben Sie?"

Das sind gute *Türöffner* für seine Fragen, die Kummer und Angst nicht kleinreden, sondern ernstnehmen. Das macht Mut zum Weiterreden:

- „Wie war das, als Sie es erfahren haben? Wie kommen Sie mit Ihrer Angst zurecht? Sind Sie wütend, wenn Sie darüber nachdenken?"
- „Was hilft Ihnen, können Sie mit jemandem reden? Was denken Sie, wie wird es weitergehen für Sie?"

Beispiel 10: „Ob Gott mich noch will?"

FALLBEISPIEL

Agnes Pohl betreut Herrn Simon, er vertraut ihr: „Ob der alte Herr da oben mich noch will?" Frau Pohl ist überrascht: „Warum fragen Sie gerade mich?" „Na, Sie sind doch bei der Diakonie. Ich hab ja lebenslang mit Gott nichts am Hut gehabt. Wär doch normal, wenn er nun nichts von mir will." „Wollen Sie denn was von ihm?" „Na ja, so als letzte Instanz, wenn man nicht mehr weiterweiß, verstehn Sie das?"

„Beim Flehen um Hilfe in der Not spielt die Frage, ob es Gott gibt, keine Rolle. Es kommt aus den tiefsten Schichten der Psyche", schrieb der Theologe *Claus Westermann* (1909–2000). Da sitzen die Urängste und das Urvertrauen (➢ 2.3.4). Glaubende aller Religionen finden in ihrem Gott Halt und Hoffnung für ihr Leben und über ihr Leben hinaus (➢ 5.1.2, ➢ 5.4.7). **Religion** und **Sinnfindung** stehen nach *Maslow* (➢ 2.7.2) als letzte Ziele an der Spitze der Bedürfnispyramide.

Unabhängig von Agnes Pohls persönlicher Einstellung zur Religion geht es darum, die Fragen als Appell (➢ 2.6.2) und Suche nach *Orientierung in der Krise* zu verstehen. Dabei kann jede Pflegefachperson helfen, denn gefragt sind nicht theologische Erklärungen, sondern Mitgefühl (➢ 5.1.4). **Sinnfragen** brauchen ein Zeichen, dass sie verständlich sind, dass die Pflegefachperson vielleicht auch darüber nachdenkt und auch keine Antwort weiß.

Vergebung

Manche finden im tiefsten Leid den Weg zu Gott (Verhandeln, ➢ 5.4.2). Wenn alles, was ihrem Leben Sinn und Sicherheit gab, ungewiss geworden ist („auf Sand gebaut"), wächst das Bedürfnis nach Beständigkeit. Auch Menschen, denen Gott bisher gleichgültig war, fragen nach Schuld und Vergebung und zweifeln, ob die Umkehr nicht zu spät kommt. Agnes Pohl könnte vom „Verlorenen Sohn" erzählen (Lk 15, 11–32): Der war so weit „neben der Spur", dass er in den Augen der Juden gar kein Mensch mehr war. Und doch freut sich sein Vater über seine Umkehr: Es gibt kein „zu spät".

Menschen sterben nicht leichter, weil sie gläubig sind. Ihnen hilft es jedoch, in Gott eine „Adresse" für ihre Gebete zu haben. Ihr **Glaube** bewahrt sie nicht *vor* der Angst, aber vielleicht *in* der Angst.

Ewiges Leben?
Glauben Sie fragte man mich
An ein Leben nach dem Tode
Und ich antwortete: ja
Aber dann wusste ich

Keine Auskunft zu geben
Wie das aussehen sollte
Wie ich selber
Aussehen sollte
Dort
Marie Luise Kaschnitz (1911–1974)

Kleine **Kinder** haben ein **magisches Weltbild,** wie die Märchen zeigen. Sie können sich einen Zustand ohne eine Art Leben nach dem Tod nicht vorstellen: „Oma hilft jetzt den Engeln." Ägypter und Germanen gaben ihren Toten Schmuck und Lebensmittel mit ins Grab. Sie glaubten an die Überwindung des Todes in eine Existenz, die Lebenden verborgen ist. Viele glauben, dass es mehr gibt, als Naturwissenschaften beweisen können: Vertrauen, Hoffnung. Sie versuchen es mit **Bildern:** „Wenn ich einem Schiff nachschaue, ist es irgendwann weg. Aber es ist nicht weg, ich kann es nur nicht mehr sehen."

Nach christlichem Verständnis (➤ 5.4.7) heißt **ewiges Leben** heute, dass der Tod nicht das letzte Wort hat, dass man auch im Tod in der Liebe Gottes geborgen bleibt. Es wird nicht beschrieben als Ort (Himmel, Paradies) oder eine Art des Seins (als Engel) oder dass der Mensch, wie Hindus, wiedergeboren wird. Ein Bild dieser Geborgenheit vermittelt die Bibel: „Gott wird bei ihnen sein und bleiben. Er wird abwischen alle Tränen von ihren Augen und es wird keinen Tod mehr geben und kein Leid, keine Angst mehr und keinen Schmerz" (nach Offenbarung, Kap. 21). In Lebenskrisen können solche religiösen Bilder ein Trost sein und die Resilienz stärken, auch wenn man kritisch bleibt. Pflegefachpersonen sollen immer den Wunsch nach einer SeelsorgerIn erfragen. [15]

5

5.3.4 Leitende tragen Verantwortung

„Nicht gemeckert ist genug gelobt." (Sprichwort) Eben nicht. Druck führt nie zu besserer Arbeit, sondern zu innerer Kündigung. *Integrierendes Management* setzt auf flache Hierarchien, viel Eigenverantwortung für gemeinsame Ziele, auf Motivation und klare Kommunikation in einem wertschätzenden Arbeitsklima – so sieht gute Führung heute aus. Studien zeigen, dass Anerkennung und nichtmonetäre (nicht-geldliche) Anreize sich stark auf die Arbeitsleistung auswirken. Nur durch „Vertrauen als Vorleistung" entsteht Vertrauen in die Führungsfähigkeit. Misstrauen zerstört Leistungs- und Verantwortungsbereitschaft.

„Führungskräften kommt eine Schlüsselrolle in einer wertschätzenden Unternehmenskultur zu" (AOK-Studie, 2018). **Leitende** müssen lernen, ihre Vorbildfunktion durch ihre **Persönlichkeit** glaubwürdig zu verkörpern. Sie müssen die Standards für Menschlichkeit, Höflichkeit, Verständnis **vorleben** und sie regelmäßig gemeinsam trainieren. Solange sich die ganze Einrichtung als **lernendes System** versteht, sind auch Pflegefachpersonen **motiviert,** gut zu arbeiten und sich fortzubilden. Und sie sind gesünder, besonders, wenn Leitende eine Atmosphäre herstellen, in der viel gelacht wird (➤ 5.2.2, ➤ 5.4.4). Fortbildungen in Transaktionsanalyse (➤ 2.2.3), TZI (Themenzentrierte Interaktion nach *Ruth Cohn*) und zur **ModeratorIn** sind hilfreich, auch um eine EFB (➤ 5.3.2) anleiten zu können.

„Momo konnte so zuhören, dass ratlose und unentschlossene Leute auf einmal ganz genau wussten, was sie wollten. Oder dass Schüchterne sich plötzlich frei und mutig fühlten. Oder dass Unglückliche und Bedrückte zuversichtlich und froh wurden… Nicht etwa, weil sie etwas sagte oder fragte, nein, sie hörte einfach zu, mit aller Aufmerksamkeit und aller Anteilnahme." *Michael Ende* (1929–1995, Schriftsteller)

Solche Pflegefachpersonen wünschen sich Pflegebedürftige. Gerade Menschen in sozialen Berufen erwarten auch von ihren Vorgesetzten **kommunikative Kompetenz** – die zuhören, Abläufe und Notwendigkeiten uneitel transparent machen, die Anteil nehmen und unterstützen – und treffen oft nur auf Anordnungen. Kommunikation verändert Wirklichkeit – am deutlichsten wird das bei einer Liebeserklärung.

Folge der Leitbildarbeit und der neuen Verantwortung der Pflegefachpersonen (➤ 5.2.2) ist auch ein neues Verständnis von **Kontrolle.** Jeder versteht, dass Kontrolle sein muss. Es geht aber um das „Wie". Der Grundsatz „Vertrauen ist gut, Kontrolle ist besser" wird häufig praktiziert, ist für vertrauensvolles Zusammenarbeiten jedoch ungeeignet. Kontrolle ist Ausdruck einseitigen Misstrauens, das der Begriff *Controlling* kaum mildert. Die wörtliche Übersetzung lautet zudem: „**Vertrauen** ist gut, **Nachschauen** ist besser". Der Unterschied: „Nachschauen" ist etwas Gemeinsames und Teil des Vertrauens. Vertrauen motiviert.

Eine Bertelsmann-Studie zur **Arbeitszufriedenheit** ergab, dass sich 84 % der Befragten mehr Anerkennung und Verständnis im Betrieb wünschen. Wer Anerkennung erfährt – egal auf welcher Hierarchiestufe – lebt auf und ist selbst bereit, die Leistung anderer wertzuschätzen und anzuerkennen. Das „rechnet sich" sogar, weil es Motivation und Gesundheit fördert. So verändert sich der Blick:

- Anerkennungskultur geht weg von dem, was schiefgeht und negativ ist, hin zu den positiven Seiten: die Stärken stärken.
- „Think positive!" – damit fördern Unternehmen die *„corporate identity"*, das Wir-Gefühl: Nur Teamgeist (➤ 4.4.1) macht eine Mannschaft zur WeltmeisterIn.
- Konstruktives **Feedback** ist maßvoll – wer ständig übertrieben gelobt wird, ist ebenso genervt wie die, die nie gelobt werden.

Kritik und Zielvereinbarung

Leitende sind im Dreieck BewohnerInnen, Pflegefachpersonen, Träger in keiner leichten Position, sie müssen es allen recht machen. Wenn sie **Verantwortung** teilen und Zusammenarbeit und Anerkennung fördern, erleichtern sie allen das Leben und Arbeiten, auch sich selbst.

- **Zielvereinbarungsgespräche** betrachten **Zukunft** und starten beim Positiven. Dagegen benutzt „blame & shame" (*Levy, Deming*) Fehler, um Mitarbeitende bloßzustellen. Die Folge: Sie vertuschen Fehler aus Angst und zum Selbstschutz (Beispiel 3, ➤ 5.3.3). Werden Fehler nicht aufgedeckt, tappen andere in dieselbe Falle und es entsteht eine Abwärtsspirale der schlechten Qualität. Der Anspruch, Fehler dürften nicht passieren, ist realitätsfern – jeder macht Fehler. Wenn diese Tatsache akzeptiert wird, kann man aus Fehlern oder Beinah-Fehlern lernen und wird klug durch Erfahrung. Richtig praktizierte **Fehlerfreundlichkeit** führt nicht zu Schlamperei, sondern zur Optimierung des Systems und zu Vertrauen im Team.

- Kritik soll beim vierstufigen **Harvard-Konzept** (*Ury, Fisher*) Sach- und Beziehungsebene (➤ 2.6) voneinander trennen: „*Das* find ich schlecht“, nicht: „*Du* bist schlecht“. Durch Ich-Botschaften unter vier Augen und Metakommunikation (➤ 2.6.4) kann der Kritisierte sein Gesicht wahren und die Kritik verletzt nicht sein Selbstwertgefühl. Die **3-W-Methode** ist ebenso konkret und zeitnah:
  - **Wahrnehmung:** „Ich habe die Situation vorhin so erlebt … Und Sie?“
  - **Wirkung:** „Das fand ich nicht gut. Ich sehe Probleme bei …“
  - **Wunsch:** „Wie können wir das Vorgehen verbessern?“

Für den Umgang mit PatientInnen, An- und Zugehörigen sowie Pflegefachpersonen müssen Leitende **Deeskalation** (➤ 4.9) und das Schlechte-Nachrichten-Gespräch (➤ 5.5.3) trainieren [15].

5.4 Mitgehen und dableiben: Sterbende begleiten

FALLBEISPIEL

„Sterbegleitung hab ich noch nie gemacht.“ „Das macht dir Angst, hm? Mir auch oft, das wird nicht Routine, jedenfalls bei mir nicht. Komm mit, wenn ich gleich zu Frau Menke gehe. Und wenn's dir zu viel wird, gehst du raus, und wir reden nachher darüber. Ist das okay, Mia?“

Die beste Unterstützung für neue Pflegefachpersonen sind solch ein vorsichtiges Mitnehmen und das Akzeptieren von Ängsten. Zur **Sterbebegleitung** gehören Mitgefühl (➤ 5.1.4) und:

- *Bereitschaft* zum Dableiben. Wichtig ist, sich selbst Bedürfnisse (➤ 5.4.6) und einen Trauerprozess (➤ 5.5) zuzugestehen. Es wäre falsch zu glauben, dass Wissen vor starken Gefühlen bewahrt. Wer Menschen im Sterbeprozess begleitet, kommt nicht an der Frage vorbei, was der Tod für ihn selbst bedeutet (➤ 5.4.1);
- *Kenntnis* der Sterbephasen (➤ 5.4.2), der Bedürfnisse (➤ 5.4.4) und der Sprache Sterbender (➤ 5.4.3), der Charta zur Betreuung schwerstkranker und sterbender Menschen (➤ 5.2.3) und der angemessene Umgang mit der Wahrheit (➤ 5.3.3).

Kenntnisse vermindern Ängste, geben etwas Sicherheit und fördern so die Bereitschaft, Sterbende zu begleiten.

5.4.1 Tod – Faszination und Verdrängung

Blume Leben blüht so rot –
Blume Tod blüht blau daneben.
Wolfgang Borchert (1921–1947)

Die Natur zeigt: ohne Tod kein neues Leben. Von allen Lebewesen weiß das nur der Mensch, doch nur *verstandesmäßig – gefühlsmäßig* bleibt ihm sein *eigener* Tod fremd. Die Psyche hat eine Art „firewall“ entwickelt, die diese Erfahrung abwehrt. Das ist auch gut so, weil man sonst sein Leben nicht unbeschwert leben und nur ängstlich auf sein Ende starren würde.

„Wir legen die Hand vor die Augen, um uns den Anblick des Schrecklichen zu ersparen, spreizen die Finger aber doch ein wenig, denn irgendetwas in uns kann einem heimlichen Blick nicht widerstehen.“
Sherwin Nuland (1930–2014)

Wir leben in einem Zwiespalt aus Verdrängung und Faszination: „Death sells“ – das *Sterben als Vorgang* und der *Tod als Zustand* faszinieren die Menschen in Kunst, Literatur und Medien wie, außer der Liebe, kein anderes Thema. Die Bilder von fremdem Sterben wecken neben Sensationslust den Drang, dem Unbegreiflichen näherzukommen. Todesangst wird im Computerspiel und Krimi jedoch nicht überwunden, sondern durch die Häufigkeit banalisiert. Das wirkliche Sterben wird in Kliniken und Pflegeeinrichtungen verlagert.

Tod früher und heute

Früher erlebte man Tod und neues Leben aus unmittelbarer Nähe: Kinder wurden zu Hause geboren und auch die Alten starben dort. Für die alten Griechen war der Tod der Bruder des Schlafes.

Heute leben wir, als sei der Tod völlig vermeidbar durch Sport und gesunde Ernährung. Doch wäre ein end*loses* Leben ohne Probleme?

- Der Tod bricht als angstmachende Katastrophe in das vermeintlich sichere Leben ein. Anders als z. B. in Mexiko mit seinen fröhlichen Totenritualen, wird er als „Funktionsausfall“ aus dem Denken und Alltag verdrängt und tabuisiert. Der Psychologe *Erich Fromm* (1900–1980) fand, dass die Konsumorientierung zur Überbewertung des Habens und zur **Ausblendung der Seinsfragen** führe. Der Tod passe nicht in eine Gesellschaft, die sich vorwiegend an Genuss orientiert.
- **Kindern** wird der Tod oft verheimlicht. Zu Omas Beerdigung werden sie nicht mitgenommen, „um ihnen den Schock zu ersparen“. Kinder brauchen diese Erfahrungen jedoch für ihre seelische Entwicklung. Schmerz und Trauer nicht zu verdrängen, sondern als Teil des Lebens anzunehmen, gehört zum Reifen des Menschen (➤ 5.5). Kinder haben eine bessere emotionale Wahrnehmung als Erwachsene: Sie spüren gleich, wenn etwas nicht stimmt. Sie müssen daher sofort, altersgemäß und ehrlich informiert werden. Tabuisierung steigert Abwehr und Angst. Junge Menschen interessiert das Thema, weil sie sich mit dem Sinn des Lebens auseinandersetzen. Dabei spielt der Tod eine wichtige Rolle.
- Bis in die 1960-er Jahre galt auf dem Lande der Brauch, Verstorbene aufzubahren und **Totenwache** zu halten. In wenigen Jahrzehnten gingen **Rituale** verloren, die sich als Lebenshilfe bewährt hatten. Sie verleihen unsagbaren Worten und Gefühlen Ausdruck und ermöglichen ein Weiterleben. Es wird wenig Neues entwickelt, das verstärkt die Hilf- und Sprachlosigkeit.
- Den Umgang mit Tod und Sterben prägen heute:
  - *Hilflosigkeit* gegenüber Sterbenden, und Unkenntnis, was in ihnen vorgeht,
  - *Verlegenheit* bei Todesfällen, da es immer weniger gültige Rituale gibt,
  - *Unwillen,* zeitig und konkret über Thema und Wünsche zu sprechen.

„Ich will, dass der Tod mich beim Kohlpflanzen antreffe – aber so, dass ich mich weder über ihn noch über meinen unfertigen Garten gräme."
Michel de Montaigne (1533–1592)

Der Tod kam schon immer „ungelegen". Die Entwicklung von der Agrar- zur Industriegesellschaft, die die Familienstrukturen (Klein- statt Großfamilie) veränderte und zu einer **Anonymisierung** führte, ist eine Hauptursache dafür, dass das Sterben aus dem Erfahrungshorizont verschwand. Der **Sterbeort** ist kaum noch das eigene Zuhause. Dadurch sehen Familie und Nachbarschaft Sterbebegleitung vielfach nicht mehr als Aufgabe an (➢ 5.4.5) und meiden sie.

Der technische Fortschritt der letzten 200 Jahre nährte den Glauben an die **Überlegenheit des Menschen** über die Natur, auch in der Medizin. Durch die Entdeckung des Penicillins und nach der ersten Herztransplantation 1967 schien alles machbar. Ein großer Erwartungsdruck entstand aus der Medizin selbst und von den Kranken (➢ Abb. 5.20). Die Intensivmedizin verschob die Grenze zwischen Leben und Tod – Herztod zu Hirntod. Der Tod wurde zu einem unnatürlichen Ereignis, zum „*Betriebsunfall*" der Medizin.

Heute herrscht wieder häufiger die Erwartung, das Sterben zuzulassen und zu humanisieren (➢ 5.3.4, ➢ 5.4.8), statt es der Technik auszuliefern.

Ich-Bewusstsein und Angst

Seit der Aufklärung wurde die Aufhebung der Leibeigenschaft erreicht bis hin zu den demokratischen Rechten heute (➢ 5.1.2). Dadurch wurde sich der Einzelne seiner Individualität und seines Wertes immer mehr bewusst. Das **Ich-Bewusstsein** machte den Tod zur narzisstischen Kränkung, zum *Feind des Ich.* Damit stellte sich auch die Frage nach der „Machtverteilung" zwischen Gott und Mensch neu. Die christliche Botschaft und ihre Rituale verloren im Zuge der **Säkularisierung** (Verweltlichung ➢ 5.1.2) an Bedeutung.

„Die Verdrängung des Todes aus dem Leben der Gesellschaft, die Weigerung der modernen Menschen, mit ihrer Endlichkeit bewusst umzugehen, erreicht genau das Gegenteil dessen, was sie erreichen soll. Sie hat das Sterben nicht erleichtert. Sie hat es schwerer gemacht."
Hermann Schreiber (*1929, Journalist)

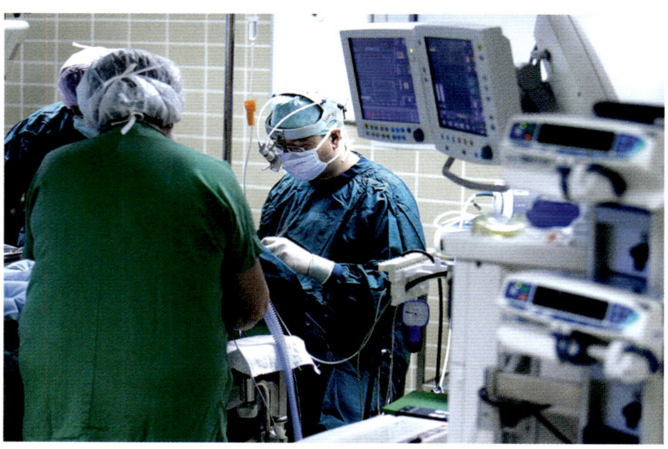

Abb. 5.20 Viele erwarten von der Medizin, jedes Leben retten zu können. [J787]

Im Mittelalter beteten die Menschen um ein langsames Sterben, um sich auf den Tod vorzubereiten und ihre Sünden zu bekennen. Körperlich zu leiden waren sie gewöhnt, **Angst** machte ihnen die Ungewissheit, was *nach* dem Tod kommen würde. Wer nicht die *Sterbesakramente* eines Priesters erhielt, war der Hölle geweiht (z. B. Bilder von *Hieronymus Bosch*).

Heute hat kaum jemand Angst vor dem **Zustand des Totseins** und der Frage, ob es ein Jenseits oder „Jüngstes Gericht" gibt. Vielmehr ist es die Angst vor dem eigenen **Sterbeprozess.** In Umfragen wünschen sich die meisten einen *schnellen Tod.* Sie fürchten

- Schmerzen und den Verlust von Würde und Identität (Demenz, ➢ 5.3.3)
- Langes Krankenlager, Pflegebedürftigkeit und totale Abhängigkeit
- Ungewisse Diagnosen (➢ 5.3.3), Einsamkeit und Alleinsein beim Sterben (➢ 5.4.4).

Viele reden offen über den Tod allgemein, das heißt aber nicht, dass sie keine **Angst vor dem Sterben** haben. Sterben löst Emotionen aus, die man vorher nie erlebt hat. Das Ausmaß der Angst hängt ab von der Persönlichkeit (➢ 2.2) und der *Lerngeschichte* im Umgang mit Abschied, Trennung und dem Tod nahestehender Menschen.

Zur Würde des Menschen (➢ 5.1.2) gehört ein würdevolles Sterben – deshalb sind Tod und Sterben Themen der Ethik, und Sterbebegleitung eine wichtige Aufgabe für Pflegefachpersonen: „Pflege schließt Sterbebegleitung mit ein" (§ 28 Abs. 4 SGB XI).

5.4.2 Phasenmodelle für den Sterbeprozess

Phasenmodelle versuchen, den **Prozess des Sterbens** abzubilden. Kranken nützen sie nichts, für Pflegefachpersonen und An- und Zugehörige sind sie jedoh hilfreich, um die existenziellen Nöte und Stimmungsschwankungen verstehen zu können (Mitgefühl, ➢ 5.1.4).

- Der Begriff „Phasen" ist irreführend (besser wäre *Reaktionen*): Er legt den *falschen Schluss* nahe, dass sie *linear* verlaufen, Kranke also in Phase eins erkranken und in Phase fünf sterben. *Kübler-Ross* (s. u.) hat ausdrücklich vor dieser Annahme *gewarnt.* Unter der dünnen Oberfläche sind alle Phasen immer gleichzeitig wach und ringen miteinander.
- Welche Phase wann wie gerade hervortritt, hängt von Situation und Persönlichkeit ab. Einer kämpft, andere ergeben sich still in ihr Schicksal. Kein Leben gleicht dem anderen, deshalb ist auch das *Sterben individuell.* Es beginnt immer mit einem „Nein" und niemand weiß, ob es auch im „Nein" endet.
  Nur 1/8 eines *Eisbergs* (➢ Abb. 5.21) ragt aus dem Meer. Auch bei Sterbenden ist nur ein Teil der Gefühle sichtbar, die in ihnen ablaufen. Auch bei apathischen Menschen weiß niemand, was im Unbewussten vorgeht. Wie Babys sich ins Leben hineinschlafen und dennoch viel wahrnehmen, so schlafen sich viele Sterbende hinaus.
- Nicht jeder geht durch jede Phase. Alle Phasenmodelle setzen voraus, dass etwas Zeit zwischen Diagnose und Tod bleibt, dass Kranke den Sterbevorgang überwiegend *bewusst* erleben und nicht durch Medikamente oder Demenz in ihrer Wahrnehmung beeinträchtigt sind. Anzeichen für das nahe Ende sind innere

Unruhe, unregelmäßig rasselnde Atmung, zunehmende körperliche Schwäche, das Todesdreieck um Nase und Mund. Umstritten sind die Nahtod-Erfahrungen (*Moody, Parnia*). [16]

Sterbeprozess nach Kübler-Ross

Die Schweizer Ärztin *Elisabeth Kübler-Ross* (1926–2004) begann 1965 in Chicago, sterbende PatientInnen zu interviewen. Dabei fielen ihr viele ähnliche Schilderungen auf, die sie in fünf Phasen einteilte. Daneben entstanden vergleichbare Modelle (*Avery Weisman, Mansell Pattison* u. a.) und die Trauerphasen (➤ 5.5.3), die man auch als Sterbephasen lesen kann. *Kübler-Ross* trug dazu bei, die *Tabuisierung des Todes* aufzubrechen und eine bessere Begleitung zu ermöglichen. Die Methodik ihres Phasenmodells ist umstritten. In modifizierter Form ist es als Basiswissen dennoch sinnvoll, um **Sterben** als ***Prozess*** abzubilden (➤ Abb. 5.22).

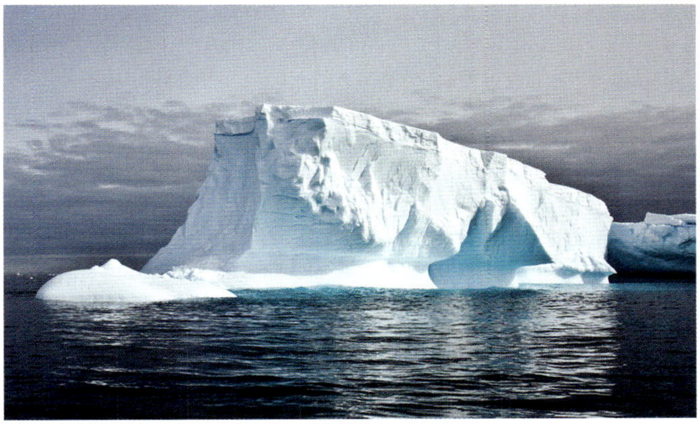

Abb. 5.21 Wie bei Eisbergen ist nur die Spitze dessen sichtbar, was in Sterbenden vorgeht. [J787]

- Der häufige *Wechsel* zwischen den Phasen äußert sich in versteckten Botschaften (➤ 5.4.3). Pflegefachpersonen und An- und Zugehörige müssen lernen, die Signale im Verhalten und in der Sprache zu erkennen, um angemessen zu reagieren. Der Sterbeprozess wird von Stimmungen oder Schmerzen beeinflusst, ebenso durch *Hoffnung auf Heilung*.
- Der Organismus stirbt nicht auf einmal, oft zeigt sich ein **letztes Aufbäumen** der körperlichen und geistigen Kräfte. Der Sterbeforscher *Lothar Witzel* stellte fest: Etwa die Hälfte der Sterbenden spürte das nahe Ende. Drei von vier Pesonen waren zeitlich und räumlich orientiert. Desorientierung nimmt allerdings stark zu. An eine Form von Weiterleben nach dem Tod glaubte etwa die Hälfte. Diese Ergebnisse fordern dazu auf, sich Zeit für Sterbende zu nehmen und sie ihrer religiösen Überzeugung entsprechend zu unterstützen (➤ 5.4.7, Beispiel 10, ➤ 5.3.3).
- **An- und Zugehörige** beeinflussen den Sterbeprozess. Sie durchleben die Phasen auch, befinden sich aber selten in derselben Phase wie die Sterbenden (➤ 5.4.5). Einfluss hat auch, ob sie über den Tod sprechen können (➤ 5.4.3). Auch das Verhalten der Pflegefachpersonen beeinflusst den Sterbeprozess (➤ 5.4.6).

Sterbende verstehen

Können Pflegefachpersonen überhaupt verstehen, was in Sterbenden vorgeht? Vielleicht ein wenig: Jeder Mensch hat mal schlechte Nachrichten erlebt oder dass eine große Hoffnung zerstört wurde. Jeder große Verlust wird als *„kleiner Tod"* bezeichnet – klein, weil das Leben ja doch weitergeht:

- Versagen in einer Prüfung oder Verlust des Arbeitsplatzes.
- Tod eines Menschen oder Ende einer großen Liebe.

Wenn man **junge Menschen** (sie sind näher dran als ältere) nach ihren Gefühlen fragt, die sie hatten, als eine große Liebe in die Brüche ging, geben sie Antworten, die sich vollkommen decken mit den Phasen, die *Kübler-Ross* beschrieben hat. Ihre und die Gefühle

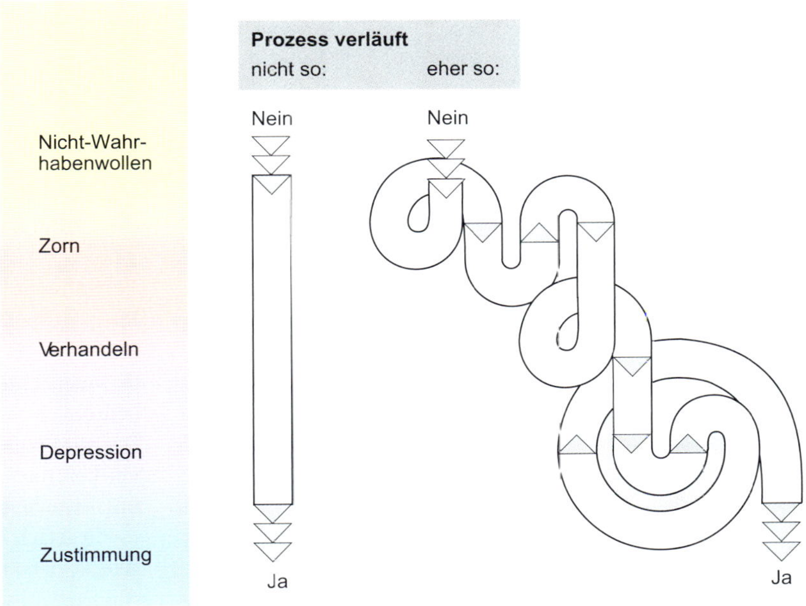

Abb. 5.22 Nach *Kübler-Ross* gelangen Sterbende nicht immer vom „Nein" zum „Ja". Ihr Weg ist eine Achterbahn der Gefühle, geprägt von der Angst, was alles auf sie zukommt und wieviel Zeit ihnen bleibt: Mal geht es aufwärts, mal abwärts und manchmal scheint sich alles im Kreis zu drehen. [V492]

in den Sterbephasen sind nicht nacheinander, sondern immer *gleichzeitig* vorhanden. Pflegefachpersonen verstehen sie nicht nur aus der Außen-, sondern aus der **Innenperspektive** (➢ 5.3.1), wenn sie sich an ihren eigenen Liebeskummer und das „Kopfkino" aus Nichtglauben, Wut, Hoffnung, Verzweiflung und vielleicht Akzeptanz erinnern.

Einige typische Gefühle und Gedanken junger Menschen sind den einzelnen Phasen zugeordnet. Sie sollen eine Verständnisbrücke sein und Berührungsängste abbauen. Alle Hinweise zum Verhalten von Sterbenden und Pflegefachpersonen sind *Anhaltspunkte* – Tod und Sterben bleiben ein Mysterium.

Phase der Verweigerung – Nicht ich!

> Der Tod ist groß
> Wir sind die Seinen
> lachenden Munds
> Wenn wir uns
> mitten im Leben meinen
> Wagt er zu weinen
> Mitten in uns
> *Rainer Maria Rilke* (1875–1926)

5

Keine Kontrolle zu haben, keinen Einfluss, sich fügen müssen – das ist für uns kaum vorstellbar. Wir reagieren mit spontaner **Verweigerung:** „Nein! Das ist nicht wahr! Das kann nicht sein!" Man möchte die Nachricht, die die Wirklichkeit total verändert, ungeschehen machen (Schock, Wahrheit, ➢ 5.3.3).

Verhalten von Sterbenden

- „Das kam erst gar nicht an bei mir."
- „Die Welt hatte plötzlich keine Farben mehr, alles war grau."
- „Ich war wie gelähmt, konnte gar nichts sagen oder fragen, nicht mal denken."

Eine infauste Diagnose ist ein *Schock.* Kranke sind erstarrt, wehrlos, ausgeliefert – so, als sei nachts ein Einbrecher im Haus. Man sieht ihn nicht, aber er ist da und man weiß nicht, was er als Nächstes tut. Angst ist das alles beherrschende Gefühl. Erkrankte sind in ihren Grundfesten erschüttert, manche brechen zusammen, andere verbrauchen viel Energie, um die Unrichtigkeit der Diagnose zu „beweisen":

- Sie machen die ÄrztIn zum *Sündenbock,* glauben an Fehldiagnosen oder Verwechslung der Unterlagen. Sie wechseln die ÄrztIn, um die „richtige" Auskunft zu erhalten. Oder sie geben auf.
- Sie *verdrängen oder leugnen* die Nachricht. Wer weitermacht wie bisher, hofft wirklich, es sei nichts passiert. Verdrängung ist zunächst ein notwendiger Schutz: „Ich brauchte Zeit, mich an das Dunkle in mir zu gewöhnen." Je behutsamer die Information und je verlässlicher der Beistand durch ÄrztIn und Familie, desto kürzer ist diese Art Abwehr. Denn Verdrängung (➢ 2.2.2) wandelt sich bald ins Negative, worunter alle leiden.
- Niemand mag schwach sein. Kranke widmen sich mit Eifer dem Leben: Sie achten auf ihr Aussehen („Sieht so eine Sterbende aus?"). Planen einen Umbau oder eine Reise („Wer aktiv ist, lebt"). Suchen Menschen mit gleicher Diagnose, die noch leben („Alles nicht so schlimm"). Glauben an Wundermittel und Wunderheiler. Klammern sich an jeden kleinen Strohhalm, der Hoffnung gibt. *Hoffnung* (➢ 5.4.4) ist Leben und das ist jetzt das einzige Ziel.
- Es gibt auch Momente, in denen gelacht wird. Aber Lachen (➢ 5.4.4) und Weinen liegen nebeneinander. Der nahe Tod ist als eine Art Subtext immer präsent. Einerseits kreisen alle Gedanken um die Krankheit, andererseits ist es unerträglich, nur noch darauf reduziert zu werden („Ach, du Ärmste, wie schrecklich") oder gar gemieden zu werden. Es ist eine *Zerrissenheit* zwischen dem, was der Verstand sagt und dem, was die Psyche hoffen will und muss, um nicht unterzugehen.

Reaktion der Psyche

Psyche und Körper sind durch die schlechte Nachricht schwer belastet. Eine infauste Prognose ist ein **Trauma** (➢ 2.8.3) ein „Ereignis, größer als man selbst" (*Bonus,* 2006). Wie reagiert das *Gehirn* auf solchen *Stress?*

- Die *Amygdala* (Mandelkern) ist auch das Alarmsystem, sie sorgt für die Flutung des Gehirns mit Stresshormonen (Cortisol, Adrenalin, Noradrenalin). Dadurch werden die Überlebensinstinkte geweckt: Der Puls geht hoch, alle Muskeln sind gespannt, der Körper ist im „fight or flight-Modus". Alle anderen Funktionen (Verdauung, Denken) werden dafür heruntergefahren.
- Dies Ur-Muster im Stammhirn ist aber *blockiert,* weil ich „vor Angst wie gelähmt war" und mir „Hören und Sehen verging" (Schock, Freeze). Was die Psyche nicht erträgt, vergräbt sie ganz tief (Regression). Dann kämpft sie doch (Wut, Verhandeln) oder gibt auf und unterwirft sich (Trauer, Hinnahme, Submission).
- Das Gedankenkarussell dreht sich unablässig durch alle Phasen. Tagsüber dominiert oft die Verweigerung. Wie sehr, hängt auch vom Verhalten des Umfelds ab. *Kübler-Ross* stellte fest, dass Sterbende die Ängste der anderen spürten und Rücksicht nahmen, wenn ihre Bitte um Beistand „überhört" wurde (➢ 5.4.3). Trostsymbole (Kerzenlicht, Engel o. ä.) oder ein Trauertagebuch stabilisieren.
- Alleinsein und Dunkelheit verstärken die *Ängste.* Der Bergsteiger *Reinhold Messner* (* 1944) erlebte, wie „Ängste beim Handeln schrumpfen und sich beim Abwarten steigern." Nach Krebs gibt es nur Abwarten. Er zerstört nicht nur den Körper, die Angst gräbt sich so ein, dass sie selbst nach erfolgreicher OP lebenslang im Hintergrund lauert.

Verhalten der Pflegefachpersonen

Pflegefachpersonen wollen mitfühlend sein (➢ 5.1.4). Sie müssen aber ihrem *Bedürfnis zu trösten* und der (un)ausgesprochenen Bitte widerstehen, mit fachlicher Kompetenz Krankheiten für nicht bedrohlich zu erklären („Sowas dürfen Sie nicht denken. Kopf hoch! Das wird schon wieder"). Sie dürfen Sterbende auch nicht mit Fakten konfrontieren, sondern müssen Stress und Trauma *verstehen,* um ihnen beistehen zu können.

Pflegefachpersonen „spielen" eine *Rolle* (➢ 4.2.5) und haben gelernt zu containen (*sich zurücknehmen*): Sie sind gesprächsbereit, stülpen der PatientIn nichts über, sondern warten auf Signale, was sie gerade braucht. Der Satz „Hab keine Angst" hilft nicht, „das macht

Ihnen Angst" schon. Sterbende brauchen **Mitgefühl** (➢ 5.1.4), nicht Mitleid. Ihre Ängste lösen auch bei Pflegefachpersonen Ängste aus, mit denen sie nur schwer klarkommen. Es hilft nicht, sich abzulenken oder in Belangloses zu flüchten. Es hilft, fremde und eigene Ängste bewusst voneinander zu unterscheiden und sich innerlich abzugrenzen (➢ 5.4.6) wie Mia Meyn:

- „Die Patientin wird sterben, ich lebe. Meine Aufgabe: gut pflegen, Vertrauen bilden durch aktives Zuhören und Gefühle verbalisieren. Dableiben, nicht weglaufen.
- Ich habe gelernt, die PatientIn *wahrzunehmen* mit *ihrer* Angst und Hoffnung. Und auszuhalten, wenn sie allen Mut verliert. Es ist okay, wenn sie den Tod nicht akzeptiert. Ich kann mich auf sie einlassen und *ihrem* Tempo und Weg folgen."

Validation (➢ 2.6.7) ist gefragt, die seelische Stärkung der durch die infauste Prognose tief verletzten Persönlichkeit, die den Pflegefachpersonen anvertraut ist und sich ihnen anvertraut, da sind Supervision und EFB (➢ 5.3.2) hilfreich.

Phase von Wut und Zorn – Warum ich?

Gleichzeitig beziehen Erkrankte die Tatsache des Sterbens auf sich. Sie finden es „unfair", dass es ausgerechnet sie trifft. **Wut** und **Zorn** sind Zeichen von Hilflosigkeit und Enttäuschung. Wut braucht ein Ventil – ein Kampf gegen das unausweichliche Schicksal.

Verhalten von Sterbenden

- „Ich hab sie angebrüllt und beschimpft."
- „Ich war so wütend und gleichzeitig so hilflos."
- „Ich bin nicht gut genug. Ich wollte nicht mehr leben."

Wut ist bei Sterbenden ein unbewusster Versuch, Macht auszuüben. Macht und Kontrolle, die in Wahrheit längst verloren sind. Jeder sucht dafür nach einem Sündenbock. Diese Aggressivität bekommen alle zu spüren: „Sie sind zu spät, immer muss ich warten! Wie es mir geht, ist ja gleichgültig! Haben Sie jemals einen Verband richtig angelegt? Ihr wollt nur mein Geld!" In dem Schimpfen schwingt neben der Angst **Selbstmitleid** mit. Die Gründe sind widersprüchlich und banal: Die PatientIn will ihre Ruhe, aber klingelt ständig, das Wasser ist zu warm oder zu kalt, BesucherInnen „heucheln" Genesungswünsche, obwohl sie etwas wissen, aber nichts sagen.

Oft sind Kranke auch nur genervt vom Gefrage und Mitleidsgerede, denn ihre **Einsamkeit** versteht niemand. Sie fühlen sich ungeliebt und im Stich gelassen, sind voller **Neid:** Alle haben Leben, Liebe, Gesundheit, Zukunft. Manche reagieren trotzig wie ein Kind, verweigern Medikamente und Nahrung. Häufig richtet sich die Wut nicht gegen andere, sondern gegen sich selbst, dann ist besondere Aufmerksamkeit gefordert.

Auch die Frage nach der **Gerechtigkeit Gottes** (Theodizee-Frage) wird gestellt: Wie kann Gott das zulassen? Die Krankheit wird als Strafe für früheres Fehlverhalten oder als Beweis für Gottes Nichtexistenz gedeutet: „Mach mich gesund, dann glaube ich an dich." Wieder der Griff nach dem rettenden Strohhalm (Beispiel 10, ➢ 5.3.3).

Verhalten der Pflegefachpersonen

Sterbende missachten *nicht absichtlich* den guten Willen der Pflegefachpersonen. Wut ist kein vermeidbares Verhalten, sondern ein Aufbäumen ihres Lebenswillens. **Aggressivität** ist hier nicht negativ zu bewerten, sondern positiv als Zeichen von Lebensenergie.

Immer, auch bei Pflegefachpersonen, ist die *instinktive Reaktion* auf Aggression, sie irgendwie abzuwehren. Das lässt sich kaum unterdrücken, ist hier aber falsch, denn Pflegefachpersonen sind nicht *als Person gemeint,* sie sind nur gerade da, als *Blitzableiter* sozusagen. Sie können Sterbenden in dieser Phase helfen, indem sie

- nicht mit gleicher Münze zurückzahlen (*Rache, Strafe*),
- sie nicht links liegen lassen (*Liebesentzug*),
- den Zorn ansprechen („Sie haben eine richtige Wut im Bauch") und helfen, ihn herauszulassen (Gefühle verbalisieren, ➢ 2.6.4; Deeskalation, ➢ 4.9).

Je besser es gelingt, Sterbende nicht zu verurteilen, desto kürzer wird das häufige Auftreten der Wut sein. Das schafft auch das Vertrauen, um über die *hinter* den Aggressionen stehenden Ängste zu sprechen (Beispiel 9, ➢ 5.3.3).

> *Wichtig:* Pflegefachpersonen müssen den *An- und Zugehörigen* Ursache und Bedeutung von „Wut" und „Verweigerung" erklären, weil sie diese sonst auf *sich* beziehen, nicht verstehen und gekränkt wegbleiben (➢ 5.4.5), für beide Seiten ein Unglück.
> Mit beiden Phasen kommen An- und Zugehörige meist schwer zurecht. Sie müssen ja auch ihr eigenes Leid aushalten. Sie werden sogar abgelehnt, wenn sie klammern oder nicht in derselben Phase sind wie die Sterbenden. Da werden vertraute Pflegefachpersonen oft wichtiger. Diese ungewollte *Beziehungskonkurrenz* muss von den Pflegefachpersonen angesprochen werden.

Phase des Verhandelns – Bitte nicht!

Durch Wohlverhalten versuchen Sterbende, ihrem Schicksal eine günstige Wende zu geben. Dabei verhalten sie sich wie Kinder, zuerst fordernd, dann bittend. Sie handeln und verhandeln: „Bitte jetzt noch nicht!"

Verhalten von Sterbenden

- „Ich habe ihr versprochen, mich zu ändern."
- „Ich habe mich extra hübsch gemacht, um ihn umzustimmen."
- „Da habe ich gebetet: Mach, dass sie zurückkommt."

Kranke kooperieren mit der ÄrztIn, hoffen auf Wunder oder neue Medikamente, essen brav und machen Pflegefachpersonen keine Schwierigkeiten (Verhandeln mit Medizin und Pflege). Manche nehmen den Kontakt zur Kirche auf, meist „verhandeln" sie direkt mit **Gott,** oft auch Menschen, die nicht gläubig sind (Beispiel 10, ➢ 5.3.3). Gott steht jetzt über Krankheit, Medizin und Tod. Sie erbitten eine **Wende** oder einen Aufschub als Lohn für frühere Leistungen oder früheres Unglück.

Sie klammern sich an jede kleine Hoffnung (➢ 5.4.4), machen sich unentbehrlich für ihre Familie und setzen sich zeitliche **Ziele** („Ich will Weihnachten noch erleben"). Wenn sie erreicht sind, werden neue formuliert: Ziele zu haben gibt dem Leben Sinn und Dauer. „Durchhalteparolen" der Familie können auch belastend sein und Gespräche verhindern.

Was früher selbstverständlich war, wird neu gesehen: Blumen, Jahreszeiten, kleine Dinge. Alles Schöne zieht einen Teil seines Zaubers aus der Vergänglichkeit. Das wird stärker empfunden als in gesunden Zeiten, die oberflächlich und voller Hast waren. Die Wehmut des *Abschieds* schwingt mit in jeder Geste, in jedem Wort, auch im Schweigen: Es ist vielleicht, wahrscheinlich das letzte Mal. Ein Pendeln zwischen Angst und Lebenshunger.

Verhalten der Pflegefachpersonen

Pflegefachpersonen und An- und Zugehörige können kleine Highlights ermöglichen (den Friedhof besuchen, ins Kino gehen, im Garten eine Zigarre rauchen), dürfen aber keine Hoffnung auf einen Sieg über die Krankheit wecken und auch keine Hoffnung zerstören (Wahrheit, ➢ 5.3.3; ➢ 5.4.4). Gute „*Türöffner*":

- „Was ist jetzt am schwersten für Sie? Können Sie das akzeptieren?"
- „Spüren Sie Trauer? Wie fühlt sich das an?"
- „Vieles im Leben sehen Sie jetzt anders. Können Sie mit jemandem darüber reden?"
- „Was wünschen Sie sich? Worauf hoffen Sie?"
- „Was würde Ihnen guttun? Was kann ich jetzt für Sie tun?"

5

Phase der Trauer und Depression

Sterbende beschäftigt die Unausweichlichkeit ihres Todes, nun ohne Anklage, Abwehr oder unrealistische Phantasien.

Verhalten von Sterbenden

Diese Phase muss differenziert werden, sie enthält **zwei Formen.** Sie folgen nicht aufeinander, sondern gehen ineinander über wie alle Phasen. Das macht sie für Pflegefachpersonen so schwer, denn sie erfordern ganz unterschiedliches Reagieren.

Trauer – Verlust der Vergangenheit

- „Es war so schön zwischen uns, das vergess ich nie."
- „Ich träum manchmal von damals, das tröstet mich."

Sterbenden wird bewusst, dass sie von Erinnerungen und Erlebnissen, von Menschen, Beruf und Besitz, von allem, was ihre **Vergangenheit** prägte, Abschied nehmen müssen. Eine **Lebensbilanz** (ggf. SeelsorgerIn fragen, ➢ 5.4.7), die milde und dankbar stimmt. Sie wissen, dass sie nichts mitnehmen können von dem, was ihr Leben schön machte und ihm Sinn gab. Erinnerungen stimmen nicht nur traurig, sondern ermöglichen neben Wehmut auch Lachen (➢ 5.4.3) und Stolz – ihre *eigene* Lebensinterpretation. Zukunft gibt es keine mehr, aber vergangene und gegenwärtige Augenblicke, die zählen.

Die Zukunft bereitet u. U. Sorgen: Familie, Haus, praktische Dinge. Besonders finanzielle Fragen können Angst machen, wenn z. B. das Haupteinkommen wegfällt oder die Kinder noch klein sind. Wenn sie gelöst werden können (➢ 5.4.4), ist es eine große Erleichterung.

Häufig möchten Sterbende auch das Negative anschauen, sich alte Lasten von der Seele reden, sich versöhnen, Schuld vergeben oder ein Testament (➢ 5.4.4, ➢ 6.5.5) machen. Vielleicht wollen sie An- und Zugehörige und FreundInnen noch einmal sehen, um „das Zeitliche zu segnen". Es hilft ihnen loszulassen und sich dem Kommenden zuzuwenden.

Depression – Verlust der Zukunft

- „Ich war innerlich ganz leer, wie in einem Loch gefangen."
- „Ich hab' mich so verloren gefühlt, von allen verlassen, kein morgen mehr."

Diese zweite Form wird **Vorbereitungsschmerz** genannt, weil Sterbenden bewusst wird, dass sie *alles Zukünftige* verlieren werden. Alles wird stattfinden, aber ohne sie. Sie werden die Hochzeit ihrer Kinder nicht erleben, nicht die Einschulung der Enkelin, nicht den nächsten Sommer. „Angehörige verlieren einen Menschen, er verliert alle und alles. Sie verlieren mit ihm ein Steinchen aus dem großen *Lebensmosaik,* er verliert das ganze Bild", so *Kübler-Ross.* Anders als vorher sind sie jetzt überwiegend still, sie können und wollen nicht reden und kämpfen.

Resignation (*Schicksalsergebenheit*), Verzweiflung, Depression treten häufig gleich nach der Verweigerung auf, weil die Ungewissheit über den Erfolg und die Angst vor einer Behandlung oder Operation alles sinnlos erscheinen lässt.

Manche mögen Berührung, andere nicht, manche jemand, der still bei ihnen sitzt. Familie und FreundInnen sollten nicht gekränkt sein, wenn kein *Besuch* gewünscht wird, es ist ein Prozess, an dem sie nicht teilhaben. Oft ist es zu anstrengend, oft wollen sie lieber als gesund und blühend in Erinnerung bleiben.

Verhalten der Pflegefachpersonen

Die erste Form ist für Pflegefachpersonen unproblematisch. Das Mitteilungsbedürfnis erleichtert den Umgang. Pflegefachpersonen dürfen bei alten Fotos Komplimente machen und **ermuntern** weiterzuerzählen. Für praktische Dinge ist evtl. ihre Hilfe oder Vermittlung gefragt.

Bei der zweiten Form ist Aufmunterung falsch, vielmehr ist ein **stilles Begleiten** erwünscht. Wenn eine Sitzwache nicht möglich ist, reicht es, häufig im Raum zu sein, nicht unbedingt am Bett, und durch Geräusche zu zeigen, dass man noch da ist. Kleine Wohltaten (➢ 5.4.4), alte Lieder, leise gesummt oder gesungen, schenken Geborgenheit.

Pflegefachpersonen können anbieten, in einem Gebet die Angst und die Bitte um Beistand auszudrücken oder eine Bibelstelle vorzulesen (➢ 5.4.7). Männer haben es meist schwerer als Frauen, weil sie sich keine Tränen erlauben. Pflegefachpersonen sollten ihr Weinen akzeptieren, statt peinlich berührt die Blumen zu ordnen oder zu flüchten.

Erschöpft und ihres Daseins überdrüssig warten viele Menschen auf den Tod als Erlösung von Bettlägerigkeit und innerer Leere. Tatsächlich sterben viele Menschen resigniert, depressiv oder – stark zunehmend – verwirrt (Demenz, ➢ 5.3.3, ➢ 5.4.4).

Phase der Hinnahme, Annahme

Hinnahme (Submission s. o., Resignation) wird oft als das kleinere Übel gegenüber OP, Schmerzen usw. gesehen. Das bedeutet nicht, dass der Tod gewollt oder nahe ist.

Annahme ist das Gefühl, **Frieden** zu schließen. Alle Erfolge und Niederlagen hinter sich zu lassen, weil sie nicht mehr zählen – weise und lebenssatt, nicht lebensmüde. Laut *Kübler-Ross* kann man lernen, sein Leben vom Ende her zu denken: „Heute ist der erste Tag vom Rest meines Lebens" (➢ 4.8.2).

Verhalten von Sterbenden

- „Nach einer Zeit dachte ich, es ist besser so, aber es tut auch noch weh."
- „Es war eine Niederlage und Kränkung, aber inzwischen kann ich damit leben."

Sterbende können sich damit versöhnen, dass das Leben auch ohne sie weitergeht, wie es immer weitergeht. Sie lernen **loszulassen** (Adaptation, 5.5.3): Besitz, Aufgaben und Beruf, Ehrgeiz und Macht, die Zeit und schließlich auch Menschen. Sie wirken befreit und können sogar An- und Zugehörige und Pflegefachpersonen trösten, was deren Trauerarbeit (➢ 5.5) erleichtert. Eine Patientin meinte: „Nie mit der Krankheit hadern, es ist nicht mal sicher, dass sie mein Tod ist. Sicher ist nur, dass sie mit mir stirbt."

„Ich will sterben" oder „Ich kann nicht mehr" ist fast nie Annahme oder Todeswunsch, sondern der nach dem Ende von Schmerzen, Einsamkeit und Angst, da kann Palliativ Care helfen (➢ 5.4.8).

Manchen Menschen gibt ihre religiöse Bindung „Rückendeckung" (Beispiel 10, ➢ 5.3.3). **Glaube** ist aber nicht jedem möglich. An seine Stelle tritt dann die „Konfliktlösung mit sich selbst". Die Hoffnung – darin liegt der Unterschied zur Niederlage – richtet sich nicht mehr auf Heilung, sondern über das Leben hinaus: „In der Mitte der Nacht beginnt der neue Tag" (*H. O. Wölber*). Dass und wie man leben kann bis zuletzt, zeigen die Hospize (➢ 5.4.8).

Verhalten der Pflegefachpersonen

Das Verhalten der Pflegefachpersonen entspricht

- bei gutem Befinden der Kranken dem in der dritten Phase,
- bei großer Schwäche dem im zweiten Teil der vierten Phase.

Die verborgene Kraft und Wahrheit alter Mythen und Märchen erreicht die Seele ohne Umwege und eröffnet einen tiefen Sinn hinter den Dingen. Da ist der Tod eine Wandlung, die Sterbenden das Annehmen erleichtert. So können auch Pflegefachpersonen erkennen, was am Ende zählt – **Frieden** mit sich und der Welt.

Pflegefachpersonen müssen aber damit rechnen, dass gleich wieder eine andere Phase die Oberhand gewinnt. Die Einschätzung ist schwierig, auf **Widersprüche** sollte geachtet werden: Die PatientIn *sagt* „Alles okay", die Pflegefachperson *sieht* das Gegenteil. [16] [17] [18]

5.4.3 Kommunikation mit Sterbenden

Freude, Trauer – was Menschen wirklich bewegt, ist schwer mitteilbar. Es ist auch nicht selbstverständlich, dass Sterbende und Pflegefachpersonen bzw. An- und Zugehörige einander *richtig verstehen.* Die Kommunikationsforscher *Watzlawick* und *Schulz von Thun* erklären, dass jede Äußerung mehrere *Ebenen* enthält (➢ 2.6.2).

Wenn GesprächspartnerInnen auf unterschiedlichen Ebenen agieren, reden sie zwangsläufig aneinander vorbei mit dem Gefühl „Keiner hört mir *auf meiner Ebene* zu." Die Ebene Sterbender ist die Sprache der **Bilder** und **Symbole,** die aus dem Unbewussten auftauchen (*Piper & Piper 1993*).

Geschichten und Träume

Geschichten aus Vergangenheit und Kindheit haben ihren *Sinn* in einer Verbindung zur *augenblicklichen* Lebenssituation. **Inhalt** ist oft, wie Gefahr bewältigt, mit neuen Ereignissen umgegangen, wie Angst, Heimat und Geborgenheit erfahren wurden. Sterbende wissen nicht, warum diese Geschichte gerade jetzt in ihr Bewusstsein tritt. Anknüpfungspunkte ergeben sich, wenn Pflegefachpersonen danach suchen, was sie darin *über sich* aussagen und welche Gefühle *dahinter* stehen. Wenn Pflegefachpersonen diese Gefühle ansprechen, öffnen sich Gesprächstüren. Bei Schwerkranken stehen oft halbe Sätze für ganze Lebensabschnitte. Ihre Gedanken wandern zu diesen Bildern („Ach, meine drei Kleinen; Berlin war so schön").

Träume (➢ Abb. 5.23) können Symbole enthalten, die auf das Lebensende hinweisen. Sie können als bedrohlich oder als angenehm empfunden werden. Es muss ausdrücklich davor gewarnt werden, sie zu deuten! Es sollten nur die **Gefühle verbalisiert** (➢ 2.6.4) und bestätigt werden, die dadurch ausgelöst werden („Das ist ein schöner Traum", wenn die Sterbende ihn schön findet), z. B.:

- Eine dunkle Gestalt, die die Sterbende ruft oder Zeichen macht. Manche fühlen sich wohl und wollen ihr folgen, andere sind geängstigt.
- Kindheitsträume („Ich war zu Hause, wie früher, meine Eltern waren auch da").

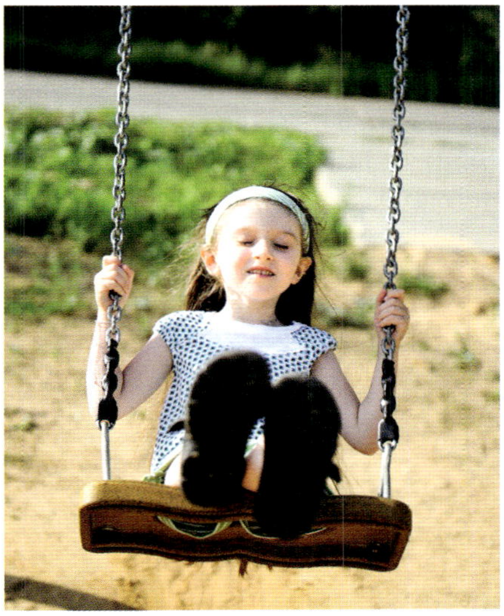

Abb. 5.23 Manche Sterbende träumt von ihrer Kindheit und dem Zuhause. [J787]

Wortsymbole

„Der Sommer hat ganz plötzlich aufgehört. Aber der Herbst ist auch schön. Nur, bald kommt der Winter. Ich fürchte mich vor dem Winter."

Wortsymbole sind Sterbenden nicht bewusst. Sie zu deuten, ist *nicht ratsam!* Besser ist es, in dem *Bild* zu bleiben und auf dieser Ebene zu kommunizieren („Ihnen wird ganz kalt, der Winter ist nicht gut für Sie"). Zuhören, aber nicht drängen, interpretieren, analysieren. „*Tod*" muss in solchen Gesprächen nicht vorkommen und doch wird über ihn gesprochen:

- **Zeit und Geld:** Aussagen in diesem Zusammenhang deuten an, dass die Lebenszeit abläuft. Rechnungen sind nicht bezahlt – da ist etwas unerledigt.
- Die finale Unruhe hat evtl. mit Reise und **Weg** zu tun. Wärme und Blumen bedeuten Leben. Pflegefachpersonen können nach dem Ziel und dem besten Zeitpunkt fragen. Sterbende bitten vielleicht um *Koffer, Schuhe, Kleidung*. Dieser Wunsch kann erfüllt werden, auch wenn sie im Bett liegen. Wobei das Bett die letzte Privatsphäre ist, die letzte Hülle, also ist Vorsicht geboten.
- **Heimkehr:** Nach **Hause** wollen viele Sterbende. Damit ist oft nicht ihr eigenes gemeint, sondern das ihrer Kindheit. Dort haben sie Geborgenheit erfahren und sehnen sich danach. Gemeint sein kann auch eine künftige **Heimat,** wo sie ein Wiedersehen mit schon Verstorbenen erwarten.
- **Hindernisse:** An- und Zugehörige, die nicht loslassen können und schlechte Erinnerungen können Hindernisse sein, die Pflegefachpersonen durch Zupacken vielleicht symbolisch beiseite rücken müssen. [19]

Humor

Ist es respektlos, mit Todkranken zu lachen? Nein, *Sigmund Freud* hat Humor als „Trotzmacht" in Therapien eingesetzt. **Lachen** ist sein körperlicher Ausdruck. Beim Atmen hebt sich das Zwerchfell um 2 cm, beim Lachen um 8 cm, es spannt und entspannt 80 Muskeln, messbar noch nach 30 Minuten (*Korp* 2014). Die ausgeschütteten **Endorphine** entkrampfen und mindern Schmerzen und den Tunnelblick (➤ 5.2.2). Lachen bringt Licht in dunkle Räume.

In manchen Situationen verbietet es sich, aber oft können Pflegefachpersonen Humor bewusst ins Spiel bringen: „Worüber haben Sie immer gelacht? Wer ist Ihr Lieblingskomiker. Erzählen Sie mir Ihren Lieblingswitz?" Lachende Gesichter provozieren beim Gegenüber einen ähnlichen Gesichtsausdruck (Spiegelneuronen). PsychologInnen nennen das „**emotionale Ansteckung**". So arbeiten auch *Klinikclowns.*

SURFTIPP
Weiterführende Infos: humorhilftheilen.de, lach-club.de

5.4.4 Bedürfnisse sterbender Menschen

Bei der Anmeldung in der Pflegeeinrichtung nach einer Patientenverfügung zu fragen, ist in dieser emotionalen Situation unsensibel – die meisten haben ohnehin keine. Im Rahmen der Biographiearbeit (➤ 4.2.6) können Advance Care Planning (ACP, vorausschauende Pflegeplanung) und BVP (Behandlung im Voraus planen) Wünsche für die letzte Lebensphase gemeinsam mit An- und Zugehörigen und HausärztIn aufnehmen.

Körperliche Bedürfnisse

Die genannten Aspekte decken nur **Grundbedürfnisse** ab – das Einfühlungsvermögen der Pflegefachpersonen ist gefordert, wobei sie nichts versprechen sollten: „Ich will *versuchen,* es möglich zu machen." Abnehmende Lebenskräfte führen schon bei kleinen Anstrengungen zu Erschöpfung. Das berücksichtigt die Grundpflege durch Behutsamkeit oder Verzicht.

- Das **Ruhebedürfnis** ist groß. Wie Säuglinge sich ins Leben „hineinschlafen", schlafen sich viele Sterbende hinaus. Der Tagesrhythmus sollte eingehalten werden, sonst entsteht das Gefühl, abgeschrieben zu sein. Der Wunsch, **ohne Schmerzen** zu sterben, steht bei Umfragen obenan (Palliativmedizin, ➤ 5.4.8). **Geruchssinn** und **Gehör** sind sensibilisiert (Beispiel 8, ➤ 5.3.3).
- An- und Zugehörige beunruhigt die oft rasselnde Atmung. Die Lungenfunktion ist aber nicht beeinträchtigt. Absaugen ist belastender und das Rasseln kehrt nach wenigen Minuten zurück.
- **Hunger** und **Durst** galten lange als Qual für Sterbende. Heute weiß man, dass Nahrungs- und Flüssigkeitszufuhr sogar belastend sind. Sie gehören zu den „Weglasswünschen" am Beginn des Sterbeprozesses (Beispiel 4, ➤ 5.3.3). An- und Zugehörige beunruhigt diese Information sehr. Der Körper braucht kaum noch Energie. Hunger und Durst nehmen immer mehr ab. Das Herz wird schwächer, Sauerstoffmangel führt zu einem CO_2-Anstieg, das wirkt in der ***Finalphase*** sedierend und schmerzstillend – eine Schutzfunktion auf dem Weg aus dem Leben. Ausscheidungen und Erbrechen werden reduziert, was belastende Pflege vermindert. Nebenwirkungen sind erhöhte Dekubitusgefahr, Krämpfe und Mundtrockenheit. Mundtrockenheit wird durch gute Mund- und Lippenpflege (Sticks, Spray, Schaum mit Wasser, Brausepulver, Wein vermindert Borken) und Anfeuchten der Atemluft gelindert. **Vorsicht:** Der Mund ist ein intimer Bereich!

Nur 3 % essen bis zu ihrem Tod: Menschen sterben nicht, weil sie aufhören zu essen und zu trinken. Sie hören auf zu essen und zu trinken, weil sie sterben.

Soziale Bedürfnisse

Im Jahr 2018 starben laut einer Bertelsmann-Studie etwa 935.000 Menschen, 46 % in Kliniken, 31 % in Pflegeeinrichtungen und 3 % in Hospizen. Der *Wunsch* der meisten Menschen: nicht allein zu sein. Aber nur etwa 20 % der PatientInnen haben Besuch von An- und Zugehörigen. Da können Besuchsdienste helfen.

Alleinsein verstärkt Angst. Daher ist die Erfahrung wichtig, dass Pflegefachpersonen zuverlässig da sind, wenn sie gebraucht werden. Gesunde vertrauen nicht jedem, auch Sterbende suchen *Nähe* nur bei vertrauten Menschen. Deshalb ist Bezugspflege nötig, damit nicht die Patientenakte die einzige Verbindung ist.

Es ist ein elementares Bedürfnis, mit **Respekt** behandelt zu werden, auch wenn Pflege **Intimgrenzen** überschreiten muss (*Würde, Scham*, ➤ 5.2.1). Die Selbstständigkeit muss möglichst lange erhalten werden. Rasur und Frisur zu pflegen und die Zahnprothese zu tragen kann durch Komplimente gefördert werden.

Sterbende möchten Unerledigtes regeln. Dazu wird oft die Hilfe des **Sozialdienstes** benötigt: Fragen zur Beerdigung klären, einen Geistlichen sprechen (➤ 5.4.7), ein Testament machen (➤ 6.5.6), Nachrichten übermitteln, Wohnung und Haustiere versorgt wissen, Versicherungs- und Versorgungsfragen regeln.

Seelische Bedürfnisse

In den Kapiteln Sterbephasen (➤ 5.4.2) und Wahrheit (➤ 5.3.3) sind Hinweise auf **seelische** Bedürfnisse und das angemessene Verhalten der Pflegefachpersonen enthalten. In der **Finalphase** geht es nicht mehr um kurative Medizin, sondern um die Psyche. Da viele Menschen keinen Besuch haben, sollten Pflegefachpersonen sich Zeit nehmen und Besuchsdienste anfragen.

Manche PatientIn will Trubel, andere Ruhe. Anwesenheit beruhigt, die Person muss nicht unbedingt am Bett sitzen. Häufig tritt der Tod ein, wenn sie den Raum kurz verlassen hat. Dann scheint es so, als habe die Sterbende darauf gewartet. Kein Anlass, sich Vorwürfe zu machen. Dauerhaftes Bleiben ist kaum möglich, deshalb ist die Zusage wichtig: „Wir vergessen Sie nicht, es ist immer jemand in der Nähe." Wenn verbale Kommunikation eingeschränkt ist, vermittelt **Körpersprache** (Händedruck, Streicheln) Geborgenheit und hilft, wenn der Trost keine Worte hat.

Umgang mit Ängsten

Ängste auszusprechen hilft, sie zu bewältigen. Pflegefachpersonen wissen: Besonders groß sind die vor *Schmerzen* (Palliativmedizin, ➤ 5.4.8) und dem *Alleinsein*. Wenn keine Ängste geäußert werden, heißt es nicht, dass keine da sind. Es kann hilfreich sein, sie stellvertretend in Frageform zu verbalisieren. Bei Depressiven sollten auch Suizidgedanken angesprochen werden.

Respekt zeigt nur, wer Ängste nicht wegbügelt („Kopf hoch, das wird schon wieder"), sondern sie zulässt ohne eigene Ziele und Wertung, vielmehr Wertung und Weg der „Leid-Tragenden" akzeptiert (containen, ➤ 5.4.2). Trost liegt im Dableiben und Zuhören, in menschlicher Wärme, die Tränen und den Wechsel von Hoffnung und Verzweiflung aushält (➤ Abb. 5.24).

Wenn Sterbende aus *Mehrbettzimmern* geschoben werden, steigert der Verlust der vertrauten Umgebung ihre Angst. Deshalb ist es besser, die MitpatientIn „umzusiedeln".

Hoffnung

„There will be an answer, let it be …" *The Beatles*, 1970

Hoffnung ist *die* Lebenskraft. Der Philosoph *Ernst Bloch* (1885–1977) sah in der Hoffnung das Prinzip, das die Menschen zur Verwirklichung der in ihnen angelegten Möglichkeiten treibt und sie gleichzeitig erkennen lässt, dass alles Erreichte noch nicht die Erfüllung dieser Möglichkeiten ist: Der Mensch ist immer „noch nicht".

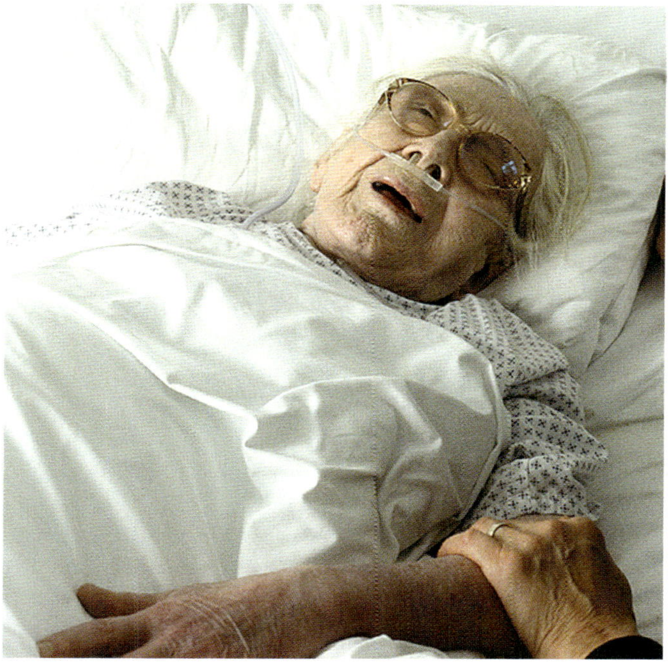

Abb. 5.24 Pflegefachpersonen können die Angst vor dem Alleinsein vermindern. [K115]

Zwischen Angst und Hoffnung können Menschen leben, aber *nicht ohne* Hoffnung. Ein bewusster Verzicht ist nicht möglich – die Hoffnung stirbt tatsächlich zuletzt. **Illusion** (*Täuschung*) ist Selbsttäuschung durch Einbildung. Auch Optimismus ist etwas anderes:

> „Hoffnung ist eben nicht Optimismus, ist nicht die Überzeugung, dass etwas gut ausgeht, sondern die Gewissheit, dass etwas Sinn hat – ohne Rücksicht darauf, *wie* es ausgeht."
> *Václav Havel* (1936–2011), tschech. Dichter und Staatspräsident

„Gesunde haben viele Wünsche, Kranke nur einen" (*Arthur Schopenhauer*, 1788–1860, Philosoph) – die Hoffnung, wieder gesund zu werden. Mit zunehmender Krise wandelt sie sich, sie wird immer bescheidener: Noch eine bestimmte Zeit zu erleben (Verhandeln, ➤ 5.4.2) und am Ende vielleicht, eine Nacht ruhig zu schlafen. Da richtet sich die Hoffnung nicht mehr auf das Leben, sondern vielleicht auf einen Sinn, der über das Leben hinausweist (Beispiel 10, ➤ 5.3.3).

Wer wirklich keine Hoffnung hat, ist *krank*. Die hohe *Suizidrate* bei alten Menschen (33 % sind über 65 Jahre alt ➤ 5.5.3, ➤ 4.9.3) zeigt eine Verzweiflung, die Gesellschaft und Pflege zu denken geben muss. [16] [17]

5.4.5 Bedürfnisse der An- und Zugehörigen

An- und Zugehörige wollen etwas *tun*. „Nur" still am Bett zu sitzen halten sie häufig nicht aus. Oft spielen Schuldgefühle eine Rolle, sich bisher nicht genug gekümmert zu haben. Ihre **Trauerarbeit** beginnt

5

nicht erst *nach* dem Tod (➤ 5.5.1). Problem: Sie befinden sich fast nie in derselben Phase wie die Sterbenden. Pflegefachpersonen haben an einer Hand die PatientIn, an der anderen die An- und Zugehörigen.

Aneinander vorbei

FALLBEISPIEL

„Wird denn hier auch alles getan, was möglich ist? Ich will sofort den Chef sprechen!"

Manche nehmen das Heft in die Hand, organisieren, hinterfragen. Damit betäuben sie ihre Hilflosigkeit („Hab ja noch alles versucht") und entmündigen die Kranke. Sie braucht aber Beistand, z. B. beim Gespräch mit der ÄrztIn, weil sie in der Aufregung vieles überhört und nicht versteht (Wahrheit, ➤ 5.3.3).

Pflegefachpersonen können den Sterbeprozess **erklären** (besonders Verweigerung und Wut, ➤ 5.4.2) und **ermutigen,** mit der Kranken über beider Ängste und über den Tod zu sprechen, statt das Thema ängstlich zu vermeiden. Pflegefachpersonen sollten „Schonwünsche" („Sagen Sie ihr nichts") ablehnen.

5

Für An- und Zugehörige ist es erlösend zu erleben, wie wertvoll ihre Begleitung sein kann, wenn Pflegefachpersonen sie einbeziehen: für angenehmen Duft (Beispiel 8, ➤ 5.3.3) und eine leisere Uhr sorgen, die Stirn kühlen, die Hände wärmen, alte Fotos anschauen, singen und beten, danken und still sein. Die Frage ist immer: „Was tut Ihrer Mutter gut?" Je besser die Einbindung der An- und Zugehörigen, desto größer ihr Verständnis und desto seltener Kritik.

„Ich komme, wenn es vorbei ist."

FALLBEISPIEL

Der Pfleger Bob Neu informiert Herrn Moll telefonisch, dass es seiner Mutter schlechter gehe und sie große Angst habe. Sie frage ständig nach ihm. Herr Moll antwortet, er könne nicht kommen, er sei beruflich sehr eingespannt: „Sie wird doch gut versorgt bei Ihnen?! Sagen Sie ihr, ich komme, sobald ich kann. Und melden Sie sich, wenn es vorbei ist."

Menschen, die sich abwenden, haben sich nie mit dem Tod beschäftigt und meiden deshalb die Menschen, die sie durch ihren nahen Tod darauf stoßen, auch wenn sie ihnen nahestehen. Weitere Gründe sind eine gestörte Beziehung (s. u.) oder:

- Angst vor **Überforderung,** weil sie selbst Familie und Beruf haben.
- Angst vor Versagen, wenn man erstmal zugesagt hat und nicht aus der Verantwortung kommt.
- **Gleichgültigkeit** und **Hilflosigkeit.** Oder Unkenntnis, sie haben vielleicht den Zorn (➤ 5.4.2) auf sich bezogen.

Pflegefachpersonen können über den Sterbeprozess und Hilfsangebote (Hospizdienst, SAPV, ➤ 5.4.8) informieren. Wissen stärkt die *Selbsthilfefähigkeit.* So kann alles gut werden und spätere Selbstvorwürfe („Hätte ich doch") vermieden werden. Pflegefachpersonen sollen nur dabei helfen, dass sich An- und Zugehörige über *ihren Weg* klarwerden. Den müssen sie akzeptieren, auch wenn er nicht ihren Vorstellungen entspricht.

Beziehung gestört

FALLBEISPIEL

Herr Schulz hat Krebs im Endstadium. Seine Tochter kommt täglich. Der Pfleger Jörn Heß sieht sie häufig weinen, wenn sie geht. Als er die Krankheit des Vaters anspricht, sagt sie zu seiner Überraschung: „Das ist es nicht. Man muss doch vergessen können, aber ich kann das nicht. Er hat meine ganze Kindheit kaputtgemacht."

Zwischen Eltern und Kindern steht die gemeinsame Geschichte und häufig ist die Beziehung gestört. Pflegebedürftigkeit oder der nahe Tod lösen *verborgene* **Konflikte** nicht automatisch auf. Kinder merken, wie schwer es ist, das zu vergessen. Pflegefachpersonen sollten zuhören und ggf. vermitteln, dürfen sich aber nicht auf eine Seite schlagen.

„Ich kann nicht mehr!"

FALLBEISPIEL

Ruth Kramer ruft beim Pflege-Not-Telefon an: „Seit zwei Jahren pflege ich meine Mutter. Aber es macht mich total fertig. Ich schäme mich so, weil ich ihr doch versprochen habe, sie nicht allein zu lassen. Bitte helfen Sie mir!"

Nach einer Studie der Böckler-Stiftung wird 2/3 der Pflege zu Hause geleistet, meist von Frauen, im Schnitt 63 Std. pro Woche. Viele vernachlässigen dabei *ihr* Leben. Sie brauchen Ermutigung, vernünftig mit den eigenen Kräften und Grenzen umzugehen (➤ 5.2.2) und sich *Freiräume* und *Unterstützung* zu holen. Wer keine Kraft mehr hat, nützt am Ende niemandem.

Irgendwann kommt der Punkt, an dem trotz allen Pflichtgefühls nichts mehr geht: „Mutter, wann stirbst du endlich?" (*Rosenberg* 2013). Dieser Aufschrei beinhaltet beides: den verzweifelten Wunsch nach Selbstschutz und den nach Erlösung für die Kranke (➤ 5.3.4) und darf nicht verurteilt werden. Probleme entstehen auch, wenn

- es durch die Pflege zu einem „*Machtwechsel*" in der Partnerschaft oder Eltern-Kind-Beziehung kommt („Plötzlich war ich die Mutter meiner Mutter" = Parentifizierung), Verweigerung geht da nicht. Der Rollenverlust ist für beide Seiten ein Problem,
- ein Kind die Pflege übernimmt und Geschwister oder Eltern die Leistung nicht würdigen oder *Streit* um das Erbe ausbricht,
- die gepflegte Person ihre Krankheit als „Waffe" einsetzt und *Schuldgefühle* vermittelt: „Du kannst heute nicht? Ich bin dir wohl nicht wichtig?!" (Krankheitsgewinn ➤ 2.8.2),
- pflegende An- und Zugehörige Beruf und Familie vernachlässigen und dadurch in finanzielle Not geraten oder vereinsamen.

Die Beratungs- und Beschwerdestelle in Berlin **„Pflege in Not"** schätzt, dass durch Überforderung etwa 80 % der pflegenden An- und Zugehörigen aggressive Gedanken und Gefühle haben. In 6 % kommt es zu *körperlicher Gewalt.* Ambulante Pflegefachpersonen gaben an, dass sie sogar bei einem Drittel der KlientInnen Anzeichen dafür gefunden hätten und jede zehnte schon selbst körperliche Gewalt angewendet hätte. Auch Pflegefachpersonen müssen sich schützen: ein Drittel wurde schon körperlich attackiert, 16 % sexuell (➤ 5.3.3).

An- und Zugehörige kämpfen auch mit praktischen Problemen: Rechtliche Betreuung, Gutachten zum Pflegegrad, Anträge an die Krankenversicherung (die Ansprüche oft ablehnt), Widersprüche bei der Ethik-Kommission, Klagen vor Sozialgerichten.

SURFTIPP

Interessenvertretung pflegender An- und Zugehöriger: wirpflegen.net
Portal zur Bewertung von Einrichtungen: www.correctiv.org
Fragen rund um Pflege, Verhinderungs- und Kurzzeitpflege bei Pflegeberatungsstellen oder www.weisse-liste/pflegedienstsuche.de
Übersicht der Pflegestützpunkte: www.deutsches-seniorenportal.de
Hinweise zur Beweisumkehr und rechtlichen Fragen: www.patienten-rechte-gesetz.de
Hinweise zu Notruf-Telefonen: www.caritas.de/hilfeundberatung; www.diakonie.de
Fakten und Daten zum Thema „Gewalt gegen Menschen im Alter" z. B.: HSM - Handeln statt Misshandeln, hsm-bonn.de

5.4.6 Bedürfnisse der Pflegefachpersonen

Ich möchte Leuchtturm sein
in Nacht und Wind
Für Dorsch und Stint
für jedes Boot
Und bin doch selbst
ein Schiff in Not.
Wolfgang Borchert (1921–1947; Stint = kleiner Meeresfisch)

Kübler-Ross u. a. stellten fest, dass Sterbende nach dem Klingeln dreimal so lange warten müssen wie andere Kranke, besonders in den beiden ersten Sterbephasen (➤ 5.4.2) und wenn sie viel fragen. Die häufige Konfrontation mit dem Tod kann zu chronischer Erschöpfung führen (Burnout, ➤ 2.9.5). Das geschieht seltener, wenn die **Bedürfnisse der** Pflegefachpersonen beachtet werden. Unter der harten Schale sitzt immer ein weicher Kern, den man nicht immer schützen kann. Es ist doch eher besorgniserregend, wenn ihnen der Tod gar nichts ausmacht (➤ 5.5).

Hilflosigkeit aushalten

Pflegefachpersonen sind in den meisten Situationen professionell: Sie „spielen" eine **Rolle,** die sie stärkt und schützt (uniforme Kleidung als äußeres Zeichen: *role-taking,* ➤ 4.2.5, role-making). Ethos, Verantwortung, Fleiß, Disziplin zeichnen Pflegefachpersonen aus. Sie laufen aber immer Gefahr, vom System und KollegInnen ausgenutzt zu werden. Wer manchmal Nein sagen kann, wird mehr respektiert als ständige Ja-Sager.

Hilflosigkeit wird nicht nur von jungen Pflegefachpersonen als **Kompetenzmangel** erlebt. Dem Tod kann man sich aber nicht entgegenstellen. Es ist schon viel, wenn Sterbende schmerzfrei sind und nicht allein. „Don't just do something, just sit there" (*Tony O'Brian*) wird unterschätzt, obwohl *Hippokrates* „immer trösten" als vornehmste Aufgabe der Pflegefachpersonen bezeichnete. Überforderung zeigt sich in negativen Reaktionen:

- Verstecken hinter der **Routine:** Auf pflegerische Maßnahmen wird viel Wert gelegt („Wir tun ja alles für Sie"). Eine medizinisch-pflegerische Fachsprache wird benutzt, um Kompetenz zu betonen und sich innerlich zu distanzieren. Schmerzmittel und Psychopharmaka werden oft hoch dosiert.
- **Überlastung** äußert sich häufig in Aggressionen gegenüber zu Pflegenden, KollegInnen, An- und Zugehörigen oder zu Hause – ein Teufelskreis mit negativen Folgen (➤ 5.2.2, ➤ 5.3.3).

Sich abgrenzen

Leichter gesagt als getan. Sterbebegleitung leisten Pflegefachpersonen aber nicht allein, sondern im Team. Sie teilen **Verantwortung** (EFB, ➤ 5.3.2), das stärkt sie und das Team. Palliative Care (➤ 5.4.8), Transaktionsanalyse (➤ 2.2.3) und andere Fortbildungen helfen, sich seiner Ängste und seiner Einstellung zu Krankheit und Sterben bewusster zu werden. Das stärkt die **Resilienz** und entwickelt eine professionelle **Distanz,** ohne die **Nähe** aufzugeben (➤ 5.1.4). Das Wissen um die eigenen Grenzen ist **Selbstschutz.** Eine positive Lebenseinstellung und **Humor** (➤ 5.2.2, ➤ 5.4.3) schieben diese Grenze hinaus. 5

- Leid lässt keine Pflegefachperson kalt. **Abgrenzung** kann gelingen, wenn Pflegefachpersonen die emotionale Ebene der Empathie in **Mitgefühl** umwandeln können (➤ 5.1.4). Pflegefachpersonen fressen dann nichts in sich hinein, sondern vertrauen sich wenigstens einer KollegIn an (➤ 5.3.1). So wird die innere Balance bewahrt und eine Mitgefühls-Erschöpfung vermieden, das schützt fast immer vor einem **Mit-Leiden.**
- „Wenn du das nicht verträgst, bist du hier falsch." Pflegefachpersonen müssen sich nicht „zusammenreißen", **Affektkontrolle** ist nicht alles. Mal zu weinen ist besser als der selbst erzeugte Druck, stark zu tun, Tränen zu vermeiden und als Folge die PatientInnen zu meiden. Was Pflegefachpersonen selbst für sich tun können (➤ 5.2.2).
  Die kollegiale Akzeptanz von Trauer fehlt oft. Sie darf nicht als unprofessionelle Sentimentalität abgetan werden, die **Verhärtung** ist unprofessionell. **Junge** Pflegefachpersonen müssen bei Sterbebegleitungen und ihrer Verarbeitung von erfahrenen Pflegefachpersonen vorsichtig „an die Hand genommen" werden. Wer dem unvorbereitet gegenübersteht, kann es als so traumatisierend erleben, dass das künftige Pflegehandeln negativ beeinflusst wird (*Coolout*).
- Wichtig: Wenn ein Sterben belastend verläuft, bewahrt nur eine als „Feuerwehr" sofort verfügbare „Notfallseelsorge für Pflegefachpersonen", die unkompliziert und ohne sich dafür zu schämen erreichbar ist, vor langfristig krankmachenden Folgen (PTBS, ➤ 5.5.3). Kleiner Test zur inneren Balance: In eine Waagschale „Was ich gebe", in die andere „Was ich bekomme" schreiben – was wiegt schwerer?

„Die Beschäftigung mit dem Tod führt nicht weg vom Leben, im Gegenteil", so *Kübler-Ross*. Pflegefachpersonen spüren, dass sie durch Sterbebegleitungen das Leben mit anderen Augen sehen lernen. Mia Meyn: „Nun weiß ich, wie toll und wertvoll *mein* Leben ist. Durch diese Erfahrung kommt mehr Sinn und Tiefe rein. Jeder ist mal auf Hilfe angewiesen.". [15] [19]

„Wo alles dunkel ist, macht Licht." *Franz von Assisi* (1182–1226)

5.4.7 Rituale der Religionen

Sterben hat neben der physischen, psychischen und sozialen auch eine spirituelle Dimension (Beispiel 10, ➢ 5.3.3), die bei der Begleitung zu bedenken ist. Alle Religionen haben **Rituale** entwickelt, die Sterbenden und An- und Zugehörigen Halt geben (Pflege-Charta Art. 7, ➢ 5.2.3). Spiritualität ist ein bedeutender Resilienzfaktor. Rituale erleichtern das Trauern, indem sie den Sinn an eine höhere Macht übertragen (➢ Abb. 5.25).

Da nicht alle PatientInnen religiös sind, sollten Pflegefachpersonen *fragen,* ob sie religiöse Begleitung oder eine SeelsorgerIn wünschen. Auch wer **keiner Glaubensgemeinschaft** angehört, hat spirituelle Bedürfnisse. Deshalb sollen Pflegefachpersonen auch diesen Menschen bei ihrer Suche nach einem Sinn beistehen und ggf. Wünsche für die Beisetzung klären. Kliniken, Hospize und Hospizdienste (➢ 5.4.8) arbeiten überkonfessionell.

Rituale der Sterbebegleitung

- **Evangelische Kirche:** Keine Vorschriften. Auf Wunsch Bibellesung (z. B. Psalm 23) und Gebete (z. B. Vater unser). Die PastorIn rufen, wenn ein Gespräch, eine Segnung oder das Abendmahl gewünscht wird.
- **Katholische Kirche:** Keine Vorschriften. Auf Wunsch Bibellesung und Gebete. Den Pfarrer rufen, wenn Sterbende das Sakrament (heilige Handlung) der Krankensalbung (auch *vor* einer OP), Beichte und die Heilige Kommunion (Abendmahl) wünschen.
- **Neuapostolische Kirche:** Keine Vorschriften. Auf Wunsch Besuch des Geistlichen, Bibellesung, Gebete und Abendmahl.
- **Judentum:** Die Familie oder die jüdische Gemeinde rufen. Diese beten das hebräische Schma Israel. Der *Sabbat* (Feiertag: Freitag- bis Samstagabend) ist sehr bedeutsam. Äußere Sauberkeit ist Symbol für innere Reinheit.
- **Islam:** Unterschieden werden fard, halal, haram = Pflicht, erlaubt, verboten. „Fard" ist das Gebet 5 × tgl. gen Mekka (Südost). Meist übernimmt die Großfamilie die Begleitung, evtl. den Imam rufen. Sie lesen u. a. Vers 153 der 4. Sure des Koran und das Glaubensbekenntnis. Äußere Sauberkeit ist Symbol für innere Reinheit – alles, was mit Urin oder Kot in Berührung gekommen ist, sorgfältig reinigen. Kranke nie bloß liegen lassen, also nie ganz aufdecken (*Keuschheit*).
- **Jehovas Zeugen:** Keine Vorschriften. Auf Wunsch geistlicher Beistand von Versammlungsältesten, Glaubensangehörigen und Familie.

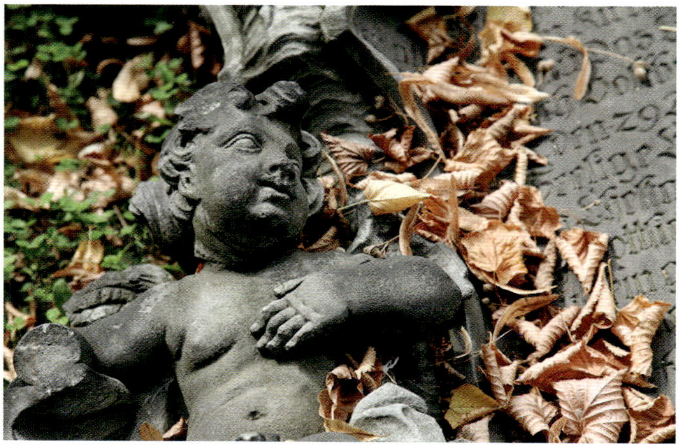

Abb. 5.25 Grabstellen können ein Ort für Trauer sein [J787]

Speisevorschriften und medizinische Maßnahmen

Bei allen medizinischen Maßnahmen gelten die Willensäußerungen der PatientIn bzw. gesetzlichen BetreuerIn. Unbedingt Infos über Speisegesetze einholen.

- **Evang., kath., neuapost. Kirche:** Keine Speisevorschriften, manche essen freitags kein Fleisch. Lebensrettende und schmerzlindernde Maßnahmen sind erlaubt.
- **Judentum:** Strenge Regeln: Fleisch- und Milchprodukte nicht zusammen in einer Mahlzeit zubereiten, kein Schweinefleisch oder Produkte mit Schweinefett. Auskunft über **koschere** (*reine*) Speisen geben An- und Zugehörige. Lebensrettende und schmerzlindernde Maßnahmen sind erlaubt.
- **Islam:** Für Kranke sind die Vorschriften im *Fastenmonat* **Ramadan** aufgehoben. „Haram": Verboten sind Alkohol, Produkte mit Schweinefleisch und -fett, Gelatine. Lebensrettende und schmerzlindernde Maßnahmen sind erlaubt.
- **Jehovas Zeugen:** Strenge Speisevorschriften; keine Nahrungsmittel mit Blutzusätzen (z. B. Blutwurst). Bluttransfusionen werden wegen der Vermischung mit Fremdblut abgelehnt, andere lebensrettende und schmerzlindernde Maßnahmen sind erlaubt.

Nach Eintritt des Todes

Sofort werden informiert: Eine ÄrztIn, die binnen 2–6 Std. den Totenschein ausstellt, und die An- und Zugehörigen (Schlechte-Nachrichten-Gespräch, ➢ 5.5.2). Bei allen Gesprächen und Handlungen an Verstorbenen soll ein besonderes **Taktgefühl** herrschen.

- **Evang., kath., neuapost. Kirche:** Keine besonderen Vorschriften. Die Augen schließen und die Hände wie zum Gebet ineinander legen, auf Wunsch mit Rosenkranz (kath.) oder Kreuz (ev.). Den Unterkiefer mit einem aufgerollten Handtuch stützen.

Wünschenswert ist eine Aussegnung (ev.), ein Rosenkranzgebet (kath.) oder eine interne Abschiedsfeier (➤ 5.5.4).

- **Judentum:** FreundInnen (nicht Angehörige) waschen den Leichnam, um die kultische Reinheit herzustellen, kleiden ihn an, legen ihn mit den Füßen zur Tür auf den Boden. Gemeinsam wird Totenwache gehalten und das Kaddisch gebetet. Der Körper ist heilig, er muss vollständig bestattet werden. Eine Autopsie ist nur der Gerichtsmedizin erlaubt.
- **Islam:** Den Leichnam nur mit Handschuhen berühren, quasi indirekt. Das Gesicht schaut nach Südost, Richtung Mekka. Die Angehörigen schließen Augen und Mund, binden die großen Zehen zusammen, wickeln den gewaschenen Leichnam in ein Tuch und bringen ihn meistens nach Hause (je nach Bundesland 24 bis 36 Std. erlaubt). Autopsie und Organe zu entnehmen ist nicht verboten, aber unüblich, da Tote heilig sind.
- **Jehovas Zeugen:** Keine besonderen Vorschriften. Trauerfeier nach Vorgabe der Verstorbenen.

Jenseitsvorstellungen

Allen Religionen gemeinsam ist diese eine Vorstellung: Der Tod hat nicht das letzte Wort.

- **Evang., kath. Kirche:** Ewiges Leben ist für Christen eine Zusage des Glaubens und keine Bedrohung wie im Mittelalter. Die Unsterblichkeit der Seele ist in der Taufe von Gott gegeben. Wie die Auferstehung Christi ist auch die Auferstehung der Christen keine Rückkehr in ein Erdenleben, wie wir es kennen, sondern Vollendung des Menschen im Reich Gottes (Beispiel 10, ➤ 5.3.3).
- **Neuapost. Kirche:** Wie für Christus gibt es auch für die von ihm für würdig befundenen entschlafenen Gläubigen eine reale Auferstehung. Sie erhalten bei seiner Wiederkunft (*Parusie*) einen neuen Leib, den Auferstehungsleib, ebenso die für würdig befundenen dann Lebenden, sie werden entrückt und verwandelt (1. Kor. 15, 51).
- **Judentum:** Die Auferstehung der Toten geschieht durch das Erscheinen des Messias. Nach dem Weltgericht werden die Guten in die kommende Welt (*Olam Haba*) eingehen.
- **Islam:** Die jenseitigen Belohnungen und Strafen – sinnliche Freuden des Paradieses und Qualen der Hölle – werden als geistige Wirklichkeit verstanden, in die die Seele der Verstorbenen nach dem göttlichen Gericht am Ende der Welt eingeht. Die dritte und höchste Möglichkeit ist die Begegnung mit Gott selbst.
- **Jehovas Zeugen:** Beim Tod hört der Mensch zunächst auf zu existieren. Verstorbene erfahren aufgrund des Opfertodes Jesu Christi eine Auferstehung aus dem Tod in Gottes tausendjähriges Friedensreich auf der Erde, das nahe bevorsteht (Apg. 24, 15).

5.4.8 Hospize und Palliativmedizin

„When darkness comes and pain is all around – like a bridge over troubled water I will ease your mind." *Simon and Garfunkel*, 1969

Hospize (*Herberge*) verwirklichen die von den Verbänden (➤ 5.2.3) formulierten Pflege-Ideale im Umgang mit sterbenden Menschen. Durch ihr Engagement haben sie das Sterben in die Mitte der Gesellschaft geholt. Hospiz ist weniger eine Institution als vielmehr eine **Lebensphilosophie** gegenüber unheilbar Kranken und Sterbenden: **Low tech – high touch** (*Saunders*), wenig Technik – viel Zuwendung. Hospize stellen das verbleibende Leben in den Mittelpunkt. Der Psychologe *Reinhard Tausch* (1921–2013): „Ein Hospiz ist ein Haus des Lebens für Sterbende."

Allerdings gibt es in Hospizen kein „schönes Sterben", wie manche meinen. Der Tod bleibt auch im Hospiz, was er immer ist: ein Prozess des Abschieds und der Trauer (➤ 5.4.2, ➤ 5.5), aber kompetent begleitet, durch menschliche Nähe getröstet und überwiegend schmerzfrei.

Anfänge der Hospizbewegung

Die Ärztin *Cicely Saunders* (1918–2005) eröffnete 1967 in London das „Hospice St. Christopher's" für Menschen, deren Krankheit medizinisch nicht mehr beeinflussbar war. Sie erkannte:

- **Schmerzen** beeinträchtigen die Würde des Menschen. Ein menschenwürdiges Leben und Sterben ist nur in (relativer) Schmerzfreiheit möglich.
- In Kliniken und Pflegeeinrichtungen fehlt es oft an mitmenschlicher **Zuwendung.** Deshalb unterstützen in Hospizen An- und Zugehörige und ehrenamtliche HelferInnen die Pflegefachpersonen.
- Die Bedeutung **personzentrierter Pflege** (➤ 1.2.2) in einer Zeit, in der Menschen zunehmend in ihren körperlichen Funktionen gesehen wurden. Ganzheitlichkeit hat vier Dimensionen: physisch, psychisch, sozial, spirituell.

Saunders formulierte: „Was Sterbenskranke am meisten brauchen, ist ein Arzt, der sie als ganze Person sieht. Was immer auch geschehen mag, wir können bis zuletzt mit ihnen aushalten… Man lernt, diesen Menschen zu helfen, sodass auch dieses Stück Leben wirkliches Leben und nicht bloßes Existieren ist."

Ganz anders die Situation in **Deutschland:** Hier wurden die Hospize in den 1970-er Jahren durch die Bezeichnung „Sterbeklinik" in die Nähe der *Euthanasie* (➤ 5.2.4) im „Dritten Reich" gerückt. Erst in den 1980-er Jahren bildeten sich erste Initiativen. Inzwischen gibt es etwa:

- 230 Hospize und 330 Palliativstationen,
- 17 Kinderhospize und 150 ambulante Kinderhospizdienste,
- 1.200 ambulante Hospizdienste und -vereine mit über 120.000 Ehrenamtlichen.

Im Hospiz sterben die Menschen nicht *durch* die Hand, sondern *an* der Hand der BetreuerInnen. Hospize haben sich überall zum Forum für die angemessene Beschäftigung mit Sterben (➤ 5.4.2), Trauer (➤ 5.5) und den Bedürfnissen sterbender Menschen (➤ 5.4.4) entwickelt (➤ Abb. 5.26).

Hospize arbeiten überkonfessionell, aber sie werden überwiegend von Vereinen oder einer der Kirchen getragen. Dadurch bleibt die spirituelle Dimension von Leben und Sterben als dritte Säule in

5

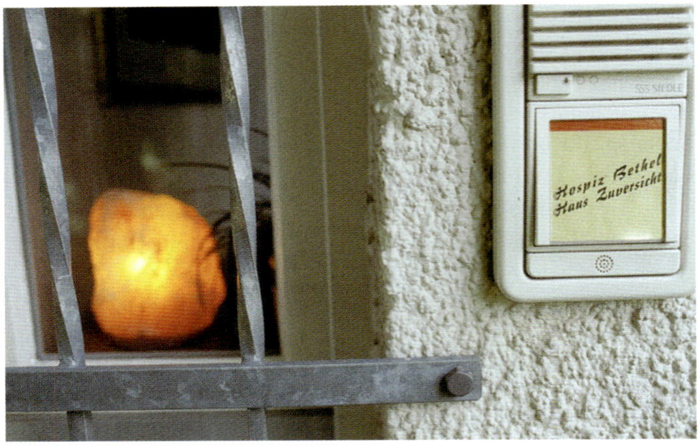

Abb. 5.26 In Hospizen werden unheilbar Kranke und An- und Zugehörige ganzheitlich betreut. [K157]

der Begleitung neben Palliativmedizin und mitfühlender Pflege im Fokus, sie verbindet Hospiz*kultur* und Palliativ*kompetenz.*

Finanziert werden Hospize zu 95 % durch die GKV. Der Rest wird nicht von PatientInnen aufgebracht, sondern durch Ehrenamt und Spenden und hält so den bürgerschaftlichen Ursprung am Leben, deshalb ist dieses Engagement unverzichtbar.

5

Begleitung bis zuletzt

Ich lebe mein Leben in wachsenden Ringen,
die sich über die Dinge ziehn.
Ich werde den letzten vielleicht nicht vollbringen,
aber versuchen will ich ihn.
Rainer Maria Rilke (1875–1926)

„Dem Leben nicht mehr Tage, sondern den Tagen mehr Leben geben" – dieser Grundgedanke der Hospize hilft PatientInnen, nicht nur Dauer, sondern Sinn zu suchen.

- **Palliativmedizin** ermöglicht diese Veränderung der *Blickrichtung,* das ist auch der Ansatz der „dignity therapy" des Psychiaters *Harvey Chochinov:* der Blick auf das Positive in der Lebensbilanz, weg von der hypnotischen Kraft der Krankheit und der Schmerzen. Was Freude macht, vermindert das subjektive Schmerzempfinden.
- Palliative Care, SAPV und Hospizdienste begleiten das Leben der Sterbenden und An- und Zugehörigen, diese auch über den Tod ihrer Angehörigen hinaus.

Auch *Physio-, Beschäftigungs-* und *Ergotherapie* (➤ 2.10.2, ➤ 3.4.6) tragen zur Verbesserung des Lebensgefühls bei. Ebenso Atem-, Kunst- und Musiktherapie und Meditationen. Die Kraft der Farben und Klänge erreicht die Seele ohne Umwege. Der Vorteil ist, dass die PatientIn nicht *be*handelt wird, sondern *selbst* handelt. Sie erfährt sich und ihren Körper nicht mehr nur als Träger einer Krankheit. Sie erlebt vielleicht eine Zuwendung zum eigenen Körper, die sie bisher verweigert und so den Zusammenklang (personzentrierte Pflege, ➤ 1.2.2) von Körper, Geist und Seele blockiert hat. Aber nicht jede PatientIn ist dafür empfänglich.

Palliativmedizin

Schmerz ist ein komplexes Geschehen, auch ein lebenswichtiges *Warnsignal.* Seine Wahrnehmung entsteht im Gehirn. Chronischer Schmerz kann zu einer eigenständigen Krankheit werden, nicht nur körperlich, auch psychisch – „when darkness comes". Er beeinträchtigt Würde (➤ 5.1.2) und Menschsein in einer für Gesunde unvorstellbaren Weise. Im Gehirn bildet sich ein **Schmerzgedächtnis,** dem man nicht entrinnen kann. An- und Zugehörige leiden mit. Bei unerträglichen Schmerzen bitten manche um die Todesspritze: „Tiere erlöst man doch auch". Wenn jemand sagt, er wolle sterben, will er etwas los sein: Angst, Einsamkeit und vor allem die Schmerzen, aber selten das Leben.

Der Arzt *Richard Lamerton* formulierte als **Ziel der Palliativmedizin:** „Ziel ist es, den Körper des Kranken in einen solchen Zustand zu bringen, dass er sich darin frei fühlt, um sich auf sein Sterben geistig und geistlich vorzubereiten, wenn und so wie er es wünscht."

Palliativmedizin (*mit dem Mantel bedecken, lindern*) ist nicht kurative (heilende), sondern lindernde Medizin. Die ÄrztInnen haben die PatientIn nicht aufgegeben, sondern das Therapieziel geändert: Der multimodale (ganzheitliche) Ansatz will neben *körperlichen* auch *soziale* (Vereinsamung), *spirituelle* (Glaubenskrise, ➤ 5.3.3) und *psychische* Schmerzen lindern. Die langjährige Erfahrung zeigt, dass immer eine *Schmerzreduktion* erreicht wird, bei 80–90 % sogar weitgehende *Schmerzfreiheit.*

Schmerzmittel ermöglichen Kranken, ihren auf das Leiden fixierten Blick von der Krankheit zu lösen. Der Wunsch nach der Todesspritze wird dann kaum noch geäußert. Heute gilt: Palliativmedizin kann das Leben verlängern, weil viele Belastungen wegfallen.

In Deutschland hat das Hospiz- und Palliativgesetz seit 2015 die Lage deutlich verbessert: Palliativmedizin ist Bestandteil der Regelversorgung der Krankenversicherung, Sterbebegleitung der Pflegeversicherung. Auch die Situation in Pflegeeinrichtungen ist durch die Verpflichtung zur Zusammenarbeit mit Hospizdiensten verbessert. Kliniken richten vermehrt Palliativstationen ein.

Doch es bleibt viel zu tun: Nur ca. 25 % der 23 Mio. Schmerzpatienten werden palliativ versorgt und 5 % in Hospizen betreut. Eigentlich müsste Palliativmedizin ärztlicher Alltag sein, nicht nur in der Onkologie, auch in Allgemeinmedizin und Geriatrie. Doch noch zu wenige ÄrztInnen haben eine palliative Zusatzausbildung.

Palliative Care

Neben Palliativmedizin (➤ Abb. 5.27) gibt es **Palliativpflege.** Pflegefachpersonen können ihre Fachkompetenz um diese Ausbildung („look-listen-care") erweitern. **Palliative Care** reicht von der Diagnose bis zum Lebensende. Sie will schon bei kleineren OPs neben körperlichen Schmerzen die anderen Symptome, also seelische, spirituelle, psychosoziale Belastungen lindern durch Seelsorge und Sozialarbeit (*Saunders:* total pain concept), weil Schmerz laut GKV „ein komplexes Symptomgeschehen" ist.

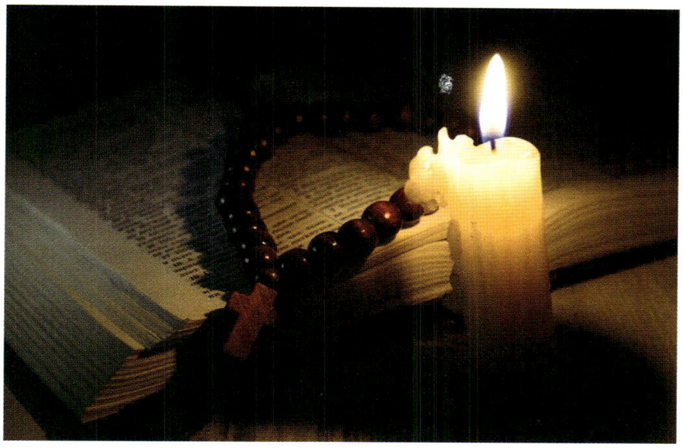

Abb. 5.27 Palliativmedizin ist nicht Hilfe zum Sterben, sondern Hilfe im Sterben. [J787]

SAPV und AAPV

Allgemeine Ambulante Palliativversorgung (*AAPV*) und **Spezialisierte Ambulante Palliativversorgung** (*SAPV*) ermöglichen, was sich die meisten wünschen: medizinisch gut versorgt zu Hause zu sterben. Gesetzlich Krankenversicherte (die PKV passen sich an), die an einer lebensverkürzenden unheilbaren Krankheit leiden und eine aufwendige Schmerzversorgung benötigen, haben seit 2007 nach § 37b SGB V Anspruch auf AAPV oder SAPV. Verordnet werden sie von der HausärztIn, die die Anträge ausfüllt.

Das SAPV-Team ist *kein* Pflegedienst, sondern ein multidisziplinäres Team aus spezialisierten ÄrztInnen und Pflegefachpersonen. 2018 waren bundesweit 326 Teams für über 75.000 PatientInnen im Einsatz. Durch Kooperationsverträge werden auch BewohnerInnen in Pflegeeinrichtungen versorgt.

Ambulante Hospizdienste

Hospizdienste gehen mit *interdisziplinären Teams* auf die Bedürfnisse Sterbender und ihrer An- und Zugehörigen ein, fördern ihre Selbstständigkeit und nehmen die Angst vor Qualen und Einsamkeit im Sterben. Die ehrenamtlichen Helfer sind oft An- und Zugehörige, die so zurückgeben, was sie selbst erfahren haben.

Etwa 40 % der PatientInnen aus Palliativstationen können nach Hause zurückkehren, nachdem sie auf ihre Schmerzmitteldosis eingestellt sind. Ambulante Hospizdienste ermöglichen die **Betreuung zu Hause,** indem sie menschliche Unterstützung und Fachwissen als *Hilfe zur Selbsthilfe* weitergeben.

Pflegeeinrichtungen, HausärztInnen und Pflegedienste befürchten häufig, dass ihnen Kompetenz abgesprochen oder etwas weggenommen wird. Deshalb muss vermittelt werden, dass es um ein Nebeneinander und Entlastung (das wirksamste Argument) geht, nicht um Konkurrenz oder Besserwisserei. Die Initiative dazu muss vom Hospizdienst bzw. SAPV ausgehen.

Das Angebot der Hospizdienste endet nicht mit dem Tod. An- und Zugehörige werden auf Wunsch auch durch die Zeit der Trauer (➤ 5.5) begleitet – in Einzelgesprächen, Trauer-Cafés und offenen Trauergruppen. [20] [21] [22]

SURFTIPP

Weiterführende Infos über Palliativmedizin und Hospize z. B.: dgpalliativmedizin.de; ag-sapv.de; dhpv.de;
Projekte der Bundes-Hospiz-Akademie: Hospiz macht Schule hospizmacht-schule.de

5.5 Loslassen und annehmen: Verluste verarbeiten

FALLBEISPIEL

Letzte Nacht ist Frau Will gestorben. Sie war so tapfer in ihrem Leiden und meistens guter Dinge. Mia Meyn musste immer an ihre Oma denken, wenn sie zu Frau Will ging. Sie fühlt sich plötzlich ganz leer und betäubt. Sie will allein sein und schämt sich für ihre Tränen.

Warum will Mia Meyn ihre Gefühle verstecken? Pflegefachpersonen erleben häufiger als andere den Tod von Menschen. Trotzdem ist er nicht immer Routine. Gerade junge Pflegefachpersonen schützt ihr Wissen nur begrenzt vor psychischer Erschöpfung. Sie brauchen Verständnis und jemanden, der ihnen zuhört.

5.5.1 Trauer-Arbeit

Trauer ist neben Angst und Liebe die stärkste Emotion. Menschen trauern nicht nur, wenn sie schwer erkranken (➤ 5.4.2) oder jemand stirbt, sondern auch, wenn sie:

- Trennung erleben oder ein geliebtes Haustier stirbt (*Partnerverlust*),
- Gewalt, Krieg, Einbruch, Vergewaltigung, Feuer erleben (*Sicherheitsverlust*),
- Heimat und Kultur durch Flucht aufgeben müssen (*Identitätsverlust*),
- Arbeitslos oder pensioniert werden, den Freundeskreis verlieren (*Rollenverlust*),
- Beim Umzug in eine Pflegeeinrichtung die Wurzeln aufgeben (*Sinnverlust).*

Jeder Mensch erlebt *Verluste* schon in der Kindheit. Nicht daran zu zerbrechen, sondern sie *anzunehmen,* ist eine Lebensaufgabe.

Allein im Nebel tast' ich todentlang
und lass mich willig in das Dunkel treiben.
Das Gehen schmerzt nicht halb so wie das Bleiben …
Bedenkt, den eignen Tod, den stirbt man nur,
doch mit dem Tod der andern muss man leben.
Mascha Kaléko (1907–1975), dt. Dichterin, nach dem Tod ihres Sohnes

Jeder Abschied ist mit Trauer verbunden, die durch **Trauer-Arbeit** bewältigt werden muss. Der Begriff stammt vom Wiener Psychoanalytiker *Sigmund Freud* (1856–1939). Bewältigung geschieht

5

nicht von allein, der Begriff „Arbeit" meint, dass man *selbst* etwas *tun* muss – eine Antwort finden auf die Frage „Wer bin ich ohne dich?" Dadurch beginnt ein **Lösungsprozess** (*Regression*, ➢ 5.5.3), der Voraussetzung ist für einen Neuanfang.

Die **Tabuisierung des Todes** (➢ 5.4.1) betrifft auch die Trauer. Wir akzeptieren ***Kontrollverluste*** durch Krankheit und Tod zu wenig: Die *Arbeitswelt* erwartet, dass man nach dem Prinzip „aus den Augen, aus dem Sinn" bald nach Genesung oder Beisetzung wieder „störungsfrei funktioniert". Trauer in sich hineinzufressen macht jedoch krank.

- **„Trauern ist erinnern"**, so die Psychoanalytikerin *Margarete Mitscherlich* (1917–2012). Da wird bruchstückhaft und in immer neuen Anläufen erzählt – tiefen Schmerz kann man nicht direkt angehen. Das Wiederholen ist nötig, um Erinnerung zu bewahren und gleichzeitig Distanz zu gewinnen. Es hindert aber auch, den Blick nach vorne zu richten. Viele suchen Verständnis bei Menschen mit gleichen Verlusten. Die Hürde, sich Hilfe zu suchen, ist in **Internet-Chatrooms** niedriger, mit den dort üblichen Gefahren – darauf sollten Pflegefachpersonen hinweisen.
- Männer und Frauen verarbeiten Probleme unterschiedlich. *Frauen* hilft es zu reden. *Männer* wollen „nicht in der Wunde bohren". Immerhin erkennen sie an, dass es eine Wunde gibt – mit Liebe, Wut, Vorwürfen und Selbstvorwürfen. Linke Logikseite und rechte Gefühlsseite sind im Männerhirn weniger stark verbunden als bei Frauen. Doch nur das Zusammenspiel beider Hirnhälften (➢ Tab. 3.1) sorgt für ganzheitliches Denken („Flow") und ermöglicht Trauer. Wer sich von Gefühlen abkapselt, wird Verluste nie gut bewältigen. Kleine Jungen lernen: Männer brauchen keine Tränen. Dabei sind Tränen gesund und befreiend, sie spülen Stresshormone (Schock) aus und sind ein Appell: Hilf mir! Das männliche Testosteron hemmt die Tränen. Männer bleiben *einsamer,* weil man Tränen eher Frauen zugesteht.
- Der **Tod eines Kindes** führt häufig zur Trennung der Eltern, weil er Mütter, mehr noch als Väter, traumatisiert: „Ein Mann geht von der Seite, ein Kind geht vom Herzen" (*Sprichwort*).

Im Abschied ist (wieder) große Nähe, daher braucht Trauer einen Ort, an den Trauernde sie tragen können. Ein Grab ist Symbol für Verlust, aber auch Zeichen lebendiger Erinnerung und Verbundenheit – letzte Ruhe für die Toten und Ort der Besinnung für die Lebenden. Es ermöglicht Kommunikation über die Trennung des Todes hinweg und erleichtert die Loslösung (➢ 5.5.3). Einen Grabstein kann man anfassen, er ist konkret (➢ Abb. 5.28).

SURFTIPP

Virtuelle Trauerportale für junge Menschen z. B.: pink-kids.de oder youngwings.de oder für Eltern: verwaiste-eltern.de

5.5.2 Trauernden begegnen

„Es sind die Lebenden, die den Toten die Augen schließen. Es sind die Toten, die den Lebenden die Augen öffnen." *Slawisches Sprichwort*

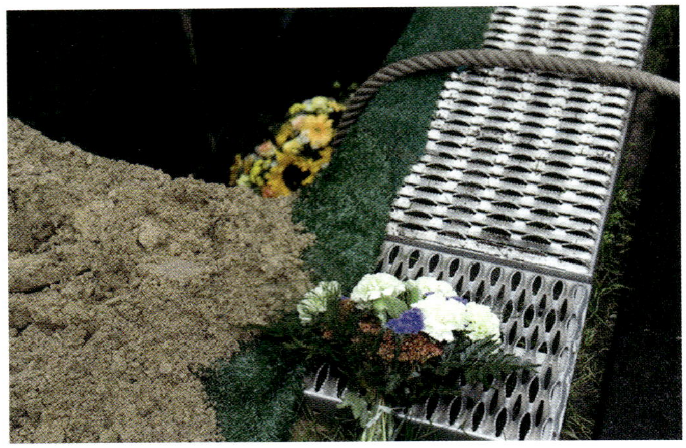

Abb. 5.28 Anonyme und Seebestattungen machen Trauerarbeit nicht leichter. [K157]

Trauernde sehen kein Licht am Ende des Tunnels. Die Selbstregulierungskräfte sind außer Kraft. Grenzenlose Leere zieht sie in ein dunkles Loch, ohne sich wehren zu können. Pflegefachpersonen wissen, dass Trauer *nicht rational* zu begegnen ist, sondern nur mit Mitgefühl (➢ 5.1.4). Sie sollen immer den Wunsch nach einer SeelsorgerIn erfragen.

- *Rituale* (➢ 5.4.7) geben Sicherheit in unsicher gewordenen Situationen. Alte Rituale werden aber zurückdrängt (Aufbahrung zu Hause, Kondolenzbesuche, Trauerjahr). Sie halfen An- und Zugehörigen, ihre Emotionen auszudrücken und erleichterten es der Gemeinschaft, auf Trauernde zuzugehen. Beide Seiten konnten die Form wahren und bei der zweiten Begegnung unbefangener aufeinander zugehen. Es wird jedoch nichts zeitgemäß reformiert und so haben es beide schwer mit Versagensangst und Sprachlosigkeit: „Von Beileidsbekundungen bitten wir abzusehen."
- Trauernde brauchen nicht Mitleid, sondern Mitgefühl (➢ 5.1.4), nicht totale *Distanz,* aber auch keine bedrängende *Nähe.* Selbsternannte „Kümmerer" nerven, ihre Ratschläge sind auch Schläge: „Versuch dich zu fassen – das geht vorüber – du musst dich ablenken." Wer so bevormundet, versteht nichts vom Wesen der Trauer. Geduldige BegleiterInnen sind erwünscht, die keine eigenen Ziele haben, z. B. die Trauer in einem bestimmten Zeitraum zu beenden, die nicht ausweichen, nicht unterbrechen, nur da sind und zuhören (containen, ➢ 5.4.2).
- Viele sind unsicher, wie sie Trauernden *begegnen* und beistehen können, mit der Folge, dass Trauernde (wie Sterbende ➢ 5.4.1) isoliert sind, oder aber, was entscheidend ist, sie *fühlen* sich alleingelassen und gemieden. Trauer braucht aber andere Menschen, um die Isolierung aufzubrechen. Es ist wichtig, deren Worte des Trostes zu hören, und wenn sie noch so hilflos sind. Was Trauernde im Innersten bewegt, dafür gibt es sowieso kaum Worte. Gute BegleiterInnen akzeptieren das.
- NachbarInnen backen Kuchen, FreundInnen kochen Suppe und zeigen so Mitgefühl und Gesprächsbereitschaft. Auch gemeinsame Spaziergänge, Alltagsgespräche und Lachen (➢ 5.4.4) sind hilfreich, um Trauernde nicht auf ihre Trauer zu reduzieren. Pflegefachpersonen können darauf hinweisen, dass Trauernde

sich „zumuten“, angebotene Hilfe auch in Anspruch nehmen und sich „betrauern“ lassen dürfen. Der erste Schritt muss, auch wenn es schwerfällt, häufig von ihnen selbst ausgehen.

Das Schlechte-Nachrichten-Gespräch

FALLBEISPIEL

Karen Schulte teilt Frau Tralau telefonisch den Tod der Mutter mit: „Es tut mir leid, ich muss Ihnen eine traurige Mitteilung machen. Ihre Mutter ist soeben gestorben.“

Schlechte-Nachrichten-Gespräche verlaufen nach einem Muster. Sie sollen nicht telefonisch (hier geht es nicht anders, der Tod der Mutter kann nicht verheimlicht werden) oder schriftlich mitgeteilt werden, sondern im persönlichen Gespräch an einem ruhigen Ort. Vorbereitung und professionelles Vorgehen nehmen Rücksicht auf die EmpfängerIn und schützen die ÜberbringerIn. Nur so zeigen Vorgesetzte Souveränität.

- Mit der **Einleitung** drückt Frau Schulte ihr Mitgefühl aus und ermöglicht der Tochter, sich auf die Nachricht einzustellen (Wahrheit, ➤ 5.3.3). Die Nachricht folgt ohne Umschweife. Dann lässt sie ihr Zeit, sie bei sich ankommen zu lassen. Die Pause ist schwer auszuhalten, aber Erklärungen würden jetzt eher wie Entschuldigungen wirken.
- Wenn die An- und Zugehörigen ins Haus kommen, zeigt sie **Wertschätzung,** indem sie ihr Handy stummschaltet, ihnen entgegengeht und sie ins Zimmer begleitet, damit sie ungestört Abschied nehmen können. Auf dem Tisch stehen inzwischen LED-Kerzen, eine Duftschale und Blumen, die Pflegeutensilien sind weggeräumt. Die Gestaltung des Raumes ist wichtig für die Würde des Augenblicks.
- Womit muss Frau Schulte rechnen? Innerlich stellt sie sich auf **Deeskalation** (➤ 4.9) ein, denn sie weiß, dass sie u. U. der Blitzableiter für Wut ist: Einer muss doch schuld sein. Sie kennt die Gefühle, die die Nachricht auslöst: Viele Angehörige glauben es zuerst nicht („Kann doch nicht sein“), auch wenn die Mutter schwer krank war. Sie fragen wiederholt nach Ursache und Vermeidbarkeit des Todes, ob sie gelitten habe und allein war beim Sterben, nach letzten Wünschen und Worten. Diese Fragen wird Frau Schulte geduldig und auch mehrfach beantworten, weil es weiter unbegreiflich bleibt. Sie sollte Debatten (womöglich mit gegenseitigen Vorwürfen), Aufmunterung („Bald wird es Ihnen wieder besser gehen“) oder Alltagstrost („Die Zeit heilt alle Wunden“) unterlassen.
- Sie kann den An- und Zugehörigen erklären, wie wichtig es für ihre Trauerarbeit ist, intensiv Abschied zu nehmen und sie ermutigen, die Tote zu berühren, um es im wahrsten Sinn des Wortes zu „be-greifen“. So werden Phantasien vermieden, sie sei nicht wirklich tot, sondern wache im Sarg wieder auf. Diese Phantasien stehen der Verarbeitung im Weg.
- Vorsichtig formulierte organisatorische Fragen vermitteln **Fürsorge** und **Realitätsbezug:** Welche BestatterIn soll benachrichtigt werden? Was soll mit Möbeln, Kleidung usw. geschehen? Es ist gut, Flyer von Trauergruppen bereitzuhalten – die Überleitung zu Zukunftsaspekten. Das hilft bei der Einschätzung, ob die An- und Zugehörigen medizinischer Hilfe bedürfen oder ob besser jemand benachrichtigt wird. Dann kann auf das Buch der Erinnerung (➤ 5.5.4) hingewiesen werden und ein tröstendes Dankeswort folgen: „Sie haben sich sehr um Ihre Mutter gekümmert, dafür war sie immer so dankbar, wir auch.“

Im **Diagnosegespräch** (Wahrheit, ➤ 5.3.3) müssen Fakten und Gründe genannt werden. Im **Personalgespräch** (➤ 5.3.4) sind Gründe und Interna ein Klagegrund und sollen daher unterbleiben.

5.5.3 Phasen des Trauerns

„Alles bleibt anders …“ *Jan Delay,* 2008

Der deutsche Theologe *Yorick Spiegel* (1935–2010) hat Trauerverläufe untersucht. Die Aussagen sind sinngemäß auf andere Verluste übertragbar. Trauergefühle sind je nach Intensität der Beziehung unterschiedlich tief. Auch Mia Meyn hat sie – für sie und ihre KollegInnen ist es wichtig, sie wahrzunehmen und zuzulassen und nicht als unprofessionell abzutun – gerade das wäre unprofessionell.

Es gibt keinen „normalen“ linearen Verlauf der Trauer, sie ist immer individuell. Die **Phasen** greifen ineinander und überlappen sich wie die in vielem ähnlichen Sterbephasen (➤ 5.4.2). Laut Bindungsforschung kann man Trauerphasen auch als Sterbephasen „lesen“ und umgekehrt. Das dort Gesagte gilt auch hier, besonders das Bild des Eisbergs. *Spiegel* unterscheidet vier Phasen. In vielen Punkten ähnliche Modelle bei *John Bowlby, William Worden, Verena Kast, Klaus Onnasch.*

Schock

„Man sieht die Sonne langsam untergehen und erschrickt doch, wenn es plötzlich dunkel ist.“ *Franz Kafka* (1883–1924)

Besonders unerwartete schlechte Nachrichten, Diagnosen oder Todesnachrichten (Infarkt, Unfall) lösen einen **Schock** aus. Er dauert einige Stunden oder Tage. Der erste und immer wiederkehrende Wunsch bei allen Verlusten ist es, sie *ungeschehen* zu machen – wie in der Sterbephase der Verweigerung (➤ 5.4.2). Daher ist es verständlich, wenn wieder und wieder nachgefragt wird, um sich zu vergewissern, dass kein Irrtum möglich ist. Die Bilder des einstürzenden World-Trade-Center 2001 in New York musste man auch wieder und wieder anschauen, um das Unfassbare schließlich glauben zu können.

Doch auch nach langer Krankheit kann die Todesnachricht ein Schock sein, wenn vorher alle Gedanken an den Tod verdrängt wurden (Wahrheit ➤ 5.3.3). Was man hatte, merkt man oft erst, wenn man es verloren hat. Die Endgültigkeit des Todes, dies *Nicht-Mehr-Sein* und *Nie-Wieder-Sein* sind einfach nicht vorstellbar und beschreibbar, sondern nach und nach nur selbst erfahrbar.

- **Seelischer Schock** (Verweigerung): Viele sind „wie gelähmt“ – neurobiologisch wird das als *Freeze* bezeichnet. Jede Handlungsfähigkeit ist blockiert. Sie sind distanziert vom eigenen Ich, „stehen neben sich“, ohne sich mit ihrem Sprechen und Handeln

5

zu identifizieren (*Dissoziation*). Trauernde müssen ihre *Gefühle* ausdrücken dürfen durch Weinen, Wut und Klagen. Nur so wird der seelische Schmerz der Trauer erfahrbar. Manche brechen still in Tränen aus oder sind dem Zusammenbruch nahe, verbunden mit dem Wunsch, *selbst zu sterben.*

- **Körperlicher Schock:** Das Gehirn schüttet das Stresshormon Cortisol aus, die Nebenniere Glukokortikoide, beide sind lange im Blut nachweisbar. Folge: Erschöpfung, Kopf-, Magen- und Rückenschmerzen, Appetit- und Schlaflosigkeit und oft nicht beachtete Herzbeschwerden (broken-heart-Syndrom).
  Vielfach ist diese Phase mit Selbstbeschuldigungen verbunden, die typisch sind für die Regression (s. u.). Struktur im Alltag und vertraute Handlungen geben jetzt etwas Sicherheit, das ist auch der Sinn von Ritualen. Sie aktivieren den Parasympathikus, der Blockaden löst.

Kontrolle

Nach dem Schock geht es darum, „das Gesicht zu wahren" und *Situationen zu überstehen* – Besuche, Beileidsbekundungen und besonders die Beisetzung. Diese Phase ist durch eine doppelte Kontrolle gekennzeichnet:

Selbstkontrolle

Selbstkontrolle üben Trauernde über sich selbst aus. Die notwendige Geschäftigkeit (Papiere, Besuche, Bestattung, Erbangelegenheiten) überdeckt die Gefühle. Alles vollzieht sich in einem Abstand, wie durch einen Schleier. Manche fühlen sich innerlich kaum beteiligt, wie entfernte Beobachtende. Was von außen wie Versteinerung oder Härte wirkt, muss nicht Lieblosigkeit gegenüber der Verstorbenen sein. Manche Trauernden wünschen sich stark zu sein, wollen sich keine Blöße geben und brauchen diese „Fassade der Tapferkeit", weil sie innerlich so verletzt sind, dass sie sich nach außen schützen.

Bei der *stoischen Reaktion* haben Trauernde sich völlig im Griff. Dadurch wirken sie unbeteiligt, was nicht stimmen muss. Aber auch tatsächliche *Gleichgültigkeit* (➢ 5.4.5) kommt vor oder *Erleichterung,* wenn die Verstorbene gelitten hat. Erleichterung „gehört sich nicht", deshalb kann man sie nicht offen zeigen, auch wenn der Tod Erlösung von Leiden oder Befreiung von Unterdrückung ist.

Die Selbstkontrolle fordert alle Energie. Trauernde sind deshalb oft dem Zusammenbruch nahe, leicht reizbar und verletzlich, misstrauisch, apathisch oder überaktiv ohne sichtbares Ziel. Es ist Teil der Trauerarbeit und unterstützt das Begreifen, wenn sie vieles selbst regeln und nicht alles der BestatterIn oder der Familie überlassen. Alkohol und Psychopharmaka verhindern die nötige Auseinandersetzung mit dem Verlust.

Fremdkontrolle

Als **Fremdkontrolle** werden die Erwartungen der *Gesellschaft* und der *Familie* bezeichnet, um der Bestattung eine angemessen würdige Durchführung zu sichern. Dabei sind Konventionen und die ritualisierte Form von Trauerfeiern hilfreich. Rituale erleichtern die Trauerarbeit, sie sind kulturell unterschiedlich geprägt. Muslime sind z. B. der Ansicht, dass Trauernde, unterstützt von „Klageweibern", laut klagen sollen, um den Schmerz zu lösen. Die westliche Gesellschaft erwartet auch eine bestimmte Haltung: Kein oder ein zu lauter oder fortdauernder Ausdruck von Trauer gelten als unpassend und peinlich. Als paradoxe Reaktion wird es empfunden, wenn Trauernde lachen müssen, was Kindern häufig passiert. Aber es ist kein Tabu mehr, manche wünschen sich einen fröhlichen Abschied. Schwarze Trauerkleidung wird heute nicht mehr überall erwartet.

Ferner sehen Familie und Gesellschaft es als sinnvolle Tradition (Adaptation), wenn Trauernde sich für eine gewisse Zeit (meist ein Jahr, dann sind alle Jahreszeiten und Feste einmal durchlebt) etwas zurückziehen und nicht an Partys usw. teilnehmen oder eine neue Bindung eingehen.

Regression

FALLBEISPIEL

Paul Schütts Frau ist jung gestorben. Er weint: „Sie fehlt mir so, auch den Kindern!" Sein Vater schlägt vor, es so in die Todesanzeige zu schreiben: „Dein Fehlen wird uns begleiten."

Was tröstet: Seine Frau hat keine Angst, Schmerzen, Sorgen mehr. Aber die An- und Zugehörigen müssen ihr Leben jetzt neu ordnen und sich aus dem Beziehungsgeflecht mit der Toten lösen, sich praktisch selbst neu erfinden: „Wer bin ich ohne dich?"

Nach der Beisetzung beginnt eine **Zeit der Stille,** oft eine Art Seelen-Finsternis. Auch im Haus fehlen vertraute Geräusche. Trauernde erkennen nun schrittweise den Verlust an: Es ist ein Abschied von der gemeinsamen Vergangenheit und der gemeinsamen Zukunft (➢ 5.4.2). Das ist schwere seelische Arbeit. Sie benutzen dabei frühere *Bewältigungsmuster* (z. B. Leugnen, Verhandeln, Wut) oder kindliche Entwicklungsstufen. Oft zusammen mit den damaligen Verhaltensweisen, die heute nicht mehr passen (Kinder nässen z. B. wieder ein). Die Psychoanalyse bezeichnet das als **Regression** (*Rückgriff,* ➢ 2.2.2).

Die **Überwindung der Regression** ist die eigentliche Aufgabe der Verarbeitung, sie dauert Monate oder Jahre. Sie ist eine kritische Phase, weil ungewiss ist, ob es zu einem *Neuanfang* kommt oder sich die *lebensverneinenden Kräfte* durchsetzen, z. B. erschwerte Trauerreaktionen, Depressionen oder das „Nachsterben" beim Tod der PartnerIn – tatsächlich ist die Sterblichkeit von Hinterbliebenen in den ersten zwei Jahren sehr erhöht, besonders bei alten Paaren. Auch die Suizidgefährdung ist gesteigert (➢ 4.9.3).

Aktive und passive Trauerarbeit

Es gibt zwei Arten der Bewältigung, die relativ unabhängig sind von der Tiefe der Beziehung:

- Menschen mit großer **Resilienz** (*innere Stabilität*), die früher schon einschneidende Lebensveränderungen **aktiv** gelöst haben, können relativ früh wieder wahrnehmen, was ihr Leben bereichert, neue Lebensaufgaben finden und Kontakte knüpfen. Besonders aktiv sind die, deren Trauer am Anfang aggressiv geprägt war.
- Passive Menschen bleiben **passiv,** doch ändert sich die Art ihrer Resignation: Dem Appell an die Hilfe anderer folgt zunehmend,

dass sie sich darauf verlassen. Menschen mit diesen Merkmalen ziehen sich häufig von anderen zurück, beklagen zugleich aber ihre Isolation. In dieser Gruppe treten oft psychosomatische Beschwerden auf. Häufig haben sie die (meist nicht direkt ausgesprochene) Erwartung, dass die Kinder die Lücke füllen. Bestimmte Versorgungsleistungen werden durch Hilflosigkeit durchgesetzt, die bei den Kindern das Gefühl der Verpflichtung und ein schlechtes Gewissen erzeugen. Dabei steht nicht die geleistete Arbeit im Vordergrund, sondern der Wunsch nach Wertschätzung, die den Schmerz des Alleinseins heilt (Krankheitsgewinn, ➢ 2.8.2). Enttäuschungen auf beiden Seiten sind vorprogrammiert.

Wege durch die Trauer

Ein Jahr ging hin, ich spürt es kaum.
Das Dunkle in mir fragt
Noch immer: Warum muss das sein?
Vergeblich fragt's und fragt.
Alfred Dreyer (1862–1946)

Trauernde versuchen auch in der Regression, ein gewisses Maß an Kontrolle, an „normalem" Verhalten aufrechtzuerhalten, um nicht völlig in den **Zusammenbruch** hineingezogen zu werden. Sie fühlen sich im Innersten verletzt, allein gelassen und minderwertig. Zuwendung und Korrektur durch die Verstorbene und die dadurch bedingte **Stabilisierung** ihres Ich fehlen. Das gilt besonders für alte Paare. Auf einer international anerkannten **Stress-Skala** erreicht der Tod der PartnerIn den Höchstwert von 100. Im Scherz wird von der „besseren Hälfte" gesprochen, jetzt fühlen sich Trauernde zerrissen, wie „halbiert", eher noch weniger. Deshalb taucht immer wieder der Wunsch auf, selbst auch zu sterben. Was trösten kann: Viel Gemeinsames bleibt – Kinder, Freundschaften, Erinnerungen.

- In **Träumen** werden die Toten gesucht und nicht gefunden – die Suche nach der verlorenen Beziehung. Das gilt nicht nur beim Verlust eines Partners oder Kindes. Auch wer dreißig Jahre lang nicht mehr bei den Eltern wohnte, ist mit ihrem Tod plötzlich nicht mehr Kind. Trauernde fühlen sich körperlich ausgelaugt und erschöpft. In Gesprächen wirken sie oft apathisch. Das Bedürfnis nach Ruhe und Schlaf ist groß, wird aber durch die innere Unruhe verhindert.
- Die sich im Kreis drehende, beständig wiederkehrende Warum-Frage, die sich nicht unterdrücken lässt, findet keine Antwort und nagt am Selbstwert. Manche hadern deshalb mit **Gott.** Die Bibel (Markus 15, 34) berichtet, Jesus habe am Kreuz geschrien „Mein Gott, mein Gott, warum hast du mich verlassen?" So geht es auch solchen Trauernden, die vorher Kraft im Glauben gefunden haben. Ihr Gefühl ist jetzt, allein gelassen zu sein im Schmerz und der Einsamkeit der Gedanken, vergeblich gebetet, gehofft zu haben. Andere finden gerade jetzt Kraft im Glauben und Gebet (Beispiel 10, ➢ 5.3.3).
- Trauer braucht Anker. Man versucht, **Erinnerung** zu bewahren und Zeit festzuhalten, indem Fotos und Briefe aufgehoben werden. Anfangs wird in der Wohnung alles so gelassen, wie es war. Die Kleidung bleibt im Schrank, das Bett wird bezogen. Unbewusstes Motiv: Nur nicht durch eigenes Tun den Tod endgültig machen (➢ Abb. 5.29). Andere müssen diese Dinge gerade entsorgen, um frei atmen zu können.

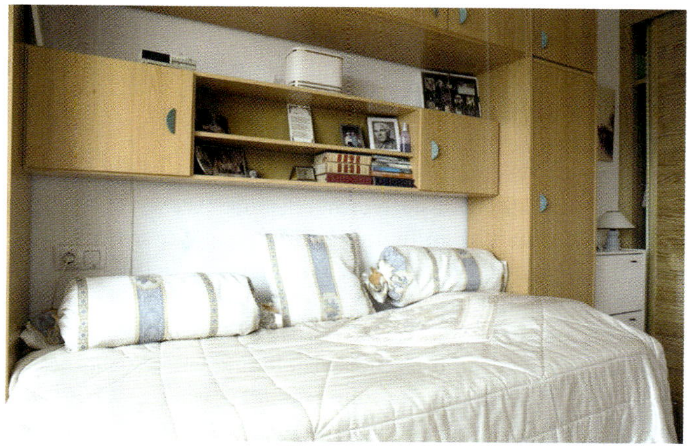

Abb. 5.29 Bis der Abschied akzeptiert ist, bleibt das Zimmer Verstorbener oft unberührt. [K157]

- Manchmal tauchen **Aggressionen** (Wut, ➢ 5.4.2) auf: Die ÄrztIn oder Pflegefachpersonen werden für den Tod verantwortlich gemacht. Oder die Toten werden angeklagt: „Du lässt mich hier allein mit allem." Solche Gedanken erlaubt man sich meist nicht. Wenn sie dennoch da sind, erzeugen sie ein schlechtes Gewissen. Weil es in der Gesellschaft keinen Platz dafür gibt, schreien viele ihren Zorn im Auto heraus, aus Angst, sonst gehört und gesehen zu werden. In anderen Kulturen gibt es Klageweiber, um Blockaden zu lösen, damit die Trauer sich nicht verkapselt, sondern befreit wird und so befreiend wirkt. Gemeinsame Trauer schweißt Familien zusammen, andere zerbrechen.

Trauer tut weh. Deshalb ist es verständlich, wenn man versucht, sie zu vermeiden (Verdrängung, ➢ 2.2.2). Aber es führt kein Weg an der Trauer vorbei, sondern nur durch das dunkle Tal hindurch. Wie lange Trauer verkapselt sein kann, zeigte die Kriegsgeneration, die erst nach Jahrzehnten über ihre Erfahrung und Schuld sprechen konnte. Wichtig ist, eine **Glorifizierung** (*Verherrlichung*) zu vermeiden, wie sie nach dem Sprichwort „Über die Toten nur Gutes" vorkommt. Die Auseinandersetzung mit den positiven *und* den negativen Seiten der Verstorbenen setzt den **Lösungsprozess** in Gang.

Lebenskrisen zerstören Menschen oder sie gehen mit neuen Perspektiven daraus hervor. Es stärkt Trauernde, wenn sie in Pflichten eingebunden sind und sich nützlich und wertvoll für andere fühlen können. Gerade das fehlt alten Menschen häufig. Alle Aufgaben der PartnerIn und der ganze Alltag müssen jetzt neu „gelernt" werden, emotional und praktisch. Das erfordert viel Überwindung, Disziplin, Eigeninitiative. Aber immer ist man dabei allein und der vertraute Platz am Tisch bleibt leer. Dennoch beginnen Trauernde allmählich, ihre eigenen Bedürfnisse wieder ernster zu nehmen und nicht als „Beleidigung" der Toten zu erleben. Was kann die Trauerarbeit unterstützen?

- „Vergessen" ist kein kluger Rat. Trauergefühle und Tränen zulassen statt sie zu unterdrücken, nicht den „starken Mann" spielen wollen, was unecht wirkt und FreundInnen abstößt. Sich im Tagebuch Gedanken, Träume und Gefühle „von der Seele" schreiben.
- Die Nähe von Familie und FreundInnen suchen und sich nicht vergraben. Gemeinsame körperliche und gesellige Aktivität und Alltagsgespräche sind besonders wichtig, um einen Bezug

zur Wirklichkeit zu behalten. Reden befreit die Seele. Häufig überlegen „Was würde … wollen, wie ich mit meiner Trauer umgehe?“

Was Trauer erschwert
Normalerweise ist Trauer ein Weg mit Anfang und Ende (Adaptation), auch wenn das Ende noch nicht erkennbar ist. Von erschwerter Trauer spricht man, wenn Trauernde auf diesem Weg stehen bleiben und einige Risikofaktoren vorliegen. Dann ist die Gefahr groß, sich zu vernachlässigen oder Alkohol und Medikamente als vermeintliche Helfer einzusetzen.

Unablässig wird nach eigenen **Schuldanteilen** gesucht, besonders, wenn etwas in der Beziehung gestört war: „Was wäre, wenn ich das nicht oder anders gemacht hätte“. Das kann sich zur „Überlebensschuld“ steigern.

- **Verdrängte** oder nicht zugelassene Trauer kann zu körperlichen und seelischen Erkrankungen führen. Je stärker die Trauer, desto geringer die Gefahr einer Depression. Trauer ist immer gesund, sie ist die Heilung der Seele und der Weg zurück ins Leben.
- Andererseits deuten **übertriebene** Trauerreaktionen auf (meist unbewusste) Schuldgefühle hin, die nicht bearbeitet werden konnten, z. B. unausgesprochene Wut oder nicht gezeigte Liebe. Sie ist auch möglich, wenn die Beziehung besonders eng war, die Trauernden einsam sind oder große Ängste haben. **Konservierende** Trauerreaktionen zeigen sich im Bewahren über ungewöhnlich lange Zeit. Das Zimmer Verstorbener gleicht dann einem Museum, alles Tun und Denken kreist in dieser Scheinwelt um die Tote.
- Körperliche Beschwerden verleiten zur Flucht in die Krankheit (Krankheitsgewinn, ➢ 2.8.2). Bei der **psychosomatischen** Reaktion antwortet der Körper mit Beschwerden, ohne dass diese gleich mit dem Verlust in Verbindung gebracht werden können. Der Körper spiegelt die verletzte Seele.
- Einsamkeit, Schmerzen, Depression: Gefühlte Würdeverluste sind der häufigste Grund für *Suizid* (➢ 4.9.3). Er ist eine Kränkung für die Hinterbliebenen, weil sie absichtlich verlassen wurden. Das löst Schuldgefühle und einen Rechtfertigungszwang vor sich selbst und nach außen aus.

Von einer **Anpassungsstörung** mit Unterstützungsbedarf sprechen TherapeutInnen, wenn Betroffene bei der Bewältigung Hilfe benötigen durch die HausärztIn oder eine Gesprächsgruppe. Eine **posttraumatische Belastungsstörung** (*PTBS*) mit Behandlungsbedarf besteht, wenn nach Monaten keine Ansätze für eine Rückkehr ins Leben erkennbar sind. Manche Trauer kann trotzdem einfach nicht enden. Das belastet alle, ist aber nicht durch Ratschläge von außen veränderbar, auch wenn sie gut gemeint sind.

SURFTIPP
Weiterführende Infos über Suizid und Prävention z. B.: suizidprophylaxe.de, suizidprävention-deutschland.de, agus-selbsthilfe.de

Adaptation

„Hinterm Horizont geht's weiter, ein neuer Tag, …“
Udo Lindenberg (*1946)

Das Wesen eines Menschen ist auch geprägt durch die erlittenen Verluste. Mancher kippt aus der Bahn, andere gehen mit einer abgeklärten Persönlichkeit aus dem Verlust hervor. Die erfahrene Macht- und Schutzlosigkeit macht sie nachdenklicher und empfindsamer gegenüber ihrer eigenen Endlichkeit und damit gelassener gegenüber dem Leben insgesamt (Annahme, ➢ 5.4.2).

Im Trauern sich selbst zu vergessen, führt weg vom Leben. Es ist nicht Untreue oder Oberflächlichkeit und auch kein Zeichen von zu geringer Liebe, wenn die Trauer sich verändert. Die Resilienz-Forschung zeigt, dass das nach etwa einem Jahr beginnt. Die **gesunde Trauer** kommt dann allmählich in ein Gleichgewicht. Trauernde geben schrittweise die regressiven Formen auf. Sie erkennen den Verlust in seinem vollen Ausmaß und nehmen ihn an als prägenden Teil ihres Lebens. Das wird als **Adaptation** (*Annahme*) und Neuorganisation bezeichnet. Diese Phase klingt sehr langsam aus, manchmal über Jahre, die Lücke bleibt.

Es geht nicht darum, mit der Trauer „fertig“ zu werden, sondern in dem Bewusstsein weiterzuleben, dass alles vergänglich ist. Das hat eine andere Blickrichtung zur Folge. Ohne zu vergessen, was hinter ihnen liegt, können Trauernde sich nun dem Leben und ihrer eigenen Zukunft zuwenden:

- Die Rollenaufgaben (➢ 4.2.5) der Verstorbenen werden selbst übernommen oder anderen übertragen. Die Wohnung kann neu geordnet, die Kleidung weggegeben werden. Es sind „Sachen“ geworden, die nicht mehr mit Bedeutung aufgeladen sind.
- Das Bild der Toten wird unscharf und verblasst langsam, sie werden zur erinnerten Figur der eigenen Lebensgeschichte und verursachen keinen unerträglichen Schmerz mehr.

Trauer verläuft nicht *linear.* Trauernde fallen auch in der adaptativen Phase oft in die Regression zurück und haben Angst, dass alles, was sie schon einmal durchlebt haben, von vorn beginnt. Schwierig sind Geburtstage, der Hochzeits- und Todestag, Weihnachten, Todesfälle im Freundeskreis. Solche „Trigger“ (Auslöser) – schon ein bestimmter Geruch oder eine Melodie – führen häufig zu „Flashbacks“ und rufen die alten Gefühle und körperlichen Symptome wieder hervor. Manche akzeptieren zwar irgendwann den Verlust, finden aber keinen neuen Lebensmut, sondern verharren in Resignation und „Bore-out“ (Beispiel 7, ➢ 5.3.3), das betrifft besonders oft alte Menschen.

Für andere wächst die **Freiheit,** Neues zu entdecken. Es kann auch eine *neue Beziehung* geben, die aber misslingt, wenn verglichen und in der neuen nur die alte PartnerIn gesucht wird oder der Schmerz des Alleinseins vermieden werden soll. Das wird beiden nicht gerecht. Dagegen kann gelungene Adaptation neue Lebensräume öffnen: „Und jedem Anfang wohnt ein Zauber inne, der uns beschützt und der uns hilft zu leben …“ (*Hermann Hesse,* 1877–1962). [23] [24]

5.5.4 Abschied statt „Entsorgung"

FALLBEISPIEL

Im Haus „Ruhwinkel" werden Verstorbene im Keller „zwischengelagert" und nach Einbruch der Dunkelheit abgeholt. Einrichtungsleiter Hartmann argumentiert, er wolle niemanden beunruhigen, bei der Übergabe sollen „Abgänge" kommentarlos mitgeteilt werden.

Diese Art „**Entsorgung**" stößt auf ethische Einwände. Es gibt keinen Grund zur Eile, An- und Zugehörige können ihre Verstorbene von der BestatterIn nach Hause bringen lassen und sie meist 36 Std. (Ordnungsamt fragen) aufbahren. Welche Folgen hat seine Anordnung?

- MitbewohnerInnen und Pflegefachpersonen wird das Gefühl vermittelt, austauschbare wertlose ***Nummern*** zu sein. Menschen zählen nur so lange, wie sie für Geld Dienstleistungen erbringen oder in Anspruch nehmen.
- Die ethisch gebotene **Anteilnahme** am Leben und Schicksal anderer wird verhindert, Gleichgültigkeit gegenüber der Gemeinschaft und Egoismus werden gefördert. „So wird es mir auch ergehen" – dieses **Vermeidungsverhalten** gegenüber dem Tod beunruhigt BewohnerInnen (Wahrheit, ➤ 5.3.3, ➤ 5.4.2).

Abschiedskultur

Für eine würdige **Abschiedszeremonie** muss man nicht religiös sein. (➤ Abb. 5.30) Aus ethischen Erwägungen muss sie an die Stelle der Gefühlskälte in manchen Pflegeeinrichtungen und Kliniken treten. Eine Abschiedsfeier akzeptiert den Tod als wichtigen Teil des Lebens und erfüllt die berufsethischen Anforderungen der Verbände (➤ 5.2.3). Vor allem nimmt sie die Trauer der Pflegefachpersonen in den Blick.

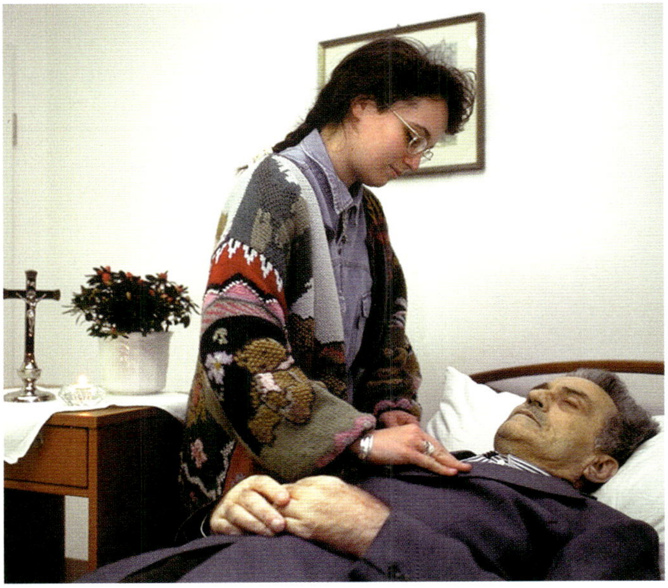

Abb. 5.30 An- und Zugehörige, Pflegefachpersonen und BewohnerInnen verabschieden sich. [K157]

- Pflegefachpersonen zweifeln am Sinn ihrer Arbeit, wenn der letzte Weg eines Menschen nicht in Respekt und Würde erfolgt. Trauerarbeit ist für ihre Resilienz von Bedeutung. Wenn sie ins Private verlagert wird, hat das negative Folgen (Burnout, ➤ 2.9.5).
  Im Teamgespräch sollten neben den guten Erinnerungen auch die ***Schwierigkeiten*** angesprochen werden – nicht in Form eines Vorwurfs, sondern als Ich-Botschaft („Es ist mir schwergefallen…; ich habe oft gelitten…"). Dazu gehört auch, sich an eigene Versäumnisse und Schuldgefühle zu erinnern, um damit abzuschließen. Das mindert die Gefahr, dass diese Gedanken als Selbstvorwürfe zerstörerisch wirken. Sie in einem guten Team aussprechen zu können, ist ein Schritt zur Bewältigung und Entlastung (➤ 5.4.6) und stärkt das Team.
  Humor (➤ 5.4.4) ist mit die stärkste Regenerationskraft im Team. Bei jeder Übergabe sollten neben sachlichen und traurigen Berichten immer auch lustige Ereignisse angesprochen werden und das Lachen seinen Platz haben.
- **MitbewohnerInnen** erleichtert sie den Gedanken an das eigene Ende. Sie stärkt Vertrauen und Gemeinschaft mehr als jeder Ausflug oder jede Feier. Allen ist bewusst: Keine geht **ohne Abschied,** keine geht, ohne eine Spur zu hinterlassen. Jede bekommt Ihren Platz im *Buch der Erinnerung.* Das liegt an zentraler ruhiger Stelle im Eingangs- oder Essbereich auf einem Tisch mit Kreuz und Blumen. Für jede Verstorbene gibt es eine Seite mit dem Namen, den Lebensdaten (aus Datenschutz nur die, die in der Zeitung stehen), Fotos und Texten. So wenig das manchem erscheinen mag, für viele geht von diesen kleinen symbolischen Handlungen eine große Kraft der Tröstung aus, nicht umsonst gelebt und einen Wert zu haben für andere (*Dörner,* ➤ 5.1.1).

Interne Abschiedsfeier

Interne Abschiedsfeiern sollen als symbolische Geste die Achtung vor der Würde der Verstorbenen ausdrücken und die eigene Trauer annehmen helfen. Die Rituale der Religionen werden beachtet (➤ 5.4.7). Vorschläge:

- **Kliniken:** Die kürzere Verweildauer verhindert nicht Trauergefühle beim Tod einer PatientIn, Nähe kann in kurzer Zeit entstehen. Da ist jedes **Ritual** des Abschieds hilfreich: Bei der Übergabe eine LED-Kerze aufstellen, die Augen schließen und eine spricht: „Wir verabschieden uns von … Möge er/sie in Frieden ruhen." Wichtig ist eine kurze Phase der **Stille** für eine persönliche Zwiesprache. Schlusswort (z. B. irischer Reisesegen). Man muss diese Minute des **Innehaltens** nur wollen – sie tröstet, versöhnt und gibt neue Kraft.
- **Pflegeeinrichtungen** (und Kliniken, die Wert auf Trauerkultur legen): Verstorbene werden zurechtgemacht und im Zimmer oder Andachtsraum aufgebahrt. Die Abschiedsfeier findet bei der Übergabe statt, um möglichst vielen Pflegefachpersonen die Teilnahme zu ermöglichen. An- und Zugehörige und MitbewohnerInnen werden eingeladen. Ist kein Geistlicher gewünscht oder erreichbar, leitet eine Pflegefachperson die Abschiedsfeier. Wenn sie einen festen Rahmen erhält, ist der Aufwand gering –

in einem „schwarzen Koffer“ sind LED-Kerzen, Duftschale, laminierte Blätter mit Texten, CDs mit leiser Musik. Ferner wichtig: einige Stühle, Blumen und ein Schild auf dem Flur, das für Ruhe im Umfeld sorgt. Die Gestaltung ist wichtig für die Würde des Augenblicks.

- **Nicht konfessionell gebundene** Abschiedsfeier: Als **Einleitung** ein Text aus dem Buch Kohelet: „Alles hat seine Zeit. Geboren werden hat seine Zeit und Sterben hat seine Zeit. Streiten hat seine Zeit und Versöhnen hat seine Zeit. Lachen hat seine Zeit und Weinen hat seine Zeit – denn alles hat seine Zeit.“ Die Pflegefachperson nennt den **Namen** und wenige **Lebensstationen.** Kurze Stille, zum **Schluss** ein irischer Reisesegen: „Möge der warme Wind immer in deinem Rücken sein. Möge die Erinnerung an die guten Dinge in deinem Leben in den Herzen jener bewahrt bleiben, die du geliebt hast.“
- **Christliche Abschiedsfeier:** Äußere Bedingungen sind gleich, zusätzlich ein **Kreuz.** Als **Einleitung** Psalm 23, 1–4 oder Jesaja 43, 1–2, dann folgen **Name** und **Lebensstationen.** Zum **Schluss** die Phase der **Stille,** 1. Korintherbrief 13, 12–13 oder das Vater unser und der irische Reisesegen mit dem Abschluss: „Gott segne dich und behüte dich! Und bis wir uns wiedersehen, halte er dich geborgen in seiner Hand. Amen“.

„Wir singen ihn hinaus. MitbewohnerInnen und Pflegefachpersonen **geleiten** den Sarg zum Leichenwagen, durch die Tür, durch die der Mensch hereingekommen ist“, sagt eine Leiterin – so ist der Tod nicht ausgegrenzt, sondern hineingenommen ins Leben.

Danach ist es wichtig, die Normalität wiederherzustellen. Das geschieht am einfachsten bei Kaffee und Kuchen. Der Sinn ist, sich an den Menschen, der er einmal war, zu erinnern und zu erfahren, dass man nicht allein ist in der Trauer, sondern sie gemeinsam tragen kann. Das ist auch der Grund, weshalb nach anfänglicher Stille meistens das Lachen sich Bahn bricht als Ausdruck des Lebens.

So wichtig Resilienz ist – wenn Pflegefachpersonen sich keine Trauergefühle zugestehen, stumpfen sie innerlich immer mehr ab (coolout) und verlieren langsam und unmerklich die Fähigkeit, empathisch zu handeln. **Empathie und Mitgefühl** (➢ 5.1.4) sind neben pflegerischer Kompetenz jedoch das, was unter ethischen Gesichtspunkten gute achtsame Pflegefachpersonen ausmacht. „Berührbar bleiben“ lautet deshalb der Appell des Schriftstellers *Peter Rühmkorf* (1929–2008). [23] [24]

Übungsfragen

1. Welche Bedeutung haben Werte und Würde für die Pflege? (➢ 5.1.1, ➢ 5.1.2)
2. Welche Bedeutung haben Empathie und Mitgefühl für Pflegefachpersonen? (➢ 5.1.4)
3. Wie hat sich die Situation der zu Pflegenden geändert? (➢ 5.2.1)
4. Wie hat sich die Rolle der Pflegefachpersonen verändert? (➢ 5.2.2)
5. Was können Sie bei Stress für sich tun? (➢ 5.2.2)
6. Wie ist die neue Definition von „aktiver“ und „passiver Sterbehilfe“? (➢ 5.2.4)
7. Welche Bedeutung haben Selbstwahrnehmung und ethische Kompetenz für Entscheidungen in der Pflege? (➢ 5.3.1)
8. Welche Vorteile haben EFB für ethische Entscheidungen? (➢ 5.3.2)
9. Welche ethischen Probleme ergeben sich aus künstlicher Ernährung bei nicht einwilligungsfähigen PatientInnen? (➢ 5.3.3)
10. Welche Probleme der Sexualität können Pflegefachpersonen belasten? (➢ 5.3.3)
11. Was ist im Umgang mit dementen Pflegebedürftigen zu beachten? (➢ 5.3.3)
12. Wie gehen Pflegefachpersonen angemessen mit „Wahrheit“ um? (➢ 5.3.3)
13. Wie werden Leitende ihrer Aufgabe gerecht? (➢ 5.3.4)
14. Welche Sterbephasen gibt es, und wie verhalten sich Pflegefachpersonen? (➢ 5.4.2)
15. Welche Bedürfnisse haben Sterbende? (➢ 5.4.4)
16. Welche Probleme haben An- und Zugehörige angesichts des Sterbens? (➢ 5.4.5)
17. Wie können Empathie und Abgrenzung gelingen? (➢ 5.4.6)
18. Welche Bedeutung hat Palliativmedizin für Sterbende? (➢ 5.4.8)
19. Wie verläuft das Schlechte-Nachrichten-Gespräch? (➢ 5.5.2)
20. Welche Trauerphasen gibt es, und welche Reaktionen sind problematisch? (➢ 5.5.3)

LITERATURNACHWEIS

[1] Pauer-Studer, Herlinde: Einführung in die Ethik. UTB, Stuttgart 2013.
[2] Erlinger, Rainer: Moral. Wie man richtig gut lebt. Fischer TB, Frankfurt/M. 2012.
[3] Rommerskirchen, Jan: Das Gute und das Gerechte. Eine Einführung in die praktische Philosophie. Springer Verlag, Wiesbaden 2019.
[4] Klages, Helmut, et al.: Werte und Wandel. Campus Verlag, Frankfurt/M. 1992.
[5] Domenig, Dagmar, (Hrsg.): Transkulturelle Kompetenz. Huber Verlag, Bern 2007.
[6] Altenpflege konkret: Pflegetheorie und -praxis. Elsevier Urban & Fischer Verlag, München 2016.
[7] Daneke, Sigrid: Angehörigenarbeit. Elsevier Urban & Fischer Verlag, München 2000.
[8] Riedel, Annette, Lehmeyer, Sonja: Einführung von ethischen Fallbesprechungen: Ein Konzept für die Pflegepraxis. Jacobs Verlag, Lage 2016.
[9] Riedel, Annette; Linde, Anne Christin (Hrsg.): Ethische Reflexion in der Pflege. Springer Verlag, Berlin 2017.
[10] Coors, Michael, et al.: Ethikberatung in Pflege und ambulanter Versorgung. Jacobs Verlag, Lage 2015.
[11] Gröning, Katharina: Entweihung und Scham. Grenzsituationen bei der Pflege alter Menschen. Mabuse Verlag, Berlin 2018.
[12] Paulsen, Gabriele: Was Pflegekräfte über Sexualität im Alter wissen sollten. Bedürfnisse – Grenzen – Strategien. Ernst Reinhardt Verlag, München 2018.
[13] Schützendorf, Erich et al.: In Ruhe verrückt werden dürfen. Fischer TB, Frankfurt 1991.
[14] Baer, Udo; Schotte-Lange, Gabi: Das Herz wird nicht dement. Rat für Pflegende und Angehörige. Beltz Verlag, Weinheim 2017.
[15] Egan, Gerard: Helfen durch Gespräche. Ein Trainingsbuch für helfende Berufe. Beltz Verlag, Weinheim 2001.
[16] Jox, Ralf: Sterben lassen. Entscheidungen am Ende des Lebens. Rowohlt TB, Hamburg 2013.
[17] Tausch, Annemarie; Tausch, Reinhard: Sanftes Sterben. Rowohlt TB 2017.
[18]. Kübler-Ross, Elisabeth: Interviews mit Sterbenden. Verlag Herder, Freiburg 2014.
[19] Piper, Ida und Hans-Christoph: Schwestern reden mit Patienten. Vandenhoeck & Ruprecht Verlag, Göttingen 1993.
[20] Albrecht, Elisabeth et al.: Hospizpraxis. Herder Verlag, Freiburg 2006.
[21] Student, Johann-Christoph et al.: Palliative Care. Thieme Verlag, Stuttgart 2011.
[22] Tausch-Flammer, Daniela et al.: Wenn ein Mensch gestorben ist. Verlag Herder, Freiburg 2000.
[23] Spiegel, Yorick: Der Prozess des Trauerns. Gütersloher Verlagshaus, Gütersloh 1995.
[24] Onnasch, Klaus; Gast, Ursula: Trauern mit Leib und Seele. Klett-Cotta Verlag, Stuttgart 2019.

KAPITEL

6

Manfred Mürbe

Rechtskunde – Recht und Unrecht unterscheiden

6.1 Was ist Recht?

DEFINITION

Recht: Durch den Willen einer Gemeinschaft mit der Pflicht zur Befolgung geschaffene Ordnung der Lebensverhältnisse.

Recht ist alltäglich. Jeder kommt damit – meist, ohne dass ihm dies bewusst wird – jeden Tag vielfach in Berührung. Recht beeinflusst das Verhalten jedes Menschen.

6.1.1 Geschriebenes und ungeschriebenes Recht

Inzwischen ist eine kaum überschaubare Menge an Rechtsgebieten, Gesetzen und Verordnungen entstanden. Diese in der Bevölkerung oft beklagte Entwicklung wird als **Verrechtlichung** der Gesellschaft bezeichnet.

Doch diese Entwicklung ist nicht neu: Ein Blick in die griechische und römische Geschichte zeigt, dass bereits diese Gesellschaften umfangreiche, schriftlich fixierte Rechtsregeln hatten. In der Zeit der Völkerwanderung und der ihr folgenden Besiedlung im mitteleuropäischen Raum existierte dagegen kaum **geschriebenes** Recht. Es gab **ungeschriebene** Überlieferungen, Gebräuche und Verhaltensregeln, die die jeweiligen Stämme anerkannten und einhielten.

Das Maß geschriebener Rechtsvorschriften ist vom kulturellen Entwicklungsstand einer Gesellschaft abhängig. Geschriebenes Recht ist aber auch aktuell immer nur eine und niemals die einzige Regelung des Zusammenlebens.

FALLBEISPIEL

Die 75 Jahre alte Witwe Berta Baum lebt in einem kleinen Ort. Obwohl ihr Mann erst vor vier Wochen gestorben ist, geht Frau Baum statt in schwarzer Trauerkleidung normal bekleidet zum Einkaufen. Einige NachbarInnen stecken die Köpfe zusammen und tuscheln: „So benimmt man sich doch nicht."

Frau Baum hat durch ihr Verhalten nicht gegen bestehende Gesetze verstoßen. Trotzdem ruft sie mit ihrer Kleidung bei den NachbarInnen ungehaltene Reaktionen hervor oder wird sogar direkt auf ein angebliches Fehlverhalten hingewiesen. Neben dem geschriebenen Recht regelt sich das Zusammenleben nach allgemeinen gesellschaftlichen Anschauungen, die sich unter die Begriffe *Tradition, Sitte* und *Moral* (➤ 5.1) einordnen lassen. Wer sich nicht daran hält, muss damit rechnen, in seiner Umgebung auf Unverständnis und Ablehnung zu stoßen.

Während die Frage der Trauerkleidung für eine gesetzliche Regelung zu unbedeutend ist, muss sich der Gesetzgeber um andere Probleme durchaus kümmern. Dazu zählt z. B. die Fahrtüchtigkeit älterer AutofahrerInnen, weil durch Einschränkungen in der Wahrnehmung und Reaktion die Verkehrssicherheit gefährdet werden kann. Deshalb ist in den entsprechenden Gesetzen auch geregelt, dass ein Führerschein, ohne dass etwas passiert sein müsste, auch dann entzogen werden kann, wenn jemand von seinen körperlichen und geistigen Fähigkeiten her ein Fahrzeug nicht mehr sicher führen kann [1] [2].

SURFTIPP

Gesetzeszitate im Text geben den Inhalt nicht wörtlich, sondern nur sinngemäß wieder. Alle im Text erwähnten Gesetze können im Wortlaut abgerufen werden unter: www.gesetze-im-internet.de

6

6.1.2 Die deutsche Rechtsordnung

Rangstufen der Rechtsordnung

Das deutsche Recht kennt gesetzliche Regelungen auf verschiedenen **Rangstufen.** Ihr gemeinsames Kennzeichen ist ihr abstrakt-genereller Charakter. Das heißt, dass eine unbestimmte Vielzahl von Fällen (*abstrakt*) für eine unbestimmte Vielzahl von Personen (*generell*) geregelt wird.

Grundgesetz als Verfassung

Das **Grundgesetz** (*GG*) ist die **Verfassung** der Bundesrepublik Deutschland. In ihm werden wie in jeder Verfassung grundlegende Aussagen getroffen über:

- Staatsorgane, z. B. den Bundestag oder die Bundesregierung
- Ausübung staatlicher Funktionen, z. B. den Aufbau der Verwaltung
- Verhältnis zwischen Staat und StaatsbürgerInnen, z. B. die Grundrechte oder Pflichten der StaatsbürgerInnen.

Das Grundgesetz stellt die oberste Rangstufe innerstaatlichen Rechts dar und bricht deshalb alle ihm widersprechenden Regelungen auf untergeordneten Ebenen. Andererseits kann es, weil es auf grundlegende Fragen beschränkt ist, häufig nur allgemeine Aussagen treffen.

Legislative und Gesetz

Auf der nächsten Rangstufe folgt das **Gesetz.**

Ein Gesetz, z. B. das **Strafgesetzbuch** (*StGB*), ist dadurch gekennzeichnet, dass es durch die **Legislative,** also die gesetzgebende Gewalt des Parlaments, in einem förmlichen Verfahren erlassen wird.

Da das Parlament seinerseits vom Volk gewählt ist, genießt ein Gesetz in besonderem Ausmaß Legitimität.

Exekutive und Verordnung

Als dritte Rangstufe abstrakt-genereller Regelungen gibt es die **Verordnung.** Sie wird im Gegensatz zum Gesetz von der **Exekutive** erlassen, also der gesetzesausführenden Gewalt der Verwaltung.

Das ist schnell und ohne großen formellen Aufwand möglich. Verordnungen sind vor allem deshalb unerlässlich, weil viele technische Fragen zu regeln sind, die sich rasch ändern. Damit aber die Exekutive, die nicht vom Volk gewählt wird, die Legislative nicht übergehen kann, bedarf jede Verordnung einer gesetzlichen Ermächtigungsgrundlage, die Inhalt, Zweck und Maß der möglichen Verordnungen festlegt (Art. 80 GG).

Sonderstellung der Satzung

Bei den abstrakt-generellen Regelungen ist noch die **Satzung** zu erwähnen. Sie nimmt eine gewisse Sonderstellung ein. Mit Satzungen regeln **rechtsfähige öffentliche Körperschaften** wie Gemeinden oder Landkreise ihre Angelegenheiten. Zum Erlass von Satzungen bedarf es – wie bei der Verordnung – einer gesetzlichen **Ermächtigung.**

Regelungen des Landesrechts

Schließlich muss noch auf eine Besonderheit des bundesstaatlichen Aufbaus der Bundesrepublik eingegangen werden. Neben dem „zentralen“ Staat gibt es die **Bundesländer.** Auch sie haben Verfassungen und erlassen durch die Landesparlamente Gesetze. Es gibt Verordnungen, die ihre Grundlage im Landesrecht haben. Um Konflikte zu vermeiden, bestimmt Art. 31 GG, dass das **Bundesrecht** dem **Landesrecht** übergeordnet ist. In der Praxis treten deshalb kaum Probleme auf, weil das **Gesetzgebungsrecht** für die einzelnen Gebiete zwischen Bund und Ländern aufgeteilt ist und sich somit kaum Überschneidungen ergeben.

Jedes Gesetz hat Schranken

FALLBEISPIEL

In einer Hinsicht wurde der Einbrecher Wolfgang Lerch niemals zum Dieb: Fenster oder Türen hebelte er immer mit dem eigenen Brecheisen auf. Als er sich schließlich für seine Taten verantworten muss, zieht das Gericht unter Hinweis auf § 74 StGB sein Brecheisen entschädigungslos ein. Wolfgang Lerch sieht darin einen klaren Verstoß gegen die vom Grundgesetz gewährleistete Eigentumsgarantie.

Wolfgang Lerch irrt sich. Das Grundgesetz – hier Art. 14 GG – sieht ausdrücklich vor, dass durch Gesetz Grenzen für den Gebrauch des Eigentums festgelegt werden können.

§ 74 StGB erlaubt, einem Straftäter durch Einziehung das Eigentum an Gegenständen zu entziehen, die er zur Begehung von Straftaten benutzt hat. Damit legt § 74 StGB die Grenzen des Eigentumsschutzes fest, ohne den Grundsatz der Eigentumsgarantie durch das Grundgesetz zu verletzen.

Verhältnis von Gesetz und Verordnung

FALLBEISPIEL

Das *Pflegeberufegesetz* bestimmt in seinen §§ 1 und 2, dass die Berufsbezeichnung „Pflegefachfrau" oder „Pflegefachmann" nur führen darf, wem dies nach durchlaufener beruflicher oder hochschulischer Ausbildung und bestandener Prüfung auf entsprechenden Antrag erlaubt ist. Die näheren Inhalte von Ausbildung und Prüfung werden dagegen nach § 56 dieses Gesetzes durch eine *Rechtsverordnung* geregelt.

Grundsätzliche Entscheidungen über die Zulassung zu einem Beruf, etwa den Nachweis ausreichender Sachkunde durch Ablegen einer Prüfung, muss der Gesetzgeber selbst treffen. Soll der Gesetzgeber (*Legislative*) darüber hinaus alle Einzelheiten dieser Entscheidung regeln, wäre er überfordert. Die Fülle an Details, aber auch die rasche Änderungsbedürftigkeit von Ausbildungs- und Prüfungsinhalten, würde ein Parlament über Gebühr belasten.

Deshalb darf der Gesetzgeber derartige Regelungen im Wege einer **Rechtsverordnung,** wie es auch im Fallbeispiel dargestellt ist, der Exekutive überlassen.

Gebiete der deutschen Rechtsordnung

In der **deutschen Rechtsordnung** wird grundsätzlich öffentliches und privates Recht unterschieden (➤ Abb. 6.1).

DEFINITION

Öffentliches Recht: Regelt das Verhältnis zwischen Staat und Bürgern oder zwischen verschiedenen staatlichen Institutionen. Es wird weitgehend vom Grundsatz der Über- und Unterordnung geprägt und hat damit hoheitlichen Charakter.

Privatrecht (*Zivilrecht*): Regelt die Beziehung zwischen gleichberechtigten natürlichen und juristischen Personen (➤ 6.5.1). Es wird weitgehend vom Gedanken der Vertragsfreiheit (➤ 6.5.2) beherrscht.

Einzelfälle im öffentlichen Recht werden oft durch den **Verwaltungsakt** geregelt. Im Gegensatz zum Gesetz ist er eine konkret-individuelle Regelung. Das bedeutet, dass er einen Einzelfall (*konkret*) gegenüber einer bestimmten Person (*individuell*) erfasst. Als Beispiel kann die Baugenehmigung genannt werden, die es einer Person erlaubt, an einem bestimmten Platz ein Haus zu errichten.

Innerhalb des **öffentlichen Rechts** werden wiederum verschiedene Gebiete unterschieden, z. B.:

- Strafrecht
- Steuerrecht
- Sozialrecht
- Verwaltungsrecht.

Als Ausgleich für den hoheitlichen Charakter und die damit verbundenen Befugnisse sind die staatlichen Institutionen andererseits strikten Bindungen ausgesetzt. Vor allem müssen sie die Grundrechte (➤ 6.2) der betroffenen BürgerInnen beachten.

FALLBEISPIEL

Der zuständige Beamte der Gemeinde Neuburg kauft deren Schreibbedarf immer bei dem Schreibwarenhändler Alt. Als sich eines Tages dessen Konkurrent Barsch unter Hinweis auf den Gleichheitssatz (➤ 6.2) bei ihm beschwert, meint er, im Privatrecht gelte dieser Grundsatz nicht. Hat er Recht?

Die Gemeinde Neuburg bewegt sich auf dem Gebiet des Privatrechts. Denn mit dem Kauf von Schreibbedarf nimmt sie keine Rechte wahr, die ihr nur als staatliche Institution zustehen. Vielmehr nimmt sie wie jedermann am Rechtsleben teil. Dennoch geht die Ansicht des Beamten fehl, der Gleichheitssatz (Art. 3 GG) gelte nicht. Staatliche Institutionen sind an die Entscheidungen der Verfassung auch dann gebunden, wenn sie sich auf dem Gebiet des Privatrechts bewegen.

Art. 3 GG

Alle Menschen sind vor dem Gesetz gleich.

Ob der ständige Einkauf bei dem Schreibwarenhändler Alt berechtigt war, hängt davon ab, ob es dafür einen sachlichen Grund gab. Liefert Herr Alt z. B. billiger als sein Kollege Barsch, dann darf die Gemeinde Neuburg weiterhin nur bei ihm einkaufen.

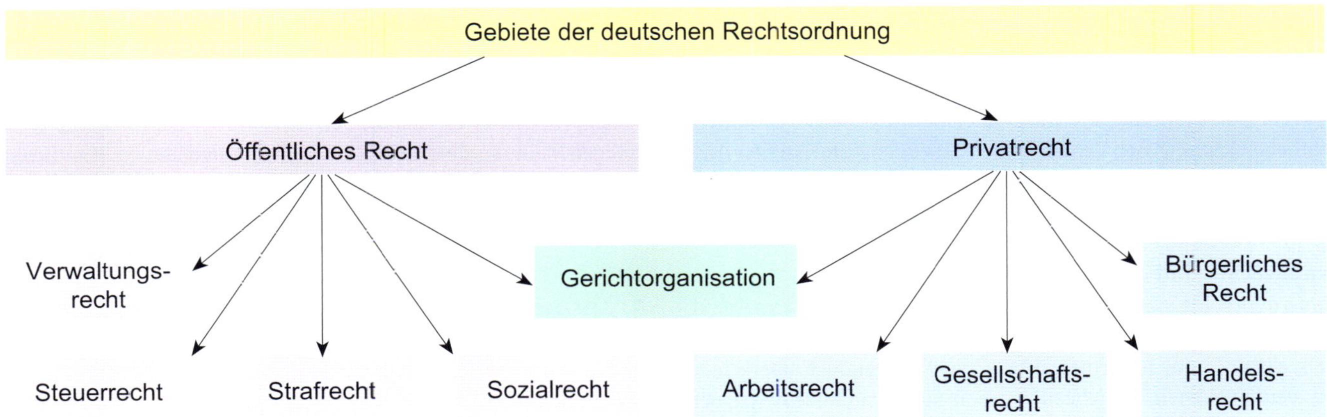

Abb. 6.1 Gebiete der deutschen Rechtsordnung. [A400]

6

Innerhalb des **Privatrechts** werden ebenfalls verschiedene Gebiete unterschieden, z. B.:

- Bürgerliches Recht
- Handelsrecht
- Gesellschaftsrecht
- Arbeitsrecht.

Das Privatrecht entfaltet nur dann seine Wirkungen, wenn sich eine BürgerIn, z. B. durch den Abschluss eines Vertrags, betätigt. Ihre dann entstehenden Rechte muss sie eigenverantwortlich und in letzter Konsequenz durch die Anrufung eines Gerichts geltend machen. Andere staatliche Stellen helfen ihr dabei in der Regel nicht [1] [2] [3] [4] [5].

6.2 Grundrechte und Menschenrechte

DEFINITION

Grundrechte: Grundlegende Rechte, die dem einzelnen Menschen gegenüber dem Staat durch das Grundgesetz garantiert werden. Werden *teilweise nur Deutschen* gewährt.
Menschenrechte: Rechte eines Menschen gegenüber dem Staat, die nach allgemeiner Anschauung im Rechtskreis der westlichen Welt *jedem Individuum* gewährleistet werden müssen.

Im Verhältnis zwischen Staat und Bürger gilt der Grundsatz der Über- und Unterordnung. Das bedeutet, dass der Staat dem Einzelnen grundsätzlich sein Verhalten bindend vorschreiben kann. Die Macht des Staates soll aber nach geltendem Rechtsverständnis nicht unbegrenzt sein. Deshalb hat sich die Lehre von den **Menschenrechten** (➢ 5.1.1) entwickelt. Sie sieht das Individuum als InhaberIn unveräußerlicher Rechte an, die der Staat zu respektieren hat und die auch und vor allem das Selbstbestimmungsrecht des einzelnen Menschen wahren sollen. So sind auch die **Grundrechte** im Grundgesetz und in den Verfassungen der einzelnen Bundesländer zu verstehen.

FALLBEISPIEL

NachbarInnen teilen der Polizei in Kleindorf mit, dass der allein in seiner Wohnung lebende Rentner Alfons Artmann zu verwahrlosen drohe. Zwei Polizeibeamte begeben sich daraufhin zu Herrn Artmann. Sie fordern ihn auf, ihnen eine Nachschau in der Wohnung über deren Zustand zu gestatten. Herr Artmann antwortet jedoch, er werde sie nicht hereinlassen.

Herr Artmann darf der Polizei den Eintritt in seine Wohnung verweigern. Die Wohnung als Intimbereich eines Menschen dürfen staatliche Organe gegen dessen Willen nur in eng umrissenen Ausnahmefällen betreten, die hier nicht vorgelegen haben. Art. 13 GG legt diese Unverletzlichkeit der Wohnung fest.

Grundrechte sind Abwehrrechte

Die Grundrechte sind in erster Linie als **Abwehrrechte** konzipiert. Sie legen also objektiv Grenzen für das staatliche Handeln fest, die nicht oder nur unter besonderen Voraussetzungen überschritten werden dürfen. Gleichzeitig geben sie dem Einzelnen einen Anspruch darauf, dass in diesen Bereichen seine Rechte gewahrt werden (➢ Abb. 6.2).

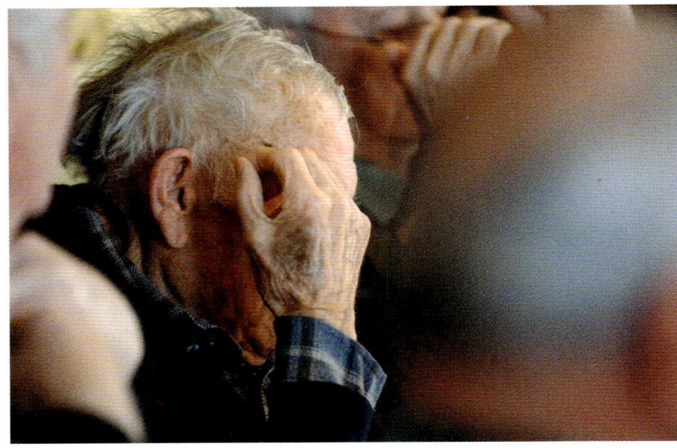

Abb. 6.2 Grundrechte sind Abwehrrechte, die die Würde und Freiheit jedes einzelnen Menschen schützen. [J787]

Eingriffe in Grundrechte

Eingriffe in grundrechtlich geschützte Bereiche lassen sich allerdings nicht immer vermeiden. Deshalb erlaubt sie das Grundgesetz. Allerdings muss ein Eingriff immer die Ausnahme bleiben, und er darf nicht so weit gehen, dass das davon betroffene Grundrecht dadurch völlig entwertet wird. In diesem Zusammenhang spricht man davon, dass der *Kerngehalt* eines Grundrechts gewährleistet bleiben muss.

Ein gutes Beispiel hierfür lässt sich an Hand der in Art. 2 GG gewährleisteten **körperlichen Unversehrtheit** darstellen: Ein erlaubter Eingriff in diesen Bereich ist die zwangsweise Entnahme einer Blutprobe beim Verdacht auf eine Trunkenheitsfahrt. Hier wird die körperliche Unversehrtheit nur unwesentlich und ohne gesundheitliche Gefahren beeinträchtigt, während auf der anderen Seite mit Hilfe der Blutprobe ein für die Allgemeinheit sehr gefährliches Verhalten nachgewiesen werden kann.

Dagegen dürfte der Gesetzgeber nicht vorschreiben, dass sich jedermann seinen Blinddarm entfernen lassen muss. Für diesen Eingriff besteht nämlich meist keine Notwendigkeit, und zudem ist er auch nicht völlig risikolos. Hier wäre das Recht des Einzelnen, über seinen Körper zu entscheiden, in seinem Kernbereich verletzt.

Alle Bürgerrechte sind Menschenrechte

Bei genauerer Lektüre der Grundrechte fällt auf, dass manchmal von Menschen, z. B. in Art. 3 GG, manchmal aber auch von Deutschen, z. B. in Art. 12 GG gesprochen wird. Im erstgenannten Fall spricht man von *Menschenrechten*, im letztgenannten von *Bürgerrechten*.

Ein praktischer Unterschied ergibt sich aber nicht, weil nach einhelliger Meinung über den „Umweg" der allgemeinen **Handlungsfreiheit** (Art. 2 GG) – die ein Menschenrecht ist – AusländerInnen ebenfalls alle Bürgerrechte zugestanden werden.

Anspruch auf staatliche Leistungen

Im Laufe der Zeit hat sich die Bedeutung der Grundrechte erweitert. Inzwischen ist die Ansicht verbreitet, dass sie als **Teilhaberechte** in gewissem Umfang auch einen Anspruch auf staatliche Leistungen gewähren. Diesen Bereich soll der nächste Fall verdeutlichen.

FALLBEISPIEL

Für das Studienfach Medizin besteht an den Hochschulen eine Zulassungsbeschränkung. Die Abiturientin Claudia Töns hat zwar das Abitur bestanden, die zur Studienzulassung notwendige Note aber nicht erreicht. Sie kann einer Universität aber nachweisen, dass die dort vorhandenen Ausbildungskapazitäten ohne Nachteil für die zugelassenen StudentInnen auch ihr eine Ausbildung ermöglichen würden. Vor dem zuständigen Verwaltungsgericht klagt sie deshalb auf Zulassung zum Studium.

Die Funktion der Grundrechte als Abwehrrechte würde in dem vorstehenden Fall versagen. Zum einen ist – unterstellt man für die Zulassungsbeschränkung sachgerechte Kriterien – der Gleichheitssatz (Art. 3 GG) gewahrt. Zum anderen wird in die Rechte der Studierwilligen nicht eingegriffen: Claudia Töns bekommt lediglich etwas nicht.

Oft kann die Versagung einer Leistung einen Menschen weitaus schwerer treffen als mancher Eingriff in seine Rechte. Um dem Betroffenen auch in dieser Hinsicht sein Recht zu gewähren, werden die Grundrechte auch als Teilhaberechte verstanden. Jeder hat einen Anspruch darauf, dass alle zumutbaren Möglichkeiten zur Leistungsgewährung von staatlicher Seite ausgeschöpft werden.

Das bedeutet zwar nicht, dass der Staat für alle Studierwilligen des Fachs Medizin unbeschränkt Universitäten bauen muss. Er muss aber die vorhandenen Studienmöglichkeiten voll ausschöpfen. Kann eine Bewerberin wie Claudia Töns im Einzelfall nachweisen, dass noch weitere, bislang nicht genutzte Studiermöglichkeiten bestehen, hat sie einen Anspruch darauf, sie nutzen zu dürfen.

Grundrechte im Privatrecht

Schließlich beanspruchen die Grundrechte teilweise auch im *Privatrecht* Geltung. Dabei wird von einer **Drittwirkung** der Grundrechte gesprochen.

Besonders stark ist die Bindung an Grundrechte im **Arbeitsrecht** (➤ 6.8) ausgeprägt. Das hängt damit zusammen, dass es in diesem Rechtsgebiet so wie im öffentlichen Recht vielfach Über- bzw. Unterordnungsverhältnisse gibt. Das Arbeitsverhältnis ist ein dafür typischer Fall.

Art. 3 GG

Niemand darf wegen seines Geschlechts benachteiligt oder bevorzugt werden.

Insbesondere der **Gleichheitssatz** (Art. 3 GG) hat eine herausragende Bedeutung erlangt. Eine unterschiedliche Behandlung ihrer ArbeitnehmerInnen ist ArbeitgeberInnen also nur gestattet, wenn es dafür sachliche Gründe gibt (➤ Abb. 6.3). Inzwischen sind diese Grundsätze im **Allgemeinen Gleichbehandlungsgesetz** (*AGG*) auch als Gesetz festgeschrieben worden. Nach den §§ 1, 7 AGG ist einer ArbeitergeberIn jede Benachteiligung einer ArbeitnehmerIn etwa wegen ihres Geschlechts verboten.

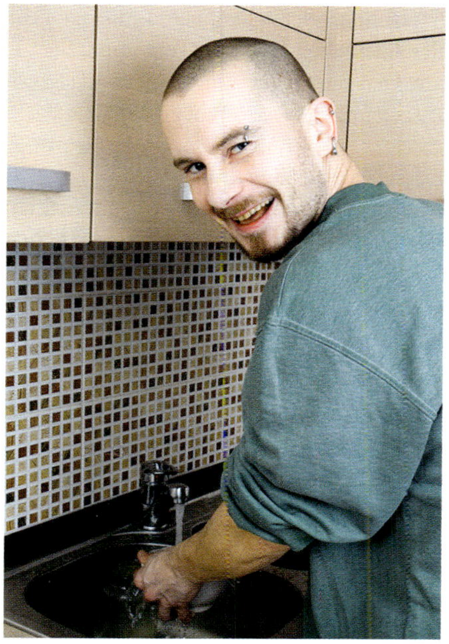

Abb. 6.3 Männer arbeiten zunehmend in Pflege und Hauswirtschaft. Frauen und Männer haben die gleichen Rechte, auch an ihrem Arbeitsplatz. [J787]

FALLBEISPIEL

Der Betreiber einer Privatklinik zahlt allen männlichen Pflegefachpersonen einen „Familienzuschlag" von monatlich 80 Euro. Er begründet dies damit, dass Männer meist eine Familie zu unterhalten hätten und deshalb mehr Geld bräuchten. Die Pflegefachperson Klara Kunz, die dieselbe Arbeit wie ihre männlichen Kollegen auszuführen hat, meint dagegen, dass ihr dasselbe Geld zustehe. Hat sie Recht?

Der Betreiber der Privatklinik darf den Familienzuschlag in dieser Form nicht zahlen. Gleiche Arbeit muss er unabhängig davon, ob sie von Männern oder Frauen verrichtet wird, gleich bezahlen. Das im Beispiel dargestellte Verhalten wäre ein eindeutiger Verstoß gegen das Benachteiligungsverbot auf Grund des Geschlechts einer ArbeitnehmerIn. Allerdings darf eine ArbeitgeberIn durchaus soziale Komponenten wie die Unterhaltspflicht gegenüber einer Familie in die Bemessung des Gehalts einfließen lassen. Dies muss dann aber ebenfalls – wie bei der Arbeitsleistung – geschlechtsneutral geschehen. So dürfte der KlinikbetreiberIn Verheirateten generell Zulagen zahlen. Diese Zulagen stehen dann aber auch den Frauen zu.

Grundrechte in der Pflegepraxis

Abschließend soll der wesentliche Inhalt einiger wichtiger Grundrechte kurz dargestellt werden, wobei in erster Linie die Bereiche berücksichtigt werden, die einen beruflichen Bezug zur Pflege haben.

Ein Leben in Würde

Art. 1 GG gewährleistet die **Menschenwürde.** Er gestaltet zwar noch keine einzelnen Rechte konkret aus, ist aber als Leitsatz der gesamten Verfassung zu verstehen. Seine Aussage geht dahin, dass es das Ziel alles staatlichen Handelns sein muss, dem Einzelnen ein Leben in Würde zu ermöglichen. Unter anderem lässt sich damit der Anspruch auf *Sozialhilfe* (➤ 6.9.4) begründen.

Respekt vor dem Körper des anderen

Art. 2 GG gewährleistet zum einen das Grundrecht auf **Leben** und **körperliche Unversehrtheit.** Damit verbietet Art. 2 GG bereits die **Todesstrafe,** was aber an anderer Stelle des Grundgesetzes noch ausdrücklich geschieht.

Auf der anderen Seite ist der Staat unter dem Gesichtspunkt des Teilhaberechts auch gehalten, das Leben seiner BürgerInnen umfassend zu schützen. Im Umgang mit alten und kranken Menschen ist vor allem eines wichtig: Auch sie bestimmen über ihren Körper selbst. Will sich also jemand *nicht* behandeln lassen, ist dies in weitem Umfang zu respektieren. Lässt sich ein Mensch ärztlich behandeln oder pflegerisch betreuen, darf er nicht wie ein Kleinkind bevormundet werden, sondern muss umfassend aufgeklärt und respektiert werden.

Freiheit der Person

Art. 2 GG gewährleistet außerdem die **Freiheit der Person.** Bei alten Menschen wird dieses Grundrecht hauptsächlich bei einer Unterbringung in einem geschlossenen Bereich oder bei sonstigen Eingriffen in die Bewegungsfreiheit, wie sie im Kapitel Strafrecht beim Tatbestand der *Freiheitsberaubung* (➤ 6.4.2) näher beschrieben sind, bedeutsam. Bei jeder Freiheitsbeeinträchtigung, die über den darauffolgenden Tag hinaus andauern soll – das gilt auch für eine Unterbringung (➤ 6.6.4) – ist nach Art. 104 GG eine richterliche Entscheidung herbeizuführen.

Schließlich garantiert Art. 2 GG die **allgemeine Handlungsfreiheit.** Dieses Recht besagt, dass jedermann alles tun kann, was nicht ausdrücklich verboten ist. Nicht jede Betätigung muss staatlich erlaubt werden.

Alle sind gleich

Der **Gleichheitssatz** (Art. 3 GG) verbietet es, im Wesentlichen gleich gelagerte Sachverhalte unterschiedlich zu behandeln. Weiter legt er fest, dass bestimmte Kriterien, insbesondere Geschlecht, Herkunft, Rasse oder Religion, niemals Grundlage einer Bevorzugung oder Benachteiligung sein dürfen.

Art. 4 GG gewährleistet die **Glaubens-, Gewissens-** und **Bekenntnisfreiheit.** Damit ist insbesondere die freie Religionsausübung garantiert.

Art. 5 GG garantiert die **Meinungs-, Presse-** und **Informationsfreiheit.** In der Altenpflege muss man darauf achten, dass die Informationsfreiheit alter Menschen nicht unzulässig beeinträchtigt wird. Alte Menschen sind ganz besonders auf das Fernsehen als Informationsquelle angewiesen. Würde nun das Fernsehen ohne Notwendigkeit auf bestimmte Räume beschränkt und dort nur jeweils ein bestimmtes Programm angeboten, würde die Informationsfreiheit verletzt.

Schutz vor Lauschern

Das **Brief-, Post-** und **Fernmeldegeheimnis** wird durch Art. 10 GG geschützt. Dieses Grundrecht erfasst unmittelbar nur die jeweiligen Kommunikationswege: Telefonate dürfen nicht abgehört werden; BriefträgerInnen dürfen Briefe nicht öffnen und lesen.

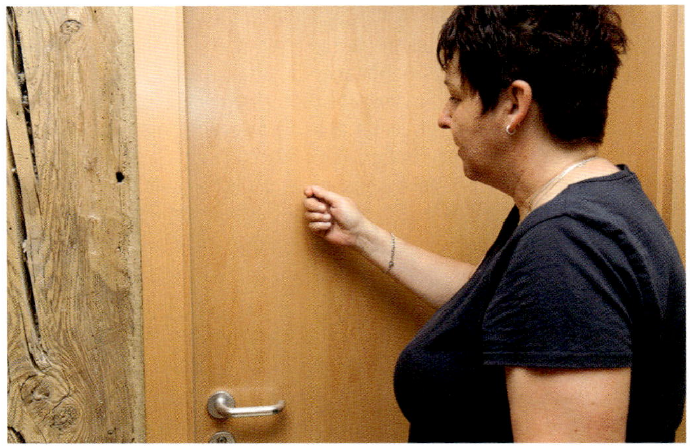

Abb. 6.4 Die Heimordnung erlaubt es den Pflegenden, das Zimmer der BewohnerInnen zu betreten. Vorheriges Anklopfen sollte selbstverständlich sein. [K313]

Die Wertentscheidung, die dieses Grundrecht ausdrückt, geht gerade für den persönlichen Lebensbereich alter und kranker Menschen sehr viel weiter: So ist es zwar nicht einmal strafbar (➤ 6.4.1), einen geöffneten Brief zu lesen oder bei einem Telefonat an der Zimmertür mitzuhören. Art. 10 GG verlangt jedoch den freien, unbelauschten Austausch von Gedanken, sodass solches Verhalten auf jeden Fall zu unterlassen ist.

Schutz der Wohnung vor Fremden

Art. 13 GG gewährleistet schließlich die **Unverletzlichkeit der Wohnung.** Staatliche Stellen haben grundsätzlich kein Recht, gegen den Willen von WohnungsinhaberInnen dort einzudringen. Damit soll der engste Lebensbereich eines Menschen vor fremdem Zugang geschützt sein. Die Auswirkungen von Art. 13 GG im Privatrecht zeigt etwa die Regelung des **Betretungsrechts** einer VermieterIn: Sie darf die vermietete Wohnung nicht etwa zu beliebigen Zeiten und beliebig oft betreten, sondern nur nach vorheriger Ankündigung, zu angemessenen Zeiten und aus sachlichen Gründen.

Auch wenn in Altenpflegeeinrichtungen durch die Heimordnung dem Pflegepersonal das Betreten der Zimmer oder Appartements gestattet ist, wird doch damit in den Kernbereich der Lebensführung eines Menschen eingedrungen. Deshalb sollten gewisse Verhaltensregeln selbstverständlich sein: Anklopfen (➤ Abb. 6.4), Diskretion über die Verhältnisse im Zimmer gegenüber Dritten und das Belassen des geschaffenen Zustands. Was Außenstehende als Unordnung empfinden, hat für die BewohnerIn vielleicht eine tiefere Bewandtnis [6].

SURFTIPP

Bundeszentrale für politische Bildung: www.bpb.de

6.3 Arbeit der Verwaltung

DEFINITION

Verwaltungsrecht: Teil des öffentlichen Rechts, der Aufgaben und Tätigkeit der öffentlichen Verwaltung zum Gegenstand hat.

Die Aufgaben staatlicher Verwaltung haben sich im Lauf der Jahrhunderte stark gewandelt. Vom Beginn staatlicher Verwaltungstätigkeit bis zum Beginn des 19. Jahrhunderts standen die **Einnahmeerzielung** durch Beitreiben von Zöllen und diversen Steuern und die **Polizeitätigkeit** im Sinne einer Durchsetzung des Willens des Landesherrn im Mittelpunkt.

Erst die Reformen von *Karl Freiherr vom Stein* und *Karl August von Hardenberg* gaben Anstoß zu einer durchgreifenden Veränderung. Der **Schutz der BürgerInnen,** z. B. vor den Gefahren der technischen Entwicklung, und vor allem das Schaffen **zeitgemäßer Lebensbedingungen** durch Daseinsvorsorge, z. B. Ausbau von Schulen und Universitäten, Gesundheitsvorsorge oder Straßenbau, sind jetzt von staatlichem Interesse. Die Verwaltung sieht inzwischen neben der Eingriffs- und Hoheitsverwaltung, z. B. den Polizei- und Steuerbehörden, neue Entwicklungen staatlicher Tätigkeit vor allem im *Umweltschutz* sowie im *Gesundheits-* und im *Pflegebereich.* Ein „Meilenstein" war hier die Errichtung der *Pflegeversicherung* zu Beginn des Jahres 1995.

Kenntnisse über die Arbeit einer modernen Verwaltung sind für Pflegefachpersonen von großer Bedeutung. Zum einen bieten sie oft Hilfe bei Kontakten von Pflegebedürftigen mit der Verwaltung. Zum anderen müssen sie häufig den Anstoß dazu geben, dass bestimmte Rechte, z. B. der Anspruch auf Wohngeld (➢ 6.9.4), wahrgenommen werden.

Eingriffsmöglichkeiten der Verwaltung

FALLBEISPIEL

Schon seit Jahren lebt Ludwig Landler in der Vorstellung, Napoleon zu sein und sich auf der Insel St. Helena in der Verbannung zu befinden. Eines Tages erfährt die zuständige Behörde, dass Herr Landler nun versucht, sich Schusswaffen zu besorgen. Damit will er die „Verräter" töten, die ihn in die Verbannung gebracht haben. Noch aber ist nichts geschehen, und noch hat sich niemand um die Angelegenheit gekümmert. Muss die Behörde nun von sich aus tätig werden oder muss dazu erst ein Antrag gestellt werden?

Die Wahnvorstellungen des Herrn Landler sind zunächst völlig harmlos. Allein dadurch, dass jemand meint, als Napoleon auf St. Helena zu leben, kommt kein anderer zu Schaden. Die zuständige Behörde durfte also in diesem Stadium nichts tun. Insbesondere durfte Herr Landler noch nicht zwangsweise behandelt werden. Denn dieser Eingriff wäre gegenüber einem harmlosen Wahn zu weitgehend, er wäre *unverhältnismäßig.*

Die zuständige Behörde hat – wenn mildere Mittel nicht ausreichen – eine infolge einer geistigen Erkrankung gemeingefährliche Person in einer geschlossenen Einrichtung unterbringen zu lassen.

Völlig anders wird die Situation, wenn Herr Landler versucht, sich Schusswaffen zu beschaffen und beabsichtigt, andere Menschen zu töten. Jetzt ist er so gemeingefährlich, dass er zum Schutz dieser anderen Menschen zwangsweise in eine geschlossene Einrichtung gebracht werden muss. Diese Aufgabe ist so wichtig, dass die zuständige Behörde ohne weiteres Zuwarten von Amts wegen einschreiten muss.

Handeln von Amts wegen

Ein Tätigwerden **von Amts wegen** bedeutet, dass die zuständige Behörde einschreitet, sobald sie von einem Vorgang Kenntnis erlangt. Das kann etwa durch Mitteilungen aus der Bevölkerung, durch Wahrnehmungen der Polizei, durch Veröffentlichungen in der Presse oder durch eigene Tätigkeit der Fall sein. Meist ist diese Art der Tätigkeit dort vorgesehen, wo es um wichtige Rechtsgüter oder um rasches Einschreiten geht: Ist z. B. das Trinkwasser verseucht, muss ohne Antrag und auch ohne abzuwarten, welche Folgen im Einzelnen eintreten, reagiert werden.

Handeln auf Antrag der BürgerInnen

Eine Tätigkeit **auf Antrag** bedeutet hingegen, dass die Verwaltung nicht von sich aus, sondern nur dann tätig wird, wenn es eine BürgerIn möchte. Die **Antragsverwaltung** ist dort weit verbreitet, wo es um die Gewährung staatlicher Leistungen geht, z. B. beim Wohngeld, oder wenn in erster Linie die Interessen Einzelner betroffen sind, etwa bei einer Baugenehmigung. Die hauptsächlichen Gründe für diese Art von Verwaltung sind die Stärkung der Eigenverantwortlichkeit der BürgerInnen und die Vermeidung unnötigen Verwaltungsaufwands. Denn würde man etwa den Anspruch auf Wohngeld von Amts wegen prüfen, so müssten auch die Einkommensverhältnisse von Millionen Menschen geprüft werden, die ganz offensichtlich doch keinen Anspruch haben.

Grenzen der Verwaltungstätigkeit

Ein weiterer Grundsatz jeder Verwaltungstätigkeit ist die **Verhältnismäßigkeit der Mittel.** Sie muss insbesondere bei Eingriffen in die Rechtssphäre der BürgerInnen beachtet werden.

Die Verwaltung darf in ihrem Vorgehen nur das **mildeste Mittel** anwenden, um ein Ziel sicher zu erreichen, z. B. die zwangsweise entnommene Blutprobe zum Nachweis von Alkoholgenuss.

Zum zweiten muss das angewandte Mittel zum verfolgten Ziel in einem **vernünftigen Verhältnis** stehen. Besteht etwa im dritten Stockwerk einer Altenpflegeeinrichtung Rutschgefahr, weil Wasser aus einer defekten Leitung tropft, dann darf die zuständige Behörde nicht die Räumung des Hauses anordnen, um Stürze der BewohnerInnen zu vermeiden. Es genügt, notfalls den betreffenden Gang zu sperren.

Schließlich dürfen manche Mittel überhaupt nicht angewandt werden, weil sie für sich gesehen schon völlig unangemessen sind. Ein Beispiel hierfür ist, dass körperliche Misshandlungen zur Aufklärung von Straftaten verboten sind.

Grundsätze der Verwaltungstätigkeit

FALLBEISPIEL

Die Hausfrauen Melanie Müller und Sabine Schmitz sind auf die Idee für einen einträglichen Nebenverdienst gestoßen. Sie haben für die älteren Menschen in ihrer Umgebung einen Einkaufsservice gegründet und besorgen gegen ein geringes Entgelt Waren des täglichen Bedarfs. Gewerberechtlich und steuerlich haben sie ihre Tätigkeit angemeldet. Eines Tages untersagt die zuständige Behörde ohne vorherige Anhörung Frau Müller diese Tätigkeit, weil sich „so etwas nicht gehöre", während Frau Schmitz unbehelligt bleibt. Der Rechtsanwalt, den Frau Müller beauftragt, meint daraufhin, die Behörde habe beinahe alles falsch gemacht.

Der Rechtsanwalt von Frau Müller hat Recht: Der Behörde fehlt eine Ermächtigungsgrundlage für ihre Anordnung, und das **rechtliche Gehör** wurde nicht beachtet. Zumindest fragwürdig ist es unter dem Gebot der **Gleichbehandlung,** dass Frau Schmitz unbehelligt blieb.

Verwaltung und Gesetz

Für alle Maßnahmen der Verwaltung, die in Rechte der BürgerInnen eingreifen, gilt der **Vorbehalt des Gesetzes.** Darunter versteht man, dass die Verwaltung für ihre Anordnungen eine gesetzliche Ermächtigung benötigt und nicht nach freiem Ermessen handeln darf. Hier liegt die praktische Bedeutung der *Handlungsfreiheit* (➢ 6.2). Der Gesetzgeber hat Tätigkeiten wie die von Frau Schmitz und Frau Müller nicht geregelt und damit auch nicht verboten. Somit sind sie erlaubt, und die Behörde hat keine Eingriffsmöglichkeit.

Anhörung des Betroffenen

Ein weiterer wichtiger Grundsatz ist der des **rechtlichen Gehörs.** Er besagt, dass Betroffene anzuhören sind, bevor über ihre Angelegenheiten entschieden wird. Ausnahmen gibt es nur dort, wo eine Entscheidung – etwa beim Haftbefehl – überraschend sein muss, um wirksam zu bleiben. Hier wird das rechtliche Gehör ausnahmsweise erst durch eine nachträgliche Anhörung gewährt.

Unparteilichkeit und Gleichbehandlung

Weiter muss die Verwaltung bei ihren Entscheidungen auf **Unparteilichkeit** und **Gleichbehandlung** achten. Die Person der Betroffenen, ihre Parteizugehörigkeit u. ä. Dinge dürfen also keine Rolle spielen. Gleich gelagerte Sachverhalte sind gleich zu entscheiden. Auch wenn Frau Müller aus eigenem Recht keinen Anspruch darauf hat, dass auch Frau Schmitz die Tätigkeit verboten würde, so müsste doch die Dienstaufsicht innerhalb der Verwaltung auf eine gleiche Sachbehandlung dringen.

Einmal Recht und immer Recht haben

Schließlich spielt der **Vertrauensschutz** im Verwaltungsrecht eine große Rolle. Ist einmal eine für die BürgerIn positive Entscheidung ergangen, so darf sie für die Vergangenheit nur unter ganz engen Voraussetzungen – etwa bei bewusst falschen Angaben – aufgehoben werden. Aber auch für die Zukunft ist eine Änderung nicht ohne weiteres möglich, wenn sich Betroffene auf schutzwürdige Interessen berufen können: War etwa – zu Unrecht – in einem bestimmten Gebiet die Eröffnung eines Geschäfts genehmigt worden, so darf seiner InhaberIn – wenn sie daran keine Schuld trifft – auch für die Zukunft der Betrieb in der Regel nicht untersagt werden.

6.4 Strafrecht

Dieses Kapitel gibt keinen vollständigen Überblick zum **Strafrecht.** Die Darstellung beschränkt sich auf Bestimmungen, mit denen Pflegende schnell in Berührung kommen können. Das sind vor allem:

- Pflichten gegenüber Schutzbefohlenen
- Eingriffe in Freiheit und Unversehrtheit
- Vermögensdelikte.

6.4.1 Pflichten gegenüber Schutzbefohlenen

Hilfsbereitschaft und Höflichkeit sind keine Selbstverständlichkeit. Unterlassungen können aber mehr sein als eine bloße Verletzung der Umgangsregeln. Obwohl das Strafrecht im „Normalfall" nur aktives Tun erfasst, kann auch das Unterlassen gebotener Handlungen Strafbarkeit nach sich ziehen. Dasselbe gilt für die Missachtung bestimmter Verhaltensregeln.

Unterlassene Hilfeleistung

FALLBEISPIEL

Die 82-jährige Karla Klein, die in einer Altenpflegeeinrichtung lebt, ist in ihrem Zimmer gestürzt und kann nicht mehr aufstehen. Die für sie zuständige Pflegefachperson merkt diesen Vorfall. Obwohl sie keine wichtigen anderen Aufgaben zu erfüllen hat, lässt sie Frau Klein liegen. Sie will Frau Klein nach dem Motto „Wer nicht hören will, muss fühlen" erziehen, weil diese trotz ihrer wiederholten Mahnungen keinen Gehstock benutzt hat.

Die Pflegefachperson musste sich um Frau Klein kümmern. Der Sturz war ein Unglücksfall.

Da Frau Klein selbst nicht aufstehen konnte, war die Hilfe erforderlich. Schließlich war die Pflegefachperson auch zum Eingreifen verpflichtet. Sie hatte zu diesem Zeitpunkt keine anderen, wichtigeren Aufgaben wahrzunehmen, und sie durfte Frau Klein nicht auf diese Art „erziehen".

Somit ist ihr Verhalten aus dem Gesichtspunkt der **unterlassenen Hilfeleistung** strafbar.

§ 323c StGB

Die Strafbarkeit wegen unterlassener Hilfeleistung tritt ein, wenn bei einem Unglücksfall oder *gemeiner Gefahr oder Not* eine Hilfeleistung erforderlich und zumutbar ist.
Darüber hinaus wird nach § 323c StGB auch bestraft, wer Dritte, die Hilfe leisten oder leisten wollen, dabei behindert.

Unglück oder Gefahr

Ein **Unglücksfall** ist ein *plötzlich eintretendes Ereignis,* durch das eine Person oder Sache entweder in erhebliche Gefahr geraten oder bereits geschädigt worden ist. Das Gesetz will Situationen erfassen, in denen Hilfe unerwartet notwendig wird (➢ Abb. 6.5). Deshalb fällt eine länger bestehende Krankheit nicht unter diese Bestimmung. Erfasst werden aber ein Unfall oder auch plötzlich auftretende Erkrankungen, z. B. ein Schlaganfall oder ein Herzinfarkt. Unter einem bereits eingetretenen Schaden kann man sich eine Verletzung vorstellen, die versorgt werden muss. Es genügt aber auch, wenn ohne Hilfe negative Folgen drohen, z. B. die Unterkühlung eines Menschen.

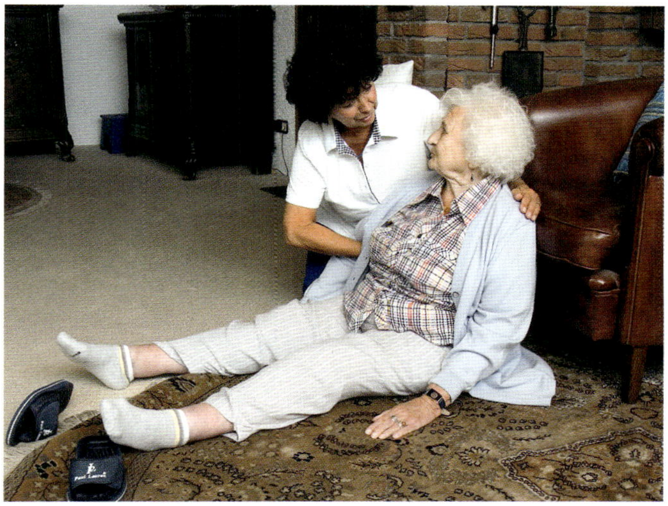

Abb. 6.5 Bei Unfällen ist jede ZeugIn zu einer Hilfeleistung verpflichtet. [K115]

„**Gemeine Gefahr oder Not**" bedeutet, dass den Interessen der Allgemeinheit erhebliche Gefahren oder Beeinträchtigungen drohen, z. B. die bevorstehende Überschwemmung einer Region durch Hochwasser.

Zumutbarkeit von Hilfeleistungen

Schließlich muss die Hilfeleistung **erforderlich** und für die von dieser Pflicht Betroffenen **zumutbar** sein.

Hilfe muss noch **möglich** und außerdem **notwendig** sein, z. B. eine verletzte Schlagader kann noch abgebunden werden; bei einem Genickbruch kann man hingegen ohne Fachwissen wenig tun. Bei der Verletzung der Schlagader ist ein Einschreiten dringend erforderlich, um ein Verbluten zu verhindern; bei einer kleinen Schnittwunde kann die Betroffene hingegen selbst ein Pflaster aufbringen.

Hilfe muss nur leisten, wer dadurch keine wichtigen anderen Pflichten verletzen und sich nicht selbst unzumutbaren Gefahren aussetzen muss. Demnach muss sich z. B. eine ÄrztIn auf dem Weg zu einer an hohem Fieber leidenden PatientIn nicht um den Knöchelbruch einer gestürzten FußgängerIn kümmern oder eine PassantIn muss sich nicht auf die Eisdecke eines Gewässers von unbekannter Tiefe wagen, um einer Eingebrochenen zu Hilfe zu kommen.

Begehen durch Unterlassen

FALLBEISPIEL

Der 72-jährige Max Maier ist geistig verwirrt und neigt zum Zündeln. Deshalb ist in der Altenpflegeeinrichtung, in der er untergebracht ist, die strikte Anweisung ausgegeben worden, ihm Zündhölzer und Feuerzeuge sofort wegzunehmen. Auch die für ihn zuständige Pflegefachfrau Nora Nickel ist entsprechend unterrichtet.

Eines Tages sieht sie zufällig, dass Herr Maier ein Feuerzeug hat und sich gerade eine Zigarre anzündet. Nora Nickel gönnt dem alten Herrn seinen Rauchgenuss und unternimmt deshalb nichts. Noch in derselben Nacht zündet Herr Maier sein Bettzeug an und kommt in den Flammen um.

Nora Nickel hätte Herrn Maier das Feuerzeug aus ihren beruflichen Pflichten heraus auf jeden Fall wegnehmen müssen. So wäre er nicht zu Tode gekommen. Nora Nickel hat sich damit wegen **fahrlässiger Tötung** durch **Unterlassen** strafbar gemacht. Fahrlässigkeit bedeutet, dass Frau Nickel diesen „*Erfolg*" zwar sicher nicht wollte, dass man ihr aber mangelnde Sorgfalt vorwerfen kann.

§ 13 StGB

Grundsätzlich ist ein Unterlassen nur im Rahmen der dargestellten unterlassenen Hilfeleistung strafbar. Es gibt aber eine Erweiterung. Die Strafbarkeit wegen Begehens durch Unterlassen tritt ein, wenn jemand Garant dafür ist, dass ein bestimmter Erfolg nicht eintritt und er durch ein Unterlassen gerade diesen Erfolg verwirklicht.

Die Garantenstellung von Pflegefachpersonen

Das Begehen einer Tat durch Unterlassen ist – im Gegensatz zur unterlassenen Hilfeleistung – nicht für jedermann, sondern nur für eine **GarantIn** möglich. Eine **Garantenstellung** kann sich zum einen aus einem persönlichen Näheverhältnis wie zwischen Eltern und Kindern oder zwischen EhegattInnen ergeben. Zum anderen kann sie auf der beruflichen oder tatsächlichen Übernahme von Schutzpositionen beruhen. Durch Letzteres werden auch Pflegefachpersonen zu GarantInnen, denn es zählt zu ihren beruflichen Pflichten, die ihnen anvertrauten Menschen vor Schaden zu bewahren.

Vergleichbarkeit

Weiter muss das Unterlassen mit einem Handeln vergleichbar sein. Denn strafbar ist für eine GarantIn nicht schon die reine Untätigkeit. Diese wird für sich gesehen bei Beschäftigten häufig nur arbeitsrechtliche Konsequenzen nach sich ziehen. Vielmehr muss der Unrechtsgehalt eines Unterlassens von der Wertigkeit her einem aktiven Handeln vergleichbar sein. Das ist immer dann der Fall, wenn das Hinzudenken der in Wirklichkeit unterlassenen Handlung den (strafbaren) „Erfolg" dieser Untätigkeit mit an Sicherheit grenzender Wahrscheinlichkeit verhindert hätte. Für das oben dargestellte Beispiel ist diese Voraussetzung gegeben: Hätte Nora Nickel pflichtgemäß gehandelt und das Feuerzeug sofort an sich genommen, wäre Herr Maier in der folgenden Nacht nicht verbrannt.

Aussetzung

FALLBEISPIEL

Der Dienstplan ist ungünstig für den Pflegenden Bernd Brandt: Er hat Dienst, während im Fernsehen ein Pokalspiel übertragen wird. Auf seiner Pflegestation lebt unter anderem ein 92-jährige Rentner, der bettlägerig und hilflos ist und sich häufig erbricht. Bernd Brandt hat für sich freilich Abhilfe geschaffen: Ein tragbares Fernsehgerät ermöglicht ihm sein Fußballvergnügen auch an diesem Abend. Kurz bevor das entscheidende Elfmeterschießen beginnt, erbricht sich der Rentner. Obwohl Bernd Brandt diesen Vorfall wahrnimmt, kümmert er sich zunächst nicht um den alten Mann, der qualvoll röchelt, sondern widmet sich weiter ganz dem Spielgeschehen. Den Rentner versorgt er erst nach dem entscheidenden Tor. Als Folge dieser Untätigkeit wäre der alte Mann beinahe an seinem Erbrochenen erstickt.

Herr Brandt hat sich wegen **Aussetzung** strafbar gemacht. Denn er hat den Rentner durch seine Untätigkeit, obwohl er für dessen Obhut zu sorgen hatte, in einer hilflosen Lage im Stich gelassen und ihn dadurch in Todesgefahr gebracht.

§ 221 StGB

Wegen Aussetzung macht sich unter anderem strafbar, wer einen Menschen in hilfloser Lage im Stich lässt und ihn dadurch der Gefahr seines Todes oder zumindest einer schweren Gesundheitsschädigung aussetzt. Weitere Voraussetzung ist, dass der Betreffende für die Obhut dieses Menschen zu sorgen hat oder ihm sonst zu Beistand verpflichtet ist.

In einer **hilflosen Lage** im Sinne des § 221 StGB ist ein Mensch, wenn er ohne den Beistand anderer Gefahren für sein Leben oder seine Gesundheit nicht abwehren kann. Lässt eine Schutzpflichtige einen solchen Menschen im Stich, und kommt dieser dadurch tatsächlich in die Gefahr des Todes oder einer schweren Gesundheitsschädigung, sieht das Gesetz dafür erhebliche Strafdrohungen vor. Dadurch soll gerade auch für **BetreuerInnen** hilfloser alter oder kranker Menschen eine zusätzliche Schranke gegen Gleichgültigkeit und Untätigkeit errichtet werden.

6

Verletzung des Brief- und Privatgeheimnisses

FALLBEISPIEL

Jasmine Jandl hat vor einigen Wochen ihre erste Stelle in einer Altenpflegeeinrichtung angetreten. Bei einem Treffen in einem Café erzählt sie einer Schulfreundin, dass sie bei ihrer Arbeit auch den bekannten früheren Filmschauspieler Gruber betreue. Er sei inzwischen allerdings sehr dick geworden. Weiter erzählt sie, sie habe in einem offen herumliegenden Brief der Tochter von Herrn Gruber gelesen, dass diese in finanziellen Schwierigkeiten sei. Beide Male spricht sie so laut, dass man sie auch an den angrenzenden Tischen verstehen kann.

Jasmine Jandl hat sich nicht strafbar gemacht. Der Brief lag offen herum und wird somit durch das **Briefgeheimnis** nicht geschützt. Ob ein strafbarer **Geheimnisverrat** vorliegt, ist fraglich. Denn während für ÄrztInnen und ihre HelferInnen Verstöße gegen die Schweigepflicht eindeutig strafbar sind, ist das für Pflegefachpersonen umstritten. Hintergrund dieses Streits ist, dass das Gesetz von Heilberufen (und ihren Gehilfen) spricht. Ob die Ausbildung zur Pflegefachperson eine Ausbildung zu einem Heilberuf ist, erscheint fraglich, und erst recht ist die Leitung einer Altenpflegeeinrichtung nicht in einem Heilberuf tätig. Etwas anderes gilt nur dann, wenn Pflegefachpersonen *berufsmäßig* als GehilfInnen von ÄrztInnen – etwa dann, wenn ihnen bestimmte Teilbereiche einer ärztlichen Behandlung übertragen sind – tätig sind. Dann unterliegen auch sie (als Gehilfen von ÄrztInnen) der ärztlichen Schweigepflicht.

Im Arbeitsvertrag von Jasmine Jandl wird aber vermutlich eine Pflicht zur Verschwiegenheit (➤ 6.8.1) enthalten sein. Damit kann ihr Verhalten für sie zumindest aus dem Arbeitsvertrag heraus nachteilige Folgen bis hin zur Kündigung haben.

§ 202 StGB

Wegen Verletzung des Briefgeheimnisses wird bestraft, wer unbefugt verschlossene oder verschlossen aufbewahrte Schriftstücke öffnet oder sich sonstwie durch Einsatz technischer Mittel Kenntnis von ihrem Inhalt verschafft.

§ 203 StGB

Wegen Verletzung von Privatgeheimnissen werden Angehörige gewisser Berufsgruppen und ihre Gehilfen bestraft, die unbefugt fremde Geheimnisse offenbaren.

Schutz vor ungebetenen BriefeleserInnen

Das **Briefgeheimnis** schützt die Vertraulichkeit schriftlich niedergelegter Gedanken vor Personen, die diese Schreiben nichts angehen. Neben Briefen sind auch sonstige Schriftstücke, z. B. Tagebücher geschützt. Der strafrechtliche Schutz besteht aber nur, wenn die Schriftstücke entweder noch ungeöffnet sind oder wenn sie verschlossen aufbewahrt werden (➤ Abb. 6.6).

Berufe mit Schweigepflicht

Der *Schutz von Privatgeheimnissen* stellt darauf ab, dass Angehörige bestimmter Berufe regelmäßig Dinge erfahren, die außenstehende Personen nichts angehen. Damit die **Vertraulichkeit** gewahrt bleibt, ist die unbefugte Weitergabe solcher Geheimnisse unter Strafe gestellt. Zu den **schweigepflichtigen** Berufsgruppen zählen insbesondere ÄrztInnen, PsychologInnen, RechtsanwältInnen und deren Hilfspersonal, KrankenpflegerInnen sowie MitarbeiterInnen privater und öffentlicher Krankenversicherer.

6.4.2 Eingriffe in Freiheit und Unversehrtheit

Krankheit und geistige Verwirrung der Betroffenen stellen hohe Anforderungen an die Pflegefachpersonen. Eingriffe in die Bewegungsfreiheit (➤ 6.6.1), medizinische Versorgung und Verabreichung von Medikamenten sowie der Umgang mit dem Tod sind Teil ihres beruflichen Alltags. Die dabei zu beachtenden strafrechtlichen Grenzen sollen die folgenden Fälle verdeutlichen.

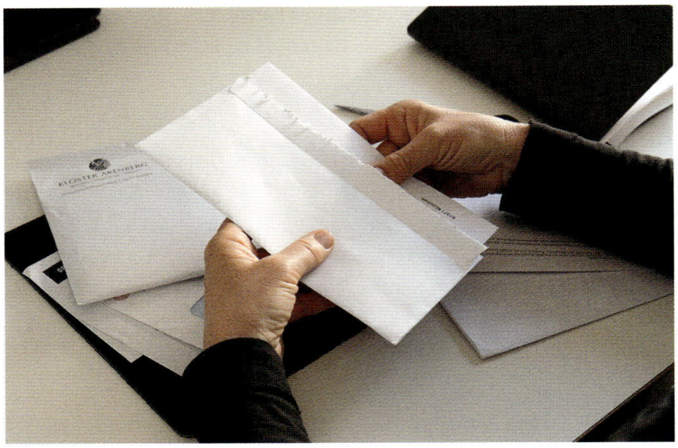

Abb. 6.6 Ohne das Einverständnis der AdressatIn dürfen Briefe von anderen nicht geöffnet und gelesen werden. [K313]

Freiheit darf nicht geraubt werden

FALLBEISPIEL

Durch den Verlust ihrer räumlichen Orientierung findet die 80-jährige Käthe Kurz von ihren Spaziergängen oft nicht mehr zurück in die Altenpflegeeinrichtung. Um zu verhindern, dass sie bei einer solchen Gelegenheit zu Schaden kommt, schließen die Pflegenden sie nun nach dem Frühstück und Mittagessen in ihr Zimmer ein. Eine richterliche Genehmigung liegt nicht vor.

Die Pflegenden durften Frau Kurz nicht einschließen. Durch ihr eigenmächtiges Verhalten haben sie sich wegen Freiheitsberaubung strafbar gemacht. Richtig wäre es gewesen, wenn sie sofort die Einrichtungsleitung über ihre Bedenken informiert hätten. Deren Aufgabe wäre es gewesen, eine entsprechende Entscheidung des Betreuungsgerichts herbeizuführen.

§ 239 StGB

Wegen Freiheitsberaubung macht sich strafbar, wer einem anderen die persönliche Fortbewegungsfreiheit nimmt.

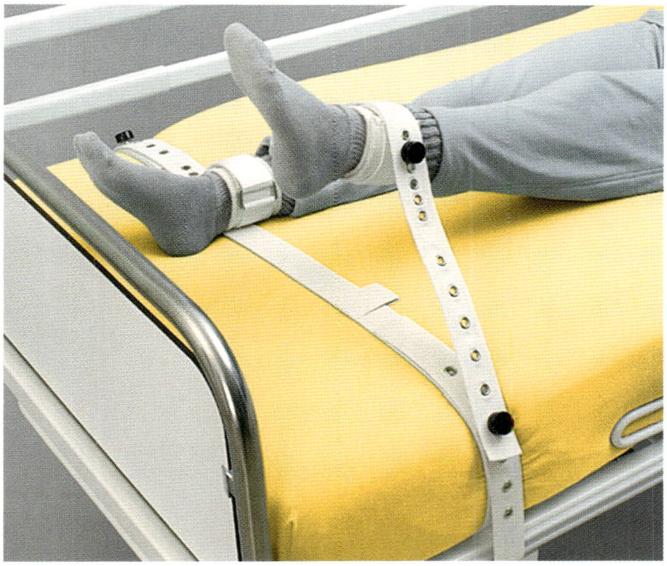

Abb. 6.7 Eine Fixierung ist nur mit dem Einverständnis der betroffenen Person oder durch Genehmigung des Betreuungsgerichtes erlaubt. [V467]

Recht auf persönliche Bewegungsfreiheit

Für den Schutz der persönlichen **Bewegungsfreiheit** ist es gleichgültig, ob die betroffene Person *geschäftsfähig* (➤ 6.5.1) ist oder nicht. Es kommt nur darauf an, ob sie einen natürlichen *Willen* zur Fortbewegung hat und diesen auch *umsetzen* kann. Bereits dann ist eine *Freiheitsberaubung* möglich. Dagegen wird dieser Tatbestand nicht dadurch verwirklicht, dass ein weitgehend bewegungsunfähiger bettlägeriger Mensch durch das Anbringen von Bettgittern gegen das Herausfallen geschützt wird.

Freiheitsberaubung in der Altenpflege

Vor allem in der Altenpflege kommt es häufig zu Konflikten mit der Bewegungsfreiheit der betreuten Personen. Insbesondere beim Verlassen der Altenpflegeeinrichtung drohen Gesundheitsschäden und Unfälle wegen fehlenden Orientierungsvermögens, extremer Unachtsamkeit oder Gebrechlichkeit.

Einsperren, ein anderweitiges Verhindern des Verlassens der Altenpflegeeinrichtung oder des Zimmers sowie eine Fixierung – alle diese Handlungen sind als Freiheitsberaubung grundsätzlich strafbar (➤ Abb. 6.7). Der Tatbestand wird lediglich dann nicht erfüllt, wenn der – noch geschäftsfähige – Betroffene mit derartigen Maßnahmen einverstanden ist oder eine Genehmigung des Betreuungsgerichts vorliegt.

Körperliche Unversehrtheit vor Bewegungsfreiheit

Wie bei allen anderen Straftatbeständen gibt es *Rechtfertigungsgründe,* die eine Strafbarkeit des Handelnden verhindern. Hier kommt vor allem das Vorliegen eines **Notstands** (§ 34 StGB) in Betracht.

Dann wird die **körperliche Unversehrtheit** höher eingeschätzt als die **Bewegungsfreiheit.**

Notlagen, die eine Berufung auf den Notstand zulassen, sind nur dann gegeben, wenn eine Entscheidung rasch und unvorhergesehen getroffen werden muss. In allen anderen Fällen bedürfen freiheitsentziehende Maßnahmen unabhängig davon, ob eine Betreuung (➤ 6.6) besteht oder nicht, einer *vorherigen* Genehmigung des Betreuungsgerichts. Nur dann entfällt eine Strafbarkeit wegen Freiheitsberaubung. Aus einer Entscheidung des Bundesverfassungsgerichts im Bereich des Strafvollzugs lässt sich herleiten, dass eine sofortige Entscheidung eines Richters immer dann einzuholen ist, wenn absehbar ist, dass die Beeinträchtigung der Freiheit des Betroffenen voraussichtlich eine halbe Stunde oder länger anhalten wird. Aber auch im Fall der oben dargestellten „Notmaßnahmen" ist eine nachträgliche Genehmigung beim **Betreuungsgericht** einzuholen (§ 1906 Abs. 2 BGB).

Recht auf körperliche Unversehrtheit

Als weiterer Tatbestand spielt auch die **Körperverletzung** im beruflichen Alltag von Pflegefachpersonen eine erhebliche Rolle.

§ 223 StGB

Wegen Körperverletzung wird bestraft, wer einen anderen Menschen körperlich misshandelt oder dessen Gesundheit schädigt.

Körperverletzung durch Misshandlung

Körperverletzung ist in der Form der **körperlichen Misshandlung** ein Verhalten, durch das das körperliche Wohlbefinden oder die

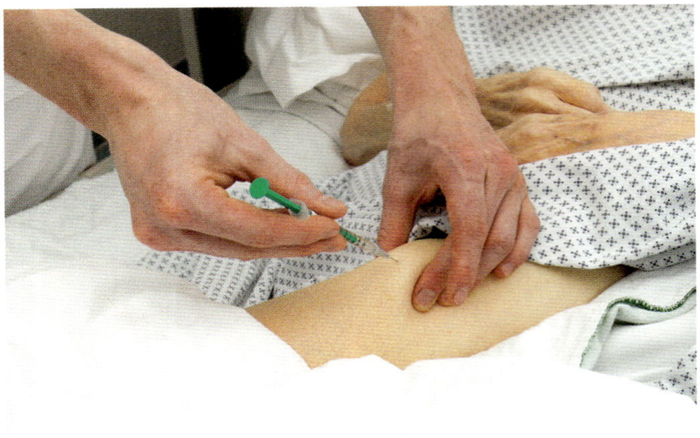

Abb. 6.8 Eine Verabreichung von Medikamenten ist eine Körperverletzung, sobald die Körperfunktionen der PatientIn beeinträchtigt werden und sie der Behandlung nicht zugestimmt hat. [K115]

körperliche Unversehrtheit der Betroffenen nicht nur unerheblich beeinträchtigt werden (➢ Abb. 6.8). Die **Gesundheitsbeschädigung** ist ein Hervorrufen oder Steigern eines regelwidrigen Körperzustands (➢ 4.9.4).

Im medizinischen Bereich ist dieser Tatbestand besonders wichtig, weil der ärztliche Eingriff auch bei kunstgerechter Durchführung als Körperverletzung angesehen wird. Voraussetzung für eine Straflosigkeit der ÄrztIn ist deshalb, dass eine PatientIn nach ordnungsgemäßer Aufklärung dem Eingriff zugestimmt hat.

6

Körperverletzung durch Medikamente

In der Altenpflege stellt sich das Problem der Körperverletzung hauptsächlich bei der *Verabreichung von Medikamenten.* Zu diskutieren ist, ob das überhaupt eine Körperverletzung darstellt. In erster Linie ist dies von der Wirkung des jeweiligen Medikaments bestimmt. Unterstützt es lediglich körpereigene *Normalfunktionen*, wird es an der *Gesundheitsschädigung* fehlen. Beeinträchtigt es dagegen bestimmte Körperfunktionen oder ist es mit unerwünschten Wirkungen, z. B. Schwindel, verbunden, handelt es sich um eine Körperverletzung.

Verantwortungsbereich der ÄrztInnen

Die medizinische Behandlung der alten Menschen und das Verschreiben von Medikamenten fällt in den **Verantwortungsbereich** der ÄrztIn. Rechtlich unproblematisch ist es daher, wenn eine Pflegende unmittelbar auf Anweisung einer ÄrztIn auf einer Pflegestation tätig wird. Dann ist sie durch die **Einwilligung der Pflegebedürftigen** abgedeckt, die die ÄrztIn vor der Behandlung eingeholt hat. Aber auch ohne vorhandene Einwilligung ist die Pflegende regelmäßig noch nicht strafbar. Denn sie kann sich darauf verlassen, dass die ÄrztIn ihre Pflicht getan hat. Nur wenn sie weiß, dass keine Einwilligung vorlag, kann auch sie in die Strafbarkeit geraten. Dasselbe gilt auch für *eigenmächtiges* Verhalten, etwa die Verabreichung starker Schlaftabletten ohne ärztliche Anweisung.

Tötung auf Verlangen, Selbsttötung und Sterbehilfe

FALLBEISPIEL

Sebastian Schmidt, einst ein erfolgreicher Sportler, ist im Alter von 90 Jahren zum Pflegefall geworden. Geistig noch bei klarem Bewusstsein, vermag er sich mit seinem Schicksal nicht abzufinden. Er bittet deshalb seinen Pfleger Ferdinand Sagner inständig, ihm Gift zu besorgen und ihm dieses auch einzuflößen. Ferdinand Sagner kommt dem Wunsch schließlich nach und Herr Schmidt stirbt so, wie er es sich gewünscht hatte.

Es ist nicht entscheidend, dass Ferdinand Sagner das Gift besorgt hat. Denn daran ist Herr Schmidt (noch) nicht gestorben. Maßgeblich ist vielmehr, dass Ferdinand Sagner als entscheidende Todesursache Herrn Schmidt das Gift eingeflößt hat. Damit liegt eine strafbare Tötung auf Verlangen (aktive Sterbehilfe, ➢ 5.2.4) vor.

§ 216 StGB

Wer vorsätzlich einen Menschen auf dessen ausdrückliches und ernsthaftes Verlangen tötet, wird dennoch wegen Tötung auf Verlangen bestraft.
Selbsttötung (*Suizid*) und in gewissem Rahmen auch Sterbehilfe sind dagegen nach deutschem Recht straflos.

Die **Selbsttötung** (➢ 4.9.3) und die hierzu gewährte Hilfe sind im Gegensatz zur **Tötung auf Verlangen** nicht strafbar. Das macht die Abgrenzung zwischen der Tötung auf Verlangen und der **Beihilfe zur Selbsttötung** rechtlich bedeutsam. Unterschieden wird, ob

- die getötete Person ihren Tod selbst herbeigeführt hat (*Selbsttötung*),
- eine andere Person die entscheidende Todesursache gesetzt hat (*Tötung auf Verlangen*).

Dabei wird nicht auf vorangegangene Handlungen, z. B. das Besorgen des Gifts, abgestellt, sondern darauf, welches Verhalten die letzte Schwelle vom Leben zum Tod überwindet, z. B. das Einnehmen oder Einflößen des Gifts (➢ Abb. 6.9).

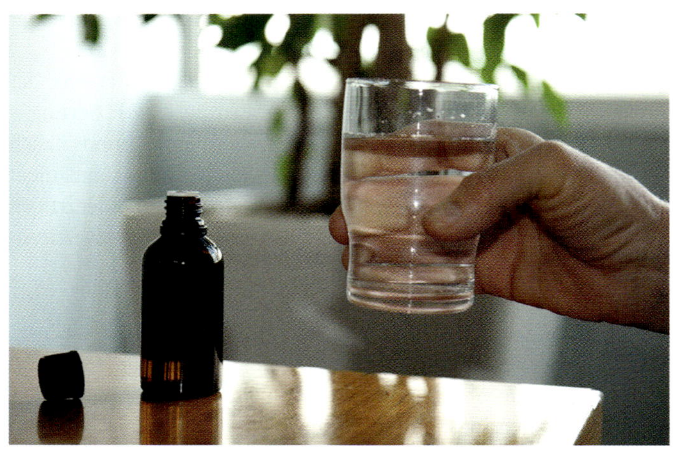

Abb. 6.9 Nur wenn ein Mensch ein Gift selbst einnimmt, handelt es sich um eine straflose Selbsttötung. Dagegen hat die Tötung auf Verlangen, bei der das Gift eingeflößt wird, strafrechtliche Konsequenzen. [K313]

Für die Tötung auf Verlangen ist gegenüber einem „normalen" Totschlag ein viel geringeres Strafmaß vorgesehen. Daher wird sie auch sehr eng definiert: Das Verlangen der getöteten Person muss *ausdrücklich* und *ernstlich* gewesen sein. Das setzt insbesondere voraus, dass sie bei klarem Verstand gewesen ist und ihren Wunsch nachdrücklich und unmissverständlich geäußert hat.

Gefahr des Missbrauchs

Die bestehende Rechtslage führt dazu, dass gerade derjenige sich regelmäßig strafbar macht, der eine hilflose Person beim Sterben unterstützt, die sich nicht aus eigener Kraft selbst töten kann. Die Gründe für diese Handhabung sind vielfältiger Natur. Sie sind zum einen auf die Erfahrungen mit der Tötung „unwerten Lebens" im **Nationalsozialismus** zurückzuführen (➤ 5.2.4). Derartige Missbräuche sollen auch durch ein entsprechendes Rechtsbewusstsein über den **Wert** des Lebens verhindert werden. Zum anderen muss man sehen, dass die Gefahr eines Missbrauchs umso größer ist, je leichter die Tötung eines Menschen zugelassen wird.

Straflose Sterbehilfe

Ein weiteres Problem, das unter dem Stichwort der **Sterbehilfe** (➤ 5.2.4) angesprochen werden soll, ist durch die medizinische Entwicklung entstanden. Vermag diese auch nicht immer Heilung zu erreichen, erhält sie doch oft das Leben dort, wo bis vor wenigen Jahren sicher der Tod eintrat. Die künstliche Aufrechterhaltung der Vitalfunktionen über einen längeren Zeitraum wirft ethische Fragen auf. Schon länger besteht Einigkeit darüber, dass eine ÄrztIn in einer solchen Situation unter Beachtung der *Grundsätze der Bundesärztekammer zur ärztlichen Sterbebegleitung* (➤ 5.2.4) weitere lebensverlängernde Maßnahmen unterlassen darf. Dazu zählt auch, dass sie Maschinen mit lebenserhaltenden Funktionen abschalten darf.

Seit einiger Zeit erweitert die Rechtsprechung die Zulässigkeit **strafloser Sterbehilfe** vorsichtig auch auf Angehörige. Hat ein hilflos gewordener Mensch bei ungetrübtem Bewusstsein im Rahmen einer Patientenverfügung (§ 1901a BGB) den ernsthaften Wunsch geäußert (➤ 6.6.2), dass er im Fall einer unheilbaren Erkrankung nicht weiterleben will, wird nunmehr auch die Einstellung der weiteren Ernährung durch nahe Angehörige als straflose Sterbehilfe (*passive Sterbehilfe*) angesehen. Auch dürfen bei unheilbar Kranken in der letzten Lebensphase schmerzlindernde Medikamente sogar dann verabreicht werden, wenn dies eine gewisse Lebensverkürzung zur Folge haben kann.

Strafbare Sterbehilfe

Nach dem deutschen Strafrecht kann eine Teilnahme an einer Tat – etwa eine Beihilfehandlung – nur bestraft werden, wenn die Haupttat als solche strafbar ist. Da Selbsttötung nach deutschem Recht nicht strafbar ist, sind es Unterstützungshandlungen – etwa das Besorgen eines tödlichen Gifts – bislang auch nicht gewesen. Diese Lücke hatten sich teilweise obskure Sterbehilfevereine zu Nutze gemacht, die für die Beschaffung geeigneter Medikamente hohe Geldbeträge verlangt hatten.

Hier hat der Gesetzgeber gehandelt und die geschäftsmäßige Hilfe zur Selbsttötung in dem neuen § 217 StGB unter Strafe gestellt. Geschäftsmäßigkeit setzt freilich keine Erwerbsabsicht voraus, sondern es genügt schon die Absicht, wiederholt auf dieselbe Weise zu handeln. Dadurch können ÄrztInnen, die einem Patienten entsprechende Medikamente ohne die Absicht einer Gewinnerzielung verschaffen, sehr leicht ebenfalls in den Bereich des strafbaren Verhaltens kommen.

6.4.3 Wichtige Vermögensdelikte

„Gelegenheit macht Diebe" – dieses Sprichwort gilt leider gerade dann, wenn alte oder kranke Menschen Opfer von Straftaten werden. Die Einbußen an Kraft, Reaktionsfähigkeit, Sehvermögen und geistiger Beweglichkeit macht diesen Personenkreis zu leichten Opfern von Kriminellen. Schutz dagegen bieten nur die Aufklärung über beliebte Strategien der TäterInnen, eine gute Organisation, z. B. kein unkontrollierter Zutritt in die Altenpflegeeinrichtung für jedermann, und das gesunde Misstrauen der Pflegenden. Leider kommt es immer wieder vor, dass Pflegende oder sonstige MitarbeiterInnen die TäterInnen sind.

Stehlen ist verboten

FALLBEISPIEL

Immer wieder nimmt die Raumpflegerin Hanna Huber in den von ihr gesäuberten Zimmern einer Altenpflegeeinrichtung kleinere Geldbeträge aus den Geldbörsen oder Brieftaschen der abwesenden BewohnerInnen. Das Geld verwendet sie für sich. Insgesamt sind ihr 15 solcher Fälle nachzuweisen.

Hanna Huber hat das Geld weggenommen und sich zugeeignet. Bereits für den **Grundtatbestand** des **Diebstahls** sieht das Gesetz hohe **Geld**- oder **Freiheitsstrafen** vor. Auch wenn Hanna Huber nicht vorbestraft ist, hat sie wegen der Zahl ihrer Taten mindestens eine hohe Geldstrafe zu erwarten. Darüber hinaus würde ein so grober Vertrauensbruch in dieser Häufigkeit sogar eine Verurteilung wegen eines besonders schweren Falls des Diebstahls rechtfertigen, was zu einer nochmals erhöhten Strafe führen würde (➤ Abb. 6.10).

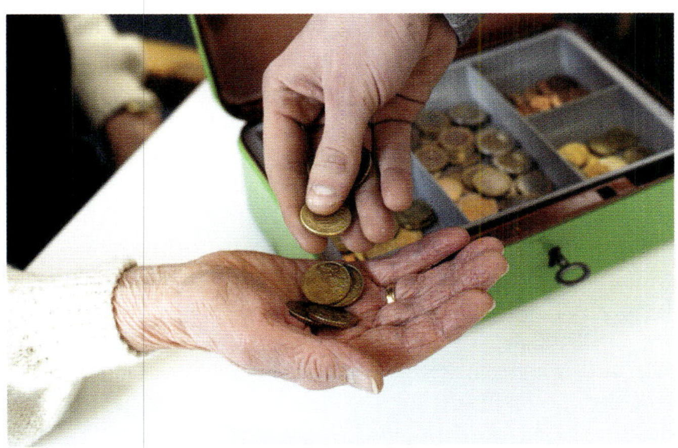

Abb. 6.10 In der Altenpflege kommen Pflegende oft mit dem Bargeld der Pflegebedürftigen in Berührung. [K157]

6

§ 242 StGB

Einen Diebstahl begeht, wer einem anderen fremde, bewegliche Sachen in der Absicht wegnimmt, diese sich oder einem Dritten rechtswidrig zuzueignen.

Tatbestand Diebstahl

Gegenstand eines Diebstahls können alle *beweglichen Sachen,* z. B. Geld sein, die einer anderen Person als der TäterIn gehören. Die TäterIn muss die Sache wegnehmen. **Wegnahme** bedeutet, dass sie den **Besitz** ihres Opfers an sich nimmt. Besitz hat man auch an Sachen, die man nicht unmittelbar bei sich trägt. Deshalb hat man z. B. auch Besitz an seinem Geld, wenn man es in seiner Wohnung oder seinem Zimmer liegen gelassen hat und sich woanders aufhält. Zueignungsabsicht bedeutet schließlich, dass die TäterIn die weggenommene Sache für sich oder einen Dritten verwenden will.

Unterschlagung

FALLBEISPIEL

Die schon sehr vergessliche 92-jährige Emma Muster hat Frau Grau, der Tochter einer verstorbenen Freundin, mehrere ihrer echten Schmuckstücke zur Aufbewahrung gegeben. Als sie eines Tages ihren Schmuck zurück haben möchte, entschließt sich Frau Grau, die Rückgabe eines wertvollen Brillantrings zu „vergessen".

6

Frau Grau hat sich einer **Unterschlagung** schuldig gemacht, weil sie den Schmuck entgegen ihrer Verpflichtung nicht zurückgegeben hat.

Die Strafdrohung für Unterschlagung ist ähnlich wie beim Diebstahl.

§ 246 StGB

Eine Unterschlagung begeht, wer sich oder einem Dritten eine fremde, bewegliche Sache zueignet, wenn diese Tat nicht in anderen Bestimmungen mit schwererer Strafe bedroht ist.

Unterschied Unterschlagung – Diebstahl

Gegenstand der Tat sind wie beim Diebstahl *bewegliche Sachen,* die einer anderen Person als der TäterIn gehören. Der Unterschied zum Diebstahl liegt meist darin, dass die TäterIn die betreffende *Sache* bereits – etwa zur Aufbewahrung oder als Fund – *selbst besessen* hat.

Eignet sie sie sich dann zu, macht sie sich ebenfalls strafbar. So will der Gesetzgeber verhindern, dass jemand eigenmächtig Sachen behält, die er zurückgeben muss [1] [2] [7] [8] [9] [10] [11].

6.5 Zivilrecht

Wie in den anderen Rechtsgebieten beschränkt sich die Darstellung auch im **Zivilrecht** auf jene Themen, die für Pflegeberufe von Bedeutung sind.

Ein eigenes Kapitel ist der **Betreuung** und **Unterbringung** gewidmet (➢ 6.6).

6.5.1 Grundbegriffe des Zivilrechts

Ehe das **Zivilrecht** wieder an Hand von Fallbeispielen dargestellt wird, sollen vorab einige wichtige Begriffe erklärt werden. Sie betreffen grundlegende Regelungen und sind im gesamten Zivilrecht zu beachten.

Rechte und Pflichten

Ausgangspunkt aller Überlegungen zu den Inhalten des Zivilrechts ist die **Rechtsfähigkeit.** Sie macht Menschen zu TrägerInnen von Rechten und Pflichten und ist die Grundvoraussetzung für die Teilnahme am Rechtsverkehr. Rechtsfähig sind alle Menschen mit Vollendung der Geburt bis zu ihrem Tod (*natürliche Personen*) und außerdem die **juristischen Personen.** Dies sind künstlich gebildete Organisationen (➢ 4.4), denen die Teilnahme am Rechtsverkehr ermöglicht werden soll, z. B. ein eingetragener Verein (e. V.), eine Gesellschaft mit beschränkter Haftung (GmbH) oder eine Aktiengesellschaft (AG).

Tiere sind **nicht** rechtsfähig. Im Gegensatz zu früher werden sie aber nicht mehr als Sache eingeordnet. Der Gesetzgeber bringt damit zum Ausdruck, dass Tiere als Bestandteil der Schöpfung einen besonderen Schutz genießen.

Geschäftsfähigkeit und ihre Abstufungen

Unter **Geschäftsfähigkeit** versteht man die Fähigkeit, Rechtsgeschäfte selbst wirksam vorzunehmen. Juristische Personen, deren Gründung korrekt vollzogen wurde, sind mit diesem Gründungsakt geschäftsfähig. Bei den natürlichen Personen unterscheidet man drei Stufen der Geschäftsfähigkeit: die Geschäftsunfähigkeit, die beschränkte Geschäftsfähigkeit und die volle Geschäftsfähigkeit.

Geschäftsunfähig sind Kinder unter sieben Jahren und Personen mit krankhafter Störung der Geistestätigkeit. Sie können damit keinerlei Rechtsgeschäfte wirksam vornehmen.

Beschränkt geschäftsfähig sind Kinder und Jugendliche von 7–18 Jahren. Beschränkt Geschäftsfähige können Rechtsgeschäfte nur in folgenden Fällen wirksam tätigen:

- Rechtsgeschäfte bringen ihnen in rechtlicher Hinsicht ausschließlich Vorteile, z. B. bei einer Schenkung. Auf die wirtschaftliche Sicht kommt es nicht an.
- Sie sind durch ihre Eltern zu bestimmten Geschäften bevollmächtigt worden, z. B. im Rahmen eines Lehrverhältnisses.
- Sie bewirken die geschuldete Leistung sofort mit dem Geld, das man ihnen dafür gegeben hat, z. B. Einkäufe mit dem Taschengeld.

Eine **Betreuung** (➢ 6.6) führt für sich gesehen weder zur Geschäftsunfähigkeit noch zur beschränkten Geschäftsfähigkeit des Betreuten. Soweit allerdings im Rahmen der Betreuung ein **Einwilligungsvorbehalt** angeordnet wird (➢ 6.6.1), bewirkt dies eine weitgehende Gleichstellung des Betreuten mit einem beschränkt Geschäftsfähigen.

Deliktfähigkeit und ihre Abstufungen

Die **Deliktfähigkeit** regelt die Frage, wann jemand für einen Schaden, den er anderen zufügt, verantwortlich ist. **Nicht deliktfähig** sind Bewusstlose, Personen mit krankhaft gestörter Geistestätigkeit und Kinder unter sieben Jahren.

Kinder und Jugendliche zwischen 7–18 Jahren sind **beschränkt deliktfähig.** Eine beschränkt deliktfähige Person haftet für den gesamten Schaden, wenn sie die Gefährlichkeit ihres Verhaltens einschätzen und sich entsprechend verhalten konnte. Andernfalls ist jede Haftung ausgeschlossen.

Eine Ausnahmeregelung für die beschränkte Deliktfähigkeit gilt im Bereich des **Verkehrs.** Hier sind Kinder im Alter bis zu zehn Jahren insbesondere bei Unfällen mit einem Kraftfahrzeug oder einer Schienenbahn nicht für Schäden verantwortlich, die sie fahrlässig einem anderen zufügen. Damit wird gleichzeitig auch verhindert, dass ein Schadensersatzanspruch von Kindern aus solchen Unfällen durch ein etwaiges Mitverschulden gekürzt werden kann.

Der Hintergrund dieser Regelung liegt darin, dass Kinder bis zu einem Alter von zehn Jahren die Gefahren des Straßen- oder Schienenverkehrs noch nicht sachgerecht einschätzen können.

FALLBEISPIEL

Der neunjährige Paul spielt mit einigen Kameraden auf einem Bolzplatz Fußball. Als sie von einer Gruppe anderer Kinder von diesem Platz vertrieben werden, wirft Paul aus Verärgerung einige größere Steine in Richtung dieser Kinder. Er will sie damit nur erschrecken. Einer der Steine trifft jedoch ein anderes Kind im Gesicht und verursacht eine Platzwunde.

Auf dem Weg nach Hause überquert Paul eine Straße. Als ihm ein Windstoß seine Kappe vom Kopf reißt, dreht er sich um und springt ihr nach, ohne auf den Verkehr zu achten. Durch diese Unaufmerksamkeit rennt er direkt in ein vorbeifahrendes Motorrad. Der Fahrer stürzt und wird ebenso wie Paul verletzt.

Für die Folgen seiner Steinwürfe wird Paul haften. Denn auch mit neun Jahren kann ein normal entwickeltes Kind erkennen, dass ein solches Verhalten gefährlich ist und zu schweren Verletzungen führen kann. Deshalb darf man von ihm erwarten, dass es ein solches Verhalten unterlässt. Dagegen kann Paul die Gefahren, zu denen sein spontanes Verhalten im Straßenverkehr führt, noch nicht so recht einschätzen. Das hat zur Folge, dass der Motorradfahrer von ihm überhaupt keinen Schadensersatz bekommt. Paul kann dagegen seine Schäden von dem Motorradfahrer (für den natürlich seine Haftpflichtversicherung eintreten muss) in vollem Umfang ersetzt verlangen.

Alle anderen Menschen sind **voll deliktfähig.** Sie *haften* für Schäden, die sie anrichten, *unbeschränkt.* Um sich vor den finanziellen Folgen zu schützen, sollte jeder eine **private Haftpflichtversicherung** abschließen.

VerbraucherIn und UnternehmerIn

Das BGB definiert auch die Begriffe der **VerbraucherIn** und der **UnternehmerIn.** VerbraucherIn ist jede natürliche Person, die Rechtsgeschäfte außerhalb ihrer gewerblichen oder selbstständigen beruflichen Tätigkeit vornimmt. UnternehmerInnen sind alle natürlichen oder juristischen Personen sowie rechtsfähige Personengesellschaften, die in Ausübung ihrer gewerblichen oder selbstständigen beruflichen Tätigkeit handeln.

Die hier vorgenommene Unterscheidung ist vor allem für die Anwendbarkeit vieler Vorschriften zum Schutz der VerbraucherInnen (➤ 6.5.2) von großer Bedeutung.

Vertretung und Vollmacht

Nicht alle Menschen sind voll geschäftsfähig. Sie benötigen deshalb eine **VertreterIn,** die im Rechtsverkehr für sie auftritt. Dasselbe gilt für die juristischen Personen, die als „tote Kunstgebilde“ handlungsfähig gemacht werden müssen.

Die Frage der Vertretung ist teilweise bereits im Gesetz geregelt. So sind Eltern die VertreterInnen ihrer Kinder, und auch für juristische Personen ist jeweils angeordnet, wer sie vertritt. Eine GeschäftsführerIn vertritt die GmbH, ein Vorstand den eingetragenen Verein.

Unabhängig davon ist auch eine **gewillkürte Vertretung** möglich: Jeder kann einen anderen beauftragen, für ihn im Rechtsverkehr Erklärungen abzugeben und entgegenzunehmen. Die Wirkungen dieser Erklärungen treten dann beim *Vertretenen* ein.

Eine solche gewillkürte Vertretung setzt eine **Vollmacht** der VertreterIn voraus. Die Vollmacht ist die Erklärung, durch die der Vertretene jemand anderen beauftragt, für ihn tätig zu werden. Überschreitet eine VertreterIn die Grenzen ihrer Befugnisse, haftet sie selbst für die Folgen des entsprechenden Geschäfts. Wer also bei bedeutenderen Geschäften für andere tätig wird, tut gut daran, sich eine schriftliche Vollmacht geben zu lassen, um Zweifel über den Umfang der Bevollmächtigung möglichst auszuschließen.

Verwandtschaft oder Schwägerschaft

Verwandtschaft (§ 1589 BGB) bedeutet, dass die betreffenden Personen voneinander abstammen. Soweit es sich um eine direkte Abstammung handelt, z. B. Großmutter, Mutter, Kind, ist es eine Verwandtschaft in gerader Linie. Wer, wie etwa Geschwister, jeweils von derselben Person abstammt, der ist untereinander in der Seitenlinie verwandt. Das gilt z. B. für Bruder und Schwester. Den *Grad der Verwandtschaft* bestimmt die Zahl der dazwischenliegenden Geburten. Kinder sind also mit ihren Eltern im ersten Grad und mit ihren Großeltern im zweiten Grad verwandt.

Schwägerschaft (§ 1590 BGB) ist das Verhältnis der Verwandten des einen Ehegatten zum anderen Ehegatten. Die jeweiligen Verwandten sind also mit dem anderen Ehegatten verschwägert, wobei sich der Grad der Schwägerschaft nach dem Grad der Verwandtschaft bestimmt.

6.5.2 Grundlagen des Vertragsrechts

Rechtsbeziehungen im Zivilrecht ergeben sich häufig durch eine freiwillig eingegangene Übereinkunft der beteiligten Personen. Man spricht dann von Verträgen. Wie Verträge abgeschlossen werden und welchen Inhalt sie haben, zeigen die folgenden Fälle.

Abschlussfreiheit

FALLBEISPIEL

Ein privat geführtes Seniorenstift nimmt nur Angehörige akademischer Berufe auf. Frau Schmitz hat „trotz“ ihres Hauptschulabschlusses eine außerordentlich erfolgreiche Karriere als Kauffrau hinter sich und verfügt über die erforderlichen Mittel, um sich ein Appartement in dieser Einrichtung zu leisten. Trotzdem wird sie nicht aufgenommen.

6

Frau Schmitz durfte die Aufnahme in dieses Seniorenstift verweigert werden. Der Wille der BetreiberIn muss letztlich als Folge ihrer Handlungsfreiheit akzeptiert werden.

Im Zivilrecht ist es den Beteiligten grundsätzlich freigestellt, ob sie miteinander einen Vertrag schließen wollen.

Abschlussfreiheit ist allgemeine Handlungsfreiheit
Dieser Grundsatz wird als **Abschlussfreiheit** bezeichnet. Er ist im Bürgerlichen Gesetzbuch (*BGB*) zwar nicht ausdrücklich niedergelegt, ergibt sich aber aus dessen allgemeinen Grundsätzen. Außerdem wird er durch die im Grundgesetz niedergelegte „allgemeine Handlungsfreiheit" (➢ 6.2) gewährleistet.

Grenzen der Abschlussfreiheit
Grenzen findet die Abschlussfreiheit nur durch den **Kontrahierungszwang** und das **Diskriminierungsverbot.**

Kontrahierungszwang bedeutet, dass AnbieterInnen lebenswichtiger Güter, z. B. Strom, Gas oder Wasser, die eine Monopolstellung haben, grundsätzlich mit jeder KundIn abschließen müssen.

Diskriminierungsverbot bedeutet, dass ein Vertragsschluss nicht aus unsachlichen Erwägungen verweigert werden darf. Eine GastwirtIn darf also einem Farbigen nicht deswegen, weil er Farbiger ist, den Eintritt in eine Diskothek verweigern. Sehr wohl aber kann sie im Einzelfall auch einem Farbigen den Zutritt verwehren, wenn sie dafür sachliche Gründe hat, z. B. einen zu hohen Männeranteil in einer Diskothek.

Inzwischen ist das Diskriminierungsverbot im Zivilrecht im **Allgemeinen Gleichbehandlungsgesetz** (AGG) verankert worden. Nach den §§ 1, 19 AGG ist es verboten, jemanden bei alltäglichen Massengeschäften – dazu zählt auch der Besuch einer Diskothek – wegen seiner Rasse, Herkunft, Geschlechts, Religion oder Weltanschauung, Behinderung, Alters oder der sexuellen Identität zu diskriminieren.

Inhaltsfreiheit

FALLBEISPIEL
Beim privaten Verkauf ihres zehn Jahre alten Autos hat Karin Kranz jede Gewährleistung ausgeschlossen. Als der Wagen zwei Monate später einen Getriebeschaden hat, fordert der Käufer von Karin Kranz den Einbau eines Austauschgetriebes. Frau Kranz weigert sich aber unter Hinweis auf den Gewährleistungsausschluss. Zu Recht?

Das Kaufrecht (➢ 6.5.3) sieht auch beim Verkauf gebrauchter Sachen Gewährleistungsansprüche der KäuferIn vor. VerbraucherInnen wie Karin Kranz dürfen aber – mit Ausnahme von Arglist – derartige Verpflichtungen ausschließen.

Die Parteien können den Inhalt eines Vertrags grundsätzlich frei vereinbaren. Grenzen ergeben sich nur aus gesetzlichen Verboten und den guten Sitten.

Jedem sein eigener Vertrag
Neben der Abschlussfreiheit ist die **Inhaltsfreiheit** der zweite wichtige Grundsatz des deutschen Vertragsrechts. Die Parteien sind nicht nur in ihrer Entscheidung über den Abschluss eines Vertrages, sondern auch grundsätzlich in ihrer Entscheidung über dessen Inhalt frei. Sie müssen sich insbesondere nicht an gesetzlich geregelte Modelle wie etwa den Kauf (➢ 6.5.3) halten, sondern dürfen von den gesetzlichen Regeln abweichen oder auch ganz neue Vertragstypen entwickeln.

Einschränkung der Inhaltsfreiheit
Grenzen findet die Inhaltsfreiheit zum einen in gesetzlichen Verboten. So ist ein Vertrag nichtig, durch den der Kauf von Diebesgut vereinbart wird. Denn die *Weiterveräußerung* von Diebesgut ist als **Hehlerei** strafbar und damit verboten. Eine weitere Grenze wird den Parteien durch das Gebot gesetzt, die guten Sitten zu beachten. **Sittenwidrig** ist insbesondere eine starke, völlig unangemessene Benachteiligung einer Vertragspartei. Das wäre etwa der Fall, wenn eine KäuferIn eine Sache auch bei völliger Unbrauchbarkeit behalten und bezahlen müsste.

Schließlich wird die Inhaltsfreiheit noch durch die im Folgenden dargestellten Vorschriften des Verbraucherschutzes, nämlich vor allem durch Regelungen über den Widerruf von Verträgen, die **außerhalb von Geschäftsräumen** geschlossen werden und Bestimmungen zu **Kreditkäufen,** zum **Fernabsatz** und zu **Allgemeinen Geschäftsbedingungen** eingeschränkt.

Angebot und Annahme

FALLBEISPIEL
Sonja Sonntag hat schriftlich den Abschluss einer Lebensversicherung gegen eine monatliche Prämie von 90 Euro beantragt. Wenige Tage später antwortet ihr die Versicherung, im Hinblick auf bestimmte Vorerkrankungen betrage die Monatsprämie 160 Euro. So viel Geld hat Frau Sonntag nicht übrig und fragt sich deshalb besorgt, ob sie schon einen Vertrag mit einer monatlichen Zahlungsverpflichtung von 160 Euro abgeschlossen hat.

Sonja Sonntag muss sich keine Sorgen machen. Da die Versicherung von ihr eine Monatsprämie von 160 Euro will, hat sie das ursprüngliche Angebot von Frau Sonntag – eine Versicherung für 90 Euro Monatsprämie – abgelehnt. Damit fehlt es für einen Vertragsschluss an der Annahme.

Ein Vertrag wird durch Angebot und Annahme geschlossen.

Was sind Angebot und Annahme?
Ein Vertrag kommt durch zwei übereinstimmende Erklärungen der Beteiligten zustande, die man als **Angebot** und **Annahme** bezeichnet.

Ein Angebot liegt vor, wenn sich jemand einem anderen gegenüber zu einem bestimmten Verhalten, z. B. zum Verkauf eines Kraftfahrzeugs gegen Zahlung eines bestimmten Preises, bereit erklärt. Die Annahme ist dann die Erklärung, dieses Fahrzeug zu dem geforderten Preis zu kaufen.

Allgemeine Ankündigungen, z. B. ein Inserat, werden im Rechtsverkehr noch nicht als Angebot gewertet. Das Angebot ist in einem solchen Fall erst die Erklärung eines Interessenten, die inserierte Ware kaufen zu wollen, und die Annahme ist die Verkaufsbereitschaft der VerkäuferIn.

Fristen bei Annahmen

Für die Annahme eines Angebots sieht das Gesetz gewisse **Fristen** vor. Das Angebot einer anwesenden Person, dazu zählt auch die PartnerIn eines Telefonats, kann nur sofort angenommen werden. Bei Angeboten einer Abwesenden, z. B. briefliche Angebote, muss die Entscheidung innerhalb einer angemessenen Überlegungsfrist getroffen werden. Die Parteien können im Einzelfall auch abweichende Regelungen als Folge der Vertragsfreiheit wählen.

Ein Angebot bleibt, was es ist

Ein Angebot kann nur **unverändert** angenommen werden. Damit soll erreicht werden, dass der Inhalt der jeweiligen Vereinbarungen möglichst genau feststellbar ist. Eine „Annahme" mit Abweichungen vom Angebot (wie im Beispiel) gilt rechtlich als Ablehnung, die mit einem neuen Angebot verbunden ist.

Nunmehr liegt es an der ursprünglich anbietenden Person, ob sie dieses neue Angebot annimmt oder nicht.

Unseriöse Geschäfte

In einigen Bereichen des täglichen Lebens treten **unseriöse Geschäfte** derart gehäuft auf, dass der Gesetzgeber dort die Rechte der VerbraucherInnen besonders gestärkt hat. Neben den *Verträgen außerhalb von Geschäftsräumen,* die vielfach, aber nicht notwendig **„Haustürgeschäfte"** sind (➤ Abb. 6.11), handelt es sich vor allem um das „Kleingedruckte" (die allgemeinen Geschäftsbedingungen), um *Kreditverträge* und um Geschäfte im *Fernabsatz.* War Fernabsatz früher der klassische Versandhandel per Katalog, sind inzwischen durch die Nutzung des Internets als Vertriebsform viele neue Varianten des Kaufes per Versand hinzugekommen.

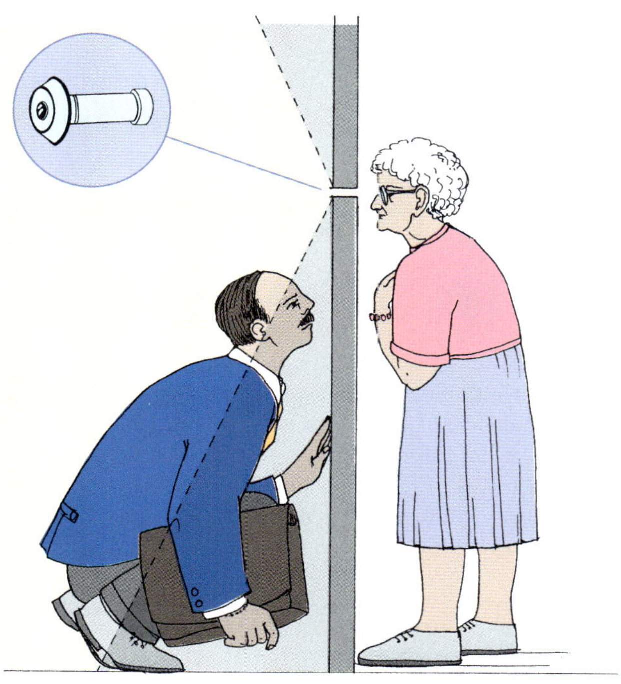

Abb. 6.11 Die meisten Menschen schließen Geschäfte an der Haustür ab, ohne es wirklich zu wollen. Ein „Spion" in der Tür kann helfen, Haustürgeschäfte zu vermeiden und „zwielichtigen" Gestalten der Zutritt in die Wohnung zu verwehren. [L215]

FALLBEISPIEL

In einer Altenpflegeeinrichtung wird eines Tages zu einem geselligen Nachmittag in einem nahe gelegenen Café eingeladen. Viele der BewohnerInnen gehen dorthin. Nach einiger Kurzweil tritt dann plötzlich ein Verkäufer auf, der den alten Leuten überteuerte Bettwäsche aufschwätzt. Auch die Rentnerin Petra Paulsen kauft dort ein Wäschepaket für 149 Euro. Zwei Tage später sieht sie gleichwertige Wäsche in einem Ladengeschäft für nur 75 Euro.

Hier lag ein **Vertrag außerhalb von Geschäftsräumen** vor, denn Frau Paulsen wurde bei einer geselligen Veranstaltung angesprochen, bei der man im Regelfall nicht mit Verkäufen rechnet. Damit kann sie den Vertrag zwei Tage später ohne weiteres widerrufen.

Einen außerhalb von Geschäftsräumen geschlossenen Vertrag kann die VerbraucherIn grundsätzlich innerhalb einer Frist von zwei Wochen nach Vertragsschluss widerrufen. Diese Frist gilt aber nur dann, wenn die VerbraucherIn beim Vertragsschluss über sein Widerrufsrecht ordnungsgemäß belehrt worden ist. Hat der abgeschlossene Vertrag die Lieferung von Ware zum Inhalt, beginnt der Ablauf der Widerrufsfrist aber – über das Erfordernis der ordnungsgemäßen Belehrung hinaus – frühestens dann, wenn die VerbraucherIn die Ware erhalten hat. Für die Einhaltung der Frist genügt die rechtzeitige Absendung des Widerrufs oder die rechtzeitige Rückgabe der erworbenen Ware.

Ist bei Vertragsschluss eine ordnungsgemäße Belehrung nicht erfolgt, kann sie zwar nachgeholt werden. Die Widerrufsfrist beginnt dann aber erst mit dieser Belehrung. Unterbleibt eine ordnungsgemäße Belehrung ganz, erlischt das Widerrufsrecht spätestens nach zwölf Monaten und 14 Tagen.

Wann liegt ein „Vertrag außerhalb von Geschäftsräumen" vor?

Ein „Vertrag außerhalb von Geschäftsräumen" liegt immer dann vor, wenn eine VerbraucherIn nicht von sich aus einen Vertrag schließen will, sondern wenn sie dort angesprochen wird, wo sie geschäftliche Kontakte im Normalfall nicht erwartet, z. B.

- im privaten Bereich oder am Arbeitsplatz,
- auf Freizeitveranstaltungen, insbesondere auf Ausflügen,
- in öffentlichen Verkehrsmitteln oder auf öffentlichen Verkehrswegen,
- wenn ein Verbraucher individuell und gezielt in Geschäftsräume „gelockt" wird.

Gerade ältere Menschen geraten bei solchen Gelegenheiten in die Gefahr, unüberlegt Verträge abzuschließen; sie können sich nicht energisch genug gegen aufdringliche VertreterInnen wehren, sie wollen „netten Leuten" einen Gefallen tun oder sie suchen Gesellschaft.

Voraussetzungen des Widerrufs

Das **Widerrufsrecht** ist von verschiedenen Voraussetzungen abhängig. Es darf sich um kein *Bargeschäft* im Bereich bis zu 40 Euro gehandelt haben. Damit sollen wirtschaftlich unbedeutende Geschäfte von einem aufwändigen Streit um ihre Wirksamkeit ausgenommen werden.

Die VerbraucherIn darf die VertreterIn der anderen Seite nicht zu sich bestellt haben. Eine derartige Bestellung liegt vor, wenn die VertreterIn von Anfang an zu Vertragsgesprächen gebeten wird. Wird sie dagegen „zur Information" vorbeigeschickt, liegt nach der Rechtsprechung ein Vertrag außerhalb von Geschäftsräumen vor.

Wie schon dargestellt, muss das Widerrufsrecht grundsätzlich innerhalb von zwei Wochen nach Abschluss des Geschäfts ausgeübt werden. Diese Frist beginnt nur zu laufen, wenn die VerbraucherIn über ihr Widerrufsrecht deutlich und „in Textform" belehrt worden ist. Neben einer schriftlichen Belehrung sind damit auch Belehrungen per Fax oder auf Datenträgern erlaubt.

Wichtiger ist das Gebot der Deutlichkeit: Es genügt nicht, wenn auf das Widerrufsrecht „irgendwo" im Text eines Kaufvertrags hingewiesen wird, sondern die Belehrung muss so gestaltet sein, dass sie sofort auffällt. Darüber hinaus muss die VerbraucherIn diese Belehrung grundsätzlich auch gesondert unterschreiben.

Vorsicht: Im Streitfall muss die VerbraucherIn den Zugang des Widerrufs beweisen. Deshalb sollte ein Widerruf immer per Einschreiben mit Rückschein vorgenommen werden. Die normalen Einschreibunterlagen werden von der Post nicht allzu lange aufbewahrt.

Allgemeine Geschäftsbedingungen

Ein weiterer Schutz der VerbraucherInnen wird durch die Regelungen des BGB über **allgemeine Geschäftsbedingungen** erreicht. Allgemeine Geschäftsbedingungen liegen immer vor, wenn die entsprechenden Klauseln in einer Mehrzahl von Fällen Verwendung finden sollen. Unerheblich ist dagegen, ob der Einzelne eine mehrfache Anwendung plant. Dadurch verwendet insbesondere auch derjenige allgemeine Geschäftsbedingungen, der sich eines Vordrucks, z. B. eines vorgefertigten Mietvertrags bedient.

In allgemeinen Geschäftsbedingungen sind zahlreiche Klauseln unzulässig, weil sie die Betroffenen zu sehr benachteiligen. Kommt es also einmal auf das „Kleingedruckte" an, sollte immer sehr sorgfältig geprüft werden, ob die fragliche Klausel überhaupt wirksam ist (➤ Abb. 6.12).

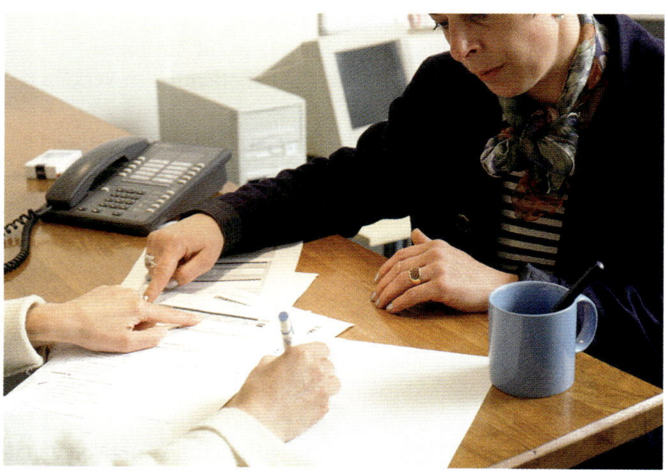

Abb. 6.12 Durch ein konzentriertes Studium der einzelnen Vertragsbedingungen lassen sich Ärger sowie zeit- und kostenintensive Wege sparen. [J787]

Schutz beim Versand

Besondere Regeln zum Verbraucherschutz gibt es auch bei *Fernabsatzgeschäften.* Damit wird nicht nur der Kauf nach Katalog, also der klassische **Versandhandel,** erfasst. Vielmehr greift dieses Gesetz regelmäßig dann ein, wenn eine VerbraucherIn Waren kauft oder Dienstleistungen in Anspruch nimmt und dabei Fernkommunikationsmittel verwendet. Neben Bestellungen per Brief, Fax oder Telefon unterfällt auch der Abschluss von Verträgen über das Internet diesen Bestimmungen.

Bei derartigen Geschäften ist die VerbraucherIn deshalb besonders schutzbedürftig, weil sie die Ware oder Dienstleistung zuvor nicht prüfen kann. Der Gesetzgeber hat den VerbraucherInnen bei solchen Verträgen deshalb regelmäßig ebenfalls das Recht eingeräumt, derartige Geschäfte *innerhalb von zwei Wochen* durch Rücktritt vom Vertrag oder Rückgabe der Ware rückgängig zu machen. Wie bei den Verträgen außerhalb von Geschäftsräumen, gilt auch bei Fernabsatzgeschäften diese „kurze" Widerrufsfrist nur dann, wenn VerbraucherInnen über ihr Widerrufs- und Rückgaberecht korrekt informiert worden sind und die AnbieterInnen ihre ihnen gesetzlich auferlegten Informationspflichten, z. B. Angaben zu seiner Identität und seiner Anschrift ordnungsgemäß erfüllt haben. Fehlt es daran, treten dieselben Folgen wie bei den Verträgen außerhalb von Geschäftsräumen ein. Im Gegensatz zum früher geltenden Recht muss die VerbraucherIn inzwischen die Kosten der Rücksendung regelmäßig selbst tragen.

Schutz für KreditnehmerInnen

Schließlich sind im Bereich des Verbraucherschutzes die Regelungen über Kreditverträge wichtig, mit denen vor allem bei Darlehensverträgen und Teilzahlungsgeschäften Schutz erreicht werden soll. Sie schützen KreditnehmerInnen und TeilzahlungskäuferInnen, indem sie eine Reihe von Angaben vorschreiben, die die Kosten derartiger Geschäfte deutlich machen, z. B. Barzahlungspreis, Teilzahlungspreis, Zinshöhe.

Ungewollte Verträge

Ganz allgemein wird jede BürgerIn schließlich im Vertragsrecht durch die Möglichkeit einer **Anfechtung** wegen Irrtums, arglistiger Täuschung oder Drohung geschützt. Wer also eine bestimmte Erklärung gar nicht abgeben wollte, weil er sich z. B. verschrieben hat, kann die Wirkungen dieser Erklärung durch eine Anfechtung beseitigen. Dasselbe Recht hat derjenige, der bewusst getäuscht oder gar bedroht wurde. Ein Beispiel für eine **arglistige Täuschung** ist es, wenn jemandem ein Unfallwagen als angeblich unfallfrei verkauft wurde und er das Fahrzeug nur im Hinblick auf die Unfallfreiheit gekauft hat (➤ 6.5.3). Er kann sich dann durch eine Anfechtung wegen arglistiger Täuschung von diesem Vertrag lösen.

6.5.3 Wichtige Vertragstypen des täglichen Lebens

Viele Verträge, die im täglichen Leben eine wichtige Rolle spielen, sind im BGB beispielhaft geregelt. Welche wesentlichen Inhalte diese Verträge haben, wird in diesem Kapitel an den drei Beispielen Kaufvertrag, Mietvertrag und Dienstvertrag dargestellt.

Kaufverträge

FALLBEISPIEL

Das neue Bügeleisen von Anette Adler ist bereits einen Monat nach dem Verkauf defekt. Es stellt sich heraus, dass ein von Anfang an schlecht verlöteter Draht beim Bügeln endgültig abgerissen war. Als Frau Adler das Bügeleisen dem Verkäufer zurückgeben will, entgegnet dieser, er habe ihr „das Eigentum verschafft" und mehr müsse er nicht.

Frau Adler kann dieses Gerät an den Verkäufer zurückgeben und verlangen, dass ihr der Kaufpreis zurückbezahlt wird, da der Mangel schon bei der Übergabe des Bügeleisens an sie vorhanden war.

§ 433 BGB

Ein Kaufvertrag verpflichtet den Verkäufer, dem Käufer die Sache frei von Sach- und Rechtsmängeln zu übergeben und Eigentum daran zu verschaffen. Der Käufer muss den Kaufpreis zahlen und die Sache abnehmen.

Kauf und Eigentum

Eine VerkäuferIn muss der KäuferIn den Kaufgegenstand übergeben und dafür sorgen, dass die KäuferIn **EigentümerIn** wird. Dies geschieht dadurch, dass sich die Parteien bei der Übergabe der Sache darüber einigen, dass die KäuferIn EigentümerIn wird. Die KäuferIn muss ihrerseits den geforderten Preis bezahlen. In der Praxis geschieht all dies oft ohne große Worte, z. B. beim alltäglichen Einkauf von Lebensmitteln und Bedarfsgegenständen gegen Barzahlung.

Wird der Kaufpreis nicht sofort bezahlt, ist es weitgehend üblich, dass die VerkäuferIn einen **Eigentumsvorbehalt** bis zur vollständigen Bezahlung vereinbart.

Rechte der KäuferIn

Mit den oben genannten Vorgängen sind aber nicht alle Pflichten aus einem Kaufvertrag erfüllt.

Der Kaufgegenstand muss frei von Sach- und Rechtsmängeln sein. Hat er hingegen schon bei der Übergabe an die KäuferIn Mängel, sieht das Gesetz eine Reihe von Rechten der KäuferIn vor.

§ 437 BGB

Ist die Kaufsache mangelhaft, kann ein Käufer zunächst einmal Nacherfüllung verlangen. Das heißt, dass der Verkäufer entweder den vorhandenen Fehler beheben oder dem Käufer Ersatz liefern muss.
Bleibt dies ohne Erfolg, kann der Käufer vom Vertrag zurücktreten, den Kaufpreis herabsetzen (*mindern*) oder Schadensersatz verlangen.

In unserem Fall muss die VerkäuferIn Frau Adler also entweder ein anderes Bügeleisen (desselben Modells) übergeben oder das fehlerhafte Bügeleisen ohne Kosten für Frau Adler reparieren. Bliebe eine Reparatur zweimal ohne dauerhaften Erfolg, könnte Frau Adler danach vom Vertrag zurücktreten. Die VerkäuferIn müsste ihr dann den Kaufpreis zurückzahlen.

Beim Kauf neuer Sachen bestehen die Gewährleistungsrechte der KäuferIn zwei Jahre lang ab Übergabe der Sache. Von besonderer Bedeutung für die KäuferIn ist, dass in den ersten sechs Monaten nach Übergabe vermutet wird, dass ein Mangel der Sache bereits bei der Übergabe vorhanden war (§ 476 BGB). Dies gilt allerdings nur, wenn die KäuferIn eine VerbraucherIn ist.

Kommt es zum Streit, muss also nicht die KäuferIn beweisen, dass sie die Sache schon mangelhaft bekommen hat, sondern die VerkäuferIn muss beweisen, dass sie sie mangelfrei übergeben hat.

Mietverträge

FALLBEISPIEL

Eine Wohnung lässt sich wegen schlecht schließender Fenster im Winter auf höchstens 18 °C heizen. Nachdem die VermieterIn trotz zahlreicher Reklamationen der MieterIn nichts dagegen unternommen hat, kürzt die MieterIn eines Tages die Miete um 15 %.

Die MieterIn durfte die Mietminderung um 15 % vornehmen. Denn zumindest die Wohnräume sowie Bad und Küche müssen sich im Winter auf mehr als 20 °C heizen lassen. Die Wohnung wies somit einen erheblichen Mangel auf; die VermieterIn kam seiner Pflicht, diesen Mangel zu beseitigen, nicht nach. Auch die Höhe der Kürzung ist mit 15 % angemessen.

Durch einen Mietvertrag wird die VermieterIn verpflichtet, der MieterIn den Gebrauch der vermieteten Sache während der Mietzeit zu gewähren. Die MieterIn ihrerseits muss den vereinbarten Mietzins entrichten (§ 535 BGB).

Pflichten der VermieterIn

Die Grundpflichten bei einem **Mietvertrag** bestehen für die VermieterIn in der Überlassung des Mietobjekts an die MieterIn und für die MieterIn in der Zahlung des Mietpreises.

Die VermieterIn muss das Mietobjekt in ordnungsgemäßem Zustand übergeben und es in diesem Zustand erhalten. Tut sie das nicht, kann die MieterIn die vereinbarte Miete kürzen (*Minderung*), Schadensersatz verlangen – z. B. wenn ihre Möbel durch Feuchtigkeit Schaden erleiden – oder den Mietvertrag sogar kündigen.

Wohnungskündigung

Schließlich enthält das Mietrecht vor allem noch Regelungen über die beiderseitigen Kündigungsmöglichkeiten und über die Verhaltenspflichten der MieterIn. So muss diese z. B. beim Auszug den ursprünglichen Zustand der Mietsache herstellen, also z. B. Einbauten beseitigen, die sie in einer Wohnung vorgenommen hat.

Dienstverträge

FALLBEISPIEL

Die Rentnerin Franziska Tannlich hat für die musikalische Ausbildung ihrer Nichte Natalie eine Musiklehrerin engagiert, der sie pro Stunde 18 Euro bezahlt. Als sie mit den Fortschritten ihrer Nichte immer unzufriedener wird, kündigt sie der Lehrerin von heute auf morgen. Diese meint, das dürfe Frau Tannlich nicht.

6

Frau Tannlich konnte der Musiklehrerin tatsächlich von „heute auf morgen“ kündigen.

§ 611 BGB

Durch einen Dienstvertrag wird der eine Teil zur Leistung der versprochenen Dienste, der andere Teil zur Zahlung der vereinbarten Vergütung verpflichtet.

Arbeit mit oder ohne Erfolg

Das **Dienstvertragsrecht** ist die Grundlage des gesamten **Arbeitsvertragsrechts** (➤ 6.8.1). Es ist dadurch gekennzeichnet, dass kein bestimmter Erfolg, sondern nur das – nach besten Kräften erfolgende – *Tätigwerden* geschuldet wird. Bereits dafür erhält derjenige, der sich zu Dienstleistungen verpflichtet hat, sein Geld.

Bei näherer Überlegung wird deutlich, warum bei Dienstverträgen nicht auch der „Erfolg“ der verpflichteten Person geschuldet sein kann. Denn was ihr Bemühen erbringt, hängt nicht nur von ihr, sondern auch von der „EmpfängerIn“ der Dienste ab. Auch beste ärztliche Behandlung kann eine PatientIn nicht heilen, wenn deren körperliche Gesamtverfassung zu schlecht ist.

Regelungen im Dienstrecht

Auch im Dienstrecht finden sich weitere Regelungen, z. B. über **Fürsorgepflichten** der DienstherrIn, die etwa Schutzkleidung stellen muss, über die **Vergütungspflicht,** die bei einer vorübergehenden Verhinderung der Dienstpflichtigen erhalten bleibt oder über die ordentliche und außerordentliche **Kündigung.**

Eine Besonderheit besteht dabei darin, dass bei „Diensten höherer Art“, zu denen auch ein privat erteilter Unterricht zählt, jederzeit gekündigt werden kann (§ 627 BGB).

6.5.4 Zivilrechtliche Haftung

Bei der Regelung der Haftungsfragen müssen im Zivilrecht zwei Bereiche streng unterschieden werden:

- Die **deliktische Haftung** (➤ 6.5.1) bestimmt die Einstandspflichten gegenüber jedermann. Hier wird geregelt, dass man für die Verletzung bestimmter Rechtsgüter, z. B. des Eigentums oder der körperlichen Unversehrtheit, gegenüber **allen** anderen Personen haftet.
- Die **vertragliche Haftung** besteht dagegen nur gegenüber VertragspartnerInnen, Personen, zu denen man die Verbindung „selbst aufgenommen“ hat. Sie kennt eine umfangreiche Palette von Haftungsgründen. So muss, wer vertraglich haftet, zum einen für alle Rechtsgutverletzungen bei den VertragspartnerInnen einstehen, die auch eine deliktische Haftung auslösen würden. Daneben tritt eine vertragliche Haftung auch ein, wenn eine Leistung zu spät erfolgt, unangemessen schlecht ist oder wenn eine Verpflichtete eine Leistung durch ihre Schuld gar nicht erbringen kann. Schließlich gilt die vertragliche Haftung auch bei einer Verletzung von Nebenpflichten und dann, wenn die Verpflichtete eine Garantie oder das Risiko, eine bestimmte Sache zu beschaffen, übernommen hat. Vom Umfang der Haftung her wird das Vermögen eines Betroffenen umfassend geschützt (➤ Abb. 6.13).

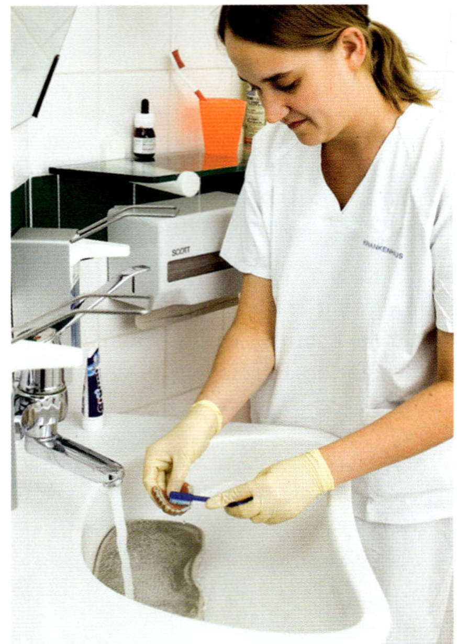

Abb. 6.13 Pflegefachpersonen kommen täglich mit kostspieligen Dingen in Berührung. Die Haftung dafür übernimmt in der Regel die ArbeitgeberIn. [K115]

Schadensersatz

FALLBEISPIEL

Konrad Klatt ist als selbstständiger „Altenbetreuer“ tätig. In dieser Funktion hat er es übernommen, das wohlhabende Rentnerehepaar Schmitz für ein erhebliches Entgelt von München nach Bayreuth zu einer Veranstaltung der dortigen Festspiele zu fahren. Konrad Klatt holt die Eheleute Schmitz pünktlich ab. Auf der Autobahn verursacht er durch Unaufmerksamkeit aber einen Auffahrunfall, was dazu führt, dass er samt seinen Fahrgästen erst am Ende der Vorstellung in Bayreuth eintrifft. Die Eheleute Schmitz weigern sich nun nicht nur, das vereinbarte Entgelt zu zahlen, sondern sie wollen von Konrad Klatt zusätzlich noch das Geld für die Karten erstattet bekommen.

Die Eheleute Schmitz sind im Recht: Konrad Klatt haftet für alle Schäden aus der entstehenden Verzögerung, weil er den Unfall fahrlässig verursacht hat. Da seine Leistung – Durchführung der Fahrt – jetzt keinen Wert mehr hat, müssen sie die Eheleute Schmitz nicht bezahlen.

Zusätzlich ist der Besuch der Festspielveranstaltung unmöglich geworden, sodass Konrad Klatt auch das Geld für die Karten erstatten muss.

§§ 276, 278, 280 BGB

In einer vertraglichen Beziehung hat man jeden Schaden zu ersetzen, wenn einem Vorsatz oder Fahrlässigkeit zur Last liegen, man eine Garantie nicht eingehalten hat oder ein Beschaffungsrisiko nicht erfüllen kann. In gleicher Weise haftet man für gesetzliche Vertreter oder Erfüllungsgehilfen.

Vorsatz oder Fahrlässigkeit

Vorsatz heißt, dass ein bestimmter Schaden entweder gewollt ist oder zumindest bewusst hingenommen wird. Vorsätzlich handelt etwa ein Gast, der aus Verärgerung über seinen Lokalverweis eine Fensterscheibe der Gastwirtschaft einwirft.

Fahrlässigkeit heißt, dass ein Schaden zwar nicht gewollt war, aber bei gehöriger Aufmerksamkeit vermieden werden konnte. Ein gutes Beispiel hierfür ist das fahrlässige Herbeiführen eines Verkehrsunfalls durch mangelnde Aufmerksamkeit.

Garantie heißt, dass man ohne Rücksicht auf ein Verschulden (Vorsatz oder Fahrlässigkeit) für einen bestimmten Umstand einzutreten hat. So kann man eine bestimmte Eigenschaft einer Sache wie etwa die Unfallfreiheit eines gebrauchten Kraftfahrzeugs garantieren. Hat das Fahrzeug dann doch einen Unfallschaden gehabt, haftet die VerkäuferIn für negative Folgen der fehlenden Unfallfreiheit wie einen geringeren Fahrzeugwert auch dann, wenn ihre Erklärung ohne ihr Verschulden unrichtig war.

Beschaffungsrisiko heißt schließlich, dass sich jemand verpflichtet, eine bestimmte Sache, etwa ein Ersatzteil, das man für eine Maschine benötigt, in jedem Fall herbeizuschaffen. Kann er diesen Erfolg nicht erreichen, haftet er für die Folgen, die dadurch eintreten, dass die andere VertragspartnerIn die gewünschte Sache nicht bekommt.

Haftung der Erfüllungsgehilfen

Bestehen vertragliche Beziehungen zur geschädigten Person, haftet die Verantwortliche nicht nur für eigene Pflichtverletzungen, die sie zu vertreten hat. Vielmehr muss sie auch für Pflichtverletzungen durch ihre **ErfüllungsgehilfInnen** einstehen. **ErfüllungsgehilfIn** ist jede Person, die die eigentliche VertragspartnerIn zur Erfüllung ihrer Pflichten einsetzt.

Diese Ausweitung der Haftung ist in einer arbeitsteiligen Wirtschaft ganz wesentlich. Sie führt z. B. dazu, dass die TrägerIn einer Pflegeeinrichtung für jegliches Verschulden ihrer Pflegenden haftet. Aus wirtschaftlicher Sicht wird die Notwendigkeit dieser Regelung schnell deutlich; denn vielfach wird nicht die Hilfskraft, sondern nur die hinter ihr stehende VertragspartnerIn den Schadensersatz leisten können.

Drei typische Schadensarten

Wird das Erbringen einer Leistung nur verzögert, ist der aus dieser Verzögerung entstehende Schaden zu ersetzen. Dieser Sachverhalt wird als **Verzug** bezeichnet. Ein typisches Beispiel für Verzugsschäden sind Zinsausfälle durch verzögerte Zahlungen.

Kann eine Leistung gar nicht mehr erbracht werden, wird von **Unmöglichkeit** gesprochen. Der daraus entstehende Schaden ist ebenfalls zu ersetzen. Gleichzeitig wird derjenige, der die Leistung nicht erhält, von seinen Verpflichtungen befreit.

Schließlich wird für Schäden gehaftet, die aus der **Verletzung vertraglicher Nebenpflichten** entstehen. Hier ist insbesondere die Pflicht zu nennen, andere Rechtsgüter seiner VertragspartnerIn nicht zu schädigen. Wer also aus Fahrlässigkeit bei Schweißarbeiten einen Dachstuhl in Brand steckt, haftet dafür, auch wenn er die Schweißarbeiten selbst pünktlich und ordentlich erbracht hat.

Schmerzensgeld

FALLBEISPIEL

In einer privaten Altenpflegeeinrichtung versäumt es die Raumpflegerin Regina Reisig, vor dem Wischen der Eingangshalle ein Warnschild aufzustellen.
Der 85-jährige Leopold Lappich, dessen Sehvermögen stark reduziert ist, bemerkt die Feuchtigkeit nicht, stürzt und bricht sich das rechte Handgelenk. Er fragt sich, ob und von wem er ein Schmerzensgeld bekommen kann.

Regina Reisig hat fahrlässig gehandelt. Bei älteren Menschen muss damit gerechnet werden, dass sie Feuchtigkeit auf dem Fußboden nicht sehen können, sodass auf die erhöhte Rutschgefahr mit einem zusätzlichen Schild hingewiesen werden muss.

Die Arztkosten von Herrn Lappich wird vermutlich dessen Krankenversicherung (die beim Träger der Pflegeeinrichtung Regress nimmt) tragen. Herrn Lappich interessiert nur noch das Schmerzensgeld, das bei einer derartigen Verletzung – heilt sie ohne weitere Folgen wieder aus – etwa 1000 Euro betragen wird. Diesen Anspruch kann er sowohl gegen Frau Reisig als auch gegen den Träger der Altenpflegeeinrichtung geltend machen. Denn Schmerzensgeld gibt es auch bei einer Verletzung vertraglicher Pflichten und nicht nur bei deliktischen Ansprüchen. Im Bereich des Vertragsrechts aber kann sich die TrägerIn der Altenpflegeeinrichtung für ein Verschulden ihrer Hilfspersonen (hier Regina Reisig) im Gegensatz zum Deliktsrecht nicht entlasten (➤ Abb. 6.14). Bei deliktischen Ansprüchen kann nämlich eine DienstherrIn den Nachweis führen, dass sie ihre Hilfspersonen sorgfältig ausgewählt und überwacht hat. Das aber ist nur bei der Schädigung Dritter, die nicht VertragspartnerIn sind, von Bedeutung. Im hier zu prüfenden Fall spielt diese Frage dagegen keine Rolle.
Der Vorteil dieser Haftung der DienstherrIn ist vor allem wirtschaftlicher Natur. Denn die Hilfspersonen, die die Schädigung hervorgerufen haben, werden oft weder Geld noch eine Versicherung haben, die den Schaden ausgleicht. Wäre eine Geschädigte auf Ansprüche

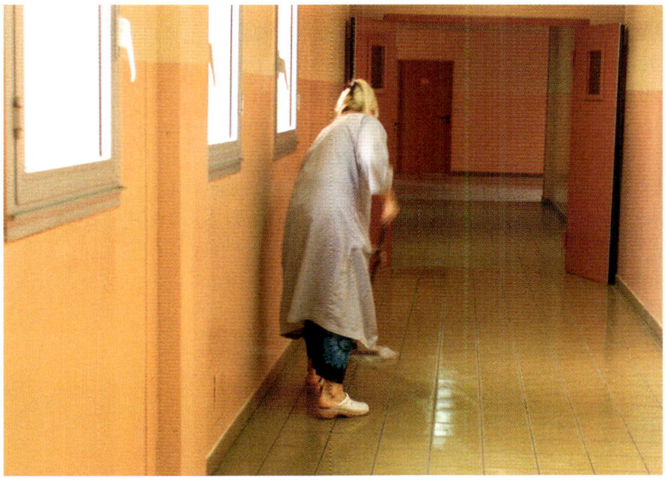

Abb. 6.14 Feuchte Fußböden können gerade in Pflegeeinrichtungen zu Stürzen führen. Daraus kann ein Anspruch auf Schmerzensgeld entstehen. [J787]

6

gegen sie beschränkt, so würde sie aus wirtschaftlichen Gründen oft nichts bekommen.

§ 253 BGB

Ein Anspruch auf Schmerzensgeld besteht, wenn es zu einer Verletzung des Körpers, der Gesundheit, der Freiheit oder der sexuellen Selbstbestimmung gekommen ist. Mit dem Schmerzensgeld wird bei einer Schädigung derartiger Rechtsgüter durch die Zahlung einer Geldsumme der Nichtvermögensschaden ausgeglichen, etwa der körperliche Schmerz, den eine Verletzung hervorruft. Das Entstehen eines Schmerzensgeldanspruchs erfordert kein Verschulden. Damit ist ein Anspruch auch dort möglich, wo – wie bei manchen Unfällen mit Kraftfahrzeugen – nur ein Anspruch aus Gefährdungshaftung existiert.

Ersatz für Schmerzen

Wer einen anderen vorsätzlich oder fahrlässig schädigt, muss der Geschädigten alle Nachteile an deren Vermögenswerten ausgleichen, die er verursacht hat. Das bedeutet bei einer Körperverletzung, die zu einer vorübergehenden Arbeitsunfähigkeit geführt hat, etwa, dass der Schädiger die Kosten der ärztlichen Behandlung, den Verdienstausfall oder die notwendigen Kosten für die Fahrten zur ÄrztIn zu zahlen hat. Was aber ist mit den Schmerzen des Geschädigten? Denn dadurch erleidet der Geschädigte ja zunächst keine Einbuße an Geld oder geldwerten Vorteilen.

Hier schafft der **Schmerzensgeldanspruch** einen Ausgleich: Er sieht, wenn die oben genannten Rechtsgüter verletzt worden sind, für die erlittenen Beeinträchtigungen einen Billigkeitsausgleich vor.

Dieser Ausgleich wird dann durch eine Geldzahlung an den Geschädigten – eben das **Schmerzensgeld** – vorgenommen. Die Höhe des Schmerzensgelds orientiert sich an den Umständen des Einzelfalls. Maßgeblich sind vor allem Art und Schwere der Verletzungen (bei Körper- und Gesundheitsschäden), etwaige Dauerfolgen für das Opfer und der Grad des Vorwurfs, den man dem Schädiger machen kann. Die Spanne beginnt für kleinere Verletzungen bei etwa 200 Euro und geht bei schwersten Dauerschäden bis zu Summen von mehreren 100 000 Euro.

Vertrag und Delikt: Unterschiede und Gemeinsamkeiten

Bei der vertraglichen Haftung ist die Einstandspflicht für Gehilfen vom Gesetz her zwingend vorgesehen. Bei der deliktischen Haftung kann eine verantwortliche Person, die als „DienstherrIn" bezeichnet wird, dagegen von ihrer Einstandspflicht für Gehilfen freikommen. Sie muss dazu nachweisen, dass sie ihren Gehilfen sorgfältig ausgewählt und überwacht hat. Verursacht also z. B. eine HandwerksgesellIn gegenüber Dritten einen Schaden bei Installationsarbeiten, muss ihre MeisterIn nicht zahlen, wenn die GesellIn fachkundig war und in angemessenem Umfang kontrolliert wurde.

6.5.5 Grundlagen des Erbrechts

Gerade alte Menschen machen sich oft viele Gedanken darüber, was mit ihrem Vermögen geschehen soll und wenden sich mit ihren Fragen an die Pflegenden.

Erbschaft

FALLBEISPIEL

Die 80-jährige Olga Ossig besitzt ein gewisses Sparvermögen, zahlreiche wertvolle Sammlerpuppen und wertvolles Porzellan. Ihre Verwandtschaft, mit der sie in gutem Einvernehmen lebt, ist recht umfangreich. So denkt sie viel darüber nach, welcher Neffe dieses und welcher jenes Sparbuch „erben" soll und wem sie welche Puppen und welches Porzellan vermachen könnte.

Frau Ossig sollte jenen Personen, die größere Teile ihres Vermögens bekommen sollen, mit einer entsprechenden *Quote* als Erben einsetzen und gleichzeitig entsprechende *Teilungsanordnungen* in das Testament aufnehmen. Soweit sie nur einzelne, nicht allzu wertvolle Gegenstände zuwenden will, ist das *Vermächtnis* der richtige Weg.

§ 1922 BGB

Mit dem Tode einer Person *(Erbfall)* geht deren Vermögen *(Erbschaft)* als Ganzes auf eine oder mehrere andere Personen *(Erben)* über.

Alles oder nichts

Eine **Erbschaft** bezieht sich immer auf das *gesamte* Vermögen des Verstorbenen. Man kann also keine einzelnen Gegenstände vererben. Es ist auch nicht möglich, nur die „positiven" Bestandteile seines Vermögens zu vererben und die Schulden zu „vergessen". Eine Erbschaft umfasst immer die *Aktiva* (z. B. Geldvermögen, Forderungen oder Grundstücke) und *Passiva* (z. B. Schuldbetrag am Girokonto, aufgenommene Darlehen oder Hypotheken) eines Vermögens. Im Ergebnis kann es vermieden werden, als Erbe Schulden bezahlen zu müssen. Die Erbschaft kann entweder ausgeschlagen oder die Haftung auf die vorhandenen Aktivposten der Erbschaft beschränkt werden. Dann muss ein Erbe zur Schuldentilgung nur die Erbschaft verwenden und haftet, falls sie nicht ausreicht, nicht mit seinem eigenen Vermögen.

Teilungsanordnung und Vermächtnis

Es gibt die Möglichkeit, für den Todesfall die Verteilung einzelner Gegenstände zu regeln. Man kann entweder mehrere Personen zu bestimmten Anteilen als Erben einsetzen und dann eine **Teilungsanordnung** treffen. Darin wird festgelegt, wie die Erben die einzelnen zur Erbschaft gehörenden Gegenstände untereinander aufteilen sollen.

Es können im Testament auch **Vermächtnisse** angeordnet werden. Ratsam ist dies, wenn neben der Einsetzung von Erben einzelne Gegenstände anderen Personen zufallen sollen. Dies kann etwa ein Bild sein, an dem ein alter Freund der Familie besonders stark hängt. Dann wird im Testament als Vermächtnis angeordnet, dass er dieses Bild bekommen soll. Eine so begünstigte Person wird als **VermächtnisnehmerIn** bezeichnet. Sie kann von den Erben die Herausgabe des entsprechenden Gegenstandes verlangen.

Erbfolge

FALLBEISPIEL

Herr und Frau Gruber sind im Güterstand der Zugewinngemeinschaft verheiratet und haben zwei eheliche Kinder im Alter von sechs und drei Jahren. Ein Testament oder ein Erbvertrag sind nicht vorhanden. Als Herr Gruber eines Tages tödlich verunglückt, stellt sich die Frage nach der Erbfolge.

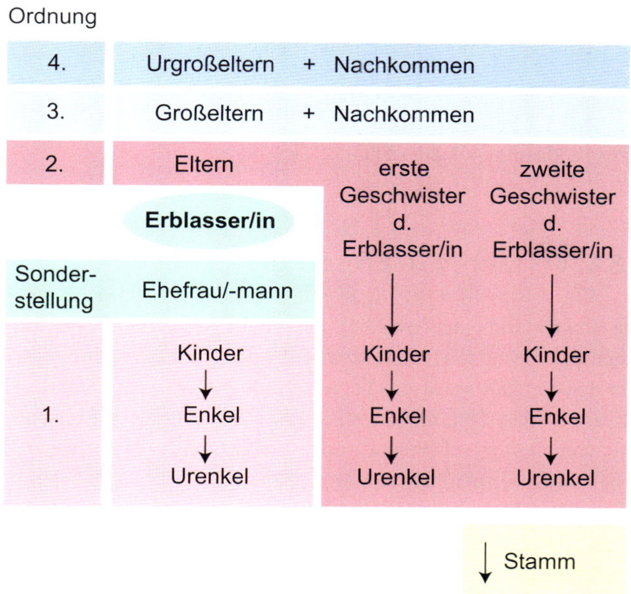

Abb. 6.15 Die gesetzliche Erbfolge. [A400]

Frau Gruber erbt die Hälfte, die Kinder erben je ¼ des vorhandenen Vermögens.

Im Rahmen der gesetzlichen Erbfolge gibt es Erben verschiedener Ordnung. Ehegatten werden neben ihnen mit einer bestimmten Quote bedacht.

Gesetzliche und gewillkürte Erbfolge

Der Erblasser, also die versterbende Person, kann frei bestimmen, wem er sein Vermögen hinterlassen will. Dazu kann er sich der **gewillkürten Erbfolge** bedienen. Das bedeutet, dass er entweder ein Testament errichten oder einen Erbvertrag abschließen kann. Nur wenn er dies nicht getan hat, greift die **gesetzliche Erbfolge** (➤ Abb. 6.15). Der Gesetzgeber hat also lediglich eine **subsidiäre** (*hilfsweise eingreifende*) Regelung bereitgestellt, die verhindern soll, dass ein Nachlass ungeregelt bleibt.

Gesetzliche Erbfolge

Die gesetzliche Erbfolge behandelt Abkömmlinge, also Kinder und die ihnen folgenden Generationen, als **Erben erster Ordnung** (§ 1924 BGB). Mehrere Kinder erben zu gleichen Teilen. Kinder, die zum Zeitpunkt des Erbfalls noch leben, schließen ihre eigenen Kinder von der Erbfolge aus.

Erben zweiter Ordnung sind die Eltern des Erblassers und deren Abkömmlinge, z. B. die Geschwister des Erblassers sowie deren Kinder. Sie erben allerdings nur dann, wenn es keine Erben der ersten Ordnung gibt. Innerhalb der zweiten Ordnung – und auch der folgenden – gelten dieselben Grundsätze wie in der ersten Ordnung: Mehrere Erbberechtigte erben zu gleichen Teilen, und die vorangehende, noch lebende Generation schließt die nachfolgende aus.

Ehegatten erben neben Erben der ersten Ordnung zu ¼ und neben Erben der zweiten Ordnung zu ½. Haben sie in Zugewinngemeinschaft gelebt, kann durch den Tod ein Zugewinnausgleich nicht mehr erfolgen. Das gleicht der Gesetzgeber aus, indem er bei diesem Güterstand den gesetzlichen Erbteil eines überlebenden Ehegatten jeweils um ¼ erhöht. Damit erbt bei diesem Güterstand der überlebende Ehegatte im Ergebnis neben Erben erster Ordnung zu ½ und neben Erben zweiter Ordnung zu ¾.

Pflichtteil

FALLBEISPIEL

Der mit 83 Jahren verstorbene Theodor Seiffert hat folgendes Testament hinterlassen: „Meine alleinige Erbin wird meine Tochter Theresa, denn nur sie hat mich verstanden. Meine Frau und meine beiden Söhne enterbe ich vollständig." Frau Seiffert und ihre Söhne halten dieses Testament für sittenwidrig und damit für unwirksam.

Frau Seiffert und ihre Söhne haben nicht Recht. Sie konnten enterbt werden und sind auf ihren jeweiligen Pflichtteil angewiesen, den ihnen die Tochter Theresa Seiffert auszahlen muss.

Der Erblasser kann über seinen Nachlass frei bestimmen. Zwingend ist aber das Pflichtteilsrecht.

Die Freiheit der Erblasser

Das deutsche Erbrecht gibt einem Erblasser eine umfassende **Testierfreiheit.** Er kann nach Belieben bestimmen, wem er sein Vermögen hinterlässt und dabei auch enge Familienangehörige ausschließen. Das ist, selbst wenn jemand sein ganzes Vermögen einem (eingetragenen) Verein hinterlässt und Lebenspartner und Kinder leer ausgehen, keinesfalls **sittenwidrig.** Eine Sittenwidrigkeit greift im Erbrecht nur in ganz engen Grenzen. Sittenwidrig ist etwa eine „Hergabe für die Hingabe", also eine Erbeinsetzung ausschließlich für eine sexuelle Gegenleistung.

Keiner geht leer aus

Wirtschaftlich sollen Ehepartner und Kinder aber doch am Nachlass teilhaben können. Deshalb sieht das Gesetz (§ 2303 BGB) ein **Pflichtteilsrecht** vor. Ehepartner und Kinder können zwar von der Erbfolge ausgeschlossen werden. Sie können dann aber vom Erben die Zahlung einer Geldsumme verlangen, die der Hälfte des Wertes ihres gesetzlichen Erbteils entspricht. Ein Ausschluss dieses Pflichtteilsrechts ist nur unter engen Voraussetzungen möglich, z. B. bei tätlichen Angriffen auf den Erblasser.

Testament und Erbvertrag

FALLBEISPIEL

Das Ehepaar Pfundstein überlegt sich, wie es seinen letzten Willen regeln soll. Herr Pfundstein möchte nur ein Testament schreiben, während Frau Pfundstein lieber zum Notar ginge und dort einen Erbvertrag abschließen würde.

Das Ehepaar Pfundstein hat beide Möglichkeiten. Welcher Weg der beste ist, hängt von den näheren Umständen ab.

Ein ordentliches Testament kann zur Niederschrift einer NotarIn oder durch eine eigenhändig ge- und unterschriebene Erklärung errichtet werden (§§ 2231, 2247 BGB). Ein Erbvertrag kann nur zur Niederschrift einer NotarIn bei gleichzeitiger Anwesenheit beider Teile geschlossen werden (§ 2276 BGB).

Einfach und kostengünstig

Ein **Testament** kann sehr einfach errichtet werden. Man muss seinen „letzten Willen" nur handschriftlich – um Fälschungen zu verhindern – niederlegen und unterschreiben (➤ Abb. 6.16). Ehegatten haben es noch einfacher: Hier genügt es, wenn einer von ihnen das Testament schreibt und beide unterschreiben. Außerdem lässt sich ein Testament auch sehr leicht ändern oder widerrufen.

Daneben ist auch die Errichtung eines Testaments vor einer NotarIn möglich. Das kostet zwar Gebühren, bringt aber zwei Vorteile: zum einen eine unparteiliche Beratung, zum anderen eine sichere Verwahrung des Testaments.

In seltenen Fällen dürfen neben den privatschriftlichen oder von einer NotarIn errichteten Testamenten (*ordentlichen Testamenten*) auch **Nottestamente** errichtet werden.

Am wichtigsten ist das **Dreizeugentestament.** Kann vor dem Todeseintritt ein ordentliches Testament voraussichtlich nicht mehr errichtet werden, kann der Testierende seinen letzten Willen auch in ununterbrochener Gegenwart von mindestens drei Personen (daher Dreizeugentestament) errichten. Diese dürfen im Testament nicht bedacht sein. Über den Vorgang muss eine Niederschrift aufgenommen werden.

Lebt der Testierende drei Monate später noch, verliert ein derartiges Testament seine Wirkung.

Erbe mit Gegenleistung

Ein **Erbvertrag** ist nur von Interesse, wenn mit Rücksicht auf eine erbrechtliche Regelung Gegenleistungen erbracht werden; für diesen Fall liegt dann eine klare vertragliche Regelung vor.

Ein Erbvertrag wird häufig geschlossen, wenn jemand für eine gewisse Gegenleistung auf sein zukünftiges Erbrecht verzichtet. Dies kann z. B. so aussehen, dass eines von mehreren Kindern einen elterlichen Betrieb allein übernimmt und die anderen dafür vorab mit Geldleistungen abgefunden werden.

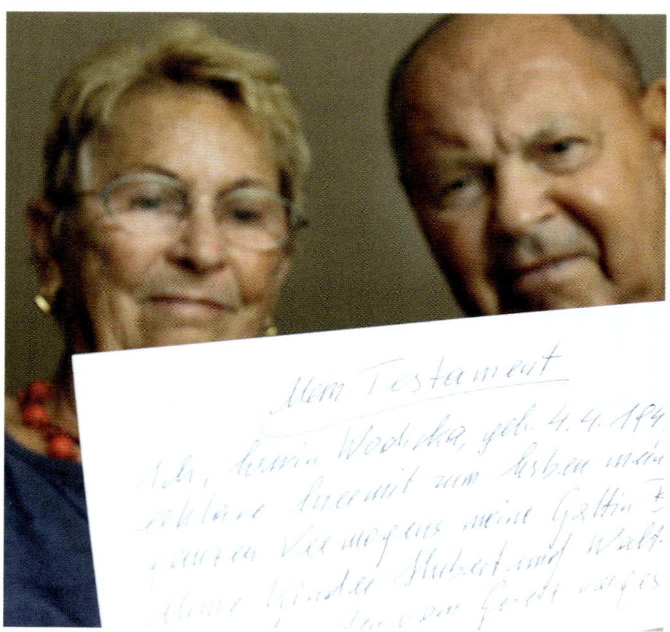

Abb. 6.16 Ein privatschriftliches Testament ist nur gültig, wenn es handschriftlich verfasst wird. [J787]

SURFTIPP

Informationen zum Thema „Erbrecht": www.erbrecht.de

6.5.6 Verfahren in Erbsachen

Die Abwicklung einer Erbschaft führt häufig zu erheblichen praktischen Schwierigkeiten. Um über Konten verfügen zu können, wird von den Banken meist die Vorlage eines Erbscheins gefordert. Ein aufgefundenes Testament muss beim Nachlassgericht abgeliefert und von diesem eröffnet werden. Vielfach müssen auch erst die Erben ausfindig gemacht werden.

Erbschein

FALLBEISPIEL

Für die 78-jährige Lena Landes ist bereits alles klar. Ihr Vermögen soll ihr einziger Sohn erben. Außer Konten und einem Wertpapierdepot ist nur etwas Hausrat vorhanden. Frau Landes, die ein Testament zu Gunsten des Sohnes errichtet hat, möchte ihm gern die Kosten für den Erbschein ersparen.

Lena Landes kann ihrem Sohn den Erbschein ersparen. Für die Konten und das Wertpapierdepot kann sie Verträge zugunsten Dritter für den Todesfall abschließen oder ihrem Sohn Vollmacht über den Tod hinaus einräumen. An den Hausrat gelangt er als Angehöriger ohne weitere Schwierigkeiten, sodass auch in dieser Hinsicht kein Erbschein nötig ist.

§ 2353 BGB

Der Erbschein ist ein Zeugnis über das bestehende Erbrecht, das einem Erben auf Antrag vom Nachlassgericht erteilt wird.

Vorlage eines Erbscheins

Die **Erteilung eines Erbscheins** erfolgt in einem Verfahren der *freiwilligen Gerichtsbarkeit.* Dort wird von Amts wegen ermittelt, ob die Person, die einen Erbschein beantragt, tatsächlich Erbe ist. Mit dem Erbschein hat seine InhaberIn ein amtliches Zeugnis, das im *Rechtsverkehr* zu einem weitgehenden Vertrauensschutz führt.

Verwahrung von Testamenten

Schließlich sollte man wissen, dass Erbverträge, notariell errichtete Testamente und eigenhändig errichtete Testamente, die in besondere amtliche Verwahrung gegeben werden (das kann bei jedem Nachlassgericht beantragt werden), seit dem 1.1.2012 zwingend im „Zentralen Testamentsregister" registriert werden, das die Bundesnotarkammer betreibt. Solche Testamente sind damit einmal sicher verwahrt, und zum anderen ist durch das zentrale Testamentsregister gesichert, dass sie aufgefunden werden.

So wird für diese Art von Testamenten ein Schutz gegen Unterdrückung und Übersehen erreicht, der bei einer Aufbewahrung

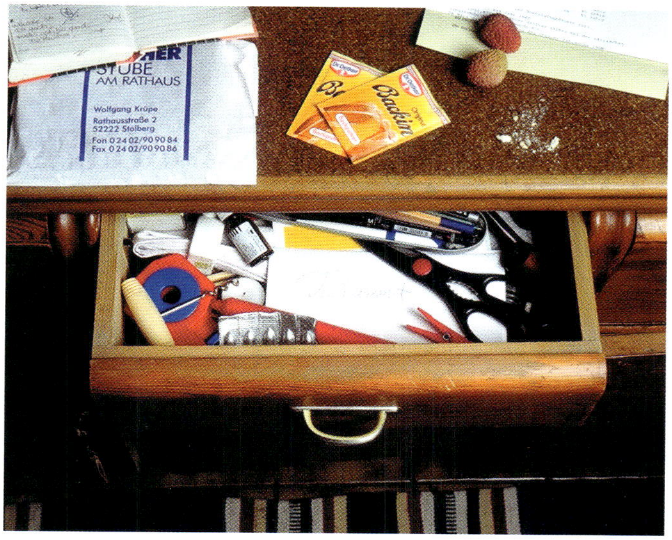

Abb. 6.17 Ein Testament ist besser bei einer NotarIn oder einem Nachlassgericht als in der Küchenschrankschublade aufgehoben. [K183]

„in der Schreibtischschublade" nicht gegeben ist (➢ Abb. 6.17) [1] [2] [4] [12] [13].

SURFTIPP

Nähere Informationen zum zentralen Testamentsregister unter: www.testamentsregister.de

6.6 Betreuungsrecht

Das gesamte Privatrecht ist an dem Gedanken ausgerichtet, dass jede betroffene Person ihre Angelegenheiten selbst am besten wahrnimmt. Ganz uneingeschränkt lässt sich dieser Gedanke nicht verwirklichen (➢ 6.5.1). Probleme mit der sachgerechten Wahrnehmung eigener Interessen treten auf, wenn eine Person nicht mehr in vollem Umfang handlungsfähig ist.

Das **Betreuungsrecht** setzt sich zum Ziel, diese Einschränkungen auszugleichen und von den Betroffenen so weit als möglich Schaden abzuwenden. Der Weg dazu ist nicht in erster Linie staatliche Fürsorge. Wenn möglich, soll dieses Ziel durch Vollmachten oder Hilfen aus der Familie und dem Kreis nahe stehender Personen erreicht werden. Der Gesetzgeber geht davon aus, dass dieser Personenkreis gleichsam stellvertretend für die Betroffenen deren Interessen wahrnimmt. Erst, wenn diese Art der Hilfe nicht mehr möglich ist, treten fremde Personen als **BetreuerInnen** auf, wobei auch dabei die privatrechtliche Ausrichtung erhalten bleibt.

Das Betreuungsrecht gilt nur für Volljährige, also Personen, die mindestens 18 Jahre alt sind (§ 1896 BGB).

6.6.1 Grundsätze des Betreuungsrechts

Das Betreuungsrecht will die Schwelle zur Anordnung einer Betreuung möglichst hoch ansetzen. Andere Hilfen haben Vorrang, die Anordnung einer Betreuung ist regelmäßig – spätestens nach sieben Jahren – zu überprüfen und eine Betreuung darf von Anfang an nur für die Lebensbereiche (Beschränkung der Aufgabenkreise) angeordnet werden, für die sie notwendig ist.

Anordnung einer Betreuung

FALLBEISPIEL

Der 83-jährige, verwitwete Rentner Otto Olpe kommt mit dem Leben nicht mehr zurecht: In Geldangelegenheiten ist er überfordert, er schafft es nicht, sich eine warme Mahlzeit zuzubereiten und seine Wohnung sauber zu halten, und auch ärztliche Betreuung vermeidet er so weit als möglich. Dennoch passiert nichts Ernsthaftes, denn seine Schwiegertochter Annemarie kümmert sich um all diese Dinge. Sein anderer Sohn, Kurt Olpe, meint hingegen, so könne es nicht mehr weitergehen. Für seinen Vater müsse das zuständige Betreuungsgericht umgehend eine umfassende Betreuung durch einen Verein oder Rechtsanwalt anordnen.

Es darf gegenwärtig noch keine Betreuung angeordnet werden. Solange die Schwiegertochter dafür sorgt, dass Herr Olpe regelmäßig zu essen hat, seine Wohnung nicht verwahrlost, sein Konto nicht geplündert wird und Herr Olpe sich hinreichend um seine Gesundheit kümmert, besteht kein Betreuungsbedarf. Erst recht müssten sich keine fremden Personen oder Einrichtungen um Herrn Olpe kümmern.

§ 1896 BGB

Kann ein Volljähriger auf Grund einer psychischen Krankheit oder einer körperlichen, geistigen oder seelischen Behinderung seine Angelegenheiten ganz oder teilweise nicht besorgen, bestellt das Betreuungsgericht auf seinen Antrag oder von Amts wegen für ihn einen Betreuer. Dieser darf nur für Aufgabenkreise bestellt werden, in denen die Betreuung erforderlich ist, und nur dann, wenn diese Aufgaben nicht durch andere Hilfen ebenso gut erledigt werden können.

Betreuung auf Antrag oder von Amts wegen

Eine Betreuung kann auf **Antrag des Betroffenen** angeordnet werden. In der Hauptsache wird ein Betreuungsverfahren aber **von Amts wegen** eingeleitet. Das bedeutet nicht, dass das Betreuungsgericht laufend danach sieht, wer betreut werden müsste. Vielmehr fordern z. B. Angehörige, NachbarInnen, Pflegende oder andere staatliche Stellen die Anordnung einer Betreuung. Die eben Genannten haben zwar kein förmliches Antragsrecht, sie können durch ihre Mitteilungen die Einleitung entsprechender Verfahren aber *anregen*. Ist ihr Vortrag gerechtfertigt, wird das Betreuungsgericht anschließend von sich aus tätig.

Verzicht auf Betreuung

Die Anordnung einer Betreuung ist nur das „letzte Mittel". Andere Hilfen gehen vor. Dies ist etwa die *Unterstützung* durch Ehegatten, Verwandte, Nachbarn sowie kirchliche oder soziale Einrichtungen (➢ 4.4.4). Reicht dies aus, um die Hilfsbedürftigkeit einer betroffenen Person zu vermeiden, darf eine Betreuung nicht angeordnet werden. In dieser Beziehung kann man im Übrigen auch Vorsorge treffen: Durch eine *Vorsorgevollmacht* oder eine *Patientenverfügung* (➢ 6.6.2) können schon in „guten Tagen" Regelungen für den Fall einer Betreuungsbedürftigkeit getroffen werden. Steht dadurch fest, was die betroffene Person will, reicht dies oft schon aus, um auf die Anordnung einer Betreuung zu verzichten.

Persönliche Beziehung

Im Rahmen einer Betreuung soll eine *persönliche Beziehung* zur betroffenen Person gewährleistet sein (➢ Abb. 6.18). Deshalb soll in erster Linie ihrem Vorschlag für eine bestimmte BetreuerIn entsprochen werden (§ 1897 BGB). In zweiter Linie sollen Personen herangezogen werden, die in verwandtschaftlichen oder persönlichen Beziehungen zur betroffenen Person stehen. Fehlen diese Möglichkeiten, werden auch RechtsanwältInnen oder berufsmäßige BetreuerInnen mit entsprechender Ausbildung wie etwa SozialarbeiterInnen und Betreuungsvereine (§ 1900 BGB) herangezogen.

Beschränkung der Aufgabenkreise

Als Gegenstand einer Betreuung kommen regelmäßig folgende Lebensbereiche in Betracht:

- Vermögenssorge
- Aufenthalt einer betroffenen Person einschließlich der Wohnungsangelegenheiten
- Unterbringung in geschlossenen Einrichtungen
- Gesundheitssorge
- Rentenangelegenheiten (soweit sie nicht in der Vermögenssorge mit erledigt werden).

6

Einwilligungsvorbehalt

FALLBEISPIEL

Die 70-jährige Kauffrau Isabella Kastner ist noch rüstig. Allerdings hat in den vergangenen Jahren ihr früher guter Geschäftssinn sehr stark nachgelassen; erhebliche Verlustgeschäfte waren die Folge. Sie lässt aber trotz inständiger Bitten ihrer Kinder, die zu Recht um das Vermögen der Familie fürchten, nicht von immer riskanteren Geschäften ab. Könnte die Anordnung einer Betreuung für ihr Vermögen hier Hilfe bringen?

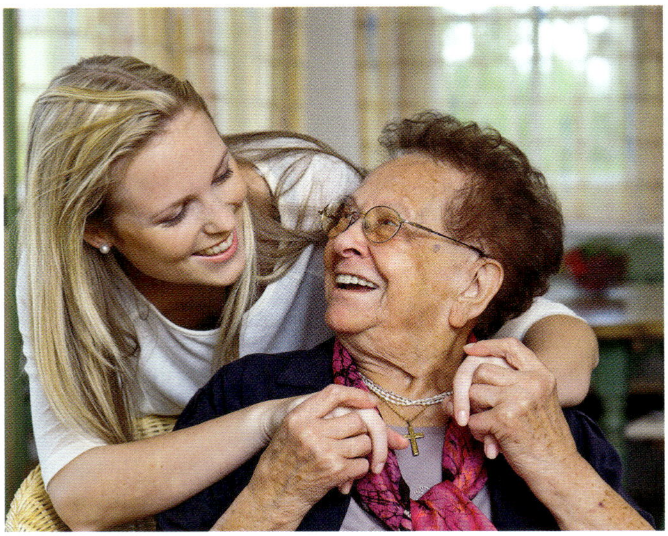

Abb. 6.18 Das Betreuungsrecht will die persönliche Beziehung die BetreuerIn zur betreuten Person, weil dadurch deren persönlichen Wünsche so weit wie möglich respektiert werden können. [J787]

Es wäre hier sinnvoll, für den Aufgabenkreis „Vermögenssorge“ eine Betreuung anzuordnen. Ihre Wirksamkeit kann durch die Anordnung eines **Einwilligungsvorbehalts** abgesichert werden. Um Frau Kastner nicht zu sehr einzuengen, ist es dabei auch möglich, ihr für den privaten Bereich weiterhin in einem gewissen Umfang das uneingeschränkte **Verfügungsrecht** über ihr Geld zu belassen.

§ 1903 BGB

Soweit dies zur Abwendung einer erheblichen Gefahr für die Person oder deren Vermögen erforderlich ist, ordnet das Betreuungsgericht an, dass der Betreute zu einer Willenserklärung, die den Aufgabenkreis der BetreuerIn betrifft, deren Einwilligung bedarf.

Das letzte Wort bleibt den Betreuten

Im Gegensatz zum früheren Recht bleibt eine betreute Person grundsätzlich *voll geschäftsfähig* (➢ 6.5.1). Damit soll erreicht werden, dass ihr Wille Berücksichtigung findet.

Im Einzelfall könnte sich dieser positive Grundsatz aber in sein Gegenteil verkehren. Durch ihre Geschäftsfähigkeit hat es die betreute Person in der Hand, Maßnahmen ihrer BetreuerIn zu unterlaufen und damit letztlich die Betreuung zwecklos zu machen. Um dies zu verhindern, enthält das Gesetz den oben angesprochenen **Einwilligungsvorbehalt.** Wird er angeordnet, kann die BetreuerIn alle für die betreute Person nachteiligen Handlungen dadurch verhindern, dass er seine Einwilligung verweigert. Der Betreute steht damit weitgehend einem beschränkt Geschäftsfähigen gleich. Um einen unter Betreuung stehenden Menschen aber nicht zu sehr einzuengen, gilt dieser Einwilligungsvorbehalt regelmäßig nicht für *geringfügige Geschäfte des täglichen Lebens* wie etwa den Kauf einer Zeitung oder die Bestellung von Kaffee und Kuchen in einem Lokal. Gänzlich ausgeschlossen ist die Anordnung dieses Vorbehalts im Übrigen für die Bereiche Eheschließung und Verfügungen von Todes wegen.

Genehmigung des Betreuungsgerichts

FALLBEISPIEL

Der Gesamtzustand der 85-jährigen Regina Reichelt hatte sich in den vergangenen Monaten so verschlechtert, dass für sie eine umfassende Betreuung angeordnet wurde. Allerdings bewohnte sie bislang für sich allein eine Zwei-Zimmer-Wohnung. Als sie schwer stürzt und zur Behandlung eines Schenkelhalsbruches zunächst für einige Zeit im Krankenhaus liegt, kündigt ihr Betreuer die Wohnung. Er geht davon aus, dass Frau Reichelt ohnehin in eine Altenpflegeeinrichtung ziehen muss.

Der Betreuer durfte nicht einfach von sich aus die Wohnung von Frau Reichelt kündigen. Der richtige Weg wäre gewesen, zunächst festzustellen, ob die Unterbringung in einer Altenpflegeeinrichtung wirklich unumgänglich war, dann die Kündigung der Wohnung mit Frau Reichelt zu besprechen, die **Genehmigung des Betreuungsgerichts** einzuholen und danach die Kündigung gegenüber dem Vermieter auszusprechen.

§ 1907 BGB

Zur Kündigung eines Mietverhältnisses über Wohnraum, den der Betreute gemietet hat, bedarf der Betreuer der Genehmigung des Betreuungsgerichts.

Maßnahmen mit einschneidenden Folgen

Maßnahmen von BetreuerInnen können für Betroffene ganz unterschiedliches Gewicht haben. Verkauft ein Betreuer etwa ein Fahrrad, das der Betreute ohnehin seit Jahren nicht mehr benutzen konnte, wird dies für ihn ohne spürbare Folgen sein. Ganz anders ist es bei einer Kündigung der Wohnung: Dadurch verliert die betreute Person ihren Lebensmittelpunkt. Die Altenpflegeeinrichtung liegt womöglich am anderen Ende der Stadt und ist für die bisherigen Bekannten schlecht zu erreichen. Der Gesetzgeber will deshalb bei Maßnahmen, die für Betreute einschneidende Folgen haben können, falschen Entscheidungen von BetreuerInnen vorbeugen. Dieses Ziel wird erreicht, indem Entscheidungen der BetreuerInnen in bestimmten Fällen einer **Genehmigung des Betreuungsgerichts** bedürfen.

Im Wesentlichen handelt es sich dabei um folgende Bereiche:

- Kündigung oder sonstige Aufhebung eines Mietvertrags über Wohnraum für die betreute Person
- Vermietung von Wohnraum, der der betreuten Person gehört und der bislang von ihr bewohnt wurde
- Unterbringung in einer geschlossenen Einrichtung (z. B. einem psychiatrischen Krankenhaus, ➤ Abb. 6.21)
- Alle längerdauernden oder wiederholten unterbringungsähnlichen Maßnahmen wie das Verschließen von Türen, das Fixieren im Bett oder auch eine gezielte medikamentöse Behandlung zur Ausschaltung des Bewegungsdrangs
- Sterilisation der betreuten Person
- Alle nicht sofort notwendigen ärztlichen Maßnahmen, die für die betreute Person mit Lebensgefahr oder der Gefahr schwerer Gesundheitsschäden verbunden sind.

Im Übrigen ist festzuhalten, dass derartige Eingriffe immer eines sachlichen Grundes bedürfen und insbesondere Sterilisation und Unterbringung (➤ 6.6.4) nur unter den sehr engen Voraussetzungen der §§ 1905, 1906 BGB statthaft sind.

Fixierungen und unterbringungsähnliche Maßnahmen

Unter dem Fixieren eines Menschen versteht man jede Maßnahme, durch die dieser unmittelbar an einem bestimmten Platz festgehalten wird (➤ 6.4.2). Das können etwa Beckengurte sein, mit denen Pflegebedürftige im Bett festgebunden werden. Weitere Fixierungsmaßnahmen sind das Anbinden von Armen oder Beinen. Das Anbringen eines Bettgitters, das ein alter Mensch aus eigener Kraft nicht übersteigen kann, wird als fixierungsähnliche Maßnahme bezeichnet.

Jedes Fixieren, aber auch sonstige unterbringungsähnliche Maßnahmen wie das Verschließen eines Zimmers oder einer Station, erfüllen bei Menschen, die eine eigene Bewegungsfähigkeit besitzen, grundsätzlich den Tatbestand der Freiheitsberaubung.

Im Rahmen der Altenpflege sind derartige Maßnahmen wie auch die gezielte medikamentöse Behandlung zur Ausschaltung des Bewegungsdrangs zwar ausnahmsweise dann **ohne** Genehmigung des Betreuungsgerichts statthaft, wenn ein Betroffener darin eingewilligt hat. Diese Einwilligung ist aber mit großen Missbrauchsmöglichkeiten verbunden. Deshalb begegnet ihr die gerichtliche Praxis dort, wo man sich darauf beruft, auch mit nachhaltigem Misstrauen.

Werden Fixierungen und gleichgestellte Maßnahmen notwendig, ist es in jedem Fall zu empfehlen, eine vorherige betreuungsgerichtliche Genehmigung einzuholen. Ist eine entsprechende Situation derart überraschend aufgetreten, dass dies nicht mehr möglich war, muss diese Genehmigung unverzüglich nachträglich eingeholt werden (§ 1906 Abs. 2 BGB).

Unabhängig von einer betreuungsgerichtlichen Genehmigung bedürfen Fixierungen aus Sicht des Berufsrechts stets einer **ärztlichen Anordnung.** In die Pflegedokumentation sind Anordnung und konkreter Ablauf einzutragen und abzuzeichnen.

Aufhebung der Betreuung

FALLBEISPIEL

Der 79-jährige Walter Weiß steht unter umfassender Betreuung. Als er vor der schweren Erkrankung noch rüstig war, hatte er allerdings an so etwas schon gedacht und eine Betreuungsverfügung errichtet. Darin hatte er unter anderem verfügt: „Zu jedem meiner Geburtstage werden meine noch lebenden Geschwister und deren Kinder in das Parkhotel eingeladen und dort auf meine Kosten bewirtet."

Als der 80. Geburtstag naht, macht der Betreuer die Einladung rückgängig. Er meint, Herr Weiß werde von der Feier nichts mehr haben, da er sich nur noch von strenger Diät ernähren dürfe. Herr Weiß möchte daraufhin, dass sein Betreuer entlassen wird.

Der Betreuer hätte den Willen von Herrn Weiß nicht missachten dürfen. Selbst wenn er ein Festmahl nicht mehr genießen kann, muss man ihm die Möglichkeit lassen, seinen Verwandten durch die Bewirtung eine Freude zu bereiten. Ein wichtiger Grund für die Entlassung des Betreuers liegt bei einem derartigen „Umspringen" mit dem Betreuten durchaus vor.

§ 1908b BGB

Das Betreuungsgericht hat einen Betreuer aus wichtigen Gründen zu entlassen.

Ende einer Betreuung

Zum Schutz vor Unzuträglichkeiten sieht das Gesetz eine Reihe von Sicherungen vor, um eine unnötige Betreuung zu vermeiden oder um eine nicht mehr funktionierende Beziehung zwischen BetreuerIn und Betreuten aufzuheben.

- Die Anordnung einer Betreuung ist spätestens alle sieben Jahre durch das Betreuungsgericht zu überprüfen.
- Unabhängig von dieser Frist ist eine Betreuung aufzuheben oder jedenfalls einzuschränken, wenn sie sich als nicht mehr notwendig erweist. Diesen Antrag kann eine unter Betreuung stehende Person jederzeit stellen, dazu ist ihre Geschäftsfähigkeit *nicht* erforderlich (§ 1908d BGB).
- Das Betreuungsgericht muss eine BetreuerIn entlassen, wenn sie sich entweder zur Erfüllung ihrer Aufgaben als ungeeignet erweist oder ein sonstiger wichtiger Grund vorliegt. Wichtige Gründe können etwa tiefgreifende persönliche Unstimmigkeiten oder die Missachtung vernünftiger Wünsche der betreuten Person sein.

- Die Betreuung durch *natürliche Personen* hat Vorrang. Wird sie möglich, ist die Betreuung durch einen Verein oder eine Behörde aufzuheben.

SURFTIPP

Informationen zum Thema „Betreuungsrecht" z.B.: www.rechtlichebetreuung.de

6.6.2 Betreuungsverfügung, Patientenverfügung und Vorsorgevollmacht

Ziel des Betreuungsrechts war und ist es, den Willen eines Menschen, der sich nicht mehr allein um seine Angelegenheiten kümmern kann, so weit als möglich zu respektieren. Um dies zu erreichen, haben sich in der Praxis verschiedene Formen vorsorgender Regelungen – in „guten Tagen" wird Vorsorge für „schlechte Zeiten" getroffen – herausgebildet. 2009 sind sie dann in erheblichem Umfang zum Gesetz geworden.
Inzwischen finden diese Regelungen Ausdruck in drei Formen:
Mit der **Betreuungsverfügung** legt ein Mensch für den Fall seiner späteren Betreuungsbedürftigkeit bestimmte Wünsche fest. § 1901c BGB bestimmt zwar, dass eine Betreuungsverfügung – ohne aber diesen Begriff ausdrücklich zu verwenden – im Falle der Einleitung eines Betreuungsverfahrens von jedermann an das Betreuungsgericht abzuliefern ist. Im Übrigen aber finden sich im Gesetz keine näheren Regelungen zu den möglichen Inhalten einer Betreuungsverfügung.

Mit Hilfe einer **Patientenverfügung,** die in § 1901a BGB gesetzlich geregelt ist, kann für den Betreuungsfall Art und Umfang einer etwa notwendig werdenden ärztlichen Behandlung bestimmt werden.

Die **Vorsorgevollmacht** schließlich erhält die Handlungsfähigkeit eines Betroffenen auch dann, wenn dieser Mensch betreuungsbedürftig wird, und sorgt so dafür, dass die Anordnung einer Betreuung nicht mehr notwendig ist (➤ Abb. 6.19).

Betreuungsverfügung

Die **Betreuungsverfügung** (➤ Abb. 6.20), die früher häufig auch als Alterstestament bezeichnet wurde, enthält vorsorgliche Regelungen für zukünftige Lebenssituationen. Das kann der Wunsch sein, in einer bestimmten Altenpflegeeinrichtung untergebracht zu werden oder auch gerade nicht dorthin zu kommen. Ein anderer Bereich sind etwa die Gestaltung familiärer Treffen oder der Wunsch, nahe stehenden Menschen zu einem bestimmten Anlass ein Geschenk zu machen.

All das vermeidet zwar – im Gegensatz zur Errichtung einer Vorsorgevollmacht – die Anordnung einer Betreuung nicht. Dennoch ist das, was so festgelegt wird, nicht „Schall und Rauch", sondern durchaus bedeutsam. Denn die später einmal ernannte BetreuerIn hat diese Wünsche so weit als möglich zu respektieren und umzusetzen.

Die Tatsache, dass die Anordnung einer Betreuung nicht vermieden wird, darf man aber nicht als nur nachteilig ansehen. Denn mit einer Betreuung geht eine gerichtliche Überwachung einher, und das ist in manchen Situationen besser als die uneingeschränkte Handlungsbefugnis einer Bevollmächtigten. Auch sind die Befugnisse, aber auch die Grenzen der Handlungsbefugnis einer BetreuerIn in der Regel klarer festgelegt als die Rechte einer Bevollmächtigten.

Wilfried Weiß
Harzstraße 25
89257 Illertissen

Illertissen,
den 22. 7. 2020

V o r s o r g e v o l l m a c h t

Ich bevollmächtige meine Nichte Marina Maier, Illerweg 29, 87730 Bad Grönenbach, mich in allen Vermögens-, Renten- oder Versorgungs-, Steuer- und sonstigen Rechtsangelegenheiten in jeder denkbaren Richtung zu vertreten. Die Vollmacht berechtigt insbesondere zur Verwaltung meines Vermögens, zur Verfügung über Vermögensgegenstände, zum Vermögenserwerb, zum Abschluss eines Heimvertrags oder einer ähnlichen Vereinbarung, zur Auflösung des Mietverhältnisses über meine Wohnung, zur Beantragung von Renten oder von Versorgungsbezügen oder von Sozialhilfe, zu geschäftsähnlichen Handlungen und zu allen Verfahrenshandlungen. Schenkungen können in dem Rahmen vorgenommen werden, der einem Betreuer gesetzlich gestattet ist.

Die Vollmacht gilt nur, wenn die Bevollmächtigte das Original der Vollmacht vorlegen kann.
Die Bevollmächtigte kann im Einzelfall Untervollmacht erteilen sowie mich und einen Dritten gleichzeitig vertreten.

Die Vollmacht und das hier zugrunde liegende Auftragsverhältnis bleiben in Kraft, wenn ich geschäftsunfähig geworden sein sollte.

Die Vollmacht ist stets widerruflich. Sie wird erst dann wirksam, wenn mein Hausarzt, Herr Dr. Josef Jobst, Altweg 5, 89257 Illertissen, schriftlich bestätigt, dass ich aus ärztlicher Sicht betreuungsbedürftig bin und diese Bestätigung zusammen mit dieser Urkunde vorgelegt wird.

Wilfried Weiß
(Unterschrift)

Abb. 6.19 Beispiel für eine Vorsorgevollmacht [M149]

Doris Dreier
Wagnerstraße 3
89077 Ulm

Ulm, den
22. 7. 2020

Betreuungsverfügung

Hiermit bitte ich, die Unterzeichnende, für den Fall der Anordnung einer Betreuung meine nachfolgend genannten Wünsche zu beachten:

1. Betreuer soll nach Möglichkeit mein Schwager Peter Pause, derzeit wohnhaft Filsstraße 12, 70376 Stuttgart, werden. Sollte er zur Übernahme der Betreuung nicht in der Lage sein, soll meine Nichte Petra Pause, derzeit wohnhaft wie mein Schwager, meine Betreuerin werden.
2. Keinesfalls sollen mein Bruder Ferdinand Fischer oder dessen Frau Franziska Fischer, beide wohnhaft Wilhelmstraße 8, 80801 München, als meine Betreuer bestellt werden.
3. Mit meinem langjährigen Bekannten Kurt Krause gehe ich mehrmals im Jahr in Konzerte oder Opernaufführungen. Da er in ungünstigen finanziellen Verhältnissen lebt, übernehme ich alle Kosten. Dies möchte ich beibehalten, solange diese Besuche stattfinden.
4. Meine beiden Neffen Bernd und Michael Pause sind jetzt 12 und 13 Jahre alt. Ich habe ihnen für den Führerschein einen Zuschuss versprochen und möchte, dass jeder von ihnen zum 18. Geburtstag jeweils 1000,– € erhält.
5. Im Pflegefall möchte ich nach Möglichkeit zu Hause versorgt werden. Ist dies nicht möglich, so möchte ich einen Pflegeplatz hier in der Stadt nur im Seniorenheim Waldfrieden. In anderen Heimen in Ulm möchte ich ausdrücklich nicht untergebracht werden.
6. Für den Fall einer Erkrankung, durch die ich nicht mehr handlungsfähig bin, bestimme ich Folgendes: Konservative Behandlungsmethoden sind vor operativen anzuwenden. Auf lebensverlängernde Maßnahmen soll verzichtet werden, wenn nach der übereinstimmenden Ansicht zweier unabhängig voneinander befragter Fachärzte, die schriftlich niederzulegen ist, eine Verbesserung meines Zustandes mit hoher Wahrscheinlichkeit nicht mehr zu erreichen sein wird.

Doris Dreier
(Unterschrift)

Abb. 6.20 Beispiel für eine Betreuungsverfügung inkl. Patientenverfügung. [M149]

6

Patientenverfügung

Die **Patientenverfügung** ist in § 1901a BGB gesetzlich geregelt worden.

> **§ 1901a BGB**
>
> Ein Volljähriger kann im einwilligungsfähigen Zustand schriftlich festlegen, dass er im Falle seiner Betreuungsbedürftigkeit in bestimmte ärztliche Untersuchungen, Heilbehandlungen oder ärztliche Eingriffe einwilligt oder diese untersagt. Sein Betreuer hat dann zu prüfen, ob diese Festlegungen auf die aktuelle Lebens- und Behandlungssituation zutreffen und – ist dies der Fall – dem Willen des Betroffenen Geltung zu verschaffen.

Von ihrem Ziel her ist die Patientenverfügung (➤ Abb. 6.20) ein – besonders wichtiger – Fall einer Betreuungsverfügung, nämlich derjenige, der sich auf die künftige Regelung von Heil- und Pflegebehandlungen sowie von ärztlichen Untersuchungen und Behandlungen richtet. So kann ein Betroffener etwa anordnen, dass er im Falle einer unheilbaren Erkrankung keine weitere Ernährung wünscht oder dass er die Durchführung operativer Eingriffe generell ablehnt. Gerade für lebensverlängernde Behandlungen lassen sich so schon im Voraus ganz gezielt individuelle Grenzen setzen. Im Hinblick auf ihre Bedeutung ist eine Patientenverfügung **schriftlich** zu errichten. Sie kann jederzeit widerrufen werden.

Auch eine Patientenverfügung hindert die Anordnung einer Betreuung nicht. Sie verpflichtet aber die BetreuerIn stets dazu, die dort getroffenen Regelungen entweder – wenn sie für die tatsächlich eingetretene Situation passen – umzusetzen oder aber dort, wo dies nicht der Fall ist, in engem Kontakt mit der behandelnden ÄrztIn und nahen Angehörigen sowie sonstigen Vertrauenspersonen (§ 1901b BGB) auf der Grundlage des mutmaßlichen Willens des Betreuten eine Lösung zu finden, die dessen mutmaßlichen Zielen so weit als möglich entspricht.

Wer eine Patientenverfügung errichtet hat, sollte sie in regelmäßigen Abständen – zwei Jahre reichen sicherlich aus – bestätigen. Dies kann etwa durch ein erneutes, mit Datum versehenes Unterschreiben geschehen. Damit ist vor allen Dingen bei einer schon vor langer Zeit errichteten Patientenverfügung leichter feststellbar, ob die dort enthaltenen Regelungen noch immer dem Willen des Betroffenen entsprechen.

Wichtig ist schließlich auch noch § 1901a Abs. 4 BGB: Auch und gerade BetreuerInnen sollen die von ihnen betreuten Menschen – soweit sie einwilligungsfähig sind – darauf hinweisen, dass sie eine Patientenverfügung errichten können. Der Gesetzgeber wollte mit dieser 2017 neu eingeführten Regelung vor allem für den Bereich psychischer Krisensituationen erreichen, dass Zwangsbehandlungen dadurch nicht mehr notwendig werden, dass Betroffene eine bindende Regelung des vorzunehmenden Behandlungsumfangs getroffen haben.

Vorsorgevollmacht

Die Vollmacht ist schon im Zivilrecht (➤ 6.5.1) angesprochen worden. Eine Person berechtigt eine andere, für sie tätig zu werden. Demselben Prinzip folgt die **Vorsorgevollmacht** (➤ Abb. 6.19). Mit ihr überträgt man einer Person seines Vertrauens für bestimmte Geschäfte oder auch umfassend – dann spricht man von einer **Generalvollmacht** – die Berechtigung, als Bevollmächtigte tätig zu werden. Das Wirksamwerden dieser Vollmacht kann man an eine bestimmte

Bedingung knüpfen, z. B. die Aufnahme in ein Krankenhaus oder den Eintritt eines ärztlich zu bestätigenden Krankheitsbildes. Von der Anordnung einer Betreuung wird dann regelmäßig abgesehen, weil sie nicht erforderlich ist. Denn über seine Bevollmächtigte kann der Betroffene weiterhin am Rechtsverkehr teilnehmen.

Die bevollmächtigte Person kann sehr vieles tun und bleibt ohne gerichtliche Kontrolle. Deshalb sollte nur eine absolut vertrauenswürdige Person bevollmächtigt werden. Um Missbräuche zu erschweren, verlangen Banken und Behörden häufig auch eine notarielle Beglaubigung der Unterschrift. Die *Missbrauchsgefahr* kann auch dadurch zurückgedrängt werden, dass man zwei oder mehrere Personen zu Bevollmächtigten bestellt und festlegt, dass diese nur gemeinsam handeln dürfen. Eine weitere Möglichkeit ist schließlich die Bestellung einer **KontrollbetreuerIn** seitens des Vormundschaftsgerichts.

Wird ein Betreuungsverfahren eingeleitet, hat derjenige, der eine Vorsorgevollmacht besitzt, diese unverzüglich beim Betreuungsgericht abzuliefern (§ 1901c BGB). Diese Bestimmung dient vor allem dazu, dass keine Betreuung angeordnet wird, die wegen der Existenz einer Betreuungsvollmacht gerade nicht veranlasst ist.

Form und Auffindbarkeit

Für die Patientenverfügung fordert es das Gesetz ausdrücklich, aber auch Betreuungsverfügung und Vorsorgevollmacht funktionieren nur in dieser Form: Die jeweilige Regelung muss **schriftlich** vorliegen.

Ausreichend für die Wahrung der Schriftform ist eine privatschriftliche Abfassung. Wer mehr formale Sicherheit, vor allem aber auch mehr Beratung wünscht, kann auch zu einer NotarIn gehen, um dort eine Betreuungsverfügung, eine Vorsorgevollmacht, eine Patientenverfügung oder auch alle diese Regelungen zusammen zu errichten. Dadurch fallen allerdings Kosten an.

Ein weiteres Problem besteht in der Auffindbarkeit der getroffenen Regelungen. Was nützt die beste Regelung, wenn sie zu Hause gut versteckt aufbewahrt wird und sie dort im Ernstfall niemand findet?

Um diesem Problem zu begegnen, wurde das „Zentrale Vorsorgeregister der Bundesnotarkammer" geschaffen. Bei diesem Register kann man gegen eine relativ geringe Gebühr registrieren lassen, dass man eine Vorsorgevollmacht, eine Patientenverfügung oder eine Betreuungsverfügung errichtet hat. Allerdings wird nur die Tatsache der Errichtung, nicht aber der Inhalt registriert. Der Vorteil dieses Registers liegt darin, dass vor allem in Eilfällen – etwa bei der Entscheidung einer ÄrztIn über lebensverlängernde Maßnahmen – dort nachgefragt werden kann, ob überhaupt eine derartige Regelung errichtet worden ist.

SURFTIPP

Informationen und Muster zum Thema „Vorsorgevollmachten":
www.vorsorgeregister.de

6.6.3 Verfahren in Betreuungssachen

In Betreuungssachen gelten die Grundsätze der **Amtsermittlung** und des **Amtsverfahrens.**

Sobald das Betreuungsgericht Kenntnis davon erlangt, dass für eine bestimmte Person eine Betreuung notwendig werden könnte, leitet es das entsprechende Verfahren ein.

Meist kommen diese Hinweise von Angehörigen, Sozialdiensten oder anderen Behörden. Im Rahmen dieses Verfahrens ermittelt das Betreuungsgericht häufig unter Einschaltung von GutachterInnen, ob die Betreuung tatsächlich angeordnet werden muss. Durch eine Reihe von Regelungen werden Betroffene davor geschützt, dass ihre Interessen zu kurz kommen.

FALLBEISPIEL

Die Tochter der 92-jährigen Hanna Hausmann regt beim Betreuungsgericht die Einleitung eines Betreuungsverfahrens an. Ihre Mutter sei aus Altersstarrsinn nicht bereit, in eine Pflegeeinrichtung zu gehen, was aber dringend nötig wäre. Gleichzeitig legt sie dem Gericht ein zwei Jahre altes, ärztliches Gutachten vor, das diese Angaben bestätigt. Der zuständige Richter meint, dies sei ein klarer Fall. Er ordnet sofort die Errichtung einer Betreuung an und genehmigt auch „vorsorglich" die Unterbringung von Frau Hausmann in der geschlossenen Abteilung einer Pflegeeinrichtung.

Der zuständige Richter hat mit seiner Verfahrensweise gleich mehrfach das geltende Recht nicht beachtet. Er hätte Frau Hausmann persönlich anhören und ein **Sachverständigengutachten** einholen müssen.

Auch die **vorsorgliche** Anordnung der Unterbringung war nicht in Ordnung.

Vor der Errichtung einer Betreuung ist die betroffene Person vom Gericht persönlich anzuhören. Eine Ausnahme von diesem Grundsatz ist nur möglich, wenn die betroffene Person offensichtlich nicht mehr ansprechbar ist. Aber auch dann muss der Richter sich einen persönlichen Eindruck von der betroffenen Person verschaffen und für ein etwaiges Unterbringungsverfahren auf jeden Fall eine VerfahrenspflegerIn bestellen.

Interessen des Betreuten

Die betroffene Person soll ihre Interessen im Verfahren über die Anordnung einer Betreuung wirksam zur Geltung bringen können. Deshalb ist sie, wenn es ihr Zustand zulässt, zu Beginn des Verfahrens über den möglichen Verlauf zu unterrichten und spätestens vor der Anordnung einer Betreuung durch das Gericht *persönlich anzuhören.* Zusätzlich sollen auch die Angehörigen der betroffenen Person angehört werden.

In Betreuungsverfahren bleibt eine betroffene Person immer – und damit auch im Fall der Geschäftsunfähigkeit (➤ 6.5.1) – berechtigt, Anträge zu stellen oder die Aufhebung der Betreuung zu verlangen.

Beistand von außen

Wenn eine Person nach Ansicht des Gerichts im Verfahren ihre Interessen nicht angemessen wahrnehmen kann, wird eine *VerfahrenspflegerIn* bestellt. Diese hat die Aufgabe, sich um die Belange des Betroffenen zu kümmern.

Die Anordnung einer Betreuung setzt weiterhin voraus, dass über ihre Notwendigkeit ein *Sachverständigengutachten* eingeholt worden ist. Ein ärztliches Zeugnis allein, das eine Betreuung befürwortet, reicht im Regelfall nicht aus.

Die Anordnung einer Betreuung ist spätestens alle sieben Jahre durch das anordnende Gericht zu überprüfen.

6.6.4 Unterbringung

Besondere Schutzvorschriften für Betroffene gelten, wenn es zu einer mit Freiheitsentzug verbundenen **Unterbringung** kommt. Da eine Betreuung aus vielerlei Gründen in Betracht kommt, kann auch die Unterbringung unterschiedlich aussehen. Sie kann in einem psychiatrischen Krankenhaus stattfinden, aber auch in geschlossenen Abteilungen einer Altenpflegeeinrichtung. Sie kann durch Verschließen der entsprechenden Zimmer oder Stationen oder durch die Eingabe von Medikamenten erreicht werden. Das Gesetz behandelt deshalb Unterbringung und *unterbringungsähnliche Maßnahmen* gleich. Entscheidend ist, dass eine betroffene Person über einen längeren Zeitraum oder regelmäßig gehindert wird, ihre persönlichen Fortbewegungsmöglichkeiten frei wahrzunehmen.

FALLBEISPIEL

Für die 82-jährige Annemarie Ammann ist eine Betreuung mit dem Aufgabenkreis *Aufenthaltsbestimmung* angeordnet. Frau Ammann befindet sich in einer normalen Altenpflegeeinrichtung. Sie geht abends öfter auf ein „Viertele" aus. Da sie keinen Haustürschlüssel hat, muss ihr der Pförtner beim Nachhausekommen immer eigens öffnen. Eines Tages ordnet die Einrichtungsleitung an, dass um 19:30 Uhr alle BewohnerInnen zu Hause sein müssen und die Haustür ab dieser Zeit abgeschlossen werde. Frau Ammann will sich damit nicht abfinden.

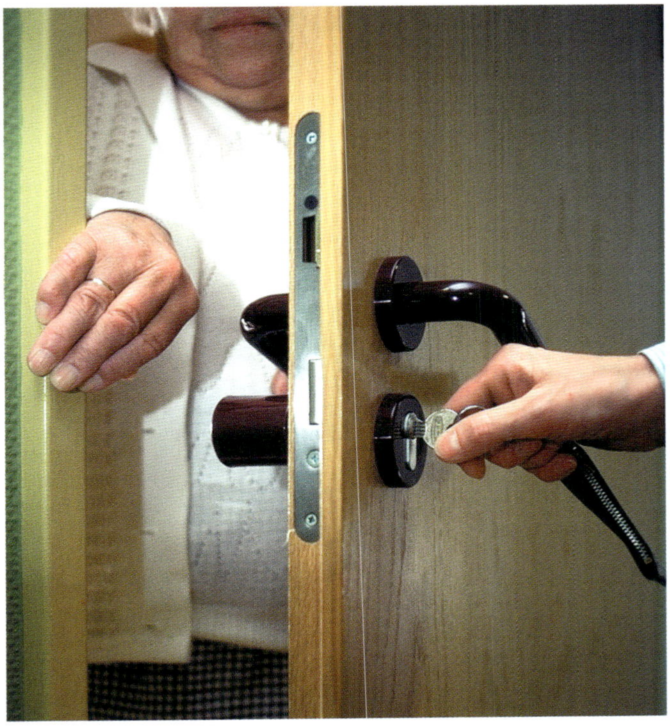

Abb. 6.21 Über eine Unterbringung darf die BetreuerIn nicht allein entscheiden. Sie braucht die Genehmigung durch das Betreuungsgericht. [K157]

Das Verschließen der Haustür stellt eine unterbringungsähnliche Maßnahme dar. Dadurch wird die bisherige Aufenthaltsbestimmung „Altenpflegeeinrichtung" zu einer Unterbringung für Frau Ammann. Der Betreuer müsste also eine Genehmigung des Betreuungsgerichts für den weiteren Aufenthalt von Frau Ammann in dieser Altenpflegeeinrichtung erwirken, sobald er von der Angelegenheit Kenntnis erlangt. Er wird die Genehmigung aber nicht bekommen, weil keiner der im Gesetz genannten Fälle vorliegt, der unterbringungsähnliche Maßnahmen erlaubt. Die Folge ist, dass der Betreuer sich darum kümmern muss, dass Frau Ammann entweder in eine andere Altenpflegeeinrichtung ziehen kann oder dass sie die jetzige Altenpflegeeinrichtung wieder beliebig verlassen kann. Der einfachste Weg wäre, Frau Ammann einen Haustürschlüssel zu geben.

§ 1906 BGB

Eine mit Freiheitsentziehung verbundene Unterbringung eines Betreuten ist nur zulässig, wenn sie zum Wohl des Betreuten unumgänglich ist.

Voraussetzungen für eine Unterbringung

Die Unterbringung darf nur erfolgen, wenn

- bei der betreuten Person aufgrund einer psychischen Krankheit oder einer geistigen oder seelischen Behinderung die Gefahr besteht, dass sie sich selbst tötet oder erhebliche gesundheitliche Schäden zufügt.
- die betreute Person zu einer Untersuchung, einer Heilbehandlung oder einem ärztlichen Eingriff untergebracht werden muss und sie aufgrund der oben dargestellten Krankheitsbilder die Notwendigkeit ihrer Unterbringung nicht ersehen kann.

Anordnung der Unterbringung

Zur **Anordnung** der Unterbringung bedarf die BetreuerIn grundsätzlich der *vorherigen* Genehmigung durch das Betreuungsgericht (➤ Abb. 6.21). Ist eine Unterbringung im Einzelfall sofort notwendig, muss die BetreuerIn die Genehmigung sobald als möglich nachträglich einholen. Soweit eine Verständigung möglich ist, ist eine betroffene Person vor einer Unterbringung persönlich anzuhören. Die BetreuerIn hat die Unterbringung zu beenden, wenn die Voraussetzungen dafür wegfallen. Weiter ist die betreute Person, wie allgemein im Betreuungsverfahren, im **Unterbringungsverfahren** uneingeschränkt mitwirkungsberechtigt. Eine durch das Gericht angeordnete Unterbringung kann bis zu einem Jahr dauern. Sie muss dann auf ihre weitere Notwendigkeit überprüft werden. Nur in Fällen einer offensichtlich langen Unterbringungsbedürftigkeit darf diese Frist auf zwei Jahre ausgedehnt werden [1] [2] [14].

6.7 Heimrecht

Alte und behinderte Menschen sind in besonderem Maß von denjenigen abhängig, die sie betreuen. Deshalb ist es notwendig, für diesen Rechtsbereich besondere Regelungen zu treffen. Bis zur Föderalismusreform des Jahres 2006 haben hierfür im gesamten Bundesgebiet das **Heimgesetz** und die auf seiner Basis erlassenen

Verordnungen gegolten. Seither werden nur noch Fragen der zivilrechtlichen Vertragsgestaltung und der Pflegequalität durch Bundesrecht geregelt. Es handelt sich einmal um das **Wohn- und Betreuungsvertragsgesetz** und zum anderen um das **Pflege-Qualitätssicherungsgesetz,** das zahlreiche Regelungen für TrägerInnen von Pflegeeinrichtungen und deren Überwachung in das Sozialgesetzbuch XI (*SGB XI*) eingefügt hat. Die Abwicklung des Betriebs und die Anforderungen an die Qualifikation des Personals regeln dagegen inzwischen in allen 16 Bundesländern Landesgesetze und Rechtsverordnungen, die auf ihrer Grundlage erlassen worden sind. Der grundlegende Aufbau dieser Gesetze ist weitgehend identisch, sodass ihr wesentlicher Inhalt unabhängig von der jeweils konkret anzuwendenden Landesregelung dargestellt werden kann.

Der Betrieb einer Altenpflegeeinrichtung

FALLBEISPIEL

Klaus Klingel hat bisher kein gutes Leben geführt. Er ist mehrfach vorbestraft und hat keinen Beruf erlernt. Als er ein geräumiges Haus auf dem Lande erbt, kommt er auf den Gedanken, dort eine Altenpflegeeinrichtung zu eröffnen und die alten Leute kräftig „auszunehmen".

Die zuständige Behörde wird diese Angelegenheit sehr sorgfältig beobachten müssen. Würde der Plan von Klaus Klingel verwirklicht, so wären die gesetzlichen Regelungen über den Betrieb von Altenpflegeeinrichtungen anwendbar. Damit die zuständigen Behörden von der vorgesehenen Eröffnung einer Altenpflegeeinrichtung überhaupt erfahren, bestehen für den zukünftigen Betreiber spätestens drei Monate vor der vorgesehenen Inbetriebnahme umfangreiche Anzeigepflichten. Damit soll verhindert werden, dass unseriöse AnbieterInnen überhaupt auf den Markt gelangen. Der Betrieb einer Altenpflegeeinrichtung, die den gesetzlichen Anforderungen nicht genügen würde, kann bereits vor seiner Aufnahme untersagt werden.

Anwendung der Gesetze über den Betrieb von Altenpflegeeinrichtungen

Die Regelungen dieser Gesetze sind anwendbar, wenn

- dort ältere Menschen sowie pflegebedürftige oder behinderte Volljährige nicht nur vorübergehend aufgenommen werden,
- die Einrichtung entgeltlich betrieben wird und unabhängig von seinen derzeitigen BewohnerInnen weiterhin bestehen soll,
- die Unterbringung neben der Unterkunft auch die Gewährung oder das Angebot von Verpflegung und Betreuung umfasst.

Für Einrichtungen der **Kurzzeitpflege, stationäre Hospize,** Einrichtungen der **Tages-** und **Nachtpflege, ambulant betreute Wohngemeinschaften** und **betreute Wohngruppen** gelten die betreffenden Gesetze hingegen nur in Teilbereichen.

Unter ambulant betreuten Wohngemeinschaften versteht man das Zusammenleben pflegebedürftiger Menschen in einem gemeinsamen Haushalt, der externe Pflege- und Betreuungsleistungen in Anspruch nimmt.

Betreute Wohngruppen sind dagegen eine Wohnform für behinderte Menschen, die im Rahmen des Wohnens eine individuelle Betreuung vorsehen.

Auf Angebote des **Betreuten Wohnens** sind die entsprechenden Gesetze dagegen nicht anwendbar. Betreutes Wohnen liegt vor, solange die BewohnerInnen einer Anlage eine ihnen angebotene Verpflegung und sonstige umfassende Betreuungsleistungen **nicht** annehmen müssen, sondern allenfalls dazu verpflichtet sind, Grundleistungen wie Notrufdienste abzunehmen.

Krankenhäuser und *Internate der Berufsbildungs-* und *Berufsförderungswerke* unterliegen den hier zu behandelnden gesetzlichen Bestimmungen ebenfalls nicht; dasselbe gilt auch für die *familiär organisierte Pflege* – hier fehlt der Einfluss von Außenstehenden – und eine von den Alten oder Pflegebedürftigen *selbst organisierte Betreuung.*

Voraussetzungen für den Betrieb einer Altenpflegeeinrichtung

Der Betrieb einer Altenpflegeeinrichtung erfordert:

- Die *notwendige Zuverlässigkeit* der BetreiberIn, insbesondere die notwendige *wirtschaftliche Leistungsfähigkeit* zum Betrieb einer solchen Einrichtung. Hierdurch soll verhindert werden, dass eine BetreiberIn alsbald in wirtschaftliche Schwierigkeiten gerät und dann auf das Vermögen der BewohnerInnen zugreift. Außerdem sollen mit dieser Vorschrift Personen vom Betreiben einer Altenpflegeeinrichtung ausgeschlossen werden, bei denen auf Grund von Vorstrafen zu befürchten wäre, dass sie zu Lasten der BewohnerInnen Vermögensdelikte begehen oder gar zu gewalttätigem Verhalten neigen.
- Die Sicherung der Interessen und Bedürfnisse der BewohnerInnen, insbesondere im Hinblick auf eine ausreichende *ärztliche* oder *gesundheitliche Betreuung,* die *Pflegeplanung* sowie *Infektionsschutz* und *Hygiene.* Es muss also gewährleistet sein, dass ausreichend qualifiziertes Personal angestellt wird (➤ Abb. 6.22).

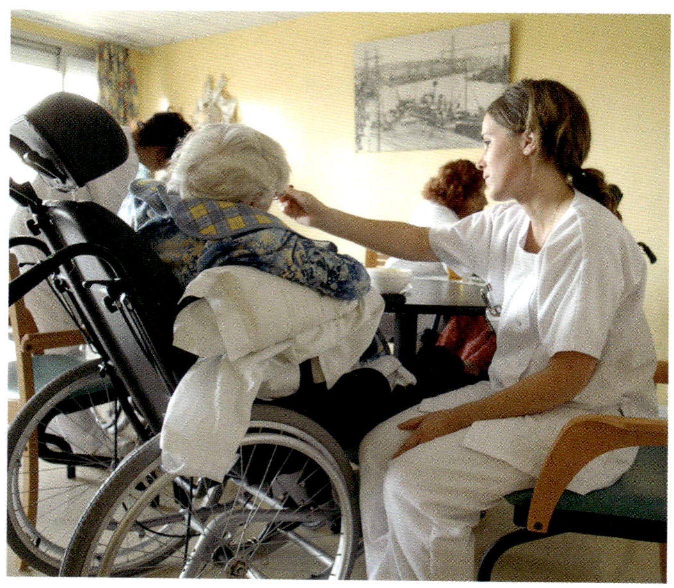

Abb. 6.22 Pflegefachperson ist nicht jeder. Wer sich so nennen will, muss die Voraussetzungen der Heimpersonalverordnung (HeimPersV) erfüllen. [J787]

- Die Gewährleistung einer *hinreichenden Betreuung* der BewohnerInnen auch für den Fall ihrer *Pflegebedürftigkeit.* Das erfordert in erster Linie, dass die Zahl sowie die persönliche und fachliche Eignung des Personals auch für diesen Fall ausreicht.
- Ordnungsgemäßer und sachgerechter Umgang mit Arzneimitteln, Schulung der Pflegenden im Umgang mit Arzneimitteln.
- Einhaltung der *Mindestanforderungen* an die *räumliche Ausstattung* der Altenpflegeeinrichtung – hierfür gibt es gesonderte gesetzliche Regelungen über bauliche Mindestanforderungen – und an die *Qualifikation der Beschäftigten*
- Qualitätsmanagement.

Im pflegerischen Bereich dienen der generellen **Qualitätssicherung** vor allem Rahmenvereinbarungen aller an der Pflege beteiligten Stellen (§ 113 SGB XI). Die Qualität einer Altenpflegeeinrichtung soll insbesondere durch häufiger als früher stattfindende Regelprüfungen und – beim Vorliegen von Bedenken – auch durch Anlassprüfungen gesichert werden. Teilweise sehen die gesetzlichen Regelungen vor, dass Prüfungen unangemeldet durchgeführt werden.

Klaus Klingel erfüllt die Anforderungen an einen Betreiber einer Altenpflegeeinrichtung im Hinblick auf seine Vorstrafen, seine fehlende berufliche Ausbildung und auch auf seine wirtschaftliche Lage nicht. Denn dadurch fehlt ihm die vom Gesetz geforderte Zuverlässigkeit. Da davon auszugehen ist, dass Klaus Klingel diese Mängel auch auf entsprechende Anordnungen der zuständigen Behörde nicht beheben kann, kann ihm der Betrieb einer Altenpflegeeinrichtung bereits vor seiner Aufnahme untersagt werden.

Anforderungen an Leitungs- und Fachkräfte

Das Gesetzgebungsrecht für die Mindestanforderungen an die Qualifikation des Personals von Altenpflegeeinrichtungen steht nun ebenfalls den Bundesländern zu. Unter der (früheren) Geltung des Heimgesetzes war hierfür 1993 die **Verordnung über personelle Anforderungen für Heime** (*HeimPersV*) erlassen worden. Sie gilt aktuell noch in einigen Bundesländern weiter, die ihr Gesetzgebungsrecht in diesem Bereich noch nicht ausgeübt haben. Die Heimpersonalverordnung und die einschlägigen Verordnungen der Bundesländer setzen die Maßstäbe für die *fachliche Qualifikation* des Personals und nennen *persönliche Ausschlussgründe* – etwa aufgrund von Vorstrafen.

LeiterIn einer Altenpflegeeinrichtung kann danach nur werden, wer eine Ausbildung zu einer Pflegefachperson im Gesundheits- oder Sozialwesen, in einem kaufmännischen Beruf oder in der öffentlichen Verwaltung mit staatlich anerkanntem Abschluss nachweisen kann *und* durch eine hauptberufliche Tätigkeit von angemessener Dauer – dies sind regelmäßig mindestens zwei Jahre in einer Altenpflegeeinrichtung oder einer vergleichbaren Einrichtung – die weiteren praktischen Fähigkeiten erworben hat. In persönlicher Hinsicht können vor allem Vorstrafen ein Grund für mangelnde Eignung sein.

Die **LeiterIn des Pflegedienstes** muss eine Ausbildung zur Pflegefachperson im Gesundheits- oder Sozialwesen mit staatlich anerkanntem Abschluss und eine praktische hauptberufliche Tätigkeit von ebenfalls regelmäßig mindestens zwei Jahren nachweisen. Auch bei ihr sind Vorstrafen regelmäßig ein Versagungsgrund für die Berufsausübung.

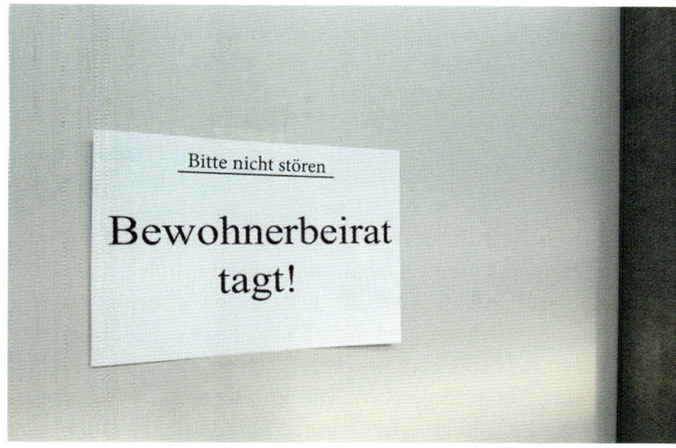

Abb. 6.23 Über die Bewohnervertretung können die BewohnerInnen ihren Interessen Ausdruck verleihen. [K313]

Die Pflegefachpersonen schließlich müssen eine Berufsausbildung abgeschlossen haben, die Kenntnisse und Fähigkeiten zur selbstständigen und eigenverantwortlichen Wahrnehmung der von ihnen ausgeübten Funktion und Tätigkeit vermittelt. Alten- oder Krankenpflege*helferInnen* sind keine Pflegefachpersonen im Sinne dieser Bestimmung. Vielmehr muss eine mit einer Pflegefachperson in der Alten- oder Krankenpflege vergleichbare Qualifikation gegeben sein. Wenn die einzelnen Verordnungen keine konkreten Berufe nennen, ist dies wohl darauf zurückzuführen, dass in der Praxis sehr vielfältige Anforderungen an die Pflegefachpersonen auftauchen und dass man bezüglich der berücksichtigungsfähigen Berufe flexibel sein will.

Vertretung der BewohnerInnen

FALLBEISPIEL

Mit bestimmten Dingen, z. B. dem kargen Frühstück, dem langweiligen Freizeitprogramm und dem frühen Besuchsschluss am Sonntag sind die BewohnerInnen der Altenpflegeeinrichtung „Kastanienruh" mehr als unzufrieden. Als die 77-jährige Helene Häusler schließlich nach einer Versammlung im Namen aller BewohnerInnen bei der Leitung der Altenpflegeeinrichtung gegen diese Zustände protestiert, wird ihr Anliegen ignoriert. Wie können die BewohnerInnen einer Altenpflegeeinrichtung eigentlich in ihren Angelegenheiten mitwirken?

Das Verhalten der Leitung gegenüber Helene Häusler ist richtig und falsch. Richtig ist, dass Frau Häusler im Moment keine Funktion im Rahmen der Bewohnervertretung, die früher als „Heimbeirat" bezeichnet wurde, hat und daher formal nicht für die übrigen BewohnerInnen sprechen kann. Falsch ist es, weil eine Bewohnervertretung schon längst zu bilden gewesen wäre und all die angesprochenen Dinge in ihren Mitwirkungsbereich fallen (➤ Abb. 6.23).

6

Die BewohnerInnen wirken durch eine Vertretung in den Angelegenheiten des Betriebs einer Altenpflegeeinrichtung wie Unterbringung, Aufenthaltsbedingungen, Hausordnung, Verpflegung und Freizeitgestaltung mit. Sie können dazu insbesondere auch externe, sach- und fachkundige Personen heranziehen.

Bildung einer Bewohnervertretung

Die einschlägigen Gesetze wollen den BewohnerInnen eine Möglichkeit geben, in ihren Angelegenheiten eine gemeinsame Willensbildung vorzunehmen und diese Entschlüsse der Leitung ihrer Altenpflegeeinrichtung vorzutragen. Dazu ist die Bildung einer Bewohnervertretung vorgesehen. Die Einzelheiten über die Ausgestaltung der Bewohnervertretung, die Voraussetzungen und den Umfang ihres Zusammentretens und die Möglichkeiten ihrer Einwirkungen sind in den einzelnen Bundesländern z. T. verschieden ausgestaltet. Im Mindestmaß ist jedoch eine Versammlung der Bewohnervertretung pro Jahr vorgesehen.

Ähnlich wie durch die **Heimmitwirkungsverordnung** (*HeimmitwV*) – sie gilt noch, wenn die Bundesländer von ihrer Gesetzgebungskompetenz für diesen Bereich keinen Gebrauch gemacht haben – regeln die Verordnungen über die Bewohnervertretung im Einzelnen, wie eine Bewohnervertretung gebildet und zusammengesetzt wird, wie lange ihre Amtszeit ist, wie sie ihre Geschäfte führt und welche Stellung die Vertreter der BewohnerInnen haben. Besonders wichtig sind folgende Regelungen:

- Die Zahl der Mitglieder einer Bewohnervertretung richtet sich nach der Größe der Altenpflegeeinrichtung. Regelmäßig gibt es mindestens drei Mitglieder; bei größeren Einrichtungen steigt diese Zahl. Teilweise werden auch externe Mitglieder oder Vertrauenspersonen zugelassen; damit soll insbesondere auch das soziale Engagement interessierter BürgerInnen gefördert werden.
- Gewählt wird eine Bewohnervertretung nach demokratischen Grundsätzen, also in *gleicher, geheimer* und *unmittelbarer* Wahl.
- Die *Amtszeit* einer Bewohnervertretung beträgt meist zwei Jahre. Scheidet ein Mitglied durch Tod oder andere Gründe aus, rücken zunächst Ersatzmitglieder nach.
- Die Angelegenheiten, in denen die Bewohnervertretung zur Mitwirkung berufen ist, werden in Sitzungen erörtert, über deren Verlauf eine Niederschrift zu fertigen ist.
- Die Bewohnervertretung wirkt insbesondere an der Gestaltung des täglichen Lebens in der Altenpflegeeinrichtung mit und bringt ggf. Beschwerden der BewohnerInnen bei der Leitung der Einrichtung vor.
- Ist keine Bewohnervertretung gewählt, hat die zuständige Behörde meist unverzüglich *FürsprecherInnen* zu bestimmen.
- Der Träger der Altenpflegeeinrichtung hat der Bewohnervertretung die Arbeit zu ermöglichen. Er muss ihr insbesondere geeignete Räume zur Verfügung stellen und in angemessenem Umfang die Kosten tragen, die durch die Tätigkeit entstehen.
- Beachtet werden muss, dass die Bewohnervertretung ein Mitwirkungs-, aber kein Mitbestimmungsrecht hat.

6

Nutzungsvertrag

FALLBEISPIEL

In einem Vertrag über die Aufnahme in eine Altenpflegeeinrichtung wird unter anderem geregelt, dass das vereinbarte Entgelt sich Jahr für Jahr um zwei Prozent erhöht und dass die BetreiberIn der Einrichtung jeweils mit einer Frist von sechs Monaten zum Jahresende ordentlich kündigen darf. Außerdem haben zukünftige BewohnerInnen einen verlorenen Baukostenzuschuss von 10 000 Euro zu leisten. Kurt Neumann, der in diese Einrichtung einziehen möchte, will wissen, ob solche Regelungen überhaupt zulässig sind.

Die zivilrechtlichen Regelungen (➤ 6.5) im Zusammenhang mit Verträgen über die Nutzung von Altenpflegeeinrichtungen sind weitgehend Bundesrecht. Allerdings ist die Rechtslage recht unübersichtlich geworden, denn einzelne Elemente wie das Gebot der Angemessenheit für die zu zahlende Vergütung oder das Verbot der Annahme von Geschenken durch die Pflegenden finden sich auch in den Gesetzen der einzelnen Bundesländer. Die wesentlichen Regelungen enthält aber das **Wohn- und Betreuungsvertragsgesetz** (*WBVG*).

Eine Erhöhung des Entgelts kann die BetreiberIn einer Altenpflegeeinrichtung nur unter den Voraussetzungen des § 9 WBVG verlangen. Sie kann deshalb nicht wirksam vereinbaren, dass BewohnerInnen Jahr für Jahr ohne weiteres 2 % mehr Entgelt bezahlen müssen. Auch ein **ordentliches** Kündigungsrecht steht der BetreiberIn nicht zu (§ 12 WBVG).

Verlorene Baukostenzuschüsse verbietet das Landesrecht (etwa Art. 8 des Bayer. Pflege- und Wohnqualitätsgesetzes). Das ist schon deshalb richtig, weil ein solcher Zuschuss ungerecht wäre: Eine BewohnerIn, die schon wenige Monate nach ihrem Einzug stirbt, hätte dieses Geld nur sehr viel kürzer nutzen können als diejenige BewohnerIn, die zehn oder mehr Jahre in der Altenpflegeeinrichtung lebt.

§§ 4, 7 WBVG

Der Vertrag über die Nutzung einer Altenpflegeeinrichtung wird grundsätzlich auf unbestimmte Zeit geschlossen. Die BetreiberIn einer Einrichtung darf von den BewohnerInnen nur das im Vertrag festgelegte Entgelt für ihre Leistungen fordern; die Höhe dieses Entgelts muss angemessen sein.

Nutzungsvertrag in schriftlicher Form

Der **Nutzungsvertrag** ist wegen seiner Bedeutung **schriftlich** abzuschließen (§ 6 WBVG). Bereits vor Vertragsabschluss sind die BewohnerInnen einer Altenpflegeeinrichtung (§ 3 WBVG) in Textform und gut verständlich über die wesentlichen Inhalte des Leistungsangebots des Betreibers zu informieren.

Das geforderte Entgelt muss angemessen sein (§ 7 Abs. 2 WBVG).

Mit diesen Bestimmungen soll erreicht werden, dass die gegenseitigen Pflichten genau festgelegt werden und keine „Grauzonen" – etwa zusätzliche Forderungen für angebliche Zusatzleistungen – entstehen. Durch das Gebot der Angemessenheit soll der alte Mensch, dessen Urteilsvermögen ja durchaus eingeschränkt sein kann oder der dringend auf einen Platz in einer Pflegeeinrichtung angewiesen ist, vor Übervorteilung geschützt werden. Der Zwang zur Schriftform führt zu einer besseren Beweisbarkeit. Schließlich legt das WBVG für BewohnerInnen, die Leistungen nach dem Elften oder Zwölften Buch des Sozialgesetzbuchs beziehen, das Nutzungsentgelt auf die dort bestimmte Höhe fest (§ 7 Abs. 2 Sätze 2 und 3).

FALLBEISPIEL

Am 1. Mai 2017 war Gerlinde Gruber, damals 73 Jahre alt, in eine Altenpflegeeinrichtung gezogen. Den Nutzungsvertrag hatte die äußerlich noch rüstige Frau, deren Auftreten unauffällig war, selbst unterzeichnet. Als sie im Herbst 2018 nach einem Zusammenbruch von den behandelnden ÄrztInnen gründlich untersucht wird, stellen diese fest, dass Frau Gruber als Folge einer fortgeschrittenen Störung der Geistestätigkeit schon mindestens zwei Jahre lang geschäftsunfähig war. Als kurz darauf ein Neffe von Frau Gruber zum Betreuer bestellt worden ist, macht er gegenüber der Altenpflegeeinrichtung geltend, es habe kein wirksamer Vertrag vorgelegen und der Betreiber müsse die von Frau Gruber gezahlten Gelder erstatten.

Schutz des Nutzungsvertrags vor Geschäftsunfähigkeit

Ein Geschäftsunfähiger kann keine wirksamen Verträge schließen (➤ 6.5.1). Damit wären die vertraglichen Leistungen zwischen der Altenpflegeeinrichtung und Frau Gruber ohne Rechtsgrundlage ausgetauscht worden. Das würde zwar nicht dazu führen, dass der Betreiber Frau Gruber das gesamte Entgelt für die Pflege zurückzahlen müsste. Denn ihm bliebe ein Anspruch wegen ungerechtfertigter Bereicherung. Dessen Höhe wäre jedoch fraglich. Als Folge dieses Umstands müsste mit aufwändigen Streitigkeiten gerechnet werden.

Da gerade bei alten Menschen die Gefahr, dass eine tatsächlich vorliegende Geschäftsunfähigkeit nicht erkannt wird, deutlich größer als im sonstigen Leben ist, hat der Gesetzgeber hiergegen Vorsorge getroffen. Bereits bewirkte Leistungen gelten als wirksam (§ 4 Abs. 2 Satz 3 WBVG). Für die Zukunft muss ein solcher Vertrag aber von der Bevollmächtigten oder BetreuerIn genehmigt werden.

Kein zusätzliches Geld

Der Gesetzgeber will auch verhindern, dass die Regelungen über das von den BewohnerInnen zu zahlende Entgelt umgangen werden oder dass sich einzelne, besonders begüterte BewohnerInnen durch **Zusatzleistungen** eine besonders gute Behandlung verschaffen. Deshalb sind folgende Regelungen vorgesehen:

Sowohl der TrägerIn einer Altenpflegeeinrichtung als auch ihrer LeiterIn oder den sonstigen Beschäftigten ist es verboten, von den BewohnerInnen Geld oder **geldwerte Leistungen** anzunehmen. Verstöße gegen diese Bestimmung können als *Ordnungswidrigkeit* mit hohen Geldbußen geahndet werden (vgl. etwa Art. 8 Abs. 4, 23 Abs. 1 des Bayerischen Pflege- und Wohnqualitätsgesetzes). Ausgenommen von diesem Verbot sind lediglich geringwertige Aufmerksamkeiten. Werden also einer PflegerIn einmal eine Tasse Kaffee oder Plätzchen angeboten, darf sie dies annehmen (➤ 1.3). Der Gesetzgeber hat diese Ausnahme zugelassen, um übliche soziale Kontakte nicht zu erschweren. Dennoch sollten die Pflegenden vorsichtig sein und darauf achten, dass die Aufmerksamkeiten im Laufe der Zeit nicht etwa „wachsen". Im Regelfall wird es hierzu auch Dienstanweisungen geben, die als Bestandteil des Arbeitsvertrags (➤ 6.8.1) zu beachten sind.

Kaution erlaubt

Als zusätzliche Leistungen zum in § 7 WBVG genannten Entgelt darf die TrägerIn einer Altenpflegeeinrichtung einmal eine **Kaution** bis zum doppelten des monatlichen Entgelts verlangen (§ 14 WBVG). Wie bei der Mietkaution darf die BewohnerIn sie zu Beginn der *Vertragslaufzeit* in bis zu drei monatlichen *Teilzahlungen* erbringen. Die TrägerIn hat dieses Geld getrennt von dem sonstigen Vermögen auf einem Bankkonto verzinslich anzulegen.

An Stelle einer Kaution kann eine BewohnerIn auch eine Bankbürgschaft stellen.

Leistungen für das Gebäude

Weiter darf sich die TrägerIn einer Altenpflegeeinrichtung auch Leistungen der BewohnerIn zum *Bau*, zum *Erwerb*, zur *Instandsetzung*, zur *Ausstattung* oder zum *Betrieb der Einrichtung* gewähren lassen. Diese Leistungen müssen aber entweder mit dem Entgelt verrechnet werden oder sind nach dem Ende der Nutzung den BewohnerInnen oder deren Erben zurückzuzahlen.

Außerdem müssen sie – soweit dies nicht in die Bemessung des Entgelts einfließt – mit dem für Spareinlagen marktüblichen Zinssatz verzinst werden. Verlorene Baukostenzuschüsse – wie im Fallbeispiel – sind dagegen verboten.

Kündigung des Nutzungsvertrags

Der Wohnplatz in einer Altenpflegeeinrichtung wird in der Regel der – letzte – Lebensmittelpunkt eines Menschen sein. Der alte Mensch kann sich kaum noch umgewöhnen und ist auch aus vielen anderen Gründen zu einem nochmaligen Wechsel nicht in der Lage. Er soll also die Sicherheit haben, dass er diesen Platz bei einem normalen Verlauf der Dinge nicht verlieren wird.

Das Wohn- und Betreuungsvertragsgesetz versucht diesem Anliegen auf verschiedene Weise Rechnung zu tragen.

Der Nutzungsvertrag ist für die TrägerIn einer Einrichtung *nur aus wichtigem Grund* kündbar (§ 12 WBVG). Eine *ordentliche Kündigung*, also der bloße Wunsch, den Vertrag zu beenden, ist ihr dagegen verwehrt. Die BewohnerIn kann ihrerseits ordentlich kündigen und zwar bis zum jeweils dritten Werktag eines Monats zum Ende des Monats (§ 11 WBVG).

Bei der Vereinbarung einer **Kurzzeitpflege** ist dagegen eine Befristung der Vertragsdauer erlaubt. Dann können beide Seiten vorzeitig nur aus wichtigem Grund kündigen.

Ende des Nutzungsvertrags

Mit dem Tod einer BewohnerIn endet das Vertragsverhältnis grundsätzlich kraft Gesetzes (§ 4 Abs. 3 Satz 1 WBVG). Anteilig dürfen von den Erben allenfalls noch für bis zu zwei Wochen nach dem Sterbetag die Entgeltteile für die Überlassung des Wohnraums gefordert werden. Ähnlich wie beim Mietvertrag kann aber der überlebende Teil einer in einer Altenpflegeeinrichtung wohnenden Haushaltsgemeinschaft die Fortsetzung des Vertrags verlangen (§ 5 WBVG).

Auch die bei alten Menschen häufigen *Änderungen des Gesundheitszustands* sollen grundsätzlich nicht zu einer Vertragsbeendigung führen. § 8 WBVG sieht deshalb vor, dass die TrägerIn einer Einrichtung – soweit ihr dies möglich ist – ihre Leistungen etwaigen Verschlechterungen und Verbesserungen des Gesundheitszustands einer BewohnerIn anzupassen hat. Geschieht dies, darf die TrägerIn bei Gewährung zusätzlicher Leistungen das Entgelt angemessen erhöhen. Bei einer Leistungsreduzierung muss sie das Entgelt angemessen senken.

6.8 Arbeitsrecht

Für die meisten Menschen ist Arbeit die Grundlage ihrer wirtschaftlichen Existenz. Der Arbeitsvertrag ist deshalb in der täglichen Praxis für die ArbeitnehmerInnen der wichtigste Vertrag.

6.8.1 Abschluss, Inhalt und Ende eines Arbeitsvertrages

Der **Arbeitsvertrag** gehört rechtlich zur Gruppe der *Dienstverträge* (➢ 6.5.3). Diese Art von Verträgen ist dadurch gekennzeichnet, dass eine VertragspartnerIn von der anderen für ihre Tätigkeit bezahlt wird. Für den Arbeitsvertrag gelten aber einige Besonderheiten.

FALLBEISPIEL

Dem Betreiber einer Sozialstation ist eine seiner Mitarbeiterinnen ausgefallen. Er muss mit einer Fehlzeit von sechs Wochen rechnen. Nach einigem Zureden ist es ihm gelungen, seine frühere Mitarbeiterin Gerlinde Groß zu überreden, für diese sechs Wochen an zumindest 20 Wochenstunden in Teilzeit bei ihm zu arbeiten. Als Bezahlung werden 250 Euro pro Woche vereinbart.
Die entsprechende Vereinbarung wird nur mündlich getroffen und drei Wochen auch eingehalten. Als Gerlinde Groß dann wieder pünktlich in der Sozialstation eintrifft, wird ihr lapidar mitgeteilt, man benötige sie nicht mehr. Als sie ihr Geld verlangt, antwortet man ihr, es sei ohnehin kein wirksamer Arbeitsvertrag geschlossen worden.

Frau Groß kann sowohl ihr Geld als auch Beschäftigung für weitere drei Wochen verlangen. Beides ist wirksam vereinbart. Noch immer gilt der Grundsatz, dass Arbeitsverträge auch mündlich wirksam geschlossen werden können. Daran hat auch das Nachweisgesetz nichts geändert. Es gibt ArbeitnehmerInnen lediglich einen Anspruch darauf, spätestens einen Monat nach Arbeitsbeginn den wesentlichen Inhalt eines Arbeitsvertrags schriftlich bestätigt zu erhalten.

In der Praxis sehr bedeutsam ist, dass nach dem Gesetz über Teilzeitarbeit und befristete Arbeitsverträge Befristungen eines Arbeitsverhältnisses nur wirksam sind, wenn sie **schriftlich** vereinbart werden. Eine Befristung liegt immer dann vor, wenn ein Arbeitsverhältnis wie im Fall von Frau Groß nicht gekündigt werden muss, sondern nach Ablauf einer bestimmten Zeit von selbst endet.

Obwohl nun beim Vertrag von Frau Groß die Befristung nicht wirksam vereinbart war, kann sie nicht einfach weggeschickt werden, wenn für sie keine Arbeit mehr vorhanden ist. Die Verletzung der geforderten Schriftform führt vielmehr dazu, dass der Arbeitsvertrag als auf unbestimmte Dauer geschlossen gilt. Der Arbeitgeber von Frau Groß muss ihr nun erst einmal ordentlich kündigen. Bis zum Ablauf der Kündigungsfrist läuft der Vertrag in dem bisherigen Umfang weiter. Frau Groß hat somit Anspruch auf den vereinbarten Lohn. Dies gilt auch dann, wenn ihr Arbeitgeber sie in dieser Zeit nicht mehr arbeiten lässt.

§ 611 BGB

Durch einen Dienstvertrag wird die eine Seite zur Leistung der versprochenen Dienste und die andere Seite zur Gewährung der vereinbarten Vergütung verpflichtet.

Form des Arbeitsvertrags

Ein Vertrag (➢ 6.5.2) kann grundsätzlich ohne Einhaltung einer besonderen Form abgeschlossen werden. Deshalb sind auch *mündliche Vereinbarungen* bindend, es sei denn, dass im Einzelfall eine andere Form vorgeschrieben ist, z. B. bei einem Grundstückskauf die notarielle Beurkundung. Arbeitsverträge können ebenfalls mündlich abgeschlossen werden. Dazu gibt es jedoch wichtige Ausnahmen und Ergänzungen:

- Für **Lehrverträge** ist im Berufsbildungsgesetz die Schriftform vorgeschrieben.
- Viele **Tarifverträge** sehen vor, dass Arbeitsverträge in den entsprechenden Branchen nur schriftlich abgeschlossen werden dürfen.
- Befristungen müssen schriftlich vereinbart werden.
- Das **Nachweisgesetz** gibt ArbeitnehmerInnen spätestens einen Monat nach der Aufnahme einer Arbeit einen Anspruch auf schriftliche Bestätigung der wesentlichen Regelungen ihres Arbeitsvertrags.

In der Praxis sollte jeder Arbeitsvertrag schriftlich abgeschlossen werden, und zwar nicht nur deshalb, weil die Ausnahmen von der Wirksamkeit einer nur mündlichen Regelung inzwischen zahlreicher sind als der Grundsatz, sondern vor allem deshalb, weil nur eine schriftliche Vereinbarung im Streitfall eine sichere Beweisführung zulässt.

Mindestmaß an Regelungen

In jedem Arbeitsvertrag muss ein Mindestmaß an Regelungen enthalten sein. Die wichtigsten Punkte sind:

- *Tätigkeit,* möglichst genau beschrieben
- Lohn oder Gehalt
- Umfang der *Arbeitspflicht,* also die Zahl der zu erbringenden Arbeitsstunden
- Urlaubsanspruch.

Darüber hinaus können zahlreiche andere Punkte geregelt werden. Wenn dies nicht geschieht, wird der Arbeitsvertrag durch Betriebsvereinbarungen, Tarifverträge oder Gesetze ergänzt, die entsprechende Bestimmungen enthalten.

Urlaubsanspruch

FALLBEISPIEL

Birgit Baumann wird in ihrem neuen Arbeitsvertrag ein Jahresurlaub von 32 Werktagen zugesichert. Als sie diesen Urlaub nehmen will, ist ihr Arbeitgeber auf einmal nur noch bereit, ihr 24 Werktage zu geben. Zur Begründung weist er darauf hin, dass diese Zahl im Bundesurlaubsgesetz stehe und dessen Regelung dem Vertrag vorgehe. Weitergehende Pflichten als in einem Gesetz festgehalten könne kein Arbeitgeber haben. Ist das richtig?

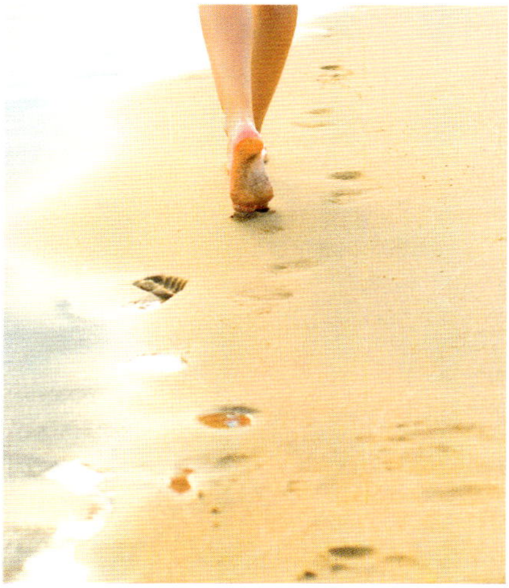

Abb. 6.24 Jeder Mensch hat Anspruch auf Urlaub. Ohne Erholung kann er seine Arbeit über einen längeren Zeitraum nicht mit voller Kraft erledigen. [J787]

Der Arbeitgeber ist an seine vertragliche Zusage gebunden, einen Urlaub von 32 Werktagen zu gewähren. Denn nach dem **Günstigkeitsprinzip** ist diese Regelung wirksam, obwohl sich aus dem Bundesurlaubsgesetz tatsächlich nur 24 Tage Urlaubsanspruch ergeben (➢ Abb. 6.24).

§ 3 Bundesurlaubsgesetz

Der Urlaub beträgt mindestens 24 Werktage. Werktage sind alle Kalendertage, die nicht Sonn- oder gesetzliche Feiertage sind.

Rang- und Günstigkeitsprinzip

In einem Arbeitsvertrag sind die Rechte und Pflichten von ArbeitgeberInnen und ArbeitnehmerInnen kaum vollständig niedergelegt. Deshalb werden sie durch andere Regelungen *ergänzt.* Wie aber sieht es aus, wenn sich Regelungen im Arbeitsvertrag und auf anderen Ebenen *widersprechen?*

Ein solcher Widerspruch wird durch das Rangprinzip und das Günstigkeitsprinzip gelöst: Das **Rangprinzip** legt fest, welche Regelung gilt, wenn für den Arbeitsvertrag auf verschiedenen Stufen Bestimmungen existieren. Dabei gilt der Grundsatz, dass die im Rang höher stehende Regelung vorgeht. Die Rangfolge der Regelungsebenen mit arbeitsrechtlichen Inhalten lautet:

- Grundgesetz (hier ist vor allem der Gleichbehandlungsgrundsatz wichtig, ➢ 6.2)
- Gesetz
- Tarifvertrag
- Betriebsvereinbarung
- Arbeitsvertrag.

Ergänzt wird das Rangprinzip allerdings durch das **Günstigkeitsprinzip.** Dieses Prinzip besagt, dass Abweichungen von den Regelungen einer übergeordneten Ebene immer dann wirksam sind, wenn dies *zugunsten der ArbeitnehmerInnen* ist. Das hängt damit zusammen, dass vor allem die gesetzlichen Bestimmungen im Arbeitsrecht vielfach nur einen *sozialen Mindestschutz* gewährleisten wollen.

Pflichten der ArbeitnehmerInnen

Jede ArbeitnehmerIn muss persönlich die Aufgaben erfüllen, die sie nach ihren Arbeitsvertrag übernommen hat. Ort und Zeit der **Arbeitsleistung** sowie eine etwaige Pflicht zur Mehrarbeit sind entweder im Vertrag selbst enthalten oder folgen aus den dort festgelegten Regelungsbefugnissen (etwa Anordnung von Mehrarbeit bis zu vier Std. pro Woche durch die PflegedienstleiterIn). *Andere Tätigkeiten* muss eine ArbeitnehmerIn mit Ausnahme von Notlagen nicht ausführen. Wer als Pflegefachperson angestellt ist, muss weder Schnee räumen noch Putzarbeiten ausführen.

Pflicht zum Gehorsam

Alle Anordnungen, die eine ArbeitnehmerIn im Rahmen ihrer Tätigkeit erhält, hat sie bestmöglich auszuführen. Eine *Ausnahme* gibt es nur dann, wenn man von ihm verlangen würde, eine Straftat oder Ordnungswidrigkeit zu begehen.

Treuepflicht

Jede ArbeitnehmerIn hat die Interessen ihrer ArbeitgeberIn *bestmöglich* zu wahren. Dazu zählen insbesondere ihre Pflicht zur **Verschwiegenheit** über Vorgänge im Betrieb und das **Wettbewerbsverbot.** Letzteres verbietet es ArbeitnehmerInnen, einer ArbeitgeberIn ohne Genehmigung durch eine selbstständige Tätigkeit oder die Mitarbeit in einem anderen Betrieb Konkurrenz zu machen. Sonstige Nebentätigkeiten sind ArbeitnehmerInnen dagegen erlaubt, soweit sie mit ihrem Arbeitsverhältnis in Einklang gebracht werden können, z. B. keine zeitlichen Überschneidungen, keine Übermüdung durch zu langen Gesamtarbeitszeiten. Im öffentlichen Dienst gibt es weitergehende Einschränkungen.

6

Pflichten der ArbeitgeberInnen

ArbeitgeberInnen haben die Pflicht zur Zahlung von **Arbeitsentgelt.** Sie müssen zum vereinbarten Zeitpunkt, der im Regelfall am Ende jeden Monats liegt, das vereinbarte Entgelt bezahlen. Je nachdem, ob jemand als Arbeiter oder Angestellter beschäftigt ist, spricht man von Lohn oder Gehalt.

Normalerweise wird in Arbeitsverträgen ein **Bruttolohn** vereinbart. ArbeitgeberInnen sind verpflichtet, von diesem Betrag die Lohnsteuer und die Arbeitnehmeranteile zur Sozialversicherung (➢ 6.9.2) abzuziehen und dieses Geld an die zuständigen Stellen abzuführen. Zur Auszahlung an die ArbeitnehmerInnen kommt nur der **Nettolohn.**

Weiterhin gehören zu den Pflichten der ArbeitgeberInnen:

- **Fürsorgepflicht:** Sie legt vor allem eine Verpflichtung der ArbeitgeberInnen fest, den Arbeitsplatz so sicher wie möglich zu gestalten. In dieser Hinsicht sind viele Pflichten durch *Unfallverhütungsvorschriften* (➢ 6.9.2) verbindlich festgelegt.
- **Gleichbehandlungsgrundsatz:** Aus ihm ergeben sich vor allem folgende konkrete Pflichten.
  - Männer und Frauen sind für gleiche Arbeit gleich zu bezahlen. Eine schlechtere Bezahlung von Frauen aufgrund ihres Geschlechts ist eine unzulässige Diskriminierung

- Bei der Gewährung zusätzlicher Leistungen (etwa Weihnachts- und Urlaubsgeld oder Prämien) dürfen Unterschiede nur nach sachlichen Gesichtspunkten (etwa Dauer der Betriebszugehörigkeit, Familienstand oder besondere Erschwernisse der Arbeit wie die Betreuung von Schwerstpflegebedürftigen) gemacht werden.

- **Beschäftigungspflicht:** ArbeitnehmerInnen haben einen Anspruch darauf, die vereinbarte Tätigkeit ausüben zu dürfen. Das ist vor allem bei Berufen bedeutsam, in denen die einschlägigen Fähigkeiten entweder wie bei MusikerInnen nur durch ständige Berufsausübung erhalten werden oder in denen wie in vielen technischen Sparten die Weiterentwicklung derart schnell voranschreitet, dass auch Wissenslücken von einigen Monaten kaum mehr zu schließen sind.

Recht auf Teilzeit

Teilzeitarbeit ist weit verbreitet. Schwieriger für ArbeitnehmerInnen wird die Situation aber, wenn die Teilzeitbeschäftigung nicht von Anfang an vereinbart ist, sondern erst während eines laufenden Arbeitsverhältnisses eingeführt werden soll. Denn ihren Interessen steht oft entgegen, dass ArbeitgeberInnen die volle Arbeitsleistung benötigen, um ihren Betrieb aufrechterhalten zu können. Vielfach werden sie nicht ohne Schwierigkeiten eine weitere Teilzeitkraft finden.

FALLBEISPIEL

Die Krankenpflegerin Melanie Müller ist in einer Klinik mit 150 Beschäftigten angestellt. Als ihre eigene Mutter pflegebedürftig wird, möchte sie ihre bisherige Vollzeitstelle gerne auf eine Halbtagstätigkeit reduzieren. Ihr Arbeitgeber entgegnet ihr, das sei nicht möglich. Er habe einen derartigen Mangel an Pflegefachpersonen, dass er auf keinen Fall mit einem noch geringeren Beschäftigungsumfang auskomme. Kann Frau Müller ihr Anliegen trotzdem durchsetzen?

Dennoch haben die Beschäftigten größerer Betriebe (dort müssen regelmäßig mehr als 15 Arbeitnehmer beschäftigt sein) nach dem Gesetz über Teilzeitarbeit und befristete Arbeitsverträge grundsätzlich einen Anspruch auf Teilzeitarbeit. Wer diesen Anspruch ausüben möchte, muss aber einige Voraussetzungen beachten, mit denen die widerstreitenden Interessen ausgeglichen werden sollen (➤ Abb. 6.25):

- ArbeitnehmerInnen, die ihre Arbeitszeit verringern wollen, müssen dies der ArbeitgeberIn mindestens drei Monate vorher anzeigen. Damit soll der ArbeitgeberIn Gelegenheit gegeben werden, eine Ersatzkraft zu finden.
- Die ArbeitgeberIn kann den Wunsch ablehnen, wenn ihm betriebliche Gründe oder unverhältnismäßig hohe Kosten entgegenstehen.
- Wollen ArbeitnehmerInnen später den Umfang ihrer Beschäftigung erweitern, sind sie bei der Besetzung entsprechender freier Stellen grundsätzlich gegenüber einer Neueinstellung bevorzugt.

Im vorliegenden Fall wird Frau Müller ihren Wunsch nach Teilzeitarbeit unter Umständen nicht durchsetzen können. Allerdings kann ihr Arbeitgeber nicht verhindern, dass Frau Müller ihr Vollzeitarbeitsverhältnis ordentlich kündigt und sich dann anderweitig nach einer Teilzeitstelle umsieht.

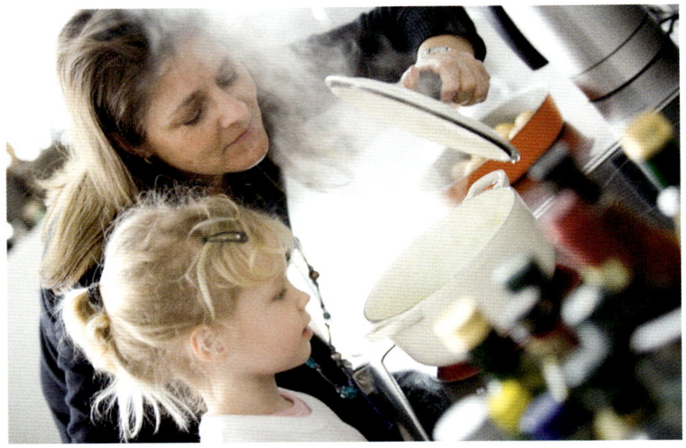

Abb. 6.25 Teilzeitarbeit ist oft die einzige Möglichkeit, die Anforderungen von Familie und Beruf zu bewältigen. [J787]

Seit 2019 gibt die Brückenteilzeit ArbeitnehmerInnen wie Frau Müller grundsätzlich auch einen Anspruch, nach der Teilzeit wieder auf eine Vollzeitarbeitsstelle zurückkehren zu können. Allerdings gibt es dieses Recht nur in Betrieben mit mindestens 45 ArbeitnehmerInnen, und bis zu einer Betriebsgröße von 200 ArbeitnehmerInnen gibt es diesen Anspruch auch nur für eine von jeweils 15 ArbeitnehmerInnen.

Beendigung des Arbeitsverhältnisses

FALLBEISPIEL

In einer privaten Altenpflegeeinrichtung sind 32 Arbeitnehmer beschäftigt. Zu ihnen zählt auch der verheiratete, 49-jährige Pfleger Thomas Tief, der seit rund drei Jahren dort arbeitet. Völlig unerwartet erhält Herr Tief am 12. Oktober schriftlich die Kündigung zum 31. Oktober, die mit „notwendigen Rationalisierungsmaßnahmen" begründet wird. Herr Tief rügt, dass der vorhandene Betriebsrat nicht angehört und die Kündigungsfrist nicht eingehalten worden sei. Außerdem gebe es noch zwei jüngere, ledige Pflegefachpersonen, die jeweils erst knapp ein Jahr beschäftigt seien und auf ihren Arbeitsplatz leichter verzichten könnten als er, der seine Familie allein ernähre.

Herr Tief erhebt seine Einwände zu Recht. Zum einen hätte ihm frühestens für Ende November gekündigt werden dürfen, da sein Arbeitsverhältnis schon mehr als zwei Jahre bestanden hat. Weiterhin wäre der Betriebsrat anzuhören gewesen. Wurde nur Herrn Tief gekündigt, so war auch die soziale Auswahl – das **Kündigungsschutzgesetz** ist anwendbar – nicht in Ordnung.

Insgesamt gesehen ist seine Kündigung also zu Unrecht erfolgt. Lediglich die **Schriftform,** die § 623 BGB für Kündigungen vorsieht, wurde beachtet.

§ 622 BGB

Das Arbeitsverhältnis eines Arbeitnehmers kann grundsätzlich mit einer Frist von vier Wochen zum Fünfzehnten oder zum Ende eines Kalendermonats gekündigt werden.

§ 623 BGB

Die Beendigung eines Arbeitsverhältnisses durch Kündigung oder Auflösungsvertrag ist nur in schriftlicher Form wirksam.

Wenn es um die **Beendigung eines Arbeitsverhältnisses** geht, denkt man meistens an die Kündigung. Daneben gibt es aber eine Reihe anderer Möglichkeiten, ein Arbeitsverhältnis zu beenden.

Todesfall

Der Tod der *ArbeitnehmerIn* beendet das Arbeitsverhältnis immer. Der Tod der *ArbeitgeberIn* beendet ein Arbeitsverhältnis nur, wenn die geschuldete Arbeitsleistung, z. B. private Pflege, an ihre Person gebunden war. Im Übrigen treten die Erben der ArbeitgeberIn in die laufenden Arbeitsverhältnisse ein.

Auflösende Bedingung

Ein Arbeitsverhältnis darf mit dem Erreichen desjenigen Lebensalters aufgelöst werden, ab dem ein voller Rentenanspruch besteht. Zur Zeit steigt diese Grenze allmählich vom 65. Lebensjahr auf das 67. Lebensjahr. Andere auflösende Bedingungen sind nicht zulässig, weil sie den Kündigungsschutz umgehen würden.

Auflösungsvertrag

Ein **Auflösungsvertrag,** auch als **Aufhebungsvertrag** bezeichnet, ist eine einvernehmliche Beendigung eines Arbeitsverhältnisses durch übereinstimmende Erklärungen von ArbeitnehmerInnen und ArbeitgeberInnen. Meist wird in diesen Verträgen für die ArbeitnehmerInnen eine Abfindung vereinbart. Trotz des finanziellen Anreizes sollten ArbeitnehmerInnen beim Abschluss eines Aufhebungsvertrages vorsichtig sein und sich beraten lassen. Sie verlieren alle Schutzrechte, die vielfach eine Kündigung verhindern würden.

Befristung des Arbeitsverhältnisses

Befristete Arbeitsverhältnisse enden automatisch nach Ablauf der Zeit, für die sie eingegangen sind. Wird also z. B. vereinbart, dass eine Verkäuferin als Aushilfe im Weihnachtsgeschäft vom 2. November bis zum 24. Dezember beschäftigt wird, ist dieser Vertrag am 24. Dezember zu Ende, ohne dass es einer Kündigung bedarf. Für die Wirksamkeit derartiger Vereinbarungen ist auf die Einhaltung der Schriftform zu achten.

Die Befristung von Arbeitsverträgen führt durch dieses automatische Ende zu einem *Ausschluss des Kündigungsschutzes.* Damit die Kündigungsschutzvorschriften nicht dadurch ausgehöhlt werden können, dass nur noch befristete Arbeitsverträge vereinbart werden, sind solche Befristungen grundsätzlich nur aus sachlichen Gründen statthaft. Sachliche Gründe sind etwa Aushilfstätigkeiten während einer vorübergehend höheren Arbeitsbelastung (wie im Weihnachtsgeschäft), während der Elternzeit einer anderen ArbeitnehmerIn oder während einer Schwangerschaftsvertretung.

Daneben werden befristete Arbeitsverträge aber auch zur Förderung des Arbeitsmarktes benutzt: Sie sind bei einer Neueinstellung auch ohne sachlichen Grund bis zu höchstens zwei Jahren und mit höchstens dreimaliger Verlängerung innerhalb dieses Zeitraums und in den ersten vier Jahren nach der Gründung eines Unternehmens generell erlaubt. ArbeitnehmerInnen, die bei Aufnahme ihrer Tätigkeit mindestens 52 Jahre alt sind und die zuvor mindestens vier Monate beschäftigungslos waren, dürfen sogar – auch unter mehrfacher Verlängerung – bis zu einer Gesamtdauer von fünf Jahren befristet beschäftigt werden.

Werden ohne diese Voraussetzungen mit einer ArbeitnehmerIn fortgesetzt befristete Arbeitsverhältnisse geschlossen (*Kettenarbeitsverträge*), gilt das Arbeitsverhältnis als unbefristet.

Außerordentliche Kündigung

Die **außerordentliche Kündigung** wird auch als *fristlose* Kündigung bezeichnet.

Eine außerordentliche Kündigung können sowohl ArbeitgeberInnen als auch ArbeitnehmerInnen nur aus wichtigem Grund (§ 626 BGB) aussprechen. Sie beendet das Arbeitsverhältnis sofort. Für ihren Ausspruch muss allerdings eine Frist von *14 Tagen* eingehalten werden. Diese Frist beginnt in dem Augenblick, in dem die zur Kündigung berechtigte Person Kenntnis von den entsprechenden Tatsachen erlangt.

Ein *wichtiger Grund* liegt abstrakt formuliert vor, wenn dem anderen Teil eine Fortsetzung des Arbeitsverhältnisses bis zur nächsten ordentlichen Kündigungsmöglichkeit nicht zugemutet werden kann. Das kann etwa ein Diebstahl einer ArbeitnehmerIn im Betrieb oder die sexuelle Belästigung einer ArbeitnehmerIn durch ihre ArbeitgeberIn sein.

Ordentliche Kündigung

Die **ordentliche Kündigung** durch eine *ArbeitnehmerIn* ist grundsätzlich mit einer Frist von vier Wochen zum Fünfzehnten oder zum Ende eines Kalendermonats möglich, soweit der Arbeitsvertrag keine längere Frist vorsieht. Diese Frist ist unabhängig von der Dauer, in der ein Arbeitsverhältnis bestanden hat (➤ Abb. 6.26).

Die *ArbeitgeberIn* kann eine ordentliche Kündigung grundsätzlich ebenfalls mit einer Frist von vier Wochen zum Fünfzehnten oder zum Ende eines Kalendermonats aussprechen. Allerdings verlängert sich diese Frist, wenn ein Arbeitsverhältnis mindestens zwei Jahre bestanden hat. Sie erreicht nach einem mindestens 20-jährigen Bestehen, gerechnet ab dem 25. Lebensjahr der ArbeitnehmerIn, sieben Monate und kann nur noch zum Ende eines Monats ausgesprochen werden. Die Kündigung muss schriftlich vorgenommen werden.

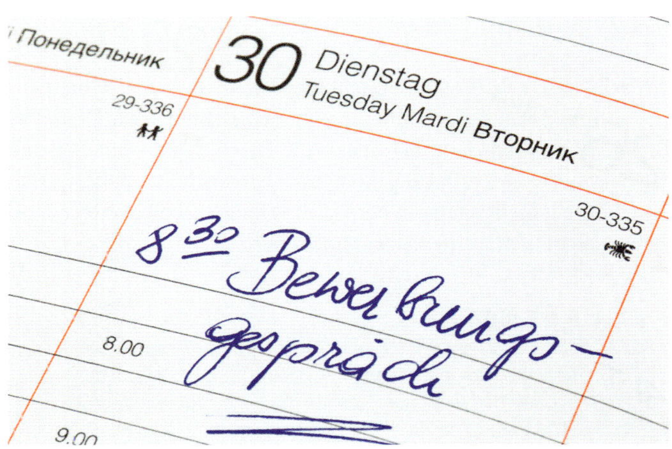

Abb. 6.26 Auch bei Pflegefachpersonen besteht das Risiko, arbeitslos zu werden. Um rechtzeitig einen neuen Arbeitsplatz zu finden, ist die Kündigungsfrist für die ArbeitnehmerInnen von großer Bedeutung. [J787]

Die Möglichkeiten einer ArbeitgeberIn zu einer ordentlichen Kündigung sind noch weitergehend beschränkt:

- Bestimmte Gruppen von ArbeitnehmerInnen, z. B. *BetriebsrätInnen* oder *Schwangere* dürfen grundsätzlich nicht ordentlich gekündigt werden.
- Der Betriebsrat hat weitgehende Mitspracherechte.

Kündigungsschutzgesetz

Voraussetzung für die Anwendung des **Kündigungsschutzgesetzes** ist, dass im Betrieb im Regelfall mehr als fünf ArbeitnehmerInnen beschäftigt werden.

Bei Arbeitsverhältnissen, die nach dem 31. Dezember 2003 begonnen haben, gilt der Schutz vor sozial ungerechtfertigten Kündigungen erst in Betrieben, die im Regelfall mehr als zehn ArbeitnehmerInnen beschäftigen. Zum zweiten muss das betroffene Arbeitsverhältnis mindestens sechs Monate bestanden haben.

Ist das Kündigungsschutzgesetz anwendbar, darf eine ArbeitgeberIn nur aus betriebs-, personen- oder verhaltensbedingten Gründen kündigen. Handelt es sich um betriebsbedingte Gründe, z. B. Arbeitsmangel, muss sie unter den in Betracht kommenden ArbeitnehmerInnen eine *soziale Auswahl* treffen. Gekündigt werden muss dann zuerst derjenigen ArbeitnehmerIn, die dies am leichtesten „verkraften" kann.

6

Will sich eine ArbeitnehmerIn darauf berufen, dass eine Kündigung *sozial unwirksam* ist, muss sie beim Arbeitsgericht auf Feststellung klagen, dass ihr Arbeitsverhältnis nicht aufgelöst ist. Diese Klage muss sie *innerhalb von drei Wochen* nach Zugang der schriftlichen Kündigung erheben.

Eine ArbeitnehmerIn kann eine Abfindung von ihrer ArbeitgeberIn verlangen, wenn

- die von der ArbeitgeberIn ausgesprochene Kündigung nicht gerechtfertigt war,
- eine Fortsetzung des Arbeitsverhältnisses für die ArbeitnehmerIn nicht zumutbar ist.

Ist bei einer ungerechtfertigten Kündigung eine Fortsetzung des Arbeitsverhältnisses den Betriebszwecken nicht dienlich, kann auch die ArbeitgeberIn eine Auflösung gegen Abfindung verlangen.

6.8.2 Haftung der ArbeitnehmerIn

Bei sehr vielen Tätigkeiten besteht die Gefahr, dass eine ArbeitnehmerIn ihre ArbeitgeberIn oder auch einen Dritten schädigt. Selbst „reine" Bürotätigkeiten, bei denen die Beschäftigten mit höheren Geldbeträgen in Berührung kommen, bergen hohe Haftungsrisiken. So stellt die Frage nach der Haftung einer ArbeitsnehmerIn im Arbeitsrecht häufig einen Streitpunkt dar.

FALLBEISPIEL

Pia Peters ist bei einem ambulanten Pflegedienst beschäftigt. Eines Tages übersieht sie nach dem Aussteigen aus dem Auto beim Überqueren des Radwegs aus Fahrlässigkeit einen Radfahrer. Bei dem Zusammenstoß stürzt der Radfahrer, der freiberuflich tätig ist. Er fordert von Frau Peters 10 000 Euro Verdienstausfall. Außerdem ist bei dem Unfall ein Blutdruckmessgerät, das dem Pflegedienst gehört, zerstört worden. Von Seiten des Pflegedienstes werden gegen Frau Peters deshalb Schadensersatzansprüche in Höhe von 50 Euro geltend gemacht.

Es kann von mittlerer Fahrlässigkeit ausgegangen werden. Den Schaden am Blutdruckmessgerät wird Frau Peters selbst tragen müssen. Gegenüber dem Radfahrer – im Außenverhältnis – haftet sie ebenfalls in vollem Umfang. Denn der Radfahrer als Geschädigter darf nicht dadurch benachteiligt werden, dass die Person, die ihn geschädigt hat, zufällig gerade ihrer Arbeit nachgegangen ist.

Frau Peters hat aber aus ihrem Arbeitsverhältnis gegen ihren Arbeitgeber einen Ausgleichsanspruch, wenn sie an den Radfahrer tatsächlich zahlen muss. Dabei wird man berücksichtigen, dass es für ihren Arbeitgeber ohne allzu großen Aufwand möglich gewesen wäre, für derartige Vorfälle zu Gunsten seiner ArbeitnehmerInnen eine Betriebshaftpflichtversicherung abzuschließen. Deshalb wird sie von ihrem Arbeitgeber etwa 9 000 Euro zurückerhalten und letztlich nur mit 1 000 Euro belastet bleiben.

Wer trägt das Schadensrisiko?

Das **Schadensersatzrecht** ist eindeutig. Wer einer VertragspartnerIn – und das sind ArbeitgeberIn und ArbeitnehmerIn im Rahmen eines Arbeitsverhältnisses – schuldhaft Schaden zufügt, muss ihr diesen ersetzen. Darüber hinaus gilt gegenüber VertragspartnerInnen ebenso wie gegenüber Dritten auch die deliktische Haftung (➤ 6.5.4).

Im Rahmen eines Arbeitsverhältnisses passt aber beides nicht: Hätte eine ArbeitgeberIn ihre MitarbeiterIn nicht, müsste sie die entsprechende Arbeit selbst verrichten. Dann würde sie das Risiko von Fehlern tragen. Schäden an ihrem Eigentum müsste sie dann selbst zahlen; Dritten müsste sie *Schadensersatz* leisten. Durch die Beschäftigung von ArbeitnehmerInnen soll eine ArbeitgeberIn dieses **Schadensrisiko** (*Betriebsrisiko*) jedenfalls nicht in vollem Umfang abwälzen können.

Weiterhin ist das Gehalt einer ArbeitnehmerIn im Vergleich zu den Risiken, die sie tragen muss – z. B. beim Führen eines Lastwagens mit wertvoller Ladung – oft sehr niedrig. Auch dieser Umstand spricht dagegen, der ArbeitnehmerIn die volle Haftung aufzuerlegen.

Grob, mittel und leicht fahrlässig

Die Rechtsprechung hat deshalb, falls ein Schaden nur aus Unachtsamkeit, also *fahrlässig*, verursacht worden ist, für die **Haftung einer ArbeitnehmerIn** gegenüber ihrer ArbeitgeberIn die allgemeinen Grundsätze geändert. Für jeden Einzelfall ist eine Abwägung vorzunehmen. Darin ist vor allem der Grad der Fahrlässigkeit – grob, mittel oder leicht – zu berücksichtigen, der die ArbeitnehmerIn trifft. Weiter ist einzubeziehen, welchen Umfang ein Schaden im Verhältnis zu dem Gehalt der ArbeitnehmerIn hat. Ist der Schaden im Verhältnis zum Verdienst eher niedrig, ist eine Haftung als „Denkzettel" eher angebracht als bei der Zahlung einer Summe, durch die die Existenz der ArbeitnehmerIn vernichtet würde. Schließlich spielt es auch eine wichtige Rolle, ob und in welchem Umfang die ArbeitgeberIn sich gegen die eingetretenen Schäden versichern kann. Daneben aber sind auch die weiteren Umstände des einzelnen Falls – etwa eine schon lange, bisher fehlerfreie Tätigkeit der ArbeitnehmerIn oder ihre Unerfahrenheit am Anfang einer Tätigkeit – zu berücksichtigen. Im Einzelnen lassen sich folgende Grundsätze herausarbeiten:

Hat die ArbeitnehmerIn **grob fahrlässig** gehandelt – also Sorgfaltsmaßnahmen außer Acht gelassen, die für jedermann auf der Hand liegen –, wird ihre Haftung regelmäßig nur bei einem

„*gesteigerten Betriebsrisiko*" vermindert. Zwei Beispiele sollen dies verdeutlichen.

FALLBEISPIEL

Obwohl in einer Schreinerei das Rauchen streng verboten ist, weil überall Sägespäne auf dem Boden liegen, wirft einer der Gesellen seinen noch brennenden Zigarettenstummel achtlos weg. Für die Folgen des danach ausbrechenden Brandes haftet er voll. Denn seine eigentliche Arbeitstätigkeit besteht nicht im Rauchen, sodass sich aus dem Kernbereich seiner Arbeit auch kein besonderes Risiko verwirklicht hat.

FALLBEISPIEL

Ein Berufskraftfahrer fährt noch drei Sekunden, nachdem die Ampel auf Rotlicht geschaltet hat, in eine Kreuzung ein. Es kommt zum Unfall.
Auch dieser Rotlichtverstoß stellt grobe Fahrlässigkeit dar. Aber die Teilnahme am Straßenverkehr bringt nun einmal besondere Gefahren mit sich. Deshalb wird es grundsätzlich zu einer Aufteilung des Schadens zwischen dem Arbeitgeber und dem Kraftfahrer kommen. Im Ergebnis sollte auch in einem derartigen Fall der Haftungsanteil des Arbeitnehmers zwei bis drei Monatsgehälter nicht übersteigen. Im Hinblick auf die grobe Fahrlässigkeit kann es aber gerechtfertigt sein, dass ein Arbeitnehmer Schäden, die diese Grenze nicht übersteigen, ganz oder jedenfalls zum deutlich überwiegenden Teil trägt.

Bei **mittlerer Fahrlässigkeit** (*mittelschwerer Fehler*) wird der entstandene Schaden zwischen ArbeitgeberInnen und ArbeitnehmerInnen regelmäßig geteilt. Der Betrag, den die ArbeitnehmerIn zu zahlen hat, hängt von den Umständen des Einzelfalls ab, ist aber von der Summe her mit Ausnahme von Bagatellschäden bis zu etwa 100 Euro, bei denen die ArbeitnehmerIn durch die vollständige Übernahme einen „Denkzettel" bekommen soll (Fallbeispiel Pia Peters), immer beschränkt. Mittlere Fahrlässigkeit ist im Straßenverkehr etwa das Verschulden eines Auffahrunfalls (➤ Abb. 6.27).

Liegt der ArbeitnehmerIn nur **leichte Fahrlässigkeit** zur Last, ein Fehler, der jeder gewissenhaften MitarbeiterIn einmal unterlaufen kann, muss die ArbeitgeberIn den entstandenen Schaden grundsätzlich in vollem Umfang tragen. Bei der Teilnahme am Straßenverkehr wäre etwa derjenigen ArbeitnehmerIn, die bei Glatteis trotz angepasster Geschwindigkeit in den Graben rutscht, nur leichte Fahrlässigkeit vorzuwerfen.

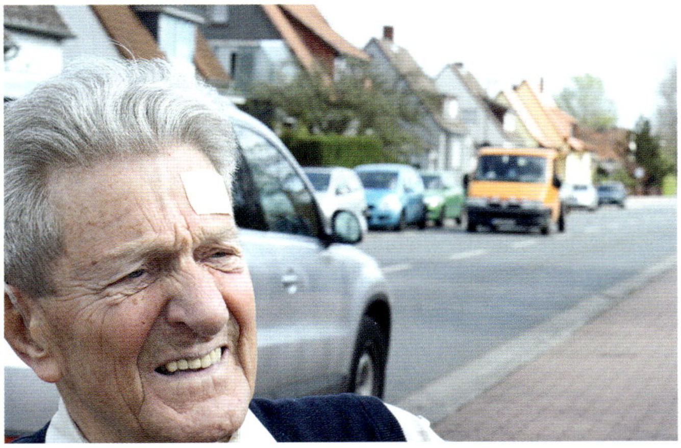

Abb. 6.27 Ob nun mittlere oder grobe Fahrlässigkeit im Straßenverkehr, beide können schwerwiegende Folgen für die Unfallbeteiligten haben. [K157]

Haftung gegenüber Dritten

Schädigt eine ArbeitnehmerIn *dritte* Personen, z. B. der Unfallverursacher fährt mit einem Firmenfahrzeug auf einen Privatwagen auf, können den Dritten die eben dargestellten Einschränkungen der Haftung nicht zugemutet werden. Denn für die Dritten ist es zufällig, wer sie schädigt.

Nach außen haftet die ArbeitnehmerIn gegenüber den Dritten nach allgemeinen Grundsätzen, also nach den Regeln der *deliktischen* Haftung (➤ 6.5.4).

Im *Innenverhältnis* gelten zwischen ArbeitnehmerInnen und ArbeitgeberInnen aber dieselben Haftungsmaßstäbe wie bei der Beeinträchtigung von Rechtsgütern der ArbeitgeberIn. Die ArbeitnehmerIn hat deshalb einen *Freistellungsanspruch* gegen ihre ArbeitgeberIn; das bedeutet, dass die ArbeitgeberIn für die ArbeitnehmerIn zahlen muss oder schon getätigte Aufwendungen ersetzen muss, soweit sie bei der Verletzung eigener Rechtsgüter ihren Schaden selbst zu zahlen hätte (Fallbeispiel Pia Peters).

Haftung unter Arbeitnehmer Innen

Besonderheiten bestehen, wenn sich ArbeitnehmerInnen gegenseitig schädigen oder wenn eine ArbeitgeberIn ihre ArbeitnehmerIn schädigt. Die allgemeine, uneingeschränkte Haftung gilt in diesen Bereichen im Ergebnis nur bei vorsätzlichem Verhalten. Im Bereich fahrlässiger Schädigungen sollen dagegen Streitigkeiten zwischen den Betroffenen nach Möglichkeit vermieden werden.

6

FALLBEISPIEL

Susanne Schnell arbeitet als Hilfskraft in der Küche einer Altenpflegeeinrichtung. Ihrem Namen macht sie bei der Arbeit alle Ehre, aber die notwendige Sorgfalt bleibt oft auf der Strecke. Eines Tages soll sie eine Packung Nudeln bringen, die in rund zwei Meter Höhe auf einem Regal lagert. Anstatt nun die dafür vorgesehene Trittleiter zu holen und dann nach der Packung zu greifen, stellt sie sich auf die Zehenspitzen und zieht die Nudelpackung mit den Fingerspitzen nach vorn. Bei dieser Gelegenheit verfängt sich die Nudelpackung an einem daneben stehenden Glas mit Gurken, das vom Regal fällt. Dieses Glas trifft ihre Kollegin Doris Dreier am Unterarm. Die Armbanduhr von Doris Dreier im Wert von 100 Euro wird dabei zerstört. Außerdem erleidet Doris Dreier eine tiefe Schnittwunde, die im Krankenhaus genäht werden muss. Welche Ersatzansprüche hat Doris Dreier?

ArbeitnehmerInnen (und ArbeitgeberInnen) haften selbst nicht für Personenschäden, die sie anderen ArbeitnehmerInnen aus Anlass der Arbeit fahrlässig zufügen. Deren Abwicklung übernimmt vielmehr die gesetzliche Unfallversicherung (➤ 6.9.2). Sie wird hier die Kosten der Krankenhausbehandlung und der weiteren ärztlichen Versorgung von Doris Dreier übernehmen.

Schäden an deren Eigentum muss eine ArbeitnehmerIn dagegen ihren KollegInnen grundsätzlich ersetzen. Ihre deliktische Haftung ist durch das Arbeitsverhältnis nicht aufgehoben. Aber auch solche Schäden haben ihre Ursache im Arbeitsverhältnis, denn ohne dieses hätte der Kontakt zu den KollegInnen nicht bestanden. Daher finden auf die Ersatzpflicht dieselben Grundsätze Anwendung wie bei einer Schädigung von Eigentum der ArbeitgeberIn. Die auf diese Weise eingeschränkte Eigenhaftung der ArbeitnehmerIn wird dadurch umgesetzt, dass die ArbeitnehmerIn von ihre ArbeitgeberIn, soweit diese den Schaden im Ergebnis zu tragen hat, Freistellung verlangen kann. Susanne Schnell wird aber dennoch selbst bezahlen müssen. Ihr Verhalten stellt sich als grob fahrlässig dar. Da der Schaden seiner Höhe nach mit 100 Euro gering ist, wird sie durch die volle Auferlegung nicht übermäßig belastet.

6.8.3 Zeugnis

Bewirbt sich eine ArbeitnehmerIn um eine neue Stelle, will ihre zukünftige ArbeitgeberIn in der Regel wissen, welche Arbeiten sie bisher verrichtet hat und wie man an der vorangegangenen Arbeitsstelle mit ihr zufrieden war. Zur Übermittlung entsprechender Informationen hat sich seit langem das **Arbeitszeugnis** eingebürgert.

FALLBEISPIEL

In einem Zeugnis heißt es lapidar: „Mathilde Müller war in unserer Altenpflegeeinrichtung vom 2.1.2000 bis zum 31.03.2020 als Reinigungskraft beschäftigt." Frau Müller möchte aber, dass ihre Tätigkeit genauer beschrieben wird und ihr früherer Arbeitgeber sich auch zur Qualität ihrer Arbeit äußert. Hat sie darauf Anrecht?

Mathilde Müller hat Anspruch auf ein qualifiziertes Zeugnis, das die von ihr gewünschten Angaben enthält (➢ Abb. 6.28).

§ 630 BGB

Bei der Beendigung eines dauernden Dienstverhältnisses kann der Verpflichtete von dem anderen Teil ein schriftliches Zeugnis über das Dienstverhältnis und dessen Dauer fordern. Das Zeugnis ist auf Verlangen auf die Leistungen und die Führung im Dienste zu erstrecken.

Pflegeheim Waldfrieden KG
Am Stadtbach 20
75690 Saalbach

Saalbach, den 02.11.2020

Arbeitszeugnis

Frau Mathilde Müller, geb. am 21.02.1965 in Stuttgart, wohnhaft Händelplatz 2, 75690 Saalbach, war vom 02.01.2000 bis zum 31.03.2020 in unserem Haus in Vollzeit (38 Stunden pro Woche) als Reinigungskraft beschäftigt. Zu ihrem Aufgabenbereich gehörten das Aufwischen von Treppenhäusern und Fluren sowie das Reinigen der Zimmer in der 2. Etage.

Frau Müller hat ihre Aufgaben stets gewissenhaft erfüllt. Sie war verlässlich und pünktlich und hatte zu Kollegen, Vorgesetzten und Heimbewohnern ein gutes Verhältnis. Sie verlässt unser Haus zum 31.10.2016 aus persönlichen Gründen auf eigenem Wunsch. Für ihren weiteren Lebensweg wünschen wir ihr alles Gute.

Abb. 6.28 Beispiel für ein qualifiziertes Arbeitszeugnis. [M149]

Einfaches Zeugnis

Das **einfache Zeugnis** gibt nur an, welche Tätigkeit für welche Zeit ausgeübt wurde. In der Praxis nimmt eine neue ArbeitgeberIn in aller Regel an, dass eine ArbeitnehmerIn, die nicht mehr in das Zeugnis aufnehmen lässt, schlecht gearbeitet hat oder sonstwie negativ aufgefallen ist. Im Hinblick darauf muss man ArbeitnehmerInnen ganz dringend davon abraten, sich mit einem einfachen Zeugnis zu begnügen.

Qualifiziertes Zeugnis

Im *qualifizierten Zeugnis* sind zusätzlich Angaben über die Qualität der Arbeitsleistung und das Verhalten der ArbeitnehmerIn enthalten. Derartige Zeugnisse sind in der Praxis üblich, wobei oft vieles „zwischen den Zeilen" steht. Deshalb ist hier ein genaues Durchlesen anzuraten.

6.8.4 Wichtige Schutzbestimmungen des Arbeitsrechts

Im Arbeitsrecht hat der Gesetzgeber den *TarifpartnerInnen* (Gewerkschaften und Arbeitgeberverbände) weite Bereiche zu eigener Regelung überlassen. Es wird davon ausgegangen, dass der Zwang zum Kompromiss zwischen diesen beiden etwa gleich starken Seiten zu Regelungen führt, die die Interessen aller Seiten angemessen berücksichtigen.

Anders sieht es bei den sozialen **Schutzbestimmungen** für ArbeitnehmerInnen aus. Hier hat der Gesetzgeber für viele Gebiete Mindestinhalte für Regelungen vorgegeben. Damit will der Gesetzgeber Millionen von ArbeitnehmerInnen schützen, die verstreut in Klein- und Kleinstbetrieben arbeiten und die von Gewerkschaften teilweise nicht wirkungsvoll vertreten werden können (Kündigungsschutzgesetz, ➢ 6.8.1).

Mutterschutzgesetz

FALLBEISPIEL

Die Pflegerin Angelika Aumann ist in einer Pflegeeinrichtung beschäftigt. Hier muss sie vor allem zum Waschen und Umbetten öfter alte Menschen aus den Betten heben. Als sie schwanger wird, fragt sie sich, was sie nun tun muss und ob sie weiterhin in diesem Bereich der Einrichtung beschäftigt werden darf.

Frau Aumann muss ihren Arbeitgeber sofort von ihrer Schwangerschaft unterrichten. Das Heben der bettlägerigen alten Menschen überschreitet die Zehn-Kilo-Grenze, sodass Frau Aumann nicht mehr in diesem Pflegebereich beschäftigt werden kann. Bis zum Tag sechs Wochen vor dem mutmaßlichen Entbindungstermin wird sie daher voraussichtlich mit anderen, gleichwertigen Tätigkeiten betraut werden (➢ Abb. 6.29).

§ 9 Mutterschutzgesetz

Werdende oder stillende Mütter dürfen nur so beschäftigt werden, dass Gefahren für die Gesundheit von Mutter und Kind nach Möglichkeit vermieden und unverantwortliche Gefährdungen ausgeschlossen werden.

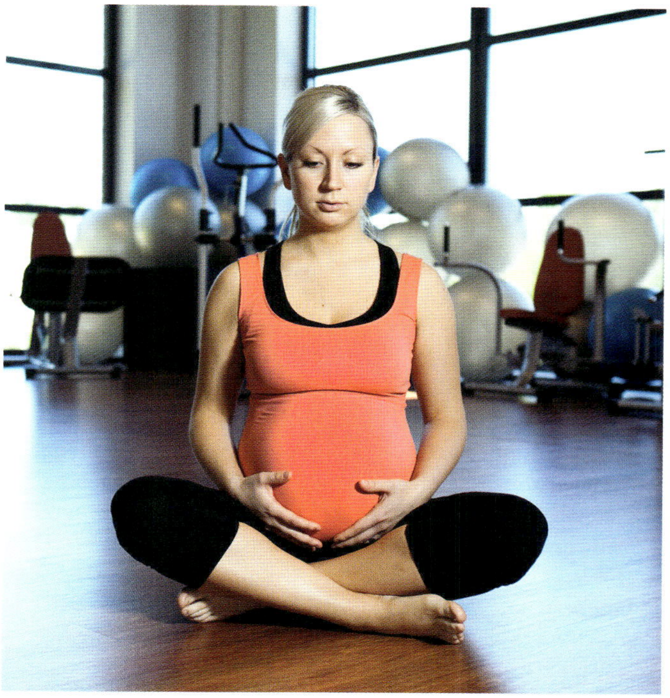

Abb. 6.29 Während der Schwangerschaft soll die Gesundheit der Frauen so weit wie möglich erhalten bleiben. Deshalb stehen ihnen besondere Rechte zu. [J787]

Die Bestimmungen zum Schutz von ArbeitnehmerInnen sind im **Mutterschutzgesetz** mit am strengsten ausgeprägt. Das hat zwei Gründe: Zum einen soll die Gesundheit von Mutter und (ungeborenem) Kind geschützt werden, die während einer Schwangerschaft und der Stillzeit besonderen Gefahren ausgesetzt sind. Zum anderen soll eine werdende Mutter ohne Druck und vor allem ohne Angst vor dem Verlust ihres Arbeitsplatzes ihr Kind austragen können.

Kündigungsverbot

Einer Schwangeren kann grundsätzlich *nicht gekündigt* werden (➤ 6.8.1). Dieses Verbot gilt vom Beginn der Schwangerschaft bis zum Ablauf von vier Monaten nach der Entbindung. Im Fall einer Schwangerschaft sollte die Frau ihrer ArbeitgeberIn Mitteilung machen. Hat sie dies nicht getan und wird sie gekündigt, kann sie diese Mitteilung innerhalb von zwei Wochen nachholen. Eine Überschreitung dieser Frist ist unschädlich, wenn die Schwangere die Mitteilung unverzüglich nachholt, nachdem sie von der Schwangerschaft erfahren hat. Damit ist ein umfassender Schutz auch bei Kündigungen zu Beginn einer Schwangerschaft gewährleistet, weil hier die Frist von zwei Wochen oft ohne Verschulden der Frau überschritten wird.

Beschäftigungsverbot

Durch *Beschäftigungsverbote* während und nach der Schwangerschaft soll ein möglichst weitgehender Gesundheitsschutz erreicht werden.

Eine Schwangere darf in den letzten *sechs Wochen vor* dem voraussichtlichen Entbindungstermin und bis zum Ablauf von *acht Wochen nach* der Entbindung (bei Früh- und Mehrlingsgeburten verlängert sich diese Frist auf zwölf Wochen) nicht beschäftigt werden. Auf eigenen Wunsch darf eine Schwangere allerdings in den letzten sechs Wochen vor der Entbindung durchaus arbeiten; die entsprechende Bereitschaft kann sie jederzeit widerrufen.

Einschränkung der Beschäftigung

Schwangere dürfen nicht mit schweren körperlichen Arbeiten und nicht mit solchen Arbeiten beschäftigt werden, bei denen sie gesundheitsschädlichen Einwirkungen ausgesetzt sind. Das Mutterschutzgesetz nennt hierfür eine Reihe von Beispielen. So dürfen Schwangere insbesondere nicht zum Heben, Bewegen oder Befördern von Lasten per Hand herangezogen werden, wenn diese im Einzelfall schwerer als 10 kg oder regelmäßig schwerer als 5 kg sind. Dasselbe gilt für Arbeiten, die häufig mit einer unnatürlichen Körperhaltung (Strecken, Beugen, Bücken) verbunden sind. Auch Akkordarbeit oder getaktete Arbeit sind untersagt, und ebenso Arbeiten, bei denen Gefährdungen durch den Kontakt mit Gefahrstoffen, Biostoffen oder starken physikalischen Einwirkungen bestehen.

Die bisher geltenden Verbote der Nacht- und Feiertagsarbeit sind dagegen bei der Neuregelung des Mutterschutzgesetzes im Jahr 2018 eingeschränkt worden.

Arbeitszeitgesetz

Ebenfalls recht strenge gesetzliche Regelungen gibt es auf dem Gebiet der Arbeitszeit (➤ 4.5.1). Mit Hilfe des **Arbeitszeitgesetzes** soll verhindert werden, dass durch übermäßige Arbeitsbelastungen auf Dauer gesundheitliche Schäden entstehen, deren Folgen die Allgemeinheit zu tragen hätte.

FALLBEISPIEL

Der Inhaber eines privaten Pflege- und Betreuungsdienstes denkt daran, einen „Zwölf-Stunden-Service" anzubieten. Dieser Service soll so aussehen, dass die KundInnen von 8–20 Uhr dieselbe Pflegefachperson zur Verfügung haben. Zur Umsetzung im Betrieb möchte dieser Unternehmer an vier Tagen der Woche entsprechende Arbeitszeiten einführen, wobei die ArbeitnehmerInnen zur Mittagszeit jeweils eine Stunde Pause haben sollen.

Der entsprechende Plan würde eine tägliche Arbeitszeit (ohne die Pause) von elf und eine wöchentliche Arbeitszeit von 44 Stunden bedeuten. Damit entspricht der Plan nicht dem Arbeitszeitgesetz und kann nicht verwirklicht werden, zumal die Voraussetzungen für eine Ausnahme von den Regelarbeitszeiten nicht vorliegen.

Feiertagsarbeit

Sonn- und **Feiertage** sind grundsätzlich keine Arbeitstage. Von diesem Verbot gibt es aber zahlreiche Ausnahmen, die unter anderem auch Tätigkeiten im Pflegebereich betreffen. In jedem Fall müssen jedoch mindestens 15 Sonntage im Jahr beschäftigungsfrei bleiben. Außerdem muss nach jeder Sonntagsarbeit innerhalb der folgenden zwei Wochen und nach jeder Feiertagsarbeit innerhalb der folgenden acht Wochen ein Ersatzruhetag eingeräumt werden.

Werktägliche Arbeitszeit

Die regelmäßige **werktägliche Arbeitszeit** darf acht Std. nicht übersteigen. Allerdings kann sie ohne Genehmigung auf bis zu zehn Std. täglich verlängert werden, wenn innerhalb eines Zeitraums von sechs Kalendermonaten bzw. 24 Wochen im Durchschnitt acht Std. nicht überschritten werden. Von dieser Regelung sind jedoch ebenfalls zahlreiche Ausnahmen möglich.

Anspruch auf Arbeitspausen und Ruhezeiten

ArbeitnehmerInnen haben bei einer Arbeitszeit von mehr als sechs Std. einen Anspruch auf **Arbeitspausen** von mindestens 30 Minuten und bei einer Arbeitszeit von mehr als neun Std. von mindestens 45 Minuten.

Weiterhin haben ArbeitnehmerInnen einen Anspruch auf **Ruhezeiten** von mindestens elf Std. zwischen zwei Schichten. Unter anderem im Pflegebereich kann diese Frist auf zehn Std. verkürzt werden, wenn innerhalb eines Monats (bzw. von vier Wochen, falls der Zeitmodus entsprechend gewählt ist) jede derartige Verkürzung durch die Verlängerung einer anderen Ruhezeit auf mindestens zwölf Std. ausgeglichen wird.

Bundesurlaubsgesetz

6

Neben der Urlaubsdauer (➤ 6.8.1) regelt das **Bundesurlaubsgesetz** eine Reihe anderer Fragen.

FALLBEISPIEL

Der Gesundheitspfleger Konrad Klett ist seit einem Jahr bei einer Privatklinik beschäftigt, als er seinen ersten Urlaub von drei Wochen nimmt. Bei der nächsten Gehaltsabrechnung ist er unangenehm überrascht: Für die Urlaubszeit hat er kein Geld bekommen. Sein Chef meint, er habe in den drei Wochen ja auch nicht gearbeitet.

Konrad Klett muss auch für die Urlaubszeit bezahlt werden. Die „Freizeit", die er bezahlt erhält, hat er sich durch seine geleistete Arbeit mitverdient.

Bezahlung im Urlaub

Während der Urlaubszeit muss eine ArbeitnehmerIn *weiterhin bezahlt* werden, denn andernfalls könnten sich die meisten ArbeitnehmerInnen den Urlaub, der ihnen zusteht, aus finanziellen Gründen nicht leisten. Diese Bezahlung erfolgt über das **Urlaubsentgelt,** das sich im Regelfall aus dem Durchschnittsverdienst der letzten 13 Wochen vor dem Urlaub errechnet und einer ArbeitnehmerIn vor dem Urlaubsbeginn auszuzahlen ist.

Von diesem Begriff ist das im Gesetz nicht geregelte **Urlaubsgeld** zu unterscheiden. Darunter versteht man eine *zusätzliche Zahlung* neben dem üblichen Gehalt. Sie erfolgt meist in den Sommermonaten und dient dem Zweck, den ArbeitnehmerInnen zusätzliche finanzielle Mittel für die Bezahlung des Urlaubs zu verschaffen.

Urlaub ist Erholung

Um den **Erholungszweck** zu sichern, darf eine ArbeitnehmerIn während des Urlaubs „keine dem Urlaubszweck widersprechende" Erwerbstätigkeit ausüben. Im Urlaub stehen also Erholung und Erhaltung der Arbeitskraft im Vordergrund. Nur soweit Arbeit damit vereinbar ist, z. B. leichte Mithilfe in der Landwirtschaft bei einem Büroangestellten, darf sie während des Urlaubs ausgeübt werden.

Kein Geld statt Urlaub

Der Urlaub ist *im laufenden Kalenderjahr* und grundsätzlich *zusammenhängend* zu gewähren. Diese Grundsätze erklären sich damit, dass nur ein zeitnaher und möglichst langer Urlaub eine hinreichende Erholung gewährleistet. Aus dringenden betrieblichen Gründen kann Urlaub allerdings in die ersten drei Monate des nachfolgenden Jahres übertragen werden.

Nicht zulässig ist es, den Urlaubsanspruch **abzugelten.** Die ArbeitnehmerIn darf also nicht Geld statt Urlaub wählen. Dem Gesetzgeber geht es mit dieser Regelung darum, die Erhaltung der Gesundheit durchzusetzen. Eine Ausnahme von diesem Grundsatz besteht nur, wenn ein Arbeitsverhältnis beendet wird und der ArbeitnehmerIn zuvor kein Urlaub mehr gegeben werden kann.

Urlaubszeit

Den *Zeitpunkt* des Urlaubs bestimmt grundsätzlich die ArbeitgeberIn. Sie hat dabei aber die Interessen der ArbeitnehmerIn angemessen zu berücksichtigen. Das bedeutet vor allem, dass eine ArbeitnehmerIn mit schulpflichtigen Kindern zumindest einen Teil ihres Urlaubs immer während der Ferien bekommen muss.

Pflegezeit

Die Veränderungen in Familie und Gesellschaft machen es inzwischen mehr als früher notwendig, dass Angehörige bei dringendem Pflegebedarf in ihrer Familie die zeitliche Bindung durch ihre Erwerbstätigkeit reduzieren können. Für ArbeitnehmerInnen haben hier das **Pflegezeitgesetz** und das **Gesetz über die Familienpflegezeit** in den vergangenen Jahren einige Möglichkeiten geschaffen.

FALLBEISPIEL

Die Pflegende Ute Buchner ist verheiratet und Mutter zweier Kinder im Alter von vier und sechs Jahren. Während ihre Kinder die Kindertagesstätte und die Grundschule besuchen, arbeitet sie Teilzeit in einer Pflegeeinrichtung mit 18 Beschäftigten. Ihr Ehemann ist Busfahrer und meist weit weg von zu Hause. Die Eltern und andere Angehörige der Eheleute Buchner leben weit entfernt. Eines Tages bekommen die beiden Kinder von Frau Buchner eine heftige Grippe mit Fieber; an einen Besuch von Schule und Kindertagesstätte ist nicht zu denken.

Frau Buchner fragt sich, ob sie – ohne Urlaub zu nehmen – sich nicht zu Hause um ihre Kinder kümmern kann, anstatt zur Arbeit gehen zu müssen. Aber geht das ohne Ankündigung und ist nicht der Betrieb, in dem sie beschäftigt ist, für „so etwas" zu klein?

Frau Buchner kann tatsächlich „von jetzt auf sofort" zu Hause bei ihren Kindern bleiben. Wenn es die Pflege naher Angehöriger fordert, dann kann jede ArbeitnehmerIn bis zu zehn Tage im Jahr der Arbeit fernbleiben. Auf die Größe des Betriebs, in dem sie beschäftigt ist, kommt es dafür nicht an. Allerdings verliert sie für diese Zeit grundsätzlich auch ihren Gehaltsanspruch

Das **Pflegezeitgesetz** hat die Möglichkeit geschaffen, dass sich ArbeitnehmerInnen bei plötzlich auftretenden Erkrankungen von Angehörigen kurzfristig um deren Versorgung kümmern können. Gerade für Eltern soll so die Möglichkeit geschaffen werden, sich um ihre erkrankten Kinder zu kümmern. Sie haben dafür an bis zu zehn Tagen im Jahr einen Anspruch auf Freistellung von der Arbeit. Die ArbeitgeberIn ist über diese Verhinderung – ähnlich wie bei einer eigenen Erkrankung – unverzüglich zu unterrichten; sie kann weiterhin Nachweise über den Krankheitsfall verlangen. Der Anspruch auf Gehaltszahlung entfällt allerdings für die Zeit des Fernbleibens von der Arbeit, es sei denn, dass die TarifpartnerIn oder auch der einzelne Arbeitsvertrag eine Fortzahlung des Gehalts vorsehen.

Zum Zweiten gibt das Pflegezeitgesetz einer ArbeitnehmerIn auch die Möglichkeit – wiederum ohne Gehaltsausgleich –, bei einem Pflegebedarf naher Angehöriger für bis zu sechs Monate eine Freistellung zu verlangen oder nur noch – dann mit mindestens 15 Wochenstunden – Teilzeit zu arbeiten.

Gerade wegen der damit verbundenen finanziellen Einbußen wurde die Pflegezeit häufig nicht in Anspruch genommen. Mit dem **Gesetz über die Familienpflegezeit** soll nun die finanzielle Problematik besser gelöst werden: ArbeitgeberInnen und ArbeitnehmerInnen können vereinbaren, dass eine ArbeitnehmerIn für die Dauer von bis zu zwei Jahren den Umfang ihrer Arbeitsleistung auf bis zu 15 Wochenstunden im Schnitt reduziert, um einen nahen Angehörigen zu pflegen.

Allerdings sind hier Vorlaufzeiten zu beachten und der Betrieb muss mindestens 25 Beschäftigte haben. Ute Buchner würde also keine Familienpflegezeit bekommen.

Das ausfallende Gehalt kann teilweise durch ein von der öffentlichen Hand gewährtes Darlehen ersetzt werden. Für eine ArbeitnehmerIn, die eine Familienpflegezeit in Anspruch nimmt, soll also eine hinreichende finanzielle Liquidität erhalten bleiben.

Nach Ablauf der Pflegezeit muss das Darlehen dann in maximal 48 Monaten zurückbezahlt werden. Insgesamt gesehen sind also mit einer Familienpflege doch relativ langdauernde finanzielle Einbußen verbunden, sodass in der Praxis eine Familienpflegezeit nicht allzu häufig in Anspruch genommen wird.

6.8.5 Bewertung der Arbeit

Die Tarifverträge sehen oft eine Vielzahl von Gehaltsklassen vor. Was die einzelne ArbeitnehmerIn dann konkret verdient, hängt neben ihrer Eingruppierung und dem Umfang der geleisteten Arbeit (Teilzeit, Vollzeit, Überstunden) oft von weiteren Faktoren wie dem Familienzuschlag, der Vergütung von Arbeit zu ungünstigen Zeiten oder der Gewährung von Auslösen zusammen. Letzteres ist die Erstattung von arbeitsbedingten Mehrkosten, z. B. für Verpflegung, Fahrtkosten, u. U. auch Übernachtungsgelder im Rahmen auswärtiger Tätigkeiten oder Pauschalen für die Reinigung von Kleidern, die durch die Arbeit stark verschmutzen.

Dienstplan und Gehaltszuschläge

Der **Dienstplan** einer ArbeitnehmerIn hat allenfalls indirekt Auswirkungen auf ihre Bezahlung. In einem Dienstplan wird nämlich nur geregelt, zu welchen Zeiten und ggf. mit welchen KollegInnen und an welchem einzelnen Arbeitsplatz eine ArbeitnehmerIn tätig sein muss.

Aus den Dienstzeiten, unter Umständen auch aus der Zuweisung eines besonderen Arbeitsplatzes, können sich Gehaltszuschläge ergeben.

FALLBEISPIEL

In einer Altenpflegeeinrichtung wird der Pflegefachfrau Melanie Maier für die 40. Kalenderwoche Dienst von Mittwoch bis Sonntag jeweils in der Zeit von 14–23 Uhr (mit einer Stunde Pause) zugewiesen. Sind nun im Tarifvertrag für Sonntags- und Nachtarbeit Zuschläge vorgesehen, hat Frau Maier allein durch die Arbeit zu diesen Zeiten Anspruch auf das zusätzliche Entgelt.

Stellenplan für die Haushaltsrechnung

Der **Stellenplan** hat meist nur interne Bedeutung für die Haushaltsrechnung einer ArbeitgeberIn. Man versteht darunter, dass eine ArbeitgeberIn berechnet, wie viele Arbeitsplätze einer bestimmten Art sie benötigt. Dann rechnet sie von Anfang an die entsprechenden Gehaltsausgaben in ihren Wirtschaftsplan, den Haushalt, ein. Die Gewerkschaften vereinbaren oft mit den ArbeitgeberInnen, dass diese bestimmte Stellen in einer vorher festgelegten Mindestanzahl ausweisen müssen. Vor allem im öffentlichen Dienst gibt es hier ein sehr ausgefeiltes System.

Anforderungen an die Arbeitsstelle

Eine **Stellenbeschreibung** gibt nach außen die Anforderungen bekannt, die für eine zu besetzende Stelle bestehen (Position, ➢ 4.2.5). Dies können etwa eine abgeschlossene Ausbildung in der Altenpflege, eine praktische Berufsausübung von drei Jahren und kaufmännische Zusatzkenntnisse sein. Der Stellenplan wiederum bestimmt nach gewissen Tätigkeitsmerkmalen, wie eine Arbeit bewertet wird.

Bewertung des Arbeitnehmers

Die **Eingruppierung** in eine Gehaltsgruppe ist schließlich die konkrete „Bewertung" der einzelnen ArbeitnehmerIn. Die Tätigkeit, die ihr übertragen wird, ist intern vorab bewertet worden. Das dieser Bewertung entsprechende Entgelt wird ihr nun im Arbeitsvertrag zugesichert [1] [2] [15] [16] [17].

SURFTIPP

Informationen zum Arbeitsrecht: www.arbeitsrecht-ratgeber.de oder www.finanztip.de

6.9 Soziale Sicherung

Die Gewährleistung einer ausreichenden **sozialen Sicherung** zählt zu den großen Aufgaben der Politik, deren Bedeutung durch die steigende Lebenserwartung in den kommenden Jahrzehnten wachsen (➢ 4.7.1) wird. Soziale Sicherung kann auf vielen Wegen verwirklicht werden. In Deutschland gibt es drei große Säulen:

- Die **Eigenvorsorge**, etwa über die Schaffung von Wohneigentum, den Abschluss privater Versicherungen oder die private Altersvorsorge.

- Die **berufsbezogene** Absicherung, die etwa den ArbeitnehmerInnen die im vorangegangenen Kapitel dargestellten Schutzbestimmungen wie das Arbeitszeitgesetz (➢ 6.8.4) gebracht hat.
- Die Absicherung durch die fünf Zweige der **Sozialversicherung** und durch ergänzende soziale **Schutzgesetze.**

6.9.1 Entwicklung der sozialen Sicherung in Deutschland

Soziale Sicherung wurde früher nur selten von staatlicher Seite gewährt. Um Kinder, Alte und Kranke kümmerte sich in erster Linie die Familie (➢ 4.7.3). Neben den Familien nahm die Kirche in großem Umfang soziale Aufgaben wahr. In Klöstern oder über Stiftungen betreute auch sie Arme, Kranke und Waisen. Nur vereinzelt engagierten sich Landesherrn oder Städte für diese Aufgaben.

Das 19. Jahrhundert brachte mit Industrialisierung, Landflucht und medizinischem Fortschritt Veränderungen, durch die die bisherige soziale Absicherung weitgehend unmöglich wurde. *Eigenvorsorge* war damals nur einem sehr kleinen Teil der Bevölkerung möglich, und auch eine mit der Berufstätigkeit verbundene soziale Absicherung hatte sich kaum entwickelt.

6

Soziale Sicherung als staatliche Aufgabe

Die soziale Sicherung (➢ 4.7.7) wurde zur staatlichen Aufgabe. Dies führte zunächst zur Einführung der gesetzlichen **Renten-, Unfall- und Krankenversicherung.** Als Folge der Weltwirtschaftskrise nach dem 1. Weltkrieg wurde die **Arbeitslosenversicherung** geschaffen, und als Antwort auf die zunehmende Pflegebedürftigkeit 1995 die **Pflegeversicherung** (➢ 4.7.4). Während die Kranken- und Pflegeversicherung alle Bevölkerungskreise erfasst, hat der Gesetzgeber bei den anderen Zweigen der Sozialversicherung in erster Linie ArbeitnehmerInnen und ihre Familienangehörigen als schutzbedürftig angesehen und deshalb weitgehend an diese Eigenschaft angeknüpft.

In den vergangenen Jahren waren im Bereich der sozialen Sicherheit große Probleme zu bewältigen. Als Folge der Wiedervereinigung musste ein weniger leistungsfähiges Sicherungssystem übernommen und angepasst werden. Um eine Überforderung der durch viele Ursachen überlasteten Sicherungssysteme zu verhindern, waren umfangreiche Reformen notwendig. Schließlich galt es, die zahlreichen gesetzlichen Regelungen auf dem Gebiet des Sozialrechts in einem **Sozialgesetzbuch** (*SGB*) zusammen zu fassen und zu vereinheitlichen [18].

6.9.2 Sozialversicherung

Die gesetzliche **Sozialversicherung** folgt dem Prinzip aller Versicherungen. Sie will die **Risiken** auf möglichst viele Schultern verteilen, dadurch die **Beiträge** in einem wirtschaftlich erträglichen Rahmen halten und im *Schadensfall* trotzdem eine ausreichende Leistung bieten.

In ihrer Ausgestaltung unterscheidet sie sich aber doch erheblich von den Grundsätzen *privater* Versicherungen. Jeder **Versicherungspflichtige** wird unabhängig vom individuellen Risiko, z. B. frühere Erkrankungen, übernommen. Auch sein Beitrag erhöht sich dadurch nicht. Außerdem verfolgt die gesetzliche Sozialversicherung in vielen Teilen einen sozialen Ausgleich dadurch, dass sie ihren Beitrag an der Leistungsfähigkeit des Versicherten orientiert, ihre Leistungen aber bedarfsgerecht erbringt. Private Versicherungen versichern ein erhöhtes Risiko, z. B. in der Krankenversicherung einen Patienten mit Hämophilie, entweder gar nicht oder nur zu stark erhöhten Beiträgen.

FALLBEISPIEL

Der 27-jährige Angestellte Horst Huber ist seit elf Jahren berufstätig. Zurzeit verdient er monatlich 2800 Euro brutto (zzgl. eines 13. Gehalts). Als er sonntags Bekannte besuchen will, verunglückt er aus eigener Schuld mit seinem Auto. Er erleidet unter anderem schwere Hirnverletzungen, die ihn in Zukunft arbeitsunfähig und zu einem Pflegefall machen. Welche Leistungen wird er erhalten?

Herr Huber ist vollständig erwerbsgemindert. Da er schon lange genug (grundsätzlich sind mindestens 60 Monate Versicherungszeit nötig) gearbeitet hat, wird er Rente wegen voller Erwerbsminderung erhalten.

Soweit seine Verletzungen behandelt werden müssen, wird er für die zunächst anstehende Versorgung Leistungen der gesetzlichen *Krankenversicherung* erhalten. Bei der Höhe seines Einkommens war er dort pflichtversichert. Für diesen Anspruch ist es unerheblich, dass er den Unfall selbst verschuldet hat.

Von der *Pflegeversicherung* wird er Sach- oder Geldleistungen bekommen, da er nach dem Sachverhalt schwerstpflegebedürftig ist.

Ansprüche gegen die *Unfall-* und die *Arbeitslosenversicherung* bestehen hingegen nicht. Die Unfallversicherung deckt nur Arbeitsunfälle ab; hier lag aber ein Freizeitunfall vor. Für Ansprüche gegen die Arbeitslosenversicherung müsste Herr Huber weiterhin arbeitsfähig sein und dem Arbeitsmarkt zur Verfügung stehen.

Versicherte

In allen fünf Zweigen der Sozialversicherung gibt es **Pflichtversicherte.** Das bedeutet, Angehörige des betroffenen Personenkreises sind von Gesetzes wegen Mitglied dieser Versicherung, unabhängig davon, ob sie dies wünschen oder nicht.

Außerdem gibt es teilweise die Möglichkeit einer **freiwilligen Versicherung.** Das bedeutet, dass es neben den Pflichtversicherten weiteren Personenkreisen freigestellt wird, Mitglied in einer gesetzlichen Sozialversicherung zu werden. Entscheiden sie sich dafür, sind sie grundsätzlich den Pflichtversicherten gleichgestellt.

Die Kranken- und Pflegeversicherung kennen auch den Begriff der *privat versicherungspflichtigen* Personen.

Die meisten ArbeitnehmerInnen sind in den gesetzlichen Sozialversicherungen pflichtversichert.

Krankenversicherung

Pflichtversichert sind:

- Alle *ArbeitnehmerInnen* (ArbeiterInnen und Angestellte), deren regelmäßiger Jahresverdienst die Versicherungspflichtgrenze nicht oder nicht lange genug überschreitet. Die Versicherungspflichtgrenze ist von der Beitragsbemessungsgrenze zu unterscheiden. 2020 lag die Versicherungspflichtgrenze bei einem monatlichen Einkommen von 5 212,50 Euro. Versicherungsfrei wird eine ArbeitnehmerIn mit dem Ablauf desjenigen Kalenderjahres, in dem ihr Einkommen die Versicherungspflichtgrenze überschreitet. Die Beitragsbemessungsgrenze gibt den Teil des monatlichen Einkommens an, von dem maximal Beiträge bezahlt werden müssen. Sie lag für 2020 bei 4 687,50 Euro pro Monat. Beide Beträge werden so errechnet, dass das jährliche Gesamteinkommen einschließlich Sonderzahlungen wie Weihnachts- und Urlaubsgeld ermittelt und dann durch zwölf geteilt wird.
- Auszubildende und PraktikantInnen, auch wenn sie nicht mehr als 400 Euro verdienen.
- Arbeitslose, die Leistungen der Bundesanstalt für Arbeit erhalten.
- RentnerInnen und StudentInnen.

Nicht pflichtversichert sind lediglich die *geringfügig Beschäftigten.* Geringfügige Beschäftigungsverhältnisse liegen vor, wenn eine oder mehrere Tätigkeiten – ausgenommen sind Ausbildungsverhältnisse sowie einige weitere Beschäftigungsverhältnisse – ausgeübt werden, deren monatliches Entgelt insgesamt, also aus allen Beschäftigungsverhältnissen, regelmäßig 450 Euro nicht übersteigt. Lediglich wenn eine ArbeitnehmerIn auch eine nicht geringfügige Beschäftigung ausübt, wird *eine* zusätzlich ausgeübte geringfügige Beschäftigung nicht in diese Zusammenrechnung einbezogen. Es gilt also folgende Grundregel: Ein Nebenjob bis zu 450 Euro pro Monat ist neben einem Hauptberuf nicht versicherungspflichtig.

Ferner gilt eine Beschäftigung – unabhängig von der Höhe des erzielten Entgelts – als geringfügig, wenn sie nicht *berufsmäßig* ausgeübt wird. Das ist der Fall, wenn die Tätigkeit innerhalb eines Kalenderjahres nicht länger als zwei Monate oder 50 Arbeitstage dauert. Dies muss entweder im Voraus vertraglich festgelegt sein oder sich aus der Eigenart einer Beschäftigung (etwa Erntehelfer bei der Weinlese) ergeben.

Der Gesetzgeber geht davon aus, dass dieser Personenkreis seine Existenzgrundlage nicht aus den genannten Beschäftigungen ableitet, sondern auf anderer Grundlage eine Absicherung hat. ArbeitgeberInnen geringfügig Beschäftigter müssen allerdings eine Pauschale an die Krankenversicherung zahlen.

Seit Beginn des Jahres 2009 sind alle ständigen BewohnerInnen in Deutschland generell krankenversicherungspflichtig. Soweit sie nicht pflichtversichert sind oder in einer Pflichtversicherung als Familienangehöriger mitversichert sind, müssen sie eine private Krankenversicherung abschließen. Das betrifft vor allem Gewerbetreibende und Angehörige selbstständiger Berufe. Damit sich auch Personen mit geringem Einkommen privat krankenversichern können, müssen die privaten Krankenkassen günstige Basistarife anbieten.

Rentenversicherung

Pflichtversichert sind *alle ArbeitnehmerInnen* unabhängig von der Höhe ihres Einkommens und einige Gruppen von *Gewerbetreibenden* und *Selbstständigen,* die der Gesetzgeber für ebenso schutzbedürftig hält.

Nicht pflichtversichert sind lediglich die *geringfügig Beschäftigten,* wobei dieser Begriff mit dem in der Krankenversicherung verwendeten übereinstimmt

Arbeitslosenversicherung

Pflichtversichert sind *alle ArbeitnehmerInnen* unabhängig von der Höhe ihres Einkommens. **Nicht pflichtversichert** sind:

- Geringfügig beschäftigte ArbeitnehmerInnen
- ArbeitnehmerInnen ab Vollendung der Regelaltersgrenze (sie steigt derzeit allmählich vom 65. auf das 67. Lebensjahr), weil ab dann ein Rentenanspruch besteht.

Unfallversicherung

Pflichtversichert sind:

- *Alle ArbeitnehmerInnen,* unabhängig vom Umfang ihrer Tätigkeit. Hier werden also auch die nur geringfügig Beschäftigten erfasst.
- *Kinder in Kindergärten, SchülerInnen* und *StudentInnen.* Auf diese Weise soll eine Absicherung für die Zeit der Ausbildung erreicht werden.
- Personen, die Tätigkeiten im *Interesse der Allgemeinheit* ausüben. Dies sind vor allem *ehrenamtliche* HelferInnen in der Gesundheitspflege, bei der Feuerwehr, dem DRK oder ähnlichen Einrichtungen, BlutspenderInnen sowie Personen, die bei Unglücksfällen oder Gefahrenlagen für die Allgemeinheit (etwa Überschwemmungen) Hilfe leisten.

Pflegeversicherung

Pflichtversichert sind:

- Alle in der gesetzlichen Krankenversicherung pflichtversicherten Personen.
- Alle freiwilligen Mitglieder der gesetzlichen Krankenversicherung.
- Alle Personen, die eine Krankenbehandlung oder Unterhaltsleistungen aus Versorgungsgesetzen wie dem Bundesversorgungsgesetz (➤ 6.9.4) oder der Kriegsopferfürsorge beziehen.
- Die **privat Versicherungspflichtigen.** Dieser Personenkreis muss bei einem privaten Versicherer einen Vertrag abschließen, der ihm dieselben Leistungen wie aus der gesetzlichen Pflegeversicherung garantiert. Privat versicherungspflichtig sind neben den BeamtInnen alle Personen, die eine private Krankenversicherung unterhalten.

Freiwillige Versicherung

Die freiwillige Versicherung ist nur bei der Renten- und der Krankenversicherung praktisch bedeutsam.

Die *Rentenversicherung* ermöglicht fast allen nicht Pflichtversicherten (ausgenommen BeamtInnen) den Aufbau einer staatlich gesicherten Altersversorgung. Vor allem Selbstständige, die nicht (wie etwa ÄrztInnen) Zugang zu berufsständischen Versorgungswerken haben, nutzen diese Möglichkeit.

Bei der *Krankenversicherung* ist eine freiwillige Versicherung regelmäßig nur bei der erstmaligen Aufnahme einer **versicherungsfreien** Tätigkeit oder unmittelbar nach dem Ende einer versicherungspflichtigen Tätigkeit möglich. Die größte Gruppe der freiwillig Versicherten sind solche ArbeitnehmerInnen, die durch das Überschreiten der Beitragsbemessungsgrenze versicherungsfrei geworden sind, aber bei der gesetzlichen Krankenversicherung bleiben möchten.

Private Altersvorsorge

Die vor einigen Jahren eingeführte *private Altersrente* gehört zu den freiwilligen Versicherungen. Sie ist *keine* gesetzliche Sozialversicherung, sondern eröffnet vor allem Mitgliedern der gesetzlichen Rentenversicherung die Möglichkeit, eine staatlich geförderte und überwachte private Vorsorge zu betreiben, um die für die Zukunft zu erwartende Senkung des Rentenniveaus zu mildern.

6

Gesetzlich Versicherte (und BeamtInnen) können pro Jahr in eine solche Versicherung bis zu 4 % ihres Einkommens einzahlen. Beiträge der ArbeitgeberInnen sind aber im Gegensatz zur gesetzlichen Rentenversicherung nicht vorgesehen; das Solidarprinzip ist insoweit aufgegeben.

Als Anreiz für den Abschluss einer derartigen Versicherung bietet der Gesetzgeber Zuschüsse und Steuervorteile. Die Rente, die ein Versicherter dann ab der Regelaltersgrenze erhält, muss im Gegenzug voll versteuert werden. Das aktuell extrem niedrige Zinsniveau bedeutet für dieses Versicherungsmodell eine erhebliche Belastung.

Beiträge

Die gesetzlichen Sozialversicherungen finanzieren sich in erster Linie über **Beiträge** der Versicherten und der ArbeitgeberInnen. Daneben werden auch **staatliche Zuschüsse** gewährt. Sie sind der Ausgleich dafür, dass die Sozialversicherungen teilweise staatliche Aufgaben übernehmen oder Leistungen an zuvor nicht versicherte Personen, z. B. Umsiedler, erbringen müssen.

Wer zahlt wieviel?

Mit Ausnahme der Unfallversicherung, die ArbeitgeberInnen allein zahlen, bringen ArbeitnehmerInnen und ArbeitgeberInnen die Beiträge vom Grundsatz her je zur Hälfte auf. Die **Beitragshöhe** beträgt 2020 für die

- Rentenversicherung 18,6 % des Bruttoeinkommens
- Arbeitslosenversicherung 2,4 % des Bruttoeinkommens
- Pflegeversicherung 3,05 % (RentnerInnen zahlen den vollen Beitrag selbst); Kinderlose ab dem 23. Lebensjahr zahlen zudem einen Zuschlag von 0,25 % (= 3,30 %); in Sachsen gelten, weil zur Finanzierung der Pflegeversicherung kein Feiertag abgeschafft worden war, für ArbeitnehmerInnen höhere Beitragsanteile
- Krankenversicherung 14,6 % und ein Zusatzbeitrag von 1,1 % des Bruttoeinkommens. Seit 2019 zahlen von diesen Beiträgen ArbeitgeberInnen und ArbeitnehmerInnen wieder jeweils die Hälfte.

Grenzen der Sozialversicherungspflicht

Bei allen gesetzlichen Sozialversicherungen gibt es **Beitragsbemessungsgrenzen.** Das Einkommen wird nur bis zu einer bestimmten Grenze der Sozialversicherungspflicht unterworfen. Diese Grenze beträgt 2020 in der

- Renten- und Arbeitslosenversicherung 6 900 Euro in den alten Bundesländern bzw. 6 450 Euro in den neuen Bundesländern,
- Kranken- und Pflegeversicherung 4 687,50 Euro in den alten und neuen Bundesländern.

Versicherungsträger

Die Organisation der gesetzlichen Sozialversicherungen ist unterschiedlich und historisch zu erklären (➢ 4.7.7, ➢ Abb. 6.30).

Bei der *Rentenversicherung* gibt es als Träger die

- **Deutsche Rentenversicherung Bund** (früher: Bundesversicherungsanstalt für Angestellte)
- **Deutsche Rentenversicherung Knappschaft-Bahn-See** (früher: Bundesknappschaft, Bundesbahn-Versicherungsanstalt und Seekasse)
- **Deutsche Rentenversicherung mit regionaler Zuständigkeit** – etwa Deutsche Rentenversicherung Schwaben (früher: Landesversicherungsanstalten der Arbeiterrentenversicherung)
- **Sozialversicherung für Landwirtschaft, Forsten und Gartenbau** (früher: Landwirtschaftliche Alterskasse).

Träger der *gesetzlichen Krankenversicherung* sind die

- Ortskrankenkassen
- Innungskrankenkassen
- Betriebskrankenkassen,
- Landwirtschaftlichen Krankenkassen
- Angestellten-Ersatzkassen
- Arbeiter-Ersatzkassen
- See-Krankenkasse
- Bundesknappschaft.

TrägerInnen der

- *Unfallversicherung* sind die verschiedenen Berufsgenossenschaften
- *Arbeitslosenversicherung* ist die Bundesagentur für Arbeit mit Sitz in Nürnberg
- *Pflegeversicherung* sind die Pflegekassen. Sie sind allerdings, um zusätzliche Verwaltungskosten zu vermeiden, keine neuen Behörden, sondern bei den bestehenden Krankenkassen eingerichtet worden.

Versicherungsträger				
Krankenversicherung Krankenkassen	**Pflegeversicherung** Pflegekassen	**Unfallversicherung** Berufs-genossenschaften	**Rentenversicherung** Versicherungs-anstalten	**Arbeitslosen-versicherung** Bundesagentur für Arbeit
• Ortskrankenkassen • Innungskrankenkassen • Betriebskrankenkassen • Ersatzkassen • See-Krankenkasse • Bundesknappschaft • Landwirtschaftliche Krankenkassen	• bei den Krankenkassen	• Gewerbliche Berufsgenossenschaften • Unfallversicherungskrankenkassen und -verbände der öffentlichen Hand • Landwirtschaftliche Berufsgenossenschaften	• Deutsche Rentenversicherung Bund • Sozialversicherung für Landwirtschaft, Forsten und Gartenbau • Deutsche Rentenversicherung mit regionaler Zuständigkeit • Deutsche Rentenversicherung Knappschaft-Bahn-See	• Landesagenturen für Arbeit • Arbeitsagenturen

Abb. 6.30 Überblick zu den Sozialversicherungen. [A400]

Versicherungsfälle

Mit einem kurzen Überblick soll nun gezeigt werden, gegen welche Risiken die gesetzlichen Sozialversicherungen den Einzelnen absichern.

Rentenversicherung

Die Rentenversicherung unterscheidet drei Gruppen von Versicherungsfällen:

- Erreichen einer Altersgrenze (➤ Abb. 6.31)
- Erwerbsminderung
- Tod eines Ehegatten, Lebenspartners oder Elternteils.

Fast alle ArbeitnehmerInnen haben bisher spätestens mit dem Erreichen des 65. Lebensjahres ihre Erwerbstätigkeit beendet. Diese Grenze ist durch medizinische Gegebenheiten und gesellschaftliche Anschauungen gleichermaßen ausgebildet worden. Seit 2012 wird die Altersgrenze von 65 Jahren stufenweise auf 67 Jahre angehoben, und zwar für die Geburtsjahrgänge 1947 bis 1958 jedes Jahr um einen Monat und danach jedes Jahr um zwei Monate.

Altersrente

Den Wegfall des Arbeitseinkommens mit dem Erreichen der Altersgrenze soll die **Altersrente** (➤ 4.7.7) ausgleichen:

- Grundfall ist derzeit (2020) ein Rentenbeginn mit 65 Jahren und neun Monaten.
- Wer zu den entsprechenden Zeitpunkten eine Schwerbehinderung anerkannt bekommen hat, kann – soweit er eine Wartezeit von 35 Jahren erfüllt hat – bereits zwei Jahre vor dem regulären Rentenbeginn seine Altersrente uneingeschränkt in Anspruch nehmen.
- Weiter gibt es – z. T. aus Übergangsvorschriften, z. T. als Dauerregelung – verschiedene Möglichkeiten eines vorzeitigen Rentenbeginns. Folge eines früheren Bezugs von Rente ist aber regelmäßig ein Rentenabschlag von 0,3 % für jeden Monat, um den die Rente vorzeitig in Anspruch genommen wird. Die beiden wichtigsten Fälle eines vorzeitigen Rentenbezugs sind – jeweils maximal drei Jahre vor dem Zeitpunkt, zu dem die entsprechende Rente „regulär" zustehen würde – die vorgezogene Rente für Menschen mit Schwerbehinderung und die vorzeitige Rente für *langjährig Versicherte.* Langjährig Versicherte sind Personen, die eine Wartezeit von mindestens 35 Jahren erfüllt haben.
- Besonders bedeutsam ist schließlich die *abschlagsfreie Rente mit 63 Jahren* für Versicherte, die mindestens 45 Beitragsjahre aufweisen können. Bis zum Geburtsjahrgang 1952 können diese Versicherten tatsächlich mit 63 Jahren ohne Nachteile in die Rente gehen; für die Geburtsjahrgänge 1953–1964 wird die Grenze allmählich wieder auf die reguläre Altersgrenze angehoben.

Erwerbsminderung

Der zweite Versicherungsfall ist die **dauernde Erwerbsminderung** vor dem Erreichen der Altersrente. Die frühere Unterscheidung zwischen Berufs- und Erwerbsunfähigkeit kennt das Gesetz nicht mehr. Für Berufsunfähigkeit – also den Wegfall der Fähigkeit, einen erlernten oder gleichwertigen Beruf auszuüben – sieht das Gesetz mit Ausnahme eines Vertrauensschutzes für ältere Versicherte keine Leistungen mehr vor. Das Risiko der Berufsunfähigkeit kann nur noch privat abgesichert werden.

Rente gibt es vielmehr nur noch wegen *teilweiser* oder *voller Erwerbsminderung.* **Voll erwerbsgemindert** ist ein Versicherter, der auf dem allgemeinen Arbeitsmarkt nicht mindestens drei Std. täglich erwerbstätig sein kann. Die **teilweise Erwerbsminderung** stellt im Gegensatz zur früheren Berufsunfähigkeit nicht mehr auf die bisherige berufliche Qualifikation ab. Vielmehr entsteht ein Rentenanspruch nur noch dann, wenn ein Versicherter nicht mehr in der Lage ist, täglich mindestens sechs Std. zu arbeiten.

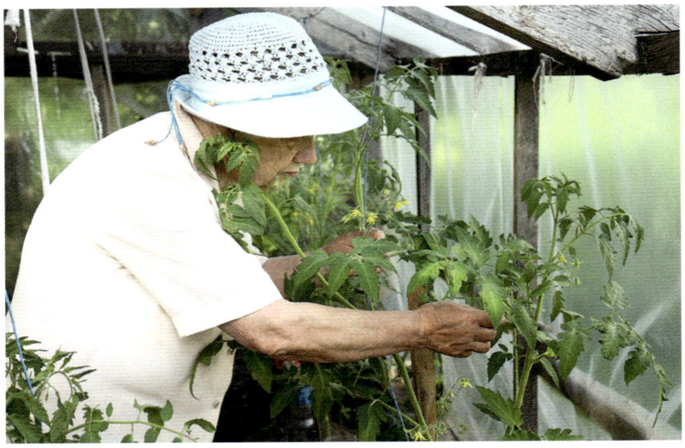

Abb. 6.31 Die Berentung ist nicht unbedingt der endgültige Abschied von der Arbeit. Sinnvolle Beschäftigung lässt sich auch danach noch finden. [J787]

Hinterbliebenenversorgung

Dritter Versicherungsfall ist die **Hinterbliebenenversorgung.** Durch sie soll sichergestellt werden, dass sich nach dem Tod von Ehe- oder LebenspartnerInnen die wirtschaftlichen Verhältnisse des Hinterbliebenen nicht grundlegend verändern.

Witwen- oder *Witwerrente* erhält der überlebende Ehegatte oder Lebenspartner, wenn die verstorbene PartnerIn zum Zeitpunkt seines Todes Rente entweder bereits bezogen oder zumindest die entsprechenden Wartezeiten erfüllt hatte. Durch die Rentenreform werden die Ansprüche jüngerer Versicherter von 60 % auf 55 % vermindert, andererseits aber für Zeiten der Kindererziehung zusätzliche Leistungen gewährt. Um eine „Überversorgung" zu verhindern, wird eigenes Einkommen der berechtigten Person oberhalb einer bestimmten Grenze zu 40 % auf diesen Rentenanspruch angerechnet.

Waisen- oder *Halbwaisenrente* erhalten Kinder einer verstorbenen Person bis zur Vollendung des 18. Lebensjahrs und bei einer noch länger dauernden Berufsausbildung bis zur Vollendung des 25. Lebensjahrs.

Krankenversicherung

Der „klassische" Versicherungsfall ist die vorübergehende Arbeitsunfähigkeit durch **Krankheit** (➤ 2.8.2). Unter Krankheit im medizinischen Sinne versteht man einen regelwidrigen Körper- oder Geisteszustand, der ärztlicher Behandlung bedarf bzw. Arbeitsunfähigkeit zur Folge hat. Dieser Zustand muss durch Behandlung voraussichtlich behoben oder spürbar gebessert werden können. Deshalb ist ständige Pflegebedürftigkeit keine Krankheit.

Die Ursache einer Krankheit ist gleichgültig. Deshalb werden auch Suchtleiden wie Alkoholerkrankung von diesem Begriff erfasst.

Die Krankenversicherung gewährt außerdem Leistungen im Rahmen der

- Krankheitsverhütung
- Früherkennung von Krankheiten
- Mutterschaft.

Unfallversicherung

Der **Arbeitsunfall** ist eine *durch* die versicherte Beschäftigung erfolgende, plötzliche äußere Einwirkung, die zu einer Gesundheitsschädigung oder zum Tod führt. Abgedeckt sind also die aus der Arbeit entstehenden Risiken, nicht aber solche, die sich nur *bei Gelegenheit* der Arbeit verwirklichen. Diesen Unterschied soll das Fallbeispiel der Rita Rose verdeutlichen.

FALLBEISPIEL

Die Pflegefachfrau Rita Rose ist wieder einmal so richtig im Stress. Als ein Bewohner zum zweiten Mal klingelt, rennt sie über den Gang zu seinem Zimmer, stolpert und bricht sich den Fußknöchel. Hier hat sich das Arbeitsrisiko verwirklicht – es liegt ein Arbeitsunfall vor.
Als Frau Rose Dienst hat, ist wieder einmal eine fröhliche Geburtstagsrunde ihrer Kolleginnen beisammen. Sekt und „schärfere Sachen" machen, obwohl die Arbeitsverträge aller Beteiligten dies ausdrücklich verbieten, die Runde und Frau Rose trinkt reichlich. Als sie danach zu einem Bewohner ins Zimmer gehen will, hat sie 1,5 ‰ Alkohol im Blut. Durch ihre alkoholbedingte, schlechte Reaktionsfähigkeit stolpert sie, stürzt und bricht sich den Fußknöchel. Jetzt haben sich die Gefahren des Alkohols verwirklicht. Es liegt kein Arbeitsunfall vor, obwohl sich das Geschehen während der Arbeit abgespielt hat. Über den Umstand hinaus, dass kein Versicherungsschutz durch die Unfallversicherung besteht, kann das Verhalten von Frau Rose vor allem auch arbeitsrechtliche Sanktionen nach sich ziehen.

Der **Wegeunfall** ist ein Unfall, der sich auf dem Weg zur und von der Arbeit oder einer sonstigen versicherten Tätigkeit (etwa dem Schulbesuch) ereignet. Man geht davon aus, dass dieses Unfallrisiko die ArbeitgeberIn tragen soll, da sie letztlich den Nutzen davon hat, dass die ArbeitnehmerIn zu ihr in den Betrieb kommt. Wichtig ist hier, dass Umwege, die aus privater Veranlassung erfolgen, nicht geschützt sind, z. B. wenn Kinder noch mit zur Schule genommen werden. Als Arbeitsweg gilt aber ein zusätzlicher Weg, der notwendig ist, um Mitglieder einer *privaten Fahrgemeinschaft* aufzunehmen oder nach Hause zu bringen.

Dritter Versicherungsfall ist die **Berufskrankheit.** Sie ist eine Erkrankung, die durch die besonderen Risiken der beruflichen Beschäftigung verursacht ist. Notwendig ist allerdings, dass die Erkrankung offiziell als Berufskrankheit anerkannt ist.

Im Zusammenhang mit der Unfallversicherung ist auf eine Besonderheit hinzuweisen: In diesem Versicherungszweig hat der Gedanke, dass Schadensverhütung weitaus sinnvoller als Schadensabwicklung ist, einen besonderen Niederschlag gefunden. Er äußert sich darin, dass die Berufsgenossenschaften *Unfallverhütungsvorschriften* erlassen. Es obliegt ihnen auch der *Arbeitsschutz* für den Einzelfall, also die Durchsetzung der bestehenden Vorschriften gegenüber ArbeitgeberInnen und ArbeitnehmerInnen.

Arbeitslosenversicherung

Als Versicherungsfälle sind neben der Arbeitslosigkeit vor allem zu nennen: Kurzarbeit, Arbeitsförderungsmaßnahmen und die Insolvenz der ArbeitgeberIn.

Pflegeversicherung

Sie kennt nur einen einzigen Versicherungsfall: die Pflegebedürftigkeit (➤ 4.7.4).

Im 11. Buch des Sozialgesetzbuchs (SGB XI), in dem die Pflegeversicherung geregelt ist, wird **Pflegebedürftigkeit** zur Zeit noch wie folgt definiert.

§ 14 SGB XI

Pflegebedürftig ist, wer voraussichtlich für die Dauer von mindestens sechs Monaten auf Grund gesundheitlich bedingter Beeinträchtigungen seiner Selbstständigkeit oder Fähigkeiten in mindestens der in § 15 festgelegten Schwere der Hilfe durch andere bedarf, weil er körperliche, kognitive oder psychische Beeinträchtigungen oder gesundheitlich bedingte Belastungen oder Anforderungen nicht selbstständig bewältigen oder kompensieren kann.

Bei der Definition der **Pflegebedürftigkeit** kann auf die Behandlung *länger dauernder* Beeinträchtigungen abgestellt werden, da bei kurzfristigen und damit voraussichtlich wieder zu beseitigenden Beeinträchtigungen eine Krankheit vorliegt. Die Mindestdauer von sechs Monaten ist ein *Prognosewert.* Er bedeutet, dass man zum Zeitpunkt der Entscheidung über die Gewährung von Pflegehilfe mit einer Pflegebedürftigkeit für mindestens diese Zeit rechnen muss (➤ Abb. 6.32).

Die *Ursache* der Pflegebedürftigkeit ist, wie die umfassende Aufzählung der entsprechenden Möglichkeiten beweist, gleichgültig. Es soll jeder Pflegebedürftige und nach den Änderungen der vergangenen Jahre insbesondere auch der Demenzkranke abgesichert sein.

Die Beeinträchtigung muss in den in § 14 Abs. 2 SGB XI aufgezählten Bereichen (sie werden als Module bezeichnet) zu einer mindestens erheblichen **Hilfsbedürftigkeit** führen:

- Mobilität
- Kognitive und kommunikative Fähigkeiten (betrifft insbesondere die örtliche und zeitliche Orientierung, das Erkennen von Personen aus dem sozialen Umfeld und die Beteiligung an Gesprächen)
- Verhaltensweisen und psychische Problemlagen (betrifft vor allem motorisch geprägte Verhaltensauffälligkeiten, Selbst- oder Fremdaggression, Wahnvorstellungen und Depressionen)
- Selbstversorgung (betrifft insbesondere Toilettenbenutzung, Bewältigung von Inkontinenz, eigenständiges Waschen, An- und Auskleiden sowie Essen)
- Bewältigung krankheits- oder therapiebezogener Anwendungen (betrifft insbesondere eigenständige Medikation, Anwendung von Hilfsmitteln, Verbandswechsel, Wundversorgung, die Durchführung von Arzt- und Klinikbesuchen und die Einhaltung von krankheits- oder therapiebedingten Verhaltensvorschriften)
- Gestaltung des Alltagslebens und anderer sozialer Kontakte.

Bei dem Ausmaß der Pflegebedürftigkeit unterscheidet das Gesetz *fünf Pflegegrade* (➤ Tab. 6.1). Sie sind vor allem für das Maß der gewährten Leistungen wichtig. Die Pflegegrade werden so gebildet, dass in jedem Modul zunächst der Schweregrad der Beeinträchtigung durch einen Punktbereich von 0 bis 4 festgestellt wird. Danach werden diese Einzelpunkte je nach betroffenem Modul gewichtet. Das sich hieraus errechnende Ergebnis ergibt dann den konkreten Pflegegrad:

- **Pflegegrad 1** (ab 12,5 bis 27 Gesamtpunkte): Geringe Beeinträchtigungen der Selbstständigkeit oder der Fähigkeiten
- **Pflegegrad 2** (ab 27 bis unter 47,5 Gesamtpunkte): Erhebliche Beeinträchtigungen der Selbstständigkeit oder der Fähigkeiten
- **Pflegegrad 3** (ab 47,5 bis unter 70 Gesamtpunkte): Schwere Beeinträchtigungen der Selbstständigkeit oder der Fähigkeiten
- **Pflegegrad 4** (ab 70 bis unter 90 Gesamtpunkte): Schwerste Beeinträchtigungen der Selbstständigkeit oder der Fähigkeiten
- **Pflegegrad 5** (ab 90 bis 100 Gesamtpunkte): Schwerste Beeinträchtigungen der Selbstständigkeit oder der Fähigkeiten mit besonderen Anforderungen an die pflegerische Versorgung.

Im Gegensatz zum bis Ende 2016 geltenden Recht, das für die Pflegebedürftigkeit die Feststellung eines bestimmten zeitlichen Mindestaufwands für Hilfeleistungen erforderte, wird zur Bestimmung der Pflegegrade darauf abgestellt, inwieweit in den einzelnen Modulen die Selbstständigkeit beeinträchtigt oder aufgehoben ist.

Der Gesetzgeber erhofft sich davon eine objektivere und sicherere Feststellung der Unterstützungsbedürftigkeit.

Das Verfahren für die Feststellung der Pflegebedürftigkeit schreibt § 18 SGB XI vor: Danach lassen die Pflegekassen den Antragsteller in seinem Wohnbereich durch den Medizinischen Dienst der Krankenversicherung oder andere GutachterInnen überprüfen. Diese müssen feststellen, ob und ggf. in welchem Grad Pflegebedürftigkeit vorliegt. Die HausärztIn und sonstige behandelnde ÄrztInnen sollen soweit als möglich in diese Begutachtung einbezogen werden. Der Antrag auf Gewährung von Pflegeleistungen kann formlos gestellt werden, wobei sich der Leistungsbeginn – wenn die Voraussetzungen zu diesem Zeitpunkt bereits vorgelegen haben – im Regelfall nach der Antragstellung richtet (§ 33 SGB XI).

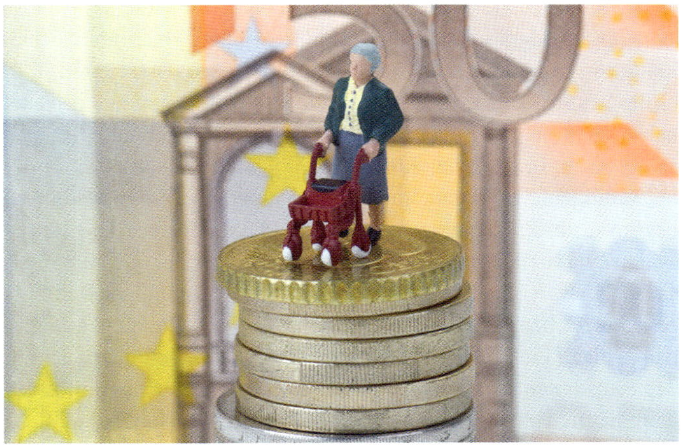

Abb. 6.32 Das Pflegeversicherungsgesetz definiert das Maß und die Dauer der Pflegebedürftigkeit. Danach werden die einzelnen Leistungen der Pflegeversicherung festgesetzt. Die Leistungen müssen dokumentiert werden. [J787]

Tab. 6.1 Leistungen der Pflegeversicherung im Überblick (Stand: 1.1.2020).

	häusliche Pflege[1)]		**Pflegevertretung**[2)]	**Kurzeitpflege**	**teilstationäre Tages- und Nachtpflege**	**vollstationäre Pflege**
	Pflegesachleistung bis Euro monatlich	Pflegegeld Euro monatlich	Pflegeaufwendungen bis zu sechs Wochen im Kalenderjahr bis Euro	Pflegeaufwendungen bis Euro im Jahr	Pflegeaufwendungen bis Euro monatlich	Pflegeaufwendungen bis Euro monatlich (pauschal)
Pflegegrad 1	125[4)]					125
Pflegegrad 2	689	316	474[3)]	1 612	689	770
Pflegegrad 3	1 298	545	817,50[3)]	1 612	1 298	1 262
Pflegegrad 4	1 612	728	1 092[3)]	1 612	1 621	1 775
Pflegegrad 5	1 995	901	1 351,50[3)]	1 612	1 995	2 005

1) Bei Kindern ist für die Zuordnung zu einem Pflegegrad der zusätzliche Hilfebedarf gegenüber einem gesunden Kind maßgebend. Pflegebedürftige Kinder zwischen 0–18 Monaten werden durchgängig einen Pflegegrad höher eingestuft, d. h. schon ab 12,5 Gesamtpunkten Pflegegrad 2 usw.
2) Werte für nahe Angehörige; bei gewerbsmäßiger Pflege bis zu 1 612 Euro in allen Pflegegraden.
3) Auf Nachweis werden den ehrenamtlichen Pflegepersonen notwendige Aufwendungen (Verdienstausfall, Fahrkosten usw.) bis zum Gesamtbetrag von 1 612 Euro erstattet.
4) Entlastungsbeitrag; dieser ist zweckgebunden (z. B. für Bezahlung einer Einkaufshilfe)

Leistungen

Rentenversicherung

Sämtliche Leistungen aus der Pflichtversicherung sowie ein Teil der freiwillig erworbenen Ansprüche sind **dynamisiert.** Das bedeutet, dass ihre Höhe regelmäßig der allgemeinen Einkommensentwicklung angepasst wird (➤ 4.7.7).

Renten werden vom Grundsatz her **leistungsbezogen** gezahlt. Wer also gut verdient und entsprechend hohe Beiträge in die Rentenversicherung eingezahlt hat, erhält später eine höhere Rente. Technisch wird dieses Ergebnis durch die **Entgeltpunkte** erreicht. Sie werden für jedes Jahr des Arbeitslebens bestimmt und ergeben sich aus dem erzielten Jahreseinkommen im Verhältnis zum durchschnittlichen Jahreseinkommen aller Versicherten. Für das durchschnittliche Jahreseinkommen werden jeweils 1,0 Entgeltpunkte angesetzt; niedrigere oder höhere persönliche Einkommen schlagen sich in Veränderungen der entsprechenden Zahlen nieder. Der Wert eines Entgeltpunkts beträgt zurzeit (2020) 33,05 Euro (West) bzw. 31,89 Euro (Ost), sodass z. B. 50 Entgeltpunkte später zu einer monatlichen Rente von rund 1 650 Euro (West) bzw. 1 595 Euro (Ost) führen.

Bestimmte Zeiten, in denen Versicherte keine Beiträge geleistet haben, werden ihnen trotzdem angerechnet. Dabei handelt es sich vor allem um Zeiten der *Kindererziehung,* teilweise um Zeiten der notwendigen *Ausbildung* sowie – bei einem vorzeitigen Rentenbeginn – um *Zurechnungszeiten.* Vor allem die Zurechnungszeiten stellen eine **soziale Ausgleichskomponente** dar. Sie sollen dem Versicherten das Risiko abnehmen, dass er keine vollständigen Beitragszeiten erreichen kann. Auf diese Weise wird vermieden, dass beim frühzeitigen Eintritt von Erwerbsminderung oder Tod unzureichende „Minirenten" ausbezahlt werden. Die EmpfängerInnen müssten dann häufig Sozialleistungen (➤ 6.9.4) in Anspruch nehmen.

Eine wichtige Rolle bei der Sicherung gerade des Alterseinkommens spielt schließlich die im SGB XII (§§ 41–43) geregelte **Grundsicherung.** Streng genommen handelt es sich hierbei nicht um eine Leistung der Rentenversicherung, sondern um eine Komponente der sozialen Absicherung. Im Hinblick auf den damit verfolgten Zweck, nämlich die Sicherung eines angemessenen Mindestauskommens vor allem im Alter, wird sie aber an dieser Stelle besprochen.

Durch den entsprechenden Abschnitt im SGB XII erhalten alle Personen, die die Regelaltersgrenze überschritten haben oder dauerhaft voll erwerbsgemindert sind, einen Anspruch darauf, im Wesentlichen die Leistungen zur Verfügung zu haben, die einer vollen Hilfe zum Lebensunterhalt (also mit den Leistungen z. B. für das Wohnen) für diesen Personenkreis nach dem Sozialhilferecht entsprechen. Diese Leistungen werden zurzeit mit bis zu 900 Euro pro Monat bewertet. Angehörige des berechtigten Personenkreises, deren Einkommen diese Grenze nicht übersteigt, können durch einen formlosen Antrag beim Sozialhilfeträger prüfen lassen, ob sie Leistungen nach diesem Gesetz erhalten können. Es wird dann geprüft, ob **alle** ihnen zufließenden Leistungen – also auch Zinseinkünfte, Mieterträge oder Nebenerwerbseinkünfte – mindestens denjenigen Betrag erreichen, der ihnen nach den Regeln des Sozialhilferechts zustehen würde. Ist das nicht der Fall, erhalten sie die Differenz zusätzlich. Ab Januar 2021 soll in Deutschland eine Grundrente eingeführt werden, die eine Mindestrente oberhalb des Mindestauskommens sichern soll.

Der entscheidende Unterschied zu einer sonstigen Inanspruchnahme von Leistungen der Sozialhilfe liegt darin, dass ein Rückgriff gegenüber Kindern – oder bei voll Erwerbsgeminderten auch gegenüber Eltern – nicht stattfindet, solange deren jährliches Gesamteinkommen 100 000 Euro nicht übersteigt.

Im Gegensatz zu sonstigen Leistungen im Rahmen der Sozialhilfe werden die Leistungen nach den §§ 41–43 SGB XII aber nicht automatisch, sondern nur auf **Antrag** gewährt. Der früheste Termin für etwaige Leistungen ist der Monat der Antragstellung.

Krankenversicherung

Die Krankenversicherung gewährt überwiegend **Sachleistungen.** Die wichtigsten sind:
- Ambulante ärztliche und zahnärztliche Behandlung
- Krankenhausbehandlung
- Vorsorgemaßnahmen zur Krankheitsverhütung und zur Früherkennung von Krankheiten.

Als **Geldleistung** ist das Krankengeld – das nach dem Wegfall der Lohnfortzahlung das Arbeitsentgelt ersetzt – zu nennen.

Die Leistungen der Krankenversicherung sind stark von zwei sozialen Ausgleichsmechanismen gekennzeichnet: Zum einen sind zwar die Beiträge einkommensabhängig, nicht aber die Leistungen. Zum zweiten werden über die **Familienhilfe** alle Leistungen der Krankenversicherung mit Ausnahme des Krankengelds ohne höheren Beitrag auch Familienangehörigen gewährt, wenn diese kein oder nur ein geringes eigenes Einkommen haben.

Unfallversicherung

Die erste Gruppe umfasst die Beseitigung der Folgen von Arbeitsunfällen. Hier gewährt die **Unfallversicherung**
- Heilbehandlung
- Pflege
- Berufshilfe.

Letztere umfasst vor allem *Umschulungsmaßnahmen,* damit Versicherte, wenn sie ihren bisherigen Beruf als Unfallfolge nicht mehr ausüben können, mit einem anderen Beruf ihr Geld verdienen können. Während der Zeit der Umschulung erhalten sie zur Sicherung ihres Lebensunterhalts *Übergangsgeld.*

Die zweite Gruppe umfasst **Geldleistungen.** Hier taucht zum einen das *Übergangsgeld* wieder auf, das arbeitsunfähige Verletzte erhalten, wenn ihr Arbeitseinkommen als Folge des Arbeitsunfalls nicht mehr bezahlt wird. Zum zweiten ist die *Verletztenrente* zu nennen, die alle ArbeitnehmerInnen – übrigens unabhängig von einer tatsächlichen Einkommenseinbuße – erhalten, die länger als ein halbes Jahr nach dem Versicherungsfall zu mindestens 20 % in ihrer Erwerbsfähigkeit gemindert sind.

Schließlich ist als dritte Gruppe die **Hinterbliebenenversorgung** zu nennen. Bei tödlichen Arbeitsunfällen werden *Witwen-* und *Waisenrenten* von der Unfallversicherung gezahlt.

Arbeitslosenversicherung

Hauptsächliche Leistung der **Arbeitslosenversicherung** ist als Lohnersatzleistung bei Arbeitslosigkeit das
- **Arbeitslosengeld:** Es ist eine Versicherungsleistung aus den zuvor gezahlten Beiträgen, die unabhängig von einer tatsächlichen Bedürftigkeit gewährt wird. Es beträgt 60 % (bei mindestens einem Kind 67 %) des ausfallenden Nettolohns.
- **Arbeitslosengeld II** (früher Arbeitslosenhilfe): Es handelt sich um eine Sozialleistung, die Bedürftigkeit voraussetzt. Einen Anspruch auf das Arbeitslosengeld II haben alle erwerbsfähigen Langzeitarbeitslosen. Als Langzeitarbeitsloser gilt vor allem jeder Erwerbsfähige, dessen Anspruch auf Arbeitslosengeld abgelaufen ist. Das Vermögen der EmpfängerIn und die Einkünfte von Personen in der jeweiligen Haushaltsgemeinschaft werden auf das Arbeitslosengeld II weitgehend angerechnet. Schließlich ist eine BezieherIn des Arbeitslosengelds II verpflichtet, jede zumutbare, legale Beschäftigung anzunehmen, um wenigstens einen Teil ihres Lebensunterhalts selbst zu verdienen.
- Weitere wichtige Leistungen sind das **Kurzarbeitergeld** und das **Insolvenzgeld.**

Pflegeversicherung

Die Pflegeversicherung deckt Aufwendungen für **häusliche** und für **stationäre** Pflege. Dafür sieht sie grundsätzlich zwei Arten von Leistungen vor: *Sachleistungen* durch Pflege bis zu einem gewissen Gegenwert oder *Pflegegeld,* wenn Pflegebedürftige ihre Pflege, z. B. durch Angehörige, selbst organisieren (➤ 4.7.4). Beide Leistungen können kombiniert werden, wobei sie dann nur anteilig gewährt werden. Lediglich bei stationärer Pflege in einer Einrichtung werden nur Sachleistungen gewährt (➤ Tab. 6.1).
- **Sachleistungen** werden in den Pflegegraden 1–5 bei häuslicher Pflege bis zu einem Wert von monatlich 125, 689, 1 298, 1 612 und 1 995 Euro übernommen. In der stationären Pflege liegt die anteilige Kostenübernahme in den Pflegegraden 1–5 bei 125, 770, 1 262, 1 775 und 2 005 Euro.
- Das **Pflegegeld** beträgt in den Pflegegraden 2–5 pro Monat 316, 545, 728 und 901 Euro.

Weiterhin können Pflegebedürftige einmal im Jahr für bis zu sechs Wochen statt des Pflegegelds **Kurzzeitpflege** in einem Wert bis zu 1 612 Euro in Anspruch nehmen. Dies wird besonders dann bedeutsam, wenn der sonst pflegende Angehörige krank wird oder in den Urlaub geht.

Eine wichtige Ergänzung im Rahmen der Pflegeleistungen stellte das **Pflegeleistungs-Ergänzungsgesetz** (*PflEG*) dar. Mit diesem Gesetz wurde eine Reihe von Bestimmungen in das SGB XI aufgenommen, die vor allem bei erheblichem allgemeinem Pflegebedarf eine vollstationäre Pflege so lange als möglich vermeiden sollen.

So kann insbesondere eine teilstationäre Pflege in Einrichtungen der Tages- und Nachtpflege zur Ergänzung oder Stärkung der häuslichen Pflege gewährt und monatlich in den für Sachleistungen in den Pflegegraden allgemein geltenden Grenzen vergütet werden. Auch ist in Übergangszeiten oder Krisensituationen, wenn häusliche oder teilstationäre Pflege nicht ausreichen, ein Anspruch auf vorübergehende vollstationäre Pflege gegeben.

Schließlich können die Pflegekassen auch Zuschüsse für die **Verbesserung des Pflegeumfeldes** (*Wohnraumanpassung*) gewähren. Dies können z. B. Umbaumaßnahmen in einer Wohnung sein, um sie für die Benutzung mit einem Rollstuhl auszubauen.

6.9.3 Verwaltungsverfahren im Sozialversicherungsrecht

Das **Verwaltungsverfahren** in Angelegenheiten der Sozialversicherung ist in seinen Grundlagen von wenigen, gut verständlichen Grundsätzen geprägt. Es soll möglichst einfach, schnell und kostengünstig abgewickelt werden können und nach seinem Abschluss den Versicherten eine geschützte Rechtsposition verschaffen.

FALLBEISPIEL

Bei einem Rentenversicherungsträger geht das Schreiben einer Frau ein: „Vor zwei Monaten ist mein Mann gestorben. Er hat zuletzt bei der Firma Gruber gearbeitet. Bitte zahlen Sie mir Rente." Was muss die zuständige SachbearbeiterIn tun?

Es liegt ein formloser Antrag auf Gewährung einer Witwenrente vor. Die zuständige SachbearbeiterIn muss nun zuerst deren Voraussetzungen klären: War der Verstorbene Mitglied der Rentenversicherung? Hat er zum Zeitpunkt seines Todes die Mindestvoraussetzungen für einen Rentenbezug erfüllt? War er tatsächlich mit der Antragstellerin verheiratet? Alle diese Fragen kann die SachbearbeiterIn grundsätzlich so klären, wie sie es für zweckmäßig und wirtschaftlich hält. Sind die Fragen geklärt, wird sie sich nochmals mit der Antragstellerin in Verbindung setzen.

Das Verwaltungsverfahren im Sozialversicherungsrecht ist, falls nicht im Einzelfall etwas anderes vorgeschrieben ist, nicht an bestimmte Formen gebunden.

6

Antragsformen

Die meisten Verwaltungsverfahren im Bereich der gesetzlichen Sozialversicherung sind zwar **Antragsverfahren** (➤ 6.3), die Anträge sind aber fast immer auch formlos wirksam. Das heißt, dass auch ein Schreiben, das nicht auf amtlichen Vordrucken erfolgt, ein Verfahren in Gang setzt und vor allem auch Fristen wahrt.

Mitwirkung der Beteiligten

Das Verfahren soll möglichst rasch und einfach abgewickelt werden. Es gilt der **Untersuchungsgrundsatz,** sodass die Behörde den Sachverhalt von sich aus feststellen muss. Allerdings sollen die Beteiligten mitwirken, also die ihnen bekannten Tatsachen gegenüber der zuständigen Behörde angeben (➤ Abb. 6.33).

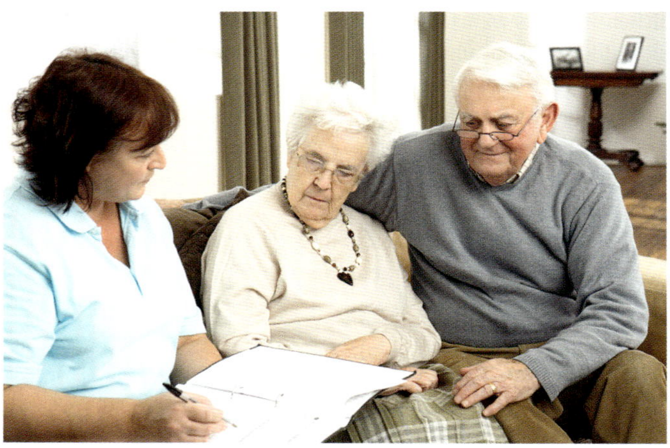

Abb. 6.33 Manchmal fühlen sich alte Menschen überfordert, die Arbeit der Behörden zu unterstützen. Dann ist es hilfreich, wenn Angehörige den Behörden zuarbeiten. [J787]

Vertrauensschutz der AntragstellerInnen

Bescheide, die für Betroffene günstig sind, z. B. die Gewährung einer Rente, können auch wenn sie fehlerhaft waren, mit Wirkung für die Vergangenheit grundsätzlich nicht mehr zurückgenommen werden. Wer also Rente bekommt, kann darauf vertrauen, dass sie ihm zusteht und sie auch verbrauchen. Einen noch weitergehenden **Vertrauensschutz** genießen im übrigen Bescheide, die wie ein Rentenbescheid auf Dauer wirken. Sie können nach Ablauf von zwei Jahren im Regelfall auch *für die Zukunft* nicht mehr zurückgenommen werden.

Vorbeugung vor Missbrauch und Datenschutz

Ein besonderes Problem der Verwaltungsverfahren liegt im Sozialversicherungsrecht darin, dass hier viele und sensible Daten gewonnen werden. Welche künftige ArbeitgeberIn wüsste z. B. nicht gern über die Erkrankungen einer BewerberIn Bescheid?

Die entsprechenden Vorschriften zum Datenschutz sollen einer Missbrauchsgefahr vorbeugen und es somit den Versicherten erleichtern, vollständige und wahrheitsgemäße Angaben zu machen. Die Weitergabe von Daten nach außen, aber auch innerhalb des Versicherungsträgers ist deshalb weitgehend untersagt.

6.9.4 Weitere wichtige Bestimmungen zur sozialen Sicherung

Trotz der gesetzlichen Sozialversicherungen ist eine vollständige soziale Sicherheit für alle Teile der Bevölkerung nicht erreicht worden.

Daneben erweist sich vor allem die Integration von Menschen mit Behinderung in die Gesellschaft und – so weit als möglich – die Verhinderung und Überwindung von Behinderungen als schwierig (➤ 4.7.5). Mit Hilfe gesetzlicher Regelungen soll auf diesen Gebieten erreicht werden, dass

- Behinderungen so weit als möglich verhindert und überwunden werden,
- schicksalhafte Benachteiligungen so weit als möglich ausgeglichen werden und Menschen mit Behinderung so weit als möglich am gesellschaftlichen Leben teilnehmen können,
- jeder bei Bedarf eine Mindestsicherung hat,
- jeder ausreichenden Wohnraum finanzieren kann.

Rehabilitation und Teilhabe von Menschen mit Behinderung

Das für Menschen mit Behinderung geltende Recht findet sich zwar noch immer in einer Reihe von Gesetzen. Zumindest wesentliche Teile konnten aber im Neunten Teil des **Sozialgesetzbuchs** (*SGB IX*) zusammengefasst werden. Im Ersten Teil des SGB IX hat der Gesetzgeber zahlreiche grundlegende Bestimmungen getroffen und vereinheitlicht. Das bisherige Schwerbehindertengesetz wurde in den zweiten Teil des SGB IX übernommen.

Der erste Teil des SGB IX definiert zunächst den Begriff der **Behinderung.** Behindert sind Menschen danach, wenn ihre körperliche Funktion, ihre geistige Fähigkeit oder ihre seelische Gesundheit mit hoher Wahrscheinlichkeit für mehr als sechs Monate von dem für das Lebensalter typischen Zustand abweichen und dadurch die Teilhabe am Leben in der Gesellschaft beeinträchtigt ist. Von Behinderung bedroht ist, bei wem eine derartige Beeinträchtigung zu erwarten ist (§ 2 SGB IX).

FALLBEISPIEL

Die 88-jährige Rentnerin Gabi Graf sieht sich im täglichen Leben zunehmenden Schwierigkeiten ausgesetzt: Ihre Zeitung vermag sie nur noch mit Hilfe einer verhältnismäßig starken Brille zu lesen. Längere Fußwege ermüden sie stark, und auch für die Führung ihres Haushalts benötigt sie zunehmend mehr Zeit. Ist Frau Graf damit bereits als Mensch mit Behinderung einzustufen?

Erreicht die Behinderung mindestens 50 % und lebt oder arbeitet der Betroffene rechtmäßig im Geltungsbereich dieses Gesetzes, so gilt er als Mensch mit **Schwerbehinderung** im Sinne des zweiten Teils des SGB IX. Rechtlich werden Menschen, deren Behinderung mindestens 30 %, aber weniger als 50 % beträgt, einem Menschen mit Schwerbehinderung gleichgestellt, wenn sie durch ihre Behinderung einen geeigneten Arbeitsplatz nicht erlangen oder behalten können.

Frau Graf wird also nicht als behindert einzustufen sein, denn die bei ihr auftretenden Beeinträchtigungen sind eine übliche Folge ihres hohen Alters. Berücksichtigt man den typischen Gesundheitszustand 88-jähriger Menschen, so geht es ihr vielmehr überdurchschnittlich gut.

Für die Altenpflege bedeutet das: Allein der „altersübliche Abbau“ eines Menschen führt noch nicht dazu, dass alte Menschen automatisch als Menschen mit Behinderung einzustufen wären. Bei hochbetagten Menschen wird man eine Behinderung selbst dann noch verneinen müssen, wenn sie in gewissem Umfang Leistungen der Pflegeversicherung (➤ 6.9.2) erhalten. Das Abstellen des Gesetzes auf den „altersüblichen“ Zustand führt aber auch dazu, dass zahlreichen alten Menschen Ansprüche für Menschen mit Behinderung gerade nicht zustehen werden.

Für die Rechtsstellung von Menschen mit Behinderung legt das SGB IX in seinem ersten Teil eine Reihe wichtiger Grundsätze fest:

- Prävention, also die Verhinderung des Eintritts von Behinderungen oder chronischen Krankheiten, hat Vorrang (§ 3 SGB IX).
- Rentenleistungen sollen nach Möglichkeit vermieden werden (§ 9 SGB IX).
- Vernünftige Wünsche der Leistungsberechtigten sollen berücksichtigt werden (§ 8 SGB IX).
- Die Leistungsträger (vom Gesetz als Rehabilitationsträger bezeichnet) haben ihre Leistungen zügig und ohne Zuständigkeitsstreit zu erbringen.
- Die Leistungsträger sollen ihre Arbeit koordinieren und die Qualität ihrer Leistungen sichern.

Das SGB IX sieht in § 5 vor, dass für Menschen mit Behinderung folgende Arten von Leistungen erbracht werden:

- Zur medizinischen Rehabilitation
- Zur Teilhabe am Arbeitsleben
- Zur Unterhaltssicherung und ergänzende Leistungen
- Zur Teilhabe an Bildung
- Zur Teilhabe im sozialen Bereich.

Für die Erbringung dieser Leistungen greift der Gesetzgeber auf die Struktur der sozialen Sicherung zurück. Er überträgt die Leistungserbringung auf die RehabilitationsträgerInnen, bei denen es sich je nachdem, welcher Sachbereich betroffen ist, um folgende Einrichtungen handelt:

- Ggesetzliche Krankenkassen
- Bundesagentur für Arbeit
- Träger der gesetzlichen Unfallversicherung
- Träger der gesetzlichen Rentenversicherung
- Träger der Kriegsopferversorgung und Kriegsopferfürsorge
- Träger der Jugendhilfe
- Träger der Eingliederungshilfe.

Für den Inhalt der jeweiligen Leistungen verweist das SGB IX auf die für den jeweiligen Rehabilitationsträger geltenden Leistungsgesetze (§ 7 SGB IX). Das SGB IX selbst legt aber im Grundsätzlichen eine Reihe von Leistungsansprüchen fest und stellt vor allem einige wichtige Grundsätze auf, die bislang entweder im Bundessozialhilfegesetz enthalten oder in dieser Art noch gar nicht festgelegt waren. Hierbei ist vor allem auf Folgendes hinzuweisen:

- Eltern, aber auch PflegerInnen und BetreuerInnen sind gehalten, Menschen mit einer möglichen Behinderung einer geeigneten Stelle vorzustellen (§ 33 SGB IX).
- ÄrztInnen sollen Menschen mit Behinderung auf die Möglichkeit einer geeigneten Beratung hinweisen (§ 34 SGB IX).
- Andere Medizinalpersonen, aber auch LehrerInnen und Personen in Erziehungsberufen, die bei Ausübung ihres Berufs Behinderungen bei Kindern wahrnehmen, weisen die Eltern auf die Behinderung und die Beratungsangebote hin (§ 34 SGB IX).
- Menschen mit Hör- oder Sprachbehinderung erhalten bei berechtigtem Anlass wie Behörden- oder Arztbesuchen die erforderlichen Hilfen zur Verständigung oder die dafür nötigen Kosten (§ 82 SGB IX). Dies wird häufig ein Gebärdendolmetscher sein.
- Für Kinder im Vorschulalter sind zur Abwendung, Beseitigung oder Milderung einer Behinderung umfangreiche heilpädagogische Leistungen vorgesehen.
- Die „Krankenversorgung“ wird auf Maßnahmen zur Bekämpfung von Behinderungen ausgedehnt.
- Die Möglichkeit zur Teilhabe von Menschen mit Behinderung am Arbeitsleben wird durch umfangreiche Leistungen gefördert, die sich insbesondere auf die Berufsvorbereitung, die berufliche Aus- und Weiterbildung beziehen (§ 49 SGB IX). Hierfür sind vor allem Eingliederungshilfen durch Leistungen an die ArbeitgeberInnen, Aus- und Weiterbildungen in Berufsbildungswerken und Praktika vorgesehen.
- Lässt sich eine Teilnahme von Menschen mit Behinderung am „allgemeinen“ Erwerbsleben nicht erreichen, soll eine Beschäftigung insbesondere in Werkstätten für Menschen mit Behinderung (§§ 56, 57 SGB IX) ermöglicht werden. Weitere Regelungen über die Abwicklung derartiger Beschäftigungsverhältnisse finden sich in den §§ 219–227 im Teil 2 des SGB IX. Schon dieser Gesetzesaufbau zeigt, dass Menschen mit derart weitgehenden Behinderungen immer als Menschen mit Schwerbehinderung angesehen werden.

Schutz von Menschen mit Schwerbehinderung

FALLBEISPIEL

Die 72-jährige Rentnerin Elfriede Eichwald wohnt in einer Altenpflegeeinrichtung. Bislang ist sie fast täglich einen Kilometer hin und zurück zu ihrer Tochter gelaufen. Eines Tages machen ihre Beine nicht mehr mit. Der Arzt stellt einen weitgehenden Verlust ihrer Gehfähigkeit fest. Kann sie künftig öffentliche Verkehrsmittel kostenlos benutzen?

Durch ihre Beeinträchtigung gilt Frau Eichwald als Mensch mit Schwerbehinderung, denn sie kann keine Strecken bewältigen, die üblicherweise zu Fuß zurückgelegt werden. Sie hat damit Anspruch darauf, im Nahverkehr kostenfrei befördert zu werden (§ 228 SGB IX). Der Nahverkehr umfasst im Regelfall die öffentlichen Verkehrsmittel (Busse, Straßenbahnen, U-Bahn, S-Bahn und Eisenbahnzüge mit Ausnahme der Fernzüge) in einem Umkreis von 50 Kilometer um den Wohnort eines Menschen mit Schwerbehinderung. Voraussetzung hierfür ist, dass Frau Eichwald von der zuständigen Behörde (dem Versorgungsamt) ihre Behinderung feststellen und hierüber einen Ausweis ausstellen lässt (§ 152 SGB IX).

Danach hat sie die Möglichkeit, entweder für ihr Auto Steuerfreiheit zu erhalten oder für 80 Euro pro Jahr eine Wertmarke zu erwerben und damit den öffentlichen Nahverkehr kostenfrei zu benutzen. Mit dieser Maßnahme sollen vor allem jene Beeinträchtigungen ausgeglichen werden, die sich aus einer eingeschränkten Bewegungsfähigkeit von Menschen mit starker Gehbehinderung ergeben. Soweit es notwendig ist, hat ein Mensch mit Schwerbehinderung auch Anspruch darauf, dass seine Begleitperson kostenfrei befördert wird (➤ Abb. 6.34).

6

Förderung im Berufsleben

Im Arbeitsleben sind ArbeitgeberInnen, die mindestens 20 Arbeitsplätze anbieten, verpflichtet, 5 % ihrer Arbeitsplätze (bei 20 also einen) an Menschen mit Schwerbehinderung zu vergeben (§ 154 SGB IX). Kommt eine ArbeitgeberIn dieser Beschäftigungspflicht nicht nach, muss sie eine Ausgleichsabgabe zahlen (§ 160 SGB IX). Deren Höhe liegt je nach Größe des Betriebs und dem Maß, in dem sie der Beschäftigungspflicht nicht nachkommt, zwischen 125 und 320 Euro pro Monat. Aus diesen Mitteln werden zusätzliche Eingliederungshilfen finanziert. In der Praxis hat die Regelung bislang schlecht funktioniert. ArbeitgeberInnen zahlen oft lieber die Ausgleichsabgabe, anstatt einen Menschen mit Schwerbehinderung einzustellen.

Menschen mit Schwerbehinderung steht ein **verstärkter Kündigungsschutz** zu. Ihre Kündigung bedarf nach § 168 SGB IX der vorherigen Zustimmung des Integrationsamts (Behörde, die für die Eingliederung von Menschen mit Schwerbehinderung in das Arbeitsleben zuständig ist). Die Frist zur ordentlichen Kündigung beträgt mindestens vier Wochen. Allerdings hat die gesetzliche Neuregelung die weitergehenden Bestimmungen des bisherigen Schwerbehindertengesetzes, die eine ordentliche Kündigung weitgehend ausgeschlossen und damit als Beschäftigungshemmnis gewirkt haben, nicht mehr beibehalten.

Menschen mit Schwerbehinderung haben Anspruch auf einen **Zusatzurlaub** von fünf Arbeitstagen pro Jahr (§ 208 SGB IX), und sie sind auf ihr Verlangen von Mehrarbeit freizustellen. Für die Wahrnehmung ihrer besonderen Interessen werden in Betrieben und Dienststellen, die mindestens fünf Menschen mit Schwerbehinderung beschäftigen, VertreterInnen für Menschen mit Schwerbehinderung gewählt.

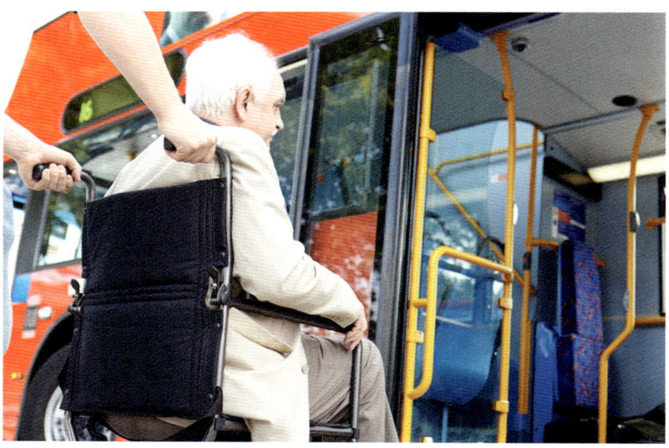

Abb. 6.34 RollstuhlfahrerInnen müssen nicht unbedingt überall hin selbst fahren oder gefahren werden. Sie können auch kostenlos die öffentlichen Verkehrsmittel benutzen, soweit sie einen gültigen Ausweis besitzen. [J787]

Hilfe in besonderen Lebenslagen

Neben dem SGB IX ist für staatliche Hilfen in besonderen Lebenslagen weiterhin das jetzt im SGB XII geregelte **Sozialhilferecht** eine wichtige Grundlage. Wie das frühere Bundessozialhilfegesetz enthält das SGB XII einen Anspruch auf **Eingliederungshilfe für Menschen mit Behinderung** (§§ 53–60), der inhaltlich den Regelungen des SGB IX entspricht. Diese Ansprüche sind gegenüber dem SGB IX aber *subsidiär*. Das bedeutet, dass der Anspruch nach dem Sozialhilferecht nur zum Tragen kommt, wenn ein Betroffener keine Ansprüche nach dem SGB IX hat. Das Sozialhilferecht übernimmt also die Rolle eines „sozialen Auffangnetzes".

Unverändert ist die Hilfestellung des SGB XII für Menschen, die als Folge von **Alter oder Krankheit behindert** sind. Hier sehen die gesetzlichen Regelungen in §§ 61 bis 66 SGB XII einen Anspruch auf *Hilfe bei der Pflege* vor, wenn zwar noch keine Pflegebedürftigkeit im Sinne der Pflegeversicherung besteht, andererseits aber Hilfsmaßnahmen nötig sind, die auf anderem Wege nicht finanziert werden können.

Im Gegensatz zu Leistungen aus der Pflegeversicherung besteht dieser Anspruch auch dann, wenn Kranke oder Menschen mit Behinderung diese Hilfen voraussichtlich für weniger als sechs Monate benötigen. Im Übrigen wird durch diese Regelungen erreicht, dass auch Personen, die aus irgendwelchen Gründen keine Leistungsansprüche gegen die Pflegeversicherung haben, bei entsprechender Bedürftigkeit gesichert sind.

Ein besonders wichtiger Anspruch ist der auf *Hilfe zur Weiterführung des Haushalts* (§ 70 SGB XII). Er erlaubt es insbesondere beim Fehlen von Angehörigen, vor allem älteren Menschen den eigenen Haushalt zu erhalten, wenn sie nur für einen voraussichtlich vorübergehenden Zeitraum auf fremde Hilfe angewiesen sind.

Die in § 71 SGB XII geregelte **Altenhilfe** schließlich enthält in ihrem Schwerpunkt nur Aufgaben für den zuständigen

Sozialhilfeträger. Er soll Hilfen vor allem in Form von Beratungen anbieten. Sie betreffen die Beschaffung und Erhaltung altersgerechten Wohnraums, die Aufnahme in Einrichtungen, Fragen im Zusammenhang mit sozialen Betreuungsdiensten, z. B. Essen auf Rädern, und schließlich die Schaffung von Kontakten.

Sozialhilfe

Anspruch auf ein menschenwürdiges Existenzminimum

Sozialhilfe ist eine **unterstützende Hilfe.** Sie hat die Aufgabe, einzuspringen, wo andere Hilfen nicht oder nicht ausreichend vorhanden sind. Die Anerkennung der Sozialhilfe als *staatliche* Aufgabe ist auch eine Folge der Bestimmungen des Grundgesetzes, die die Wahrung der **Menschenwürde** (➤ 6.2) als oberstes Ziel formulieren. Der Staat gibt dem Einzelnen einen Anspruch auf das **Existenzminimum,** das früher oft nur über Almosen und die Armenspeisung der Kirchen und in der Zeit bis zum 2. Weltkrieg als Armenpflege gewährt wurde.

FALLBEISPIEL

Gerlinde Gruber ist mit einem selbstständigen Handelsvertreter verheiratet. Das Ehepaar Gruber hat zwei Kinder im Alter von vier und zwei Jahren. Die Eltern des Ehepaares sind verstorben. In jüngster Zeit sind die Geschäfte eher schlecht gelaufen. Wesentliche Rücklagen sind nicht vorhanden, als Herr Gruber eines Tages aus eigener Schuld tödlich verunglückt. Eine private Versorgung war nicht aufgebaut. Frau Gruber kann aber nicht zur Arbeit gehen, ohne die Kinder in eine Kindertagesstätte abgeben zu müssen. Das aber lehnt sie ab. Kann Frau Gruber für sich und die Kinder Sozialhilfe bekommen?

Frau Gruber hat Anspruch auf **Hilfe zum Lebensunterhalt.** Ersparnisse sind nicht vorhanden, eigene Arbeit ist ihr wegen der Erziehung der beiden Kleinkinder nicht zuzumuten und Angehörige, die zur Unterhaltsleistung verpflichtet wären, z. B. ihre Eltern, leben nicht mehr.

Der wesentliche Unterschied zu der bis 2005 geltenden Rechtslage durch die „Hartz-IV-Gesetze" liegt darin, dass alle Personen, die arbeitsfähig sind und denen eine Arbeitsaufnahme zumutbar ist, nunmehr keinen Anspruch auf die „allgemeine" Sozialhilfe haben (§ 2 SGB XII), sondern das Arbeitslosengeld II bekommen. Im Rahmen dieses Anspruchs besteht ein viel stärkerer Zwang als früher, seinen Lebensunterhalt durch Arbeit selbst zu verdienen.

§ 19 SGB XII

Hilfe zum Lebensunterhalt ist Personen zu leisten, die ihren Lebensunterhalt nicht oder nicht ausreichend aus eigenen Kräften, insbesondere aus ihrem Einkommen und Vermögen, beschaffen können.

Die *Aufgaben* der Sozialhilfe bestehen aus zwei großen Gruppen: die **Hilfe zum Lebensunterhalt** (*HzL*) und die **Hilfe in besonderen Lebenslagen** (*HbL*).

Subsidiarität

Der **Subsidiaritätsgrundsatz** (subsidiär = *nachrangig*) bedeutet im Rahmen der Sozialhilfe, dass alle anderen Möglichkeiten, den laufenden Lebensbedarf zu sichern, vorab auszuschöpfen sind durch:

- **Selbsthilfe durch Arbeit:** AnspruchsstellerInnen müssen grundsätzlich jede Arbeitsmöglichkeit nutzen, also etwa auch als ungelernte Person Putz- oder Fließbandarbeit annehmen. Die Pflege und Erziehung eigener Kinder hat aber Vorrang. Der Betreuung von Säuglingen und Kleinkindern darf sich eine Mutter ganztags widmen und sie muss auch nicht stundenweise arbeiten.
- **Selbsthilfe durch Verwertung eigenen Vermögens oder sonstigen Einkommens:** Vermögen muss zur Lebenshaltung aufgebraucht werden, ehe Anspruch auf Sozialhilfe besteht. Ausgenommen sind nur angemessene Grundlagen der Lebensführung wie ein kleines, eigenes Haus oder geringe Sparrücklagen.
- **Selbsthilfe durch Durchsetzung von Unterhaltsansprüchen:** Hat jemand, der Sozialhilfe in Anspruch nehmen will, Ansprüche gegen andere Personen auf Unterhaltsleistungen, z. B. gegen Angehörige in *gerader Linie* (➤ 6.5.5) oder gegen Ersatzpflichtige wie etwa UnfallverursacherInnen, muss er diese durchsetzen.

Oft sind AnspruchstellerInnen nicht fähig, bestehende Ansprüche wirksam geltend zu machen. In vielen Fällen, vor allem bei problematischen familiären Beziehungen, ist die Durchsetzung nicht zumutbar. In einer solchen Lage kann der Sozialhilfeträger Ansprüche auf sich überleiten. Sozialhilfe wird dann gewährt. Damit ist demjenigen, der Hilfe benötigt, erst einmal geholfen. Der Sozialhilfeträger macht dann die Ansprüche in Höhe der erbrachten Leistungen gegen die Verpflichteten geltend. Seine Durchsetzungsmöglichkeiten als staatliche Behörde sind weitaus größer als die des Berechtigten.

Angehörige in gerader Linie müssen aber nicht uneingeschränkt für Sozialhilfeleistungen an ihre Verwandten einstehen. Zunächst einmal müssen sie selbst leistungsfähig sein. Das bedeutet, dass ihr eigenes Einkommen so hoch sein muss, dass sie mindestens das Doppelte der Regelleistungen für die Sozialhilfe (also der Kosten für Wohnung, Lebenshaltung usw.) verdienen. Nur mit einem Einkommen, das darüber hinausgeht, können sie zur Erstattung herangezogen werden.

Weiterhin werden überhaupt keine Ansprüche gegen Angehörige auf den Sozialhilfeträger übergeleitet, wenn diese mit der HilfeempfängerIn in zweiter oder weiter entfernter Linie verwandt sind. Das bedeutet insbesondere, dass Großeltern nicht für die Sozialhilfe, die ihre Enkel erhalten, einzustehen haben. Umgekehrt müssen Enkel auch nicht für ihre Großeltern zahlen. Auf diese Weise sollen zu weitgehende familiäre Belastungen vermieden werden. Daneben werden aber auch Ansprüche einer schwangeren Hilfeempfängerin oder einer Hilfeempfängerin, die ihr Kind bis zum 6. Lebensjahr erzieht, nicht übergeleitet. Durch diese Regelung soll vor allem vermieden werden, dass Eltern auf eine Tochter Druck in Richtung auf einen Schwangerschaftsabbruch oder eine Vernachlässigung des Kindes ausüben.

6

Hilfe zum Lebensunterhalt

Die **Hilfe zum Lebensunterhalt** umfasst den Regelbedarf (§ 28 SGB XII) und einmalige Bedarfe (§ 31 SGB XII).

Der **Regelbedarf** soll die regelmäßig anfallenden Kosten des Lebensunterhalts decken. Er umfasst insbesondere die Übernahme der Miete für eine angemessene Wohnung und die Zahlung eines durch den *Regelsatz* festgelegten Geldbetrags. Dieser Regelsatz deckt die Kosten einer üblichen, bescheidenen Lebenshaltung. Es müssen also insbesondere die Ausgaben für Ernährung, Pflege der Bekleidung, Strom und übliche Anschaffungen hieraus bestritten werden. Im Gegensatz zur früheren Rechtslage deckt der Regelsatz auch den Bedarf an Ersatzanschaffungen für Bekleidung und Haushaltsgegenstände. Außerdem übernimmt der Sozialhilfeträger im Rahmen der laufenden Leistungen die Beiträge für die gesetzliche Krankenversicherung.

Mit den **einmaligen Bedarfen** werden nur noch die Ausgaben für eine Erstausstattung mit Hausrat und Kleidung sowie für mehrtägige Klassenfahrten von Kindern abgedeckt. Hierbei kann der Sozialhilfeträger Geldbeträge gewähren oder geeignete Leistungen auch in Naturalien erbringen.

Beispiele sind etwa die Erstanschaffung eines Wintermantels oder einer Babyausstattung. Hier können den SozialhilfeempfängerInnen anstatt Geld auch entsprechende neue bzw. gebrauchte Stücke übergeben werden.

Die **Gewährung** von Sozialhilfe erfolgt nach dem Gesetz (§ 18 SGB XII) von Amts wegen. Der Träger der Sozialhilfe hat Leistungen zu erbringen, wenn ihm bekannt wird, dass die Voraussetzungen dafür vorliegen.

Praktisch wird es aber regelmäßig eines Antrags bedürfen, weil der Sozialhilfeträger auf andere Weise kaum entsprechende Kenntnisse erlangen wird. Dieser Antrag ist formlos möglich, und er kann vor allem auch zu Gunsten einer anderen Person eingereicht werden.

Die Kenntnis, die ein Sozialhilfeträger so von einer möglichen Notlage erhält, verpflichtet ihn zu weiteren Überprüfungen.

In der Folgezeit ist, wer Sozialhilfe in Anspruch nehmen will, zu einer Mitwirkung verpflichtet. AnspruchstellerInnen müssen dem Sozialhilfeträger vor allem über ihre Einkommens- und Vermögensverhältnisse Auskunft sowie Einsicht in Unterlagen geben.

Wohngeld

FALLBEISPIEL

Winfried Weiher hat bisher trotz seiner verhältnismäßig geringen Rente durch eine günstige Wohnungsmiete auskömmlich leben können. Als er in eine Altenpflegeeinrichtung zieht, reicht ihm das Geld nicht mehr. Er will nun wissen, ob er wenigstens Wohngeld bekommt.

Herr Weiher kann durchaus einen Anspruch auf **Wohngeld** haben. Im Einzelnen hängt dies von der Höhe seiner Rente und den Kosten seiner Unterbringung in der Altenpflegeeinrichtung ab.

§ 3 Wohngeldgesetz

Einen Mietzuschuss erhalten neben MieterInnen von Wohnraum unter anderem auch BewohnerInnen einer Altenpflegeeinrichtung.

Wohngeldberechtigte Personen

Das **Wohngeld** soll bei der Sicherung angemessenen Wohnraums helfen, wenn das Einkommen des Berechtigten dazu nicht ausreicht. **Wohngeldberechtigt** ist jede *MieterIn* von Wohnraum in der Bundesrepublik Deutschland, wenn er einen *eigenen Haushalt* führt und sein Einkommen bestimmte Grenzen nicht übersteigt. Den MieterInnen werden *Dauernutzungsberechtigte*, z. B. die Mitglieder einer Baugenossenschaft, *EigentümerInnen selbstgenutzten Wohnraums* und *BewohnerInnen einer Altenpflegeeinrichtung* (➤ 6.7) gleichgestellt.

Antragsberechtigt ist jeweils der **Haushaltsvorstand.** Leben in seinem Haushalt weitere Familienmitglieder, erhöht sich einerseits der Wohngeldanspruch, andererseits wird deren Einkommen ebenfalls angerechnet (➤ Abb. 6.35).

Berechnung der Wohngeldhöhe

Die **Höhe des Wohngelds** wird von mehreren Faktoren bestimmt:

- Mietpreisniveau der betreffenden Gemeinde (alle Gemeinden der Bundesrepublik sind einer „Wohngeldklasse" zwischen I und VI zugeteilt)
- Baujahr und Ausstattung der betreffenden Wohnung
- Anzahl der in der Wohnung lebenden Personen.

Die Berechnung der maßgeblichen *Einkommensgrenzen* für die Wohngeldberechtigung ist sehr schwierig, da viele Umstände des Einzelfalls berücksichtigt werden. Vor allem bei ArbeitnehmerInnen werden vom tatsächlichen Einkommen für Belastungen durch Steuern und Sozialversicherung verhältnismäßig hohe Beträge abgezogen. Wer meint, dass er einen Anspruch auf Wohngeld haben könnte, stellt am besten einen Antrag. Die Bearbeitung des Antrags ist kostenlos.

Antragstellung

Der Antrag auf Wohngeld kann *formlos* – Postkarte genügt – bei der jeweiligen *Gemeindeverwaltung* gestellt werden. Danach wird ein Formular zugeschickt, das auszufüllen ist. Es müssen die dort geforderten Nachweise beifügt werden. Besteht ein Anspruch auf Wohngeld, wird es rückwirkend ab dem Monat gezahlt, in dem der (formlose) Antrag eingegangen ist.

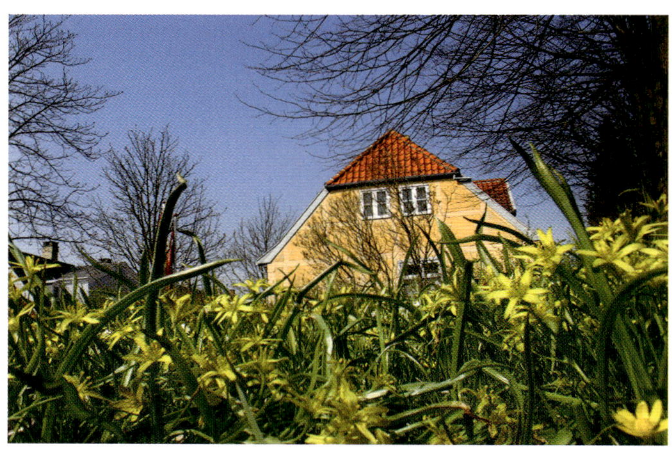

Abb. 6.35 Wer in einer Villa lebt, ist in der Regel nicht wohngeldberechtigt, denn diese ist mehr als angemessen. [J787]

SURFTIPP

Informationen zum Thema „Soziale Sicherung“: www.tatsachen-ueber-deutschland.de, www.deutsche-sozialversicherung.de

Wiederholungsfragen

1. Welche grundlegenden Aussagen enthält eine Verfassung wie das Grundgesetz? (➢ 6.1.2)
2. Wie sind Grundrechte in erster Linie konzipiert? (➢ 6.2)
3. Was versteht man unter der „Drittwirkung“ der Grundrechte? (➢ 6.2)
4. Wann gilt der Vorbehalt des Gesetzes? (➢ 6.3)
5. Was versteht man unter einer „unterlassenen Hilfeleistung“? (➢ 6.4.1)
6. Wann kann eine Strafbarkeit wegen „Begehens durch Unterlassen“ eintreten? (➢ 6.4.1)
7. Warum hat der Tatbestand der Freiheitsberaubung in der Altenpflege Bedeutung? (➢ 6.4.2)
8. Welche rechtlichen Grenzen sind der Sterbehilfe gesetzt? (➢ 6.4.2)
9. Was unterscheidet Unterschlagung von Diebstahl? (➢ 6.4.3)
10. Was versteht man unter Geschäftsfähigkeit? (➢ 6.5.1)
11. Was bedeutet der Begriff „Abschlussfreiheit“? (➢ 6.5.2)
12. Wann liegt ein „Geschäft im Fernabsatz“ vor? (➢ 6.5.2)
13. Beschreiben Sie die wichtigsten Inhalte eines Kaufvertrags (➢ 6.5.3)
14. Welche Arten der Haftung kennt das Zivilrecht? (➢ 6.5.4)
15. Was soll mit dem Anspruch auf Schmerzensgeld erreicht werden? (➢ 6.5.4)
16. Was ist eine gesetzliche und was eine gewillkürte Erbfolge? (➢ 6.5.5)
17. Was bedeutet Pflichtteil? (➢ 6.5.5)
18. Wann darf eine Betreuung angeordnet werden? (➢ 6.6.1)
19. Was versteht man unter dem „Einwilligungsvorbehalt“? (➢ 6.6.1)
20. Was regelt man mit einer Patientenverfügung? (➢ 6.6.2)
21. Wie läuft das Verfahren in Betreuungssachen ab? (➢ 6.6.3)
22. Welche Voraussetzungen müssen für eine Unterbringung gegeben sein? (➢ 6.6.4)
23. Welche Anforderungen werden an die LeiterIn einer Altenpflegeeinrichtung gestellt? (➢ 6.7)
24. Warum dürfen die Pflegenden von den BewohnerInnen einer Altenpflegeeinrichtung keine größeren Geschenke annehmen? (➢ 6.7)
25. Was bedeutet der Gleichbehandlungsgrundsatz im Arbeitsrecht? (➢ 6.8.1)
26. Wann darf ein Arbeitsvertrag befristet werden? (➢ 6.8.1)
27. Wann haften ArbeitnehmerInnen gegenüber ArbeitgeberInnen? (➢ 6.8.2)
28. Welche Aussagen muss ein „qualifiziertes“ Arbeitszeugnis enthalten? (➢ 6.8.3)
29. Welche fünf Zweige gibt es in der gesetzlichen Sozialversicherung, und welche Aufgaben haben sie? (➢ 6.9.2)
30. Was versteht man unter einem Wegeunfall? (➢ 6.9.2)
31. Wie ist die Pflegebedürftigkeit definiert? (➢ 6.9.2)
32. Was ist ein „Pflegegrad“? (➢ 6.9.2)
33. Welchen Grundsätzen folgt das Verwaltungsverfahren im Sozialrecht? (➢ 6.9.3)
34. Welche Aufgaben übernimmt die Sozialhilfe? (➢ 6.9.4)
35. Was besagt der Subsidiaritätsgrundsatz im Sozialhilferecht? (➢ 6.9.4)

LITERATURNACHWEIS

[1] Creifelds, Carl: Rechtswörterbuch. Verlag C. H. Beck, München 2017.
[2] Geiger, Harald; Mürbe, Manfred: Beck'sches Rechtslexikon. Beck Rechtsberater im dtv-Verlag, München 2003.
[3] Model, Otto; Creifelds, Carl: Staatsbürger-Taschenbuch Verlag C. H. Beck, München 2018.
[4] Mürbe, Manfred; Stadler, Angelika: Berufs-, Gesetzes- und Staatsbürgerkunde. Elsevier Urban & Fischer Verlag, München 2019.
[5] Manssen, Gerrit: Staatsrecht I und II. Verlag C. H. Beck, München 2010/2015.
[6] Jarass, Hans D.; Pieroth, Bodo: Grundgesetz für die Bundesrepublik Deutschland. Verlag C. H. Beck, München 2018.
[7] Volk, Klaus: Grundkurs Strafprozessordnung. Verlag C. H. Beck, München 2018.
[8] Beulke, Werner; Satzger, Helmut: Strafrecht Allgemeiner Teil. Verlag C. F. Müller, Heidelberg 2018.
[9] Wessels, Johannes; Hettinger, Michael: Strafrecht Besonderer Teil 1. Verlag C. F. Müller, Heidelberg 2018.
[10] Lackner, Karl; Kühl, Kristian: Strafgesetzbuch mit Erläuterungen. Verlag C. H. Beck, München 2018.
[11] Meyer-Goßner, Lutz; Schmitt, Bertram: Strafprozessordnung. Verlag C. H. Beck, München 2018.
[12] Medicus, Dieter; Petersen, Jens: Bürgerliches Recht. Verlag Vahlen, München 2019.
[13] Zöller, Richard: Zivilprozessrecht. Verlag Dr. Otto Schmidt, Köln 2018.
[14] Zimmermann, Walter: Ratgeber Betreuungsrecht. Beck-Rechtsberater im dtv-Verlag, München 2014.
[15] Schaub, Ulrich; Koch, Günter: Arbeitsrecht von A–Z. Beck Rechtsberater im dtv-Verlag, München 2016.
[16] Schaub, Ulrich: Arbeitsrechts-Handbuch. Verlag C. H. Beck, München 2017.
[17] Otto, Hansjörg: Arbeitsrecht. Verlag de Gruyter, Berlin 2008.
[18] Kokemoor, Axel: Sozialrecht. Verlag Vahlen, München 2014.

Register

K

L

M

Aus „Altenpflege konkret Gesundheits- und Krankheitslehre“

6. Aufl., ISBN 978-3-437-27713-9

Pflegeberufe-Ausbildungs- und Prüfungsverordnung (PflAPrV)

Kompetenzen für die staatliche Prüfung nach § 28 PflAPrV
zur Altenpflegerin oder zum Altenpfleger (s. Anlage 4)

Kompetenzbereiche		Zuordnung lt. Anlage 4	Altenpflege konkret Gesundheits- und Krankheitslehre
I.	Pflegebedarfe von alten Menschen erkennen sowie Pflege- und Betreuungsprozesse und Pflegediagnostik in akuten und dauerhaften Pflegesituationen verantwortlich planen, organisieren, gestalten, durchführen, steuern und bewerten	1a-h; 2a-f 3b-h; 5a-d 4a-d	1-6 6
II.	Kommunikation und Beratung personen- und situationsorientiert gestalten	1-3	1-6
III.	Intra- und interprofessionelles Handeln in unterschiedlichen systemischen Kontexten verantwortlich gestalten und mitgestalten	2b-f; 3a-f 2a	1-6 4
IV.	Das eigene Handeln auf der Grundlage von Gesetzen, Verordnungen und ethischen Leitlinien reflektieren und begründen	2 a-e	1-6
V.	Das eigene Handeln auf der Grundlage von wissenschaftlichen Erkenntnissen und berufsethischen Wertehaltungen und Einstellungen überdenken und begründen	1a-c	1-6

Aus „Altenpflege konkret Pflegetheorie und -praxis"

5. Aufl., ISBN 978-3-437-27717-7

Pflegeberufe-Ausbildungs- und Prüfungsverordnung (PflAPrV)

Kompetenzen für die Zwischenprüfung* nach § 7 PflAPrV (s. Anlage 1)

Kompetenzbereiche		Zuordnung lt. Anlage 1	Altenpflege konkret Pflegetheorie und -praxis
I.	Pflegeprozesse und Pflegediagnostik in akuten und dauerhaften Pflegesituationen verantwortlich planen, organisieren, gestalten, durchführen, steuern und evaluieren	1a-h; 2a-g; 3a-e; 5a-c; 6a-e 1-6 2a-g; 3b-e	1.10.2; 1.10.3; 1.11 1.11.1; 1.11.2; 1.11.3 1.11.4; 1.11.5; 1.11.6 1.17; 1.17.1; 1.17.2; 1.18 2-14
II.	Kommunikation und Beratung personen- und situationsorientiert gestalten	1a-g; 2a-c; 3a-c 1a-g; 2a-c; 3a-c 1-3	1.7; 1.7.1; 1.7.2; 1.7.3 1.7; 1.7.1; 1.7.2; 1.7.3 5 5 2-14
III.	Intra- und interprofessionelles Handeln in unterschiedlichen systemischen Kontexten verantwortlich gestalten und mitgestalten	1-3	1.6; 1.7; 1.7.1; 1.7.2; 1.7.3 2-14
IV.	Das eigene Handeln auf der Grundlage von Gesetzen, Verordnungen und ethischen Leitlinien reflektieren und begründen	2 a-e 2 c-d 1a-b	1.2 1.3.9 1.7.4; 1.13; 1.13.1; 1.13.2; 1.14; 1.14.1; 1.14.2; 1.14.3; 1.14.4; 1.15.1; 1.15.2; 1.16; 1.16.1; 1.16.2; 1.16.3; 1.16.4; 1.16.5
V.	Das eigene Handeln auf der Grundlage von wissenschaftlichen Erkenntnissen und berufsethischen Wertehaltungen und Einstellungen reflektieren und begründen	2e 2f 2b-c 2b-d 1a-c; 2a, d, f	1.1; 1.1.1; 1.1.2 1.5.1 1.8; 1.8.1; 1.8.2; 1.8.3; 1.8.4; 1.8.5; 1.11.14 1.9; 1.9.1; 1.9.2; 1.9.3; 1.9.4; 1.10; 1.10.1 1.12; 1.12.1; 1.12.2; 1.12.3; 1.13; 1.13.1; 1.13.2; 1.14; 1.14.1; 1.14.2; 1.14.3; 1.14.4; 1.15.1; 1.15.2; 1.16; 1.16.1; 1.16.2; 1.16.3; 1.16.4; 1.16.5; 1.19

Für das Kapitel 1.8.6 kann die gesamte Anlage 1 gelten.

*Die Zwischenprüfung am Ende des zweiten Ausbildungsdrittels muss von allen Auszubildenden in den Pflegeberufen absolviert werden. Sie dient der Ermittlung des Ausbildungsstandes (§ 7 PflAPrV). Danach besteht die Möglichkeit, die Ausbildung mit dem Ziel „Pflege von alten Menschen" (§ 28,1 PflAPrV) fortzusetzen und mit einer staatlichen Prüfung als Altenpflegerin/Altenpfleger abzuschließen (Informationen zur Pflegeberufe-Ausbildung s. Kapitel 1.3.7).

Pflegeberufe-Ausbildungs- und Prüfungsverordnung (PflAPrV)

Kompetenzen für die staatliche Prüfung nach § 28 PflAPrV zur Altenpflegerin oder zum Altenpfleger (s. Anlage 4)

Kompetenzbereiche		Zuordnung lt. Anlage 4	Altenpflege konkret Pflegetheorie und -praxis
I.	Pflegebedarfe von alten Menschen erkennen sowie Pflege- und Betreuungsprozesse und Pflegediagnostik in akuten und dauerhaften Pflegesituationen verantwortlich planen, organisieren, gestalten, durchführen, steuern und bewerten	1a-h; 2a-f; 3a-h; 5a-d; 6a-e 1-6 2a-g; 3b-e	1.10.2; 1.10.3; 1.11 1.11.1; 1.11.2; 1.11.3 1.11.4; 1.11.5; 1.11.6 1.17; 1.17.1; 1.17.2; 1.18 2-14
II.	Kommunikation und Beratung personen- und situationsorientiert gestalten	1a-f; 2a-d; 3a-c 1a-f; 2a-d; 3a-c 1-3	1.7; 1.7.1; 1.7.2; 1.7.3 1.7; 1.7.1; 1.7.2; 1.7.3 5 5 2-14
III.	Intra- und interprofessionelles Handeln in unterschiedlichen systemischen Kontexten verantwortlich gestalten und mitgestalten	1-3	1.6; 1.7; 1.7.1; 1.7.2; 1.7.3; 2-14
IV.	Das eigene Handeln auf der Grundlage von Gesetzen, Verordnungen und ethischen Leitlinien reflektieren und begründen	2 a 1d 1a-d 2b-d	1.2.1 1.3 1.7.4 1.9; 1.9.1; 1.9.2; 1.9.3; 1.9.4
V.	Das eigene Handeln auf der Grundlage von wissenschaftlichen Erkenntnissen und berufsethischen Wertehaltungen und Einstellungen überdenken und begründen	2e 1a; 2a 2d-g 2b-d 2b-c 1a-d; 2a, d, f, g 1a, c	1.1.4 1.3.8 1.5.1 1.9; 1.9.1; 1.9.2; 1.9.3; 1.9.4; 1.10; 1.10.1 1.11.4 1.12; 1.12.1; 1.12.2 1.12.3; 1.13; 1.13.1; 1.13.2; 1.14; 1.14.1; 1.14.2; 1.14.3; 1.14.4; 1.15.1; 1.15.2; 1.16 1.16.1; 1.16.2; 1.16.3; 1.16.4; 1.16.5; 1.19

Für das Kapitel 1.8.6 kann die gesamte Anlage 4 gelten.

Aus „Stanjek, Altenpflege konkret Sozialwissenschaften“

7. Aufl., ISBN 978-3-437-28633-9

Pflegeberufe-Ausbildungs- und Prüfungsverordnung (PflAPrV)

Kompetenzen für die Zwischenprüfung* nach § 7 PflAPrV (s. Anlage 1)

Die Zuordnung für den theoretischen und praktischen Unterricht zu den Kapiteln dieses Lehrbuches kann aus Gründen der Übersichtlichkeit nur exemplarisch erfolgen. Aufgrund der praxisorientierten Darstellung der Themen finden sich in fast allen Kapiteln bzw. Abschnitt Hinweise auf die verschiedenen Kompetenzbereiche. Auch die einzelnen Beispiele im Lehrbuch können übergreifend zur Bearbeitung von Fallsituationen genutzt werden.

Kompetenzbereiche		Zuordnung lt. Anlage 1	Altenpflege konkret Sozialwissenschaften
I.	Pflegeprozesse und Pflegediagnostik in akuten und dauerhaften Pflegesituationen verantwortlich planen, organisieren, gestalten, durchführen, steuern und evaluieren	1g, h	4.5.2; 4.7.3; 4.7.4
		2a	2.3.4; 2.8; 2.9.3; 4.7.4; 4.9.3
		2d	4.2.9; 4.7.2; 5.2.1;
		2e	4.9.4; 5.3.3
		2f	2.1 – 2.7
		3a	2.6.6; 4.4.4; 4.5.2; 4.7.4; 4.7.5; 5.3.3
		3b	2.8; 4.4.4
		3c	2.8.6; 5.3.2; 5.3.3; 5.4
		3d	2.8.6; 5.4; 5.5
		3e	5.4; 5.5
		5a	2.2; 2.3; 4.2.1; 4.5.1
		5b	2.3; 3.4
		5c	2.3; 3.3
		5d	4.2.9; 4.4.4
		6b	4.7.1
		6d	4.4.4; 4.7.3
		6e	2.3; 2.6
II.	Kommunikation und Beratung personen- und situationsorientiert gestalten	1a – g	2.3.5; 2.6; 4.9.1; 4.9.2; 5.3.3
		2a	1.3; 2.6; 2.7; 2.9; 4.10; 5.3
		2b	3.3
		2c	2.6
		3a	5.1; 5.2
		3b	5.2; 5.3
		3c	2.8; 4.9; 5.3

Kompetenzbereiche		Zuordnung lt. Anlage 1	Altenpflege konkret Sozialwissenschaften
III.	Intra- und interprofessionelles Handeln in unterschiedlichen systemischen Kontexten verantwortlich gestalten und mitgestalten.	1a 1c 1e 3b 3c	4.4.3; 5.3.2 1.2; 1.3; 2.9.2; 4.4 2.9.7; 4.4.3; 5.2.2 2.6; 5.3.2 2.9; 4.9; 5.3.3
IV.	Das eigene Handeln auf der Grundlage von Gesetzen, Verordnungen und ethischen Leitlinien reflektieren und begründen.	2a 2b 2c 2d	1.3; 6.8 4.7.1 6 6
V.	Das eigene Handeln auf der Grundlage von wissenschaftlichen Erkenntnissen und berufsethischen Werthaltungen und Einstellungen reflektieren und begründen.	1b 1c 2a 2b 2c 2d	1.1 2; 3; 4; 5 2.4; 3.1 2.9; 4.9 2.4; 2.9; 2.10; 4.9; 5.3 2.3; 4.2; 5.2

*Die Zwischenprüfung am Ende des zweiten Ausbildungsdrittels muss von allen Auszubildenden in den Pflegeberufen absolviert werden. Sie dient der Ermittlung des Ausbildungsstandes (§ 7 PflAPrV). Danach besteht die Möglichkeit, die Ausbildung mit dem Ziel „Pflege von alten Menschen" (§ 28,1 PflAPrV) fortzusetzen und mit einer staatlichen Prüfung als Altenpflegerin/Altenpfleger abzuschließen (Informationen zur Pflegeberufe-Ausbildung s. Kapitel 1.2.1).

Pflegeberufe-Ausbildungs- und Prüfungsverordnung (PflAPrV)

Kompetenzen für die staatliche Prüfung nach § 28 PflAPrV
zur Altenpflegerin oder zum Altenpfleger (s. Anlage 4)

Kompetenzbereiche		Zuordnung lt. Anlage 4	Altenpflege konkret Sozialwissenschaften
I.	Pflegebedarfe von alten Menschen erkennen sowie Pflege- und Betreuungsprozesse und Pflegediagnostik in akuten und dauerhaften Pflegesituationen verantwortlich planen, organisieren, gestalten, durchführen, steuern und bewerten	1g	4.4.4; 4.5.2; 4.7.3; 4.8
		1h	4.5.2
		2a	2.6; 2.8; 2.9; 4.7.4; 4.7.5; 4.8.1; 5.2; 5.3
		2c	2.6; 2.8; 2.9; 4.2.9; 4.7.2; 4.7.3; 4.9; 5.2.1
		2d	2.9; 4.9.4; 5.3.3
		2e	2.1 – 2.7
		2f	1.1; 4.4.3; 4.7.4; 5.3.3
		3a	2.8; 4.7.4; 4.9; 5.3
		3b	2.8.6; 5.2 – 5.5
		3c	4.4.4; 5.2 – 5.5
		3d	2.8; 2.9.3; 2.10.1; 4.7.2 - 4.7.4; 4.9.1; 4.9.2; 5.4; 5.5
		3e	4.4.4
		3f	2.9.1; 4.9.4; 5.3.3
		3g	2.8.6; 5.4; 5.5
		3h	5.3.4; 5.4.8
		4a	6.6.2
		5a	2.2 – 2.7; 4.2; 4.4.4;
		5b	4.10.1 – 4.10.3; 5.2; 3.4; 4.6
		5c	2.3; 2.7.2; 3.3; 3.4; 4.2
		5d	4.2.9; 3.4
		6a	4.2; 5.3.3; 6.2
		6b	4.7.8
		6c	3.4
		6d	4.4.4
		6e	2.3; 2.8
II.	Kommunikation und Beratung personen- und situationsorientiert gestalten	1a	1.1; 2.6; 4.7; 5.2
		1b	2.6; 2.7; 4.9; 4.10; 5.2; 5.3
		1c	2.6
		1d	2.6
		1e	2.6
		1f	2.8; 2.9; 4.9; 5.3.3
		2b	3.2; 3.3
		2c	2.6
		2d	2.6.5; 4.10.1; 5.2; 5.3
		3a	2.7.2; 5.1 – 5.5
		3b	5.2; 5.3; 6.2
		3c	4.9.2; 5.1 - 5.5